U0370471

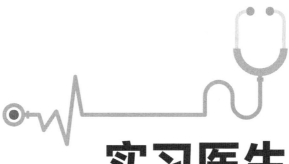

实习医生手册

主　　审｜梁力建　谢灿茂　王庭槐

主　　编｜肖海鹏　[美]路易斯·F.洛冯

副 主 编｜匡　铭　王子莲　曾进胜

中国编者｜(以姓氏笔画为序)

万鹏霞　王子莲　文卫平　冯仕庭　匡　铭

刘　敏　肖海鹏　何　勉　陈　崴　陈凌武

唐可京　蒋小云　韩建德　曾进胜

外国编者｜[美]路易斯·F.洛冯　[澳]许　丹

编写秘书｜胡文杰　张昆松　冯劭婷

人民卫生出版社
·北 京·

图书在版编目（CIP）数据

实习医生手册 / 肖海鹏，（美）路易斯·F. 洛冯主编.
北京 ：人民卫生出版社，2024. 10. -- ISBN 978-7-117-
36856-8

Ⅰ. R4-62

中国国家版本馆 CIP 数据核字第 2024VU9839 号

人卫智网	www.ipmph.com	医学教育、学术、考试、健康，
		购书智慧智能综合服务平台
人卫官网	www.pmph.com	人卫官方资讯发布平台

实习医生手册
Shixi Yisheng Shouce

主　　编：肖海鹏　路易斯·F. 洛冯
出版发行：人民卫生出版社（中继线 010-59780011）
地　　址：北京市朝阳区潘家园南里 19 号
邮　　编：100021
E - mail：pmph @ pmph.com
购书热线：010-59787592　010-59787584　010-65264830
印　　刷：北京顶佳世纪印刷有限公司
经　　销：新华书店
开　　本：850×1168　1/32　印张：43.5
字　　数：1413 千字
版　　次：2024 年 10 月第 1 版
印　　次：2024 年 11 月第 1 次印刷
标准书号：ISBN 978-7-117-36856-8
定　　价：129.00 元
打击盗版举报电话：010-59787491　E-mail：WQ @ pmph.com
质量问题联系电话：010-59787234　E-mail：zhiliang @ pmph.com
数字融合服务电话：4001118166　E-mail：zengzhi @ pmph.com

前言

中山大学中山医是中国西医的发源地,是伟大的民主革命先行者孙中山先生学医的地方,有着悠久的优良传统,拥有 10 家附属医院,构成中国最大的医疗体系。我于 1982 年至 1988 年间就读于这所历史悠久的医学殿堂。临床医学作为一门实践性很强的学科,要求医生不仅具有系统的医学理论知识,还必须具有熟练的医学专业技能。临床实习是医学理论和临床实践工作有机结合的连接点,是医学生走向临床工作必不可少而且非常重要的环节。至今,我仍清晰地记得临床实习的点点滴滴,那时中山医的实习生人手一本《实习医生手册》。这本手册由中山医近百名医学大家和教学名师,于 1983 年专门为实习医生、住院医生和基层临床医生编撰,供年轻医生们在临床医疗工作过程中随时查阅。本书于 2004 年再版,更名为《实习医生住院医生诊疗手册》。这本手册成为一代又一代中山医学子在临床实习和住院医生培训阶段随身携带的口袋书。

21 世纪,医学之发展一日千里,新的诊疗方法日新月异,临床对疾病的认识也在不断地深化、更新。广大实习医生、住院医生及基层临床医生,跟当年正在实习的我一样,都热切期望有一本内容全面而精炼、新颖且实用的诊疗手册,作为临床工作的工具书。为满足这一需求,我组织了中山大学附属第一医院临床医学各学科专业领域内近百名知名专家,重新编写了这本《实习医生手册》。

本手册共包含十一篇,内容涵盖诊断学、内科学、感染性疾病学、神经病学、精神病学、儿科学、外科学、妇产科学、耳鼻咽喉科学、眼科学和皮肤性病学各学科的实习诊疗指南,可帮助实习医生随时解决遇到的各种临床业务技术问题。在内容编写上力求做到简明扼要,突出"三基"(基础理论、基本知识和基本技能)、"六性"(实用性、思想性、科学性、创新性、先进性、启发性)的特点,注重整体优化及编写的标准化,能与最新版的规划教材相配套;在文字上,力求言简意赅、定义准确、概念清晰、结构严谨。因此,本手册内容全面,注重实用,条理清晰,深入浅出,便于查阅,是一本在临床医学上实用性、思想性、科学性、创新性、先进性、启发性均较强的工具书,可供全国高等医学院校各类临床医学专业的实习医生、住院医生及广大基层临床医生使用,也可供从事临床教学的教师参考。

本书的完成,承蒙参与编写的各位专家的鼎力合作。此外,本教材在编写过程中得到了哈佛大学医学院急诊医学专家、麻省百瀚医疗系统(Mass General Brigham,MGB)全球战略合作执行董事路易斯·F.洛冯(Luis F. Lobón)博士的大力支持,以及国家级"万人计划"教学名师王庭槐教授、国家级教学名师梁力建教授以及谢灿茂教授的悉心指导。以上专家对全书进行了细致的审阅,提出了许多宝贵意见,特此向他们致以诚挚的感谢。

在中山大学百年校庆之际,我们特以此手册作为对学校"世纪华诞"的献礼。

肖海鹏

2024 年 9 月

目录

第一篇 | 诊断学

第二篇 内科学

第三篇　感染性疾病学

第四篇　神经病学

第五篇　精神病学

第六篇　儿科学

第七篇　外科学

第八篇 妇产科学

第九篇　耳鼻咽喉科学

第十篇　眼科学

第十一篇　皮肤性病学

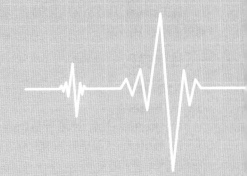

第一篇

诊断学

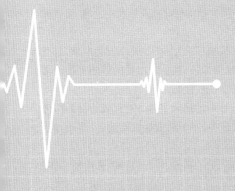

病历书写

病历由病史、体格检查、辅助检查(实验室与器械检查)、诊断、病程记录等部分组成。

一、住院病历

入院记录

(一)病史内容

1. **一般项目**　姓名、性别、年龄(出生年月)、婚姻、民族、职业、籍贯(出生地)、住址、入院日期和时间、病历记录日期和时间、病史叙述者(应注明与患者的关系)。

2. **主诉**　包括患者就诊的主要症状和/或体征及其持续时间。主诉应简明精练,一般为1～2句话,20个字左右。

3. **现病史**　从本次发病至就诊时的全部过程。

(1)起病情况与患病时间:发病的特点,骤发或缓发。患病时间指从起病到就诊或入院的时间。如先后出现几个症状,需追溯到首发症状的时间,并按照时间顺序分别记录。

(2)主要症状的特点:主要症状的部位、性质、持续时间和程度、缓解或加剧的因素。

(3)病因与诱因:与本次发病有关的病因和诱因。

(4)病情的发展与演变:主要症状的变化或新症状的出现,缓解和加重的因素。

(5)伴随症状:是在主要症状的基础上同时出现的其他症状,具有鉴别诊断的意义。按照一般规律,某一疾病应出现的伴随症状而实际上没有出现时,也应记录,称为阴性症状。

(6)诊治经过:本次发病曾诊断的疾病名称,治疗情况及疗效,包括用药的名称、剂量及不良反应等,对于患者提供的药名、诊断和手术名称需加引号。

(7)病程中的一般情况:发病后的精神、体力、食欲、大小便、睡眠和体重的改变等。

4. **既往史**　包括过去健康状况及患过的疾病,尤其与现在疾病有密切关系者,传染病接触史、预防接种史、输血史、食物或药物过敏史、外伤和手术史。

(1)呼吸系统:咳嗽、咳痰、咯血、胸痛、呼吸困难、低热、盗汗、与肺结核患者的密切接触史、粉尘接触史。

(2)循环系统：心悸、气急、咯血、发绀、心前区疼痛、呼吸困难、水肿、尿量、晕厥等。有无风湿热、高血压、动脉硬化等病史。

(3)消化系统：吞咽困难、反酸、嗳气、呕吐、腹痛、便血、黄疸。患者与特殊食物、化学制剂或药物的接触史。

(4)泌尿生殖系统：尿频、尿急、尿痛、排尿困难、夜尿增多、血尿、尿混浊情况，腰部及膀胱区疼痛，水肿,性功能改变,肾毒性药物应用史以及淋病、梅毒等性病史。

(5)内分泌系统及代谢：乏力、畏寒、怕热、头痛、视力障碍、多汗、心悸、食欲异常、烦渴、多尿、性格改变,性器官发育及第二性征改变、骨骼、皮肤、毛发和体重改变等。

(6)造血系统：疲乏、无力、头晕、眼花、耳鸣、心悸、气促,皮肤黏膜出血点或紫癜、黄染,其他部位的出血及出血量,畏寒、发热,骨骼疼痛,浅表淋巴结、肝、脾大等。有无出血及寄生虫病病史,与放射性物质或抑制骨髓的化学品接触史。家族成员的出血倾向史。

(7)神经系统：头痛、失眠或嗜睡、意识障碍、晕厥、痉挛、瘫痪、视力障碍、感觉及运动异常,有无性格改变、记忆力减退或智能减退。

(8)肌肉骨骼系统：有无关节肿痛、运动障碍、肢体麻木、痉挛、萎缩、瘫痪史等。

5. **个人史** 生活情况、出生及居留地、生活习惯、特殊嗜好(烟、酒、茶及其用量)、职业的性质、劳动条件、预防接种史。

6. **婚姻史** 是否结婚,结婚年龄,配偶健康情况,如配偶已死亡,记录其死因及时间。

7. **月经及生育史** 月经以下列方式记录：初潮年龄 $\frac{经期}{周期}$ 末次月经时间。询问月经的量和颜色、有无痛经。

生育史：对已婚者要询问妊娠次数,有无流产、早产、死胎、手术产、产前后大出血、产褥感染等病史,按照"足月分娩数 - 早产数 - 流产或人流数 - 存活数"的顺序写明。询问避孕方式和年限。

8. **家族史** 了解患者父母、兄弟、姐妹及子女的健康情况,患过的疾病及死亡原因。家族史有无结核、肝炎、性病等传染性疾病。有无家族性遗传性疾病如糖尿病、血友病等。

(二)体格检查

生命体征：体温(℃)、脉搏(次 /min)、呼吸(次 /min)、血压(mmHg)、身高(cm)、体重(kg)。

1. **一般状况**　发育,营养(良好、中等、不良),体位(自动、被动、强迫),步态,面容与表情(安静、痛苦、忧虑、恐惧、急性或慢性病容),神志(清晰、模糊、昏睡、昏迷、谵妄),能否与医生合作。

2. **皮肤、黏膜**　颜色(潮红、苍白、发绀、黄染、色素沉着),水肿,湿度,弹性,出血(瘀点、紫癜、瘀斑、血肿),皮疹,皮下结节或肿块,蜘蛛痣,溃疡及瘢痕,记述其部位、大小及形态,毛发的生长及分布。

3. **淋巴结**　全身及局部浅表淋巴结(耳前、耳后、颌下、颏下、颈前、颈后、锁骨上窝、腋窝、滑车上、腹股沟及腘窝)有无肿大。其大小、数目、压痛、硬度、移动性、瘘管、瘢痕等。

4. **头部及其器官**

(1)头颅:大小,形态,压痛,包块,头发(疏密、色泽、分布)。

(2)眼:眉毛(脱落),睫毛(倒睫),眼睑(水肿、运动、下垂),眼球(凸出、凹陷、运动、震颤、斜视),结膜(充血、水肿、苍白、出血、滤泡),巩膜(黄染),角膜(混浊、瘢痕、反射),瞳孔(大小、形态、对称、对光及调节反应、集合反射)。

(3)耳:外形,听力,分泌物,乳突压痛。

(4)鼻:鼻翼扇动,畸形,鼻旁窦压痛,分泌物,出血。

(5)口腔:气味,唇(色、疱疹、皲裂、溃疡),牙(龋齿、缺牙、镶牙、义牙、残根,注明其位置),牙龈(色泽、肿胀、溢脓、出血、铅线),舌(形态、舌质、舌苔、溃疡、运动、震颤、偏斜),黏膜(发疹、出血、溃疡),扁桃体(大小、充血、分泌物、假膜),咽(色泽、分泌物、反射、腭垂位置),喉(发音清晰、嘶哑、喘鸣、失音)。

5. **颈部**　对称,强直,颈静脉怒张,肝颈静脉回流征,颈动脉异常搏动,气管位置,甲状腺(大小、硬度、压痛、结节、震颤、杂音)。

6. **胸部**　胸廓(对称、畸形、局部隆起、压痛),胸壁(静脉曲张、压痛、皮下气肿、肋间隙有无回缩或膨隆),呼吸(频率、节律、深度),异常搏动,乳房(大小、包块、红肿、压痛、分泌物)。

(1)肺

1)视诊:呼吸运动(类型、频率、节律、深度,两侧对比)。

2)触诊:呼吸运动,语音震颤,胸膜摩擦感,皮下捻发感。

3)叩诊:叩诊音(清音、浊音、实音、鼓音),肺上界、肺下界及肺下缘界移动度。

4)听诊:呼吸音(性质、强弱、异常呼吸音及其部位),干、湿啰音,胸膜摩擦音,语音共振(两侧对比)。

(2)心脏

1)视诊:心前区隆起,心尖搏动的位置、范围、强度,有无心前区异常搏动。

2)触诊:心尖搏动的性质及位置、强度,有无震颤(部位、时间),心包摩擦感。

3)叩诊:心脏左、右相对浊音界见表 1-1-1,应注明左锁骨中线距前正中线的距离(cm)。

表 1-1-1　心脏相对浊音界

右侧 /cm	肋间	左侧 /cm
2 ~ 3	II	2 ~ 3
2 ~ 3	III	3.5 ~ 4.5
3 ~ 4	IV	5 ~ 6
	V	7 ~ 9

注:左锁骨中线距前正中线 8 ~ 10cm。

4)听诊:心率,心律,心音(强度、分裂、P_2 与 A_2 的比较、额外心音、奔马律),杂音(部位、性质、时期、强度、传导方向),收缩期杂音强度用 6 级分法,舒张期杂音分轻、中、重 3 度和心包摩擦音。

5)桡动脉:脉率,节律(规则、不规则、脉搏短细),有无奇脉,交替脉,左、右桡动脉脉搏的比较。动脉壁的性质、紧张度。

6)周围血管征:毛细血管搏动征,枪击音,水冲脉,动脉异常搏动。

7. 腹部　腹围(腹水时测量)。

(1)视诊:形状(对称、平坦、膨隆、凹陷),呼吸运动,皮疹,色素,条纹,瘢痕,腹部毛,脐,疝,静脉曲张和局部隆起(器官或包块)与血流方向,胃肠蠕动波,上腹部搏动。

(2)触诊:腹壁紧张度,压痛,反跳痛,液波震颤,包块(部位、大小、形态、硬度、压痛、搏动、移动度)。肝、脾的大小 [肝右叶以右锁骨中线肋下缘,左叶以前正中线剑突至肝左叶下缘的距离(cm)表示,脾脏明显肿大时以二线测量法记录] 质地(软、韧、硬)、表面、边缘、压痛、搏动。胆囊的大小、形态、压痛,墨菲征(Murphy sign)。膀胱(充盈时能触及),肾及输尿管压痛点,肋脊点、肋腰点压痛点。

(3)叩诊:肝浊音界,肝区叩击痛,移动性浊音,胃泡鼓音区,肾区叩击痛等。

(4)听诊:肠鸣音(正常、增强、减弱或消失),振水音,血管杂音。

8. 肛门、直肠 视病情需要检查。痔、肛裂、脱肛、肛瘘。直肠指诊(狭窄、包块、压痛、前列腺肿大及压痛)。

9. 外生殖器 根据病情需要做相应的检查。男性患者应注意有无发育畸形、包皮,有无睾丸、精索、鞘膜积液等。女性患者有需要时,可请妇科医生检查。

10. 脊柱及四肢 侧凸、前凸、后凸、压痛、叩击痛、活动度。畸形、杵状指(趾),静脉曲张,骨折,关节(红肿、疼痛、压痛、积液、脱臼、活动度受限、畸形、强直),水肿,肌肉萎缩,肢体瘫痪或肌张力增强。

11. 神经反射

(1)生理反射:浅反射(角膜反射、腹壁反射、提睾反射)、深反射(肱二、三头肌反射,膝腱反射,跟腱反射)。

(2)病理反射:巴宾斯基征(Babinski sign)、查多克征(Chaddock sign)、奥本海姆征(Oppenheim sign)、戈登征(Gordon sign)、霍夫曼征(Hoffmann sign)。

(3)脑膜刺激征:颈强直、克尼格征(Kernig sign)、布鲁津斯基征(Brudzinski sign)。

必要时先做浅反射及运动、感觉和脑神经等其他神经系统检查。

12. 专科情况 如外科情况、眼科情况、妇科情况等。

(三)辅助检查

1. 实验室检查 三大常规及其他检验结果。血液(红细胞计数、血红蛋白测定、白细胞计数及分类),尿液(色、比重、酸碱反应、蛋白、糖、尿沉渣显微镜检查),粪便(色、性状、血、黏液、脓液、涂片显微镜检查)。

2. 器械检查 根据病情需要,进行 X 线及其他有关检查(如心电图、超声、肺功能、特殊实验室检查等)。

(四)病历摘要

把病史、体格检查、辅助检查的主要资料摘要综合,并写出初步诊断。字数不宜超过 300 字。

(五)诊断

1. 列出已确定的诊断或可能的诊断病名,并包括病因学、病理解剖学和病理生理学(包括功能分级)等诊断内容。

2. 如同时患多种疾病,按主次顺序排列。主要疾病在前,并发症随后,伴发病在最后。

3. 凡以症状待诊的诊断以及初步诊断不完善或不符合的诊断,

上级医师在诊疗过程中应做出"修正诊断",注明修正日期,并由修正医师签名。修正诊断可多次修正和补充。

(六)医师签名

书写入院记录的医师在初步诊断的右下角签全名。

病程记录

(一)首次病程记录

指患者住院后的第一次病程记录,须在患者入院8小时内完成,内容包括病例特点、诊断依据、诊断和诊疗计划,对诊断不明的要进行拟诊讨论和鉴别诊断等。具体要求如下。

1. **一般项目** 包括患者的姓名、性别、年龄以及入院原因与入院时间。

2. **病例特点** 应当对病史、体格检查和辅助检查进行全面分析、归纳和整理后写出本病例特征,包括阳性发现和具有鉴别诊断意义的阴性症状和体征等。杜绝将住院病历或入院记录中的内容大段复制(特别是采用电子病历的医疗机构)。

3. 进行初步讨论和分析,提出主要的初步诊断、诊断依据和鉴别诊断。

4. 提出进一步的检查内容和具体治疗措施。

5. 对诊断不能明确者,需要进行拟诊讨论,列出拟诊依据和进行主要鉴别诊断。

(二)一般病程记录

指患者在住院期间的病情变化和诊疗经过的全部真实记录。

1. 内容

(1)患者的自觉症状及一般情况如饮食、睡眠、大小便和心理/精神状态等。

(2)病情变化(包括症状、体征的改变)及各项实验室和其他检查的重要报告结果,以及对这些情况的分析意见。

(3)对临床诊断的修改或补充及其依据。

(4)治疗情况,包括主要治疗的疗效和不良反应、重要医嘱的更改及其原因。

(5)上级医师查房意见(须注明上级医师姓名及职称),各科会诊的意见。

(6)各种重要的诊疗操作。

(7)患者、家属或单位有关人员对医院的希望、建议和意见,主管医师和上级医师向患者、家属或单位有关人员介绍有关病情的情况及征求对诊断和治疗计划的意见等。

2. 对一般病程记录的规范性要求

（1）对急危重抢救病例应根据情况随时记录，并注明查体记录时间。

（2）其他情况：①入院后的前 3 天每天应当记录 1 次，以后根据病情变化，一般应每 1～2 天记录 1 次，病情稳定者也至少每 3 天记录 1 次。手术后应连续记录 3 天，以后视病情而定。②接到实验室等有关科室报告危机值时，要随时记录针对危机值的分析解读、采取的紧急措施及其效果；即使认为不需要采取紧急措施，也应记录其理由。③入院 24 小时内应有上级医师对病情的初步分析意见；每周要记录两次主治医师查房意见、1 次主任医师或副主任医师查房意见。④每月进行 1 次阶段小结，若有交（接）班记录和转科记录，可替代阶段小结。⑤上级医师的查房记录必须由查房医师审阅并签名。

转科记录

转出患者应有病历小结、诊断、转科理由及提醒转入科室的注意事项。转入患者应扼要记录转科原因、转科前的病情及到本科时的症状和体征。

抢救记录

抢救记录是指患者病情严重，采取抢救措施时需做的记录。内容包括病情变化情况、抢救时间及措施、参加抢救的医务人员姓名及专业技术职称等。抢救记录时间应当具体到分钟，如因抢救患者未能及时书写病历的，有关医务人员应当在抢救结束后 6 小时内据实补记，并加以注明。

出院记录

内容包括入、出院日期，入院情况（主要的病史、症状、体征、实验室及其他特殊检查结果），治疗经过，出院情况，出院诊断，出院医嘱，医师签名等。

死亡记录

内容包括入院日期、死亡时间、入院情况、入院诊断、诊疗经过（重点记录病情转危的演变、抢救经过）、死亡原因、死亡诊断等。记录死亡时间应当具体到分钟。

填写会诊单和检验单的要求

1. 一般项目（姓名、性别、年龄、科别、病区、房号、床号、住院号或门诊号）的填写要准确清楚。

2. 会诊单的内容包括重要的症状、体征及辅助检查结果。会诊目的要明确。

3. 各种检验单的检验材料与检验目的要填写清楚。

4. 会诊单检验单须经上级医生同意并签署后方能发出。

其他

包括术前小结、术前讨论记录、术后记录、手术记录、麻醉记录等。

二、门诊病历

1. 病历中要注明科别、就诊日期或时间,内容包括病史、体征、检查项目、检查结果、初步诊断、用药名称、剂量和用法以及处理意见。

2. 初诊病历应概括病情,复诊病历可重点记录病情变化和治疗效果。

3. 急、重、危患者就诊时,必须记录就诊时间。除简要病史和重要体征外,应记录血压、脉搏、呼吸、体温、意识状态和诊断、救治措施等。对门诊抢救无效而死亡的病例,要记录抢救经过、死亡时间和死亡诊断。

(刘　娟)

第一节　血液一般检查

血液一般检查是临床上最常用的检查项目之一,包括血细胞成分的血液常规检查(blood routine test)、网织红细胞(reticulocyte)计数和红细胞沉降率(erythrocyte sedimentation rate,ESR)(简称血沉)等。血液常规检查的项目包括红细胞计数(red blood cell count)、血红蛋白(hemoglobin,Hb)浓度、红细胞形态、红细胞平均指数和血细胞比容(hematocrit,HCT)、红细胞体积分布宽度(red cell volume distribution width,RDW)、白细胞计数及其分类计数等、血小板计数(platelet count)、平均血小板体积(mean platelet volume,MPV)和血小板形态检查等。主要目的:①协助疾病的诊断和鉴别诊断;②判断病情变化和预后;③监测特殊治疗过程中患者的身体功能变化;④评价手术的安全性;⑤流行病、传染病和职业病的调查;⑥健康体检和身体状况评价。

一、白细胞计数及白细胞分类

方法

1. **白细胞计数**　显微镜计数法或自动血细胞分析仪法。

2. **白细胞分类**　采血制备涂片并进行瑞氏染色,在油浸镜下分类;或采用自动血细胞分析仪法分类。

临床意义

1. **参考区间**　中国成年人群白细胞分析参考区间见表 1-2-1,中国儿童白细胞分析参考区间见表 1-2-2。

表 1-2-1　中国成年人群白细胞分析参考区间

项目	单位	性别	参考区间
白细胞计数(WBC)	$\times 10^9$/L	男/女	3.5 ~ 9.5
中性粒细胞绝对值(Neut#)	$\times 10^9$/L	男/女	1.8 ~ 6.3
淋巴细胞绝对值(Lymph#)	$\times 10^9$/L	男/女	1.1 ~ 3.2
嗜酸性粒细胞绝对值(Eos#)	$\times 10^9$/L	男/女	0.02 ~ 0.52
嗜碱性粒细胞绝对值(Baso#)	$\times 10^9$/L	男/女	0 ~ 0.06
单核细胞绝对值(Mono#)	$\times 10^9$/L	男/女	0.1 ~ 0.6

项目	单位	性别	参考区间
中性粒细胞百分数（Neut%）	%	男 / 女	40 ~ 75
淋巴细胞百分数（Lymph%）	%	男 / 女	20 ~ 50
嗜酸性粒细胞百分数（Eos%）	%	男 / 女	0.4 ~ 8.0
嗜碱性粒细胞百分数（Baso%）	%	男 / 女	0 ~ 1
单核细胞百分数（Mono%）	%	男 / 女	3 ~ 10

注：参考 WS/T 405—2012《血细胞分析参考区间》，此参考区间适用于静脉血的仪器检测方法。

表 1-2-2　中国儿童白细胞分析参考区间

项目	单位	年龄	静脉血 男 / 女	末梢血 男 / 女
白细胞计数（WBC）	×10⁹/L	28 天 ~ < 6 个月	4.3 ~ 14.2	5.6 ~ 14.5
		6 个月 ~ < 1 岁	4.8 ~ 14.6	5.0 ~ 14.2
		1 岁 ~ < 2 岁	5.1 ~ 14.1	5.5 ~ 13.6
		2 岁 ~ < 6 岁	4.4 ~ 11.9	4.9 ~ 12.7
		6 岁 ~ < 13 岁	4.3 ~ 11.3	4.6 ~ 11.9
		13 岁 ~ 18 岁	4.1 ~ 11.0	4.6 ~ 11.3
中性粒细胞绝对值（Neut#）	×10⁹/L	28 天 ~ < 6 个月	0.6 ~ 7.5	0.6 ~ 7.1
		6 个月 ~ < 1 岁	0.8 ~ 6.4	0.8 ~ 6.1
		1 岁 ~ < 2 岁	0.8 ~ 5.8	0.9 ~ 5.5
		2 岁 ~ < 6 岁	1.2 ~ 7.0	1.3 ~ 6.7
		6 岁 ~ < 13 岁	1.6 ~ 7.8	1.7 ~ 7.4
		13 岁 ~ 18 岁	1.8 ~ 8.3	1.9 ~ 7.9
淋巴细胞绝对值（Lymph#）	×10⁹/L	28 天 ~ < 6 个月	2.4 ~ 9.5	3.2 ~ 10.7
		6 个月 ~ < 1 岁	2.5 ~ 9.0	2.8 ~ 10.0
		1 岁 ~ < 2 岁	2.4 ~ 8.7	2.7 ~ 9.1
		2 岁 ~ < 6 岁	1.8 ~ 6.3	2.0 ~ 6.5
		6 岁 ~ < 13 岁	1.5 ~ 4.6	1.7 ~ 4.7
		13 岁 ~ 18 岁	1.2 ~ 3.8	1.5 ~ 4.2

项目	单位	年龄	静脉血	末梢血
			男 / 女	男 / 女
单核细胞绝对值（Mono#）	×10⁹/L	28 天 ~ < 6 个月	0.15 ~ 1.56	0.25 ~ 1.89
		6 个月 ~ < 1 岁	0.17 ~ 1.06	0.15 ~ 1.24
		1 岁 ~ < 2 岁	0.18 ~ 1.13	0.20 ~ 1.14
		2 岁 ~ < 6 岁	0.12 ~ 0.93	0.16 ~ 0.92
		6 岁 ~ < 13 岁	0.13 ~ 0.76	0.15 ~ 0.86
		13 岁 ~ 18 岁	0.14 ~ 0.74	0.15 ~ 0.89
嗜酸性粒细胞绝对值（Eos#）	×10⁹/L	28 天 ~ < 1 岁	0.07 ~ 1.02	0.06 ~ 1.22
		1 岁 ~ 18 岁	0.00 ~ 0.68	0.04 ~ 0.74
嗜碱性粒细胞绝对值（Baso#）	×10⁹/L	28 天 ~ < 2 岁	0.00 ~ 0.10	0.00 ~ 0.14
		2 岁 ~ 18 岁	0.00 ~ 0.07	0.00 ~ 0.10
中性粒细胞百分数（Neut%）	%	28 天 ~ < 6 个月	7 ~ 56	7 ~ 51
		6 个月 ~ < 1 岁	9 ~ 57	9 ~ 53
		1 岁 ~ < 2 岁	13 ~ 55	13 ~ 54
		2 岁 ~ < 6 岁	22 ~ 65	23 ~ 64
		6 岁 ~ < 13 岁	31 ~ 70	32 ~ 71
		13 岁 ~ 18 岁	37 ~ 77	33 ~ 74
淋巴细胞百分数（Lymph%）	%	28 天 ~ < 6 个月	26 ~ 83	34 ~ 81
		6 个月 ~ < 1 岁	31 ~ 81	37 ~ 82
		1 岁 ~ < 2 岁	33 ~ 77	35 ~ 76
		2 岁 ~ < 6 岁	23 ~ 69	26 ~ 67
		6 岁 ~ < 13 岁	23 ~ 59	22 ~ 57
		13 岁 ~ 18 岁	17 ~ 54	20 ~ 54
单核细胞百分数（Mono%）	%	28 天 ~ < 6 个月	3 ~ 16	3 ~ 18
		6 个月 ~ < 2 岁	2 ~ 13	2 ~ 14
		2 岁 ~ 18 岁	2 ~ 11	2 ~ 11
嗜酸性粒细胞百分数（Eos%）	%	28 天 ~ < 1 岁	1 ~ 10	0.8 ~ 11
		1 岁 ~ 18 岁	0 ~ 9	0.5 ~ 9

项目	单位	年龄	静脉血	末梢血
			男/女	男/女
嗜碱性粒细胞百分数(Baso%)	%	28天~18岁	0~1	0~1

注:参考 WS/T 779—2021《儿童血细胞分析参考区间》。

2. 白细胞的生理及病理性变异 最常见为中性粒细胞增多。白细胞总数 $\geq 30 \times 10^9/L$,须报告危急值。

(1)中性粒细胞增多

1)生理性增多:剧烈活动、疼痛、情绪变化、妊娠、分娩、新生儿以及吸烟等。

2)病理性增多:①反应性增多,见于各种急性感染或炎症、急性大出血及溶血、广泛的组织损伤或坏死、急性中毒、恶性肿瘤;②异常增生性增多,见于粒细胞白血病、骨髓增殖性疾病。

(2)其他粒细胞增多

1)嗜酸性粒细胞增多:见于变态反应疾病、寄生虫病、皮肤病、传染病、嗜酸性粒细胞白血病、慢性粒细胞白血病等。

2)淋巴细胞增多:见于某些病毒或杆菌感染,如流行性腮腺炎、传染性单核细胞增多症、百日咳及淋巴细胞白血病等。

3)单核细胞增多:见于某些感染,如疟疾、结核病、急性传染病的恢复期及单核细胞白血病、骨髓增生异常综合征等。

(3)中性粒细胞减少:白细胞总数 $\leq 0.5 \times 10^9/L$,须报告危急值。

1)感染:病毒感染、某些细菌感染(如伤寒杆菌病)以及某些重症感染(如粟粒性结核病,脓毒败血症或晚期恶性肿瘤严重感染时)。

2)血液系统疾病:如再生障碍性贫血、白细胞不增多性白血病、粒细胞缺乏症、恶性组织细胞病、阵发性睡眠性血红蛋白尿症(paroxysmal nocturnal hemoglobinuria,PNH)、骨髓转移癌等。

3)理化因素:如放射线、放射核素、化学物品及化学药物。

4)单核-巨噬细胞系统功能亢进:如脾功能亢进。

5)自身免疫性疾病。

3. 中性粒细胞的核象变化

(1)核左移:外周血中杆状核粒细胞增多,并出现幼稚粒细胞称为核左移,见于感染、急性中毒、急性溶血、急性失血等,分轻度、中度、重度(类白血病反应)左移。核左移伴白细胞数量增多称为再生性核左移;核左移伴白细胞不增多甚至减少称为退行性核左移。

(2)核右移:外周血中中性分叶核粒细胞分叶过多,若五叶核以上超过 3% 为核右移,见于巨幼细胞贫血、恶性贫血、应用抗代谢药物、感染恢复期。

二、红细胞计数和血红蛋白测定

方法

1. **红细胞计数** 使用全自动血细胞分析仪进行检测,采用电阻抗法。

2. **血红蛋白测定** 使用全自动血细胞分析仪进行检测,采用氰化高铁血红蛋白测定法或十二烷基硫酸钠血红蛋白测定法。

临床意义

血红蛋白测定的临床意义与红细胞计数相似,但判断贫血程度优于红细胞计数。在某些贫血中,红细胞和血红蛋白减少程度可不一致,两者同时测定对贫血诊断和鉴别诊断有重要的临床意义。

1. **参考区间** 中国成年人群红细胞分析参考区间见表 1-2-3,中国儿童红细胞分析参考区间见表 1-2-4。

表 1-2-3 中国成年人群红细胞分析参考区间

项目	单位	性别	参考区间
红细胞计数(RBC)	×10^{12}/L	男	4.3 ~ 5.8
		女	3.8 ~ 5.1
血红蛋白(Hb)	g/L	男	130 ~ 175
		女	115 ~ 150
血细胞比容(HCT)	L/L	男	0.40 ~ 0.50
		女	0.35 ~ 0.45
平均红细胞容积(MCV)	fl	男 / 女	82 ~ 100
平均红细胞血红蛋白量(MCH)	pg	男 / 女	27 ~ 34
平均红细胞血红蛋白浓度(MCHC)	g/L	男 / 女	316 ~ 354

注:参考 WS/T 405—2012《血细胞分析参考区间》,此参考区间适用于静脉血的仪器检测方法。

表 1-2-4 中国儿童红细胞分析参考区间

项目名称	单位	年龄	静脉血		末梢血	
			男	女	男	女
红细胞计数(RBC)	×10^12/L	28天~<6个月	3.3~5.2			3.5~5.6
		6个月~<6岁	4.0~5.5			4.1~5.5
		6岁~<13岁	4.2~5.7			4.3~5.7
		13岁~18岁	4.5~5.9	4.1~5.3	4.5~6.2	4.1~5.7
血红蛋白(Hb)	g/L	28天~<6个月	97~183			99~196
		6个月~<1岁	97~141			103~138
		1岁~<2岁	107~141			104~143
		2岁~<6岁	112~149			115~150
		6岁~<13岁	118~156			121~158
		13岁~18岁	129~172	114~154	131~179	114~159
血细胞比容(HCT)	L/L	28天~<6个月	0.28~0.52			0.29~0.57
		6个月~<1岁	0.30~0.41			0.32~0.45
		1岁~<2岁	0.32~0.42			0.32~0.43

续表

项目名称	单位	年龄	静脉血		末梢血	
			男	女	男	女
		2岁~<6岁	0.34~0.43		0.35~0.45	
		6岁~<13岁	0.36~0.46		0.37~0.47	
		13岁~18岁	0.39~0.51	0.36~0.47	0.39~0.53	0.35~0.48
平均红细胞体积（MCV）	fl	28天~<6个月	73~104		73~105	
		6个月~<2岁	72~86		71~86	
		2岁~<6岁	76~88		76~88	
		6岁~<13岁	77~92		77~92	
		13岁~18岁	80~100		80~98	
平均红细胞血红蛋白含量（MCH）	pg	28天~<6个月	24~37		24~37	
		6个月~<6岁	24~30		24~30	
		6岁~18岁	25~34		26~34	
平均红细胞血红蛋白浓度（MCHC）	g/L	28天~<6个月	309~363		305~361	
		6个月~18岁	310~355		309~359	

注：参考 WS/T 779—2021《儿童血细胞分析参考区间》。

2. **红细胞和血红蛋白增多** 成年男性红细胞 > 6.0×10^{12}/L,Hb > 170g/L;成年女性红细胞 > 5.5×10^{12}/L,Hb > 160g/L,为红细胞和血红蛋白增多。Hb ≥ 230g/L 须报告危急值。

(1)生理性增多:由于机体缺氧而使红细胞代偿性增多,多见于新生儿、高原居民、剧烈的体力劳动(或剧烈运动)、情绪激动时。成年男性比女性多,与睾酮的促进红细胞造血作用有关。

(2)病理性增多:见于各种原因所致的血液浓缩,如剧烈呕吐、严重腹泻、大面积烧伤、排汗过多和水摄入量严重不足;长期组织缺氧、促红细胞生成素(erythropoietin,EPO)代偿性增高所致的继发性增多,如严重的慢性心肺疾病,发绀型先天性心脏病等。原发性增多可见于真性红细胞增多症(polycythemia vera,PV)、良性家族性红细胞增多症等。原因不明的造血系统增殖性疾病所致的真性红细胞增多症,红细胞为$(7 \sim 10) \times 10^{12}$/L。

3. **红细胞和血红蛋白减少** 红细胞和血红蛋白低于参考区间的下限,通常称为贫血。Hb ≤ 45g/L 须报告危急值。

(1)生理性减少:6 个月 ~ 2 岁的婴幼儿由于生长发育迅速而造血原料相对不足及血容量增加;妊娠中、晚期妇女血容量明显增加而使血液稀释;老年人造血功能逐渐减退。

(2)病理性减少:骨髓造血功能低下,如再生障碍性贫血、白血病、恶性肿瘤骨髓转移等;造血原料缺乏,如缺铁引起的缺铁性贫血、缺乏维生素 B_{12} 或叶酸所致的巨幼细胞贫血;红细胞破坏增加,如各种溶血性贫血;红细胞丢失过多,如急、慢性失血等。

4. **红细胞形态学** 主要表现为细胞大小、形态、染色性质和结构异常等,有助于推断贫血的病因。

三、网织红细胞计数

方法

用煌焦油蓝或新亚甲蓝活体染色后镜检计数或用自动血细胞仪器法测定。

临床意义

1. **参考区间** 成人和儿童百分数为 0.5% ~ 1.5%;绝对数为 $(24 \sim 84) \times 10^9$/L;新生儿百分数为 2.0% ~ 6.0%。

2. **网织红细胞增多** 表示骨髓红细胞系增生活跃,明显增高常见于溶血性贫血、急性失血;缺铁性贫血及巨幼细胞贫血常仅轻度增高,经治疗后迅速增多,常于治疗后 7 ~ 10 天达高峰,表示治疗有效。

网织红细胞为疗效判断和治疗性试验的观察指标。

3. **网织红细胞减少** 表示骨髓造血功能降低,见于再生障碍性贫血,百分数常低于 0.5%;绝对数低于 $15×10^9$/L。骨髓病性贫血也减少。

4. **网织红细胞生成指数**(reticulocyte production index,RPI) 用于鉴别骨髓增生活跃与骨髓增生低下所致的贫血。RPI > 3 为溶血性、失血性贫血;RPI < 2 为骨髓增生低下或红系成熟障碍所致贫血。

四、红细胞沉降率

方法

常用方法有魏氏(Westergren method)法和自动血沉仪法。

临床意义

1. **参考区间** 成年男性(0 ~ 15)mm/1h;成年女性(0 ~ 20)mm/1h。

2. **红细胞沉降率加快**

(1)生理性:见于月经周期、妊娠、年龄 12 岁以下的儿童及 60 岁以上的高龄者等。

(2)病理性:见于各种炎症、组织损伤及坏死、恶性肿瘤、高球蛋白血症、严重贫血、高胆固醇血症、自身免疫病等。

3. **红细胞沉降率减慢** 见于真性红细胞增多症(PV)、低纤维蛋白原血症、充血性心力衰竭、红细胞形态异常等。

五、血细胞比容

方法

温氏法(离心法)、微量离心法、微量离心计算法、血细胞分析仪法和放射性核素法。

临床意义

1. **参考区间** 血细胞比容参考区间见表 1-2-5。

表 1-2-5 血细胞比容参考区间

项目	单位	年龄	静脉血		末梢血	
			男	女	男	女
血细胞比容(HCT)	L/L	成人	0.40 ~ 0.50	0.35 ~ 0.45		
		28 天 ~ < 6 个月	0.28 ~ 0.52		0.29 ~ 0.57	

项目	单位	年龄	静脉血		末梢血	
			男	女	男	女
		6个月~ <1岁	0.30 ~ 0.41		0.32 ~ 0.45	
		1岁~ <2岁	0.32 ~ 0.42		0.32 ~ 0.43	
		2岁~ <6岁	0.34 ~ 0.43		0.35 ~ 0.45	
		6岁~ <13岁	0.36 ~ 0.46		0.37 ~ 0.47	
		13岁~ 18岁	0.39 ~ 0.51	0.36 ~ 0.47	0.39 ~ 0.53	0.35 ~ 0.48

注:参考 WS/T 779—2021《儿童血细胞分析参考区间》和 WS/T 405—2012《血细胞分析参考区间》。WS/T 405—2012《血细胞分析参考区间》适用于静脉血的仪器检测方法。

2. 血细胞比容增加

(1)血浆量减少:液体摄入不足、大量出汗、腹泻与呕吐、多尿。

(2)红细胞增多:真性红细胞增多症、缺氧、肿瘤、促红细胞生成素(EPO)增多。

HCT ≥ 60% 须报告危急值。

3. 血细胞比容减少

(1)血浆量增多:竞技运动员(生理性适应)、妊娠、原发性醛固酮增多症、补液过多。

(2)红细胞减少:各种原因的贫血、出血。

HCT ≤ 15% 须报告危急值。

六、红细胞平均指数及贫血的形态学分类

相关定义

1. 平均红细胞体积(MCV) 红细胞群体中各个细胞体积的平均值。

2. 平均红细胞血红蛋白含量(mean corpuscular hemoglobin, MCH) 红细胞群体中单个红细胞血红蛋白含量的平均值。

3. **平均红细胞血红蛋白浓度**（mean corpuscular hemoglobin concentration, MCHC）　全部红细胞血红蛋白浓度的平均值。

临床意义

参考区间　成人和儿童红细胞平均指数参考区间分别见表1-2-6和表1-2-7。

表1-2-6　成人红细胞平均指数参考区间

项目	单位	性别	参考区间
平均红细胞体积（MCV）	fl	男/女	82～100
平均红细胞血红蛋白含量（MCH）	pg	男/女	27～34
平均红细胞血红蛋白浓度（MCHC）	g/L	男/女	316～354

注：此参考区间适用于静脉血的仪器检测方法。

表1-2-7　儿童红细胞平均指数参考区间

项目	单位	年龄	静脉血 男/女	末梢血 男/女
平均红细胞体积（MCV）	fl	28天～<6个月	73～104	73～105
		6个月～<2岁	72～86	71～86
		2岁～<6岁	76～88	76～88
		6岁～<13岁	77～92	77～92
		13岁～18岁	80～100	80～98
平均红细胞血红蛋白含量（MCH）	pg	28天～<6个月	24～37	24～37
		6个月～<6岁	24～30	24～30
		6岁～18岁	25～34	26～34
平均红细胞血红蛋白浓度（MCHC）	g/L	28天～<6个月	309～363	305～361
		6个月～18岁	310～355	309～359

根据上述3项红细胞平均值可进行贫血的形态学分类，见表1-2-8。

表1-2-8　贫血的形态学分类及临床意义

贫血类型	MCV	MCH	MCHC	临床意义
正细胞性贫血	正常	正常	正常	急性失血性贫血、急性溶血性贫血、再生障碍性贫血、白血病等

续表

贫血类型	MCV	MCH	MCHC	临床意义
大细胞性贫血	增高	增高	正常	叶酸、维生素 B_{12} 缺乏或吸收障碍
单纯小细胞性贫血	降低	降低	正常	慢性炎症、尿毒症
小细胞低色素性贫血	降低	降低	降低	慢性失血性贫血、缺铁性贫血、珠蛋白生成障碍性贫血等

七、血小板计数

方法

显微镜计数法、血液分析仪法和流式细胞仪法。

临床意义

1. **参考区间** $(100 \sim 300) \times 10^9/L$。

2. **生理性变化** 随着时间和生理状态的不同而变化,下午略高于早晨;春季低于冬季;平原居民低于高原居民;月经前减低,月经后增高;妊娠中晚期增高,分娩后减低;运动、饱餐后增高,休息后恢复;静脉血的血小板计数比末梢血高 10%。某些药物也可引起血小板变化。

3. **病理性变化**

(1) 数量减少:①生成障碍,急性白血病、再生障碍性贫血、骨髓肿瘤、放射性损伤、巨幼细胞贫血等;②破坏过多,特发性血小板减少性紫癜(idiopathic thrombocytopenic purpura,ITP)、脾功能亢进、系统性红斑狼疮等;③消耗过多,弥散性血管内凝血(disseminated intravascular coagulation,DIC)、血栓性血小板减少性紫癜等;④分布异常,脾大、血液稀释等;⑤先天性,新生儿血小板减少症、巨大血小板综合征等。$PLT \leqslant 40 \times 10^9/L$ 须报告危急值。

(2) 数量增多:血小板超过 $400 \times 10^9/L$ 为血小板增多。①原发性,如慢性粒细胞性白血病、原发性血小板增多症、PV 等;②反应性,急性化脓性感染、大出血、急性溶血、肿瘤等;③其他,如外科手术后、脾切除等。$PLT \geqslant 1\,000 \times 10^9/L$ 须报告危急值。

(张式鸿)

第二节 出凝血检查

在生理状态下,人体的凝血与抗凝血功能保持动态平衡。正常止血机制基于血管壁、血小板、凝血因子、抗凝血因子、纤维蛋白溶解系统的完整性及各系统之间的生理性调节与平衡。止血过程包括：①血管壁和血小板参与的一期止血；②凝血因子和抗凝因子参与的二期止血；③纤维蛋白溶解（纤溶）因子和抗纤溶因子参与的纤溶过程。在病理状态下，人体的凝血与抗凝血功能的动态平衡失调，凝血与抗凝血系统中的任何单一因素或复合因素异常都可引起出血性或血栓性疾病。

筛查试验包括出血时间、血浆法的血小板聚集试验、凝血酶原时间（prothrombin time，PT）、活化部分凝血活酶时间（activated partial thromboplastin time，APTT）、纤维蛋白降解产物、D- 二聚体（D-dimer）、血栓弹力图。确诊试验包括凝血因子活性、血管性血友病因子、抗凝血酶、蛋白 C、蛋白 S、狼疮抗凝物、肝素诱导的血小板减少症抗体等。

一、出血时间

方法

1. 常规消毒患者的耳垂或手指。

2. 用采血针在皮肤上穿刺一个深、宽各 2mm 的伤口，让血液自然流出，自血液流出时开始计算时间。

3. 每隔 30 秒用干净滤纸吸干流出的血液（不要接触伤口），直至出血自然停止。自出血至出血停止的时间为出血时间（bleeding time，BT）。

临床意义

1. **参考区间** （6.9 ± 2.1）分钟（TBT 法），超过 9 分钟为异常。

2. **BT 延长** 见于血管壁和血小板异常的一期止血缺陷：①血小板数量异常，如 ITP 或继发性血小板减少症、原发性血小板增多症（essential thrombocythemia，ET）；②血小板功能缺陷，如血小板无力症、巨大血小板综合征；③血管异常，如遗传性出血性毛细血管扩张症（hereditary hemorrhagic telangiectasia，HHT）；④某些凝血因子缺乏，见于血管性血友病（von Willebrand disease，vWD）、血友病、低（无）纤维蛋白原血症、弥散性血管内凝血（DIC）；⑤肾衰竭、严重肝脏疾病、白血病及骨髓增殖性肿瘤（myeloproliferative neoplasm，MPN）、维生素 C 缺乏症。

3. **BT 缩短** 见于：①某些严重的血栓性疾病，如脑血管病变（脑梗死、颅内静脉窦或静脉血栓等）、心肌梗死、妊娠高血压综合征、DIC 高凝期等；②药物影响，如服用去氨加压素、EPO 等。

二、血小板聚集试验

方法

比浊法、阻抗法(全血法)、光散射法等,目前仍以比浊法最为常用。

临床意义

1. **参考区间** 血小板聚集率(platelet aggregation rate,PAR)为70% ~ 100%。

2. **PAR 减低** 见于:①血小板无力症、贮存池病(storage pool disease,SPD)即致密颗粒缺乏和 / 或 α- 颗粒缺乏、环氧化酶缺陷、珠蛋白生成障碍性贫血、威 - 奥综合征(Wiskott-Aldrich syndrome)、巨球蛋白血症、PV、尿毒症、肝硬化、MPN、ITP、vWD、急性白血病、梅 - 黑异常(May-Hegglin anomaly)、白化病、服用抗血小板药、低(无)纤维蛋白原血症、各种结缔组织病(如马方综合征)等;②阿司匹林、抗生素、消炎药、精神类药物等。

3. **PAR 增高** 见于:①血栓前状态和血栓性疾病,如高血压、糖尿病、高脂血症、心肌梗死、心绞痛、脑血栓、静脉血栓、肺梗死、人工瓣膜、口服避孕药、晚期妊娠、雌激素治疗、抗原抗体复合物反应等;②原发性和继发性雷诺病(Raynaud disease);③吸烟、应激状态等。

三、凝血酶原时间

方法

磁珠法和光学法。

临床意义

1. **参考区间** 11 ~ 14 秒,超过或小于健康对照 3 秒为异常。

2. **PT 延长** 见于:①先天性 F Ⅰ、F Ⅱ、F Ⅴ、F Ⅶ、F Ⅹ缺乏症和低纤维蛋白原血症;②获得性凝血因子缺乏,如严重肝脏疾病、维生素 K 缺乏症、原发性纤溶亢进、DIC 等;③血液抗凝物质增多,如肝素、纤维蛋白降解产物(fibrin degradation product,FDP)和抗 F Ⅱ、F Ⅴ、F Ⅶ、F Ⅹ的自身抗体等。PT > 45 秒须报告危急值。

3. **PT 缩短** 见于:①血栓前状态或血栓性疾病,如 DIC 早期、心肌梗死、脑梗死、深静脉血栓、多发性骨髓瘤等;②先天性 F Ⅴ增多;③药物影响,如长期服用避孕药。

4. **口服抗凝剂的监测** WHO 推荐使用国际标准化比值(international normalized ratio,INR)作为监测口服抗凝剂的首选指标,一般将 INR 为 2 ~ 4 作为口服抗凝剂治疗时抗凝浓度的选用范围。

四、活化部分凝血活酶时间

方法

磁珠法和光学法。

临床意义

1. **参考区间** 以实验室检测系统制定,超过或小于健康对照值10秒为异常。

2. **APTT 延长** 见于:①F Ⅷ、F Ⅸ降低的血友病 A、血友病 B,F Ⅺ缺乏症,部分 vWD;②严重的 F Ⅰ、F Ⅱ、F Ⅴ、F Ⅹ缺乏,如严重肝脏疾病、维生素 K 缺乏症等;③原发性或继发性纤溶亢进;④口服抗凝剂、应用肝素等;⑤血液中存在病理性抗凝物质,如抗 F Ⅷ抗体或抗 F Ⅸ抗体、狼疮抗凝物质等。APPT > 100 秒须报告危急值。

3. **APTT 缩短** 见于高凝状态和血栓性疾病,如高血脂、高血糖、DIC 高凝期、心肌梗死、深静脉血栓、不稳定型心绞痛、脑血管病变、妊娠高血压综合征和肾病综合征等。

五、纤维蛋白降解产物

纤维蛋白降解产物(FDP)是纤维蛋白原和纤维蛋白被血浆素分解后产生的降解产物。FDP 含量的高低可反映体内纤溶活性的强度。

方法

乳胶凝集法、乳胶比浊法、酶联免疫吸附法。

临床意义

1. **参考区间** 0 ~ 5μg/ml。

2. **FDP 增高** 见于:① DIC,常大于 20μg/ml;②深静脉血栓、肺梗死、急性早幼粒细胞白血病、原发性纤溶亢进和溶栓治疗的患者,FDP 浓度可大于 40μg/ml;③外伤及外科手术后、某些急性感染、肝脏疾病、肾脏疾病、恶性肿瘤、器官移植后的排斥反应,以及冠心病患者的 FDP 浓度可轻度增高,一般为 20 ~ 40μg/ml;④尿液 FDP 显著增高,可见于肾小球肾炎或膀胱肿瘤;若肾移植后尿液 FDP 增高超过 2周提示有并发症。

六、D- 二聚体

D- 二聚体(D-dimer)是最简单的纤维蛋白降解产物,D- 二聚体升高说明体内存在高凝状态和继发性的纤维蛋白溶解亢进。

方法

酶联免疫吸附试验、酶联免疫荧光试验、微粒凝集定量检测法（常用方法）、微粒凝集定性检测法、胶体金法、化学发光法。

临床意义

1. **参考区间** D-二聚体浓度 < 0.5mg/L（FEU 报告方式的检测系统）或 230ng/ml（DDU 报告方式的检测系统），对于 50 岁以上的人群使用"年龄 ×10"的方式调整医学决定水平（DDU 报告方式的检测系统）。

2. **D-二聚体浓度增高**

(1) 血栓性疾病：如脑梗死、深静脉血栓、肺梗死、动脉血栓、镰状细胞贫血等。D-二聚体结合临床危险度评估可用于排除中低临床危险度的静脉血栓。当怀疑静脉血栓栓塞时，若血浆 D-二聚体浓度 < 0.5mg/L（临界值），则发生急性或活动性血栓的可能性较小。若患者已有明显的血栓形成症状与体征时，D-二聚体浓度仍 < 0.5mg/L，应考虑纤溶活性低下的可能。

(2) 继发性纤溶亢进：如 DIC，D-二聚体浓度常 > 3mg/L。

(3) 其他：伴随血液高凝状态，如妊娠、感染、炎症、恶性肿瘤、外科手术、外伤、大面积烧伤等。

3. **原发性与继发性纤溶亢进的鉴别诊断** 原发性纤溶亢进仅血浆 FDP 浓度增高，而 D-二聚体浓度一般不增高。继发性纤溶亢进 D-二聚体浓度增高。

4. **观察溶栓治疗** 使用尿激酶进行治疗时，D-二聚体在用药后 6 小时增高达到峰值，24 小时后恢复至用药前水平。

七、凝血因子活性

方法

一期法、二期法和发色底物法。

临床意义

1. **外源性凝血系统因子**

(1) 活性增高：见于血栓前状态和血栓性疾病，尤其见于静脉系统血栓，以及口服避孕药、妊娠高血压综合征和某些肿瘤等。

(2) 活性降低：先天性降低见于先天性 F Ⅱ、F Ⅴ、F Ⅶ、F Ⅹ 缺乏症；获得性降低见于肝脏疾病、维生素 K 缺乏症、DIC 和口服抗凝药、新生儿出血症和吸收不良综合征等。

2. 内源性凝血系统因子

(1)活性增高:见于血栓前状态和血栓性疾病,如静脉血栓、肺梗死、妊娠高血压综合征、晚期妊娠、口服避孕药、肾病综合征、恶性肿瘤患者。

(2)活性降低:F Ⅷ：C 降低见于血友病 A、vWD、血液中存在 F Ⅷ抗体、DIC 等;F Ⅸ：C 降低见于血友病 B、肝脏疾病、维生素 K 缺乏症、DIC、口服抗凝药、血中存在 F Ⅸ抗体等;F Ⅺ：C 降低见于 F Ⅺ缺乏症、肝脏疾病、DIC、血中存在 F Ⅺ抗体等;F Ⅻ：C 降低见于 F Ⅻ缺乏症、肝脏疾病、DIC、某些血栓疾病、血液中存在 F Ⅻ抗体等。

八、抗凝血酶

方法

抗凝血酶(antithrombin,AT)活性检测方法为发色底物法,AT 抗原含量检测方法为 ELISA 法。

临床意义

1. **参考区间**　活性 80% ~ 120%。

2. **生理性减低**　在出生后的最初几天会出现生理性下降,约为正常水平的 30%。

3. **病理性减低**　见于遗传性抗凝血酶缺乏症;获得性抗凝血酶缺乏症,如肝病、脓毒症、DIC 高凝期、急性静脉血栓形成、恶性肿瘤、产后和口服避孕药等。

(郑晓和　张式鸿)

第三节　溶血性贫血检查

溶血性贫血按发病和病情分为急性和慢性两型。

(1)慢性溶血:多为血管外溶血,发病慢,病程长,表现为贫血 - 黄疸 - 脾大三联征。

(2)急性溶血:多为血管内溶血,起病急,病程短,表现为寒战、发热、头痛、呕吐、腰背疼痛,继而出现血红蛋白尿、黄疸、贫血等症状。

溶血性贫血按溶血部位分为血管内和血管外两种;按病因和发病机制分为红细胞内在缺陷和红细胞外在因素所致溶血。

一、红细胞渗透脆性试验

方法

将红细胞悬浮于低渗盐溶液中,当水渗透至红细胞内部达一定程度时,红细胞肿胀破裂,发生溶血。不同 NaCl 浓度的低渗盐溶液中红细胞溶血的情况间接反映红细胞表面积与容积的比值,反映红细胞对低渗盐溶液的抵抗性。

临床意义

1. **参考区间** 开始溶血:3.8 ~ 4.6g/L NaCl。完全溶血:2.8 ~ 3.2g/L NaCl。

2. 渗透脆性增加见于遗传性球形红细胞增多症。渗透脆性降低见于地中海贫血,也可见于缺铁性贫血。

二、血清触珠蛋白

方法

免疫比浊法。

临床意义

1. **参考区间** 成人 0.3 ~ 2.0g/L;儿童 0.07 ~ 1.69g/L。

2. 血清触珠蛋白(haptoglobin)减少甚至缺如见于各种溶血性贫血,无论血管内还是血管外。触珠蛋白增高见于阻塞性黄疸。

三、尿含铁血黄素试验

方法

化学染色后显微镜观察法。

临床意义

1. **参考区间** 阴性。

2. 阳性提示慢性血管内溶血,如阵发性睡眠性血红蛋白尿症。

四、抗人球蛋白试验

方法

凝集法。

临床意义

抗人球蛋白试验又称库姆斯试验(Coombs test)。

1. **参考区间** 直接法和间接法均为阴性。

2. 自身免疫性溶血性贫血(autoimmune hemolytic anemia,AIHA)患者直接 Coombs 试验阳性,间接 Coombs 试验少数阳性或多数阴性。直接 Coombs 试验阳性还可见于同种免疫性溶血性贫血、药物诱导的溶血性贫血和其他疾病如系统性红斑狼疮(systemic lupus erythematosus,SLE)、类风湿关节炎、多发性骨髓瘤、镰状细胞贫血、器官移植、淋巴增殖病、恶性肿瘤等。

3. 间接 Coombs 试验主要用于 Rh 和 ABO 妊娠免疫性新生儿溶血病母体血清中不完全抗体的检测。间接 Coombs 试验阳性、直接 Coombs 试验阴性时应结合病史,考虑同种免疫性溶血性贫血。

五、冷凝集素试验

方法

0 ~ 4℃凝集法。

临床意义

1. **参考区间**　冷凝集素滴度 < 1∶16。

2. **阳性**见于冷凝集素综合征(> 1∶1 000),也可见于支原体肺炎、传染性单核细胞增多症、疟疾、肝硬化、淋巴瘤及多发性骨髓瘤。

(郑晓和　张式鸿)

第四节　骨髓细胞学检查

骨髓涂片经瑞 - 吉染色后,用光学显微镜观察骨髓细胞形态。

一、正常骨髓象

正常骨髓象应具备 4 个条件:①有核细胞增生活跃;②各系各阶段细胞比例大致在正常参考区间内;③各系、各阶段细胞形态无明显异常;④无明显异常细胞及寄生虫。

二、骨髓细胞检查临床意义

1. **骨髓有核细胞增生程度**　常见疾病的骨髓有核细胞增生程度见表 1-2-9。

表 1-2-9　常见疾病的骨髓有核细胞增生程度

增生程度	常见疾病
极度活跃	各种急性白血病、慢性粒细胞白血病等
明显活跃	缺铁性贫血、溶血性贫血、巨幼细胞贫血等各类增生性贫血,免疫性血小板减少症,骨髓增生异常综合征,化疗后恢复期等
活跃	正常骨髓象、不典型再生障碍性贫血、多发性骨髓瘤、骨髓造血功能较差的贫血、骨髓部分稀释等

增生程度	常见疾病
减低	再生障碍性贫血、阵发性睡眠性血红蛋白尿症、骨髓增生低下、低增生性白血病、骨髓部分稀释、化疗后等
极度减低	再生障碍性贫血、化疗后、骨髓稀释等

2. 粒细胞系统的细胞数量改变

(1)粒细胞增多:各阶段粒细胞增多的常见疾病见表 1-2-10。

表 1-2-10　各阶段粒细胞数量增多的常见疾病

增多细胞	常见疾病
原始粒细胞增多为主	急性粒细胞白血病(原始粒细胞 20%);慢性粒细胞白血病急变期(原始粒细胞 > 20%);慢性粒 - 单核细胞白血病
中性晚幼粒、杆状核粒细胞增多为主	慢性粒细胞白血病;粒细胞型类白血病反应;药物中毒:汞中毒、洋地黄中毒;严重烧伤、急性失血、大手术后等
嗜酸性粒细胞为主	变态反应性疾病;寄生虫感染;嗜酸性粒细胞白血病;慢性粒细胞白血病(包括慢性期和急变期):淋巴瘤;高嗜酸性粒细胞综合征;家族性嗜酸性粒细胞增多症;某些皮肤疾病等
嗜碱性粒细胞为主	慢性粒细胞白血病(包括慢性期加速期和急变期);嗜碱性粒细胞白血病;放射线照射反应等

(2)粒细胞减少:见于粒细胞缺乏症、再生障碍性贫血、急性造血停滞、单核细胞白血病、淋巴细胞白血病等。

3. 红细胞系统的细胞数量改变

(1)有核红细胞增多:有核红细胞增多的常见疾病见表 1-2-11。

表 1-2-11　有核红细胞增多的常见疾病

增多细胞	常见疾病
原始红细胞和早幼红细胞增多	急性红血病
中幼红细胞和晚幼红细胞增多	溶血性贫血;缺铁性贫血;巨幼细胞贫血;急性失血性贫血;真性红细胞增多症;铅中毒等

续表

增多细胞	常见疾病
巨幼红细胞或巨幼样变幼红细胞增多	巨幼细胞贫血;急性红血病;急性红白血病;骨髓增生异常综合征;白血病化疗后;铁粒幼细胞贫血等
铁粒幼红细胞增多	铁粒幼细胞贫血;骨髓增生异常综合征

（2）有核红细胞减少：①纯红细胞性再生障碍性贫血；②再生障碍性贫血；③急性造血停滞；④急性白血病（红血病/红白血病除外）；⑤慢性白血病；⑥化疗后等。

4. 巨核细胞系统的细胞数量改变　巨核细胞数量发生变化的常见疾病见表 1-2-12。

表 1-2-12　巨核细胞数量变化的常见疾病

巨核细胞数量	常见疾病
巨核细胞增多	骨髓增殖性肿瘤（包括真性红细胞增多症、慢性粒细胞白血病、原发性血小板增多症骨髓纤维化早期）;急性巨核细胞白血病;免疫性血小板减少症;伊文思综合征;脾功能亢进;急性大出血;急性血管内溶血等
巨核细胞减少	再生障碍性贫血;急性白血病;化疗后等

5. 单核细胞系统的细胞数量改变

（1）原始及幼稚单核细胞增多为主：①急性单核细胞白血病；②慢性粒细胞白血病急单变；③急性粒 - 单核细胞白血病。

（2）成熟单核细胞增多为主：①慢性粒 - 单核细胞白血病；②单核细胞型类白血病反应；③某些感染等。

6. 淋巴细胞系统的细胞数量改变

（1）原始及幼稚淋巴细胞增多为主：①急性淋巴细胞白血病；②慢性粒细胞白血病急变；③淋巴瘤细胞白血病。

（2）成熟淋巴细胞增多为主：①慢性淋巴细胞白血病；②淋巴瘤白血病；③再生障碍性贫血；④淋巴细胞型类白血病反应；⑤传染性淋巴细胞增多症；⑥传染性单核细胞增多症；⑦某些病毒感染。

7. 其他血细胞数量改变

（1）浆细胞增多：①多发性骨髓瘤；②浆细胞白血病；③再生障碍性贫血；④过敏性疾病；⑤结缔组织疾病；⑥恶性淋巴瘤；⑦巨球蛋白血症；⑧寄生虫感染等。

(2)组织细胞增多:①感染性疾病;②噬血细胞综合征。

(李俊勋)

第五节　尿液检查

一、尿标本的收集与保存

1. 进行尿液一般检验时,容器必须清洁、干燥,留取新鲜尿液及时送检。女性应避开月经期,随机尿或空腹晨尿均可,以空腹晨尿为佳。

2. 进行细菌培养时,需留取清洁中段尿检查(可用 1 ∶ 1 000 苯扎溴铵棉球擦洗外阴部,再进行尿道口消毒,用无菌试管留取中段尿),禁用防腐剂。

3. 进行尿糖、尿蛋白、尿 17 酮、17 羟皮质类固醇等定量检验时,应留取 24 小时全部尿液,并加入适宜的防腐剂。

二、尿液检查

尿液检查包括一般性状检查、化学检查和显微镜检查。

(一)一般性状检查

1. **尿量**　正常人 24 小时尿量为 1 000 ~ 2 000ml,尿量多少与饮水量、活动量和出汗等有关。24 小时尿量 > 2 500ml 时称为多尿。病理性多尿见于尿崩症、糖尿病、慢性肾盂肾炎、慢性间质性肾炎、慢性肾衰竭早期、急性肾衰竭多尿期及精神性多尿等。24 小时尿量少于 400ml 或每小时少于 17ml 者称为少尿;24 小时尿量少于 100ml 者称为无尿。

少尿及无尿常见于:①肾前性因素,如严重脱水、休克、心衰、肝硬化腹水、肾动脉栓塞及肿瘤压迫等导致肾血流量不足;②肾性因素,如急性肾小球肾炎、慢性肾炎急性发作、急性肾衰竭少尿期、肾移植术后排斥反应等肾实质损害;③肾后性因素,如输尿管结石、肿瘤、损伤等各种原因引起的尿路梗阻。

2. **外观**　尿的颜色受食物、药物和尿量的影响,正常尿液多为透明,呈淡黄色。新鲜尿液浑浊应注意排除盐类结晶沉淀。病理情况下尿色的改变有:浑浊尿见于脓尿和菌尿;红色常见于血尿;浓茶色或酱油色常见于血红蛋白尿;深黄色常见于胆红素尿;乳白色见于乳糜尿。

3. **气味**　正常尿液的气味来自尿内的挥发性酸,久置后因尿素分解出现氨臭味。新鲜排出时即有氨味,可见于慢性膀胱炎、慢性尿潴留。烂苹果样气味可见于糖尿病酮症酸中毒。某些食物如蒜、葱等也可使尿呈特殊气味。

4. **酸碱度**　正常尿液为弱酸性(pH 为 6.5 左右),可受饮食、药物的影响。患某些疾病时尿液呈酸性反应(糖尿病、痛风、酸中毒等)或呈碱性反应(膀胱炎、肾小管酸中毒等)(表 1-2-13)。

表 1-2-13　持续酸性尿与碱性尿的原因

类型	原因
酸性尿	酸中毒;发热;脱水;低钾性碱中毒;痛风;药物,如氯化铵、维生素 C
碱性尿	碱中毒;尿液久置;尿路感染;肾小管酸中毒;药物,如碳酸氢钠、氢氯噻嗪、螺内酯

5. **比重**

(1)正常值:正常人尿比重一般为 1.015 ～ 1.025,晨尿比重常在 1.020 左右,24 小时内变化最大范围为 1.003 ～ 1.030。

(2)临床意义

1)比重增高且尿量少:急性肾炎、心衰、脱水。

2)比重增高且尿量多:糖尿病(试纸法例外)。

3)比重降低且尿量少:慢性肾衰竭。

4)比重降低且尿量多:尿崩症、肾小管间质疾病。

5)比重固定(1.010 ± 0.003):肾实质严重受损。

(二)化学检查

1. **尿蛋白**　正常肾小球滤液中有一些小分子量的蛋白质,通过近端肾小管时大部分被重吸收,终尿中仅有少量蛋白质(30 ～ 130mg/24h),常规定性方法检验为阴性。定性检验阳性或定量检验超过 150mg/24h 时称为蛋白尿。

蛋白尿有多种原因。

(1)生理性蛋白尿

1)功能性蛋白尿:一过性,见于强烈运动、受寒、发热等,量少,定性小于(+),定量 < 500mg/24h。

2)体位性蛋白尿:常见于瘦高体型青少年,直立位时出现,卧床休息后即消失。

(2)病理性蛋白尿

1)肾小球性蛋白尿:见于原发性和继发性肾小球疾病,如急性肾小球肾炎、隐匿型肾小球肾炎、肾病综合征、糖尿病肾病、狼疮性肾炎等。特点为尿蛋白排出量较多（常 > 2g/24h, 定性多 > ++），以白蛋白为主。

2) 肾小管性蛋白尿：常见于肾小管病变和肾间质损害，如肾盂肾炎、中毒性肾病等。特点为尿蛋白排出少（< 1.0g/24h, 定性多 < ++），以小分子蛋白为主（如 α_2- 微球蛋白、β_2- 微球蛋白）。

3) 混合性蛋白尿：见于肾小球和肾小管疾病晚期、继发性肾脏病（糖尿病肾病、狼疮性肾炎等）。蛋白尿成分具有上述 2 种蛋白尿的特点。

4) 溢出性蛋白尿：见于血浆中的小分子蛋白质异常增加，经肾小球滤出的蛋白质增多，超过了肾小管重吸收限度而导致的蛋白尿，如溶血性疾病所致的血红蛋白尿及多发性骨髓瘤所致的本周蛋白尿（Bence Jones proteinuria）等。

5) 组织性蛋白尿：常见于肾脏炎症或中毒时。

2. 尿糖 正常人尿内可有微量葡萄糖，定性试验为阴性，当尿糖定性检查呈阳性时，称为糖尿。

糖尿的原因有以下几类。

(1) 血糖增高性：糖尿病、内分泌病、肝功能不全、胰腺炎。

(2) 血糖正常性（肾性糖尿）：慢性肾炎、间质性肾炎、家族性糖尿病。

(3) 暂时性：饮食、应激状态、妊娠、药物、新生儿。

(4) 非葡萄糖性：妊娠（乳糖尿）、肝功能不全（果糖尿）。

(5) 假性：尿液中含有以下物质。

1) 假阳性：维生素 C、尿酸、异烟肼、水杨酸、氨苄西林。

2) 假阴性：青霉素 G、多数头孢菌素、羧苄西林。

3. 尿酮体 酮体是脂肪在肝内分解代谢的中间产物，包括 β- 羟丁酸、乙酰乙酸和丙酮。尿酮体检验阳性时，称为酮尿症（ketonuria）。阳性见于剧烈运动、高脂膳食、饥饿、妊娠剧吐、子痫、全麻后和糖尿病等，其中以糖尿病酮尿症最常见。

（三）显微镜检查

观察尿中细胞、管型和结晶体等有形成分。

1. 细胞

(1) 红细胞：正常尿沉渣红细胞为 0 ~ 偶见 /HPF（高倍视野），平均超过 3 个 /HPF 且外观无血色的尿液称为镜下血尿，常见于急性肾小球肾炎、慢性肾小球肾炎、肾结核、尿路结石、肾肿瘤、肾盂肾炎、急性膀胱炎或血友病等。

尿红细胞位相检查即在位相显微镜下观察尿中红细胞大小、形态、血红蛋白含量等各种变化。可将尿红细胞分为正形红细胞和畸形红细胞。正常情况下,畸形红细胞 < 8 000 个/ml。畸形红细胞 ≥ 8 000 个/ml 见于肾小球性血尿,如各种肾小球疾病。正形红细胞尿见于非肾小球源性血尿(肾小球以下部位和尿路的出血,尿中红细胞形态基本正常),如尿路感染、肿瘤、结石、结核、外伤等。

(2)白细胞:正常 < 5 个/HPF,如超过 5 个/HPF,称为镜下脓尿,见于尿路感染(肾盂肾炎、膀胱炎、尿道炎、肾结核)、肾移植排斥反应、急性间质性肾炎、新月体肾小球肾炎等。

(3)上皮细胞

1)肾小管小圆上皮细胞:多数来自肾脏,正常尿中不存在,出现时表示肾小管有病变。

2)移行上皮细胞:可来自肾盂、输尿管、膀胱及尿道近膀胱处,大量出现表示有较深的黏膜炎症。

3)鳞状上皮细胞(又称扁平上皮细胞):来自尿道前段和阴道表层,正常尿中有少量存在,大量出现表示泌尿生殖道有炎症存在。

2. **管型**

(1)透明管型:健康人偶有少量,数量增多见于急性肾小球肾炎、慢性肾小球肾炎、心功能不全,也见于发热、剧烈运动等。

(2)细胞管型:上皮细胞管型见于急性肾小管坏死、肾淀粉样变性、急性肾小球肾炎、间质性肾炎、肾病综合征、肾移植术后排斥反应等。红细胞管型见于急性肾小球肾炎、慢性肾炎急性发作、异型输血反应等。白细胞管型见于急性肾盂肾炎等。

(3)颗粒管型:见于肾实质病变,如急、慢性肾小球肾炎。

(4)脂肪管型:见于肾病综合征、慢性肾炎急性发作、中毒性肾病等。

(5)蜡样管型:见于慢性肾衰竭、肾淀粉样变、肾移植排斥反应等。

(6)肾衰竭管型:见于急、慢性肾衰竭。

3. **结晶体**　正常尿中出现一般无临床意义,若经常出现于新鲜尿中并伴有较多红细胞,应怀疑有结石的可能。

三、尿液其他检查

(一)尿淀粉酶

1. **方法**　干化学法、速率法。

2. 临床意义

(1)参考区间:32 ~ 641U/L。

(2)急性胰腺炎及任何阻塞胰腺胰腺管的疾病(如胰腺癌、胰腺损伤、急性胆囊炎等)均可使尿淀粉酶增高。尿淀粉酶于发病后 12 ~ 24 小时开始升高,3 ~ 10 天恢复正常。

(二)尿免疫固定电泳

1. **方法** 琼脂糖凝胶电泳法、毛细管电泳法。

2. **临床意义** 可以协助多发性骨髓瘤等浆细胞增殖性疾病的诊断。主要用于分析尿液中有无 M 蛋白及其轻、重链,并分析其类型。由于游离轻链的分子量小,易通过肾小球滤过膜进入尿液,而在尿中被检测到,因此对于轻链型的 M 蛋白,尿免疫固定电泳比血清免疫固定电泳更敏感。

(三)尿肌红蛋白

1. **方法** 定性试验(邻联甲苯胺法),定量试验(单克隆抗体免疫分析法)。

2. 临床意义

(1)参考区间:定性为阴性,定量尿肌红蛋白 < 4mg/L。

(2)主要见于挤压综合征(外伤、挤压伤、电击伤等)、缺血性肌红蛋白尿(心肌梗死、动脉栓塞缺血等)、原发性肌肉疾病(皮肌炎、多发性肌炎等)、剧烈运动后引起的阵发性肌红蛋白尿等。

(四)尿钠

1. **方法** 离子选择性电极法。

2. **临床意义** 尿钠的排泄量取决于细胞外液中钠的含量及肾小管重吸收的变化,测定尿钠可间接反映有效循环血容量的状态,并反映肾小管的浓缩功能。

(1)参考区间:130 ~ 260mmol/24h。

(2)尿钠升高:常见于各种影响肾小管重吸收钠的疾病,如急性肾小管坏死、严重的肾盂肾炎、肾上腺皮质功能减退、抗利尿不当综合征等。

(3)尿钠降低:见于急性肾衰竭少尿期、肾上腺皮质功能亢进、呕吐、腹泻、出汗等。

(五)尿钙

1. **方法** 偶氮胂Ⅲ比色法、邻甲酚酞络合酮法。

2. **临床意义** 尿钙的变化可反映血钙的变化,可用于维生素 D 治疗效果和剂量监测。

(1)参考区间:2.5 ～ 7.5mmol/24h。

(2)尿钙增高:可见于甲状旁腺亢进、多发性骨髓瘤等。

(3)尿钙降低:可见于甲状旁腺功能减退、慢性肾衰竭、佝偻病、儿童手足搐搦症、低钙饮食等。

(六)尿乳糜液和脂肪

1. **方法**　苏丹Ⅲ染色法。

2. **临床意义**　检测尿中是否含有淋巴液及脂肪。

(1)乳糜尿:常见于累及淋巴循环的疾病,如丝虫病、腹腔结核、腹腔肿瘤等。

(2)脂肪尿:常见于脂肪组织损伤、肾小管变性等疾病。

(陈伟英　王　东)

第六节　肾脏功能检测

肾功能检测包括肾小球功能检测和肾小管功能检测。

一、肾小球功能检测

(一)内生肌酐清除率测定

肾脏在单位时间内把若干毫升血液中的内生性肌酐全部清除出去,称为内生肌酐清除率(endogenous creatinine clearance rate,Ccr)。可反映肾小球滤过功能。

1. **方法**

(1)24 小时留尿法

1)素食(低蛋白,每天应少于 40g)3 天,并禁食肉类(即无肌酐饮食),避免剧烈运动。

2)收集 24 小时尿液(加入甲苯防腐)。采血 2 ～ 3ml,与 24 小时尿同时送检。

3)测定尿及血中肌酐浓度和 24 小时尿量。

4)按以下公式进行计算。

$$Ccr(ml/min) = \frac{尿肌酐浓度(\mu mol/L) \times 每分钟尿量(ml/min)}{血肌酐浓度(\mu mol/L)}$$

(2)4 小时留尿法:留取晨 6 时至 10 时的全部尿液,并取静脉血,测定尿和血肌酐含量,计算每分钟尿量,按上述公式计算 Ccr。

(3)血肌酐计算法:基于血肌酐值而无须留尿,其灵敏度高于血肌酐,但与真实的肾小球滤过率有一定差异。采用 Cockcroft 公式进行计算。

$$Ccr(ml/min) = \frac{(140 - 年龄) \times 体重(kg) \times (0.85 女性)}{72 \times 血肌酐浓度(mg/dl)}$$

中国 eGFR 协作组于 2006 年发表了适合我国人群的 GFR 估测公式——MDRD 公式。

$$eGFR[ml/(min \cdot 1.73m^2)] = 175 \times (Scr, mg/dl)^{-1.234} \times (年龄)^{-0.179} \times (0.79 女性)$$

2. 临床意义 参考区间为 80 ~ 120ml/min。

(1)较早反映肾小球功能损害的敏感指标。

(2)初步评估肾功能损害程度:70 ~ 51ml/min 为轻度损害,50 ~ 31ml/min 为中度损害,< 30ml/min 为重度损害。

(3)指导治疗:如 < 40ml/min 应限制蛋白摄入;< 30ml/min 应用噻嗪类利尿剂常无效;< 10ml/min 应结合临床进行肾脏替代治疗。

(二)血肌酐(Cr)测定

血肌酐只从肾小球滤过,当肾小球滤过功能下降时血肌酐上升,故可反映肾小球功能。

(1)参考区间:全血肌酐为 88.4 ~ 176.8μmol/L;血清或血浆肌酐为男 53 ~ 106μmol/L,女 44 ~ 97μmol/L。

(2)临床意义:血肌酐高于正常时,常提示肾小球功能损害 50%以上;明显增高时,表示肾小球功能已严重受损。

(三)血尿素氮(BUN)测定

血尿素氮是蛋白代谢终产物,可全部从肾小球滤过,30% ~ 40%被肾小管重吸收,可粗略反映肾小球滤过功能。

(1)参考区间:成人 3.2 ~ 7.1mmol/L;婴儿、儿童 1.8 ~ 6.5mmol/L。

(2)临床意义:同血肌酐测定,可粗略评价肾小球滤过功能,但容易受其他因素影响。饮食蛋白质摄入量、消化道出血、高分解代谢状态(如发热)、肾前性因素(如血容量不足),心衰等均可使血尿素氮升高。

(四)血清胱抑素 C 测定

人体内几乎各种有核细胞均可表达胱抑素 C,且分泌量较恒定,其分子量为 13 000,故能自由透过肾小球滤膜。胱抑素 C 在近曲小管几乎全部被上皮细胞摄取、分解,不回到血液中。故血清胱抑素 C 水平可反映肾小球滤过功能。

(1)参考区间:成人血清胱抑素 C 为 0.6 ~ 2.5mg/L。

(2)临床意义:反映肾小球滤过功能。相比血肌酐,能更敏感地判断肾功能早期损伤。

(五)核素肾小球滤过率测定

^{99m}Tc- 二乙三胺五乙酸(^{99m}Tc-DTPA）几乎完全经肾小球滤过而清除，其最大清除率即为肾小球滤过率（GFR）。用单光子发射计算机断层成像（SPECT）测定弹丸式静脉注射后两肾放射性计数率的降低，按公式自动计算 GFR。此方法灵敏度高，并可显示两侧肾功能。

参考区间：总 GFR 为 $(100 \pm 20)\,ml/min$。

各种肾小球滤过功能指标的比较见表 1-2-14。

表 1-2-14　各种肾小球滤过功能指标比较

方法	优点	缺点
菊粉清除率（Cin）	最准确反映 GFR	操作繁复、昂贵，主要用于科研
核素肾小球滤过率测定	非创伤性，简便、易行，灵敏度与 Cin 相仿	仪器设备要求高、昂贵，有一定的辐射剂量
内生肌酐清除率（Ccr）	比单独使用血肌酐反映 GFR 更准确	需留尿标本测尿肌酐；如尿标本留取不准确，会影响 GFR 的可靠性
Cockcroft 公式	灵敏度高于血肌酐	与真实的 GFR 有一定差异
MDRD 公式	对 GFR < 90ml/min 的患者可较准确估测 GFR	对正常人、老年人、水肿患者的估值有一定偏差
血肌酐	方便、快捷，临床上最常用，许多 GFR 的计算公式基于 Cr	①受肌肉容积、活动量的影响；②非敏感性指标，GFR 下降至正常 50% 时才开始上升
尿素（BUN）	粗略反映肾小球滤过功能	灵敏度和特异度均欠佳，GFR 下降为正常 50% 以上时才升高，影响因素多
胱抑素 C	较理想的评价 GFR 的内源性物质，在肾功能损伤早期能比血肌酐更敏感地反映 GFR 下降	在肾功能损伤后期，用胱抑素 C 评价 GFR 缺乏充分的数据支撑

二、肾小管功能检测

(一)近端肾小管功能检测

1. 尿 β$_2$- 微球蛋白（β$_2$-microglobulin，β$_2$-MG）测定　β$_2$-MG 分子量为 11 800，可自由经肾小球滤过，99.9% 被近端肾小管重吸收，仅

微量从尿中排出。

（1）参考区间：成人尿 β_2-MG < 0.3mg/L，或以尿肌酐校正 < 0.2mg/g 肌酐。

（2）尿 β_2-MG 增多较灵敏地反映近端肾小管重吸收功能受损，如肾小管 - 间质性疾病、药物或毒物所致早期肾小管损伤，以及肾移植后急性排斥反应早期。应同时检测血 β_2-MG，只有血 β_2-MG < 5mg/L 时，尿 β_2-MG 升高才反映肾小管损伤。

2. 尿 α_1- 微球蛋白（α_1-microglobulin, α_1-MG）测定 α_1-MG 分子量为 26 000，可自由通过肾小球，约 99% 被近端肾小管上皮细胞重吸收，仅微量从尿排出。

（1）参考区间：成人尿 α_1-MG < 15mg/24h 尿，或 < 10mg/g 肌酐；血清游离 α_1-MG 为 10 ~ 30mg/L。

（2）尿 α_1-MG 升高的意义与 β_2-MG 相似，是反映各种原因引起的近端肾小管功能损伤的特异、敏感指标。与 β_2-MG 比较，α_1-MG 不受恶性肿瘤影响，酸性尿中不会出现假阴性，稳定性高，更理想。

3. 视黄醇结合蛋白测定 视黄醇结合蛋白的分子量为 21 000，可自由经肾小球滤过，大部分由近端肾小管上皮细胞重吸收，仅有少量从尿中排出。当肾小管重吸收功能障碍时，尿中视黄醇结合蛋白升高，是反映近端肾小管损伤的敏感指标。

（1）参考区间：尿液为（0.11 ± 0.07）mg/L，男性高于女性，成人高于儿童。

（2）临床意义同尿 β_2-MG 和尿 α_1-MG。

（二）远端肾小管功能检测

1. 浓缩稀释试验（改良 Mosenthal 法） 患者正常饮食，晨 8 时排尿弃去，自晨 8 时至晚 8 时每 2 小时留尿 1 次，晚 8 时至晨 8 时的尿作 1 次收集，分别测定每次尿量和比重。

（1）参考区间：24 小时尿量为 1 000 ~ 2 000ml；昼尿量与夜尿量之比为（3 ~ 4）：1；12 小时夜尿量不应超过 750ml；尿液最高比重应在 1.018 以上；最高比重与最低比重之差应不小于 0.009。

（2）尿比重为判定远端肾小管功能的敏感指标。肾小管 - 间质疾病或肾小球疾病累及肾小管间质时，可出现浓缩功能障碍，表现为尿量增多，最高尿比重低于 1.018，最高与最低尿比重差 < 0.009，晚期尿比重固定在 1.010 左右（等渗尿）。

2. 尿渗量（尿渗透压）测定 尿渗量是指尿中全部溶质的微粒总数，与微粒的种类和性质无关。蛋白质和葡萄糖等大分子物质对其影响较小。尿渗量为反映远端肾小管浓缩和稀释功能的指标,较尿比重更为切合实际。晚餐后禁饮 8 小时以上,次日留尿,并采血取血清,分别测定尿、血渗透压。

(1) 参考区间:尿渗量为 600 ~ 1 000mOsm/(kg·H$_2$O),平均为 800mOsm/(kg·H$_2$O),血浆渗量为 275 ~ 305mOsm/(kg·H$_2$O),平均为 300mOsm/(kg·H$_2$O)。尿液渗量 / 血浆渗量为(3 ~ 4.5)∶ 1。

(2)判断肾脏浓缩功能:渗量等于血浆渗量时称为等渗尿;高于血浆渗量时表示尿已浓缩,称为高渗尿;反之表示尿已稀释,称为低渗尿。

(3)肾病变:慢性肾小球疾病晚期、肾间质性病变时,由于肾小管结构和功能受损,尿渗量可降低。

(4) 鉴别肾前性或肾性少尿:肾前性少尿,尿渗量较高,常 > 450mOsm/(kg·H$_2$O);肾性少尿,尿渗量低,常 < 350mOsm/(kg·H$_2$O)。

(陈伟英)

第七节 粪便检查

一、标本收集

挑取少量新鲜的粪便(约 5g,指头大小),在采集后 1 小时内送检。细菌培养的标本还应注意使用无菌的容器留取。挑取粪便时,应注意选取含有黏液、脓血和血液等异常成分的部分,外观无异常的粪便可于其表面和深处多部位采集标本,且不得混有尿液、消毒剂和污水等。另外,不同的目标病原体有其相应的采集要求:检查阿米巴滋养体应取材后立即送检,并注意保温;检查蛲虫卵可使用透明薄膜拭子于晚 12 时或清晨排便前自肛门皱襞处拭取,采样后立即送检;检查血吸虫毛蚴,采集的标本量应不少于 30g,必要时送检全部标本。

二、粪便检查内容及临床意义

(一)粪便常规检查

粪便常规检查的内容及临床意义见表 1-2-15。

表 1-2-15 粪便检查内容及其临床意义

项目	正常	临床意义
量	成人 100 ~ 300g/d	粪便量增多可见于胃肠道、胰腺有炎症或功能紊乱者

续表

项目	正常	临床意义
性状	成形、条带状	脓血便:细菌性痢疾、阿米巴痢疾、溃疡性结肠炎、肠结核、结肠癌; 鲜血便:直肠癌、直肠息肉、痔疮、肛裂; 黏液便:肠道受刺激或炎症、肿瘤、便秘、某些细菌性痢疾; 糊状稀汁便:假膜性肠炎、隐孢子虫感染; 米泔水样便:霍乱、副霍乱
颜色	黄褐色	淡黄色:婴儿便,服用大黄、山道年、番泻叶等; 白色、灰白色:胆道梗阻; 红色:食用火龙果、西瓜等,服用利福平,各种原因引起的下消化道出血; 果酱色:食用大量咖啡、巧克力等,阿米巴痢疾,肠套叠; 黑色(柏油色):食用动物血、肝脏,上消化道出血,服用铁剂
气味	粪臭味	恶臭:未消化的蛋白质发生腐败,慢性肠炎、胰腺疾病、结肠或直肠癌溃烂
寄生虫	无	发现寄生虫体或片段,如蛔虫、蛲虫等
结石	无	最多见为胆石,还可见粪石、胰石、肠结石等
显微镜检查 细胞	无红细胞、吞噬细胞和肿瘤细胞;偶见白细胞,少见柱状上皮细胞	白细胞:肠道炎症、寄生虫感染; 红细胞:下消化道炎症或出血; 吞噬细胞:见于急性细菌性痢疾、出血性肠炎、溃疡性结肠炎; 肿瘤细胞:结肠癌、直肠癌
食物残渣	偶见脂肪小滴或淀粉颗粒	脂肪泻:见于急慢性胰腺炎、胰腺癌、胰头癌、胆汁淤积性黄疸; 淀粉颗粒:消化不良、腹泻、慢性胰腺炎、胰腺功能不全
结晶	可见多种结晶,量少	病理性结晶:夏科-莱登结晶,见于阿米巴痢疾、钩虫病和过敏性肠炎等;血红素结晶是消化道出血的证据
寄生虫及虫卵	无	蠕虫:发现虫卵可直接诊断该种肠道寄生虫感染; 原虫:镜检可找到阿米巴滋养体及其包囊、蓝氏贾第鞭毛虫、隐孢子虫、人芽囊原虫

(二)粪便隐血试验

1. **方法**　联苯胺法或免疫法(金标法)。

2. **临床意义**　阳性见于各种引起消化道出血的疾病或损伤。消化性溃疡活动期呈间断性阳性;消化道恶性肿瘤早期阳性率为20%,晚期可达95%,且呈持续性阳性。

(三)粪便转铁蛋白试验

1. **方法**　免疫法(金标法)。

2. **临床意义**　当消化道出血时,粪便中出现大量的转铁蛋白,其稳定性高于血红蛋白。故临床上常和血红蛋白联合实验作为上消化道出血的诊断指标。

(王　东)

第八节　脑脊液检查

1. **概述**　脑脊液是循环流动于脑和脊髓表面的无色透明液体。生理状态下,由于血脑屏障的存在,血液中各种成分只能选择性进入脑脊液。中枢神经系统发生病变(如感染、炎症、出血、肿瘤、脱髓鞘等),可引起脑脊液性状和成分改变,因此脑脊液检查对神经系统疾病的诊断、疗效观察和预后判断具有重要价值。

2. **标本采集**　脑脊液一般经腰椎穿刺术取得,先测压力,必要时做动力试验;然后分别将脑脊液收集于3个无菌试管中(每管1~2ml,立即送检):第1管做细菌学检查,第2管做一般性状、生化及免疫学检查,第3管做细胞学检查。

颅内压明显增高的患者,除非特殊需要,一般不宜做此项检查。如非做不可,应在术前快速滴注20%甘露醇后操作,也应少取、慢放脑脊液。

3. **方法**　人工显微镜法、目视法、化学比色法、酶动力学法等。

4. **临床意义**　主要用于中枢神经系统疾病的诊断和鉴别诊断。正常脑脊液及常见中枢神经系统疾病脑脊液的主要检查特点见表1-2-16。还可用于中枢神经系统疾病的治疗及疗效观察,如隐球菌性脑膜炎可通过腰椎穿刺注射两性霉素B,脑膜白血病可鞘内注射化疗药物等,并通过脑脊液检查观察疗效。

表 1-2-16 正常人及常见中枢神经系统疾病的典型脑脊液改变

病种	压力/mmH$_2$O	外观	蛋白质/(g/L)	葡萄糖/(mmol/L)	氯化物/(mmol/L)	细胞	其他特殊检查
正常人	80 ~ 180	无色透明	0.15 ~ 0.45	2.5 ~ 4.4	120 ~ 130	(0 ~ 5)×10⁶/L,淋巴细胞为主	无
病毒性脑膜炎	↑	清亮或微浊	↑	正常	正常	↑淋巴细胞为主	可发现病毒抗体
化脓性脑膜炎	↑↑ ~ ↑↑↑	浑浊	↑↑	↓↓↓	↓	↑↑↑中性粒细胞为主	可发现致病菌
结核性脑膜炎	↑↑	微浊,毛玻璃样	↑↑	↓↓	↓↓	↑↑混合反应	可发现抗酸杆菌
隐球菌性脑膜炎	↑ ~ ↑↑	清亮或微浊	↑↑	↓↓	↓	↑↑淋巴细胞为主	可发现隐球菌
蛛网膜下腔出血	↑ ~ ↑↑	均匀血性	↑↑	↑	正常	↑ ~ ↑↑红细胞为主	无
脑肿瘤	↑ ~ ↑↑	清亮	↑	正常	正常	↑淋巴细胞为主	可发现肿瘤细胞
脑囊虫病	正常 ~ ↑	清亮	↑	正常	正常	嗜酸性粒细胞可↑	可发现囊虫抗体
脱髓鞘疾病	正常	清亮	↑	正常	正常	正常 ~ ↑	寡克隆带或抗体+
吉兰-巴雷综合征	正常	清亮	↑ ~ ↑↑	正常	正常	正常 ~ 稍↑,< 10×10⁶/L	部分GQ1b抗体+

续表

病种	压力/mmH$_2$O	外观	蛋白质/(g/L)	葡萄糖/(mmol/L)	氯化物/(mmol/L)	细胞	其他特殊检查
自身免疫性脑炎	正常	清亮	↑	正常	正常	正常~↑	相关抗体+

(陈歆然　张式鸿)

第九节　浆膜腔积液检查

一、标本采集

浆膜腔积液标本由临床医生行浆膜腔穿刺术采集中段液体于无菌容器内,采集后尽快送检。一般性状检查、细胞学检查、化学检查各采集 2ml。一般性状检查和细胞学检查宜采用 EDTA-K$_2$ 抗凝;厌氧菌培养采集 1ml;结核分枝杆菌(*Mycobacterium tuberculosis*,MTB)检查采集 10ml。另外,还应采集 1 管不加抗凝剂的标本,用于观察积液是否出现凝固。

二、检查内容

1. **一般性状检查**　包括颜色、透明度、凝固性、比重及酸碱度。

2. **化学检查**　包括黏蛋白定性试验(Rivalta 试验)、蛋白质定量、蛋白质电泳、葡萄糖定量、酶活性、脂类分析、相关肿瘤标志物等。

3. **显微镜检查**　包括细胞计数和分类、脱落细胞学、寄生虫及其他有形成分检查,以及涂片染色查病原菌、细菌培养或动物接种等。

三、临床意义

漏出液及渗出液的鉴别见表 1-2-17。

表 1-2-17　漏出液及渗出液的鉴别

项目	漏出液	渗出液
发生机制	毛细血管流体静压增高、血浆胶体渗透压降低、淋巴回流受阻、非炎症所致水钠潴留	炎症、肿瘤、外伤、化学物质刺激等

续表

项目	漏出液	渗出液
外观	淡黄,浆液性	不定,可为黄色、红色、乳白色等
透明度	清晰透明	混浊
比重	< 1.015	> 1.018
凝固性	不易凝固	易凝固
pH	> 7.4	< 7.4
Rivalta 试验	阴性	阳性
蛋白质定量 /(g/L)	< 25	> 30
积液蛋白 / 血清蛋白	< 0.5	> 0.5
葡萄糖 /(mmol/L)	与血糖相近	< 3.33
LDH/(U/L)	< 200	> 200
积液 LDH/ 血清 LDH	< 0.6	> 0.6
细胞计数 /(×10^6/L)	常 < 100	常 > 500
有核细胞分类	以淋巴细胞、间皮细胞为主	急性炎症以中性粒细胞为主,慢性炎症或恶性积液以淋巴细胞为主
细菌学	阴性	可找到病原菌
肿瘤细胞	无	可有

（王　东）

第十节　痰液检查

一、标本的采集与处理

1. **痰常规及痰培养标本**　应收集新鲜痰,以清晨第一口痰为宜。嘱患者晨起用 3% 的 H_2O_2 及清水漱口 3 次,然后用力咳出 1 ~ 2 口痰液,盛于无菌广口容器内,加盖后及时送检。如查癌细胞,容器内应放 10% 甲醛溶液或 95% 乙醇溶液固定后送检。

2. **注意事项**

（1）痰培养应争取在应用抗生素之前进行标本采集。

（2）细胞学检查应尽量避免清晨第一口痰,深咳痰液后及时送检,应尽量送含血痰液。

（3）浓缩法找抗酸杆菌应留 24 小时痰（量不少于 5ml）。

（4）无痰或少痰患者可用 3% 氯化钠水溶液雾化吸入,促使痰液咳出;对小儿可轻压胸骨柄上方,诱导咳痰;昏迷患者可清洁口腔后用负压吸引法吸取痰液。

(5)标本不能及时送检,可暂时于 4℃保存,但不宜超过 24 小时(疑为肺炎链球菌、脑膜炎球菌、流感嗜血杆菌感染时,痰标本室温下放置不超过 1 小时)。

(6)检验完毕后,标本及容器应按生物危害物处理。

二、理学检验

痰液理学检验包括检测痰液的量、颜色、气味、性状等理学指标,为呼吸系统疾病的诊断及疗效判断提供依据。

1. **量**　以 24 小时为准,正常人无痰或仅咳少量泡沫或黏液样痰,当呼吸道有病变时痰量增多,见于慢性支气管炎、支气管扩张、肺脓肿、肺结核等。

2. **颜色**　正常为无色或灰白色,病理情况痰色有以下改变。

(1)红色或棕红色:系痰液中含有血液或血红蛋白。血性痰见于肺癌、肺结核、支气管扩张等;粉红色泡沫样痰见于急性肺水肿;铁锈色痰是由于血红蛋白变性所致,见于大叶性肺炎、肺梗死等。

(2)黄色或黄绿色:黄痰见于呼吸道化脓性感染,如化脓性支气管炎、金黄色葡萄球菌肺炎、支气管扩张、肺脓肿及肺结核等。铜绿假单胞菌感染或干酪性肺炎时痰呈黄绿色。

(3)棕褐色:见于阿米巴肺脓肿及慢性充血性心力衰竭肺淤血时。

3. **气味**　肺脓肿、支气管扩张合并厌氧菌感染时痰液有恶臭,晚期肺癌时痰液有特殊臭味。

4. **性状**

(1)黏液性痰:黏稠,外观呈灰白色,见于支气管炎、支气管哮喘和早期肺炎等。

(2)浆液性痰:稀薄而有泡沫,是肺水肿的特征,或因血浆由毛细血管渗入肺泡内致痰液略带淡红色,见于肺淤血。

(3)脓性痰:见于呼吸系统化脓性感染,如支气管扩张、肺脓肿及脓胸向肺组织溃破等。

(4)血性痰:痰中混有血丝或血块。咳出纯粹的血液或血块称为咯血,外观多为鲜红色泡沫状,陈旧性痰呈暗红色凝块。血性痰常提示肺组织有破坏或肺内血管高度充血,见于肺结核、支气管扩张、肺癌、肺吸虫病等。

三、显微镜检查

痰液显微镜检查是诊断病原微生物感染和肿瘤的直接方法。正常情况下,痰液中无红细胞,可见少量上皮细胞、白细胞和肺泡巨噬细胞。

1. **红细胞** 在脓性、黏液性、血性痰中可见,且多已破坏,形态不完整。

2. **白细胞** 中性粒细胞增多见于炎症,且多已退化、变形。嗜酸性粒细胞增多见于支气管哮喘、过敏性支气管炎和肺吸虫病等。

3. **上皮细胞** 鳞状上皮细胞见于急性喉炎,柱状上皮细胞见于支气管哮喘、急性支气管炎。

4. **弹力纤维** 为均匀细长、弯曲、折光性强、轮廓清晰的条状物,末端分叉,无色或微黄,加 10g/L 伊红乙醇溶液 1 滴可染成红色,植物纤维不着色,见于肺脓肿和肺癌患者。

5. **夏科 - 莱登结晶** 为菱形无色透明结晶,两端尖长,大小不等,折光性强,实质为破裂融合的嗜酸性粒细胞颗粒。常与嗜酸性粒细胞、库什曼螺旋体并存。见于肺吸虫病和支气管哮喘等。

6. **肺泡吞噬细胞** 肺泡吞噬细胞存在于肺泡间隔内,可通过肺泡壁进入肺泡,为大单核细胞或肺泡上皮细胞。肺泡吞噬细胞吞噬尘粒和其他异物后形成尘细胞或载碳细胞,见于过量吸烟、烟尘环境中生活者;肺泡吞噬细胞吞噬红细胞后称为含铁血黄素细胞或心力衰竭细胞,见于肺部长期淤血、心力衰竭、肺炎、肺气肿、肺栓塞、肺出血患者。

7. **肿瘤细胞** 见于原发性或转移性肺癌。

8. **寄生虫和虫卵** 可查到阿米巴滋养体、耶氏肺孢子菌、细粒棘球蚴和多房棘球蚴,当肺内寄生的棘球蚴囊壁破裂时,患者痰中可查到原头蚴和囊壁碎片,尤其是有脓血性痰的肺吸虫患者多能查到卫氏并殖吸虫的虫卵。

9. **细菌检查** 取痰液涂片,干燥后行革兰氏染色,查找细菌、螺旋体和真菌等;用抗酸染色法查找抗酸杆菌。

四、痰培养

1. **标本质量** 合格痰标本为鳞状上皮细胞 < 10 个 / 低倍视野(LPF),白细胞 > 25 个 /LPF。

2. **常见致病细菌(含机会致病菌)** 肺炎链球菌、流感嗜血杆菌、卡他莫拉菌、金黄色葡萄球菌、大肠埃希菌及其他肠杆菌科细菌、铜绿假单胞菌、鲍曼不动杆菌、嗜麦芽窄食单胞菌、肺炎克雷伯菌、洋葱伯克霍尔德菌、结核分枝杆菌等。

3. 对于免疫力低下的人群，引起侵袭性肺部真菌感染的常见真菌主要包括曲霉菌属、隐球菌属、接合菌（主要指毛霉）、念珠菌属和肺孢子菌等。

（陈怡丽）

第十一节　血液基础生化与代谢检查

一、肝脏病常用实验室检查

（一）蛋白质代谢功能检测

1. 血清总蛋白、白蛋白和白蛋白/球蛋白

（1）检测方法：总蛋白的检测方法是双缩脲法。白蛋白的检测方法是溴甲酚绿法。

（2）临床意义

1）参考区间：正常成人血清总蛋白为 65～85g/L，白蛋白为 40～55g/L，球蛋白为 20～40g/L，白蛋白/球蛋白（A/G）为 (1.2～2.4)：1。儿童血清总蛋白、白蛋白、球蛋白检测项目参考区间见表 1-2-18。

表 1-2-18　中国儿童血清总蛋白、白蛋白、球蛋白检测项目参考区间

项目	单位	年龄	参考区间	
			男	女
血清总蛋白（TP）	g/L	28 天～< 6 个月	49～71	
		6 个月～< 1 岁	55～75	
		1 岁～< 2 岁	58～76	
		2 岁～< 6 岁	61～79	
		6 岁～< 13 岁	65～84	
		13～18 岁	68～88	
血清白蛋白（ALB）	g/L	28 天～< 6 个月	35～50	
		6 个月～< 13 岁	39～54	
		13～18 岁	42～56	

续表

项目	单位	年龄	参考区间	
			男	女
血清球蛋白（GLB）	g/L	28 天 ~ < 6 个月	9 ~ 27	
		6 个月 ~ < 1 岁	10 ~ 30	
		1 岁 ~ < 2 岁	12 ~ 32	
		2 岁 ~ < 6 岁	15 ~ 34	
		6 岁 ~ < 13 岁	18 ~ 38	
		13 ~ 18 岁	19 ~ 40	

注：参考 WS/T 780—2021《儿童临床常用生化检验项目参考区间》。

2）血清总蛋白及白蛋白增高主要见于各种原因导致的血液浓缩，如严重脱水、休克、饮水量不足；也可见于肾上腺皮质功能减退等。降低可见于肝细胞受损影响总蛋白和白蛋白合成，导致营养不良、蛋白丢失过多、消耗增加和血清水分增加。

3）血清总蛋白及球蛋白增高可见于慢性肝脏疾病、M 蛋白血症、自身免疫性疾病、慢性炎症与慢性感染。

4）血清球蛋白降低的主要原因为合成减少，见于生理性减少、免疫功能抑制及先天性低 γ 球蛋白血症。

5）A/G 倒置见于严重肝功能损伤及 M 蛋白血症等。

2. 血清铜蓝蛋白

（1）检测方法：免疫比浊法。

（2）临床意义

1）参考区间：0.2 ~ 0.6g/L。

2）铜蓝蛋白主要作为肝豆状核变性的辅助诊断指标。大部分肝豆状核变性患者的血浆铜蓝蛋白降低，血清总铜降低、游离铜增加和尿铜排出增加。

3. 血清蛋白电泳

（1）检测方法：琼脂糖凝胶电泳法、毛细管电泳法。

（2）临床意义

1）参考区间：（醋酸纤维素膜法）

白蛋白　　　　0.62 ~ 0.71（62% ~ 71%）

α_1 球蛋白　　0.03 ~ 0.04（3% ~ 4%）

α_2 球蛋白　　0.06 ~ 0.10（6% ~ 10%）

β 球蛋白　　　0.07 ~ 0.11(7% ~ 11%)

γ 球蛋白　　　0.09 ~ 0.18(9% ~ 18%)

2)肝脏疾病:急性及轻症肝炎时电泳结果多无异常。慢性肝炎、肝硬化、肝细胞癌时白蛋白降低,α_1、α_2、β 球蛋白也有减少趋势;γ 球蛋白增加,典型者出现 β-γ 桥,在慢性活动性肝炎和失代偿的肝硬化患者中尤为显著。

3)M 蛋白血症:骨髓瘤、原发性巨球蛋白血症等,白蛋白降低,单克隆球蛋白(γ、β 或 α 球蛋白)明显升高,出现结构均一、基底窄、峰高尖的 M 蛋白。此 M 蛋白常出现在 γ 球蛋白区带,亦可出现在 β 区带或二者之间。

4)肾病综合征和糖尿病肾病:白蛋白降低,脂蛋白增高导致 α_2 和 β 球蛋白增高,γ 球蛋白不变或相对降低。

5)其他:结缔组织病伴有多克隆 γ 球蛋白增高;先天性低丙种球蛋白血症表现为 γ 球蛋白降低;蛋白丢失性肠病表现为白蛋白及 γ 球蛋白降低,α_2 球蛋白增高。

4. 血清前白蛋白

(1)检测方法:免疫比浊法。

(2)临床意义

1)参考区间:1 岁 100mg/L;1 ~ 3 岁 168 ~ 261mg/L;> 18 岁男 200 ~ 430mg/L,女 180 ~ 350mg/L。

2)降低:见于营养不良、慢性感染、晚期恶性肿瘤、肝胆系统疾病,尤其对早期肝炎、急性重症肝炎有特殊的诊断价值。

3)增高:见于霍奇金病(Hodgkin disease)。

5. 血氨

(1)检测方法:谷氨酸脱氢酶速率法。

(2)临床意义

1)参考区间:18 ~ 72μmol/L。

2)升高:见于严重肝损害、上消化道出血、便秘、感染、尿素循环代谢障碍、尿毒症及肝外门静脉系统分流以及进食高蛋白饮食或运动后。某些药物(如丙戊酸钠、卡马西平、利巴韦林、磺胺嘧啶等)也可引起血氨升高。

3)降低:见于低蛋白饮食、贫血。

(二)胆红素代谢检查

1. 血清总胆红素(TBiL)、结合胆红素与非结合胆红素

(1)检测方法:重氮法、钒酸盐法、酶法。

（2）临床意义

1）参考区间

总胆红素：新生儿 0 ～ 1 天 TBiL 为 34 ～ 103μmol/L，1 ～ 2 天为 103 ～ 171μmol/L，3 ～ 5 天 为 68 ～ 137μmol/L；成人 TBiL ≤ 23μmol/L。

结合胆红素：0 ～ 6.8μmol/L。非结合胆红素：1.7 ～ 10.2μmol/L。

2）总胆红素可用于判断有无黄疸、黄疸的程度及演变过程。根据总胆红素的浓度分为隐血黄疸（17.1μmol/L < TBiL < 34.2μmol/L）、轻 度 黄 疸（34.2μmol/L ≤ TBiL < 171μmol/L）、中 度 黄 疸（171μmol/L ≤ TBiL < 342μmol/L）和 高 度 黄 疸（TBiL ≥ 342μmol/L）。病程中检测总胆红素有助于判断疗效及指导治疗。

3）根据黄疸程度推断黄疸病因。TBiL < 85.5μmol/L，通常为溶血性黄疸；17.1μmol/L < TBiL < 171μmol/L，通常为肝细胞性黄疸；171μmol/L < TBiL < 265μmol/L，通常为不完全梗阻性黄疸；TBiL > 342μmol/L，通常为完全梗阻性黄疸。

4）根据总胆红素、结合与非结合胆红素的升高程度及结合胆红素与总胆红素的比值判断黄疸的类型。若总胆红素增高伴非结合胆红素明显增高，结合胆红素 / 总胆红素 < 20%，提示为溶血性黄疸；若总胆红素增高伴结合胆红素明显增高，结合胆红素 / 总胆红素 > 50%，提示胆汁淤积性黄疸；若三者均增高，且结合胆红素 / 总胆红素为 20% ～ 50%，通常为肝细胞性黄疸。

2. 尿液胆红素

（1）检测方法：干化学试剂带法（2,4- 二氯苯胺重氮盐偶联反应）。

（2）临床意义

1）参考区间：正常人为阴性反应。

2）尿液胆红素阳性提示血中结合胆红素增加，可用于黄疸的鉴别诊断，多见于胆汁排泄受阻、肝细胞损坏，另外碱中毒时胆红素分泌增加，可出现尿胆红素试验阳性。

3. 尿胆原

（1）检测方法：干化学试剂带法（对 - 甲氧基苯重氮四氟化硼酸盐偶联反应）。

（2）临床意义

1）参考区间：阴性或弱阳性。

2）尿胆原增多：肝细胞性及溶血性黄疸时呈强阳性；巨幼细胞贫血及内出血时尿胆原也增加；肠梗阻、顽固性便秘等时尿胆原排出也增加。

3)尿胆原减少:不全胆道梗阻时尿胆原减少,伴尿胆红素增加;完全梗阻时尿胆原缺如;新生儿及长期服用广谱抗生素时,尿胆原生成减少。

(三)胆汁酸代谢检查

1. **检测方法** 酶循环法。

2. **临床意义**

(1)参考区间:总胆汁酸为 0 ~ 10μmol/L。

(2)胆汁酸反映肝细胞合成、摄取及分泌功能,诊断肝胆系统疾病的灵敏度和特异度高于其他指标。餐后 2 小时胆汁酸灵敏度高于空腹胆汁酸。动态监测餐后血清总胆汁酸水平可以观察急性肝炎的慢性过程或慢性肝炎的纤维化过程。胆汁酸增高见于肝细胞损害、胆道梗阻、门静脉分流。进食后血清总胆汁酸可一过性增高。

(四)血清酶检查

1. **血清氨基转移酶** 用于肝功能检查的氨基转移酶(简称转氨酶)主要是丙氨酸转氨酶(alanine transaminase,ALT)和天冬氨酸转氨酶(aspartate transaminase,AST)。ALT 主要分布在肝脏,AST 主要分布在心脏,其次才是肝脏;二者均为非特异性细胞内功能酶,在肝细胞中 ALT 主要存在于胞浆中,而 80% 的 AST 存在于线粒体中。

(1)检测方法:连续监测法。

(2)临床意义

1)参考区间:成人血清氨基转移酶见表 1-2-19,儿童见表 1-2-20。

表 1-2-19 中国成人血清氨基转移酶参考区间 单位:U/L

项目	分组	参考区间
血清丙氨酸转氨酶(ALT)	男	9 ~ 50
	女	7 ~ 40
血清丙氨酸转氨酶(ALT)[①]	男	9 ~ 60
	女	7 ~ 45
血清天冬氨酸转氨酶(AST)	男	15 ~ 40
	女	13 ~ 35
血清天冬氨酸转氨酶(AST)[①]	男	15 ~ 45
	女	13 ~ 40

续表

项目	分组	参考区间
血清碱性磷酸酶（ALP）	男	45 ~ 125
	女（20 ~ 49岁）	35 ~ 100
	女（50 ~ 79岁）	50 ~ 135

注：①试剂中含 5'- 磷酸吡哆醛。参考 WS/T 404.1—2012《临床常用生化检验项目参考区间第 1 部分：血清丙氨酸氨基转移酶、天门冬氨酸氨基转移酶、碱性磷酸酶、γ- 谷氨酰基转移酶》。

表 1-2-20　中国儿童血清氨基转移酶参考区间

项目	单位	年龄	参考区间	
			男	女
血清丙氨酸转氨酶（ALT）	U/L	28天 ~ < 1岁	8 ~ 71	
		1岁 ~ < 2岁	8 ~ 42	
		2岁 ~ < 13岁	7 ~ 30	
		13 ~ 18岁	7 ~ 43	6 ~ 29
血清丙氨酸转氨酶（ALT）（含 5'- 磷酸吡哆醛）	U/L	28天 ~ < 1岁	10 ~ 80	
		1岁 ~ < 2岁	11 ~ 47	
		2岁 ~ < 13岁	8 ~ 30	
		13 ~ 18岁	8 ~ 46	6 ~ 29
血清天冬氨酸转氨酶（AST）	U/L	28天 ~ < 1岁	21 ~ 80	
		1岁 ~ < 2岁	22 ~ 59	
		2岁 ~ < 13岁	14 ~ 44	
		13 ~ 18岁	12 ~ 37	10 ~ 31
血清天冬氨酸转氨酶（AST）（含 5'- 磷酸吡哆醛）	U/L	28天 ~ < 1岁	29 ~ 80	
		1岁 ~ < 2岁	27 ~ 60	
		2岁 ~ < 13岁	18 ~ 45	
		13 ~ 18岁	15 ~ 40	13 ~ 33

注：参考 WS/T 780—2021《儿童临床常用生化检验项目参考区间》。

2）正常时血清含量很低，当肝细胞受损时，细胞质中的 ALT 和

AST 释放入血;当肝细胞严重损伤时,可导致线粒体内的 AST 释放。

2. 碱性磷酸酶(alkaline phosphatase,ALP)

(1)检测方法:连续监测法、比色法。

(2)临床意义

1)参考区间:成人 ALP 参考区间见表 1-2-21;儿童见表 1-2-22。

表 1-2-21　成人碱性磷酸酶参考区间　　　　单位:U/L

项目	分组	参考区间
血清碱性磷酸酶(ALP)	男	45 ~ 125
	女(20 ~ 49 岁)	35 ~ 100
	女(50 ~ 79 岁)	50 ~ 135

表 1-2-22　儿童碱性磷酸酶参考区间　　　　单位:U/L

项目	年龄	参考区间 男	女
血清碱性磷酸酶(ALP)	28 天 ~ < 6 个月	98 ~ 532	
	6 个月 ~ < 1 岁	106 ~ 420	
	1 岁 ~ < 2 岁	128 ~ 432	
	2 ~ 9 岁	143 ~ 406	
	9 ~ 12 岁	146 ~ 500	
	12 岁 ~ < 14 岁	160 ~ 610	81 ~ 454
	14 岁 ~ < 15 岁	82 ~ 603	63 ~ 327
	15 岁 ~ < 17 岁	64 ~ 443	52 ~ 215
	17 ~ 18 岁	51 ~ 202	43 ~ 130

2)生理情况下,ALP 增高与骨生长、妊娠、成长、成熟和脂肪餐后分泌等相关。

3)病理情况下,血清 ALP 常用于肝胆疾病和骨骼疾病的临床诊断和鉴别诊断,尤其是黄疸的鉴别诊断。

肝胆系统疾病:各种肝内外胆管阻塞性疾病,ALP 明显升高,且与血清胆红素升高相平行;累及肝实质细胞的肝胆疾病,ALP 轻度升高。

黄疸的鉴别诊断:ALP 和血清胆红素、转氨酶同时测定有助于黄疸的鉴别诊断。胆汁淤积性黄疸,ALP 和血清胆红素明显升高,转氨酶仅轻度增高;肝细胞性黄疸,血清胆红素中等程度增加,转氨酶活性很高,ALP 正常或稍高;肝内局限性胆道梗阻,ALP 明显增高,转氨酶无明显增高,血清胆红素大致正常。

骨骼疾病:如纤维性骨炎、佝偻病、骨软化病、成骨细胞瘤及骨折愈合期,血清 ALP 升高。

其他:营养不良、严重贫血、重金属中毒、十二指肠损伤、结肠溃疡等,ALP 也有不同程度的升高。

4)血清 ALP 活性降低较少见。

3. γ- 谷氨酰转移酶(gamma-glutamyltransferase,GGT)

(1)检测方法:IFCC 和欧洲常规 Szasz 法。

(2)临床意义

1)参考区间:成人 γ- 谷氨酰转移酶参考区间见表 1-2-23;儿童见表 1-2-24。

表 1-2-23　成人 γ- 谷氨酰转移酶参考区间　　　单位:U/L

项目	分组	参考区间
血清 γ- 谷氨酰转移酶(GGT)	男	10 ~ 60
	女	7 ~ 45

表 1-2-24　儿童 γ- 谷氨酰转移酶参考区间　　　单位:U/L

项目	年龄	参考区间	
		男	女
血清 γ- 谷氨酰转移酶(GGT)	28 天 ~ < 6 个月	9 ~ 150	
	6 个月 ~ < 1 岁	6 ~ 31	
	1 岁 ~ < 13 岁	5 ~ 19	
	13 ~ 18 岁	8 ~ 40	6 ~ 26

2)胆道阻塞性疾病:GGT 明显升高,ALP、5'- 核苷酸酶、亮氨酸氨基肽酶及血清胆红素平行增加。

3)急慢性病毒性肝炎、肝硬化:急性肝炎时 GGT 中度升高;慢性肝炎、肝硬化非活动期时 GGT 正常。若 GGT 持续增高,提示病变活动或病情恶化。

4)急慢性酒精性肝炎、药物性肝炎:GGT 可升高,ALT 和 AST

仅轻度增高或正常;GGT 显著增高是酒精性肝病的重要特征。

5)其他:代谢性脂肪性肝病、胰腺炎、胰腺肿瘤、前列腺肿瘤等 GGT 亦可轻度增高。

4. 乳酸脱氢酶(lactate dehydrogenase,LDH)

(1)检测方法:活性测定方法为酶法,同工酶测定方法为电泳法。

(2)临床意义:乳酸脱氢酶是由 H 亚基(心型)和 M 亚基(肌型)组成的四聚体,根据亚基组合不同形成 5 种同工酶:即 LDH1(H4)、LDH2(H3M)、LDH3(H2M2)、LDH4(HM3)、LDH5(M4)。其中 LDH1、LDH2 主要来自心肌;LDH3 主要来自肺和脾脏;LDH4、LDH5 主要来自肝脏,其次是骨骼肌。

1)参考区间:成人 LDH 为 120 ~ 250U/L。LDH 同工酶 LDH1 活性为(32.70 ± 4.60)%;LDH2 为(45.10 ± 3.53)%;LDH3 为(18.50 ± 2.96)%;LDH4 为(2.90 ± 0.89)%;LDH5 为(0.85 ± 0.55)%;LDH1/LDH2 < 0.7。

2)含有 LDH 的脏器病变时,血清 LDH 都会增高,同工酶检测具有辅助病变组织定位的作用。

5. 谷氨酸脱氢酶(glutamate dehydrogenase,GLDH)

(1)检测方法:连续监测法。

(2)临床意义

1)参考区间:0 ~ 8U/L。

2)GLDH 是仅存在于细胞线粒体内的酶,以肝脏含量最高,其次为心肌和肾脏,少量含于脑、骨骼肌和白细胞中。其活性是反映肝实质(线粒体)损害的敏感指标,反映肝小叶中央区坏死情况:①肝细胞坏死,GLDH 可升高为参考区间上限 10 ~ 20 倍;②慢性肝炎、肝硬化,GLDH 可升高为参考区间上限 4 ~ 5 倍;③急性肝炎,GLDH 升高幅度不如 ALT 明显。

二、血糖及其代谢产物的检查

(一)血糖检测

葡萄糖浓度 > 28mmol/L、0 ~ 2 天的新生儿葡萄糖 < 1.94mmol/L 及大于 2 天的儿童及成人葡萄糖 < 2.22mmol/L,须报告危急值。

1. 空腹血糖(fasting blood glucose,FBG)

(1)方法:葡萄糖氧化酶法、己糖激酶法。

(2)临床意义

1)参考区间:成人空腹血浆(清)葡萄糖为 3.9 ~ 6.1mmol/L。

2)FBG 升高:①生理性血糖升高,饭后 1 ~ 2 小时,摄入高糖食物,情绪激动或剧烈运动会导致生理性血糖升高;②糖尿病;③内分泌疾病,如嗜铬细胞瘤、甲状腺功能亢进症、皮质醇增多症、生长激素释放增多等;④胰腺病变,如急性或慢性胰腺炎、胰腺肿瘤、胰腺大部分切除术后等;⑤严重的肝脏病变,肝功能障碍使葡萄糖向肝糖原转化能力下降,餐后血糖升高;⑥应激性高血糖,如颅脑损伤、脑卒中、心肌梗死等;⑦药物影响,如激素、噻嗪类利尿药、口服避孕药等;⑧其他病理性血糖升高,如妊娠呕吐、脱水、缺氧、窒息、麻醉等。

3) FBG 降低主要见于:①生理性低血糖,如饥饿及剧烈运动后;②胰岛素分泌过多,如胰岛 β 细胞增生或肿瘤、胰岛素瘤、口服降糖药等;③升糖激素如胰高血糖素、肾上腺素、生长激素等分泌不足。

2. 口服葡萄糖耐量试验(oral glucose tolerance test, OGTT)

(1)方法:口服定量葡萄糖后 2 小时内抽取静脉血做系列血糖测定。

(2)临床意义

1)正常糖耐量:FPG < 6.1mmol/L,且 2 小时 PG < 7.8mmol/L。

2)空腹血糖受损(impaired fasting glucose, IFG):FPG ≥ 6.1mmol/L,但 < 7.0mmol/L,2 小时 PG < 7.8mmol/L。

3)糖耐量减低(impaired glucose tolerance, IGT):FPG < 7.0mmol/L,同时 2 小时 PG ≥ 7.8mmol/L,但 < 11.1mmol/L。

4)糖尿病:FPG ≥ 7.0mmol/L,且 2 小时 PG ≥ 11.1mmol/L。

(二)代谢产物的检查

1. 糖化血红蛋白

(1)方法:离子交换层析、亲和层析法和免疫法等。

(2)临床意义

1)参考区间:成人糖化血红蛋白 HbA_{1c} 为 4.0% ~ 6.0%。

2)HbA_{1c} 是评价糖尿病患者长期血糖控制较理想的指标,反映过去 2 ~ 3 个月的平均血糖水平,不受每天血糖波动的影响。

3)HbA_{1c} 与微血管和大血管并发症的发生关系密切。在 HbA_{1c} 水平升高的情况下,糖尿病视网膜病变、肾脏病变、神经病变、心血管事件发生风险均相应增加。

2. 糖化血清蛋白测定(果糖胺法)

(1)方法:酮胺 - 硝基四氮唑蓝(NBT)比色法。

(2)临床意义

1)参考区间:成人果糖胺为 1.65 ~ 2.15mmol/L。

2)糖化血清蛋白水平可以反映患者 2 ~ 3 周前的血糖控制情况,不受临时血糖浓度波动的影响,是判断糖尿病患者在一定时间内血糖控制水平的一个较好指标。

3. 糖化白蛋白(glycated albumin,GA)

(1)方法:酮胺氧化酶法。计算 GA/ALB(%)。

(2)临床意义

1)参考区间:成人糖化白蛋白为 10.8% ~ 17.1%。

2)GA 可以反映糖尿病患者测定前 2 ~ 3 周血糖的平均水平。GA 受清蛋白的更新速度、体重指数(BMI)和甲状腺激素等的影响。相比 HbA1c,GA 可以更灵敏地反映短期内血糖变化。

3)GA 可辅助鉴别应激性高血糖。

4)GA 适用于糖尿病的筛检,GA ≥ 17.1% 可以筛检出大部分未经诊断的糖尿病,同时检测空腹血糖和 GA 可以提高糖尿病筛检率。

4. 血清 C- 肽

(1)方法:发光免疫分析法。

(2)临床意义

1)参考区间:空腹 C- 肽为 0.3 ~ 1.3nmol/L。C- 肽释放试验:口服葡萄糖后 0.5 ~ 1 小时出现高峰,其峰值为空腹 C- 肽的 5 ~ 6 倍。

2)C- 肽水平变化常用于糖尿病的分型诊断,且 C- 肽可以反映胰岛素实际水平,故也可以指导临床治疗中胰岛素用量的调整。

C- 肽水平增高:胰岛 β 细胞瘤时空腹血清 C- 肽增高,C- 肽释放试验呈高水平曲线;肝硬化时血清 C- 肽增高,且 C- 肽 / 胰岛素降低。

C- 肽水平减低:糖尿病患者空腹血清 C- 肽常降低;C- 肽释放试验中,口服葡萄糖后 1 小时血清 C- 肽水平降低,提示胰岛 β 细胞储备功能不足。释放曲线低平提示 1 型糖尿病;释放延迟或呈低水平见于 2 型糖尿病。

C- 肽水平不升高,而胰岛素增高,提示为外源性高胰岛素血症,如胰岛素用量过大等。

5. 血清胰岛素

(1)方法:发光免疫分析法。

(2)临床意义

1)参考区间:空腹胰岛素为 10 ~ 20mU/L。释放试验:口服葡萄糖后胰岛素高峰在 0.5 ~ 1 小时,峰值为空腹胰岛素的 5 ~ 10 倍。2 小时胰岛素 < 30mU/L,3 小时后达到空腹水平。

2)血清胰岛素水平和胰岛素释放试验主要用于糖尿病的分型诊

断及低血糖的诊断与鉴别诊断。1 型糖尿病空腹胰岛素明显降低,口服葡萄糖后释放曲线低平。2 型糖尿病空腹胰岛素可正常、稍高或减低,口服葡萄糖后胰岛素呈延迟释放反应。胰岛 β 细胞瘤常出现高胰岛素血症,胰岛素呈高水平曲线,但血糖降低。其他肥胖、肝功能损伤、肾衰竭、肢端肥大症、巨人症等血清胰岛素水平增高;腺垂体功能低下、肾上腺皮质功能不全或饥饿时,血清胰岛素水平减低。

三、血清脂质和脂蛋白检查

(一)总胆固醇

1. **方法**　胆固醇氧化酶比色法。

2. **临床意义**

(1)参考区间:总胆固醇(total cholesterol,TC) < 5.20mmol/L 为合适水平;TC 5.20 ~ 6.20mmol/L 为边缘水平;TC > 6.20mmol/L 提示总胆固醇水平升高。

(2)高总胆固醇血症是冠心病的主要危险因素之一。病理状态下,高总胆固醇血症有原发与继发两类。原发如家族性高胆固醇血症(LDL 受体缺陷)、家族性 ApoB 缺陷症、多源性高 TC、混合性高脂蛋白血症。继发多见于肾病综合征、甲状腺功能减退、糖尿病、妊娠等。

(3)低总胆固醇血症也分为原发与继发两类。前者如家族性的无或低 β 脂蛋白血症;后者如甲亢、营养不良、慢性消耗性疾病等。

(二)甘油三酯

1. **方法**　酶比色法(GPO-PAP 法)。

2. **临床意义**

(1)参考区间:甘油三酯(triglyceride,TG) 0.56 ~ 1.70mmol/L 为合适水平;TG 1.70 ~ 2.30mmol/L 为边缘升高。TG > 2.30mmol/L 提示甘油三酯水平升高。

(2)病理性升高:原发性升高见于家族性高甘油三酯血症与家族性混合型高脂(蛋白)血症等。继发性升高见于糖尿病、糖原贮积症、甲状腺功能减退、肾病综合征、妊娠、口服避孕药、酗酒等。

(3)病理性降低:原发性降低见于无 β- 脂蛋白血症和低 β- 脂蛋白血症。继发性降低见于继发性脂质代谢异常,如消化道疾病(肝脏疾病、吸收不良综合征)、内分泌疾病(甲状腺功能亢进症、慢性肾上腺皮质不全)、癌症晚期、恶病质及肝素等药物的应用。

(三)高密度脂蛋白胆固醇

1. **方法**　匀相测定法。

2. 临床意义

(1) 参考区间：高密度脂蛋白胆固醇（high-density lipoprotein cholesterol，HDL-C）> 1.04mmol/L 为合适水平；普通人群 HDL-C 为 1.03 ～ 2.07mmol/L。HDL-C ≤ 1.0mmol/L 提示高密度脂蛋白胆固醇水平降低。

(2) 高密度脂蛋白胆固醇与冠心病呈负相关，HDL-C < 0.9mmol/L 是冠心病发生的危险因素，多见于心、脑血管病、肝炎、肝硬化等患者。HDL-C > 1.55mmol/L 被认为是冠心病的负危险因素。

(四)低密度脂蛋白胆固醇

1. **方法**　匀相测定法。

2. 临床意义

(1) 参考区间：低密度脂蛋白胆固醇（low-density lipoprotein cholesterol，LDL-C）≤ 3.4mmol/L 为合适水平；LDL-C 3.4 ～ 4.1mmol/L 为边缘水平。LDL-C > 4.1mmol/L 提示低密度脂蛋白胆固醇水平升高。

(2) 低密度脂蛋白胆固醇升高用于判断发生冠心病的危险性；也见于遗传性高脂蛋白血症、甲状腺功能减退症、肾病综合征、胆汁淤积性黄疸、肥胖症以及应用雄激素、β- 受体拮抗剂、糖皮质激素。LDL-C 减低常见于无 β- 脂蛋白血症、甲状腺功能亢进症、吸收不良、肝硬化以及低脂饮食和运动等。

(五)脂蛋白(a)

1. **方法**　颗粒增强型免疫透射比浊法。

2. 临床意义

血清脂蛋白(a)[lipoprotein(a)，LP(a)] 水平的个体差异性较大，LP(a)水平高低主要由遗传因素决定，基本不受性别、饮食和环境的影响。

(1)参考区间：0 ～ 300mg/L。

(2)LP(a)增高见于：①LP(a)作为动脉粥样硬化的独立危险因子，与动脉粥样硬化、冠心病、心肌梗死冠状动脉搭桥术后或经皮腔内冠状动脉成形术（percutaneous transluminal coronary angioplasty，PTCA）后再狭窄或脑卒中的发生有密切关系；②1 型糖尿病、肾脏疾病、炎症、手术或创伤后以及血液透析后等。

(六)载脂蛋白 A Ⅰ

1. **方法**　免疫透射比浊法。

2. 临床意义

(1)参考区间：男性载脂蛋白 A Ⅰ（apolipoprotein A Ⅰ，apoA Ⅰ）为(1.42 ± 0.17)g/L；女性 apoA Ⅰ为(1.45 ± 0.14)g/L。

(2) apoA Ⅰ 增高：直接反映 HDL 水平，是诊断冠心病的一种较灵敏的指标。

(3) apoA Ⅰ 减低：①家族性 apoA Ⅰ 缺乏症、家族性 α 脂蛋白缺乏症（丹吉尔病）、家族性 LCAT 缺乏症和家族性低 HDL 血症等；②急性心肌梗死、糖尿病、慢性肝病、肾病综合征和脑血管病等。

(七)载脂蛋白 B

1. **方法** 免疫透射比浊法。

2. **临床意义**

(1) 参考区间：男性载脂蛋白 B（apolipoprotein B，apoB）为 (1.01 ± 0.21) g/L；女性 apoB 为 (1.07 ± 0.23) g/L。

(2) apoB 增高：可直接反映 LDL 水平，其增高与动脉粥样硬化、冠心病的发生率呈正相关，此外，高 β- 载脂蛋白血症、糖尿病、甲状腺功能减退症、肾病综合征和肾衰竭等 apoB 也增高。

(3) apoB 减低：见于低 β- 脂蛋白血症、无 β- 脂蛋白血症、apoB 缺乏症、恶性肿瘤、甲状腺功能亢进症、营养不良等。

(八)载脂蛋白 A Ⅰ / 载脂蛋白 B

1. **方法** 计算法。

2. **临床意义**

(1) 参考区间：1 ～ 2。

(2) apoA Ⅰ /apoB 随着年龄增长而降低。

(3) 动脉粥样硬化、冠心病、糖尿病、高脂血症、肥胖症等 apoA Ⅰ /apoB 减低。apoA Ⅰ /apoB < 1 对诊断冠心病的危险性较血清 TC、TG、HDL、LDL 更有价值，其灵敏度为 87%，特异度为 80%。

四、血清电解质检查

(一)血清阳离子

1. **血钾**

(1) 方法：离子选择电极法和酶法。

(2) 临床意义

1) 参考区间：3.5 ～ 5.5mmol/L。

2) 高钾血症：血清钾 > 5.5mmol/L 为高钾血症。高钾血症见于：①肾功能不全使排钾减少；②释放性高钾血症，如输血事故、重度溶血反应、组织大量破坏使细胞内钾被大量释放出来；③组织低氧，如急性哮喘发作、急性肺炎、呼吸障碍等；④皮质功能减退，如艾迪生病（Addison's disease）、远曲小管泌钾减少；⑤含钾药物及潴钾利尿药的过度使用,如注射大剂量青霉素钾等。血清钾 > 6.5mmol/L 须报告危急值。

3)低钾血症:血清钾 < 3.5mmol/L 为低钾血症。低钾血症常见于:①钾进食量不足;②钾丢失过多,如呕吐、腹泻;③肾脏疾病,如急性肾衰竭多尿期,尿排出大量电解质;④皮质功能亢进,尤其是醛固酮增多症,尿钾丢失过多。此外,长期使用皮质激素,如可的松、地塞米松,未同时补钾也可导致低钾血症。血清钾 < 2.8mmol/L 须报告危急值。

2. 血钠

(1)方法:离子选择电极法和酶法。

(2)临床意义

1)参考区间:135 ~ 145mmol/L。

2)升高见于:严重脱水、尿崩症、呕吐、腹泻;肾上腺皮质功能亢进、原发性或继发性醛固酮增多症,肾小管保钠排钾等。

3)降低见于:①肾性丢失,如慢性肾衰竭多尿期和大量应用利尿剂;②皮肤黏膜性丢失,如大量出汗、大面积烧伤时血浆外渗,丢失钠过多;③医源性丢失,如浆膜腔穿刺丢失大量液体等;④胃肠道丢失,如严重的呕吐、反复腹泻和胃肠引流等;⑤饮水过多而导致血液稀释。此外,饥饿、营养不良、长期低钠饮食及不恰当的输液等也是低钠的常见原因。

3. 血钙

(1)方法:偶氮胂Ⅲ比色法。

(2)临床意义

1)参考区间:总钙为 2.25 ~ 2.58mmol/L。

2)高钙血症:①原发性甲状旁腺功能亢进症;②多发性骨髓瘤、骨肉瘤等伴有血清蛋白质增高的疾病;③急性骨萎缩、骨折后和肢体麻痹;④伯基特淋巴瘤(Burkitt lymphoma)等;⑤与肾功能损害有关的疾病,如急性肾衰竭的少尿期;⑥钙摄入过多,如静脉输入钙过多、饮用大量牛奶;⑦钙吸收增加,如大量应用维生素 D、维生素 D 中毒等。总钙 > 3.25mmol/L 须报告危急值。

3)低钙血症:①成骨作用增强,如甲状旁腺功能减退症、恶性肿瘤骨转移;②吸收减少,如佝偻病、婴儿手足搐搦症、骨质软化症;③长期低钙饮食;④吸收不良,钙及维生素 D 吸收障碍,使血钙减低;⑤慢性肾衰竭、肾性佝偻病、肾病综合征、肾小管性酸中毒等;⑥妊娠后期及哺乳期需要钙量增加,若补充不足时,血钙减低。总钙 < 1.5mmol/L 须报告危急值。

(二)血清阴离子

1. 血氯

(1)方法:离子选择电极法、酶法。

(2)临床意义

1)参考区间:95 ~ 105mmol/L。

2)血氯增高:血清氯 > 105mmol/L 称为高氯血症(hyperchloremia)。高氯血症见于:①急性或慢性肾衰竭的少尿期、尿道或输尿管梗阻、心功能不全等;②频繁呕吐、反复腹泻、大量出汗等导致水分丧失、血液浓缩;③肾上腺皮质功能亢进;④呼吸性碱中毒,过度呼吸,血氯代偿性增高;⑤肾脏疾病时的尿蛋白排出增加,血浆蛋白质减少,使血氯增加,以补充血浆阴离子。

3)血氯减低:血清氯 < 95mmol/L 称为低氯血症(hypochloremia)。低氯血症见于:①摄入不足,如饥饿、营养不良、低盐治疗等;②严重呕吐、腹泻、胃肠引流等,丢失大量胃液、胰液和胆汁,致使氯的丢失大于钠和 HCO_3^- 的丢失;③慢性肾上腺皮质功能不全,由于醛固酮分泌不足,氯随钠丢失增加;④呼吸性酸中毒,氯的重吸收减少;⑤慢性肾衰竭、糖尿病以及应用噻嗪类利尿剂,使氯由尿液排出增多。

2. 血磷

(1)方法:比色法。

(2)临床意义

1)参考区间:0.97 ~ 1.61mmol/L。

2)血磷增高:①原发性或继发性甲状旁腺功能减退症;②肾衰竭;③摄入过多维生素 D,可促进肠道吸收钙、磷,导致血清钙、磷均增高;④肢端肥大症、多发性骨髓瘤、骨折愈合期、艾迪生病、急性重型肝炎。

3)血磷减低:①饥饿、恶病质、吸收不良、活性维生素 D 缺乏、长期应用含铝制剂;②大量呕吐、腹泻、血液透析、肾小管性酸中毒、范科尼综合征(Fanconi syndrome)、应用噻嗪类利尿剂;③静脉注射胰岛素或葡萄糖、过度换气综合征、碱中毒、急性心肌梗死(acute myocardial infarction,AMI);④乙醇中毒、糖尿病酮症酸中毒、甲状旁腺功能亢进症、维生素 D 抵抗性佝偻病。

五、心肌酶、淀粉酶及脂肪酶检查

(一)血清心肌酶

1. 血清肌酸激酶

(1)方法:酶偶联速率法。

(2)临床意义

1)参考区间:成人(20 ～ 79 岁)男性血清肌酸激酶为 50 ～ 310U/L,女性为 40 ～ 200U/L。

2)生理性变化:肌酸激酶(creatine kinase,CK)水平受性别、年龄、种族、生理状态的影响。①男性肌肉容量大,CK 活性高于女性;②新生儿出生时骨骼肌损伤和暂时性缺氧,可使 CK 升高;③黑种人 CK 约为白种人的 1.5 倍;④运动后可导致 CK 明显增高,且运动越剧烈、时间越长,CK 升高越明显。

3)病理性升高:CK 测定主要用于骨骼肌和心肌损伤相关疾病的实验诊断。急性心肌梗死时 CK 升高,CK 升高一般出现于梗死后 2 ～ 4 小时,10 ～ 24 小时达峰值,3 ～ 4 天恢复正常。

2. 血清肌酸激酶同工酶 CK 由 M 和 B 两个亚单位组成,组合成 CK-BB、CK-MM、CK-MB 3 种同工酶,在细胞线粒体内还有另一种同工酶,称为 CK-Mt。

(1)方法:电泳法、CK-MB 活性测定法、CK-MB 质量测定法等。

(2)临床意义

1)参考区间:CK-MM 94% ～ 96%;CK-MB < 5%;CK-BB 极少或无。

2)CK-MB 增高的临床意义见本章第十三节。

3)CK-MM 增高:① CK-MM 亚型对诊断早期 AMI 较为灵敏;②骨骼肌疾病、重症肌无力、肌萎缩、进行性肌营养不良、多发性肌炎等 CK-MM 均明显增高;③手术、创伤、惊厥和癫痫发作等。

4)CK-BB 增高:常见于脑梗死、急性颅脑损伤、脑出血、脑膜炎患者。

(二)淀粉酶

1. 方法 以未经修饰的寡聚糖作底物酶偶联法。

2. 临床意义

(1)参考区间:35 ～ 135U/L。

(2)淀粉酶(amylase,AMY)测定主要用于急性胰腺炎的诊断,但特异度不高。急性胰腺炎时 AMY 明显升高,升高幅度一般和疾病严重程度无关,但升高幅度越大,急性胰腺炎的可能性越大。AMY 分子量较小,可通过肾小球滤出,故在急性胰腺炎时尿 AMY 也升高。

(三)脂肪酶

1. 方法 酶偶联显色法。

2. 临床意义

(1)参考区间

1)比色法：脂肪酶(lipase,LPS) < 79U/L。

2)滴度法：脂肪酶< 1 500U/L。

(2)脂肪酶测定主要用于急性胰腺炎的实验诊断。急性胰腺炎时 LPS 升高时间早、幅度大、持续时间长，诊断灵敏度和特异度优于淀粉酶，尤其在急性胰腺炎与其他急腹症(如胃肠穿孔、肠梗阻等)的鉴别诊断中有重要价值。酗酒、慢性胰腺炎、胰腺癌、肝胆疾病等 LPS 可有不同程度升高。

(冯品宁 孙艳虹)

第十二节 动脉血气分析检查

动脉血气分析是了解机体呼吸功能及酸碱代谢情况的一项重要检查，对判断缺氧的程度、呼吸衰竭及其类型、酸碱失衡及其类型等都有重要意义。

一、血气分析的参数及临床意义

血气分析通常是指用血气分析仪同时检测人体血液中的酸碱度(pH)、二氧化碳分压(PCO_2)和氧分压(PO_2)3项指标，并由此计算出实际碳酸氢盐浓度(AB)、标准碳酸氢盐浓度(SB)、二氧化碳总量(TCO_2)、血氧饱和度(SO_2)、缓冲碱(BB)、碱剩余(BE)等诊断指标，以判断机体气体代谢和酸碱平衡状态的方法或过程。常用血气分析参数及临床意义见表 1-2-25。

表 1-2-25 常用血气分析参数及临床意义

参数	参考区间	临床意义
酸碱度(pH)	动脉血 7.35 ~ 7.45，静脉血比动脉血低 0.02 ~ 0.03	pH > 7.45 为碱血症,pH < 7.35 为酸血症,pH 正常并不能排除酸碱失衡
氧分压(PO_2) kPa(mmHg)	成人:10.64 ~ 13.3 (80 ~ 100) 新生儿:8.1 ~ 12.0 (61 ~ 90)	PO_2 降低可见于通气血流比例失调、肺泡氧分压降低、血红蛋白带氧能力降低、循环障碍或心脏血管畸形等;PO_2 升高可见于换气过度、吸入氧浓度增高等

续表

参数	参考区间	临床意义
肺泡 - 动脉氧分压差 $[P_{(A-a)}O_2]/$ kPa（mmHg）	儿童:0.67(5.0);年轻人:1.06(8.0);60～80岁:3.2～4.0 (24～30)	$[P_{(A-a)}O_2]$ 显著上升,表示肺的氧合功能有障碍,如肺不张或成人呼吸窘迫综合征,吸纯氧不能纠正;$[P_{(A-a)}O_2]$ 中度增加,如慢性阻塞性肺疾病,一般吸入纯氧可获得纠正;若 $[P_{(A-a)}O_2]$ 正常,PCO_2 上升,则提示多为中枢神经系统或神经肌肉病变引起肺泡通气不足所致的低氧血症;若 PO_2 下降,而 $PaCO_2$ 与 $[P_{(A-a)}O_2]$ 正常时,可考虑为吸入氧浓度下降所致,如高原性低氧血症
二氧化碳分压(PCO_2)/ kPa（mmHg）	动脉血:4.7～6.0 (35～45);静脉血比动脉血高:0.6～0.9(4.5～6.8)	PCO_2 增高表示存在肺泡通气不足,CO_2 潴留,常见于颅内占位等引起的呼吸中枢抑制,各种原因引起呼吸性酸中毒时;PCO_2 降低提示肺泡通气过度,CO_2 排出过多,常见于高热、癔症、水杨酸中毒等引起的呼吸性碱中毒
二氧化碳结合力(CO_2CP)/（mmol/L）	21～31	CO_2CP 增加可见于代谢性碱中毒(如缺钾、肾上腺皮质功能亢进、过量使用肾上腺皮质激素)或呼吸性酸中毒(如呼吸道阻塞、重症肺气肿、支气管扩张及肺水肿等);CO_2CP 减少可见于代谢性酸中毒(如糖尿病酮中毒、尿毒症、休克、严重腹泻、脱水等)或呼吸性碱中毒(如呼吸中枢兴奋、呼吸增快、换气过度等)
二氧化碳总含量(TCO_2)/（mmol/L）	24～29	TCO_2 增高常见于代谢性碱中毒(如呕吐、肾上腺功能亢进、缺钾或过度使用碱性药物等)、呼吸性酸中毒(如肺纤维化、肺气肿、呼吸麻痹、支气管扩张、气胸、呼吸道阻塞等);TCO_2 降低常见于代谢性酸中毒(如糖尿病酮中毒、尿毒症、休克、严重腹泻、脱水等)、呼吸性碱中毒(如呼吸性中枢兴奋、呼吸加快等)

参数	参考区间	临床意义
缓冲碱(BB)/ (mmol/L)	45~55	BB是全血中具有缓冲作用的阴离子总和;正常缓冲碱(NBB)和血浆缓冲碱(BBp)在正常情况下应相等,如BBp > NBB,证明代谢碱过多;如BBp < NBB,表示有代谢性酸中毒
碱剩余(BE)/ (mmol/L)	-2~2	BE正值增大(超过+3)提示缓冲碱增多,为代谢性碱中毒;负值增大(超过-3)提示缓冲碱减少,为代谢性酸中毒;BE不易受呼吸因素影响,是反映代谢性酸碱紊乱较准确和实用的指标
标准碳酸氢盐(SB)/ (mmol/L)	22~27	不受呼吸因素影响,代谢性酸中毒如尿毒症、糖尿病酮症酸中毒、严重腹泻时SB下降,代谢性碱中毒如肾上腺功能亢进、缺钾时SB升高
实际碳酸氢盐(AB)/ (mmol/L)	22~27	受呼吸和代谢双重影响,结合SB来进行判断,正常情况下,SB = AB;当SB > AB时,表示有呼吸性碱中毒存在;当SB < AB时,表示有呼吸性酸中毒存在;SB = AB且均低于正常水平为代谢性酸中毒;SB = AB且均高于正常水平为代谢性碱中毒
血氧饱和度(SO$_2$)/%	91.9~99.0	SO$_2$ < 90% 提示呼吸衰竭,< 80% 提示严重缺氧
阴离子间隙(AG)/ (mmol/L)	12~14	AG是反映代谢性酸中毒的重要指标之一,如AG > 16mmol/L,可相应判断为呼吸性酸中毒或呼吸性碱中毒性三重酸碱平衡紊乱,值得注意的是,使用大剂量抗生素和碱性药物可使AG升高

二、动脉血气分析的诊断

血气分析结果的判断必须了解病史、原发病、给氧和通气、用药情况,结合电解质、氨基酸、糖、酮体、血红蛋白等其他指标以及肺、肾功能状况进行综合分析,动态观察,才能做出正确判断。

(一)简易 3 步分析法

第 1 步,看 pH,如果 pH < 7.35 为酸中毒, > 7.45 为碱中毒,但 pH 正常仍可能有酸碱失衡。第 2 步,看 pH 和 PCO_2 改变的方向,同向改变为代谢性,异向改变为呼吸性。最后,通过 pH 和 PCO_2 改变的比例判断是单纯呼吸因素,还是存在代谢成分,详见表 1-2-26 和表 1-2-27。

表 1-2-26 酸碱平衡紊乱类型的 3 步分析判断方法

	pH	PCO_2	BE	紊乱类型
酸中毒	< 7.35	> 45mmHg	−3 ~ +3mmol/L	呼吸性酸中毒
	< 7.35	> 45mmHg	> 3mmol/L	呼吸性酸中毒肾代偿
	< 7.35	> 45mmHg	< −3mmol/L	呼吸性酸中毒合并代谢性酸中毒
	< 7.35	35 ~ 45mmHg	< −3mmol/L	代谢性酸中毒
	< 7.35	< 35mmHg	< −3mmol/L	代谢性酸中毒呼吸代偿
碱中毒	> 7.45	< 35mmHg	−3 ~ +3mmol/L	呼吸性碱中毒
	> 7.45	< 35mmHg	< −3mmol/L	呼吸性碱中毒肾代偿
	> 7.45	< 35mmHg	> 3mmol/L	呼吸性碱中毒合并代谢性碱中毒
	> 7.45	35 ~ 45mmHg	> 3mmol/L	代谢性碱中毒
	> 7.45	> 45mmHg	> 3mmol/L	代谢性碱中毒呼吸代偿
pH 正常	7.35 ~ 7.45	> 45mmHg	> 3mmol/L	呼吸性酸中毒合并代谢性碱中毒
	7.35 ~ 7.45	< 35mmHg	< −3mmol/L	呼吸性碱中毒合并代谢性酸中毒
	7.35 ~ 7.45	35 ~ 45mmHg	−3 ~ +3mmol/L	正常

注:pH 为酸碱度;PCO_2 为二氧化碳分压;BE 为碱剩余。

表 1-2-27　酸碱平衡紊乱与 pH、PCO_2 改变的方向及与 HCO_3^-、BE 的关系

酸碱紊乱类型	pH	PCO_2	HCO_3^-	BE
呼吸性酸中毒	↓	↑	↑	
代谢性酸中毒	↓	↓	↓	↓
呼吸性碱中毒	↑	↓	↓	
代谢性碱中毒	↑	↑	↑	↑

注：pH 为酸碱度；PCO_2 为二氧化碳分压；HCO_3^- 为碳酸氢根；BE 为碱剩余。

(二)6 步分析法

当遇到复杂性患者有二重、三重酸碱平衡紊乱时则需要用到 6 步法。

1. 评估血气数值的内在一致性。根据以下 Henderseon-Hasselbach(H-H)公式来评估血气数值是否可靠。

$$[H^+] = 24 \times PCO_2/[HCO_3^-]$$

2. 根据 pH 判定酸中毒还是碱中毒。

3. 根据原发因素判定呼吸性还是代谢性酸碱失衡。

4. 根据继发变化判定单发性还是混合性酸碱失衡。PCO_2 和 HCO_3^- 两者中一旦某一项确定为原发因素，另一项则为继发变化。若二者变化方向相反，必为混合性酸碱失衡。若二者变化方向相同，可以使用酸碱平衡紊乱代偿公式计算。

5. 根据 PO_2 判定是否存在呼吸衰竭。$PO_2 < 60mmHg$ 且 PCO_2 正常或下降，则判断为 I 型呼吸衰竭；若 $PO_2 < 60mmHg$ 且 $PCO_2 > 50mmHg$ 则判断为 II 型呼吸衰竭。

6. 根据 AG 判断有无高 AG 代谢性酸中毒。如果 AG 升高，计算潜在 HCO_3^-，如潜在 HCO_3^- 超过呼吸性酸中毒或呼吸性碱中毒的代偿值上限，表示体内 HCO_3^- 异常增高，表现为高 AG 代谢性酸中毒合并有代谢性碱中毒(如果 AG 不升高，无须进行第 6 步)。

(徐鸿绪)

第十三节　急性心肌损伤标志物检查

心肌梗死是指急性心肌损伤 [血清心肌肌钙蛋白(cardiac troponin,cTn)增高和 / 或回落，且至少 1 次高于正常值上限(参考值上限值的第 99 百分位值)]，同时有急性心肌缺血的临床证据，包括：

①急性心肌缺血症状;②新的缺血性心电图改变;③新发病理性 Q 波;④新的存活心肌丢失或室壁节段运动异常的影像学证据;⑤冠状动脉造影、腔内影像学检查或尸检证实冠状动脉血栓。因此,心肌损伤标志物对于急性胸痛患者的诊断和鉴别诊断具有重要意义,同时也是评估病情和判断预后的灵敏指标。

一、心肌肌钙蛋白

心肌肌钙蛋白(cTn)是心肌肌肉收缩的调节蛋白。cTn 由 3 种不同基因的亚基组成:心肌肌钙蛋白 T(cTnT)、心肌肌钙蛋白 I(cTnI)和肌钙蛋白 C(TnC)。用于急性冠脉综合征(acute coronary syndrome,ACS)实验室诊断的是 cTnT 和 cTnI。

(一)方法

酶联免疫吸附法、化学发光法、酶联荧光分析法、金标银染法、质谱分析法、生物传感器法等。

(二)临床意义

1. **参考区间** cTnT 正常值为 0.02 ~ 0.13ng/ml;cTnT > 0.2ng/ml 为临界值;cTnT > 0.5ng/ml 可诊断 AMI。cTnI < 0.2ng/ml 为正常水平;cTnI > 1.5ng/ml 为临界值。

2. cTn 是诊断 AMI 的首选标志物,cTnT、cTnI 的诊断价值相同。cTn 水平出现上升和下降,且至少有 1 次高于第 99 百分位值参考上限(99th URL),同时具有任意临床心肌缺血证据可诊断 AMI。0 ~ 2 小时、0 ~ 4 小时的高敏感心肌肌钙蛋白(hs-cTn)绝对浓度变化较大的患者,应高度怀疑 AMI。

3. 对于心电图正常、无缺血证据且胸痛时间 > 3 小时的急性胸痛患者,就诊时首次 hs-cTn 检测结果低于检出限(LoD)时,可排除 AMI。

4. **诊断心肌损伤** hs-cTn 水平高于 99th URL,如果伴随着上升或下降考虑为急性心肌损伤;如为持续升高状态,且增幅变化 < 20% 则可能为慢性心肌损伤,如慢性肾病、糖尿病、左心室显著肥厚、慢性心力衰竭和结构性心脏病等。hs-cTn 的中等程度升高常见于快速心律失常、急性心力衰竭、高血压危象、危重症、心包心肌炎、应激性心肌病、主动脉夹层、主动脉狭窄或肺栓塞。急诊疑似非 ST 段抬高 AMI 患者 hs-cTn 水平超过 10 倍 99th URL,常见于非 ST 段抬高 AMI、应激性心肌病和心肌炎。

5. **评估溶栓疗法** cTn 还可用于评估溶栓效果,观察冠状动是否复通。溶栓成功的患者 cTn 浓度呈双峰，第 1 个峰高于第 2 个峰。

6. **预测血液透析患者的心血管事件**　肾衰竭患者反复血液透析可引起血流动力学和血脂异常，及时检查血清 cTn 浓度变化，可预测其心血管事件的风险。cTn 浓度增高提示预后不良或发生猝死的危险性增大。

7. hs-cTn 可用于传统心血管风险分层中的中风险普通人群的心血管风险分层，预测心血管事件。

二、肌酸激酶同工酶 MB

(一)方法

美国心脏协会(AHA)和欧洲心脏病学会(ESC)推荐使用化学发光法检测 CK-MB。

(二)临床意义

1. **参考区间**　0.10 ～ 4.94ng/ml(电化学发光)。

2. **CK-MB 增高**

(1) 早期诊断 AMI：CK-MB 是诊断 AMI 的特异性标志物，对 AMI 早期诊断的灵敏度及特异度均明显高于总 CK。AMI 发病后 3 ～ 8 小时 CK-MB 浓度增高，9 ～ 30 小时达高峰，48 ～ 72 小时恢复正常水平。但 CK-MB 也有一定的缺点：CK-MB 的心肌特异度不是很高，骨骼肌中可含有 5% 的 CK-MB；肾衰竭患者 CK-MB 浓度增高；在 AMI 发生后 6 小时内 CK-MB 的灵敏度较低，不能早期诊断心肌损伤。

(2) 判断再发心肌梗死：如果心肌梗死后 3 ～ 5 天 CK-MB 浓度持续增高或恢复正常后再次增高，提示梗死范围扩展或有新的心肌梗死发生。

(3) 其他心肌损伤：心绞痛、心包炎、慢性心房颤动、安装起搏器等患者 CK-MB 浓度增高。

三、肌红蛋白

(一)方法

酶联免疫吸附法、化学发光法(常用方法)、酶联荧光分析法、金标银染法、质谱分析法、生物传感器法等。

(二)临床意义

1. **参考区间**　25.0 ～ 75.0ng/ml(电化学发光)。

2. **肌红蛋白**(myoglobin，Mb)可早期诊断 AMI 和判断心肌再梗

死　AMI患者胸痛发生后30分钟～2小时内血清Mb浓度即可增高，6～9小时达到高峰，24～36小时恢复至正常水平。Mb阴性预测值为100%，在胸痛发作2～12小时内，如Mb阴性可排除AMI。因其消除快，如发生再梗死，血清Mb浓度可再次升高。

3. **判断再灌注**　Mb可用于判断再灌注是否成功。梗死血管发生再灌注的患者血Mb可较早出现一个陡峭的增高峰，恢复正常的时间为10～20小时。溶栓治疗后Mb出现快速陡峭峰提示再灌注成功。由于其阴性预测值高于其他标志物，最适合于判断溶栓治疗效果。

4. **辅助诊断骨骼肌相关疾病**　外科手术、骨骼肌损伤、进行性肌萎缩、休克、慢性肾衰竭和肌内注射等患者血清Mb浓度也增高。因此，Mb可用于评估骨骼肌疾病病情变化，评估复合性创伤或横纹肌溶解并发肾衰竭的危险等。

（张式鸿）

第十四节　内分泌激素检查

目前内分泌激素检查包括甲状腺与甲状旁腺相关激素、性激素类，其他与生长发育、代谢相关的激素。常用的检查方法主要有化学发光法、质谱法等。

一、甲状腺与甲状旁腺相关激素

（一）甲状腺相关激素

甲状腺相关激素包括促甲状腺激素（thyroid stimulating hormone，TSH）、甲状腺素（thyroxine，T_4）和游离甲状腺素（free thyroxine，FT_4）、三碘甲状腺原氨酸（triiodothyronine，T_3）、游离三碘甲状腺原氨酸（free triiodothyronine，FT_3）等。主要指标的参考区间见表1-2-28。

表 1-2-28　中国成人（≥ 18 岁）血清三碘甲状腺原氨酸、甲状腺原氨酸、游离三碘甲状腺原氨酸、游离甲状腺素、促甲状腺激素参考区间

检验项目	单位	参考区间								
		罗氏分析系统	贝克曼分析系统	雅培分析系统	西门子分析系统	迈瑞分析系统	安图分析系统	迈克分析系统	新产业分析系统
促甲状腺激素（TSH）	mIU/L	0.75 ~ 5.60	0.60 ~ 4.90	0.60 ~ 4.40	0.60 ~ 4.80	0.75 ~ 5.60	0.75 ~ 5.60	0.60 ~ 5.40	0.60 ~ 5.40
游离三碘甲状腺原氨酸（FT$_3$）	pmol/L	3.85 ~ 6.30	4.00 ~ 6.10	3.45 ~ 5.50	4.00 ~ 6.20	3.80 ~ 5.90	4.00 ~ 6.00	4.00 ~ 6.60	3.60 ~ 5.90
游离甲状腺素（FT$_4$）	pmol/L	12.80 ~ 21.30	8.50 ~ 14.50	11.00 ~ 17.70	12.00 ~ 20.20	12.00 ~ 22.00	12.00 ~ 22.00	12.00 ~ 22.00	12.00 ~ 20.00
三碘甲状腺原氨酸（T$_3$）	nmol/L	1.30 ~ 2.40	1.25 ~ 2.35	1.10 ~ 2.10	1.10 ~ 2.20	1.10 ~ 2.10	1.20 ~ 2.30	1.50 ~ 3.20	1.50 ~ 2.80
甲状腺素（T$_4$）	nmol/L	70 ~ 140	75 ~ 150	68 ~ 133	70 ~ 148	70 ~ 152	75 ~ 135	66 ~ 136	66 ~ 135

注：本参考区间不适用于儿童、青少年（年龄 ≤ 18 岁）以及妊娠女性。

1. **促甲状腺激素(TSH)**　TSH 是诊断原发性和继发性甲状腺功能减退症的最重要指标。

(1)增高:见于原发性甲状腺功能减退、垂体 TSH 瘤、亚急性甲状腺炎恢复期、亚临床甲状腺功能减退症、慢性淋巴细胞性甲状腺炎等。

(2)减低:见于甲亢、亚临床甲亢、下丘脑性甲减、使用药物(含碘药物、糖皮质激素)、库欣综合征、肢端肥大症等。

2. **总甲状腺素(TT_4)**　受甲状腺素结合球蛋白(thyroxine-binding globulin,TBG)含量的影响,高水平的 TBG 可使 TT_4 增高。

(1)增高:见于甲亢、高甲状腺素结合球蛋白血症(妊娠、口服雌激素及口服避孕药、家族性)、亚急性甲状腺炎、甲状腺激素不敏感综合征、药物(胺碘酮、造影剂等)、严重感染、心功能不全、肝脏疾病、肾脏疾病、高原反应。

(2)减低:见于甲减、地方性甲状腺肿、低 TBG 血症(肾病综合征、慢性肝病、蛋白丢失性肠病、遗传性低 TBG 血症等)、甲亢治疗中、慢性淋巴细胞性甲状腺炎早期、危重患者。

3. **游离甲状腺素(FT_4)**

(1)增高:FT_4 诊断甲亢的灵敏度高于 TT_4。FT_4 增高见于甲状腺中毒症、甲状腺功能亢进症、亚急性甲状腺炎、甲状腺制剂服用过量、甲状腺受体不应症,也见于使用药物(胺碘酮)和非甲状腺疾病(急性发热、危重患者等)。

(2)减低:见于原发性甲状腺功能减退症、抗甲状腺治疗中、腺垂体功能减退症、无痛性亚急性甲状腺炎的一过性功能减退期、低白蛋白血症。

4. **总三碘甲状腺原氨酸(TT_3)**　TT_3 是作用于各种靶器官的主要甲状腺激素。

(1)增高:TT_3 是 T_3 型甲亢的特异性指标(多见于功能亢进型甲状腺腺瘤、多发性甲状腺结节性肿大)。高 TBG 血症、医源性甲亢、甲亢治疗中及甲减早期、亚急性甲状腺炎等 TT_3 相对性增高。。

(2)减低:见于甲减、低 T_3 综合征(各种严重感染,慢性心、肾、肝、肺衰竭,慢性消耗性疾病等)、低 TBG 血症等。

5. **游离三碘甲状腺原氨酸(FT_3)**

(1)增高:见于甲亢、亚临床甲亢、T_3 型甲亢、甲状腺激素不敏感综合征、结节性甲状腺肿等。

(2)减低:见于甲减、低 T_3 综合征、甲亢治疗中、使用药物(糖皮质激素、多巴胺等)。

6. **甲状腺球蛋白**(thyroglobulin, Tg)

(1)参考区间:5 ~ 40μg/L。

(2)Tg 是甲状腺滤泡上皮细胞分泌的糖蛋白,在血液中通常可以检测到少量的 Tg。Tg 升高见于甲状腺肿、甲状腺良性结节、甲状腺腺瘤、多结节性甲状腺肿、甲状腺毒症和处于毒性期的甲状腺炎。Tg 可作为监测分化型甲状腺癌患者的肿瘤标志物。血清 Tg 测定可用于评估婴儿先天性甲状腺功能减退的病因。

(二)甲状旁腺激素与调节钙、磷代谢激素

1. **甲状旁腺激素**(parathyroid hormone, PTH) 由甲状旁腺分泌,主要作用的靶器官是骨和肾脏,能刺激骨更新,直接促进钙重吸收和促进磷酸排泄。

(1)参考区间:1.1 ~ 6.9pmol/L。

(2)升高:见于原发性甲状旁腺功能亢进症、慢性肾衰竭、维生素 D 缺乏、吸收不良综合征、假性甲状旁腺功能减退症等。

(3)减低:见于外科手术损伤甲状旁腺、特发性甲状旁腺功能减退、严重低镁血症。

2. **降钙素** 降钙素是由 C 细胞产生的 32 个氨基酸组成的多肽激素,主要作用于骨骼,抑制破骨细胞的重吸收。

(1)参考区间:男性降钙素 < 120ng/L;女性降钙素 < 60ng/L;妊娠时降钙素 < 120ng/L。

(2)升高:降钙素是诊断甲状腺髓样癌的标志之一,对判断手术疗效和术后复发有重要价值,也可见于恶性贫血、隐性或慢性肾衰竭、小细胞肺癌、胰腺癌、乳腺癌、前列腺癌等。

(3)减低:见于重度甲亢、甲状腺发育不全、甲状腺切除术后等。

二、性激素

1. **黄体生成素**(luteinizing hormone, LH)

(1)参考区间

女性:卵泡期 2.4 ~ 12.6IU/L;月经中期 14 ~ 96IU/L;黄体期 1.0 ~ 11.0IU/L;绝经后 7.7 ~ 59.0IU/L。

男性:1.7 ~ 8.6IU/L。

(2)升高:见于卵巢功能早衰、卵巢发育不良、性腺发育不全。

(3)减低:见于下丘脑、垂体功能障碍。

2. **催乳素**(prolactin, PRL)

(1)参考区间:女性 6.0 ~ 29.9ng/ml,男性 4.6 ~ 21.4ng/ml。

（2）升高：见于垂体催乳素瘤、下丘脑部肿瘤、垂体瘤、性早熟、原发性甲状腺功能减退、肾上腺皮质功能减退、原发性性功能减退、神经精神刺激（如使用氯丙嗪、避孕药、大量雌激素、利血平等药物）、多囊卵巢综合征、糖尿病等。

（3）减低：见于垂体功能减退，单纯性催乳素分泌缺乏，使用抗PRL 药物如溴隐亭、左旋多巴、维生素 B_6 等。

3. 卵泡刺激素（follicle stimulating hormone，FSH）

（1）参考区间

女性：卵泡期 1.37 ～ 9.9U/L，排卵期 6.17 ～ 17.2U/L，
　　　黄体期 1.09 ～ 9.2U/L，绝经期 19.3 ～ 100.6U/L。

男性：1.42 ～ 15.2U/L。

（2）升高：见于不育、原发不孕、原发闭经、泌乳闭经、继发闭经、月经失调、原发性性功能障碍、早期垂体前叶功能减退，真性性早熟等。

（3）减低：见于接受雌激素和孕酮治疗、继发性性功能减退、多囊卵巢病变、假性性早熟及子宫内膜异位症等。

4. 抗米勒管激素（anti-Müllerian hormone，AMH）　AMH 主要反映卵巢的储备功能，主要应用在提前绝经、体外受精（in vitro fertilization，IVF）治疗或不孕不育。

（1）参考区间：2.0 ～ 6.8ng/ml。

（2）升高：生理情况一般反映卵巢储备功能较强，病理情况多见于多囊卵巢综合征、卵巢过度刺激综合征、卵巢颗粒细胞瘤。

（3）减低：绝经、卵巢早衰。

5. 雌二醇

（1）参考区间：青春期前女性 7.3 ～ 28.7pmol/L，卵泡期 94 ～ 433pmol/L，黄体期 499 ～ 1 580pmol/L，排卵期 704 ～ 2 200pmol/L，更年期 40 ～ 100pmol/L。

（2）升高：见于垂体瘤、畸胎瘤、睾丸间质细胞瘤、多胎妊娠、肝硬化或系统性红斑狼疮（systemic lupus erythematosus，SLE）。

（3）减低：见于卵巢发育不全、无卵巢、继发性性腺功能不全、原发性或继发性闭经、口服避孕药等。

6. 孕激素（progestin，P）

（1）参考区间：卵泡期 0.6 ～ 1.9nmol/L，排卵期 2.4 ～ 9.4nmol/L，黄体期 6.5 ～ 32.2nmol/L。孕 4 ～ 8 周 52.7 ～ 100.1nmol/L，孕 9 ～ 12 周 78 ～ 149.2nmol/L，孕 13 ～ 36 周 171nmol/L。足月妊娠 81.1nmol/L，绝经期 < 3.2nmol/L。

(2) 孕激素浓度检测用于评估排卵发生和黄体功能是否正常。孕激素水平升高见于双胎或多胎妊娠、妊娠高血压综合征、子宫内膜腺瘤、17a- 羟化酶缺乏等；减低见于原发性或继发性闭经、早产、不孕症、异位妊娠、黄体功能不全等。

7. 睾酮（T）

(1) 参考区间：男性 260 ～ 1 000nmol/L；女性 1.3 ～ 2.8nmol/L。

(2) 升高：见于睾丸细胞间质瘤、多囊卵巢综合征、先天性肾上腺皮质增生症、女性多毛症、女性肥胖症、中晚期妊娠及应用雄激素等。

(3) 减低：见于隐睾症、先天性睾丸发育不全综合征、卡尔曼综合征（Kallmann syndrome）、腺垂体功能减退、甲状腺功能减退症、男性特纳综合征（Turner syndrome）等，还可以见于睾丸炎症、肿瘤、外伤、放射性损伤等。

三、其他与生长发育、代谢相关的激素

1. 皮质醇　血清皮质醇测定用于下丘脑 - 垂体 - 肾上腺轴（hypothalamic-pituitary-adrenal axis，HPA）紊乱的诊断，用于判断肾上腺皮质功能。

(1) 参考区间：成人早上 8 时为 50 ～ 230μg/L，下午 4 时为 30 ～ 160μg/L。

(2) 升高：见于肾上腺皮质功能亢进、单侧或双侧肾上腺皮质增生或肿瘤、异位 ACTH 综合征等，也可见于非肾上腺因素如妊娠、口服避孕药、单纯性肥胖、机体应激状态。

(3) 减低：见于肾上腺皮质功能减退，腺垂体功能减退，口服苯妥英钠、水杨酸等药物。

2. 促肾上腺皮质激素（ACTH）

(1) 参考区间：2.2 ～ 13.2pg/ml（上午 9 时）。

(2) 升高：见于应激状态、原发性肾上腺皮质功能减退、先天性肾上腺皮质增生、异位 ACTH 综合征、垂体促肾上腺皮质激素细胞瘤等。

(3) 减低：见于腺垂体功能减退、原发性肾上腺皮质功能亢进、医源性皮质醇增多症等。

3. 25- 羟维生素 D[25(OH)D] 和 1,25- 二羟维生素 D[1,25(OH)$_2$D]

(1) 参考区间

25(OH)D：成人 30 ～ 100ng/ml，儿童 20 ～ 100ng/ml。

1,25(OH)$_2$D：62 ～ 156pmol/L。

（2）维生素 D 主要影响体内钙的吸收和代谢，升高见于生理性生长、怀孕和哺乳、甲状旁腺功能亢进、结节病、肢端肥大症、甲状腺功能减退、Ⅱ型维生素 D 依赖性佝偻病；减低见于肾功能衰竭、维生素 D 缺乏、甲状旁腺功能减退、Ⅰ型维生素 D 依赖性佝偻病、甲状腺功能亢进。

4. **生长激素**（growth hormone，GH） GH 的主要生理功能是促进机体合成代谢和蛋白质合成，促进脂肪分解，对胰岛素有拮抗作用，抑制血糖升高等。

（1）参考区间

新生儿：15 ~ 40μg/L；儿童：< 20μg/L；

成人：男性 < 2μg/L；女性 < 10μg/L。

（2）升高：见于肢端肥大症、脑垂体性巨人症、糖尿病、部分肝病、肾功能不全、胰腺癌。

（3）减低：见于垂体性侏儒症及其他原因所致的垂体前叶功能减低症、肝硬化、垂体附近的脑肿瘤。

（詹晓霞 刘 敏）

第十五节 肿瘤标志物检查

肿瘤标志物是由肿瘤细胞本身合成、释放，或是因机体对肿瘤细胞的反应而产生或升高的一类物质。肿瘤标志物存在于血液、细胞、组织或体液中，反映肿瘤的存在和生长，肿瘤标志物对肿瘤的诊断、疗效和复发的监测、预后的判断具有一定的价值。常用检测方法包括化学发光法、ELISA、时间分辨荧光免疫法等。常见肿瘤标志物分类及临床意义见表 1-2-29。

表 1-2-29 常见肿瘤标志物分类及临床意义

肿瘤标志物分类及项目	单位	参考区间	临床意义
一、胚胎抗原类			
癌胚抗原（CEA）	μg/L	0.00 ~ 5.00	升高常见于大肠癌、胰腺癌、胃癌、乳腺癌、甲状腺髓样癌、肝癌、肺癌、卵巢癌、泌尿系肿瘤等；CEA 也可用于恶性肿瘤手术后的疗效观察、预后判断及化疗患者的疗效观察

肿瘤标志物分类及项目	单位	参考区间	临床意义
甲胎蛋白（AFP）	μg/L	0.00 ~ 20.00	升高可见于原发性肝细胞癌和睾丸非精原细胞瘤；70% 以上的原发性肝细胞癌患者的血清 AFP 水平升高
二、糖类抗原类			
糖类抗原 12-5（CA12-5）	U/ml	0.00 ~ 35.00	卵巢癌最常用的标志物，也可用于卵巢癌治疗反应性和预后监测
糖类抗原 15-3（CA15-3）	U/ml	0.00 ~ 35.00	常用于乳腺癌疗效观察和预后估计；转移性卵巢癌、结肠癌、肝癌、胆管癌、胰腺癌、肺癌和支气管癌患者的 CA15-3 也可不同程度增高
糖类抗原 19-9（CA19-9）	U/ml	0.00 ~ 35.00	可作为胰腺癌、胆管癌的诊断和鉴别指标，80% ~ 90% 胰腺癌患者血中 CA19-9 明显升高；肝癌、胃癌、食管癌、部分胆管癌患者的 CA19-9 亦可见增高
糖类抗原 24-2（CA24-2）	kU/L	0.00 ~ 25.00	升高通常与各种消化道恶性肿瘤有关，包括结直肠癌、胰腺癌、胃癌等
糖类抗原 72-4（CA72-4）	kU/L	0.00 ~ 10.00	胃癌患者中有较高的阳性率，在多种恶性肿瘤疾病（包括胃癌、卵巢癌、结直肠癌、胰腺癌、胆囊癌、乳腺癌、宫颈癌等）中有升高
三、蛋白质类			
鳞状上皮细胞癌抗原（SCC）	μg/L	0.00 ~ 1.50	反映女性宫颈鳞状上皮细胞癌的病变程度，同时可用于评估预后、复发和病情进展，其他部位的鳞状上皮细胞癌中也可以检测出，但水平升高幅度低
细胞角蛋白 19 片段（CFRA21-1）	μg/L	0.00 ~ 3.30	可协助进行非小细胞肺癌（NSCLC）与良性肺部疾病（肺炎、结核、慢性支气管炎等）的鉴别

续表

肿瘤标志物分类及项目	单位	参考区间	临床意义
游离前列腺特异性抗原(FPSA)		0.00 ~ 1.00	PSA 升高可见于前列腺癌、前列腺肥大及前列腺炎等疾病;FPSA/TPSA < 0.15 时患前列腺癌可能性很大,以此确定是否需要进行前列腺活检
总前列腺特异性抗原(TPSA)	μg/L	0.00 ~ 4.00	
FPSA/TPSA		0.25 ~ 1.00	
人附睾蛋白 4(HE4)	pmol/L	< 70.00(绝经前) < 140.00(绝经后)	卵巢癌标志物,灵敏度高于 CA12-5;HE4 与 CA12-5 联合对卵巢恶性肿瘤具有更为准确的预测性
促胃液素释放肽前体(proGRP)	pg/ml	≤ 63.00	是小细胞肺癌的特异性肿瘤标志物,有助于对肺部肿块进行 SCLC 和 NSCLC 的鉴别诊断
胃蛋白酶原(PG)			
胃蛋白酶原 Ⅰ(PG Ⅰ)	ng/ml	PG Ⅰ > 70,或 PG Ⅰ /PG Ⅱ > 3	PG Ⅰ 和 PG Ⅱ 水平结合 PG Ⅰ /PG Ⅱ,可用于筛查胃底腺黏膜萎缩性疾病
胃蛋白酶原 Ⅱ(PG Ⅱ)			
异常凝血酶原(PIVKA- Ⅱ)	mAU/ml	0.00 ~ 40.00	升高可见于肝细胞癌、肝硬化、维生素 K 缺乏症等疾病
四、激素类			
β- 人绒毛膜促性腺激素(β-HCG)	mIU/ml	0.00 ~ 6.00	升高见于妊娠、滋养细胞瘤或睾丸癌等
五、酶类			
神经元特异性烯醇化酶(NSE)	ng/ml	0.00 ~ 16.30	升高可见于神经细胞和神经内分泌细胞的肿瘤细胞,NSE 可作为小细胞肺癌的首选标志物

(李来胜)

第十六节　体液免疫检查

免疫球蛋白(immunoglobulin, Ig)测定的目的在于了解机体的体液免疫功能,人体对病毒、细菌、真菌、寄生虫等病原体的抵抗能力,以及机体对各种抗原入侵的识别能力。临床上常用免疫比浊法和单向免疫扩散法检测含量较高的 IgG、IgM 和 IgA,采用 ELISA、放射免疫(RIA)、化学发光法等检测含量较低的 IgD 和 IgE。常用体液免疫标志物及临床意义见表 1-2-30。

表 1-2-30　常用体液免疫标志物及临床意义

项目	单位	参考区间	临床意义
免疫球蛋白 A(IgA)	g/L	0.70 ~ 3.50	增高:严重感染、IgA 型分泌型多发性骨髓瘤(MM)、自身免疫疾病等,也见于肝硬化和肾脏疾病等; 减低:多见于非 IgA 型 MM、原发性和继发性免疫缺陷病、使用免疫抑制剂、甲亢、各种原因的蛋白质丢失等
免疫球蛋白 G(IgG)	g/L	10.13 ~ 15.13	增高:各种慢性感染、慢性肝病、胶原血管病、淋巴瘤以及自身免疫性疾病等,单克隆 IgG 增高主要见于免疫增殖性疾病,如 IgG 型分泌型 MM 等; 降低:各种先天性和获得性体液免疫缺陷病、联合免疫缺陷病、重链病、轻链病、肾病综合征、病毒感染及服用免疫抑制剂的患者,甲亢和肌营养不良等代谢性疾病也可以出现 IgG 降低
免疫球蛋白 G4(IgG4)	g/L	0.00 ~ 2.00	见于绝大多数 IgG4 相关性疾病(IgG4-RD),且与受累器官数量和 IgG4-RD 反应指数(IgG4-RD RI)评分呈正相关,也是疾病活动度相关的重要生物学标志物
免疫球蛋白 M(IgM)	g/L	0.50 ~ 2.50	增高:早期感染、肝硬化、类风湿关节炎、SLE 等; 降低:IgA 或 IgG 型 MM/ 重链病、先天性免疫缺陷病、免疫抑制治疗后、淋巴系统肿瘤、肾病综合征等
免疫球蛋白 E(IgE)	IU/ml	0.00 ~ 120.00	在抗寄生虫感染和 I 型变态反应中起重要作用;正常血清含量很低,升高可见于枯草热、变应性鼻炎 / 支气管炎和变应性皮炎等过敏性疾病

续表

项目	单位	参考区间	临床意义
免疫球蛋白κ型轻链(κ链)	g/L	8.46 ~ 12.38	κ/λ 值大约为 2 ：1，而单克隆免疫球蛋白仅呈现一种类型的轻链，导致 κ/λ 轻链比例失调； κ 和 λ 轻链水平均升高，κ/λ 值正常：见于多克隆增殖性疾病，如慢性感染、肝病、自身免疫病等；
免疫球蛋白λ型轻链(λ链)		4.30 ~ 6.50	κ 或 λ 轻链水平均升高，κ/λ 值异常：见于单克隆增殖性疾病，如各类 Ig 多发性骨髓瘤、轻链病、巨球蛋白血症、淀粉样变和浆细胞瘤等； κ 和 λ 轻链水平均减低，κ/λ 比值正常：常见于低免疫球蛋白血症
补体3(C3)	g/L	0.79 ~ 1.17	升高：见于一些急性反应，如急性感染、组织损伤、排斥反应、非感染性急性炎症、某些结缔组织病、恶性肿瘤等，某些生理情况(如妊娠)也会增高，但很少超过正常上限的两倍； 减低：多见于急性肾小球肾炎(如链球菌感染后)、膜增殖性肾小球肾炎、系统性红斑狼疮活动期、冷球蛋白血症、亚急性细菌性心内膜炎、急慢性活动性肝炎、肝硬化等
补体4(C4)	g/L	0.17 ~ 0.31	C4 升高和降低的临床意义与 C3 类似，C4 降低还可见于 IgA 肾病、遗传性 IgA 缺乏症等

(李来胜　叶玉津)

第十七节　细胞免疫检查

　　检测参与免疫应答或与免疫应答相关的细胞，包括淋巴细胞、单核细胞等，从免疫细胞数量和功能上评估机体细胞免疫功能或状态，对疾病预防、诊断、预后判断、病情监测、治疗指导等具有重要作用。

一、方法

　　流式细胞术(flow cytometry, FCM)是利用流式细胞仪对悬液中的单细胞或其他生物粒子，通过检测标记抗体的荧光信号，实现高速、逐一的细胞定量分析和分选的技术。流式细胞术广泛用于分析细胞表面和细胞内抗原的表达、鉴定并确定异质细胞群中的不同细胞类型、分化程度及细胞生物学行为。

二、临床意义

目前,临床中常见的细胞免疫检查项目及其临床意义如下。

1. **淋巴细胞亚群计数**　淋巴细胞主要包括 T 淋巴细胞($CD3^+$)、辅助/诱导性 T 淋巴细胞($CD3^+CD4^+$)、抑制/细胞毒性 T 淋巴细胞($CD3^+CD8^+$)、B 淋巴细胞($CD3^-CD19^+$)及自然杀伤(NK)细胞($CD3^-CD16^+$ 和/或 $CD3^-CD56^+$)。定量评估淋巴细胞百分比和/或绝对值,能及时提示免疫低下或亢进。计数减低常用于评估免疫功能缺陷(如原发性免疫缺陷病、HIV 感染)、免疫功能受损(如反复感染、严重感染、自身免疫性疾病、肿瘤等),某一类淋巴细胞完全缺失或异常增多还需要排除血液肿瘤相关风险。

2. **T 细胞精细亚群检测**　T 细胞的免疫应答过程包括识别(原始幼稚亚群)、激活(功能亚群)、效应、衰竭和记忆(记忆亚群)阶段,不同阶段会表达各类特异性的分子标志物,常见包括 CD45RA、CD45RO、CD28、CD38、HLA-DR 和 PD-1 等,可协助疾病诊断、反映疾病进展、诠释发病机制、观察疗效及监测预后。

3. **调节性 T 细胞检测**　调节性 T 细胞(regulatory T cell,Treg cell)是介导免疫抑制作用的重要 T 细胞亚型。Treg 水平异常所致免疫失衡是多种疾病的病理基础,与自身免疫性疾病、肿瘤、感染等多种疾病密切相关。

4. **单核细胞 HLA-DR 检测**　HLA-DR 是人类的 MHC Ⅱ类分子,是单核细胞成熟/活化的重要标志物,其水平持续降低与不良临床结局相关,如死亡、继发性感染等,是一项综合反映脓毒症免疫抑制情况的临床检测指标。

(欧阳涓)

第十八节　自身抗体检查

自身抗体是自身免疫病患者体内针对自身组织器官、细胞及细胞内成分的抗体,是自身免疫病的重要标志。常见的自身抗体主要有抗核抗体谱系、类风湿因子、抗中性粒细胞胞质抗体等。大多数自身免疫病都伴有特征性的自身抗体,高效价自身抗体是自身免疫病的特点之一,也是临床确诊自身免疫病的重要依据。许多自身免疫病可产生多种自身抗体，而同一种自身抗体可见于多种自身免疫病。自身抗体常用检测方法有间接免疫荧光法、化学发光法、酶联免疫吸附法、免疫印迹法和免疫比浊法等。

一、系统性自身免疫病相关自身抗体

(一)抗核抗体谱系

抗核抗体谱系检验项目及临床意义见表1-2-31。

表1-2-31　抗核抗体谱系检验项目及临床意义

检验项目	临床意义
抗核抗体(antinuclear autoantibody, ANA)	ANA 是许多自身免疫病诊断的首选筛查项目，ANA 阳性常见于 SLE、SS、SSc、药物性狼疮、RA、PM/DM、MCTD、慢性活动性肝炎等
抗核糖核蛋白抗体(anti U1-ribonucleoprotein antibody, 抗 U1-RNP 抗体)	见于 SLE、SS、皮肌炎、RA 等，高滴度抗 U1-RNP 抗体是 MCTD 的重要特征
抗史密斯抗原抗体(抗 Sm 抗体)	SLE 的标志性抗体，特异度高；抗 Sm 抗体阳性是 SLE 的诊断标准之一；因灵敏度较低，抗 Sm 抗体阴性时不能排除 SLE 的诊断
抗干燥综合征抗原 A (Sjögren syndrome antigen A, SSA)抗体	抗 SSA 抗体的靶抗原包括 60kD 和 52kD 两种蛋白质，抗 SSA 抗体阳性主要指抗天然 SSA(60kD 蛋白)抗体； 抗 SSA/R60 抗体：主要见于 SS、SLE；特别见于新生儿红斑狼疮，与新生儿心脏传导阻滞有关，偶见于 RA、pSS、PM/DM、原发性胆汁性肝硬化或原发性胆汁性胆管炎等； 抗 Ro52 抗体：不具有疾病特异性，在干燥综合征、肌炎、系统性硬化、其他胶原病、新生儿红斑狼疮、原发性胆汁性肝硬化、自身免疫性肝炎及病毒性肝炎中可检出该抗体，单独的抗 Ro52 抗体阳性不应判断为抗 SSA 抗体阳性或作为 SLE 及干燥综合征的特异性指标
抗干燥综合征抗原 B (Sjögren syndrome antigen B, SSB)/La 抗体	常见于 SS，诊断 SS 较为特异；联合检测抗 SSB 抗体和抗 SSA 抗体(抗 Ro60 抗体)，可提高 SS 的诊断率；此外，抗 SSB 抗体也见于 SLE 及新生儿红斑狼疮

检验项目	临床意义
抗 Scl-70(拓扑异构酶Ⅰ)抗体	见于 SSc,是 SSc 的特异性分子标志物,也见于 SLE
抗多发性肌炎硬皮病抗体[anti polymyositis-scleroderma(PM-Scl) antibody]	阳性主要见于 PM/SSc 的重叠综合征,偶见于多发性肌炎、干燥综合征、SLE 等
抗 Jo-1 抗体	阳性常见于 PM/DM,是抗合成酶综合征的特征性诊断标志物之一,也见于重叠综合征
抗着丝点抗体	阳性主要见于局限型系统性硬化,偶见于弥散型系统性硬化、干燥综合征、原发性胆汁性肝硬化及类风湿关节炎等
抗增殖细胞核抗原(proliferating cell nuclear antigen,PCNA)抗体	阳性见于多种系统性自身免疫病,如 SLE、干燥综合征、类风湿关节炎等,偶见于非自身免疫病,如慢性病毒性肝炎、恶性肿瘤等
抗双链 DNA(double-stranded DNA,dsDNA)抗体	SLE 的特异性抗体,阳性主要见于 SLE,未检出抗 dsDNA 抗体不能排除 SLE 的诊断;偶见于其他自身免疫病和感染性疾病,极少数情况下出现于健康人群
抗核糖体 P 蛋白(ribosomal P,RibP)抗体	阳性多见于 SLE,与 SLE 患者的神经系统、肾脏和肝脏受累相关
抗核小体抗体	SLE 的标志性抗体;对 SLE 的早期诊断,尤其是抗 dsDNA 抗体和 / 或抗 Sm 抗体阴性的 SLE 有较高诊断价值;偶见于药物诱导性红斑狼疮,如普鲁卡因胺
抗组蛋白抗体	主要出现于药物(如盐酸普鲁卡因胺、卡马西平、青霉胺、肼屈嗪和异烟肼等)诱导的狼疮患者中,阳性率约 95%;抗组蛋白抗体还见于系统性红斑狼疮、类风湿关节炎、多发性肌炎和皮肌炎、原发性胆汁性胆管炎、自身免疫性肝炎等

注:SS 为干燥综合征;SSc 为系统性硬化病;RA 为类风湿关节炎;PM/DM 为多发性肌炎 / 皮肌炎;MCTD 为混合性结缔组织病;pSS 为原发性干燥综合征;SLE 为系统性红斑狼疮。

(二)血管炎相关自身抗体

血管炎相关自身抗体及临床意义见表 1-2-32。

表 1-2-32　血管炎相关自身抗体及临床意义

检测项目	临床意义
抗中性粒细胞胞质抗体（antineutrophil cytoplasmic antibody，ANCA）	根据荧光分布类型分为 cANCA（胞质型 ANCA）和 pANCA（核周型 ANCA）；cANCA 阳性最主要见于 GPA，也可见于少数 MPA、EGPA、结节性多动脉炎等；pANCA 多见于 MPA、EGPA、原发性坏死性新月体肾小球肾炎等患者；ANCA 阳性的疾病还包括继发性血管炎、炎症性肠病、RA、SLE、干燥综合征、自身免疫性肝病及某些感染性疾病等
抗蛋白酶 3（proteinase 3，PR3）抗体	抗 PR3 抗体阳性对于诊断 GPA 具有重要价值，该抗体水平与疾病活动性密切相关，常用作判断疗效和疾病复发的评估指标
抗髓过氧化物酶（myeloperoxidase，MPO）抗体	抗 MPO 抗体阳性主要见于 MPA、EGPA、原发性坏死性新月体肾小球肾炎等，也可见于结节性多动脉炎、炎症性肠病、RA、SLE、干燥综合征、系统性硬化等疾病。抗 MPO 抗体水平也与病情活动性相关，可用于疗效与预后判断

注：GPA 为肉芽肿性多血管炎；MPA 为显微镜下多血管炎；EGPA 为嗜酸性肉芽肿性多血管炎；RA 为类风湿关节炎；SLE 为系统性红斑狼疮。

(三)类风湿关节炎相关自身抗体

类风湿关节炎相关自身抗体及临床意义见表 1-2-33。

表 1-2-33　类风湿关节炎相关自身抗体及临床意义

检测项目	临床意义
抗链球菌溶血素 O（antistreptolysin O，ASO）	参考区间：< 200IU/ml；ASO 增高见于风湿热、溶血性链球菌感染、急性肾小球肾炎、亚急性心内膜炎等疾病
类风湿因子（rheumatoid factor，RF）	参考区间：0 ~ 20IU/ml；RF 阳性主要见于 RA，也见于 SLE、皮肌炎、硬皮病及恶性贫血、自身免疫性溶血性贫血、慢性活动性肝炎、干燥综合征、高球蛋白血症；此外，也见于慢性感染性疾病，如亚急性细菌性心内膜炎、结核、梅毒、黑热病、结节病等

检测项目	临床意义
抗环瓜氨酸肽抗体（anti-cyclic citrullinated peptide antibody，CCP 抗体）	阳性主要见于 RA，对 RA 的诊断具有较高的特异度和灵敏度，与 RA 发生发展、关节破坏、预后转归有显著相关性
抗角蛋白抗体（anti-keratin antibody，AKA）	主要见于 RA，可作为 RA 早期诊断和判断预后的指标之一，由于灵敏度较低，阴性结果不能排除类风湿关节炎的诊断

注:RA 为类风湿关节炎;SLE 为系统性红斑狼疮。

(四)磷脂相关自身抗体

磷脂相关自身抗体及临床意义见表 1-2-34。

表 1-2-34　磷脂相关自身抗体及临床意义

检测项目	临床意义
抗心磷脂抗体（anticardiolipin antibody，ACL）	ACL 抗体阳性见于 APS、心肌梗死、脑卒中、SLE、RA、某些肿瘤和感染性疾病(艾滋病、麻风、痢疾等)
抗 β_2 糖蛋白 Ⅰ 型抗体（anti-β_2-glycoprotein Ⅰ antibody，抗 β_2GP Ⅰ 抗体）	阳性主要见于 APS 和 SLE 患者，还可见于习惯性流产、RA、川崎病、血管性血栓、突发性脑卒中、感染和肿瘤性疾病等
抗磷脂酰丝氨酸 - 凝血酶原复合物抗体（anti-phosphatidylserine/prothrombin complex antibody，aPS/PT）	阳性与反复妊娠丢失、复发性流产等不良妊娠结局相关;临床高度疑诊 APS，但狼疮抗凝物(lupus anticoagulant，LA)、ACL 及抗 β_2GP Ⅰ 抗体均阴性时，可考虑检测 aPS/PT 以协助诊断

注:APS 为抗磷脂综合征;SLE 为系统性红斑狼疮;RA 为类风湿关节炎。

二、器官特异性自身免疫病相关自身抗体

1. **自身免疫性肝病相关抗体**　自身免疫性肝病相关自身抗体及临床意义见表 1-2-35。

表 1-2-35　自身免疫性肝病相关自身抗体及临床意义

检测项目	临床意义
抗线粒体抗体 （anti-mitochondrial antibody, AMA）	主要见于 PBC,其中抗 M2 抗体与 PBC 的关系最为密切;抗 M4 抗体多见于活动期、晚期患者;抗 M9 抗体主要见于 PBC 疾病早期,亦可见于其他急、慢性肝炎患者
抗平滑肌抗体 （anti-smooth muscle antibody,ASMA）	可出现于各种肝脏疾病中,如 AIH、肝硬化、病毒性肝炎等,ASMA 为 I 型 AIH 的标志抗体;此外,ASMA 亦可见于支原体肺炎、传染性单核细胞增多症、麻风、梅毒、干燥综合征、RA、肿瘤和病毒感染者等
抗可溶性肝抗原 / 肝胰抗原抗体（anti-soluble liver antigen/liver-pancreas antigen antibody,抗 SLA/LP 抗体）	抗 SLA/LP 抗体是 AIH 较特异的指标,抗 SLA/LP 抗体多出现在 ANA、ASMA 和抗 LKM-1 抗体阴性的 AIH 患者血清中,其阳性预测值近 100%
抗肝细胞溶质抗原 I 型抗体 （抗 LC-1 抗体）	II 型 AIH 的特异性抗体,多见于 20 岁以下患者;抗 LC-1 抗体水平与 II 型 AIH 患者的疾病活动性密切相关,可作为 AIH 的疾病活动标志及预后指标,常与抗 LKM-1 抗体同时存在
抗肝肾微粒体 -1 抗体 （anti-liver kidney microsomal type-1 antibody,抗 LKM-1 抗体）	II 型 AIH 的标志抗体,儿童患者 LKM-1 抗体阳性率高;此外,抗 LKM-1 抗体也可见于慢性丙型病毒性肝炎患者
抗 Sp-100 抗体	常见于 PBC,对 AMA 阴性 PBC 患者的诊断具有重要价值,也可见于 AIH、PSC、丙型肝炎等,在 SLE、SS、RA 等疾病中检出率低
抗 gp210 抗体	常见于 PBC,是 PBC 的特异性诊断指标,特别是对于 AMA-M2 型抗体阴性的 PBC 诊断更有价值

　　注:PBC 为原发性胆汁性肝硬化;SSc 为系统性硬化病;AIH 为自身免疫性肝炎;PSC 为原发性硬化性胆管炎;SLE 为系统性红斑狼疮;SS 为干燥综合征;RA 为类风湿关节炎。

　　2. **糖尿病相关自身抗体**　糖尿病相关自身抗体及临床意义见表 1-2-36。

表 1-2-36　糖尿病相关自身抗体及临床意义

检测项目	临床意义
胰岛细胞抗体 （islet cell antibody，ICA）	见于 1 型糖尿病，也可见于 LADA 和胰岛腺移植术后
谷氨酸脱羧酶抗体 （glutamic acid decarboxylase antibody，GADA）	1 型糖尿病发病初期的免疫标志物，用于 1 型糖尿病的诊断和鉴别分型；可用于 LADA 的预测和早期诊断
胰岛素自身抗体 （insulin autoantibody，IAA）	主要见于 1 型糖尿病，可辅助诊断胰岛素抵抗，指导糖尿病治疗，亦可见于胰岛素自身免疫综合征、甲状腺疾病等
抗酪氨酸磷酸酶抗体 （tyrosine phosphatase-2 antibody，IA-2A）	主要见于 1 型糖尿病，用于糖尿病的诊断分型，可用于监测胰岛移植后效果
锌转运蛋白 8 （zinc transporter 8，ZnT8）	用于糖尿病的诊断分型，也可见于免疫性甲状腺疾病

注：LADA 为成人晚发自身免疫性糖尿病。

3. 甲状腺疾病相关自身抗体　甲状腺疾病相关自身抗体及临床意义见表 1-2-37。

表 1-2-37　甲状腺疾病相关自身抗体及临床意义

检测项目	临床意义
甲状腺球蛋白抗体（thyroglobulin antibody，TGAb）	诊断 AITD 的特异性指标，升高常见于慢性淋巴细胞性甲状腺炎和格雷夫斯病（Graves disease）；此外，非甲状腺疾病如类风湿关节炎、SLE 等有一定阳性率
甲状腺过氧化物酶抗体（thyroid peroxidase antibody，TPOAb）	诊断甲状腺自身免疫性疾病的首选指标，升高见于桥本甲状腺炎和格雷夫斯病；有助于原发和继发甲状腺功能减退的鉴别，可预测孕妇产后甲状腺功能减退的发生；也可见于产后甲状腺炎、萎缩性甲状腺、部分结节性甲状腺肿、某些自身免疫病如类风湿关节炎、系统性红斑狼疮
促甲状腺激素受体抗体（thyroid stimulating hormone receptor antibody，TRAb）	诊断格雷夫斯病的最重要指标，用于鉴别甲亢病因，也可见于格雷夫斯病和桥本甲状腺炎，可预测新生儿甲状腺功能亢进

4. **特发性皮肌炎相关自身抗体**　特发性皮肌炎相关自身抗体及临床意义见表1-2-38。

表 1-2-38　特发性皮肌炎相关自身抗体及临床意义

检测项目	临床意义
抗核小体重构去乙酰酶复合物（Mi-2）抗体	常见于成人和青少年 DM 患者，抗 Mi-2 抗体阳性的 DM 患者以皮肤症状为主，如角质层过度生长、Gottron 丘疹、披肩征和向阳疹，预后相对良好，不易合并间质性肺病或恶性肿瘤等并发症
抗小泛素样修饰物激活酶（small ubiquitin-like modifier-activating enzyme，SAE）抗体	皮肌炎的特征性抗体之一，阳性的患者主要表现为肌肉和皮肤病变，较少合并间质性肺病或恶性肿瘤
抗氨基酰 tRNA 合成酶（ainoacyl-tRNA synthetase，ARS）抗体	抗合成酶抗体综合征的特征性抗体，包括抗 Jo-1、PL-7、PL-12、OJ、EJ 抗体等；抗 ARS 抗体阳性的皮肌炎患者，典型表现为肌炎、技工手、间质性肺炎，可伴随发热、关节炎等
抗核基质蛋白 2（nuclear matrix protein 2，NXP-2）抗体	阳性常见于皮肌炎，尤其是幼年型皮肌炎，通常与严重钙质沉积、肌肉萎缩、多关节炎、关节挛缩和肠道血管炎有关，抗 NXP-2 抗体阳性成年皮肌炎患者并发恶性肿瘤风险增高
抗黑色素瘤分化相关蛋白 5（melanoma differentiation-associated protein 5，MDA5）抗体	皮肌炎特异性抗体，最常见于临床无肌病性皮肌炎；抗 MDA5 抗体对肌炎相关的快速进展型间质性肺炎有较高的诊断价值，且与溃疡性皮疹、红斑丘疹等皮肤表现相关
抗转录中介因子 -1（anti-transcriptional intermediary factor 1，T1F1）抗体	包括抗 TIF1-α、抗 TIF1-β、抗 TIF1-γ 抗体 3 种亚型；抗 T1F1-γ 抗体是青少年和成人 DM 患者的特异性抗体之一；抗 TIF1-γ 抗体阳性患者并发恶性肿瘤风险较高

续表

检测项目	临床意义
抗信号识别颗粒抗体(anti-signal recognition particle,anti-SRP)和抗 3- 羟基 -3- 甲基戊二酰 -CoA 还原酶抗体(anti-3-hydroxy-3-methylglutaryl CoA reductase antibody,anti-HMGCR)	目前被认为是免疫介导坏死性肌病的标志性抗体,患者多表现为肌酶明显升高,肌力显著下降,但较少出现肺间质病变

5. **大疱性类天疱疮抗体** 大疱性类天疱疮抗体及临床意义见表1-2-39。

表 1-2-39 大疱性类天疱疮抗体及临床意义

检测项目	临床意义
抗大疱性类天疱疮抗原180抗体(BP180,或称ⅩⅦ型胶原)	主要见于大疱性类天疱疮,也见于妊娠性类天疱疮、线状 IgA 大疱性皮病、黏膜类天疱疮和扁平苔藓样类天疱疮
抗大疱性类天疱疮抗原230抗体(BP230)	主要见于大疱性类天疱疮,尤其是无水疱性大疱性类天疱,偶见于黏膜类天疱疮;此外,抗BP230 抗体的阳性与大疱性类天疱合并神经精神类疾病相关
抗桥粒芯糖蛋白1(desmoglein 1,Dsg1)抗体	主要见于落叶型天疱疮和红斑型天疱疮,也可见于寻常型天疱疮、IgA 天疱疮、副肿瘤性天疱疮、增殖型天疱疮、疱疹样天疱疮以及药物诱发的天疱疮等
抗桥粒芯糖蛋白3(desmoglein 3,Dsg3)抗体	主要见于寻常型天疱疮,是寻常型天疱疮的诊断标志之一;此外,也见于 IgA 天疱疮、副肿瘤性天疱疮、增殖型天疱疮、疱疹样天疱疮以及药物诱发的天疱疮
抗表皮基底膜抗体	诊断类天疱疮的特异性标志抗体,见于大疱性类天疱疮、妊娠性类天疱疮、瘢痕性类天疱疮,偶见于获得性大疱性表皮松解症及大疱性系统性红斑狼疮者

6. **抗肾小球基膜**(glomerular basement membrane,GBM)**抗体** 抗 GBM 抗体是肾小球基膜肾炎的标志性抗体。在累及肺的病例中,

抗 GBM 抗体阳性率高达 90%,该病也称为肺出血肾炎综合征
(Goodpasture syndrome)。临床病程与抗体水平相关,高滴度的抗
GBM 抗体提示疾病进展迅速。抗 GBM 抗体亦可见于其他多种肾脏
病患者,包括肾移植后排斥反应和肾小管间质疾病等。

(曾智杰　叶玉津)

第十九节　感染性及性传播疾病检查

感染性疾病是由病毒、细菌、真菌、衣原体、支原体、螺旋体、立克
次体和寄生虫等病原体感染引起的一类疾病。性传播疾病是一类能
通过性接触、类似性行为及间接接触而传播,主要侵犯皮肤、性器官,
并可导致全身脏器损害的感染性疾病。目前,感染性疾病的流行病
学具有以下特点:①疾病谱发生变迁,新发或再发传染病不断出现,
一些老传染病如梅毒、霍乱、结核病死灰复燃;②多药耐药甚至泛耐
药菌的出现导致抗感染治疗困难;③器官移植、抗肿瘤放疗、化疗及
免疫抑制剂的应用使机会致病菌的感染增多。对感染性疾病和性传
播疾病病原体进行及时准确的检测和鉴定,可及早明确病因,进行针
对性治疗。

一、标本类型和标本的采集运送

根据感染性疾病感染部位的不同,应采用恰当的标本类型进行
检查。常用的标本类型包括血液、尿液、粪便、呼吸道标本(痰、鼻咽
拭子、肺泡灌洗液)、脑脊液、体液(胸腔积液、腹水、心包积液等)、眼
耳部标本、生殖道标本(尿道口分泌物、阴道分泌物、前列腺液等)、组
织、脓液和骨髓等。样本应无菌采集,采样后及时送检。

二、检查方法

1. **直接显微镜检查**　将标本直接涂片、干燥、固定后染色或离心
浓缩集菌后涂片染色,在显微镜下观察病原体的形态、染色性或观察
宿主细胞内包涵体的特征。也可采用湿式涂片、压滴法或悬滴法,在
不染色的情况下,直接在相差显微镜或暗视野显微镜下观察病原体
的形态、运动方式等。将标本涂片荧光染色后可在荧光显微镜下检
测特定的病原体,如真菌、结核分枝杆菌和白喉棒状杆菌等。

2. **病原体的分离培养和鉴定**　根据临床症状、体征和病原学初
步判断,采用恰当的标本类型,接种适当的培养基,置于恰当的培养
环境,进行细菌、真菌、病毒培养。对于疑似血流感染者,应进行血液

培养。对于一些需要特殊培养基的病原体,可进行特殊的病原体培养,如艰难梭菌、军团菌培养。根据培养出的菌落形态、染色性、生化反应等对病原体进行鉴定,也可采用基质辅助激光飞行时间质谱对病原体进行鉴定。在鉴定的同时,进行病原体的药物敏感性试验。临床根据药敏结果选用敏感性药物。分离培养的阴性结果不能完全排除感染的可能。因分离培养的影响因素多,如病原体为难培养病原体,或使用抗菌药物后采集样本,或样本的采集运送不恰当,培养条件不适合等,可能会导致假阴性的培养结果。

3. **病原体特异性抗原和抗体检测** 采用已知抗体检测标本中的病原体抗原,可诊断病原体感染。如分别采用隐球菌、肺炎链球菌、曲霉菌抗原检测隐球菌、肺炎链球菌和曲霉菌。采用已知抗原检测标本中的病原体抗体,可辅助诊断病原体感染。抗体的检测存在"窗口期",在感染的早期,机体未产生抗体,会导致抗体的检测结果为阴性。因此,病原体抗体检测不适用于早期诊断。通常在疾病早期和晚期采集 2 ~ 3 份血清样本进行检测,若抗体效价升高 4 倍以上,可诊断现症感染。

4. **病原体核酸检测** 采用分子生物学方法,如核酸扩增技术、核酸杂交技术、基因芯片技术、核酸测序技术检测病原体核酸(DNA 或RNA)、基因型和耐药基因,具有灵敏、特异、快速的优点,可对感染的病原体进行定量检测,用于疾病的早期诊断、治疗监测和预后判断等。高通量测序技术在疑难、危重和特殊人群的感染性疾病病原体鉴定中发挥了重要作用,其优势是无须培养、可无偏倚地检测样本中的所有病原体,包括未知病原体,已较多地用于感染性疾病病原体的检测。病原体的分子检测扩大了传统微生物检测技术的病原谱,使很多传统微生物学、免疫学技术不能准确检测的病原体能够被分子技术检测。

三、常见病原体

1. **细菌** 引起临床感染的细菌以革兰氏阴性细菌为主,约占70%,主要是大肠埃希菌、肺炎克雷伯菌、铜绿假单胞菌、鲍曼不动杆菌等。引起感染的革兰氏阳性细菌约占 30%,主要是葡萄球菌(金黄色葡萄球菌和血浆凝固酶阴性葡萄球菌)和肠球菌。

2. **病毒** 病毒感染是临床常见的感染类型,常见的病毒包括肝炎病毒、流感病毒、巨细胞病毒、EB 病毒、人乳头瘤病毒(human papillomavirus,HPV)等。病毒根据核酸检测类型分为以下两种。

(1) DNA 类病毒：常见的有腺病毒、人单纯疱疹病毒Ⅱ型（herpes simplex virus type Ⅱ, HSV-Ⅱ）、EB 病毒、巨细胞病毒、乙型肝炎病毒、HPV、BK 型多瘤病毒、JC 型多瘤病毒等。

(2) RNA 类病毒：常见的有丙型肝炎病毒、呼吸道合胞病毒（respiratory syncytial virus, RSV）、流感病毒、鼻病毒、新型冠状病毒、风疹病毒、肠道病毒、登革热病毒。

3. **真菌** 常见的真菌有假丝酵母菌、霉菌等。

4. **性传播疾病的病原体** 常见的引起性传播疾病的病原体有淋病奈瑟球菌、沙眼衣原体、解脲支原体、生殖支原体、梅毒螺旋体、人类免疫缺陷病毒（human immunodeficiency virus, HIV）、人乳头瘤病毒、单纯疱疹病毒-Ⅱ型、白假丝酵母菌、杜克雷嗜血杆菌和阴道毛滴虫等。

四、部分常见病原体的实验室检测

（一）结核分枝杆菌

检测结核分枝杆菌（MTB）的常用方法包括抗酸染色找分枝杆菌、分枝杆菌培养、MTB 抗体检测、MTB DNA 检测、MTB RNA 检测、MTB 耐药基因检测、结核病特异性细胞免疫反应检测（γ 干扰素释放试验），也可通过宏基因组测序检测 MTB。

以上检测指标阳性提示 MTB 感染。痰涂片法阳性率低，为 20% ~ 80%，且易受其他抗酸性分枝杆菌的污染。培养法被认为是诊断结核病的"金标准"，但 MTB 生长缓慢，不利于临床及时诊断和治疗。由于分枝杆菌属各菌之间抗原存在广泛的交叉，血清学试验特异性不强。采用分子诊断技术检测 MTB 核酸，可提高痰涂片阴性结核和肺外结核的检出率，具有灵敏、快速、准确和特异的特点。PCR 法检测 DNA 的灵敏度、特异度高，方法简便快速。MTB RNA 是活菌检测的理想分子标志物。γ 干扰素释放试验是用于检测 MTB 感染的新方法，灵敏、特异度高，不受卡介苗和大多数非致病分枝杆菌的影响，被越来越多地用于 MTB 感染的诊断。γ 干扰素释放试验可辅助诊断肺结核、肺外结核，鉴别诊断非结核分枝杆菌引起的肺部疾病，用于抗结核治疗效果的评估和区别结核菌潜伏感染等。rpoB 基因和 katG 基因突变是常见的 MTB 耐药基因，可导致 MTB 对利福平和异烟肼耐药。MTB 耐药基因检测为临床制定相应的治疗方案提供了依据。

(二)人类免疫缺陷病毒

人类免疫缺陷病毒(HIV)感染可引起获得性免疫缺陷综合征(acquired immune deficiency syndrome,AIDS)。HIV 主要通过性接触、血液和垂直传播,侵犯和破坏 CD4$^+$T 淋巴细胞,HIV 分为 HIV-1 和 HIV-2 两型,临床以 HIV-1 型最常见。

HIV 感染后,外周血首先出现病毒 RNA 和 p24 抗原,1 ~ 3 个月出现抗 -HIV。HIV/AIDS 的实验室检测主要包括 HIV 抗体检测、HIV 核酸定性和定量检测、CD4$^+$T 淋巴细胞计数及 HIV 基因型耐药检测等。HIV-1/2 抗体检测是 HIV 感染诊断的"金标准",HIV 抗体检测包括筛查试验和补充试验。HIV 补充试验包括抗体补充试验(抗体确证试验)和核酸补充试验(核酸定性和定量检测)。RNA 和抗原检测可以发现窗口期感染者,HIV 核酸定量和 CD4$^+$T 淋巴细胞计数是判断疾病进展、指导临床用药、评估疗效和预后的重要指标。HIV 耐药检测可为治疗方案的选择和更换提供指导。

1. HIV-1/2 **抗体检测**

(1)筛查试验:包括酶联免疫吸附法、化学发光法、胶体金免疫层析 / 渗滤试验、凝胶颗粒凝集试验等。

(2)抗体确证试验:包括免疫印迹试验、荧光免疫试验、PCR 等,以免疫印迹试验最为常用。

(3)临床意义:①初筛试验无反应性不能排除窗口期感染,必要时可加以检测 HIV RNA 或 p24 抗原;②初筛实验有反应性,用原有试剂和另一种不同原理(或厂家)试剂复检,如均呈无反应性,则报告阴性,如均呈有反应性或一无反应性一有反应性,则需要送艾滋病确证实验室进行确证试验;③抗体确证试验阴性,报告 HIV-1/2 抗体阴性;确证试验结果阳性,出具 HIV-1/2 抗体阳性确证报告;出现条带但不满足诊断条件的报告为不确定,可进行 HIV 核酸检测或 2 ~ 4 周后随访,仍然不能确定者,继续随访到 8 周。有高危行为者,随访期间检测核酸或 p24 抗原。

2. HIV-1 p24 **抗原检测**

(1)方法:酶联免疫吸附试验和化学发光法。

(2)临床意义:① HIV-1 p24 是 HIV 的主要构成蛋白,在 HIV 感染之后的 2 ~ 3 周可在血液中检出。因 HIV-1 p24 抗原在体液当中出现较抗体更早,HIV-1 p24 抗原阳性可作为早期、窗口期 HIV 感染的辅助诊断依据,辅助 HIV 感染者的早期诊断;② HIV-1 p24 抗原阴性结果不能排除 HIV 感染。

3. CD4⁺T 淋巴细胞

(1)方法:流式细胞术。

(2)临床意义:参考区间为 500 ~ 1 600 个 /µl。① CD4$^+$T 淋巴细胞是 HIV 感染最主要的靶细胞,HIV 感染人体后,出现 CD4$^+$T 淋巴细胞进行性减少,CD4$^+$/CD8$^+$T 淋巴细胞倒置,细胞免疫功能受损;② CD4$^+$T 淋巴细胞计数的临床意义在于了解机体免疫状态和病程进展,确定疾病分期,判断治疗效果和 HIV 感染者的并发症。

4. HIV 核酸

(1)方法:逆转录 PCR 和实时荧光定量 PCR。

(2)临床意义

1)参考区间:阴性(定性)或低于检测下限(定量)。

2)HIV 核酸测定可预测疾病进程,评估抗病毒治疗疗效,指导抗病毒治疗方案调整;也可作为 HIV 感染诊断的补充试验,用于急性期 /窗口期以及晚期患者的诊断、HIV 感染者的诊断和小于 18 个月龄婴幼儿 HIV 感染的诊断。

3)病毒载量检测结果低于检测下限,表示本次试验没有检测出病毒载量,见于未感染 HIV 的个体、抗病毒治疗成功的患者或自身可有效抑制病毒复制的部分 HIV 感染者。

4)病毒载量检测结果高于检测下限,表示本次试验检测出病毒载量,可结合流行病学史、临床症状及 HIV 抗体初筛结果做出判断。

5. HIV 基因型耐药

(1)方法:逆转录 PCR 和实时荧光定量 PCR。

(2)临床意义

1)HIV 耐药检测结果可为抗病毒治疗方案的制定和调整提供参考。出现 HIV 耐药,表示该感染者体内病毒可能耐药,同时需要密切结合临床情况,充分考虑患者的依从性,对药物的耐受性及药物的代谢吸收等因素进行综合评判。

2)HIV 耐药检测结果呈阴性,表示该份样品未检出耐药性,但不能确定该感染者体内 HIV 不存在耐药情况。

(三)梅毒螺旋体

梅毒螺旋体(*Treponema pallidum*,TP)感染引起梅毒,可分为先天性梅毒和后天性梅毒。TP 通过血液、性接触或垂直传播。宫内感染可导致流产、早产。当人体感染梅毒螺旋体后 4 ~ 10 周,血清中可产生一定数量的抗类脂质抗原的非特异性抗体(反应素)和抗梅毒螺旋体抗原的特异性抗体。特异性抗体有 IgG 和 IgM 两种,IgM 持续时间短,IgG 可终身存在。根据检测所用抗原不同,梅毒血清学试验分为两大类:一类为非梅毒螺旋体血清学试验,另一类为梅毒螺旋体血清学试验。临床上可根据实验室条件选择任何一类血清学检测方法作为筛查(初筛)试验,但初筛阳性结果需经另一类梅毒血清学检测方法复检确证,才能够为临床诊断或疫情报告提供依据。

1. 非梅毒螺旋体血清学试验

(1)方法:包括性病研究实验室试验(VDRL test)、不加热血清反应素试验(USR)、甲苯胺红不加热血清试验(TRUST)、快速血浆反应素试验(RPR)。

(2)临床意义

1)非梅毒螺旋体血清学试验阳性适用于各期梅毒的诊断。早期梅毒经治疗后抗体血清滴度可下降或转阴,故可用于疗效观察、判定复发或再感染。

2)非特异性抗体主要是抗心磷脂抗体(反应素),在多种自身免疫病中均可出现,某些传染病及胶原病时出现假阳性反应,因此应对阳性反应结合临床进行鉴别,或做梅毒螺旋体血清学试验以进一步证实。

3)VDRL 试验适用于神经梅毒的脑脊液检查,特异度高,但灵敏度低。

2. 梅毒螺旋体血清学试验

(1)方法:包括梅毒螺旋体血凝试验(TPHA)、梅毒螺旋体明胶颗粒凝集试验(TPPA)、荧光密螺旋体抗体吸附试验(FTA-ABS)、酶联免疫吸附试验(ELISA)、化学发光免疫分析(CLIA)、免疫渗滤/层析(金标)、免疫印迹试验(WB)。

(2)临床意义:梅毒螺旋体血清学试验多用作证实试验,阳性提示梅毒感染,特别是隐性梅毒及一些非梅毒螺旋体血清学试验阴性而又怀疑为梅毒的患者,但不能用于观察疗效、判断复发及再感染。梅毒螺旋体血清学试验偶可出现生物学假阳性反应。

3. 梅毒螺旋体 IgM 抗体

(1)方法:免疫印迹试验。

(2)临床意义:梅毒螺旋体 IgM 抗体阳性有助于对胎传梅毒、神经梅毒及一期梅毒进行早期诊断。

4. 梅毒血清学试验的临床应用　常见的梅毒螺旋体抗体检测临床意义见表 1-2-40。

表 1-2-40　常见的梅毒螺旋体抗体检测临床意义

检测结果		临床意义	
特异性抗体	非特异性抗体		
阳性	阳性	现症梅毒	治疗
		治疗期间	继续治疗、随访
		血清固定型	分析原因、随访
阳性	阴性	梅毒既往感染	无须处理
		极早期梅毒	随访
		假阳性	进一步复查
阴性	阴性	排除梅毒感染	无须处理
		极早期梅毒	随访
阴性	阳性	假阳性	分析原因,进一步复查

(四)乙型肝炎病毒

乙型肝炎病毒(hepatitis B virus,HBV)是一种 DNA 病毒,感染可导致乙型病毒性肝炎,部分可发展为原发性肝癌。HBV 血清免疫学标志物主要有 3 对:乙型肝炎病毒表面抗原(HBsAg)、乙型肝炎病毒表面抗体(抗 -HBs);乙型肝炎病毒 e 抗原(HBeAg)、乙型肝炎病毒 e 抗体(抗 -HBe);乙型肝炎病毒核心抗原(HBcAg)、乙型肝炎病毒核心抗体(抗 -HBc)。由于 HBcAg 在血液中含量微少,很难测出,HBV 的免疫学检测通常不包括 HBcAg,故简称乙肝两对半。

1. **HBsAg 和抗 -HBs**

(1)方法:常用方法有化学发光法和酶联免疫吸附法。

(2)临床意义:HBsAg 是 HBV 感染后最早出现的血清标志物,阳性见于急性肝炎、慢性肝炎或无症状携带者。急性感染者持续存在 5 周至 5 个月,若超过 6 个月则为慢性感染,慢性乙肝感染者和无症状携带者可持续存在多年甚至终身。

抗 -HBs 一般在 HBsAg 消失后出现。从 HBsAg 消失到抗 -HBs 出现这段间隔期,称为核心窗口期,此期可以短至数天或长达数月。抗 -HBs 为保护性抗体,浓度 ≥ 10mIU/ml 提示机体具有免疫力,对同型病毒的再感染具有保护作用,也是 HBV 疫苗免疫成功的标志。

2. **HBeAg 和抗 -HBe**

(1)方法:常用方法有化学发光法和酶联免疫吸附法。

(2)临床意义:HBeAg 是 HBV 复制的重要指标。HBV 感染后,HBeAg 出现时间略晚于 HBsAg,与 HBV DNA 有良好的相关性,其阳性表示病毒复制活跃且具有较强的传染性。HBeAg 持续存在的时间一般不超过 10 周,超过提示转化为慢性感染。但要注意,前 C 区和 / 或 BCP 突变可导致 HBeAg 表达降低甚至转阴,但 HBV DNA 仍为阳性,此时病毒复制仍相对活跃。

抗 -HBe 在 HBeAg 已经消失或即将消失时产生,提示 HBV 复制被抑制,此时病毒复制慢、传染性减弱。

3. HBcAg 和抗 -HBC

(1)方法:常用方法有化学发光法和酶联免疫吸附法。

(2)临床意义:HBcAg 存在于 HBV 核心部分以及感染的肝细胞核内,是 HBV 存在和复制活跃的直接指标。血液中的 HBcAg 量微,不易检测到。

抗 -HBc IgM 在 HBsAg 阳性后 2 ~ 4 周出现,为 HBV 急性感染及慢性感染病情活动的标志。抗 -HBc IgG 出现较迟,但长期存在甚至终身维持阳性,是现症或既往感染的标志;在 HBsAg 阴性的个体,其阳性也提示可能存在隐匿性乙型肝炎病毒感染。

4. HBV DNA 检测

(1)方法:常用方法有实时荧光定量 PCR 技术。

(2)临床意义:HBV DNA 是病毒复制和具有传染性的直接标志,反映 HBV 复制的活跃程度、传染性强弱,也是抗病毒治疗适应证及疗效判断的最重要指标。

5. HBV 基因分型

(1)方法:常用方法有实时荧光定量 PCR 技术或二代测序(next-generation sequencing,NGS)。

(2)临床意义:当前已鉴定出至少 9 种基因型(A ~ I 型),我国以 B 和 C 型为主,西北部少数民族地区有 D 型分布。B 和 C 型感染者的垂直传播发生率高于其他基因型。HBV 基因型与疾病进展和治疗应答有关,C 型患者更早进展为肝细胞癌(hepatocellular carcinoma,HCC)。

6. **常见乙型肝炎病毒血清标志物的临床应用**　HBV 抗原抗体的免疫学标志与临床关系较为复杂,必须对几项指标综合分析,才能有助于临床诊断(表 1-2-41)。

表 1-2-41　常见 HBV 抗原、抗体检测结果的临床分析

HBsAg	抗 -HBs	HBeAg	抗 -HBe	抗 -HBc	临床意义
−	−	−	−	−	过去和现在均未感染 HBV，为易感者
−	−	−	+	−	感染趋向恢复
−	+	−	−	−	既往感染或接种过疫苗，有免疫力
+	−	−	+	−	急性感染早期或潜伏期；慢性 HBV 携带者
+	−	−	−	−	急性感染早期，传染性强
+	−	−	+	−	急性感染趋向恢复
+	−	−	+	+	急性感染趋向恢复（小三阳）
+	−	+	−	+	急性或慢性乙肝（大三阳）
+	+	−	−	−/+	不同亚型 HBV 二次感染或恢复期血清转换
−	−	+	+	+	急性感染中期
−	−	−	+	−/+	既往感染恢复期，有免疫力
−	+/−	−	−	+	既往感染

(五)丙型肝炎病毒

丙型肝炎病毒（hepatitis C virus，HCV）是一种单股正链 RNA 病毒，感染可致丙型病毒性肝炎，部分可发展为肝硬化，甚至肝细胞癌。在我国，HCV 经常同时重叠 HBV 等其他肝炎病毒感染。

1. 抗 -HCV

（1）方法：常用方法有化学发光法、酶联免疫吸附法、胶体金法，多用于初筛试验。

（2）临床意义：抗 -HCV 呈阳性是 HCV 感染的标志，抗 -HCV 为 HCV 感染后产生的特异性抗体，为非保护性抗体。当抗 -HCV 阳性时，说明可能感染过丙型肝炎病毒。

部分患者如自身免疫性慢性肝病等可出现假阳性，因此，不能单独依靠筛查试验阳性反应结果判断是否感染 HCV。抗 -HCV 筛查试验阳性需做补充试验，如免疫印迹试验或 HCV RNA 检测，进一步确证。

2. HCV **核心抗原**

（1）方法：常用方法有化学发光法、双抗体夹心酶联免疫吸附法。

（2）临床意义：HCV 抗原阳性仅作为 HCV 感染的辅助诊断依据，有助于 HCV 感染窗口期患者、HCV 抗体检测结果不确定患者或 HCV 阳性母亲所生婴儿是否罹患丙型肝炎的诊断，也有助于对免疫受损或先天免疫缺陷群体如 HIV 感染、长期透析的肾病患者、器官移植患者等 HCV 感染的筛查。

HCV 抗原定量检测可用于抗病毒治疗的监测与疗效判断。

3. HCV-RNA

（1）方法：常用方法有实时荧光定量 PCR 技术。

（2）临床意义：HCV-RNA 阳性提示感染 HCV 病毒，病毒复制且具有传染性。HCV-RNA 可作为抗病毒治疗疗效的判断指标，不能预测感染的自然史，不能反映肝脏损伤的严重程度及纤维化。

4. **丙型肝炎血清标志物检测的临床应用** 常见 HCV 血清标志物检测的临床应用见表 1-2-42。

表 1-2-42 常见抗 -HCV、HCV-RNA 检测结果的临床分析

抗 -HCV	HCV-RNA	其他条件	临床意义
+	+	ALT ↑	急性 HCV 感染； 慢性 HCV 感染急性加重； 合并其他病原体引起急性肝炎的慢性 HCV 感染
+	−		HCV 感染痊愈； 急性 HCV 感染后 HCV RNA 清除期
−	+		急性 HCV 感染早期； 使用免疫抑制剂的慢性 HCV 感染
−	−	ALT ↑	HCV 感染可能性低

（六）白假丝酵母菌

白假丝酵母菌是一种重要的机会致病性真菌，可在人的多个系统或器官与宿主共栖生存，最常见的部位是人的口腔和阴道。通常采用的检测方法有真菌抗原（如 1,3-β-D 葡聚糖）检测和白假丝酵母菌核酸检测。

白假丝酵母菌核酸检测阳性提示白假丝酵母菌感染。直接涂片镜检、涂片染色后镜检、荧光染色后镜检、免疫学方法检测真菌抗原，

具有方法简单快速的优点,但均不能区分假丝酵母菌的菌种,且易漏检。培养法耗时。采用分子诊断技术检测白假丝酵母菌,具有快速、灵敏、特异的特点,可早期诊断疾病,为针对性制定治疗方案提供依据。

五、全身性炎症指标

(一)C 反应蛋白

1. **方法**　免疫比浊法。

2. **临床意义**

(1)参考区间:< 10mg/L。

(2)正常情况下血浆中 C 反应蛋白(C reactive protein,CRP)的含量低。炎症急性期、恶性肿瘤、局部缺血和组织损伤时,CRP 在 6 ~ 8 小时内迅速上升,持续 24 ~ 48 小时,可反映机体炎症状态,且其升高的程度与感染的严重程度呈正相关。炎性反应得到控制后,CRP水平迅速降至正常。因此,CRP 可作为评价机体炎症反应是否恢复的敏感指标。

(二)血清淀粉样蛋白 A

1. **方法**　免疫比浊法。

2. **临床意义**

(1)参考区间:0.00 ~ 6.40mg/L。

(2)血清淀粉样蛋白 A(serum amyloid protein A,SAA)可作为感染性疾病严重程度、预后和疗效的评估指标。SAA 是一个较为敏感的急性炎症指标,其升高的幅度主要取决于感染的严重程度,可作为独立的因素对细菌、病毒等感染性疾病及炎症进行严重程度判断,SAA > 500mg/L 提示病情严重;在预后评估方面,抗生素治疗24 小时后 SAA 下降 30% 可判断治疗有效,下降幅度越大,提示预后良好。

(三)抗脱氧核糖核酸酶 B

1. **方法**　免疫比浊法。

2. **临床意义**

(1)参考区间:0.00 ~ 480.00U/ml。

(2)抗脱氧核糖核酸酶 B(anti-deoxyribonuclease B,抗 DNase-B)可辅助风湿热和复发风湿热的诊断,甲型溶血性链球菌感染机体后,机体会产生抗链球菌溶血素 O(ASO)和抗 DNase-B。ASO 出现早,高峰维持 3 ~ 8 周;抗 DNaseB 出现时间迟,高峰维持 4 ~ 12 周。

因此,抗DNaseB与ASO对风湿热诊断具有互补性。同时,抗DNase-B也可用于链球菌感染后所致的肾小球肾炎的诊断。

(四)降钙素原(procalcitonin,PCT)

1. **方法** 化学发光法、免疫荧光法。

2. **临床意义**

(1)参考区间:0.00 ~ 0.05ng/ml。

(2)正常情况下血浆PCT水平很低,大多 < 0.1ng/ml。新生儿出生2天内PCT生理性增高,最高可达21ng/ml。长期血液透析患者血浆PCT可达1.5ng/ml。当发生全身性细菌、真菌、寄生虫感染以及脓毒血症和全身炎症反应综合征时,PCT较其他炎性因子出现早,在血浆中2小时即可检测到,2 ~ 4小时内迅速升高,持续12 ~ 48小时,且PCT的增高程度与机体感染的严重程度呈正相关。局部的细菌感染和慢性炎症不会引起PCT升高,且单纯病毒性感染引起PCT升高的情况也罕见。通过检测PCT浓度帮助临床确定呼吸道感染患者是否需要应用抗菌药物时,应遵循以下原则:① PCT < 0.1ng/ml,强烈反对使用;② PCT为0.1 ~ 0.25ng/ml,反对使用;③ PCT为0.25 ~ 0.5ng/ml,建议使用;④ PCT > 5ng/ml,强烈建议使用。

(黄 彬 王锐智 詹晓霞)

第二十节 遗传性疾病检查

一、地中海贫血基因检测

1. **方法** 常用检测方法包括gap-PCR、PCR-RDB、流式荧光法、二代测序。

2. **临床意义**

(1)贫血的诊断和鉴别诊断:地中海贫血基因检测可以确定个人是否携带地中海贫血基因,从而诊断个体贫血的原因。

(2)产前筛查和诊断:地中海贫血是一种常见的遗传疾病,特别在地中海沿岸和我国华南地区人群中更为普遍。基因携带率在10%左右。产前进行地中海贫血基因检测可以帮助夫妻双方了解自己是否携带该基因,评估胎儿罹患重型地中海贫血的风险。在怀孕后,也可以对胎儿的标本进行地中海贫血的产前诊断,明确胎儿的地中海贫血基因情况和类型。

二、胎儿染色体非整倍体检测

胎儿染色体非整倍体检测,也称为非侵入性产前基因检测(non-invasive prenatal diagnosis,NIPT),是一种新型的产前基因检测方法,通过检测孕妇血液中的胎儿游离 DNA 来评估胎儿染色体异常的风险,主要针对常见的三体综合征,包括唐氏综合征(21 三体)、爱德华兹综合征(18 三体)和帕托综合征(13 三体)。

1. **方法** 二代测序。

2. **临床意义**

(1)参考区间:-3 ~ 3。

(2)NIPT 通常在妊娠 12 ~ 24 周进行,结果以风险值(Z 值)来表示,风险值超过参考区间时为高风险,临床医师需对孕妇进行遗传咨询,需进一步进行产前诊断加以确认。NIPT 虽然准确性较高,但作为一种筛查手段,并不能完全排除胎儿染色体异常的可能性。

三、HLA-B27 基因检测

通过 HLA-B27 基因检测可以确定人体是否存在 HLA-B27 基因,从而辅助诊断和评估个体患上强直性脊柱炎(ankylosing spondylitis,AS)和相关的强直性脊柱炎类风湿关节炎疾病的风险。

四、脊髓性肌萎缩基因筛查

脊髓性肌萎缩(spinal muscular atrophy,SMA)是一种单基因变异所致的常染色体隐性遗传病,是婴儿期最常见的致死性遗传病,该检测可以筛查基因携带者和诊断 SMA 患者。

五、染色体倍体快速检测 STR 连锁分析

该检测可以用于快速诊断染色体数目异常和判断产前诊断的标本有无母血污染。

六、染色体检查

1. **方法** 染色体检查的标本一般包括外周血、羊水、脐血、胎儿绒毛、骨髓标本等,根据检查目的选择相应的标本进行细胞培养,用秋水仙素阻断分裂中期细胞,经过低渗、固定、滴片、显带、吉姆萨染色,在显微镜下观察染色体数目或结构是否异常。常用的染色体显带方法为 G 显带法。

2. 临床意义

(1)染色体病的诊断:由染色体变异引起的疾病称为染色体病。染色体核型分析是染色体病诊断的"金标准"。其中由常染色体变异引起的疾病称为常染色体病,由性染色体变异引起的疾病称为性染色体病。目前已经报道的染色体病有300多种。

(2)产前诊断中的应用:对疑似胎儿染色体异常的病例诊断,染色体检查是首选的方法。但该方法有取材时效性,培养耗时长,技术稳定性差,一般需要2～3周才能完成。受显带方法的分辨率限制,一些疑似结构异常的病例需要FISH、芯片等技术进一步确认。

(3)恶性血液病诊疗的应用:骨髓细胞染色体检查出现克隆性异常提示血液病的恶性本质,伴有再现性遗传学异常的白血病具有其特殊的临床特征,对血液病的诊断、治疗、危险度分层、预后判断具有重要的意义。复杂性染色体异常是白血病预后不良的标志,白血病治疗过程中的克隆演变一般预示着疾病的进展。

(陈培松　陈少谦)

第一节 发热

机体在致热原作用下或各种原因引起体温调节中枢的功能障碍时，体温升高超出正常范围称为发热。

病因

临床上可分为感染性发热和非感染性发热两大类。详见表1-3-1。

表1-3-1 发热的常见病因

分类	病因
感染性发热	感染细菌、病毒、真菌、支原体、衣原体、立克次体、螺旋体、寄生虫等
非感染性发热	(1)风湿性疾病及自身免疫性疾病：系统性红斑狼疮、类风湿关节炎、皮肌炎、系统性硬化、原发性血管炎、成人斯蒂尔病(Still disease)等； (2)血液病：淋巴瘤、白血病等血液系统肿瘤及噬血细胞综合征等； (3)各种恶性肿瘤； (4)内分泌代谢疾病：如甲状腺功能亢进、甲状腺炎、痛风、卟啉病等； (5)变态反应性疾病：风湿热、药物热、血清病、溶血反应等； (6)其他：①无菌性坏死物质的吸收，如手术后、烧伤、内脏梗死、肿瘤组织坏死和细胞破坏等；②体温调节中枢功能失调，如中暑、中毒、脑出血、脑震荡、脑外伤等；③皮肤散热减少，如心力衰竭、皮肤病(广泛性皮炎、鱼鳞癣等)；④自主神经功能紊乱，常表现为低热，属于功能性发热，如原发性低热、感染后低热、夏季低热、生理性低热(精神紧张、剧烈运动后、月经前及妊娠期等可有低热现象)

诊断要点

1. 确定是否发热及其临床分度

(1)注意体温检测的真实性，需排除检测器材误差、检查方法不当或人为造假因素。

(2)发热临床分度(以口测法为准)：①低热为37.3～38℃；②中热为38.1～39℃；③高热为39.1～41℃；④超高热为41℃以上。

2. 分析发热的热型 发热过程一般分3个阶段：体温上升期、高热期、体温下降期。

根据体温曲线形状可将常见热型分为稽留热、弛张热、间歇热、回归热、波状热、不规则热等。

典型热型对某些疾病有重要诊断意义,但要注意物理降温、退热药、抗菌药或糖皮质激素等干预或治疗后的影响以及个体反应的差异。

3. **明确发热的病因**　发热病因需通过详细的病史询问及体检,分析重要的阳性、阴性症状和体征以及疾病演变过程,结合辅助检查等确定。但临床上仍有 15% 的发热患者始终不能查明原因。

(1)问诊:重点询问发热起始的时间,了解发热的程度和规律(分型)、发热的诱因,按系统询问伴随症状(如患者伴有咳嗽、咳痰,应首先询问呼吸系统的伴随症状,然后询问消化系统、泌尿系统等)和全身性症状。注意既往史(如传染病史、药物使用史)、个人史(如职业史、疫区生活史)等重要病史的询问。

(2)体格检查:根据病史对重点系统进行体检,同时注意不要忽略对皮肤、体表淋巴结等的检查。

(3)实验室与辅助检查:对于感染性疾病,注意完善血常规、C 反应蛋白、红细胞沉降率、血清降钙素原、IL-6 等有助于提示细菌感染诊断的实验室检查,有条件需完善曲霉菌隐球菌组合、真菌葡聚糖检测(G 实验)、结核菌干扰素释放试验、呼吸道病原体核酸检测、巨细胞病毒 DNA 定量测定、痰培养、血培养等,并进行病原学相关实验室检查;完善影像学检查,如胸部 CT。对于非感染性疾病,需根据考虑的疾病完善相关检查,如血管炎相关抗体、风湿病相关检测、系统性红斑狼疮检测、肿瘤标志物、骨髓穿刺及骨髓活检。

(黄建强)

第二节　头痛

头痛指眉弓、耳轮上缘与枕外隆突连线以上部位的疼痛,可分为原发性和继发性两类。前者不能归因于某一确切病因,后者由某些疾病诱发。

病因

1. **颅内病变**

(1)感染:脑膜炎、脑炎、脑脓肿、蛛网膜炎等。

(2)血管:脑梗死、脑栓塞、脑静脉血栓形成、蛛网膜下腔出血、脑出血、高血压脑病、烟雾病、脑动脉夹层、脑血管炎、可逆性脑血管收缩综合征等。

(3)占位:脑肿瘤、脑转移瘤、脑白血病浸润、脑寄生虫病等。

(4)外伤:脑震荡、脑挫伤、硬膜下/外血肿、颅内血肿等。

(5)其他:低颅压头痛、头痛型癫痫等。

2. 颅外病变

(1)颅骨疾病:颅底凹陷症、颅骨肿瘤等。

(2)颈部疾病:颈椎病等。

(3)神经痛:三叉神经、舌咽神经及枕神经痛等。

(4)其他:眼、耳、鼻、牙源性头痛。

3. 全身性疾病　急慢性感染、心血管疾病、中毒、中暑、尿毒症、贫血、月经性头痛等。

4. 神经症　神经衰弱、癔症。

分类

1. 原发性头痛　包括偏头痛、丛集性头痛、紧张性头痛等。

2. 继发性头痛　由上述颅内、外或全身疾病诱发的头痛。

诊断要点

1. 病史采集

(1)起病情况:急性起病多为颅内感染性或血管性疾病;起病时有外伤提示外伤性疾病;慢性进行性头痛注意颅内占位性病变;长期反复发作性头痛多为原发性头痛或神经症。

(2)头痛部位:偏头痛及丛集性头痛多在一侧;颅内病变头痛常为深在性且较弥散;高血压头痛多在枕颈部;感染性疾病头痛多为全头部;蛛网膜下腔出血除头痛外尚有颈痛;眼、鼻或牙源性头痛多为浅表性疼痛。

(3)程度与性质:三叉神经痛、蛛网膜下腔出血最为剧烈;偏头痛、丛集性头痛也较为剧烈;脑肿瘤多为轻、中度痛。偏头痛及高血压性、血管性、发热性疾病的头痛多为搏动性;神经痛呈电击或针刺样;紧张性头痛、颈椎病头痛多为重压或紧箍感;颅内占位多为胀痛或钝痛。

(4)发生及持续时间:颅内占位往往清晨加剧;鼻窦炎头痛发生于清晨或上午;丛集性头痛常在晚间发生;女性偏头痛常与经期有关;头痛型癫痫、神经痛呈发作性,持续时间较短;脑肿瘤的头痛多为持续性,可有长短不等的缓解期。

(5)加重或减轻的因素:咳嗽、打喷嚏、摇头、俯身可使颅内高压性头痛、血管性头痛、颅内感染性头痛及脑肿瘤性头痛加剧;低颅压头痛站立时加重,卧位缓解;三叉神经痛在咀嚼、刷牙和洗脸时诱发;神经症、紧张性头痛在睡眠不足或情绪紊乱时加重。

(6)伴随症状:头痛伴剧烈呕吐者为颅内压增高;头痛伴发热常见于颅内或全身性感染;头痛伴意识障碍者提示颅内血管性疾病;头痛伴视力障碍者可见于青光眼或脑肿瘤;头痛伴癫痫可见于颅内占位或感染性病变;头痛伴神经功能紊乱症状者可能是神经功能性头痛。

2. 体格检查 神经系统体征阳性多提示上述颅内病变。内科系统体征阳性多提示全身性疾病。眼、耳、鼻、牙体征阳性提示眼、耳、鼻、牙相关疾病。

3. 辅助检查 当出现1项或多项预警信号(头痛新近出现;有生以来最严重头痛;夜间痛醒;头痛进行性加重;头痛伴发热;头痛伴恶心/呕吐;弯腰、提重物或咳嗽时诱发头痛;神经系统体征阳性)时,选择性进行头颅影像学、脑脊液、脑电图、有关化验等检查寻找病因。

(陈歆然)

第三节　胸痛

胸痛主要由胸部疾病引起,而胸部周围的组织、器官病变及精神心理疾病等也可导致胸痛。胸痛的部位从颈部到胸廓下端的范围内,有时可放射至颌面部、牙齿和咽喉部、肩背部、双上肢或上腹部。胸痛程度与疾病病情严重程度不完全一致。

病因

胸痛在临床上根据风险程度分为致命性胸痛和非致命性胸痛,根据病因可分为心源性胸痛和非心源性胸痛两类,见表1-3-2。

表1-3-2　胸痛的分类和常见病因

分类	病因	
	心源性	非心源性
致命性胸痛	急性冠脉综合征、心脏压塞、心脏挤压伤(冲击伤)	急性肺栓塞、张力性气胸、主动脉夹层
非致命性胸痛	稳定型心绞痛、急性心包炎、心肌炎、肥厚性梗阻型心肌病、应激性心肌病、主动脉瓣疾病、二尖瓣脱垂	(1)胸壁疾病:急性皮炎、皮下蜂窝织炎、肌炎、肋软骨炎、颈椎病、强直性脊柱炎、胸壁外伤、肋骨骨折、血液系统疾病所致骨痛(急性白血病、多发性骨髓瘤)、肋间神经痛、带状疱疹等; (2)呼吸系统疾病:自发性气胸、胸膜肿瘤、胸膜炎、急性气管-支气管炎、肺炎、肺癌、肺动脉高压等;

续表

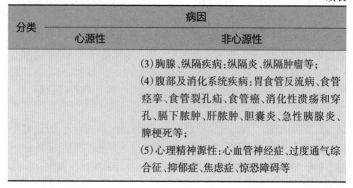

分类	病因	
	心源性	非心源性
		(3)胸腺、纵隔疾病:纵隔炎、纵隔肿瘤等;
		(4)腹部及消化系统疾病:胃食管反流病、食管痉挛、食管裂孔疝、食管癌、消化性溃疡和穿孔、膈下脓肿、肝脓肿、胆囊炎、急性胰腺炎、脾梗死等;
		(5)心理精神源性:心血管神经症、过度通气综合征、抑郁症、焦虑症、惊恐障碍等

诊断要点

1. **问诊**　重点采集胸痛发作时间、部位、性质、频率、持续时间、诱发因素和伴随症状等。首先排除致命性胸痛疾病的可能。重视高发疾病如冠状动脉疾病的危险因素(如高血压、糖尿病、高胆固醇血症、吸烟、肥胖、家族史等),询问口服避孕药和创伤史、疼痛与进食的关系、晕厥发作史等。了解患者的年龄、既往史。个人史、职业史等也有助于病因的判断。

2. **体格检查**　重视生命体征(建议测量双上肢血压)和心肺的体格检查,有助于及时发现致命性胸痛。

3. **实验室和辅助检查**　根据病史、生命体征、神志状态以及有无低氧血症等,区分致命性和非致命性胸痛。及时完善心肌标志物、心电图、胸部影像学等检查有助于明确致命性胸痛的病因。结合病史、症状、体征、实验室和辅助检查做出诊断。

(黄建强)

第四节　腹痛

腹痛多数由腹部脏器疾病引起,但腹腔外疾病及全身性疾病也可以引起腹痛。临床上一般将腹痛按起病缓急、病程长短分为急性腹痛和慢性腹痛。

病因

1. 急性腹痛

(1)腹膜急性炎症:胃肠穿孔,少部分为自发性腹膜炎。

(2)腹腔器官急性炎症:急性胃炎、急性肠炎、急性胰腺炎、急性出血坏死性肠炎、急性胆囊炎、急性阑尾炎等。

(3)空腔脏器梗阻或扩张:肠梗阻、肠套叠、胆道结石、胆道蛔虫、泌尿系结石等。

(4)脏器扭转或破裂:肠扭转、肠系膜或大网膜急性扭转、卵巢囊肿蒂扭转、肝破裂、脾破裂、异位妊娠破裂等。

(5)腹腔内血管梗阻:肠系膜动脉栓塞、脾栓塞等。

(6)腹壁疾病:腹壁挫伤、脓肿或腹壁皮肤带状疱疹。

(7)胸腔疾病的牵涉痛:肺炎、胸膜炎、急性心肌梗死、急性心包炎等。

(8)全身性疾病:腹型过敏性紫癜、糖尿病酮症酸中毒、尿毒症、铅中毒、卟啉病等。

2. 慢性腹痛

(1)腹腔脏器慢性炎症:慢性胃炎、十二指肠炎、胆道感染、胰腺炎、克罗恩病、溃疡性结肠炎、结核性腹膜炎、盆腔炎、结核性腹膜炎等。

(2)脏器慢性扭转或梗阻:胃肠扭转、慢性肠梗阻等。

(3)腹膜或脏器包膜的牵张:术后或炎症后腹膜粘连;肝淤血、病毒性肝炎、肝脓肿或肝癌所致的肝包膜牵张等。

(4)化学性刺激:消化性溃疡、食管溃疡、食管炎等。

(5)中毒与代谢障碍:铅中毒、尿毒症等。

(6)肿瘤压迫或浸润。

(7)胃肠神经功能紊乱。

诊断要点

1. **问诊**　病史询问包括腹痛部位、诱发因素、性质和程度、发作时间以及伴随症状等。

(1)腹痛部位:中上腹痛提示胃、十二指肠和胰腺病变;右上腹痛提示胆囊炎、胆石症、肝脓肿等,老年人需注意心绞痛;右下腹痛应考虑阑尾炎;下腹或左下腹痛考虑结肠疾病、膀胱炎、盆腔炎及异位妊娠破裂等;弥漫性或部位不定的疼痛则见于急性弥漫性腹膜炎、机械性肠梗阻、急性出血坏死性肠炎、卟啉病、腹型过敏性紫癜等。

(2)诱发因素:胆囊炎或胆石症常有进食油腻食物史;急性胰腺炎常有酗酒和/或暴饮暴食史;部分机械性肠梗阻与腹部手术有关;腹部受暴力作用后剧痛并有休克,可能为肝、脾破裂。

(3)性质和程度:中上腹突发剧烈刀割样或烧灼样痛多提示胃、十二指肠溃疡穿孔;中上腹持续性隐痛多为慢性胃炎、胃十二指肠溃疡;上腹部持续性钝痛或刀割样痛呈阵发性加剧多为急性胰腺炎;持续性、广泛性剧烈腹痛伴腹壁肌紧张或板样强直,提示急性弥漫性腹膜炎;阵发性绞痛,疼痛剧烈,注意胆道结石或泌尿系结石;绞痛多为空腔脏器痉挛、扩张或梗阻。

(4)发作时间:餐后疼痛提示胆胰疾病、胃部肿瘤或消化不良;周期性、节律性上腹痛见于胃、十二指肠溃疡;与月经来潮相关的腹痛提示子宫内膜异位症;月经期间腹痛可能为卵泡破裂。

(5)伴随症状:伴发热、寒战提示炎症存在,见于急性胆道感染、胆囊炎、肝脓肿、腹腔脓肿;伴黄疸多与肝胆胰疾病、急性溶血性贫血有关;伴休克、贫血可能是腹腔脏器破裂(如肝、脾或异位妊娠破裂);伴休克无贫血见于胃肠穿孔、狭窄性肠梗阻、肠扭转、急性出血坏死性胰腺炎等,还需警惕心肌梗死、大叶性肺炎;伴呕吐、反酸提示食管、胃肠病变,呕吐量大提示胃肠道梗阻;伴腹泻提示消化吸收障碍或肠道炎症、溃疡或肿瘤;伴血尿可能为泌尿系疾病。

2. **体征** 有无腹膜刺激征、脏器肿大、包块等。

3. **实验室及辅助检查** 结合相关的化验,如常规化验(包括血、尿、粪便常规、血淀粉酶及脂肪酶、肝肾功能、血糖、血脂、病毒性肝炎标志物)及辅助检查(包括胃镜、腹部超声、腹部CT、心电图等),做出诊断。

(王锦萍)

第五节 水肿

人体组织间隙有过多液体积聚时称为水肿,可分为全身性与局部性水肿。发生在体腔内的液体积聚称为积液,如胸腔积液、腹水等。产生水肿的机制包括毛细血管血流动力学改变,水钠潴留,静脉、淋巴回流障碍等。

病因

水肿的常见病因见表 1-3-3。

表 1-3-3 水肿的常见病因

分类	病因
全身性 水肿	(1)心源性:各种心脏疾病引起的右心衰竭、缩窄性心脏病如缩窄性心包炎、心包积液; (2)肝源性:失代偿期肝硬化; (3)肾源性:各型肾炎和肾病; (4)内分泌代谢疾病:甲状腺功能减退症、甲状腺功能亢进症、原发性醛固酮增多症、库欣综合征、腺垂体功能减退症、糖尿病;

分类	病因
	(5)营养不良性水肿;
	(6)妊娠性水肿;
	(7)结缔组织病:系统性红斑狼疮、硬皮病、皮肌炎等;
	(8)变态反应性水肿;
	(9)药物性:药物过敏、肾脏损伤、内分泌紊乱;
	(10)特发性水肿;
	(11)功能性水肿
局部水肿	(1)炎症性水肿;
	(2)淋巴回流障碍:丝虫病;
	(3)静脉回流障碍:静脉血栓、静脉炎、上腔静脉阻塞综合征等;
	(4)血管神经性:流行性腮腺炎;
	(5)神经源性;
	(6)局部黏液性

诊断要点

1. **确定是否水肿**　常从观察下肢开始,然后依次观察颜面部、躯干部、会阴部及上肢等部位。

2. **判定水肿部位及程度**　水肿为全身性或局部性,程度如何(轻、中、重度及隐性水肿)。

3. **水肿的性质**

(1)凹陷性水肿和非凹陷性水肿:凹陷性水肿是液体积聚于皮下疏松结缔组织间隙所致,常见于心源性、肾源性、肝源性以及营养不良型;非凹陷性水肿是慢性淋巴回流受阻、黏液性水肿(甲状腺功能减退症)所致。

(2)炎性水肿和非炎性水肿:炎性水肿常为局限性,以局部潮红、灼热、疼痛和压痛为主要特征。

4. **明确水肿的病因**

(1)问诊:重点询问水肿发生的时间、部位(包括始发部位、蔓延情况),有无诱因(药物、情绪、月经、感染等),与体位、运动关系,发作频率,伴随症状(如呼吸困难、心悸、气促、发热等)。重点了解过去心脏、肾脏、肝脏等疾病史和药物使用史等,水肿与月经周期的关系。

(2)伴随症状:是否伴有肝大、重度蛋白尿、呼吸困难与发绀、心跳缓慢、血压偏低、消瘦、体重减轻等。

(3)体格检查:注意有无营养不良、肝大、颈静脉怒张、肝颈静脉回流征阳性、呼吸困难、发绀等。

(4)临床常见心源性与肾源性水肿的鉴别:见表1-3-4。肝源性水肿常表现为腹水,也可出现踝部水肿。

(5)实验室与辅助检查:血尿常规、大便常规、肝肾功能、内分泌功能试验等,腹部超声、心电图、超声心动图以及X线等。

表1-3-4　心源性水肿与肾源性水肿的鉴别

鉴别点	肾源性水肿	心源性水肿
开始部位	从眼睑、颜面开始延至全身	从足部开始,向上延及全身
发展快慢	发展常迅速	发展较缓慢
水肿性质	软而移动性大	比较坚实,移动性较小
伴随症状	伴有肾脏其他表现,如高血压、蛋白尿、血尿、管型尿、眼底改变等	伴有心脏病及右心衰竭其他表现,如心脏增大、心杂音、肝大、静脉压力升高等

(刘　娟)

第六节　呼吸困难

呼吸困难是指主观感到空气不足或呼吸费力,客观可表现为呼吸运动用力,严重时可出现张口呼吸、鼻翼扇动、端坐呼吸及发绀,辅助呼吸肌参与呼吸运动(点头、耸肩等),可有呼吸频率、深度与节律的改变。

病因

1. 肺源性呼吸困难

(1)气道狭窄、阻塞:鼻、咽、喉、气管、支气管病变或其周围疾病压迫气道引起气道狭窄、阻塞。

(2)肺疾病:如肺炎、肺脓肿、肺水肿、肺不张、肺尘埃沉着症、弥漫性肺间质疾病等肺实质、间质病变。

(3)胸廓运动及呼吸肌障碍:如气胸、胸腔积液、广泛胸膜粘连增厚、胸廓外伤、严重胸廓和脊柱畸形、膈肌麻痹、高度鼓肠、大量腹水、腹腔巨大肿瘤、胃扩张、妊娠晚期等。

(4)纵隔疾病:如急性纵隔炎、慢性纤维性纵隔炎、纵隔肿瘤及囊肿、纵隔气肿。

(5)肺血管病变:如原发性肺动脉高压、肺栓塞。

2. 心源性呼吸困难　各种原因所致的左心和/或右心功能不全

引起、心包填塞、缩窄性心包炎等。

3. **血源性呼吸困难** 贫血、大出血或休克、一氧化碳中毒。

4. **中毒性呼吸困难** 酸中毒、药物中毒(吗啡、巴比妥类药物、有机磷中毒等)及化学毒物中毒(亚硝酸盐、氰化物等)。

5. **神经精神性与肌病性呼吸困难** 颅脑疾病、癔症、神经症,重症肌无力等神经-肌肉疾病与药物不良反应导致的呼吸肌功能障碍和麻痹。

诊断要点

1. **确定呼吸困难的存在** 区分吸气性呼吸困难、呼气性呼吸困难和混合性呼吸困难。注意是否有低氧血症。

2. **病因诊断**

(1)问诊:通过病史询问,重点了解既往心、肺、肾等病史,注意起病的快慢、与活动和体位的关系及伴随症状,如咳嗽、咳痰、发热、胸痛、窒息感等。

(2)体格检查:重点是心肺的体格检查,主要是有无心衰、肺炎、肺气肿、肺心病、胸腔积液等常见疾病的体征。

(3)实验室与辅助检查:完善血清 NT-proBNP、心电图、超声心动图、胸部影像学、肺功能检查等心肺相关的实验室与辅助检查有助于明确是否存在肺源性、心源性呼吸困难及其病因。

(黄建强)

第七节 咳嗽与咳痰

咳痰是借咳嗽动作将呼吸道内分泌物或渗出液排出口腔外的现象,是机体的防御型神经反射,有利于清除呼吸道分泌物和有害因子,但长期、频繁咳嗽影响工作与休息则属于病理现象。成人咳嗽通常按时间分为 3 类:急性咳嗽(< 3 周)、亚急性咳嗽(3 ~ 8 周)和慢性咳嗽(> 8 周),其常见病因均有差异。咳嗽按性质分为干性咳嗽(无痰或痰量甚少)、湿性咳嗽(每天痰量 > 10ml)。

病因

1. **呼吸系统疾病** 受刺激性气体和粉尘吸入、炎症、出血、肿物、异物等的刺激均可引起咳嗽。上呼吸道和下呼吸道病变,如后鼻滴流综合征、慢性咽炎、急性支气管炎、支气管扩张、气道异物、气道肿瘤等;肺部病变,如肺炎、肺结核、肺间质纤维化等;胸膜疾病,如胸膜炎、气胸、胸膜瘤等。

2. **纵隔疾病** 如胸腺瘤、食管肿瘤等。

3. 心血管疾病　二尖瓣狭窄或左心功能不全所致肺淤血、肺水肿,肺栓塞等。

4. 其他　如胃食管反流病、中枢神经因素(如脑炎、脑膜炎)、耳部疾病(耳 - 咳嗽反射)、口腔疾病、颈椎病、躯体性咳嗽综合征等。

诊断要点

1. 起病缓急　根据咳嗽时间可分为急性咳嗽、亚急性咳嗽和慢性咳嗽,其常见病因均有差异。急性咳嗽的常见病因为普通感冒和急性气管 - 支气管炎,但需注意鉴别其他原因所致的急性咳嗽,如急性心肌梗死、左心功能不全、肺炎、气胸、肺栓塞、异物吸入等危重症疾病所致咳嗽。亚急性咳嗽最常见的原因是感染后咳嗽,其次为咳嗽变异性哮喘、嗜酸性粒细胞性支气管炎、上气道咳嗽综合征等。慢性咳嗽的诊断应首先考虑咳嗽变异性哮喘、上气道咳嗽综合征、嗜酸性粒细胞性支气管炎、变应性咳嗽和胃食管反流性咳嗽等常见病因。

2. 病因诊断

(1)问诊:询问咳嗽的持续时间、时相、性质、音色,诱发或加重因素、体位影响、伴随症状等。区分干咳或湿咳,湿咳需询问痰液性质、颜色、气味及痰量等。询问吸烟史、职业或环境暴露史、服用血管紧张素转化酶抑制剂(angiotensin converting enzyme inhibitor, ACEI)类药物或其他药物史等。

(2)体格检查:重点是肺部的体格检查。需要注意上呼吸道各部位的体检情况。注意体形,肥胖体形者应注意阻塞性睡眠呼吸暂停或胃食管反流合并慢性咳嗽的可能。

(3)实验室与辅助检查:影像学检查、肺功能检查是重要的检查方式。痰液的检查,包括细胞学检查、病原学检查(痰培养)等有助于明确病因。其他检查,如血常规、IgE以及呼出气一氧化氮(fractional exhaled nitric oxide, FeNO)检测、食管反流监测、支气管镜检查等。

(黄建强)

第八节　咯血

喉部以下的呼吸道(气管、支气管或肺组织)出血,经咳嗽从口腔排出或痰中带血称咯血。病变影响的血管包括体循环的支气管动脉、肺循环的肺动脉和肺静脉,以及毛细血管网。一般每日咯血量 < 100ml 为小量咯血,100 ~ 500ml 为中等量咯血,500ml 以上或一次咯血量 100 ~ 500ml 为大量咯血。

病因

咯血的病因按解剖部位分为气管/支气管、肺、心脏及全身性疾病或其他系统（器官）疾病。疾病损伤的血管可以是体循环的支气管动脉。

1. 气管/支气管疾病   如急性支气管炎、慢性支气管炎、支气管扩张、支气管结石、结核、肿瘤、气道异物等。

2. 肺部疾病   如肺炎、肺脓肿、肺结核、肺真菌病、肺寄生虫病、肺肿瘤、恶性肿瘤肺转移、肺囊肿、肺含铁血黄素沉着症、肺隔离症等。

3. 肺血管及其他心血管疾病   如急性左心衰竭、先天性心脏病、心脏瓣膜病、肺栓塞、原发性肺动脉高压、肺血管炎、肺动静脉瘘、弯刀综合征等。

4. 全身性疾病及其他原因   血液病，如血小板减少性紫癜、白血病、血友病、再生障碍性贫血、凝血障碍及弥散性血管内凝血等；风湿性疾病，如系统性红斑狼疮、抗中性粒细胞胞质抗体（ANCA）相关性血管炎、贝赫切特综合征等；肺出血肾炎综合征；急性传染病，如流行性出血热、肺出血型钩端螺旋体病等；子宫内膜异位症、替代性月经；药物，如抗凝药物、抗血小板药物、抗甲状腺药物等；有创性检查和治疗术，如经皮肺穿刺、支气管镜下组织活检、介入治疗等。

诊断要点

1. 确定是否咯血   需鉴别和排除鼻、咽、口腔和上消化道出血。咯血与呕血的鉴别见表1-3-5。

表1-3-5   咯血与呕血的鉴别

鉴别点	咯血	呕血
病史	肺结核、支气管扩张、肺癌、肺炎、肺脓肿、肺血管病、心脏病等	消化性溃疡、肝硬化、急性胃黏膜病变、胃癌、胆道病变等
出血前症状	喉部痒感、胸闷感、咳嗽等	上腹部不适、恶心、呕吐等
出血方式	咯出	呕出，可为喷射状
血的颜色	鲜红	暗红色或棕色（咖啡色）、有时鲜红色
血中混合物	痰液、泡沫	食物残渣
酸碱反应	碱性	酸性

鉴别点	咯血	呕血
黑便	无(如吞咽血液较多时可有)	有,可为柏油样,呕血停止后仍可持续数天
出血后痰的性状	血痰,可持续数天	无痰

2. 确定咯血量及生命体征 判断是否有大咯血窒息或出血性休克,并及时进行抢救。

3. 病因诊断

(1)问诊:病史询问应注意年龄、起病急缓、心肺及血液病等病史、结核接触史、用药史。询问血痰还是血块;询问首次咯血出现的时间、咯血的持续时间和频度、咯血总量或单次最大咯血量。询问是否有呼吸困难、发绀等气道阻塞、窒息等症状;是否有心悸、乏力、出冷汗、四肢湿冷等失血性休克的症状。注意伴随症状的询问,如发热、胸痛、皮肤黏膜出血、黄疸等。

(2)体格检查:体格检查重点在于呼吸循环系统表现。

(3)实验室与器械检查:结合化验(病原学及病理学检查有重要意义)和有关辅助检查(胸部 X 线、CT、心电图、纤维支气管镜等)做出诊断。

(黄建强)

第九节 呕血

呕血是上消化道疾病(指十二指肠悬韧带以上的消化道,包括食管、胃、十二指肠、肝、胆、胰及胃空肠吻合术后的空肠上段疾病)或全身性疾病所致的上消化道出血,血液经口腔呕出,患者常伴黑便。出血量大者可有失血性休克表现。

病因

1. 消化系统疾病 包括食管、胃、十二指肠、肝、胆、胰多种疾病,最常见为消化性溃疡、食管或胃底静脉曲张破裂、急性糜烂性出血性胃炎和胃癌。

2. 全身性疾病 血液系统疾病(如血小板减少性紫癜、白血病、血友病、淋巴瘤)、感染性疾病(如钩端螺旋体病、暴发性肝衰竭、登革热以及败血症等)、结缔组织病(如系统性红斑狼疮、皮肌炎、结节性多动脉炎等)及其他原因(尿毒症等)。

诊断要点

1. **确定是否呕血** 排除口腔、鼻、咽、喉等部位的出血以及咯血（鉴别见本章第八节）。

2. **病史采集**

(1)伴随症状:询问有无上腹痛、肝脾大、黄疸、发热、皮肤黏膜出血等。

(2)用药史、疾病手术外伤史:近期有无服用非甾体抗炎药（nonsteroidal anti-inflammatory drugs,NSAIDs）、酗酒、毒物摄入、大面积烧伤、颅脑手术、脑血管疾病和严重外伤等。

(3)询问呕血前是否有剧烈呕吐,排除贲门黏膜撕裂引起呕血。

3. **体格检查**

(1)检查有无肝掌、蜘蛛痣、移动性浊音阳性、出血点等,协助病因的判断。

(2)根据体征估计出血量:出血量占循环血容量 10% 以下,患者一般无明显失血表现;出血量占血容量的 10% ~ 15%,可有头晕、乏力,多无血压、脉搏变化;出血量 20% 以上,出现冒冷汗、四肢厥冷、心慌、脉搏增快等;出血量 30% 以上,出现急性周围循环衰竭,可表现为神志不清、面色苍白、脉搏细弱、血压下降、呼吸急促及休克等。

4. **实验室及器械检查** 血液学改变最初可不明显,随后可出现血红蛋白及血细胞比容逐渐下降、氮质血症等。结合患者可能的呕血病因选择合适的器械检查协助诊断。

（王锦萍 刘 娟）

第十节 腹泻

腹泻是指排便次数增多,粪质稀薄,或带有黏液、脓血或未消化的食物。如解液状便,每日 3 次以上,或每天粪便总量 > 200g,其中粪便含水量 > 80%,则可认为是腹泻。腹泻分为急性和慢性。急性腹泻病程一般 < 3 周,超过一个月者为慢性腹泻。

病因

1. **急性腹泻**

(1)消化系统疾病:急性肠道疾病、各种病原体感染引起的急性肠炎、急性缺血性肠病、抗生素相关性肠炎、食物中毒引起的肠炎。

(2)非消化系统疾病

1)急性中毒:植物性（毒蕈、桐油等）、动物性（河鲀、鱼胆等）、化学毒物（有机磷、砷、铅、汞等）。

2)急性全身性感染:败血症、伤寒和副伤寒、霍乱和副霍乱、流感、钩端螺旋体病等。

3)其他:变态反应性疾病(鱼、虾、乳类过敏,过敏性紫癜)、内分泌疾病(甲状腺功能亢进危象、肾上腺皮质功能减退危象)、药物不良反应(利血平、新斯的明等)。

2. 慢性腹泻

(1)消化系统疾病

1)胃部疾病:慢性萎缩性胃炎、胃大部切除后胃酸缺乏。

2)肠道感染性疾病:结核、慢性细菌性痢疾、慢性阿米巴痢疾、血吸虫病、肠鞭虫病、钩虫病、绦虫病等。

3)肠道非感染性疾病:克罗恩病、溃疡性结肠炎、结肠多发性息肉、吸收不良综合征等。

4)肠道肿瘤:结肠绒毛状腺瘤、肠道恶性肿瘤。

5)胰腺疾病:慢性胰腺炎、胰腺癌、胰腺切除术后。

6)肝胆疾病:肝硬化、胆汁淤积性黄疸、慢性胆囊炎与胆石症。

(2)非消化系统疾病

1)内分泌代谢性疾病:甲状腺功能亢进、肾上腺皮质功能减退、神经内分泌瘤(癌)、糖尿病性肠病。

2)其他系统疾病:系统性红斑狼疮、硬皮病、尿毒症、放射性肠炎。

3)药物不良反应:利血平、甲状腺素、洋地黄类、考来烯胺、某些抗肿瘤药物及抗生素等。

4)神经功能紊乱:如肠易激综合征。

诊断要点

1. 首先评估患者是否存在严重腹泻　急性腹泻者观察有无出现脱水、电解质紊乱与代谢性酸中毒等表现,慢性腹泻者则观察有无伴发营养障碍、维生素缺乏、体重减轻等。

2. 病史询问

(1)起病缓急与病程:急性起病多为感染或食物中毒所致,通常病程较短;慢性起病多见于慢性感染、非特异性炎症、吸收不良、肠道肿瘤或神经功能紊乱,病程较长。

(2)腹泻次数、大便性状以及腹泻与进食的关系:急性腹泻多数每日排便 10 次以上,而慢性腹泻则每日排便数次。黏液血便或脓血多见于感染性腹泻,仅为黏液便则多见于肠易激综合征。禁食 48 小时后腹泻持续存在常为分泌性腹泻,显著减轻或停止常为渗透性腹泻。

(3) 伴随症状：如发热、腹痛(部位)、里急后重、明显消瘦、皮疹和皮下出血、腹部包块、重度失水，注意有无伴关节痛或关节肿胀等。

(4) 询问药物使用史。

3. **体格检查**　观察患者的体温、皮疹、腹部体征、失水征等。

4. **实验室及器械检查**　大便常规、病原菌培养以及消化道内镜检查有重要意义。根据病因选择合适的血液学检验对腹泻进行鉴别诊断。

(王锦萍　刘　娟)

第十一节　黄疸

黄疸是由于血清中胆红素升高致使皮肤、黏膜和巩膜发黄的症状和体征。正常血清总胆红素为 1.7 ~ 17.1μmol/L(0.1 ~ 1mg/dl)。胆红素为 17.1 ~ 34.2μmol/L(1 ~ 2mg/dl)时，临床不易察觉，称为隐性黄疸；胆红素超过 34.2μmol/L(2mg/dl)时出现临床可见黄疸。血液中胆红素可分为非结合胆红素(unconjugated bilirubin，UCB)(也称游离胆红素)和结合胆红素(conjugated bilirubin，CB)，后者为水溶性，可通过尿液排出。

病因

1. **溶血性黄疸**　凡能引起溶血的疾病都可引发溶血性黄疸。常见病因如下。

(1) 先天性或遗传性因素引起的溶血性贫血：如地中海贫血、遗传性球形红细胞增多症；

(2) 后天性获得性溶血性贫血：如自身免疫性溶血性贫血、不同血型输血后的溶血、阵发性睡眠性血红蛋白尿、新生儿溶血、蚕豆病、药物(如伯氨喹、磺胺类、呋喃唑酮)等。

2. **肝细胞性黄疸**　由各种导致肝细胞严重损害的疾病引起，如病毒性肝炎、肝硬化、肝癌、中毒性肝炎、全身性感染性疾病(败血症、钩端螺旋体病等)。

3. **胆汁淤积性黄疸**

(1) 肝内性：又分为肝内阻塞性胆汁淤积(如肝内泥沙样结石、癌栓、华支睾吸虫病)和肝内胆汁淤积(毛细胆管炎型病毒性肝炎、原发性胆汁性肝硬化、妊娠期肝内胆汁淤积症、药物性)。

(2) 肝外性：可由胆总管结石、狭窄、炎性水肿、肿瘤及蛔虫等阻塞引起。

4. **先天性非溶血性黄疸**　系由肝细胞对胆红素的摄取、结合或排泄有缺陷所致的黄疸,包括吉尔伯特综合征(Gilbert syndrome)、杜-约综合征(Dubin-Johnson syndrome)、罗托综合征(Rotor syndrome)、克-纳综合征(Crigler-Najjar syndrome)(可出现新生儿核黄疸)。

诊断要点

1. **排除假性黄疸** 询问药物、食物摄入史,如有无服用新霉素、米帕林等,排除胡萝卜素血症、皮肤橙色病、球结膜下脂肪等。

2. **确定黄疸类型** 溶血性、肝细胞性以及胆汁淤积性黄疸的鉴别见表1-3-6。

表1-3-6 三种黄疸的鉴别

类型	临床表现	CB/(μmol/L)	UCB/(μmol/L)	CB/STB	尿胆红素	尿胆原/(μmol/L)
正常人	无	0～6.8	1.7～10.2	0.2～0.4	阴性	0.84～4.2
胆汁淤积性黄疸	皮肤瘙痒、心动过缓	明显增加	轻度增加	>0.5	强阳性	减少或缺如
溶血性黄疸	溶血特征如贫血、网织红细胞增多等	轻度增加	明显增加	<0.2	阴性	明显增加
肝细胞性黄疸	肝功能减退表现	中度增加	中度增加	0.2～0.5	阳性	正常或轻度增加

注:CB为结合胆红素;UCB为非结合胆红素;STB为血清总胆红素。

3. **病史采集**

(1)病史:询问有无群体发病、外出旅游、药物使用、长期酗酒、寄生虫感染、传染病接触史,既往输血史。明确黄疸的起病急缓,持续时间与演变情况。

(2)伴随症状:有无发热、腹痛等,右上腹剧痛、寒战高热和黄疸为查科三联征(Charcot triad),提示急性化脓性胆管炎。有无腰痛、贫血等(溶血性黄疸)。有无肝脾大、腹腔积液等。

4. **体格检查** 注意有无蜘蛛痣、肝掌、肝脾大、胆囊肿大、腹水、恶病质等。

5. **实验室及器械检查** 结合有关化验,如血、尿、黄疸常规、肝功能等,以及影像学检查,如 B 超、腹部 X 线、CT、经内镜逆行胰胆管造影(ERCP)、磁共振胰胆管成像(MRCP)等做出诊断。

(王锦萍　刘　娟)

第十二节　意识障碍

意识障碍指人对周围环境及自身状态的识别和觉察能力出现障碍,多由上行网状激活系统或双侧大脑皮质损害引起。

病因

1. 颅内病变

(1)感染:脑炎、脑膜脑炎、脑脓肿、脑型疟疾等。

(2)血管:脑梗死、脑栓塞、脑静脉血栓形成、蛛网膜下腔出血、脑出血、高血压脑病等。

(3)占位:脑肿瘤、脑转移瘤、脑白质病浸润等。

(4)外伤:脑震荡、脑挫伤、硬膜下／外血肿、颅内血肿等。

(5)其他:癫痫等。

2. 颅外病变

(1)急性重症感染:败血症、肺炎、中毒性菌痢、伤寒、斑疹伤寒、恙虫病等。

(2)内分泌与代谢障碍:甲状腺危象、甲状腺功能减退症、尿毒症、韦尼克脑病(Wernicke encephalopathy)、肝性脑病、肺性脑病、糖尿病酮症酸中毒等。

(3)心血管疾病:休克、心肌梗死、心力衰竭、心律失常引起阿-斯综合征等。

(4)水、电解质平衡紊乱:高／低钠血症、高／低钙血症、高／低血糖、低氯性碱中毒、高氯性酸中毒等。

(5)外源性中毒:食物、药物、重金属、有机磷杀虫剂、一氧化碳、甲醇、酒精等中毒,还有毒蛇咬伤。

(6)物理性及缺氧性损害:中暑、热射病、触电、高山病等。

分类

1. 以觉醒度改变为主

(1)嗜睡:为意识障碍的早期表现。睡眠时间过度延长,可被唤醒,醒后可勉强配合检查及简单对答,停止刺激后继续入睡。

(2)昏睡:嗜睡较重。正常外界刺激不能唤醒,高声呼唤或在强烈刺激下可被唤醒,醒时答话含糊或答非所问,很快又再入睡。

(3)昏迷:最严重。意识完全丧失,各种强刺激均不能觉醒。按其程度可分为3级。

1)浅昏迷:对疼痛刺激尚可出现痛苦表情或肢体退缩;吞咽、咳嗽、角膜、瞳孔对光反射仍存在;生命体征无明显改变。

2)中昏迷:对强烈刺激的防御反射减弱;上述浅昏迷中反射减弱;生命体征已有改变。

3)深昏迷:对各种刺激均无反应;各种反射均消失;生命体征明显改变。

2. 以意识内容改变为主

(1)意识模糊:能保持简单的精神活动,但对时间、地点、人物的定向能力发生障碍。

(2)谵妄:急性一过性注意力和认知力障碍。表现为定向力丧失、感觉错乱(幻觉、错觉)、躁动不安、言语杂乱。

诊断要点

1. 快速初步检查和紧急处理　评估对刺激的反应、瞳孔及对光反射、脑膜刺激征,监测并稳定生命体征;完善血糖、血常规、电解质、肝及肾功能、凝血功能、动脉血气分析、尿常规、心电图检查。

2. 病史采集

(1)起病急缓:急骤起病多为颅内血管性疾病、中毒、外伤、癫痫、低血糖、阿-斯综合征等。渐进加重的意识障碍多见于内分泌与代谢障碍疾病、颅内外重症感染等。

(2)意识障碍过程:意识障碍时轻时重,以中毒性或代谢性脑病居多;头部创伤可有意识障碍,如清醒后再昏迷应考虑硬膜外血肿的可能。

(3)伴随症状:先发热后意识障碍见于颅内外重症感染;先意识障碍后发热见于脑出血、蛛网膜下腔出血等;伴头痛见于上述各种颅内病变;伴呼吸缓慢、瞳孔缩小见于吗啡类、巴比妥类、有机磷杀虫药等中毒;伴高血压见于高血压脑病、脑血管意外、尿毒症等。

(4)环境及现场特点:高温环境需考虑中暑;冬季洗澡或烤火环境需考虑一氧化碳中毒;公共场所发病需考虑癫痫、脑血管病和阿-斯综合征等;现场有药瓶、酒瓶等需考虑中毒可能。

(5)既往史:若有肿瘤、糖尿病或慢性心脏、肺、肝、肾病史,需考虑慢性疾病基础上继发的意识障碍。

3. 体格检查

(1)神经系统:体征阳性多提示上述颅内病变。

(2)内科系统:体征阳性多提示上述颅外病变。

4. **辅助检查**　除上述快速初步检查中的项目外,应选择性进行毒物检测、病原体分析、脑脊液、脑电图、颅脑 CT 或 MRI 等检查寻找病因。

(陈歆然)

第十三节　血尿

血尿是指尿中红细胞排出异常增多。新鲜尿沉渣显微镜检查红细胞 ≥ 3 个 /HPF,可诊断为血尿。血尿根据外观和颜色分为肉眼血尿和镜下血尿。

病因

一般来说,95% 以上的血尿是泌尿系统疾病所致,其中 80% 是肾小球疾病、尿路感染、结石所致。

1. **泌尿系统疾病**　各种肾小球肾炎、泌尿系统结石、感染、肿瘤、损伤、血管病变、先天性畸形、化学物品或药物损害。

2. **全身性疾病**　血液病如白血病或出血性疾病,感染性疾病如钩端螺旋体病、流行性出血热等,结缔组织病及变态反应性疾病如系统性红斑狼疮、风湿热,心血管疾病如充血性心力衰竭,内分泌代谢疾病等。

3. **尿路邻近器官炎症、肿瘤波及或刺激尿路**　如急性阑尾炎、盆腔炎、结肠癌、宫颈癌等。

4. 运动性或其他未明原因血尿。

诊断要点

1. **确定真性血尿**　在确定为真性血尿之前,必须排除下述假性血尿:阴道或痔出血污染尿液;血红蛋白尿、肌红蛋白尿(表 1-3-7)和卟啉尿;色素尿(某些药物、食物、染料试剂所致)。

表 1-3-7　血尿、血红蛋白尿、肌红蛋白尿鉴别

	联苯胺试验(尿)	尿色(上清液)	尿沉渣(RBC)	血清颜色(上清液)
血尿	+	清亮	-/+	清亮
血红蛋白尿	+	红色	-	红色
肌红蛋白尿	+	红棕色	-	清亮

2. **确定出血部位和病变性质**　血尿可分为肾小球性和非肾小球性血尿。下列几种方法有助于确定肾小球性血尿。

(1)红细胞形态:用相差显微镜观察新鲜尿液内的红细胞形态,如发现尿中畸形红细胞占75%以上,畸形红细胞数$\geq 8 \times 10^6/L$,则为肾小球性血尿,其灵敏度为89%,特异度为92%。

(2)尿沉渣中出现管型,特别是红细胞管型和含有免疫球蛋白的颗粒管型,说明出血来自肾实质。

(3)血尿伴较严重的蛋白尿:当轻度肉眼血尿而尿蛋白 > 1.0g/24h,或定性 > ++,有助于肾小球性血尿的诊断。

确定为肾小球性血尿后,则应进行肾小球疾病的相关检查,可行肾活检以明确诊断,并了解肾小球疾病的病理类型和病变程度。

如相差显微镜检查尿中红细胞为正形,则为非肾小球性血尿,出血来源于尿路,多由结石、感染、肿瘤、动静脉畸形、损伤等原因所致。

3. **病史采集**

(1)伴随症状:血尿伴有肾绞痛、排尿时痛或尿流突然中断,是泌尿系结石的特征。伴有发热、腰痛、尿频、尿急、尿痛等膀胱刺激症状,应考虑尿路感染。伴有高血压、浮肿者,应考虑肾炎、高血压肾病。伴有肾脏肿块要考虑肾肿瘤、肾囊肿、肾积水、多囊肾等。

(2)年龄:小儿时期的血尿要多考虑肾炎、先天性泌尿系畸形;青少年或中年出现血尿,多见于结石、尿路感染或结核、肾炎;40岁以上的无痛性血尿患者,应多考虑肾肿瘤和男性的前列腺病变。

4. **体格检查** 应注意腹部有无压痛点、下肢水肿等体征。

5. **实验室及辅助检查** 对非肾小球性血尿应根据患者的症状、体征,选择常用和特殊检查方法来确定出血部位和原因。常用的检查方法有凝血功能检查、尿细菌学检查、尿脱落细胞学检查、腹部平片、静脉肾盂造影(IVP)、B型超声、CT、逆行肾盂造影等。对诊断困难的患者可做膀胱镜或输尿管镜检查;原因不明的血尿,可行肾动脉造影。

(陈伟英)

第四章 超声检查

第一节　腹部脏器的超声检查

超声检查是现代医学影像诊断的常用方法,利用超声的良好方向性和声阻抗特性、声衰减和多普勒特性等原理,通过超声波诊断仪将超声波发射到人体的不同部位,使其在组织中传播,并接收反射的回声,从图像中分析判断正常或病变组织的位置、物理特性、形态结构和功能状态。其检查方法可分为 A 型(一维)、B 型(二维)、M 型(超声心动扫描术)、D 型(多普勒效应)诊断法,以及弹性超声、超声造影等。

超声造影,又称声学造影,是在常规超声检查的基础上,通过静脉注射超声造影剂,增强人体的血流散射信号,实时动态地观察组织的微循环灌注信息,以提高病变的检出率,并对病变的良恶性进行鉴别。

超声的用途:①检测肝、脾、肾、胰、子宫、卵巢、前列腺、眼、乳腺等实质性器官以及腹部肿块的大小、外形和内部结构,发现弥漫性或局灶性占位性病变,并鉴别其性质属实性、囊性或混合性;②检测膀胱、胆囊、胃的形态和功能;③检测心脏和大血管、周围血管的形态、结构和功能;④检测各种体腔积液和有关病变;⑤治疗后的追踪观察;⑥弹性超声检测组织器官的硬度;⑦超声造影评估组织器官的微循环灌注;⑧超声介入性诊断和治疗,如经食管、直肠、阴道等的腔内超声检测和借声像图导向穿刺针收细胞学或组织学活检,脓肿和囊腔的抽液及置管引流,胆管、门静脉造影及病灶内的注药等。以下简要介绍临床常用的腹部脏器超声显像诊断。

(一)肝脾疾病的超声诊断

检查前,患者应空腹。

1. **正常肝脾声像和超声测值**　正常肝脏切面轮廓光滑,右前缘平坦,后下缘呈楔形锐利,肝左叶前后径 < 6cm,上下径 < 9cm,右叶斜径 < 14cm,门静脉主干内径 < 1.4cm。肝实质回声呈弥漫均匀的细小光点,可清晰显示门静脉、肝静脉、下腔静脉行径及其分支。正常脾轮廓光滑,内部回声均匀,强度略低于肝,可见脾静脉及其分支。脾最大长径 < 11cm,前后径 < 4cm。脾门处脾静脉内径 < 0.8cm。

2. **弥漫性肝病的超声特点**　弥漫性肝病包括细菌、病毒、代谢、血液病等所致的肝脏疾病。

(1)炎症性肝病:①肝脏增大,各叶上下径、前后径增大;②肝实质回声变化,按病程和病变程度不同而异,可分为0、Ⅰ、Ⅱ、Ⅲ 4 级,0级见于正常肝,肝炎以Ⅰ级为主,Ⅱ、Ⅲ级见于肝硬化;③脾大。

(2)肝硬化:①肝脏失去正常形态,缩小或萎缩,边缘呈结节状或波浪状;②肝实质回声水平增强,密度增高,分布不均,远场衰减;③门静脉增粗扩张,内径 ≥ 1.4cm,分支径迂曲,脾静脉内径 ≥ 1.0cm,肝静脉管腔变细,显示不良,心源性肝硬化者则见肝静脉增粗和"下腔静脉征";④脾大;⑤腹腔内见腹水的无回声区;⑥多普勒检查见门静脉血流速度减慢,频谱低平等;⑦弹性超声检查可检测到肝实质硬度增加。

(3)脂肪肝:①肝脏增大,轮廓光滑整齐;②肝实质回声强度增加,呈"亮肝"征,远场衰减;③偶见脾大和肝静脉充盈;④超声衰减定量可检测到衰减增加。

3. 局灶性肝病的超声特点

(1)肝血管瘤:①肝外形轮廓多正常;②病灶单发或多发,境界清晰,多邻近肝内血管,呈蜂窝状,高回声,彩色多普勒检查可隐约见小血管通入病灶内,病灶内及周边彩色血流不丰富,多为静脉频谱,血流速度低;③如有钙化,可见光斑和声影,应注意与小肝癌鉴别,可短期复查;④超声造影可以观察到病灶周边结节状增强,随时间延长向心性充填。

(2)肝细胞癌:①肝轮廓不整,呈局部隆起或结节状;②病灶回声可有低回声型、高回声型、等回声型、无回声型和混合回声型,偶见弥漫型;③病灶周围常有月晕征,毗邻处见卫星结节;④肿瘤压迫可致肝内血管狭窄、扭曲,胆管扩张,晚期病例可见门静脉、肝静脉、下腔静脉有癌栓回声,彩色多普勒检查可见从外周进入瘤体或瘤体内的高流速高阻力动脉血流以及动脉 - 门静脉分流;⑤超声造影可以观察到恶性肿瘤"快进快出"的典型表现;⑥腹水呈无回声区。

(3)肝脓肿:①肝脏增大;②早期脓肿液化不全时,病变区呈分布不均的密集光点,与周围组织分界模糊;病情进展发生坏死液化时,可见蜂窝状结构,可出现不规则无回声区,脓肿内可有分隔光带,壁厚而欠光滑,脓液稠厚者可见脓腔内的分层现象和底部浮动的光点光斑;③脓肿后方回声呈增强反应,毗邻肝区呈密集光点的炎症性改变,可行超声导向脓肿穿刺抽吸脓液和置管引流术;④超声造影可观察到脓肿壁增强,内部液化坏死无增强。

（4）肝囊肿：①单发或多发，小囊肿者肝形态无异常；巨大囊肿则肝表面可隆起；②囊肿呈椭圆或圆形、壁薄、轮廓光滑的无回声区，部分囊肿内可有分隔光带；③囊肿后方有回声增强效应；④邻近肝管有受压、扭曲移位现象；⑤超声造影无增强；⑥合并感染时要注意与肝脓肿鉴别。

（二）胆道系统疾病的超声诊断

检查前一晚，患者应晚餐后禁食。

1. **正常胆囊、胆管声像和超声测值** 正常胆囊呈椭圆或茄形，长径 7 ~ 9cm，前后径 3 ~ 4cm，囊壁光滑，厚度 < 0.3cm，胆总管内径 0.6 ~ 0.8cm。肝内胆管内径 < 0.2cm，肝总管内径 0.3 ~ 0.4cm。

2. **胆囊炎** 急性胆囊炎者，胆囊增大，轮廓模糊，且因囊壁水肿而增厚，可呈双层状或双轮廓征，胆囊内弥漫点状回声。慢性胆囊炎多呈胆囊萎缩，囊壁不规则增厚，颈管部常见密集光点，模糊不清，胆囊炎常伴胆石症。

3. **胆石症** 典型的胆石声像为胆囊或胆管内见一个或多个高回声光斑，有声影（图 1-4-1）。胆囊结石的光斑可随体位改变而移动，当胆石阻塞胆囊或胆管出口时，可有胆囊或胆管扩张。

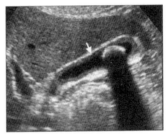

图 1-4-1　胆囊结石

4. **梗阻性黄疸** 超声可鉴别肝内或肝外梗阻，判断梗阻部位和病因，诊断准确率为 85% ~ 96%。肝外胆道下段梗阻者常见肝内胆管、胆囊、胆总管扩张，后者常与门静脉并行面呈"双筒猎枪征"。胰头部梗阻则除上述征象外，胰后段胆总管受压而不扩张。胆道上段肝门梗阻则胆总管正常或不显示，肝内胆管扩张。

5. **胆囊癌** 有多种类型，胆囊内有边缘不整、不均匀回声的肿块，呈隆起型、厚壁型、混合型或实体型，常伴结石；超声造影可观察到肿块回声增强，增强边界不清，增强程度不均。

（三）胰腺的超声诊断

检查前，患者应空腹。正常胰腺边界光滑整齐，胰实质呈细密光点。胰头前后径的超声测值为 < 2.5cm，峡部 < 2.0cm，体尾部 < 1.5cm，胰管内径 < 0.2cm。急性胰腺炎可见胰腺呈弥漫或局限性肿大，轮廓模糊，水肿型的胰实质回声减低，出血坏死型则见回声增

强,甚至出现腹腔内积液或胰腺假性囊肿所致的无回声区。胰腺癌者常见胰腺不规则增大,病灶部位呈不规则的低回声区,超声造影大多为低增强区;肿瘤压迫胆总管或胰管时,可见肝内胆管、胆囊、胆总管、胰管呈不同程度扩张,胰管呈中断声像。晚期可有肝门区及胰腺周围淋巴结肿大、腹水等声像。

(四)体腔积液的超声诊断

超声可准确检查体腔积液。声像图特点是在心包腔、胸腔或腹腔内见大小不等、形状各异、呈弥漫或分隔局限的无回声区。有形成分增多者可见无回声区内的细密光点,或纤维索所致的漂浮索条状光带。

(五)肾、膀胱、前列腺的超声诊断

检查前,患者应多饮水以充盈膀胱。

1. 正常声像图及测值　①正常双肾轮廓清晰光滑,长 10 ~ 12cm,厚 3 ~ 5cm。外周肾实质呈低回声,中央部为肾窦,光点密集均匀,占肾厚度的 1/3 ~ 1/2。②正常膀胱充盈时呈无回声区,周边膀胱壁为光滑连续的强回声带。③前列腺可经腹壁或直肠探测,长径、前后径、横径分别约为 3cm、2cm 和 4cm。包膜光滑,实质呈低回声、均匀。

2. 肾、膀胱结石　①肾结石是在肾窦内见斑片或团状强回声,后方见声影(图 1-4-2);②合并肾盂积液时见肾窦区为无回声区代替,且不完全分隔;③膀胱结石者于膀胱无回声区内见结石所致的回声和声影,随体位改变而移动。

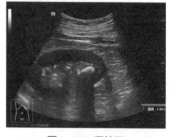

图 1-4-2　肾结石

3. 肾囊肿　①单发或多发;②肾囊肿较大时肾形态失常;③肾实质内见多个大小不等的圆形无回声区,肾窦区受压改变。

4. 肾肿瘤　①肾脏形态失常,不规则增大;②肿瘤部位于实质内者呈局部低或混合回声,边界不整;③可合并肾盂积液;④彩色多普勒检测可显示肾静脉、下腔静脉的癌栓回声。

5. 膀胱肿瘤　①膀胱壁肿块突入膀胱腔,肿块呈实性回声,大小不一,多形性,见蒂或漂浮感;②由于浸润程度不同,膀胱壁各层有不同程度增厚,欠规整,与邻近组织分界模糊。

6. 前列腺增生　①前列腺不规则增大,以前后径为主,可突入膀胱腔内;②边界清晰光滑,包膜增厚连续,内部回声光点密集增粗;

③残余尿量增多(正常 < 50ml)。

7. **前列腺癌**　①形态失常,不对称性增大,轮廓不规整;②包膜断裂失连续性;③病灶部位出现局部低回声或高回声区,多普勒检测可见丰富血流信号。

第二节　心血管疾病的超声检查

超声心动图(echocardiography)可以实时观察心脏和大血管的形态结构及运动,并同时显示其血流状态,可以非侵入性地获得有关心脏和大血管的详细信息,已成为心血管影像学中最常用的检查方法之一。

临床上常规的心血管超声检查方法包括 M 型、二维和多普勒超声心动图。多普勒技术包括彩色多普勒血流成像(CDFI)和频谱多普勒,后者又分为脉冲波多普勒(PW)和连续波多普勒(CW)。特殊的检查方法包括经食管超声心动图(TEE)、心脏声学造影、血管内超声显像、三维超声心动图等。

一、心脏瓣膜病变

1. **二尖瓣狭窄**

(1)直接的超声心动图表现:①二维超声心动图示二尖瓣回声增粗、反射增强,舒张期开放受限,瓣体弹性尚可时,舒张期瓣体向左心室流出道膨出呈穹顶状。腱索和乳头肌可增粗,二尖瓣开放面积缩小。②CDFI 显示舒张期二尖瓣口血流呈五彩镶嵌的喷泉状。③PW 或 CW 见 E 峰最大速度增快,但其下降速率明显减慢使压力减半时间(pressure half time,PHT)延长。④M 型超声心动图示 EF 斜率减慢呈"城墙样"改变,前后叶同向运动。PHT 及二维超声均能测定二尖瓣口的实用面积。

(2)间接的超声心动图表现:①左心房增大,其内可能有血栓;②右心室增大,肺动脉增宽;③CDFI 可显示三尖瓣反流,从 CW 记录三尖瓣反流的最大速度可估测肺动脉压力。

2. **二尖瓣关闭不全**

(1)直接的超声心动图表现:①CDFI 是诊断二尖瓣关闭不全最敏感、最快捷而直观的方法,收缩期有血流信号从左心室经二尖瓣口进入左心房内即可做出诊断(彩图 1-4-1),并依其分布的范围,对反流的程度做出半定量诊断。②二尖瓣可有形

彩图 1-4-1
二尖瓣关闭不全

态或运动异常,过长或脱垂,挛缩或对合不良;瓣叶有赘生物附着或穿孔等。仔细观察这些不同的表现,对病因的鉴别诊断有重要意义。

(2)间接的超声心动图表现:左心室及左心房增大,室壁运动增强。

3. 主动脉瓣狭窄

(1)直接的超声心动图表现:①主动脉瓣叶增厚、回声增强、开放受限,其开放幅度 < 12mm(M 型);② CDFI 见收缩期主动脉瓣口有从左心室流出道喷入主动脉根部的五彩喷流;③ CW 可录得主动脉瓣口处高速湍流频谱,可计算主动脉瓣口的跨瓣压差与实用瓣口面积。

(2)间接的超声心动图表现:左心室壁普遍性增厚。

4. 主动脉瓣关闭不全

(1)直接的超声心动图表现:① CDFI 于舒张期显示从主动脉根部经主动脉瓣口反流入左心室流出道的信号,即可确诊。根据反流流束的分布状况,可作出半定量诊断。②主动脉瓣增厚或脱垂,或有赘生物、穿孔等形态学改变。③二尖瓣前叶或室间隔左心室面见舒张早期扑动。

(2)间接的超声心动图表现:左心室增大,左心室壁搏动可增强。

二、先天性心脏病

1. **房间隔缺损** 房间隔缺损可分为第一孔型(原发孔型)和第二孔型(继发孔型),后者多见。

(1)直接超声心动图表现:在二维切面见房间隔有回声连续中断,且 CDFI 或右心声学造影能显示通过缺损处有房水平分流(无肺动脉压明显增高时,应为左心房向右心房的分流),根据缺损的部位可做出分型诊断(彩图 1-4-2)。

(2)间接超声心动图表现:①右心房及右心室扩大;②室间隔与左心室后壁同向运动;③肺动脉增宽,常伴三尖瓣反流。

彩图 1-4-2 房间隔缺损

LA 为左心房;RA 为右心房。

2. 室间隔缺损

(1)直接的超声心动图表现:①二维超声可显示室间隔有回声中断,但在缺损较小(< 5mm)的情况下,可能会出现假阴性结果。② CDFI 显示穿过缺损处的五彩镶嵌分流流束,这是最直观和可靠的诊断依据;在无明显肺动脉高压的情况下,这种流束应该是从左心室向右心室的高速喷流。③根据缺损的部位,可分为膜周、室上嵴、室上嵴上型和肌部室间隔缺损。④ CW 探查可以测量收缩期左心室与右心室之间的压力阶差,这对于评估室间隔缺损的严重程度和其影响心脏功能的程度非常重要。

(2)间接的超声心动图表现:左心室增大,左心房可能亦增大。

3. 动脉导管未闭

(1)直接的超声心动图表现:①二维超声在胸骨旁大血管短轴切面或胸骨上窝主动脉长轴切面,可显示降主动脉与肺动脉之间有一导管相连通;② CDFI 可见整个心动周期均有五彩镶嵌的流束由降主动脉经该导管射入肺动脉;③ CW 可在该处录得正向的连续性"锯齿样"湍流频谱。

(2)间接的超声心动图表现:左心房及左心室增大,肺动脉可增宽。

4. 法洛四联症

(1)本病四大特征:肺动脉和 / 或右心室流出道狭窄、室间隔缺损、主动脉骑跨和右心室肥厚。

(2)二维和 M 型超声心动图表现:①主动脉明显增宽、向前向右偏移,其前壁与室间隔连续中断,主动脉骑跨于室间隔上方;②肺动脉或其瓣膜狭窄,右心室流出道的大小都可由二维超声显示;CDFI 可见收缩期右心室和左心室同时向主动脉射血;③ CDFI 及 CW 可检测出右心室流出道及肺动脉狭窄的高速血流,对判断狭窄的部位、范围及严重程度有极大价值。

三、心包积液

超声心动图表现:①心包的脏层和壁层明显分离;②心包腔内出现无回声的液性暗区;③大量心包积液时,左心室后壁与室间隔、右心室前壁呈同向运动,称为心脏摆动(图 1-4-3)。

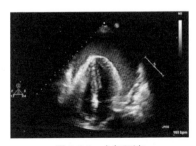

图 1-4-3 心包积液

四、主动脉夹层

超声表现：①主动脉增宽，腔内有剥离的内膜层回声，将主动脉腔分为真假二腔；CDFI 见真腔中血流流速较快，假腔中血流较慢或无血流。②剥离的内膜可能有回声连续中断，CDFI 可见血流由真腔流入假腔(破入口)或由假腔流到真腔(再破口)。③假腔中可能有血栓回声。

五、冠心病

常规的超声心动图检查难以显示冠心病的直接诊断征象，主要依靠因心肌缺血或梗死而出现的间接征象进行诊断：①局部室壁运动异常，按程度从轻到重分为运动减低、无运动和矛盾运动；②局部或区域性室壁收缩期增厚率减低；③室壁瘤形成，局部室壁变薄膨出，且呈矛盾运动；④心肌梗死后瘢痕形成，表现为室壁的不规则回声。

六、其他心血管疾病

如心肌病、心腔肿瘤、高血压心脏病、肺心病等，超声心动图均有相当重要的诊断价值。

第三节　妇产科超声检查

超声检查在妇产科应用广泛，尤其在产科，为影像诊断中的首选方法。其检查途径和方法包括经腹壁超声检查(需适度膀胱充盈)、经阴道超声检查、直肠内水囊法、子宫输卵管声学造影和彩色多普勒血流显像。

一、正常盆腔图像

正常子宫位置可为前位、中位或后位。纵切面呈倒梨形，横切面呈椭圆形。超声可清晰显示子宫轮廓、肌层、内膜及宫腔回声。正常子宫大小因发育、未产、经产、绝经及体型而异。成年妇女正常子宫超声测值为长 7 ~ 8cm，宽 4 ~ 5cm，厚 2 ~ 3cm。正常卵巢切面呈圆形或卵圆形，大小约 4cm × 3cm × 1cm，内部回声强度略高于子宫，卵泡发育为 0.3cm 以上即可显示为圆形无回声区。超声监测卵泡发育过程对不孕症的诊治和试管婴儿的培育有重要价值。

二、妇科疾病超声检查

1. **子宫肌瘤** 声像图表现与肌瘤的位置、大小和有无继发变性等有关。主要表现为：①子宫增大或形态异常；②瘤体结节表现为低回声、等回声或分布不均的高回声区，继发变性时呈混合回声区；③子宫内膜或浆膜移位，据此可判定肌瘤位置；④膀胱受压移位、变形；⑤彩色多普勒可显示肌瘤内血流状态。

2. **子宫腺肌病** ①子宫均匀性增大；②子宫切面内回声不均，有实质性低回声区和高回声区，或小无回声区；③子宫腔内膜回声线仍居中；④子宫大小和内部回声于月经前后有变化。

3. **先天性子宫畸形** 根据声像图上子宫小、纵横切面均未能发现子宫，可诊断为幼稚子宫、先天性无子宫；根据子宫外形异常可诊断双子宫、双角子宫和单角子宫等。

4. **卵巢肿瘤** 超声检查主要用于判定卵巢肿瘤的物理特性，对鉴别肿瘤的良恶性亦有一定帮助。

(1) 囊性肿块：①形态规则，边界清晰、壁薄、光滑整齐，或有局限性增厚；②内部呈无回声区；③多房者内有间隔光带显示；④后壁及后方回声增强。

(2) 实质性肿块：①形态规则或不规则，边界清晰、不光滑，或模糊不清；②内部回声呈密集光点或肿块状；③出血坏死或囊性变时可出现不规则无回声区。

(3) 混合性肿块：无回声区与实性回声并存。

(4) 良性肿块特征：①肿块形态规则，边界完整、清晰；②多为囊性或以囊性为主的混合性，少数为实质性；③多房性囊肿，隔膜薄而规则，或有子囊显示；④肿块内实质性部分回声规则、均匀。

(5) 恶性肿块特征：①肿块形态多不规则，轮廓不清晰，以实质性为多；②内部回声不均；③囊壁不规则，呈乳头状突起，分隔厚；④多合并有腹水；⑤彩色多普勒显示肿块内有丰富血流信号，频谱多普勒表现为高血流速度和低阻特征。

三、产科超声检查

1. **估计胎儿孕龄** 超声确诊早孕的依据是在宫腔内探及孕囊，妊娠第 5 周可见孕囊，第 6 周孕囊内见点状胚芽回声及原始心管的节律性搏动。至 12 周可显示成形胎儿及椭圆形的胎头图像。定期测量孕囊的大小及胎儿顶臀径、双顶径、股骨长度等，可估计孕龄；依胎儿头围、胸围、腹围可估计胎儿体重。

2. 多胎妊娠　①子宫大于同期妊娠周数；②妊娠早期宫腔内见2个或2个以上孕囊、胚芽及胎心；③妊娠中晚期见2个或2个以上的胎头、躯干和搏动频率不同的胎心。

3. 胎位　超声检查可根据胎头、胎心搏动及胎儿脊柱位置确定胎儿方位。

4. 流产和死胎　流产的声像图表现为：①先兆流产的孕囊形态完整，难免流产及过期流产的孕囊皱缩、边缘不整；②孕囊下移至子宫下段或宫颈部；③随访孕囊或子宫不增大；④胎心搏动和胎动消失可诊断为死胎。

5. 异位妊娠　①有闭经史，宫腔内无孕囊回声；②子宫周围有边界模糊的混合型肿块；③直肠子宫陷凹内显示无回声区。

6. 葡萄胎　①子宫增大；②宫腔内充满密集不均匀光点及蜂窝状暗区，或间有弥漫、明亮的粗大光斑，形如落雪状；③宫腔内无胎儿结构、胎心搏动及胎动；④多伴有卵巢黄体囊肿。

7. 胎盘异常　超声可清晰观察胎盘的形态、位置及成熟度。

(1)前置胎盘：若胎盘下缘达宫颈内口边缘则为边缘性前置胎盘，胎盘覆盖部分宫颈内口为部分性前置胎盘，胎盘完全覆盖宫颈内口为中央性或完全性前置胎盘。

(2)胎盘早期剥离：妊娠20周后胎儿娩出前，胎盘与宫壁完全或部分分离，声像图表现为胎盘与宫壁间见大小、形态、位置各异的无回声区，内有漂浮光点。

8. 胎儿畸形

(1)无脑儿：孕12周后胎头缺乏完整的颅骨光环。

(2)脑积水：①胎头双顶径每周增长超过0.3cm；②脑室率>0.5cm；③重症者胎头明显增大，颅内正常结构消失，代之以无回声区。

(3)脊柱裂：①脊柱回声中断，局部见囊性膨出物；②脊柱回声中断处皮肤光带断离。

(4)其他：羊水过多或过少。结合B型诊断法和脉冲及彩色多普勒超声检查，可了解胎儿有无心脏瓣膜狭窄、瓣膜反流、大血管狭窄及分流性疾病。

9. 脐带绕颈　胎儿颈部背侧皮肤见脐带压迹，呈"U"形或"W"形，甚至"WV"形，彩色多普勒超声显示为胎儿颈部周围"麻花"状血流环绕。

第四节 经颅多普勒超声检查

经颅多普勒超声(transcranial Doppler, TCD)诊断仪是一种使用低频(2MHz)脉冲超声多普勒探头的设备。它通过颅骨的颞骨窗、眼眶和枕大孔来检测颅底大脑动脉环(cerebral arterial circle)周围脑动脉的血流速度、方向及侧支循环状态,但不能显示血管和骨头的二维形态。主要血流参数包括平均血流速度(V_m)、收缩期血流速度(最大流 V_s)、舒张期血流速度(最小流 V_d)以及脉动参数——搏动指数($PI = V_s - V_d/V_m$)和阻力指数($RI = V_m - V_d/V_s$)。这两个指数用于估算血管阻力情况。经颅多普勒超声是一种无创、安全且非侵入性的检查方法,用于评估血管病变,进行脑血流动力学检查,及相关疾病的诊断和治疗监测。

一、脑动脉闭塞和狭窄

1. 大脑中动脉(MCA)近端和主干闭塞

(1)急性期:该处血流信号消失,对侧正常。同侧大脑前动脉(ACA)流速快慢反映侧支循环状况,为急性脑梗死开展时间窗内溶栓治疗提供可靠依据。

(2)溶栓再通及恢复期MCA血流信号出现,流速减慢;ACA流速增快。

2. 狭窄 节段性流速增快;PI、RI增大;血流频谱图及音频改变。

二、脑血管痉挛

TCD对蛛网膜下腔出血和脑外伤引起的脑血管痉挛具有一定诊断价值,表现为颅内动脉普遍的血流速度比痉挛前明显增快,动态监测可估计其严重程度、发展趋势及治疗效果。

三、脑血管畸形

表现为供血动脉流速增快、PI、RI值降低。

四、脑血管侧支循环状况的判断

根据各动脉血流信号,结合动脉压迫试验做出判断,TCD可预测结扎血管的预后。

五、脑栓塞、短暂性脑缺血发作的诊断

通过监测颞窗,如观察到栓子运行轨迹图像,TCD 可推测脑栓塞、短暂性脑缺血发作(transient ischemic attack,TIA)是由颈动脉粥样硬化斑块还是由心源性栓子脱落引起。

六、开颅手术

TCD 对脑血管瘤、脑血管畸形手术中寻找供养动脉及判断手术效果有帮助。

七、用于监护

1. **颅内压升高监护**　①轻度:流速减慢,收缩峰变尖,PI、RI 增大。②中度:收缩峰高耸;舒张期血流低平或反向。③重度:收缩峰尖小,舒张期血流反向。④极重度:舒张期血流反向或无血流信号。

2. **脑死亡监测**　表现为舒张期血流反向或无血流信号。

3. 开颅手术监测。

八、头痛的鉴别诊断

TCD 可帮助确定偏头痛及其他血管性头痛。

九、脑动脉硬化症的诊断

1. 根据频谱波形、搏动和阻力指数,TCD 可用于评估脑血管的搏动性和弹性。

2. **CO_2 血管舒缩反应性试验**　通过检测受试者吸入高低浓度 CO_2 时大脑中动脉的流速变化来判断脑内血管的舒缩功能及动脉硬化的严重程度。

第五节　小器官的超声检查

一、眼的超声显像诊断

使用 7.5 ～ 10.0MHz,甚至 20.0MHz 的高频探头。

1. **正常眼声像和超声测值**　正常眼轴位声像图从前到后见角膜、前房、晶体和呈均匀暗区的玻璃体,球壁后方是脂肪组织,中央长条形低回声区为视神经。

(1)眼球轴径:(23.97 ± 0.29)mm。

(2)前房深度:(2.58 ± 0.48)mm。

(3)晶体厚度:(4.00 ± 0.22)mm。

(4)玻璃体腔长度:(16.50 ± 0.26)mm。

(5)球壁厚度:(2.01 ± 0.17)mm。

2. 玻璃体疾病的声像特点

(1)玻璃体混浊:在玻璃体暗腔内可见大小不等的光点,其光点分布可集中或分散,但无明显连接,不与球壁相连。

(2)玻璃体腔异物:金属或非金属异物在超声下均能产生高回声,在玻璃体腔暗区内见孤立光点,大小、数量分布均能清晰显示。

3. 视网膜疾病的声像特点

(1)视网膜脱离:①在玻璃体腔内见光带,后端起自视神经盘,前端可至锯齿缘;②彩色多普勒血流成像(CDFI)特征为光带上可显示动、静脉血流信号。

(2)视网膜母细胞瘤:①见球形或半球形肿块自眼球壁向玻璃体腔隆起,可分为单源或多源性;②边界清晰、光滑、整齐;③肿块内可有坏死或钙化;④可伴有视网膜脱离、视神经变粗;⑤ CDFI 特征为病灶内见较丰富的高速高阻型血流信号。

二、甲状腺的超声显像诊断

使用 5.0 ~ 10.0MHz 高频探头。

1. 正常甲状腺声像和测量值 甲状腺呈马蹄形或蝶形,被膜光滑完整,内部呈密集均匀光点,正中为峡部,其后方见气管、颈椎。甲状腺侧叶长径为 3.5 ~ 5cm,横径 2 ~ 2.5cm,前后径 1 ~ 2cm,峡部前后径 0.2 ~ 0.4cm。

2. 毒性弥漫性甲状腺肿(Graves disease) ①甲状腺呈弥漫性增大,左右两叶基本对称,内部回声呈密集光点,稍增强,呈弥漫性紊乱;② CDFI 特征为血流信号丰富,呈"火海征"或"海岛征"(彩图1-4-3)。

彩图 1-4-3 毒性弥漫性甲状腺肿

CDFI 血流信号丰富,呈"火海征"。

3. 结节性甲状腺肿 ①双侧甲状腺增大、不对称、表面不光滑；②见多发性大小不等结节；③结节之间的甲状腺回声，可以是正常甲状腺声像图，也可见粗杂紊乱的纤维组织增生声像图(图 1-4-4)。

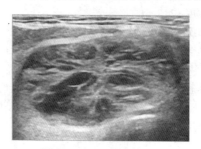

图 1-4-4　结节性甲状腺肿

4. 甲状腺腺瘤 ①甲状腺内见结节，圆形、边界清、光滑、完整，常有晕环；②内部密集均匀回声，稍强；③滤泡型腺瘤常有囊性变，呈不规则无回声区，但边界仍光滑、完整，后壁回声增强。

5. 甲状腺癌 ①肿物轮廓不清，边界不整；②内部不规则实性回声，后方可出现衰减暗区；③肿块纵径大于横径；④常合并微小钙化，呈高回声光点，后有声影；⑤可有颈部淋巴结转移，淋巴结短径 > 6mm，长短径比 < 2，内见坏死；⑥CDFI 特征为肿瘤内部血供丰富(图 1-4-5)。

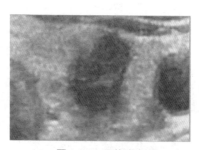

图 1-4-5　甲状腺癌

三、乳腺的超声显像诊断

使用 5.0 ~ 10.0MHz 高频探头。

1. 正常乳腺声像 正常乳腺由浅到深层可见皮肤、皮下脂肪，乳腺腺体为中等强度回声，分布均匀，其中可见乳腺导管呈圆或椭圆形液性暗区，其后方为胸肌及胸壁结构。正常乳腺大小因个体不同及所处生理状态不同而有很大差异。

2. **乳腺囊性增生**　①乳腺增大、增厚,边缘光滑整齐,内部回声增强;②在乳腺组织内可出现局部或弥漫性分布、大小不等的乳管扩张,多呈圆形或椭圆形,囊壁较光滑,后方有增强效应(图1-4-6)。

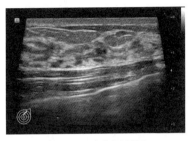

图 1-4-6　乳腺囊性增生

3. **乳腺癌**　①肿块不规则,边缘不平或有突起;②内部回声较强且不均匀,有的肿块后方出现声影;③若有坏死液化时,肿块内见液性暗区及紊乱光点;④肿块可向皮肤及周围组织浸润,也可见腋窝淋巴结转移;⑤CDFI特征为肿块内见较丰富的高速低阻型血流信号(图1-4-7)。

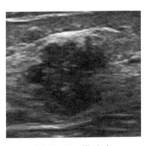

图 1-4-7　乳腺癌

（王　伟）

第五章

X线检查

X线成像被用于临床疾病诊断已有120余年历史。随着现代成像技术的进步,X线成像也在向数字化、精准化和无胶片化的方向发展,在临床疾病检查中依然发挥着重要作用。

第一节　X线图像特点

X线图像上的影像密度与组织结构类型、密度及厚度有关,当X线穿过人体不同密度和不同厚度的组织时,被这些组织以不同程度吸收,从而形成不同程度黑白对比的X线图像。根据生物体组织密度及其对X线吸收程度的不同,组织大致分3类:①高密度组织,如骨或钙化等,其密度较高,在X线片上呈白色影像;②中等密度组织,如软骨、肌肉、神经、实质器官、结缔组织及体液等,其密度中等,在X线片上呈灰白色影像;③低密度组织,如脂肪及含气组织等,其密度较低,在X线片上呈灰黑或深黑色影像。此外,生物体组织厚度越大,穿过吸收的X线就越多,图像就越白。

第二节　X线检查方法

(一)普通X线检查

1. **X线摄影**　为了更好地显示病变的特征和空间位置,常需行两个或以上方位摄片,包括正位、侧位及斜位等。

2. **透视检查**　主要用于胃肠道、胆道、窦道造影检查、介入治疗等。

(二)特殊检查

软X线摄影为应用钼靶X线管的摄影技术,专用于乳腺X线检查。

(三)X线造影检查

1. **X线对比剂的类型及应用**　①医用硫酸钡,仅用于食管和胃肠道造影检查;②水溶性有机碘对比剂,主要用于血管造影、尿路造影、子宫输卵管造影、窦道/瘘管及T管造影等。

2. **X线对比剂引入途径**　①直接引入法:口服,如消化道钡餐造影检查;灌入或注入,如钡剂灌肠、逆行尿路造影、子宫输卵管造影等;穿刺,如血管造影、经皮经肝胆管造影等。②间接引入法:经静脉注入行排泄性尿路造影等。

第三节 X线成像的临床应用

一、胸部X线检查

(一)呼吸系统病变

1. **肺部炎症** ①大叶性肺炎的X线表现为密度均匀的实变影,可累及肺段或整个肺叶,实变影中可见"支气管充气征";②支气管肺炎多见于婴幼儿、老年人及免疫功能低下者,病灶多位于双肺中下叶的内中带,可见肺纹理增粗、边缘模糊,沿肺纹理有模糊的小结节及斑片状密度增高影;③肺脓肿易发生在上叶后段及下叶背段,表现为肺内大片状密度增高影,内见透亮区及气液平面,空洞壁较厚,厚度较均匀,洞壁外缘模糊,洞壁内缘光滑;④继发性肺结核好发于上叶尖、后段及下叶背段,多种形态的病变混合并存,斑片、空洞、结节、条索及钙化灶可同时出现。

2. **肺部肿瘤** ①中央型肺癌表现为肺门肿块,呈分叶状或边缘不规则,常伴有阻塞性肺炎或肺不张。右肺上叶不张时,X线平片可见"反S征";②周围型肺癌常表现为类圆形肿块,边缘呈深分叶状改变,也可呈厚壁偏心空洞,内缘凹凸不平;③肺转移瘤一般有原发恶性肿瘤病史,肺内多发结节及肿块影,多见于两肺中下野,大小不等,边缘清楚。

(二)循环系统病变

1. **先天性心脏病变**

(1)房间隔缺损:①肺血增多,二尖瓣型心,肺动脉段凸出;②右心房、右心室增大;③主动脉结缩小或正常。

(2)法洛四联症:①肺血减少,双侧肺门动脉细小;②主动脉升弓部增宽、凸出;③心脏近似靴形,肺动脉段-心腰部凹陷,心尖圆隆、上翘。

2. **心脏瓣膜病**

(1)二尖瓣狭窄:①肺淤血,严重者可出现间质性肺水肿或肺动脉高压;②二尖瓣型心,左心房及右心室增大;③左心房耳部凸出;④部分病例可见二尖瓣区钙化。

(2)二尖瓣狭窄并关闭不全:①肺淤血,可合并间质性肺水肿或肺动脉高压;②左心房、右心室、左心室增大。

二、腹部 X 线检查

(一)急腹症

1. **消化道穿孔**　①站立位腹部平片见双侧或一侧膈下游离气体;②左侧卧位头高水平位拍片,透亮的游离气体位于右上侧腹壁与肝脏外缘之间。

2. **肠梗阻**

(1)单纯性小肠梗阻:①站立位腹部平片见多个阶梯状气液平面,呈"肠腔气柱渐高征";②仰卧位腹部平片见扩张肠腔,空肠黏膜皱襞在气体衬托下呈弹簧状,回肠黏膜皱襞少而呈光滑管状影(图 1-5-1);③胆石性肠梗阻可在梗阻处见较大阳性结石影。

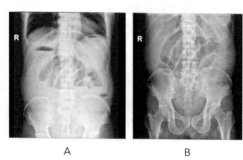

图 1 5-1　单纯性小肠梗阻

A. 立位显示多发气液平面;B. 卧位示相应小肠管腔积气扩张。

(2)绞窄性小肠梗阻:①腹痛呈持续性伴阵发性加剧,腹部压痛及腹肌紧张;②梗阻点以上的肠曲扩张积气并出现小阶梯状气液平面;③假肿瘤征,闭袢的肠管内有大量的积液,多位于下腹部,位置较固定;④空回肠换位征,由于肠扭转造成空回肠位置改变,黏膜皱襞丰富的空肠位于右下腹,黏膜皱襞少的回肠位于左上腹;⑤咖啡豆征,在仰卧位腹部 X 线平片上,一段闭袢蜷曲的肠管明显积气扩张,形如咖啡豆。

(3)麻痹性肠梗阻:①肠鸣音减弱或消失;②大肠、小肠积气扩张,以结肠为主;③液气平面少见。

(4)肠套叠:①婴幼儿发病率最高,空气灌肠在气柱前端出现杯口状充盈缺损;②空气灌肠复位时,腹部肠套叠包块逐渐向回盲部推移消失,同时大量气体进入小肠。

(二)泌尿系结石

1. 肾和输尿管结石

(1) 肾结石:①腹部平片见桑葚状、珊瑚状或分层的高密度影;②侧位片与脊柱影重叠,而胆囊结石侧位片高密度影位于脊柱前方。

(2)输尿管结石:①常见于 3 个生理性狭窄处,腹部平片显示输尿管走行区内致密钙化;②当难以确定钙化是否位于输尿管内时,可行尿路造影或 CT 增强扫描以进一步判断。

2. 膀胱结石
①多为阳性结石,表现为耻骨联合上方圆形或横置椭圆形致密影,单发或多发,大小不等;②变换体位摄片,结石可活动;③膀胱憩室内结石偏于一侧且位置固定。

三、骨关节 X 线检查

(一)骨折

1. **科利斯骨折**(Colles fracture) ①桡骨远端 2 ~ 3cm 范围内的横行或粉碎骨折;②远侧骨折端向背侧、桡侧移位,侧位观呈"银叉"样畸形;③常伴尺骨茎突骨折(图 1-5-2)。

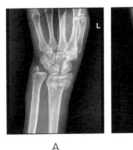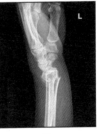

图 1-5-2 科利斯骨折

腕关节正(A)、侧(B)位片显示桡骨远端骨折,远侧断端向背侧、桡侧移位,并向掌侧成角,尺骨茎突骨折。

2. **肱骨髁上骨折** 多见于儿童,骨折线横过喙突窝和鹰嘴窝,远侧断端多向背侧移位。

3. **股骨颈骨折** ①多见于老年人,可发生于股骨头下、颈部或基底部;②断端常有错位或嵌入,可见患侧股骨颈缩短;③股骨头下骨折和股骨颈骨折在关节囊内,影响关节囊血管对股骨头及颈的血供,使骨折愈合缓慢,甚至发生缺血性坏死。

4. **椎体骨折** 单纯性压缩骨折表现为椎体楔形压缩、密度增高或出现高密度的骨折线。爆裂性骨折表现为:①椎体垂直方向上的粉碎骨折,骨折片向前后左右各个方向移位,致椎弓根间距增宽,相邻椎体后缘线不连续,脊柱的中柱结构损伤断裂;②椎体明显楔形变;③附件多发骨折;④后纵韧带不连续。

(二)感染性病变

1. 化脓性骨髓炎

(1)急性化脓性骨髓炎:①骨质破坏多在发病后 7 ~ 14 天出现,表现为长管状骨干骺端松质骨多发斑点状、虫蚀状骨质破坏,周围有少量层状骨膜增生;②随着病情发展,局部骨密度减低明显,破坏区融合增大、增多并且有轻度骨质增生,骨膜增生更加广泛,可有骨膜下脓肿形成,同时可见大块死骨;③病变进展向骨干方向蔓延。

(2)慢性化脓性骨髓炎:①多由急性化脓性骨髓炎发展而来,以骨膜下大块死骨形成和明显的骨质增生为特点;②死骨的密度相对较高,其周围可见一圈由肉芽或脓液构成的透亮带围绕;③骨密度明显增高、骨干增粗变形;④可穿破软组织形成窦道,导致病变经久不愈。

(3)慢性局限性骨脓肿:①好发于长骨干骺端中央部分的松质骨;②表现为边缘明显硬化的圆形骨透亮区,硬化边与周围正常骨组织分界不清,透亮区内多无死骨存在,局部骨膜增生和软组织肿胀不明显。

2. 骨结核

(1)原发病灶主要在肺部,多侵犯脊柱、髋、膝、腕关节。

(2)骨骺和干骺端结核:①病变早期可见骨质疏松表现;②在骨质破坏区可见碎屑状死骨;③干骺端病灶可穿破骺软骨板破坏骨骺,进而侵入关节形成关节结核;④邻近软组织可见肿块样"冷脓肿",甚至穿破软组织形成瘘管;⑤若继发感染,则可出现较明显的骨质增生和骨膜增生。

(3)骨干结核:①少见,短骨结核多见于 5 岁以下儿童的掌骨、指(趾)骨,常为多发;②初期改变为骨质疏松;③后期骨皮质变薄伴明显骨膜增生,骨干膨胀,又称为骨囊样结核和骨气臌。

(4)脊椎结核:①以腰椎多见,易累及椎体和椎间盘,附件较少受累;②相邻椎体前份的上下缘骨密度减低和骨质破坏;③可见"骨砂"样小死骨;④椎间隙变窄,甚至消失,椎体互相嵌入融合;⑤脊柱周围软组织形成"冷脓肿"。

(三)骨肿瘤

1. 骨软骨瘤   ①骨软骨瘤为位于长管状骨干骺端、与骨干表面

相连、远端背向关节的宽基底或蒂状骨性赘生物,其骨皮质和骨小梁均与骨干相延续;②顶端骨质呈菜花状或圆形,表面覆盖有厚薄不一的软骨帽,薄者仅为一透亮线影,厚者透亮带内可有点状钙化影;③成年人骨软骨瘤的软骨帽厚度超过1cm,或钙化多而不规则时,应注意恶性变可能。

2. **骨巨细胞瘤** ①好发于 20～40 岁人群长管状骨骺闭合后的骨端,直达骨性关节面下,偏心性、膨胀性、溶骨性骨质破坏,横径大于纵径,边缘无硬化,骨皮质膨胀变薄形成完整或不完整的骨包壳;②破坏区内可有纤细的骨嵴呈"皂泡"状改变;③部分可穿破骨包壳,蔓延至软组织内形成肿块。

3. **骨肉瘤** ①多见于 11～20 岁青少年,呈虫蚀状、筛孔状或大片状破坏,其内可有残留的未被累及的骨小梁;破坏区边缘模糊,与周围正常骨质的移行带较宽;②肿瘤骨表现为云絮状、斑块状、牙骨质样或针状致密影,内无成熟骨小梁结构;③骨膜新生骨可表现为层状、针状、放射状或不规则状影等,可见 Codman 三角;④肿瘤在突破皮质处侵及周围软组织,形成软组织肿块,肿块内也可出现瘤骨征象(图 1-5-3)。

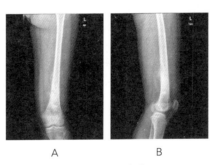

A   B

图 1-5-3 骨肉瘤

X 线片示左侧股骨下段骨质破坏,内见高密度肿瘤骨,周围形成软组织肿块。

4. **骨转移瘤** 骨转移瘤常为多发性,单发性少见。

(1)溶骨型转移瘤:表现为松质骨中多发或单发小的虫蚀状溶骨性骨质破坏,可融合扩大;发生在脊椎则见椎体广泛性破坏,压缩变扁,椎弓根多受侵蚀破坏,但椎间隙保持完整。

(2)成骨型转移瘤:女性成骨型转移瘤由乳腺癌转移而来多见,男性前列腺癌转移多见,X 线表现为松质骨内高密度影,呈斑片状或结节状,密度均匀一致,骨皮质多完整,椎体无压缩变扁。

(3)混合型转移瘤:同时有溶骨型和成骨型的表现。

(四)关节病变

1. **关节脱位** 基本 X 线征象:①组成关节的骨端发生移位;②关节面对合不良;③关节附近的撕脱性骨折。

(1)肩关节脱位:①肩关节半脱位,表现为肱骨头关节面与肩胛盂关节面之间的关节间隙不等宽;②肩关节前脱位,肱骨头向内下移位,常并发肱骨大结节外后份撕脱骨折,即希尔－萨克斯损伤(Hill-Sachs lesion)或肱骨颈骨折,以及肩胛盂下方的骨折,即班卡特损伤(Bankart lesion);③肩关节后脱位,少见,只有侧位才能发现肱骨头在肩胛盂的后方。

(2)肘关节脱位:①常为后脱位。尺骨与桡骨端同时向肱骨远端后方脱位,尺骨鹰嘴半月切迹脱离肱骨滑车;少数可为侧方脱位,尺、桡骨向外侧移位。②青少年肘关节脱位常合并肱骨内上髁骨骺的骺离骨折和骨骺骨折,成年人肘关节脱位常伴尺骨喙突或桡骨头的骨折。

2. **退行性骨关节病**

(1)四肢退行性骨关节病:表现为承重面关节间隙变窄、骨性关节面硬化变形、关节面下小囊肿形成和关节边缘骨赘形成。

(2)脊椎退行性骨关节病:①椎间盘膨出或突出、椎间隙变窄和椎间含气征象,椎间盘膨出或突出引起椎管狭窄、脊髓受压;②椎体边缘骨质增生形成骨赘,相邻的骨赘连接形成骨桥;椎间韧带可增厚、骨化,骨化突入椎管导致椎管狭窄,脊髓神经受压;③可见施莫尔结节(Schmorl nodules)形成,表现为椎体终板的结节状、半圆形凹陷;④脊椎关节退行性变引起上、下椎体相对移位,称为退变性脊椎滑脱。

3. **类风湿关节炎** ①关节周围软组织梭形肿胀;②关节间隙变窄,骨性关节面模糊可伴小囊变区,手足小关节边缘骨质侵蚀,特别是近侧指间关节和掌腕关节最为常见;③关节邻近骨端骨质疏松;④晚期可见关节半脱位或脱位,骨端破坏后形成骨性融合;指间、掌指间关节半脱位明显,且常造成手指向尺侧偏斜的"天鹅颈"样畸形;⑤肌腱韧带附着处表浅骨质吸收。

4. **强直性脊柱炎**

(1)骶髂关节改变:①多呈双侧对称性;②从骶髂关节的下 2/3 处开始,早期关节边缘模糊,主要在关节的髂骨侧;③后期关节面呈锯齿状或串珠状破坏,周围骨质硬化,关节间隙逐渐变窄乃至消失,发生骨性强直。

(2)脊椎改变:①致密带。在前后位片,两侧椎间小关节的关节囊和关节周围韧带钙化,呈两条平行的纵行致密影,棘上韧带钙化则为循棘突间的单条正中致密带。②竹节椎。病变晚期出现广泛的椎旁软组织钙化、骨和椎体间骨桥形成,脊椎呈竹节状强直。③方椎。椎体上下终板的前部边缘处发生骨炎,骨质破坏和硬化,致椎体"变方"。④后凸畸形。在胸腰椎交界处最显著,其次为胸椎下段。⑤胸腰椎应力骨折。表现为经椎体或经椎间盘的横贯性骨折。

(冯仕庭 董 帜)

第六章

CT 检查

计算机体层扫描(computed tomography,CT)可应用于身体任何部位组织器官的检查,其密度分辨率高,解剖结构显示清楚,对病变的定位和定性诊断有非常高的价值,已成为临床常用的影像检查方法。

第一节 CT 图像的特点

CT 图像以由黑到白的不同灰度来表示,是组织器官对 X 线吸收程度的反映。黑的影像表示组织器官的密度低,对 X 线的吸收较少,如肺部和脂肪;白的影像表示组织器官的密度高,对 X 线的吸收较多,如骨骼和钙化。虽然人体内大部分组织器官的密度差别较小,如肝、胆、胰,但由于 CT 具有较高的密度分辨率,所以在图像上亦能区分。

CT 值是组织器官对 X 线的吸收系数经换算后表示组织密度高低的一个量化指标。CT 值用亨氏单位(Hounsfield unit,HU)表示。把水的 CT 值定为 0HU,骨皮质的 CT 值为 +1 000HU,空气的 CT 值为 -1 000HU;人体内各种组织器官的 CT 值为 -1 000 ~ +1 000HU 的 2 000 个分度之间。如果 CT 图像用 2 000 个灰度来表示这 2 000 个分度,则图像层次较丰富,但是人眼不能分辨这些细微的灰度差别。一般人眼只能区分 16 个灰阶,如果图像用 16 个灰阶来反映 2 000 个分度,则每个灰阶的 CT 值为 2 000/16 = 125HU,即所能分辨的 CT 值为 125HU。当 2 种组织的 CT 值差别小于 125HU 时,则不能分辨。为了使 CT 值差别小的 2 种组织能够分辨,需要采用不同的窗宽(window width)和窗位(window level)。窗宽是指图像上16 个灰阶所包括的 CT 值范围,窗位是窗的中心位置,一般与所需观察组织的 CT 值相等。改变窗宽和窗位,图像的黑白度及层次亦随之改变。为了获取较好的图像质量以清楚显示病变,应根据具体情况调节窗宽和窗位。

第二节 CT 的检查方法

CT 检查一般采用横断扫描。患者摆好位置后先做定位扫描以确定扫描的起始层面和范围。然后按设定好的扫描程序开始扫描,常用的扫描方法如下。

1. **平扫** 是指不用对比剂增强或造影的一般扫描。CT检查常规先做平扫,层厚可为1mm、2mm、5mm、10mm等。

2. **增强扫描** 指经静脉内快速注入碘对比剂后再扫描。一般采用非离子型碘对比剂,剂量为1.5ml/kg。增强扫描使正常组织与病变组织之间的密度差增大,病变显示更清楚,并可判断病变的血供特点。

3. **灌注CT扫描** 指注射碘对比剂后在较短的时间内进行快速连续扫描。根据检查目的,可以由起始层面连续扫描到终止层面,亦可以是对同一层面连续进行多次扫描,以观察该层面病变微循环灌注特点及动态变化过程。

4. **CT双期(或多期)增强扫描** 是利用螺旋CT扫描速度快的优点,在一次快速静脉注射碘对比剂后,根据检查器官的血供特点,分别于强化的不同时期对检查的器官进行2次或多次完整的螺旋扫描。例如,肝脏可以扫描动脉期、门静脉期、平衡期和延迟期。

5. **能谱CT扫描** 一种先进的CT技术,是基于传统CT技术的改进,利用物质在不同X线能量下产生不同的吸收,以此来提供比常规CT更多的影像信息。常规CT使用的是混合能量成像,无法体现不同能量的影像学特征。能谱CT扫描可以获得组织的密度、原子成分等信息,通过软件处理,将这些信息转化为图像,再根据诊断需求选取最理想的单能量图像,可以获取更丰富的影像诊断信息,从而可以更准确地对疾病进行诊断和治疗方案的制定。能谱CT扫描利用其大技术平台(单能量图像、能谱吸收曲线、物质定量与分离、有效原子序数),获得对比度更高的图像,为疾病的诊断与鉴别诊断提供了更加丰富的信息,提高了诊断的准确性。能谱CT扫描除能利用能谱曲线分析物质成分外,还有两个突出优点:①提高病变的检出率,能谱CT通过一次扫描获得101组不同能量的单能量图像,可以针对特定病变选取最佳观察图像,发现常规CT检查无法发现的病变,对病变细节显示得更加清楚;②去除硬化、金属伪影,特别适合体内有金属异物或骨与软组织交界面(如颅底、胸廓入口等)的CT成像。

6. **CT透视下细针穿刺活检** CT透视即CT图像的实时显示。它是基于螺旋CT机快速连续扫描、快速图像重建和连续图像显示技术的发展。当CT以连续方式扫描时,电视监视器上同时显示类似电影的动态CT图像。这样,检查者能在CT扫描的同时观察针尖的位置与病灶的关系,可以实时、快速、准确地调整进针方向,直至命中目标。

7. 三维重建技术 是指在特定的工作站上应用计算机软件将螺旋扫描所获得的容积数据进行后处理,重建出直观立体图像的技术,如 CT 血管成像(CTA)、容积再现、脏器表面三维重建、最大密度投影、曲面重建和 CT 仿真内窥镜成像术。

第三节 CT 检查前的准备

1. 为了达到预期的效果,患者做 CT 检查时必须携带有关的影像检查图像和化验结果以供扫描时定位和诊断时参考。

2. 腹部扫描检查前 4 小时应禁食,急诊除外;扫描前 2 天,少食水果和蔬菜等高纤维的食物;扫描前 1 周,不做胃肠造影,不吃含金属的药物;盆腔检查者在检查前 1 小时清洁灌肠。

3. 儿童或不合作的患者可用镇静剂或麻醉后再检查,危重患者应请有关科室的医护人员陪同检查。

4. 做碘对比剂增强扫描者需要本人或家属签署知情同意书。

5. 检查时需去除患者检查部位穿戴的金属物体。

第四节 CT 检查的注意事项

1. CT 的射线源也是 X 线,因此必须注意放射线的防护,尤应重视孕妇、儿童和放射工作人员的射线防护。

2. CT 增强扫描使用的碘对比剂量较大,注射速度快,有引起碘对比剂不良反应的风险。一旦出现碘对比剂的不良反应甚至过敏,应立即根据具体情况进行处理和抢救,过敏患者在立即抢救的同时应请急诊室医生协助救治。因碘对比剂所致的碘过敏反应出现迅猛并危及生命,CT 室应常备必需的急救药品以防不测。

3. 病情较重的患者、过多搬动有生命危险者,宜请临床医生先控制病情,待患者病情较为稳定后再做 CT 检查。

4. **CT 增强扫描的禁忌证** ①严重甲状腺毒症患者,禁止行 CT 增强检查;②碘剂药物过敏患者,CT 增强检查前需慎重评估;③肝、肾功能不全,严重心肺疾病及哮喘为 CT 增强检查的相对禁忌证,检查时需提高警惕;④服用双胍类药物的糖尿病患者,检查前 48 小时及检查后 48 小时需停药,并根据肾功能情况决定是否恢复用药。

第五节 阅读 CT 报告的要点

1. CT 与普通 X 线不同,每个部位的扫描有数百幅图像。在阅读 CT 片的时候,首先应了解图像的扫描序列,是平扫还是增强扫描,窗宽和窗位是否适当;然后综合所有层面来分析器官的正常解剖和病变影像。

2. CT 的病变显示主要是密度的不同,病变区的密度与正常组织相比可以是高密度、等密度、低密度和混合密度。

3. 病变的分析与普通 X 线相似,也是根据病变的位置和分布、大小、形态、数目、密度、边缘以及与邻近组织器官的关系等进行综合分析。有增强扫描的病例还应注意病变的强化情况,因为有的病变的强化类型具有特征性,对诊断有较大的帮助。在分析诊断过程中还应结合临床资料和其他影像检查。

4. 在分析过程中需注意识别伪影和正常解剖变异,避免诊断错误。

第六节 CT 的临床应用

一、颅脑病变

CT 对颅内肿瘤、脑血管意外、颅脑外伤、颅内感染、脑先天性畸形、脑萎缩、脑积水、脑变性疾病等具有较大的诊断价值。

(一)颅内肿瘤

1. **脑膜瘤** 典型的 CT 表现为发生于脑实质外紧贴颅骨或脑膜的软组织肿块,平扫呈稍高密度,增强呈显著均匀性强化,病灶部颅骨可有增生或破坏。

2. **胶质瘤** CT 平扫呈低密度或混合密度,周围脑实质有水肿,增强后根据肿瘤细胞的分化程度不同可表现为无强化、不均匀性块状强化或不规则环形强化。

3. **脑转移瘤** 可单发或多发,平扫呈低密度灶伴指样水肿,增强后病灶内见结节状或环形强化。

4. **垂体瘤** CT 表现为鞍区肿块,蝶鞍有增大,平扫呈等密度,增强有明显均匀性强化。

(二)脑血管疾病

常见为脑出血和脑梗死,两者均好发于基底节区和丘脑区。脑出血呈高密度影(图 1-6-1A),随着时间的延长密度逐渐下降呈等密度和低密度。脑梗死一般于梗死后 24 小时才出现低密度,病变的范围与阻塞血管供血范围相一致(图 1-6-1B)。脑动脉瘤增强呈圆形或环形强化。脑动静脉畸形增强则可见团块状强化并见蚯蚓状的强化血管影。

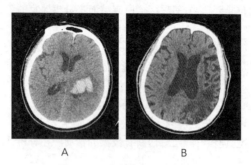

A   B

图 1-6-1　脑血管疾病 CT 表现

A. 左侧基底节区脑出血;B. 右侧颞枕叶脑梗死。

(三)颅脑外伤

1. **急性血肿**　CT 均表现为高密度。

2. **硬膜外血肿**　呈梭形,硬膜下血肿呈新月形;脑内血肿则高密度影位于脑实质内,血肿周围常伴有低密度的水肿带。

3. **亚急性或慢性血肿**　因红细胞溶解、破坏和吸收,CT 表现为混合密度、等密度或低密度。

4. **脑挫裂伤**　表现为脑内斑片状低密度水肿,病灶内伴有斑点状高密度的出血灶。

5. **颅骨骨折**　CT 可清楚显示其部位以及骨碎片的凹陷程度。

二、腹部病变

CT 常用于腹部脏器、胃肠道、腹腔、腹膜后以及盆腔脏器疾病的诊断。CT 对于明确上述组织器官肿瘤的部位、大小以及与邻近组织结构的关系、淋巴结转移等具有重要的作用。

(一)肝脏疾病

1. **肝细胞癌**　①平扫多为低密度结节或肿块,内有多数多形态的密度更低区,肿瘤边界可清楚或模糊;②动态增强扫描肿瘤的典型强化特点是"快进快退"(图 1-6-2),即动脉期肿瘤迅速明显强化,密度高于周围肝实质,门脉期及延迟期肿瘤的强化程度低于周围肝实质;③可伴有门静脉、肝静脉、下腔静脉癌栓;④常伴肝硬化改变,肝脏体积缩小,肝裂增宽,肝叶比例失调,轮廓不光滑,门静脉、脾静脉扩张,食管下段、胃底静脉曲张,脾大,腹腔积液;⑤远处转移,如肝门区淋巴结转移、肺转移等。

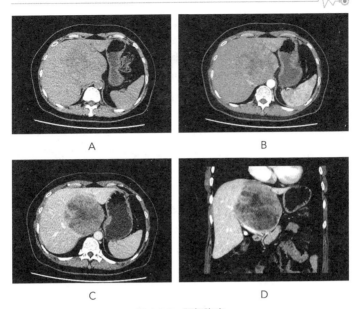

图 1-6-2　肝细胞癌

A. CT 平扫肝 S1 见一巨大低密度肿块,密度不均匀;B、C. 增强扫描动脉期肿块不均匀强化,密度高于周围肝实质;增强扫描门脉期肿块密度低于肝实质,呈"快进快退"强化方式;D. 门脉期冠状位重组图像。

2. **肝转移瘤**　①病灶常为多发;②呈边界清楚的低密度结节或肿块;③典型者结节或肿块见中心性密度更低坏死区,增强扫描呈环形强化,呈"牛眼征"改变(图 1-6-3)。

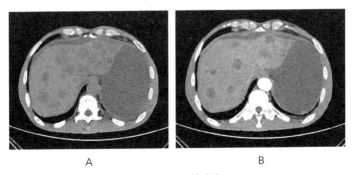

图 1-6-3　肝转移瘤

A. CT 平扫显示肝内多发类圆形低密度结节;

B. 增强扫描结节环形强化,呈"牛眼征"。

3. **肝海绵状血管瘤** 平扫为低密度结节或肿块,密度多均匀,边界清楚。病灶强化特点是"快进慢出",即病灶动脉期边缘明显强化,可呈全瘤强化或边缘结节状强化,强化程度接近同层主动脉,且强化持续时间较长,并逐渐向中心扩展,最终变为等密度的全瘤强化。

4. **肝脓肿** 平扫呈单房或多房的低密度灶,若病程短、起病急,病灶边缘模糊;而病程长、起病慢时,病灶边界清楚。增强扫描脓肿壁呈环形强化,较具特征性,内部无强化,周围可见低密度的水肿环。

5. **肝囊肿** CT检查为类圆形的水样低密度灶,边界清楚,增强扫描无强化。

(二)胆胰疾病

1. **胆囊病变** ①胆石症在CT中多呈高密度影或混杂密度影,增强扫描无强化。②急性胆囊炎表现为胆囊腔扩张,胆囊壁增厚、水肿,胆囊周围脂肪间隙模糊,胆囊窝周围积液,可合并胆囊结石。③慢性胆囊炎则表现为胆囊腔缩小,胆囊壁均匀性增厚>3mm,部分患者可见胆囊壁钙化、胆囊结石,增强壁有强化。④胆囊癌可见胆囊壁局限性或全部不规则增厚,或胆囊窝部软组织团块,邻近肝脏可受累及呈低密度改变;增强扫描显示肿瘤不均匀强化。

2. **胰腺炎** ①急性胰腺炎表现为胰腺弥漫增大,密度减低,边缘模糊,伴有坏死时出现低密度灶,合并出血时可见高密度灶,肾前筋膜、胰周和胰外积液多见,可形成假性囊肿(图1-6-4)。②慢性胰腺炎可见胰腺体积缩小,胰腺钙化,胰管结石,胰管扩张,胰腺假性囊肿等。

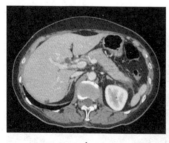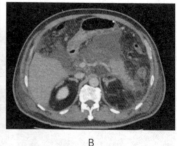

A   B

图1-6-4 胰腺炎

A.急性水肿型胰腺炎;B.急性出血坏死型胰腺炎。

3. **胰腺癌** 胰腺局部低密度肿块,边界不清晰,邻近胰周脂肪模糊。增强扫描显示肿块不均匀强化,强化程度低于周围胰腺实质,坏死多见。胰腺癌可侵犯邻近血管,伴胰腺周围及腹膜后淋巴结转移、肝转移。病变处胰管截断,远端胰管扩张。胰头癌常侵犯胆总管下段,表现为胆总管下段截断,以上肝内外胆管扩张。

4. 梗阻性黄疸 可根据肝内、外胆管,胰管、胆囊扩张的程度明确显示梗阻部位,并结合梗阻端的改变确定梗阻原因,如胆管炎、胆管癌、胰头癌等。

(三)胃肠道疾病

1. 食管癌 食管壁局限性不规则增厚,管腔狭窄。食管腔内有软组织肿块。增强扫描显示增厚的食管壁和软组织肿块明显强化。肿瘤向外侵犯可见食管周围脂肪间隙密度增高。食管周围和纵隔内淋巴结肿大。

2. 胃癌 胃壁增厚和胃腔狭窄,可表现为局限性或弥漫性,形态不规则,表面凹凸不平。肿瘤向腔内外生长均可形成软组织肿块,肿块基底部较宽,与胃壁紧密相连。在增厚的胃壁或肿块的基础上,肿瘤表面坏死形成溃疡。增强扫描显示肿块或增厚的胃壁不均匀强化。肿瘤可侵犯周围脂肪间隙或邻近器官,或伴淋巴结转移、远处转移的情况。

3. 克罗恩病 多发节段性肠壁增厚,常累及回盲部。增强扫描显示肠壁分层样强化。慢性期随纤维化程度加重,肠壁呈均匀增厚和均匀性强化,伴肠腔狭窄。肠系膜脂肪密度增高,淋巴结增大;肠系膜血管增多、增粗呈"梳样征"。可见窦道、腹腔及腹壁的脓肿、瘘管等。

4. 结直肠癌 肠壁局限性环形或半环形增厚,肠腔不规则狭窄。肠腔内的软组织肿块。增强扫描显示增厚的肠壁和软组织肿块明显不均匀强化。肠壁浆膜层模糊和周围脂肪间隙密度增高,提示肿瘤已突破浆膜层。可见邻近器官的侵犯和淋巴结转移、远处转移。

(四)泌尿、生殖系统疾病

1. 肾癌 肾透明细胞癌最常见。CT平扫可见肾内软组织肿块,呈类圆形或分叶状;小者密度均匀,可略低于、等于或略高于相邻的肾实质。增强扫描可见皮质期呈明显不均匀强化,强化程度可接近或稍低于肾皮质,髓质期强化程度减低;乏血供肿瘤在增强各期均无显著强化。肿瘤可向外侵犯肾周脂肪囊及邻近器官;可合并肾静脉及下腔静脉癌栓,表现为血管增宽,内见充盈缺损。

2. 肾盂癌 CT可见肾窦区肿块,周围肾窦脂肪受压或完全消失,可侵犯邻近肾实质。平扫可见肿块密度高于尿液并低于肾实质,可伴肾积水。增强检查示肿块轻度强化,排泄期表现为肾盂肾盏内的充盈缺损,可伴肾门区、腹膜后淋巴结转移及远处转移。

3. **肾囊肿**　表现为圆形、边界清楚、水样密度病灶,增强扫描无强化。

4. **肾结石**　表现为肾盂肾盏内高密度灶。

5. **肾外伤**　CT 可清楚显示肾挫裂伤的部位以及肾内、外有无血肿。

6. **膀胱癌**　CT 表现为自壁突向腔内的宽基底结节或菜花状肿块;增强扫描早期,肿块有显著强化;延迟扫描或 CTU 显示膀胱腔内充盈缺损;肿瘤侵犯膀胱周围脂肪时,周围脂肪间隙模糊,密度增高,甚至出现肿块;可伴盆腔或腹膜后淋巴结肿大。

7. **肾上腺病变**

(1)肾上腺增生:表现为肾上腺均匀增粗或结节状增粗,其密度与周围肾上腺实质一致,增强扫描与周围肾上腺组织强化程度一致。

(2)肾上腺腺瘤:CT 表现为类圆形或椭圆形结节/肿块,因富含脂质成分,密度一般偏低,平扫 CT 值为 -20HU ~ 10HU, < 10HU 时可以明确诊断为腺瘤,增强扫描呈"快进快退"的强化方式,或呈均匀轻至中等强化。

(3)肾上腺嗜铬细胞瘤:表现为肾上腺富血供肿块,常因坏死或出血而密度不均,增强扫描呈显著持续强化。

(4)肾上腺皮质癌:一般表现为较大的肾上腺肿块,呈类圆形、分叶状或不规则形,易发生坏死、出血,呈混杂性密度,平扫 CT 值一般 > 20HU,增强扫描肿块内见肿瘤血管,易侵犯周围邻近器官及出现远处转移。

(5)肾上腺转移癌:常双侧发生,平扫 CT 值一般 > 20HU,增强扫描可呈环形强化,极少引起肾上腺功能改变。

(五)腹腔和腹膜后疾病

1. **原发腹膜后恶性肿瘤**　平扫可见肿块密度常不均匀,其内可有坏死、囊变所致的低密度区。部分肿瘤具有一定特征,如脂肪肉瘤可含有脂肪性低密度灶;平滑肌肉瘤易发生坏死、囊变,内有广泛而不规则的水样密度灶,甚至呈囊性表现;神经母细胞瘤内常有斑点状钙化,并易发生于婴幼儿或儿童;其余恶性肿瘤缺乏明显特征。增强检查可见腹膜后恶性肿瘤多呈不均匀强化。肿瘤可伴淋巴结和远处转移。

2. **腹膜后良性肿瘤**　CT 可见圆形或椭圆形肿块,边界清楚,与邻近结构分界清晰。脂肪瘤呈均匀脂肪性低密度;畸胎瘤呈多种成分的囊实性肿块,可包含脂肪密度、水样密度、软组织密度及高密度钙化灶;神经源性良性肿瘤包括神经纤维瘤、神经鞘瘤和副神经节瘤(腹主动脉旁异位嗜铬细胞瘤),通常位于脊柱两旁,多表现为边界清楚的软组织肿块,其密度可从水样密度到肌肉密度,增强检查可见肿瘤实体部分强化。

3. **腹膜后淋巴瘤**　CT 可见腹膜后某一区域多个类圆形或椭圆形软组织密度结节影,边界清楚。病变进展时,受累淋巴结明显增大,可相互融合成分叶状团块。CT 可见"主动脉漂浮征":腹主动脉和下腔静脉被肿大并相互融合形成团块的淋巴结所包埋,大血管向前移位,大血管如同漂浮在肿块中。该病可伴有盆腔、肠系膜、纵隔或表浅部位的淋巴结肿大以及肝、脾受累的表现。增强扫描可见肿大淋巴结一般呈轻度均匀强化,少数发生坏死的淋巴结内可见无强化的偏心性低密度灶。

4. **腹膜后纤维化**　病变常呈片状、板状或边界清楚的软组织密度肿块,包绕腹主动脉、下腔静脉和输尿管。活动期病变增强扫描明显强化;非活动期呈轻中度强化;腹主动脉和下腔静脉可有受压表现,但通常无明显向前移位。该病可累及输尿管导致肾盂及上段输尿管积水。

三、胸部病变

(一)呼吸系统疾病

1. **中央型肺癌**　发生在段及段支气管以上的肺癌,表现为肺门区肿块,CT 可显示支气管管壁不规则增厚合并管腔狭窄、闭塞,形成软组织肿块,增强扫描不均匀强化,受累支气管远侧肺组织实变、体积缩小(图 1-6-5);可伴纵隔、肺门淋巴结肿大,增强扫描呈不均匀环形强化;肺内、肝脏、骨、肾上腺、脑是常见的转移器官。

2. **周围型肺癌**　发生在段支气管以下的肺癌,表现为肺内结节或肿块,有分叶征、细短毛刺、胸膜凹陷征、空泡征、支气管血管纠集征;较大肿块可呈厚壁偏心空洞,内缘凹凸不平;常侵犯周围结构(胸壁、肋骨等),伴纵隔及肺门淋巴结转移;肺内、肝脏、骨、肾上腺、脑是常见的转移器官。

3. **肺转移瘤**　一般有原发恶性肿瘤病史;结节位于小叶中心、小叶间隔、支气管血管束及胸膜;淋巴道转移时支气管血管束可增粗,小叶间隔增厚并有结节;可合并胸腔积液,或伴有纵隔及肺门淋巴结

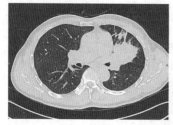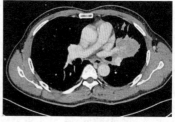

A   B

图 1-6-5　中央型肺癌

A. CT 肺窗显示左肺上叶肿块并左肺上叶支气管闭塞;

B. CT 增强扫描纵隔窗显示肿块不均匀强化。

肿大。

(二)纵隔病变

1. **胸内甲状腺肿**　肿块位于前上纵隔,气管受压移位;CT 平扫密度一般较高,可见斑点状钙化;增强扫描实性部分明显强化,囊变部分无强化。

2. **胸腺瘤**　病变多位于前纵隔中部、心脏底部与升主动脉交界部及肺动脉段区,呈较扁的类圆形或椭圆形,可有分叶,通常向纵隔一侧突出,较大病变可向两侧突出,可压迫血管使之移位和引起纵隔淋巴结肿大。非侵袭性胸腺瘤有完整包膜,轮廓清楚光滑,密度均匀,也可有囊变及钙化;侵袭性胸腺瘤没有完整包膜,呈浸润性生长,边缘不规则,可见囊变、坏死及钙化,可侵犯胸膜及心包,表现为胸膜或心包结节、胸腔及心包积液。

3. **畸胎瘤**　多位于前纵隔中部,向一侧或两侧突出,大的肿瘤可以自前向后达后纵隔,甚至占据一侧胸腔;密度不均匀,可有脂肪、钙化、骨质和牙齿等结构。

4. **淋巴瘤**　前中纵隔软组织肿块或多发淋巴结肿大,可见融合,密度均匀;增强扫描强化均匀,坏死少见;包绕纵隔内大血管,一般不累及血管。

5. **神经源性肿瘤**　发生在后纵隔脊柱旁,常呈圆形、椭圆形或呈较长的扁圆形,边缘光滑,密度均匀或不均匀;部分呈哑铃状生长,可通过椎间孔进入椎管内,并使椎间孔扩大;可伴有其他部位的多发性神经纤维瘤。

(三)心脏及心包病变

1. **冠状动脉粥样硬化性心脏病**　冠状动脉 CTA:①冠脉管壁增

厚,形成钙化斑块、低密度斑块或混合密度斑块;②管腔狭窄、血管显影不良;③局部心肌血流灌注不良、室壁瘤形成等。

2. **心包积液及渗出性心包炎**   CT可见沿心脏轮廓分布、邻近脏层心包脂肪层的环形水样密度带,厚度不一,增强扫描无强化。

3. **缩窄性心包炎**   心包不规则增厚(厚度 > 3mm),伴钙化灶;腔静脉扩张,左右心房扩大;可伴肝脾大、腹水及胸腔积液。

(四)大血管病变

1. **主动脉瘤**   平扫可显示主动脉瘤样扩张,瘤壁钙化。CTA显示扩张的主动脉腔内附壁血栓。主动脉瘤破裂时表现为主动脉壁不连续,对比剂外渗至周围组织、脏器。

2. **主动脉夹层**   平扫显示主动脉增宽,钙化的内膜向腔内移位。CTA显示管腔呈双腔改变,即真、假腔及其之间的内膜片,并显示内膜破口位置。CTA可准确判断主动脉分支来源于真腔或假腔(图1-6-6)。

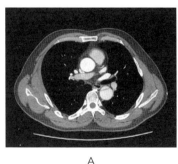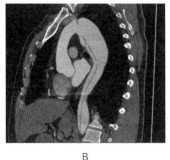

A   B

图1-6-6   主动脉夹层

3. **肺动脉栓塞**   肺动脉CTA:直接征象为肺动脉及分支腔内的充盈缺损;间接征象为肺动脉扩张、右心房室增大、肺窗上出现因肺血灌注不均匀引起的"马赛克征";肺梗死者可有肺段的实变影。

四、骨关节病变

CT可用于椎管狭窄、脊椎外伤、椎间盘病变、脊椎肿瘤的诊断,但对于显示脊髓病变则不如MRI敏感。CT可以显示骨肿瘤的内部结构和肿瘤在软组织的侵犯范围,可以弥补普通X线的不足。

五、头颈五官病变

CT 可用于眼眶和眼球良恶性肿瘤、眼肌病变、乳突及内耳病变、鼻窦和鼻腔的炎症及肿瘤、鼻咽肿瘤、喉部肿瘤的定位和定性诊断,已成为常规的检查方法。鼻咽、喉、鼻窦 CT 仿真内窥镜可协助临床术前的定位。对于不能配合做鼻咽、喉纤维内窥镜检查的患者,CT 更是术前的一种重要检查手段。

喉癌的 CT 表现如下。

1. **声门型喉癌**　多发生于声带前部,表现为不规则形增厚或结节;累及前联合及对侧声带,致其增厚;声门腔变窄。

2. **声门上型喉癌**　会厌喉面、杓状会厌襞、假声带及喉室区软组织不规则形增厚或肿块影;肿瘤侵及会厌前间隙及喉旁间隙时表现为低密度脂肪间隙消失;喉前庭变形;甲状软骨骨质破坏。

3. **声门下癌**　早期可出现声带下缘增厚、形态不规则及结节影,晚期出现气道变形、狭窄。

4. **跨声门癌**　为喉癌晚期,肿瘤广泛侵犯喉内外结构,并可侵犯下咽。

(冯仕庭　董　帜)

磁共振成像(magnetic resonance imaging,MRI)相对 CT 具有以下优点:①有更高、更好的软组织对比度,更利于发现病变;②多参数、多方向成像,对不同的器官进行三维成像更有利于病变的准确定位;③无需血管对比剂即可显示心脏大血管结构;④无电离辐射性损伤,安全可靠。近年来,磁共振功能成像(functional MRI,FMRI)技术不断发展,如弥散加权成像(diffusion weighted imaging,DWI)、灌注加权成像(perfusion weighted imaging,PWI)、血氧水平依赖(blood oxygen level dependent,BOLD)对比技术、磁共振波谱(magnetic resonance spectroscopy,MRS)、弹性成像(elastography)等技术也投入临床研究和应用,检查技术日臻成熟完善,检查范围基本上覆盖了全身各系统。

第一节　MRI 的检查方法

一、射频脉冲序列和扫描参数的选择

用不同的射频脉冲序列和扫描参数可得到不同的加权图像。临床常应用的射频脉冲序列有:①自旋回波序列(spin echo,SE)或快速自旋回波序列(turbo SE,TSE 或 fast SE,FSE)。②反转恢复序列(inversion recovery sequence,IR sequence)。③小角度翻转快速成像,包括部分翻转成像(partial flip imaging)、梯度回波或场回波序列(gradient echo or field echo sequence)、平面回波成像(echo planar imaging,EPI)等。这类技术的主要特点是用较短的扫描时间可得到较强的 T_2 加权图像(T_2WI)。④磁共振血管成像(MRA),有无需对比剂的 MRA 和应用对比剂的增强 MRA(CEMRA)。前者是一种非损伤性、无需对比剂的检查方法,目前主要用于显示头颈部血管;后者主要应用在胸、腹部动静脉,如胸腹主动脉、肾动脉和门静脉系统。随着应用软件和扫描技术的改进及不断提高,图像质量将会达到较好的诊断效果,CEMRA 有可能代替常规的血管造影和数字减影血管造影(DSA)检查。⑤其他的成像技术:如脂肪抑制技术,目的在于抑制脂肪的强信号而突出病变组织,磁共振水成像(MRH)技术可进行非损伤性、无需插管注入对比剂的磁共振胰胆管成像(MRCP)或磁共振尿路成像(MRU)。磁共振弥散加权成像(DWI)和灌注加权成像

(PWI)应用于脑梗死的超早期诊断,磁敏感加权成像(SWI)用于微量脑出血及铁沉积的诊断,血氧水平依赖(BOLD)对比技术用于脑功能定位,磁共振波谱(MRS)通过检测体内一些化学成分如磷酸肌酸、胆碱、乳酸盐和一些代谢产物、某些神经递质等,对人体组织器官的微观结构以及生化代谢过程进行研究。将 MRI 与上述 FMRI 相结合可以对一些疾病做出早期诊断和脑功能评价。

二、MRI 平扫和增强扫描

平扫是不用静脉注射对比剂的 MRI 扫描;增强扫描是静脉注射顺磁性对比剂后的 MRI 扫描。对比剂多用钆的复合物(Gd-DTPA),按 0.1 ~ 0.2ml/kg 静脉注射。增强扫描检查有利于区分组织水肿与肿瘤病变,病灶的强化形式有助于定性诊断。

近年来,肝胆特异性 MRI 对比剂钆塞酸二钠(Gd-EOB-DTPA)逐步在临床广泛应用。钆塞酸二钠可被正常肝细胞摄取,在常规多期增强扫描基础上,增加肝胆特异期扫描(注射对比剂 15 ~ 20 分钟后),不含正常肝细胞的病变肝胆特异期呈低信号,有利于肝脏小病变的检出和各种肝结节性质的鉴别。

第二节　MRI 检查前准备及注意事项

MRI 检查时间长,受检部位需保持固定不动,尽量维持呼吸平稳以减少运动伪影。对儿童及不能配合检查的患者,检查前可应用镇静药。MRI 检查时,患者进入高磁场,故需注意:①去除患者随身带的一切顺磁性金属物品(包括手表、眼镜、金属性饰物、各种磁卡、硬币等)。②目前几乎所有市面上的冠状动脉支架产品可以在 3.0T(含以下)的 MRI 设备上进行检查。2007 年以前的外周动脉支架可能存在弱磁性,但通常在手术后 6 周也可以行 MRI 检查;绝大部分的骨科植入物为非铁磁性或少量弱磁性物质,进行 MRI 检查是安全的,但可能会引起金属伪影,影响周围组织观察。③带有心脏起搏器的患者,应仔细阅读心脏起搏器的说明书以进一步评估行 MRI 检查的可能性。

MRI 增强检查禁忌证包括:①早期妊娠(3 个月内);②钆对比剂过敏的患者;③严重肝、肾功能不全的患者;④严重心肺疾病、哮喘患者。

第三节　阅读 MRI 报告的要点

MRI 图像是以由黑至白不同深浅的"灰阶"为对比,显示各组织结构的影像。但 MRI 的成像原理与 CT 完全不同,且复杂得多,图像的黑白用信号的强弱或高低来描述。

1. 观察 MRI 图像前,首先应了解图像是用何种射频脉冲序列进行扫描,目前多用自旋回波序列(SE)及小角度翻转快速成像技术。

2. 区分 T_1WI、T_2WI 及 PWI,因各组织在不同的参数下表现出不同的信号强度。例如,脑脊液在 T_1WI 中为低信号(黑色),而在 T_2WI 中则为高信号(白色)。

3. 一般读片习惯先阅读横断面,从上而下,或由下而上依次地逐层全面观察,取得受检部位组织器官的整体概念,矢状、冠状切面对"立体定位"更有利。

4. 增强扫描病变的强化程度、形态、方式等均有助于定性诊断。

5. 在分析病变的位置、大小、形态、轮廓、边缘和相邻器官关系以及病变信号强弱等的基础上,对病变的病理性质做出初步判断。

6. 各组织间以及不同病理过程,组织器官的 MRI 信号有时会相互接近,或"一征多病""同病多征"等,因此,MRI 诊断除以征象为主要依据外,还要密切地结合临床资料,包括病史及其他的各种检查,作为 MRI 图像征象研讨时的补充,以便对照和印证。

第四节 MRI 的临床应用

一、颅脑疾病

(一)颅内肿瘤

相比 CT,MRI 在颅内肿瘤的定位、定性诊断及与周围组织结构关系的显示方面具有巨大的优势。大多数颅内肿瘤在 T_1WI 呈低或略低信号,在 T_2WI 上呈高或略高信号。平扫难以鉴别肿瘤本身与瘤周水肿,注射对比剂后增强扫描有助于定位及定性诊断。

1. **脑星形细胞肿瘤** 肿瘤信号特征主要与肿瘤的水含量及有无出血、坏死、囊变等有关,即与其良恶性程度有关。良性肿瘤一般信号较均匀,恶性肿瘤呈混杂信号。根据肿瘤的强化形式及程度,增强扫描对定性诊断有较大帮助,可准确判别肿瘤的大小、范围及瘤周水肿。

2. **室管膜瘤** 室管膜瘤好发于侧脑室三角区及第四脑室,增强扫描明显强化。该肿瘤可沿脑脊液系统种植到其他部位,增强扫描有利于发现种植转移病灶。

3. **脑膜瘤** 肿瘤多发生在矢状窦旁、脑凸面、大脑镰旁及蝶骨嵴等位置。大部分脑膜瘤在 T_1WI 和 T_2W1 上信号与正常脑灰质信号相似,呈等信号,增强扫描呈均匀性明显强化。其相贴的脑膜呈线状增厚及强化,即"脑膜尾征",为特征性改变(图1-7-1)。

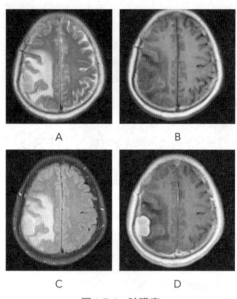

图 1-7-1　脑膜瘤

A. T_2WI 病灶呈椭圆形稍高信号;B. T_1WI 呈等信号;C. FLAIR 呈高信号;
D. 增强扫描提示病灶显著均匀强化,病灶周围脑实质见片状水肿信号影。

4. **垂体瘤**　直径 > 10mm 的垂体瘤,CT 和 MRI 检出率相似,但 < 10mm 的微腺瘤应首选 MRI 检查。巨大垂体瘤由鞍内向上下及两侧生长,平扫 T_1WI 与正常脑组织信号相似,有坏死出血时可呈混杂信号,T_2WI 肿瘤呈高信号,增强扫描肿瘤明显强化。微腺瘤形态不对称,局部膨隆,垂体柄偏移。MRI 动态增强扫描提示 T_1WI 病灶呈局限性小低信号区。微腺瘤的诊断要密切结合临床资料。

5. **听神经瘤**　听神经瘤是脑桥小脑三角区肿瘤,呈圆形或椭圆形。平扫 T_1WI 呈等或稍低信号,T_2WI 为高信号;增强扫描示肿瘤明显强化,边界清楚,并可见到增粗强化的听神经。

6. **转移瘤**　患者一般有原发肿瘤病史,常表现为脑实质内多发结节,瘤周水肿明显。肿瘤在 T_1WI 为低或等信号,T_2WI 为高信号,但比灶周水肿信号稍低;增强扫描结节呈环形,壁厚薄不均匀,瘤周水肿未见强化。

(二)脑血管疾病

1. **脑梗死** MRI 发现脑梗死较 CT 敏感。尤其是应用目前先进的成像技术如弥散加权成像(DWI)、灌注加权成像(PWI)等可发现,在梗死后 3 小时甚至更早即有异常信号改变。MRI 的主要表现为 T_1WI 低信号、T_2WI 高信号,以 T_2WI 更敏感。急性梗死在 DWI 上呈高信号,ADC 图上呈低信号(图 1-7-2)。出血性梗死因有红细胞溶解,正铁血红蛋白形成,缩短了组织 T_1 弛豫时间,故在 T_1WI 低信号梗死区的背景下出现不规则的斑片状高信号出血灶。

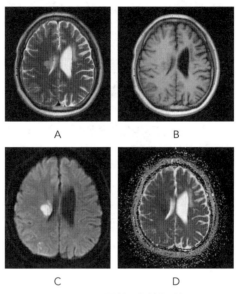

A　　　　　　　B

C　　　　　　　D

图 1-7-2　右侧放射冠急性期脑梗死

右侧放射冠区可见异常信号影,$T_2WI(A)$呈高信号,$T_1WI(B)$呈低信号,DWI(C)呈高信号,ADC 图(D)呈低信号,提示急性期脑梗死;左侧放射冠区有异常信号影,DWI 为等信号,提示非急性期梗死。

2. **脑出血** 血肿的 MRI 信号比较复杂,与血肿的期龄、血肿所含成分关系十分密切。

(1)超急性期(< 6 小时):血肿内部为氧合血红蛋白,T_1WI 呈稍低信号,T_2WI 呈高信号。

(2)急性期(出血后 3 天内):血肿内部为脱氧血红蛋白,T_1WI 呈稍低信号,T_2WI 呈低信号,SWI 呈低信号。

(3)亚急性早期(出血后 3 ~ 6 天):血肿内部为高铁血红蛋白,

T_1WI外周呈信号,内部呈等或略低信号,T_2WI呈低信号,SWI呈低信号。

(4)亚急性中期(出血后1~2周):大量顺磁性正铁血红蛋白形成,在T_1WI和T_2WI均为高信号(图1-7-3)。

(5)慢性期(出血2周后):血肿液化,在T_1WI上呈低信号,T_2WI上呈高信号,含铁血黄素沉着,在T_1WI及T_2WI上均为低信号。

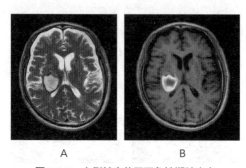

图1-7-3 右侧基底节区亚急性期脑出血

右侧基底节区见片状异常信号,T_2WI(A)呈高信号,边缘见低信号环绕,T_1WI(B)呈环形高信号,中央为等或稍高信号。

3. **脑动静脉畸形** 因血流快速流动的流空效应,脑动静脉畸形在MRI所有成像序列上均见无信号的迂曲成团血管影,呈葡萄状或蜂窝状为其特征。MRI能直接显示脑动静脉畸形的全貌、供血动脉、迂曲血管团、引流静脉等。

(三)脱髓鞘疾病

多发性硬化是最常见的脱髓鞘疾病,MRI是脱髓鞘疾病检查的首选方法。多发性硬化的主要MRI表现包括:①双侧大脑半球脑室周围白质内有大小数毫米至数厘米、圆形、卵圆形或不规则斑片状T_2WI高信号影;②急性期时,增强扫描病灶可强化。

(四)颅内炎症及其他疾病

(1)颅内感染炎症反应:病变区含水量增加,T_1WI呈低信号,T_2WI呈高信号。

(2)脑脓肿:脑脓肿形成时,增强扫描脓肿壁呈环形强化,强化环边缘光滑、厚薄一致,内部脓液未见强化,病变周围见较大范围的水肿。

(3)脑结核:脑膜结核常发生于脑底脑膜,常表现为脑底脑膜、脑桥、脚间池、视交叉、大脑外侧裂等脑膜增厚,增强扫描明显线样强化;脑实质结核表现为颅内多发结节,增强扫描均匀强化,壁厚薄均匀,呈簇状分布,可见钙化,周围脑实质水肿。

二、脊柱及脊髓病变

MRI 通过矢状、冠状和横断面多方向成像,能将病变的定位、定性以及病灶与周围组织结构的关系显示清楚。椎间盘髓核变性时,MRI T_2WI 信号减低。矢状成像可观察椎间盘脱出及脱出程度。脊柱椎体或附件骨质溶骨性破坏时,MRI 的信号也有明显的改变,甚至某些脊柱转移瘤在 T_2W1 中信号升高可早于核素骨扫描,但 MRI 对成骨性病变的显示不如 CT 及脊柱平片。对于椎管内肿瘤、脊髓病变,MRI 能直观地显示病变的部位、大小、边界和范围等,是目前首选的影像检查方法。

三、纵隔与肺

MRI 主要适合于肺门、纵隔肿块或淋巴结转移病灶的检查。因血管的流空效应呈无信号,MRI 平扫即可观察大血管情况,但对肺内病变、肿块的形态轮廓等做细致的观察则不如 CT。正常纵隔内,气管和血管均为黑色管道,而纵隔淋巴结增大和肿瘤时显示为软组织信号。良性肿瘤边界清楚,恶性肿瘤信号不均匀,边界不清,向周围浸润性生长,侵犯周围结构。

四、心脏与大血管

因流动的血液与心壁之间存在自然的对比度,在 MRI 中心脏各房室形态大小、心肌心瓣膜、心包和心包外脂肪等均能清楚显示。快速扫描技术、MRI 电影成像技术及 MRI 血管造影术不断发展,广泛应用于心脏大血管疾病的诊断检查。MRI 还可以对心脏功能做定量分析,磁共振波谱(MRS)能检测心肌缺血、心肌生化代谢物等,其应用已远远超出单纯影像学范畴。

(一)冠心病

急性心肌梗死心肌缺血水肿在 T_1WI 呈低信号,T_2WI 高信号,大约在第 4 天时信号强度最高。MRI 对梗死后遗症如梗死区室壁变薄、室壁瘤的形成和附壁血栓的诊断有重要价值,能准确判断瘤体的部位、大小、有无附壁血栓及其对左心功能的影响程度。

(二)动脉瘤和动脉夹层

MRI 直接显示动脉瘤囊状或梭形瘤样扩张。动脉夹层表现为线状白影的内膜隔开真腔与假腔,真腔为流空黑影,假腔内血流信号较高或因血栓而显高信号。

(三)先天性心脏病

MRI 可显示先天性心脏病的异常改变,如房间隔缺损、室间隔缺损、动脉导管未闭和各房室的增大等,但在显示小型房室间隔缺损方面不如超声与心血管造影。

五、肝、胆疾病

近年来,MRI 技术的改进以及一些特殊对比剂的开发应用,如肝脏特异性对比剂的使用,使肝脏疾病的检出率和诊断准确率得到很大提高。

(一)肝细胞癌

1. **平扫**　T_1WI 多呈稍低信号,信号不均匀,瘤内有斑点状高信号或更低信号灶,代表肿瘤的出血、脂肪变性、坏死或囊变。T_2WI 肿瘤呈稍高信号,信号不均匀。肿瘤假包膜在 T_1WI 呈低信号,T_2WI 呈稍高信号。肝细胞癌常伴肝硬化改变:肝脏体积缩小,肝裂增宽,肝叶比例失调,轮廓不光滑,门静脉、脾静脉扩张,食管下段、胃底静脉曲张,腹腔积液,脾大。

2. **增强扫描**　呈"快进快出"强化方式。MRI 亦可显示肿瘤侵犯静脉、胆管和淋巴结增大。肝胆特异性对比剂增强扫描可见肝胆特异期肿瘤因不含正常肝细胞、不摄取特异性对比剂而呈低信号(图1-7-4)。

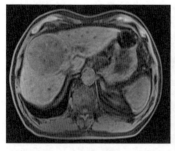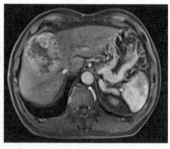

A　　　　　　　　　　　B

图 1-7-4　肝细胞癌

A、B、C. 动态增强扫描示肝 S8 段肿块呈"快进快出"强化方式;

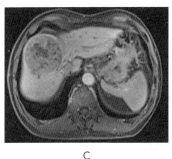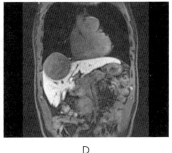

C   D

图 1-7-4(续)

D. 肝胆特异期肿块呈低信号。

(二)肝内胆管细胞癌

1. **平扫** T_1WI 多呈稍低信号,信号不均匀,边界不清晰。T_2WI 肿瘤呈稍高信号,信号不均匀,可伴有周围小胆管扩张。

2. **增强扫描** 多为边缘环形强化;可侵犯邻近静脉及胆管,易发生肝门区及腹膜后淋巴结转移,增强扫描呈环形强化,常融合成团;肝细胞特异性对比剂增强扫描可见,因肝胆特异期肿瘤不摄取对比剂而呈低信号。

(三)肝转移瘤

患者有原发肿瘤的病史,常表现为肝脏多发大小不等的结节或肿块。肝转移瘤在 T_1WI 多呈低信号,T_2WI 呈稍高信号,内部液化坏死区在 T_2WI 上更呈高信号,呈"靶征"表现;增强扫描呈环形强化,壁厚薄不均匀,呈"牛眼征"表现,是特征性表现。

(四)肝海绵状血管瘤

肿瘤呈圆形、卵圆形或分叶状,边缘清楚、锐利。T_1WI 呈均匀性低信号,T_2WI 血管瘤的信号较高,在多回波 T_2WI 上,随着回波时间延长,肿瘤信号强度逐渐增高,称为"灯泡征"。动态增强扫描肿瘤表现为"快进慢出",动脉期病变外周呈结节状强化,随着时间的延长逐渐向中心扩展,最后全瘤强化,信号强度高且均匀,边界清楚,强化的持续时间也较长。

(五)肝囊肿

肝囊肿在 T_1WI 呈均匀低信号,低于血管瘤和肿瘤信号,在 T_2WI 呈均匀高信号,增强扫描无强化。

(六)肝硬化

肝脏体积缩小,肝裂增宽,肝叶比例失调,轮廓不光滑。肝脏多发硬化结节,在 T_1WI 呈等或稍高信号,在 T_2WI 上呈低信号,增强扫描未见强化。

(七)脂肪肝

MRI 反相位肝脏背景信号相对同相位明显下降,并可进行脂肪定量测定。

(八)胆道疾病

相比 CT,MRI 对胆道疾病的诊断有非常明显的优越性。MRCP无须注入对比剂,即可对肝内外胆管有否扩张或闭锁进行评价,以及判断胆道梗阻的良、恶性病变。正常胆汁的 MRI 信号随其浓度和成分不同变化较多,一般胆囊在 T_1WI 上呈低于肝脏的信号,在 T_2WI 上信号高于肝脏。肝内、外胆管在 T_2WI 上显示为高信号。胆石一般在 T_2WI 呈低信号。胆囊肿块在 T_1WI 上信号高于胆汁,T_2WI 上其信号比胆汁低。

六、脊柱、四肢骨关节、软组织疾病

MRI 的软组织分辨率高,且能多方向成像,清晰显示脊柱、四肢和骨关节的解剖关系,明显优于CT及X线平片。但MRI在显示钙质、骨结构细节如骨小梁、骨质增生、骨膜新生骨等方面则不如 CT 和 X线平片。

(一)脊柱病变

MRI 是脊柱疾病首选的影像评估方法。在椎间盘病变的诊断中,MRI 可以清晰显示椎间盘的纤维环与髓核,了解椎间盘变性、椎间盘突出的方向和程度以及有无压迫神经根等(图 1-7-5)。MRI 也能够

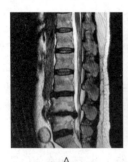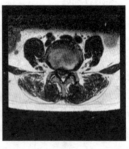

A   B

图 1-7-5　腰 4/5 椎间盘突出

T_2WI 矢状位(A)及横轴位(B)显示腰 4/5 椎间盘向后方突出,
相应水平椎管狭窄。

显示脊髓的解剖结构及各种病理改变,清楚显示脊髓有无缺血、变性、受压等,对椎管内肿瘤的定位、定性诊断有突出的优势。

(二)骨关节疾病

MRI可清楚显示膝关节韧带、半月板和关节囊。韧带损伤时,MRI呈低信号的韧带中断、水肿(图1-7-6),周围有积液或出血则MRI信号升高。当半月板撕裂时,信号升高(图1-7-7)。对于髋关节股骨头无菌性坏死,MRI比CT和平片更能早期发现病变,在T_2WI大部分病灶具有典型的双线征。

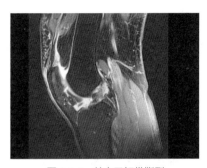

图1-7-6 前交叉韧带撕裂

脂肪抑制T_2WI矢状位显示膝关节前交叉韧带肿胀、信号增高,
形态扭曲并部分撕裂。

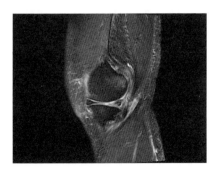

图1-7-7 半月板撕裂

脂肪抑制T_2WI矢状位显示膝关节内侧半月板后角及体部见条片状
高信号影,达关节面,局部不连续。

(三)骨肿瘤和肿瘤样病变

一般说来,MRI信号区别良恶性肿瘤并无特异性,但在发现肿瘤病变侵犯的范围方面具有优势。

1. **骨肉瘤**　根据骨肉瘤的主要细胞类型不同和有无出血、坏死，MRI 信号可大不相同。与 CT 相比，MRI 的优势在于能更清楚地显示正常、异常组织间的分界，更易发现骨髓内扩散的病灶及跳跃式转移灶、周围软组织受侵范围。

2. **动脉瘤样骨囊肿**　病灶呈分叶状膨胀，边缘见低信号环（T_1WI 及 T_2WI 均可见）。病灶内信号在 T_1WI 上为中、高混杂信号，T_2WI 见多个不均匀高信号小囊腔，囊壁和囊间隔为低信号。此外，还常见到未凝固的血液分层造成的液 - 液平面征，是特征性改变。

(四)软组织肿瘤

四肢、肩部、颈部的软组织肿块密度与肌肉类似，X 线平片及 CT 常不易区分肿块的界限，MRI 则可以较清楚地显示肿瘤及肿瘤与邻近结构的关系。

七、泌尿生殖系统疾病

(一)泌尿系统

1. **肾癌**　T_1WI 肿瘤信号强度多低于肾皮质；T_2WI 呈混杂高信号。病灶周边可见环形低信号假性包膜。增强扫描各期表现与 CT 增强类似，并可见邻近组织侵犯、淋巴结转移和肾静脉 / 下腔静脉内癌栓。

2. **肾盂癌**　为肾窦区肿块，周围肾窦脂肪受压或完全消失，可侵犯邻近肾实质。增强检查肿块轻度强化，MRU 表现为肾盂肾盏内的充盈缺损。肾盂癌可伴肾门区、腹膜后淋巴结转移及远处转移。

3. **肾血管平滑肌脂肪瘤**　肿瘤信号不均匀，肿块内含脂肪，T_1WI 和 T_2WI 均呈高信号，脂肪抑制序列呈低信号。增强扫描血管及平滑肌成分强化，脂肪成分无强化。

4. **膀胱癌**　MRI 表现为自膀胱壁突向腔内的宽基底结节或菜花状肿块。增强扫描早期肿块显著强化。肿瘤侵犯周围结构，表现为病变周围脂肪间隙模糊，增强扫描不均匀强化。DWI 检查有助于膀胱肌层侵犯的判断，肿瘤侵犯肌层，受累的肌层在 DWI 上呈信号（图 1-7-8）。

5. **肾上腺腺瘤**　腺瘤富含脂质，MRI 反相位信号较同相位明显减低。

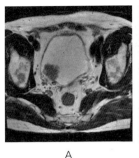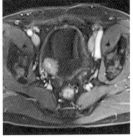

A   B

图 1-7-8　膀胱癌

A.T$_2$WI 显示膀胱右后壁菜花状肿块；B.T$_1$WI 增强扫描肿块明显强化。

(二)生殖系统

1. **子宫肌瘤**　T$_1$WI 与子宫肌层信号相仿；T$_2$WI 呈明显低信号，边界清楚；增强扫描肌瘤强化程度与正常子宫肌壁基本相同；发生退变或变性的肌瘤信号及强化不均匀。

2. **宫颈癌**　子宫颈增大，有不对称增厚及结节状突起。T$_2$WI 可见不均匀高信号影；肿瘤侵犯阴道、子宫体及盆壁、膀胱、直肠时可见相应区域 T$_2$WI 信号增高；侵犯宫旁组织时，宫旁脂肪间隙信号减低、模糊；可见盆腔淋巴结肿大；DWI 检查肿瘤及周围组织浸润 DWI 信号增高，ADC 值降低。

3. **子宫内膜癌**　子宫内膜增宽，内见结节状低信号区或见软组织肿块，伴坏死、出血等改变，增强扫描肿块不均匀强化。DWI 病灶呈高信号，ADC 值降低。MRI 可显示子宫肌层受累的深度、有无宫颈侵犯和宫外侵犯。

4. **卵巢肿瘤**

(1)卵巢浆液性囊腺瘤和黏液性囊腺瘤：浆液性囊腺瘤直径一般 < 10cm，单房多见，壁薄、厚度均匀，囊内呈液性信号，信号均匀。黏液性囊腺瘤体积较大，直径常超过 10cm，呈大小不等的多房性囊性肿块，壁和分隔厚薄不均匀，囊内信号不均匀，可见富含蛋白的黏液成分，T$_1$WI 呈高信号。

(2)卵巢浆液性囊腺癌和黏液性囊腺癌：①肿块形态多不规则，同时具有囊性和实性部分；②增强检查肿块实性部分强化；③常有腹水，大网膜转移时可见"污垢样"改变或"饼状"改变，腹膜和肠系膜处也可有多发转移性结节；④黏液性囊腺癌发生腹腔、腹膜种植转移时，可形成腹腔假性黏液瘤，表现为盆、腹腔内低密度肿块，在肝表面形成扇形压迹;⑤可伴盆腔、腹膜后和腹股沟淋巴结转移。

（3）卵巢畸胎瘤:肿块呈混杂信号,内有脂肪,对钙化、牙齿或骨组织显示效果不及 CT。

5. 良性前列腺增生 前列腺体积增大。T_2WI 外周带显示受压变薄,呈高信号改变;移行带和中央带体积明显增大,可见多发结节状不均匀高信号。DWI 增生腺体常呈等信号,ADC 值降低不明显。动态增强扫描呈逐步强化表现,即时间 - 信号曲线呈逐渐上升型曲线。

6. 前列腺癌 在 T_2WI 高信号的外周带出现低信号结节;在 DWI 肿瘤呈高信号,ADC 值降低;动态增强扫描病灶呈速升速降的强化表现;可显示前列腺周围神经血管束、精囊、膀胱、直肠、盆底肌侵犯及盆腔淋巴结、骨转移情况。

八、头颈五官疾病

（一）眼和眼眶

1. 眶内炎性假瘤 眶隔前型主要表现为隔前眼睑组织肿胀增厚。肌炎型典型表现为眼外肌肌腹与肌腱同时增粗,上直肌和内直肌最易受累。泪腺炎型表现为泪腺睑部与眶部同时增大,睑部增大明显,多为单侧,也可为双侧。巩膜周围炎型表现为眼球壁增厚。视神经束膜炎型表现为视神经增粗,边缘模糊。弥漫型表现为眶内脂肪被软组织肿物取代,泪腺增大,眼外肌增粗并与周围软组织影无明确分界,视神经可不受累而被软组织影包绕,增强扫描显示眶内弥漫强化而视神经不强化。

2. 甲状腺相关性眼病 主要表现为:①眼球突出。②眼外肌增粗,主要为肌腹增粗,肌腱不增粗。③ MRI 急性期和亚急性期增粗的眼外肌 T_1WI 呈低信号,T_2WI 呈高信号;晚期眼外肌已纤维化,T_1WI 及 T_2WI 均呈低信号。④伴随征象:眶尖部眼外肌增粗常压迫视神经;眼球突出将视神经拉直;眶内脂肪增多,可疝入眶隔前;泪腺脱垂。⑤ MRI 增强扫描示轻度至中度强化,至晚期眼外肌纤维化时则无强化。

3. 视网膜母细胞瘤 主要表现为:①球壁肿物突向玻璃体腔,可见 T_1WI、T_2WI 低信号的钙化灶;②病变发展可向球外蔓延,表现为眼球扩大,球壁完整性破坏,视神经增粗及向颅内蔓延。

4. 眼眶海绵状血管瘤 主要表现为:①球后肌锥内间隙圆形或椭圆形肿块;②肿瘤 T_1WI 呈低信号,T_2WI 呈高信号,信号均匀;③较大肿瘤动态增强扫描可表现为特征性"渐进性强化"。较小肿瘤注射对比剂后立即均匀强化。

(二)鼻和鼻窦

1. 鼻窦囊肿

(1)鼻窦黏膜下囊肿:①常位于上颌窦,T_1WI 为低或中等信号,T_2WI 为高信号,囊肿内含黏液或蛋白增多时,T_1WI 信号增高;②增强扫描囊内容物无强化,囊壁可轻度强化。

(2)鼻窦黏液囊肿:①常位于额窦、筛窦、蝶窦,一般呈 T_1WI 低信号,T_2WI 高信号;囊肿含蛋白量或黏稠度高时,T_1WI 呈高信号。②增强扫描囊内容物无强化,囊壁可轻度强化。③受累窦腔扩大、膨胀。

2. 内翻性乳头状瘤

多数病变信号均匀,T_1WI 表现为低到中等信号,T_2WI 为混杂等或高信号。增强扫描典型表现为"脑回样"强化。受累鼻窦有阻塞性炎症。

3. 鼻窦癌

肿瘤 T_1WI 呈等信号,T_2WI 呈稍高信号。肿瘤内部可见坏死。肿瘤破坏窦壁骨质,侵犯邻近结构。增强扫描肿瘤多为不均匀强化(图 1-7-9)。

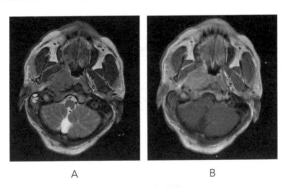

A   B

图 1-7-9 鼻咽癌

A.T_2WI 示鼻咽黏膜增厚合并局部软组织肿块;

B. 增强扫描图像示肿块不均匀强化,侵犯右侧咽旁间隙。

(三)咽部

1. 鼻咽纤维血管瘤

主要表现为:①软组织肿块填充鼻咽腔,向前可经后鼻孔长入同侧鼻腔;向外导致蝶腭孔、翼腭窝扩大,肿瘤长入翼腭窝、颞下窝;向上可破坏颅底骨质,侵入蝶窦或海绵窦。②肿块 T_1WI 呈低信号,T_2WI 呈明显高信号;③增强扫描肿瘤明显强化,高信号瘤内可见条状或点状血管流空信号,称为"椒盐征"。

2. **鼻咽癌**　主要表现为:①平扫一侧咽隐窝变浅或消失。②咽侧壁软组织增厚或肿块突入咽腔。③增强扫描肿块明显强化。④肿瘤易侵犯邻近结构,如咽旁间隙变形、移位、狭窄甚至消失;鼻腔、口腔、翼腭窝、颞下窝、眼眶、蝶窦及颅内海绵窦区软组织肿块;颅底骨质破坏。⑤颈部淋巴结转移,双侧常见,首站为咽后组淋巴结。

九、乳腺疾病

(一)乳腺增生

MRI 平扫可见乳腺组织增多。动态增强扫描表现为多发或弥漫性斑片状或斑点状轻至中度的渐进性强化,随着强化时间的延长,强化程度逐渐增高,强化范围逐渐扩大。乳腺囊肿 T_1WI 呈低信号,T_2WI 呈高信号;增强扫描无强化。

(二)乳腺纤维腺瘤

MRI 平扫可见圆形或卵圆形肿块,边界清晰,信号均匀;内可有胶原纤维形成的分隔,在 T_2WI 表现为低或中等信号强度。DWI 检查 ADC 值较高。动态增强表现为缓慢渐进性均匀强化或由中心向外围扩散的离心样强化。

(三)乳腺癌

MRI 平扫可见肿块形态不规则,呈星芒状或蟹足样,边缘可见毛刺。增强扫描呈快速明显增高且快速减低。DWI 呈高信号,ADC 值较低。

(冯仕庭　董　帜)

第八章

放射性核素检查

第一节　甲状腺显像及功能测定

一、甲状腺显像

(一)原理

正常甲状腺具有摄取和浓聚碘离子功能,放射性碘进入人体后,可被有摄碘功能的正常甲状腺细胞摄取而停留于甲状腺内,它们在甲状腺内的分布状态反映了甲状腺细胞的摄取功能。将放射性碘引入人体后,检查者可在体外通过核医学设备(γ照相机或SPECT)获得甲状腺影像,进而了解甲状腺位置、形态、大小以及功能状态等信息。同碘类似,锝亦能被甲状腺组织摄取和浓聚,且由于高锝酸盐($^{99m}TcO_4^-$)具有良好的物理性能,目前临床上多使用$^{99m}TcO_4^-$进行常规甲状腺显像。

(二)方法要点

甲状腺静态显像在$^{99m}TcO_4^-$静脉注射20～30分钟后发生。如用放射性碘进行显像,应在检查前至少2周停用含碘药物和食物。

(三)正常图像

正常甲状腺位于颈正中,甲状软骨前下方,呈蝶形。左右叶平面投影图像通常不等大,右大于左。放射性分布均匀,峡部组织较薄,呈放射性稀疏分布。$^{99m}TcO_4^-$显像可见唾液腺、口腔、鼻咽腔及胃黏膜的生理性摄取(图1-8-1)。

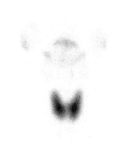

图1-8-1　正常甲状腺$^{99m}TcO_4^-$显像

(四)临床应用

1. 甲状腺结节功能判断和良恶性鉴别 甲状腺结节根据其功能状况可分为热结节(局性放射性增高区,图1-8-2)、温结节(与正常组织放射性一致)、凉或冷结节(稀疏缺损区,图1-8-2),后者10% ~ 20%为甲状腺癌。

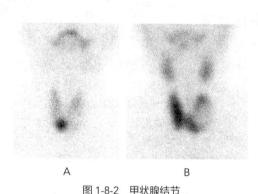

A   B

图1-8-2   甲状腺结节

A.甲状腺右叶下极热结节;B.甲状腺左叶下极热结节。

2. 诊断异位甲状腺 正常甲状腺区无放射性影像,但在舌根部、喉前、舌骨下、胸骨后等部位发现异位影像。

此外,放射性核素检查还可用于寻找甲状腺癌远处转移灶、测定甲状腺重量、判断颈部肿块与甲状腺关系、甲状腺炎的辅助诊断等方面。

二、甲状腺摄取 ^{131}I 功能测定及甲状腺激素抑制试验

(一)原理

碘是甲状腺激素合成的必需物质。^{131}I进入体内后被甲状腺摄取,摄取量、速度与甲状腺功能密切相关。正常甲状腺摄碘功能受血中T_3、T_4浓度反馈调节,口服甲状腺素后血中甲状腺激素浓度增高,甲状腺轴反馈机制正常时,摄碘率下降,反馈机制异常时,摄碘率无明显变化,以此判断甲状腺轴反馈机制是否正常。

(二)方法要点

在被检查者空腹口服示踪量$Na^{131}I$后2小时、4小时、24小时分别测量甲状腺部位放射性计数,并计算在不同时间的甲状腺摄碘率。检查前应停用含碘食物、药物以及影响甲状腺功能的药物等2 ~ 6周。甲状腺激素抑制试验:在常规摄取^{131}I功能测定后,当天口服甲

状腺素片,每次 40mg,每天 3 次,连续 2 周,然后再进行甲状腺摄取
^{131}I 功能测定,计算 24 小时抑制率。

(三)正常参考区间

各地区、实验室有较大差异。通常第 2 小时吸碘率为 10% ~ 30%,第 4 小时为 15% ~ 40%,第 24 小时为 25% ~ 60%。甲状腺激素抑制试验抑制率大于 50% 为正常。

(四)临床应用

甲状腺摄取 ^{131}I 功能测定及甲状腺激素抑制试验可用于甲状腺疾病的诊断与鉴别诊断、甲状腺功能亢进症 ^{131}I 治疗剂量确定及疗效评价等。

第二节　甲状旁腺显像

(一)原理

^{201}Tl 和 ^{99m}Tc-MIBI(甲氧基异丁基异腈)既能被功能亢进或增生的甲状旁腺组织摄取,又能被正常甲状腺组织摄取,而 ^{99m}TcO$_4^-$ 只能被甲状腺组织摄取,通过计算机图像减影技术,将 ^{201}Tl 和 ^{99m}Tc-MIBI 的图像减去 ^{99m}TcO$_4^-$ 图像,即可获得功能亢进的甲状旁腺影像。此外,利用 ^{99m}Tc-MIBI 在正常组织和甲状旁腺功能亢进组织中的代谢速率不同(在功能亢进的甲状旁腺组织洗脱速度比在甲状腺组织慢),进行早期和延迟 SPECT 显像,从而获得甲状旁腺影像。

功能亢进的甲状旁腺组织磷脂代谢活跃,反映磷脂代谢的 ^{18}F 或 ^{11}C-胆碱(choline)可直接用于正电子发射体层成像(PET)显像。

(二)方法要点

SPECT 显像主要有以下方法:^{201}Tl/^{99m}TcO$_4^-$ 显像减影法、^{99m}Tc-MIBI/^{99m}TcO$_4^-$ 显像减影法、^{99m}Tc-MIBI 双时相法。PET 显像主要为 ^{18}F-胆碱显像。

(三)图像分析要点

功能正常时甲状旁腺不显影,双时相法仅见甲状腺显影。

(四)临床应用

甲状旁腺功能亢进时即可显影。该方法主要用于:①甲状旁腺功能亢进症的辅助诊断与病灶术前定位(图 1-8-3);②异位甲状旁腺定位(彩图 1-8-1)。

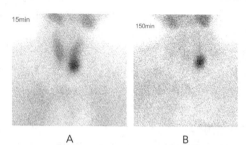

图 1-8-3　^{99m}Tc-MIBI 双时相法甲状腺旁腺显像

A 为 15 分钟显像，B 为 150 分钟显像，

可见甲状腺左叶下极下方功能亢进的甲状旁腺（增生）。

彩图 1-8-1　^{18}F- 胆碱 PET/CT 显像

可见异位的甲状旁腺（后上纵隔甲状旁腺瘤）。

第三节　肾图与肾显像

一、肾动态显像

（一）原理

静脉"弹丸式"注射能被肾小球滤过或由肾小管上皮细胞摄取、分泌，而不被再吸收的显像剂后，利用核医学设备（γ 照相机或 SPECT）进行连续动态采集，观察显像剂进入肾血管床，在肾实质内逐渐浓聚，然后随尿液进入肾盏、肾盂、输尿管、膀胱的全过程，可得到肾血流灌注、肾实质功能和上尿路通畅的情况等信息。

（二）方法要点

肘静脉弹丸式注射 ^{99m}Tc- 二乙三胺五乙酸（^{99m}Tc-DTPA）或 ^{99m}Tc- 巯基乙酰三甘氨酸（^{99m}Tc-MAg$_3$）或 ^{99m}Tc- 双半胱氨酸（^{99m}Tc-EC）后，立即以每 1 ~ 2 秒 1 帧的速度采集 60 秒（血流灌注相），随后以每 30 ~ 60 秒 1 帧的速度采集 20 ~ 30 分钟（功能相）。检查前应充分水化（饮水或补液）和排空膀胱。

(三)正常图像

(1)血流灌注相:在腹主动脉显影后2秒开始双肾显影,4～6秒能清晰显示肾轮廓,主动脉影逐渐消失,双肾影逐渐增浓,双肾形态、大小及放射性分布基本一致。

(2)功能相:2～4分钟显示肾实质内显像剂分布达到高峰,双肾影清晰完整,放射性分布均匀。随着放射性尿液逐渐向肾盏、肾盂集中,肾皮质影像开始减弱,膀胱逐渐显影、增浓。

彩图1-8-2
正常肾动脉
显像及肾图

(3)清除相:20～25分钟双肾影基本消退,大部分显像剂清除,进入膀胱,输尿管一般不显影。

(4)定量指标:正常人肾摄取放射性高峰时间为2～4分钟,半排泄时间通常<8分钟,两肾基本一致(彩图1-8-2)。

(四)临床应用

1. 肾功能判断。

2. 尿路梗阻程度、部位和功能状态估计 上尿路梗阻表现为梗阻部位以上放射性滞留、半排泄时间延长等,伴肾血流、功能受损时,可表现为不同程度的肾显影不良,皮质放射性摄取、清除延缓等影像及定量指标变化。

3. 高血压病因鉴别 肾血管性高血压多表现为单侧肾萎缩、血流灌注及皮质摄取、清除延缓。卡托普利介入肾显像可作为肾动脉狭窄的筛选检查。

4. 移植肾监测 急慢性排斥反应多表现为血流与功能平行受损,而急性肾小球坏死以功能损害为主,血流灌注通常无明显改变。对肾梗阻、尿漏等亦可做出诊断。

5. 膀胱-输尿管反流诊断。

二、肾静态显像

(一)原理

慢速通过型的肾显像剂,静脉注射后随血流经肾小管上皮细胞被选择性浓聚于肾实质,用γ照相机或SPECT可获得双肾静态影像。

(二)方法要点

静脉注射^{99m}Tc-二巯基丁二酸(DMSA)或^{99m}Tc-葡庚糖酸盐(GH)后1～2小时进行多体位静态采集图像。

(三)正常图像

后前位显像双肾呈椭圆形,轮廓清楚,边缘整齐,除肾门区放射性稍稀疏外,其余部位放射性呈均匀分布,双肾大小对称,呈"八"字形列于脊柱两旁,成人右肾多低于左肾。

(四)临床应用

肾静态显像可用于肾内占位性病变、肾盂肾炎肾瘢痕形成诊断,表现为单发或多发性放射性稀疏缺损区。此外,还可用于双肾位置形态异常和先天性畸形诊断。

三、^{131}I- 邻碘马尿酸钠肾图检查

(一)原理

^{131}I- 邻碘马尿酸钠(^{131}I-OIH)被肾小管上皮细胞摄取后,分泌到肾小管腔并不再被重吸收,经尿液排入膀胱,用功能仪记录肾脏时间 - 放射性曲线,可根据曲线变化诊断疾病。

(二)方法要点

于肘前静脉注射示踪剂 ^{131}I-OIH 后,即刻描绘肾图曲线或用计算机采集 15 ~ 20 分钟。检查前应充分水化(饮水或补液)和排空膀胱。

(三)正常肾图

正常肾图曲线可分为 3 段,即示踪剂出现段(a)、聚集段(b)和排泄段(e)。a 段在静脉注射示踪剂后约 10 秒出现,呈陡然上升,其高度反映肾血流灌注量及肾血管床的放射性,又称血管段。随后 b 段迅速斜行上升,通常 2 ~ 4 分钟达高峰,反映肾小管上皮细胞摄取示踪剂的速度与数量,与肾有效血浆流量和肾小管功能有关。c 段下降至峰值一般所需时间通常少于 8 分钟,反映示踪剂经肾小管分泌、排泄出肾的速度,主要与尿流量和尿路通畅情况有关。双肾曲线形态、高度基本相似。

(四)异常肾图及临床意义

异常肾图曲线常见以下几种类型。

1. **持续上升型**　a 段正常,b 段持续上升,无明显 c 段出现,单侧多见于急性上尿路梗阻,双侧多见于急性肾衰竭和继发于下尿路梗阻的双侧上尿路引流不畅。

2. **高水平延长型**　a 段基本正常,b 段呈水平延长线,无明显 c 段,多见于上尿路梗阻伴肾盂积水。

3. **抛物线型**　a 段基本正常,b 段上升缓慢,峰时后延,c 段下降缓慢,峰顶圆钝,主要见于脱水、肾缺血、肾功能受损和上尿路引流不

畅伴轻、中度肾盂积水。

4. **低水平延长型**　a段低于正常1/2,b段呈水平线,无明显c段,提示肾功能严重受损。

5. **低水平递降型**　a段低于正常1/3～1/2,无b段,呈递降曲线,提示肾无功能。

6. **阶梯状下降型**　a、b段基本正常,c段呈阶梯状下降,提示上尿路有不稳定性痉挛。

7. **小肾图**　曲线形态正常,但幅度明显低于另一侧,可见于单侧肾动脉狭窄。

第四节　胃肠道显像

一、消化道出血显像

1. **原理**　经静脉注射放射性标记的红细胞,当消化道出血时,放射性红细胞随血流进入消化道内而使消化道显像。

2. **方法要点**　显像剂为^{99m}Tc体内或体外标记红细胞,注射后即刻以每5分钟1帧的速度采集30～60分钟动态显像,如未能显示出血灶,则按2、4、6、8、24小时进行延迟显像。

3. **图像分析要点**　正常肠道无放射性。

4. **临床应用**　本法可用于活动性消化道出血灶的定位诊断,能探测出血率0.1ml/min以上的出血。

二、梅克尔憩室显像

1. **原理**　多数憩室内黏膜含有异位组织,如异位胃黏膜,经静脉注入的^{99m}TcO$_4^-$被异位黏膜摄取和分泌进入憩室腔内而使其显影。

2. **方法要点**　受检者禁食4小时以上,检查前禁止使用过氯酸钾、水合氯醛、阿托品等药物。显像剂为^{99m}TcO$_4^-$,静脉注射显像剂后即刻进行动态腹部采集至胃内放射性进入肠腔为止。检查前静脉注射五肽胃泌素可提高阳性率。

3. **图像分析要点**　发现小肠部位有与胃同时显像且较固定的异常浓聚区为阳性。

4. **临床应用**　本法可用于梅克尔憩室(Meckel diverticulum)的定位诊断(图1-8-4),阳性率为80%～85%。异位胃黏膜过少,或由于局部出血或分泌物较多而产生稀释作用,可出现假阴性。

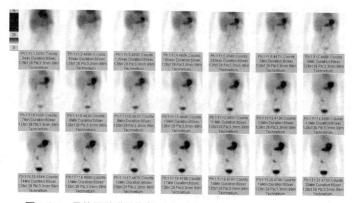

图 1-8-4　异位胃黏膜显像(梅克尔憩室显像)阳性,定位于右中下腹

第五节　肝胆动态显像

(一)原理

肝胆显像剂被肝多角细胞摄取并均匀分布于肝内,经短暂停留后排入毛细胆管,经胆道系统进入肠道。利用 γ 照相机或 SPECT 进行连续动态采集可得到肝影像及显像剂经胆道各部分的动态变化信息,从而研究肝脏功能及胆道动力学。

(二)方法要点

常用显像剂包括 ^{99m}Tc 标记的乙酰苯胺亚氨基二乙酸类化合物(如 ^{99m}Tc-EHIDA)和吡哆氨基类化合物(如 ^{99m}Tc-PAA)两大类。静脉注入显像剂后 5 分钟、10 分钟、15 分钟、20 分钟、30 分钟及 60 分钟进行静态采集。必要时进行 3 小时、6 小时及 24 小时静态采集。检查前禁食 4 ~ 12 小时。

(三)正常图像

肝胆系列影像可分为 3 个时相。

1. **肝实质相**　注射后 3 ~ 5 分钟心影消退,肝脏显影并持续增浓,15 ~ 20 分钟肝脏摄取达到高峰,此期以肝细胞摄取为主。

2. **胆管排泄相**　肝细胞不断将显像剂分泌入胆道,肝影逐渐变淡,胆系开始显像,肝总管、胆总管、胆囊部位开始显影。

3. **肠道排泄相**　30 ~ 60 分钟显像剂逐渐排入肠道,此期肝影基本消退,大量放射性集中于肠道。

(四)临床应用

本法可用于新生儿持续黄疸的鉴别诊断,主要为婴儿肝炎综合征和先天性胆道闭锁的鉴别,前者主要为肝细胞受损所致,显像剂主要停留在血液循环,肝胆系显影极差,后者仅可见肝显影,胆系结构、肠道不显影(图1-8-5)。肠道出现放射性可排除胆道闭锁(图1-8-6),可作为手术患者的筛选检查。此外,本法还可用于急、慢性胆囊炎,先天性胆管扩张症和先天性胆总管囊肿的辅助诊断,以及肝胆道术后评价。

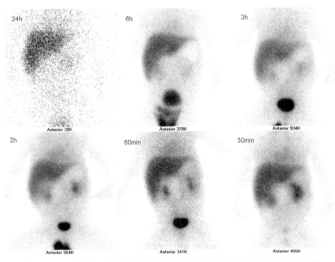

图 1-8-5　肝胆动态显像多时相观察,均未见放射性示踪剂进入肠道,
提示胆道闭锁

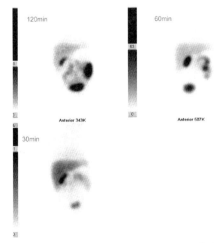

图 1-8-6　肝胆动态显像可见放射性示踪剂进入肠道,排除胆道闭锁

第六节　心脏大血管显像

一、心肌灌注显像

1. **原理**　药物经静脉注入后被心肌细胞摄取,局部心肌摄取量与心肌血流量成正比。当心肌细胞受损或血供障碍时,病损心肌摄取能力降低,致使病损区放射性分布降低或缺损,据此可判断心肌血供情况。

诊断冠状动脉粥样硬化性心脏病(冠心病)时,须进行心脏负荷及静息显像。心脏具有较强的代偿功能,即使冠状动脉狭窄,在静息状态下心肌灌注仍有可能呈现正常影像,但在负荷状态下,病变冠状动脉代偿性扩张能力不及正常冠状动脉,使缺血区心肌血流增加量低于正常冠状动脉供血区,从而使缺血心肌与正常心肌显像剂分布出现差异。心脏负荷试验分为运动负荷试验和药物负荷试验。

2. **方法要点**　用于心肌灌注显像的单光子放射性药物主要有 ^{201}Tl- 氯化铊、^{99m}Tc- 异腈类化合物(如 ^{99m}Tc-MIBI),^{201}Tl- 氯化铊在心肌内有再分布,一次注射即可完成负荷(运动或药物负荷)和静息 SPECT 显像。^{99m}Tc-MIBI 无再分布,负荷和静息显像必须进行 2 次注射。空腹静脉注射 ^{99m}Tc-MIBI,30 分钟后进脂肪餐,1.5 ~ 2 小时进行显像。

正电子放射性核素标记的示踪剂主要有 ^{13}N-NH3·H$_2$O、^{15}O-H$_2$O 等。由于上述正电子放射性核素半衰期短(^{13}N 为 9.96 分钟,^{15}O 为 2.27 分钟),心肌灌注 PET 显像需要配备有回旋加速器的单位方可进行。

彩图 1-8-3

^{99m}Tc-MIBI

静息 SPECT

心肌灌注显像

3. **正常图像**　正常右心不显影,左室心肌放射性分布均匀(彩图 1-8-3)。

4. **临床应用**　本法可用于:①冠心病的早期诊断、危险度分层、疗效评估。冠心病心肌缺血静息显像大多正常,而运动显像出现节段性放射性稀疏缺损区(再分布)。PET 心肌灌注显像诊断冠心病的灵敏度与 SPECT 相近,但特异度更高。②心肌梗死诊断,梗死心肌运动 / 静息显像皆表现为放射性缺损区(持续缺损)。③心肌病鉴别诊断,心肌放射性分布不均匀,呈“花斑样”改变,心腔扩大和心肌变薄等为扩张型心肌病的典型表现。肥厚型心肌病的心肌呈普遍增厚,心室内腔变小。④微血管性心绞痛。⑤门控心肌显像可同时获得心功能信息。

二、心肌代谢显像

心肌灌注显像虽然在判断心肌存活方面具有一定作用,但可能会低估心肌细胞的真实活力。代谢存在才是心肌细胞存活的标志。PET 心肌代谢显像通过示踪心肌细胞能量代谢底物,能较灵敏地评价心肌细胞的活性。葡萄糖和脂肪酸是心肌细胞的主要能量代谢底物。目前葡萄糖类似物 ^{18}F-氟代脱氧葡萄糖(^{18}F-FDG)心肌代谢显像被公认为是判断心肌存活(或活力)的金标准,其判断存活心肌的灵敏度和特异度均在 90% 以上。

1. **原理** 当空腹和血糖浓度较低时,心肌细胞能量代谢主要来源于脂肪酸氧化,当摄入碳水化合物饮食或给予糖负荷后,心肌细胞则以葡萄糖为主要能量代谢底物。心肌缺血氧供减低时,缺血或冬眠心肌利用葡萄糖增加,通过无氧糖酵解获取能量,因此缺血心肌能获取葡萄糖是心肌存活的可靠标志。^{18}F-FDG 作为葡萄糖类似物进入心肌细胞后被已糖激酶催化生成磷酸化的 ^{18}F-FDG,由于结构差异,无法进行下一步的代谢过程而潴留在心肌细胞内,其聚集程度反映心肌细胞的葡萄糖代谢活性。

2. **方法要点** 检查前禁食 6 小时以上,根据血糖情况决定是否需要口服葡萄糖,糖尿病患者需要使用胰岛素调节血糖水平至可接受范围,以促进心肌细胞摄取 ^{18}F-FDG,进而获得高质量的葡萄糖代谢影像。

3. **正常图像** 判断心肌存活时,需将灌注显像与代谢显像进行对比分析。正常时,左心室心肌葡萄糖代谢影像与血流灌注影像均呈现放射性均匀分布。如灌注显像放射性分布稀疏或缺损,代谢显像表现为放射性摄取正常或摄取相对增高(灌注-代谢不匹配),提示心肌局部缺血但存活;如二者显像均呈现放射性稀疏或缺损(灌注-代谢匹配),提示局部心肌坏死(或瘢痕,彩图 1-8-4)。

彩图 1-8-4 PET 心肌灌注及代谢显像

A. 为氨水灌注显像,B. 为糖代谢显像,

可见心尖部及左心室前壁心尖段心肌灌注稀疏或缺损,灌注-代谢匹配。

4. **临床应用** 本法可用于筛选能从血运重建术获益的缺血性左心室功能不全患者,因为只有存在一定比例的存活心肌,血运重建才能够改善心肌活力,进而促进心室功能的部分恢复或维持。此外,还可根据治疗前后缺血、坏死心肌面积变化,评价血运重建疗效。

三、平衡法门控心血池显像

1. **原理** 心血池显像是利用放射性核素进入循环通道的过程,记录并分析心脏各房室和大血管的空间形态、功能参数。根据采集方法不同分为首次通过法和平衡法显像,现主要介绍平衡法。

平衡法门控心血池显像是显像剂(如 ^{99m}Tc-红细胞)在循环中分布达到平衡后,利用受检者自身心电 R 波和 R-R 间期内间隔相等的信号,触发启动 SPECT 或 γ 照相机自动、连续、等时地采集心血池影像,可获得一个心动周期内的心血池动态影像,连续采集 300～400 个心动周期的系列影像,这些影像信息用计算机处理后可用于电影显示及定量分析。

2. **方法要点** 静脉注射 ^{99m}Tc-红细胞后 15～30 分钟进行前位、左前斜位 45° 及左侧位显像。心律不齐的患者检查结果不准确,可选用其他显像方法。

3. **结果分析要点** 包括心室容积曲线、心功能参数、局部室壁运动分析。

4. **临床应用** 主要用于:①冠心病心肌缺血的辅助诊断;②冠心病病情程度及预后判断;③心室室壁瘤诊断;④心脏传导异常辅助诊断;⑤化疗药物心脏毒性监测(最常用左室射血分数);⑥心肌病的辅助诊断。由于门控心肌灌注显像可一次获得心肌血流灌注及心脏功能参数,目前临床一般很少单独使用心血池显像进行心功能测定。

第七节 脑显像

一、脑代谢显像

放射性核素标记的代谢底物(如葡萄糖、氨基酸、核苷酸、氧气)进入脑内代谢,通过 SPECT 或 PET 进行采集,可得到反映脑组织代谢的图像及定量参数。

临床目前应用最广的主要为葡萄糖及氨基酸代谢显像。葡萄糖为脑的主要能源物质,利用 ^{18}F-FDG 可进行葡萄糖代谢显像。脑内组织细胞恶变或损伤后,氨基酸摄取及蛋白质合成异常,利用正电子

核素 ^{18}F、^{11}C 标记氨基酸(如 ^{11}C-MET、^{18}F-FET)可进行氨基酸代谢显像。

(一)原理

利用放射性核素标记不同的代谢底物并引入体内,通过核医学设备(如 PET/CT、PET/MRI 等)探测其脑内分布,从而反映脑组织代谢特征。以 ^{18}F-FDG 为例,^{18}F-FDG 静脉注入人体后进入脑组织,在已糖激酶的作用下生成 6-磷酸-FDG,不能参与葡萄糖的进一步代谢而滞留细胞内,其放射性分布反映了脑组织的糖代谢情况。

(二)方法要点

主要为正电子显像剂,一般在注射 ^{18}F-FDG 后 45 ~ 60 分钟进行采集,一般要求检查前禁食 4 小时以上,空腹血糖在 8.3mmol/L 以下最佳。氨基酸代谢显像一般无须禁食或控制血糖,采集时间视显像剂而定。

(三)正常图像

1. **糖代谢** 正常大脑皮层、小脑皮层、基底神经节和脑干灰质核团等结构呈放射性浓聚,而脑室及白质部位呈放射性相对稀疏,两侧基本对称。

2. **氨基酸代谢** 大部分不能自由通过血-脑屏障,脑组织代谢率较低,正常图像脑组织通常放射性本底低,而脉络丛、垂体等无血-脑屏障的脑内结构摄取较高。

(四)临床应用

1. 脑肿瘤的诊断、鉴别诊断,脑肿瘤分期与疗效评价。临床通常应用葡萄糖与氨基酸联合显像鉴别低级别脑肿瘤(图 1-8-7)与炎症或脱髓鞘等良性疾病。

2. 脑肿瘤放疗生物靶区的确定、放疗后肿瘤复发或残留与脑放射性损伤坏死的鉴别。

3. **鉴别痴呆** 多发梗死性痴呆可观察到多个放射性稀疏缺损灶,而阿尔茨海默病(Alzheimer disease,AD)典型表现为双侧颞、顶叶放射性稀疏缺损,有时伴额叶减低,基本不累及基底节和小脑。

4. **定位癫痫灶** 癫痫发作期为局部放射性增高,而发作间期为放射性减低。

5. 本法在脑血管疾病、脑外伤、精神疾病的辅助诊断方面也有一定价值。

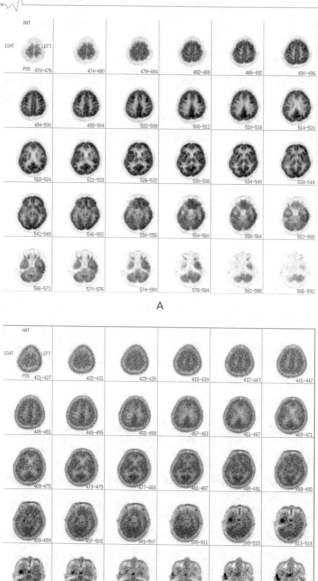

图 1-8-7　颅脑 PET 显像

A. 为糖代谢显像，B. 为氨基酸(甲硫氨酸)显像，

右侧颞叶低级别星形细胞瘤糖代谢未见增高，氨基酸代谢明显增高。

二、脑受体显像

1. **原理**　神经信号的传递通过神经递质与突触受体结合得以实现,静脉注射放射性核素标记的神经递质或配体后,其与特异性受体结合,利用 SPECT 或 PET 显像,可获得反映脑内受体的分布、密度和功能的信息。目前临床应用较广泛的是多巴胺能神经受体显像,包括多巴胺能神经递质显像、多巴胺受体显像、多巴胺转运体显像。

2. **方法要点**　现以多巴胺能神经递质显像剂 ^{18}F-多巴(^{18}F-DOPA)为例,一般检查前无须禁食或控制血糖,注射显像剂后 90 分钟进行图像采集。

3. **正常图像**　以 ^{18}F-DOPA 显像为例,双侧纹状体(豆状核、尾状核)、红核及黑质呈放射性浓聚,而其余区域呈放射性相对稀疏区,两侧基本对称。

4. **临床应用**　包括:①帕金森病和帕金森叠加综合征的诊断与鉴别诊断(图 1-8-8);②癫痫,多种神经递质与神经肽和癫痫相关,神经受体显像在癫痫的发病机制研究方面有重要作用;③脑血管病;④精神分裂症。

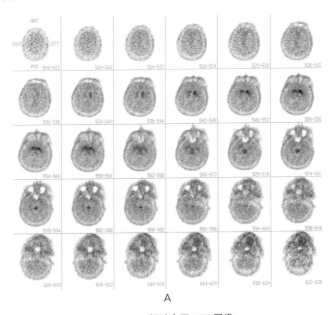

A

图 1-8-8　颅脑多巴 PET 显像

A. 帕金森病多巴显像,双侧纹状体多巴放射性摄取明显减低;

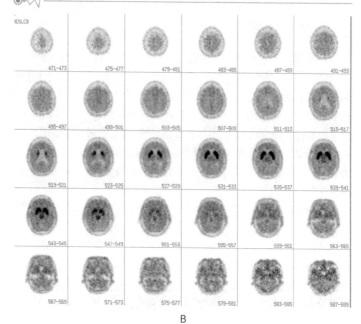

B

图 1-8-8(续)

B. 帕金森叠加综合征,双侧纹状体多巴放射性摄取正常。

三、脑血流灌注显像

1. **原理**　能通过血-脑屏障的显像剂经静脉注入体内后被脑细胞迅速摄取,摄取量与局部脑血流量成正比,用 SPECT 或 PET 进行采集,可得到反映局部脑血流分布的图像及定量参数。

2. **方法要点**　常用单光子显像剂有 ^{99m}Tc-六甲基丙二胺肟(HMPAO)和 ^{99m}Tc-双半胱乙酯(ECD)。注射显像剂后 30~60 分钟进行 SPECT 采集。正电子显像剂主要为 ^{15}O-H$_2$O,^{15}O 的物理半衰期只有 123 秒,因此可以在短时间内对同一受检者重复显像,适用于各种激活试验研究。

3. **正常图像**　正常大脑皮层、小脑、基底神经节和脑干等灰质结构呈放射性浓聚区,而脑室及白质部位呈放射性相对稀疏区,两侧基本对称。

4. **临床应用**　包括:①脑血管病诊断、疗效观察及预后估计;②癫痫灶定位;③痴呆鉴别;④脑功能研究及某些精神疾病研究。

四、脑脊液显像

1. **原理**　腰穿注射放射性显像剂（^{99m}Tc-DTPA 或 ^{111}In-DTPA）到蛛网膜下腔,放射显像剂随脑脊液运动,用核医学设备可记录放射性在脑脊髓池的动态变化情况,从而了解脑脊液循环情况。

2. **临床应用**　本法可用于交通性脑积水和非交通性脑积水的诊断与鉴别诊断、脑脊液漏的定位诊断、脑室分流术后的治疗效果监测。

第八节　骨显像

1. **原理**　经静脉注射的亲骨显像剂通过化学吸附、离子交换等方式与骨中的羟基磷灰石晶体结合而聚集在骨骼内,体外探测显像剂分布,从而使骨骼显像。骨骼放射性分布与骨血流灌注量和骨盐代谢活跃程度密切相关。

2. **方法要点**　常用显像剂为 ^{99m}Tc- 磷(膦)酸盐化合物(MDP、PYP)等。显像方法包括静态骨显像(全身或局部)、动态骨显像(三时相或四时相骨显像)和断层显像。

3. **正常图像**　动态显像分为三时相或四时相,即血流相、血池相及延迟相。血流及血池相反映局部血流灌注情况,延迟相反映局部血流和代谢综合情况。正常全身骨显像放射性呈两侧对称分布,扁平骨较长管状骨显像清晰,管状骨两端放射性多于骨干,大关节较小关节清楚(图 1-8-9)。小儿和青少年骨骺端放射性浓聚比成人更多。

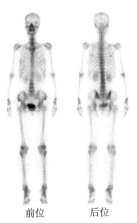

前位　　　后位

图 1-8-9　全身骨显像(正常成人影像)

4. **临床应用**　全身骨显像是诊断骨转移的灵敏方法,可在 X 线平片检查诊断前 3 ~ 6 个月发现病灶,主要表现为全身骨多发性异常放射性浓聚灶(图 1-8-10)。三时相局部骨显像可用于原发性骨肿瘤良恶性鉴别、病变范围与疗效判断,在股骨头缺血坏死、骨髓炎诊断、治疗观察以及移植骨监测等方面也具有较重要价值。

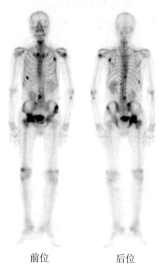

前位　　　　　　后位

图 1-8-10　肺癌术后全身骨显像示多发放射性浓聚灶(骨转移)

第九节　肺显像

一、肺灌注显像

1. **原理**　自静脉注入的放射性颗粒随血液暂时均匀地嵌顿于肺毛细血管床内,局部嵌顿颗粒数量与该处血流灌注量成正比,用 γ 照相机或 SPECT 可获得到反映肺局部血流灌注情况的平面及断层影像。

2. **方法要点**　肺灌注显像剂为 ^{99m}Tc 标记大颗粒聚合人血清白蛋白(macroaggregated albumin,MAA),注入显像剂 5 分钟进行多体位采集。有右向左分流的先天性心脏病患者应慎用,因放射性颗粒可通过分流道进入体循环引发异位栓塞(如脑、肾等)风险。

3. **正常图像**　正常人各体位的双肺影像清晰,放射性分布基本均匀,受重力影响,肺尖部血流量较低,放射性较小(图 1-8-11)。

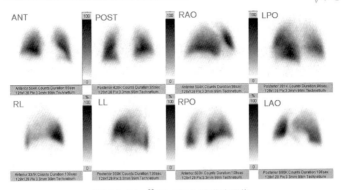

图 1-8-11 ^{99m}Tc-MAA 肺灌注显像

ANT 为前位，POST 为后位，RAO 为右前斜位，LPO 为左后斜位，RL 为右侧位，
LL 为左侧位，RPO 为右后斜位，LAO 为左前斜位。

二、肺通气显像

(一)原理

1. 放射性气溶胶吸入显像　一定量的放射性气溶胶从呼吸道被吸入后，这些胶粒随呼吸道进入肺泡，用 γ 照相机或 SPECT 可得到气溶胶在肺内分布情况的影像，反映肺通气功能。

2. 放射性气体通气显像　放射性气体从呼吸道被吸入后，随气流分布于全肺，肺内各局部放射性气体的浓度与该局部通气量成正比，而局部清除率又与换气量有关。

(二)方法要点

放射性气溶胶吸入显像的常用显像剂为 ^{99m}Tc-DTPA，显像剂经雾化，受检者从雾化装置吸入一定量气溶胶，10 ～ 15 分钟后进行显像。放射性气体通气显像剂为 ^{133}Xe 或 ^{51m}Kr，让受检者反复吸入密闭系统内的放射性气体，待其充盈气道和肺泡后即刻进行多体位显像，获得平衡影像。停止吸入气体后，进行 2 分钟动态显像，获得清除影像。6 分钟后进行静态显像，获得滞留影像。

(三)正常图像

放射性气溶胶吸入显像及放射性气体通气显像的平衡影像与灌注显像所得图像一致。正常人动态清除影像上可见全肺各部位放射性一致性迅速下降，通常在 90 秒内完全清除。

三、肺显像临床应用

1. 肺栓塞的诊断和疗效观察 肺栓塞的典型表现为肺灌注显像与通气显像"不匹配",即肺灌注显像出现多个肺段性放射性稀疏缺损区,而相应部位通气显像正常。

2. 评估肺功能 肺肿瘤手术前估计术后残留肺功能。

3. 诊断慢性阻塞性肺疾病 肺通气影像表现为平衡像出现弥漫性放射性稀疏缺损,放射性清除延缓,放射性明显滞留。

4. 诊断肺动脉高压 肺灌注显像表现为站立位显像时肺尖部放射性与肺底相同或较肺底增高。

第十节　淋巴显像

1. 原理 淋巴系统具有吞噬、输送和清除大分子物质的功能,经皮下、黏膜下或组织间隙注入一定量放射性核素标记的胶体或大分子物质,其被毛细淋巴管吸收,并随淋巴液引流至各级淋巴结区,最后进入体循环,利用 SPECT 可获得淋巴引流区各级淋巴管、淋巴链及淋巴结分布、形态及淋巴回流功能状态影像。

2. 正常图像 不同部位淋巴分布图像不同,通常淋巴管影像清晰、粗细均匀,淋巴链影像连贯,无固定中断,淋巴结呈点状或串珠状,两侧对称(图 1-8-12)。

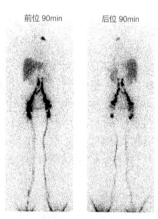

前位 90min　　　　后位 90min

图 1-8-12　双下肢淋巴回流正常

3. 临床应用 主要包括:①淋巴水肿诊断及与静脉水肿鉴别(图1-8-13);②乳糜漏定位;③淋巴管炎;④肿瘤前哨淋巴结显像与定位。

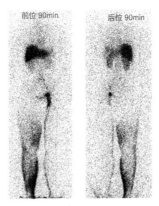

图 1-8-13　右下肢淋巴回流梗阻，左下肢回流正常

第十一节　肿瘤显像

一、肿瘤代谢显像

1. **原理**　基于肿瘤合成代谢异常的原理，利用放射性核素标记不同的代谢底物（如葡萄糖、氨基酸、脂肪酸、胆碱、核苷酸等）并引入体内，通过核医学设备（如 PET/CT、PET/MRI、SPECT/CT 等）探测其体内分布，从而反映肿瘤的代谢特征，为肿瘤诊治提供指导。

以糖代谢为例，大部分肿瘤细胞相比正常细胞具有更高的糖酵解和乳酸分泌水平，因此肿瘤细胞需要摄取大量的葡萄糖。葡萄糖类似物 ^{18}F-FDG 被静脉注入人体后，被转运至肿瘤细胞内，在己糖激酶的作用下生成 6- 磷酸 -FDG（^{18}F-FDG-6-PO$_4$），其不能参与糖酵解的下一步代谢而滞留于肿瘤细胞内，此时通过核医学设备显像即可反映肿瘤组织的糖代谢特征。

2. **方法要点**　主要为正电子放射性药物，以葡萄糖类似物 ^{18}F-FDG 为例，一般要求检查前禁食 4 ~ 6 小时，空腹血糖在 8.3mmol/L 以下最佳，若血糖高于 11.1mmol/L，需视具体情况确定是否采取措施降低血糖。

3. **正常图像**　以 ^{18}F-FDG 为例，大脑灰质、视神经、眼外肌、唾液腺、部分内分泌腺、消化道、肝脏、脾脏、骨髓、子宫及卵巢（受月经周期影响）、部分患者正常心肌及骨骼肌可见不同程度的生理放射性摄取，胆囊、泌尿系可见不同程度的生理放射性排泄（图 1-8-14）。

4. **临床应用**　肿瘤代谢显像，尤其基于 PET/CT 及 PET/MRI 等设备的代谢显像,在肿瘤诊治中已显示出巨大优势,主要用于:①肿瘤早期诊断;②肿瘤良、恶性鉴别诊断;③寻找肿瘤原发灶;④肿瘤分期(图 1-8-15)与再分期;⑤肿瘤治疗疗效评价与复发监测;⑥指导病理活检取材定位;⑦确定肿瘤放射治疗的生物靶区和外科手术切除范围。

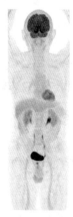

图 1-8-14　正常　　　图 1-8-15　弥漫大 B 细胞性淋巴瘤
^{18}F-FDG PET　　　　^{18}F-FDG PET 图像(MIP 图)
图像(MIP 图)　横膈上下均可见多发淋巴结放射性浓聚。

二、肿瘤受体显像

1. **原理**　基于肿瘤细胞受体表达异常(如生长抑素受体、类固醇激素受体、胰高血糖素样肽 -1 受体、趋化因子受体 -4 等)的原理,利用放射性核素标记不同的配体或配体的类似物并引入体内,配体与受体高特异性结合,通过核医学设备(如 PET/CT、PET/MRI、SPECT/CT 等)探测其体内分布,从而反映肿瘤受体的表达特征,为肿瘤诊治提供指导。

2. **方法要点**　一般检查前无须禁食或控制血糖。

3. **临床应用**　生长抑素受体显像主要用于神经内分泌肿瘤的诊断和治疗(彩图 1-8-5),如通过生长抑素受体显像了解受体表达状况,可协助判断是否需选用长效生长抑素类似物治疗以及放射性核素肽受体介导治疗(peptide receptor radionuclide therapy,PRRT)。雌激素受体显像主要用于指导乳腺癌的治疗方案选择。胰高血糖素样肽 -1 受体显像对于胰岛细胞瘤具有显著的定位优势。趋化因子受体 -4 主要用于指导血液系统肿瘤、原发性醛固酮增多症的诊治。

彩图 1-8-5　胰腺神经内分泌肿瘤 ^{18}F-FDG 显像

A.PET/CT 显像未见异常;B.^{68}Ga-DOTANOC PET/CT 显像

(生长抑素受体显像)可见胰颈部阳性病灶。

三、肿瘤放射免疫显像

1. **原理**　基于抗体与抗原的特异性结合特性,利用放射性核素标记不同的抗体或小分子化合物并引入体内,其与肿瘤相应抗原结合,通过核医学设备(如 PET/CT、PET/MRI、SPECT/CT 等)探测其体内分布,从而反映肿瘤的抗原表达特征,为肿瘤诊治提供指导。

2. **方法要点**　一般检查前无须禁食或控制血糖。

3. **临床应用**　以前列腺特异性膜抗原(prostate specific membrane antigen,PSMA)显像为例,PSMA 在前列腺癌组织中明显高表达,放射性核素 ^{68}Ga 或 ^{18}F 标记的 PSMA PET/CT 显像可用于前列腺的诊断、分期及术后复发、转移判断、内放射治疗指导等(图 1-8-16)。

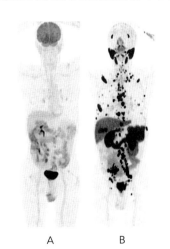

A　　　　B

图 1-8-16　前列腺癌多发淋巴结及骨转移

^{18}F-PSMA-1007 PET 显像(B)较 ^{18}F-FDG PET 显像(A)有更多放射性浓聚病灶。

四、其他非特异性肿瘤显像

部分单光子放射性药物(如 ^{67}Ga-枸橼酸盐、^{201}TI、^{99m}Tc-MIBI)具备一定的亲肿瘤特性,可以被某些肿瘤摄取,而非肿瘤组织摄取不明显,进而通过 SPECT 显像,可以对其进行定位和定性诊断,但目前临床应用较少,大部分已被 PET 显像所取代。

(张　冰)

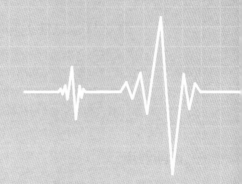

第二篇

内科学

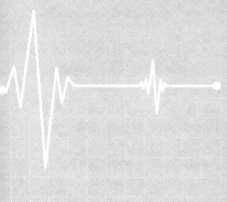

第一节　急性上呼吸道感染

急性上呼吸道感染(acute upper respiratory tract infection)是鼻腔、咽或喉部急性炎症的总称。常见病原体为病毒,少数为细菌。临床表现可有不同类型:普通感冒、以咽炎为主要表现的上呼吸道感染(包括急性病毒性咽炎和喉炎、细菌性咽扁桃体炎、急性疱疹性咽峡炎、咽结膜热)。

一、诊断要点

1. **普通感冒**　又称急性鼻炎,成人多由鼻病毒引起。主要表现为打喷嚏、鼻塞、流清水样鼻涕,通常无头痛、乏力、发热等全身症状。查体见鼻腔黏膜充血、水肿,有分泌物。

2. **急性病毒性咽炎和喉炎**　多由流感病毒、腺病毒引起。急性咽炎时咽部发痒、有灼热感,咽痛不明显;急性喉炎时出现声音嘶哑、讲话困难,可有发热、咽痛和咳嗽。查体见咽部、喉部明显充血和水肿,可有颌下淋巴结肿大;急性喉炎时还可闻及喉部喘鸣音。

3. **细菌性咽扁桃体炎**　主要由溶血性链球菌引起。咽痛明显,伴发热、畏寒。查体见咽部明显充血,扁桃体肿大、充血,表面可有黄色分泌物,可有颌下淋巴结肿大、压痛。血常规可表现为白细胞及中性粒细胞计数升高,伴核左移。

4. **疱疹性咽峡炎**　多见于儿童,夏季发病多见,由柯萨奇病毒 A 引起。表现为发热伴明显咽痛。查体见咽部充血,软腭、悬雍垂、咽及扁桃体表面可见灰白色疱疹及浅表溃疡。

5. **咽结膜热**　夏季高发,儿童多见,易在游泳者中传播。主要由腺病毒和柯萨奇病毒引起。表现为发热、咽痛,伴畏光、流泪。查体见咽部及眼结膜明显充血。

6. 病毒感染者白细胞计数正常或降低,淋巴细胞比例升高。细菌感染者白细胞计数常增多,伴中性粒细胞增多和核左移。肺部影像学检查多无异常。

7. 病毒分离、细菌培养或病毒血清学检查等可确定感染的病原体,但多无须明确病原体。

8. 须与初期表现为上呼吸道感染样症状的其他疾病鉴别,如变应性鼻炎、流行性感冒、急性气管支气管炎、急性传染病前驱症状(麻疹、心肌炎、脑炎等的前期表现)。

二、处理要点

1. **对症治疗** 鼻塞、鼻涕及鼻后滴流症状明显时,可使用伪麻黄碱及马来酸氯苯那敏、氯雷他定等药物减轻鼻充血;发热、头痛及肌肉酸痛明显时,可使用对乙酰氨基酚、布洛芬等解热镇痛类药物;咳嗽症状明显可给予右美沙芬止咳。

2. **抗病毒药物治疗** 不需要进行常规抗病毒药物治疗,免疫缺陷患者可早期加用抗病毒药物。奥司他韦为神经氨酸酶抑制剂,可抑制多种流感病毒复制;利巴韦林抗病毒谱广,可抑制多种 DNA 和 RNA 病毒复制。

3. **抗菌药物治疗** 病毒性上呼吸道感染无须使用抗菌药物。出现发热、黄色鼻涕及脓痰、扁桃体表面见黄色分泌物、血常规提示细菌感染等征象时,可酌情使用口服青霉素类、一代或二代头孢菌素、大环内酯类或氟喹诺酮类抗菌药物。

(谭卫平)

第二节　急性气管支气管炎

急性气管支气管炎(acute tracheobronchitis)是由生物、理化刺激或变应原等因素引起的急性气管支气管黏膜炎症,常发生于寒冷季节或气候突然变化时,也可由急性上呼吸道感染迁延所致。

诊断要点

1. **病史** 起病较急,常先有上呼吸道感染症状,可有发热。

2. **症状** 咳嗽为主要症状,初为干咳,后可出现黏液痰或脓痰,偶可痰中带血。伴支气管痉挛时,可出现胸闷、气促症状。

3. **体征** 双肺可闻及散在干、湿性啰音,啰音部位常不固定,咳嗽后可减少或消失。

4. **辅助检查** 细菌感染者白细胞及中性粒细胞可增多。痰涂片或培养可发现致病菌,但不常规检查病原体。肺部影像学检查多正常或仅有肺纹理增粗。

5. **需要鉴别的疾病** 流行性感冒、急性上呼吸道感染、社区获得性肺炎、肺结核、咳嗽变异性哮喘等。

处理要点

1. **抗菌药物治疗** 有细菌感染证据时应及时应用抗菌药物。可选择口服青霉素类、1代或2代头孢菌素、大环内酯类或氟喹诺酮类抗菌药物。

2. **对症治疗**　咳嗽无痰或少痰,可使用右美沙芬、喷托维林等镇咳药。咳嗽有痰不易咳出者,可使用氨溴索、桃金娘油、乙酰半胱氨酸等药物祛痰。如患者出现气道痉挛,可使用氨茶碱解痉平喘,或选择含平喘、止咳和抗过敏成分的复方制剂治疗,如复方甲氧那明。也可以选择用中成药止咳祛痰。

3. **一般治疗**　适当休息,多饮水,避免劳累。

(谭卫平)

第三节　支气管扩张症

支气管扩张症(bronchiectasis)指的是急、慢性呼吸道感染和支气管阻塞后,反复发生支气管化脓性炎症,导致支气管壁结构破坏,引起支气管异常和持久性扩张。多种病因可引起支气管扩张,感染后支气管扩张最常见。

诊断要点

1. **病史**　多有儿童或青少年反复呼吸道感染病史。

2. **症状**　反复咳嗽、咳痰,痰液可呈黄绿色脓样,体位改变时咳痰明显,痰液静置后可有分层现象:上层为泡沫,中间为混浊黏液,下层为脓性成分,最下层为坏死组织;咯血可分为不同程度,从痰中带血至大咯血。部分患者以反复咯血为唯一症状,称为"干性支气管扩张"。

3. 反复发生相同部位(同一肺段或肺叶)肺部感染。

4. 病变重或继发感染时,可闻及固定而持久的局限性湿啰音。慢性病患者可出现杵状指(趾)。

5. **胸部影像学检查**　目前诊断支气管扩张症最常用的影像工具为高分辨率CT(high resolution CT,HRCT),主要征象包括:①支气管内径/伴行肺动脉直径 > 1;②从中心到外周,支气管未逐渐变细;③距外周胸膜1cm或接近纵隔胸膜范围内可见支气管影。此外还可见到支气管呈柱状或囊状改变、支气管壁增厚。当CT扫描层面与支气管平行时,扩张的支气管呈"双轨征"或"串珠"状改变;当CT扫描层面与支气管垂直时,扩张的支气管呈环形或厚壁环形透亮影,与伴行肺动脉形成"印戒征"。当多个囊状扩张的支气管彼此相邻时,则表现为"蜂窝样"或"卷发状"改变。

6. **电子支气管镜检查**　用于病原学诊断及病理诊断,可明确出血、扩张或阻塞的部位,局部灌洗进行细菌学和细胞学检查。

7. **需要鉴别的疾病** 需排除慢性支气管炎、肺结核、肺脓肿、支气管肺癌等疾病。

处理要点

内科治疗的重点为控制感染和促进痰液引流,必要时考虑外科手术切除。

1. **积极治疗基础疾病** 合并活动性肺结核者,应积极进行抗结核治疗。低免疫球蛋白血症者可进行免疫球蛋白替代治疗。

2. **控制感染** 急性加重期抗菌治疗是关键,经验性选择能覆盖铜绿假单胞菌的抗菌药物,如头孢哌酮/舒巴坦、哌拉西林/他唑巴坦、亚胺培南/西司他丁、美罗培南、头孢他啶/阿维巴坦等 β 内酰胺类,或左氧氟沙星、西他沙星、环丙沙星等喹诺酮类,阿米卡星等氨基糖苷类药物,疗程一般推荐 2 周。

3. **清除气道分泌物** 包括体位引流、祛痰药物、气道内雾化治疗、主动循环呼吸技术等新型气道廓清技术和电子支气管镜吸痰和冲洗治疗。

4. **改善气流受限** 合并阻塞性通气功能障碍患者,可规律使用长效支气管舒张剂,如长效毒蕈碱受体拮抗剂(long-acting muscarinic antagonist,LAMA)或长效 β_2 受体激动剂(long-acting beta-agonist,LABA);对合并气道高反应性患者,可使用吸入性皮质类固醇(inhaled corticosteroid,ICS)/LABA 制剂。

5. **免疫调节剂** 可定期使用细菌细胞壁裂解产物(如细菌溶解产物胶囊),部分患者考虑长期使用"十四环或十五环"大环内酯类抗生素。

6. **咯血的治疗** 关键在于预防和抢救因咯血所致的窒息,需及时识别。小量咯血者可使用氨基己酸、氨甲苯酸、酚磺乙胺、卡巴克洛、云南白药等药物止血。大咯血者可使用垂体后叶素止血治疗,使用该药物期间需注意低钠血症、腹泻、高血压等不良反应。内科治疗无效时可考虑支气管动脉栓塞或手术治疗。

7. **手术治疗** 对于反复发生感染或大咯血,且支气管扩张病变局限者,可考虑进行外科手术切除病变组织。

(谭卫平)

第四节　支气管哮喘

支气管哮喘(bronchial asthma)是由多种细胞包括气道的炎症细

胞和结构细胞以及细胞组分参与的慢性气道炎症性疾病,临床表现为反复发作的喘息、气急,伴或不伴胸闷或咳嗽等症状,同时伴有气道高反应性和可变的气流受限,随着病程延长可导致气道结构改变,即气道重塑。

诊断要点

1. **症状和体征**

(1)反复发作性喘息、气促,伴或不伴胸闷或咳嗽,夜间及晨间多发,常与接触变应原、冷空气、物理、化学性刺激以及上呼吸道感染、运动等有关。

(2)发作时及部分未控制的慢性持续性哮喘,双肺可闻及散在或弥漫性哮鸣音,呼气相延长。

(3)上述症状和体征可经治疗缓解或自行缓解。

2. **辅助检查**　可变气流受限的客观检查。

(1)支气管舒张试验阳性。

(2)支气管激发试验阳性。

(3)呼气流量峰值(peak expiratory flow,PEF)平均每日昼夜变异率 $> 10\%$ 或 PEF 周变异率 $> 20\%$。

3. **诊断标准**　符合上述症状和体征,或表现不典型者具备气流受限客观检查中的任一条,并除外其他疾病所引起的喘息、气促、胸闷及咳嗽,可以诊断为哮喘。其中,临床表现不典型者,以咳嗽或胸闷为唯一或主要症状的,分别称为"咳嗽变异性哮喘""胸闷变异性哮喘"。

4. **病程分期**　可分为急性发作期、慢性持续期及临床缓解期。

5. **鉴别诊断**　左心衰竭引起的呼吸困难、慢性阻塞性肺疾病、上气道阻塞、变态反应性支气管肺曲霉菌病等。

处理要点

1. 祛除诱因是首要的治疗,吸入疗法是重要的方法,必须正确掌握。

2. 初诊患者需评估其病情严重程度,制订初始治疗方案、长期随访计划,定期随访、监测、评估,以改善患者的依从性,检查吸入药物使用的正确性,并根据其病情变化及时调整治疗方案。

根据病情选择初始治疗方案(表 2-1-1),病情轻者从第 1 ~ 2 级治疗开始,病情严重者选择第 3 或 4 级治疗方案。哮喘未控制或症状加重时,应升级治疗。哮喘控制并维持至少 3 个月后可降级治疗。

表 2-1-1　哮喘分级治疗的药物选择

药物	第 1 级	第 2 级	第 3 级	第 4 级	第 5 级
首选控制药物	按需 ICS-福莫特罗	低剂量 ICS 或按需 ICS+福莫特罗	低剂量 ICS+LABA	中剂量 ICS+LABA	中剂量 ICS+LABA,参考表型评估加用:噻托溴铵、抗 IgE 单抗、抗 IL-5/5R 药物、抗 IL-4R 药物
其他可选控制药物	使用 SABA 时即联合低剂量 ICS	使用 LTRA,SABA 时即联合低剂量 ICS	中剂量 ICS,或低剂量 ICS+LTRA	高剂量 ICS,加用噻托溴铵或加用 LTRA	加用低剂量 OCS
首选缓解药物	按需低剂量 ICS+ 福莫特罗				
其他备选缓解药物	按需使用 SABA 或 ICS+SABA				

注:ICS 为吸入糖皮质激素,OCS 为口服糖皮质激素,LABA 为长效 β_2 受体激动剂,SABA 为短效 β_2 受体激动剂,LTRA 为白三烯受体拮抗剂。

3. **重症哮喘治疗的基本原则**　①应用支气管扩张剂;②应用糖皮质激素;③维持水、电解质及酸碱平衡;④积极控制感染;⑤祛痰,保持呼吸道通畅;⑥氧疗,严重缺氧时使用人工机械通气;⑦警惕及处理并发症,如气胸等。

(郭禹标)

第五节　慢性阻塞性肺疾病

慢性阻塞性肺疾病(chronic obstructive pulmonary disease,COPD)是一种异质性肺部状态,以慢性呼吸系统症状(呼吸困难、咳嗽、咳痰)为特征,与气道异常(支气管炎、细支气管炎)和/或肺泡异常(肺气肿)相关,表现为持续性(常为进行性加重)气流阻塞。

COPD 与慢性支气管炎和肺气肿关系密切。慢性支气管炎指除外慢性咳嗽的其他已知原因后,每年咳嗽、咳痰 3 个月以上并连续 2 年者。肺气肿指肺部终末细支气管远端气腔出现异常持久的扩张,并伴有肺泡和细支气管的破坏,而无明显的肺纤维化。

诊断要点

1. **病史** 常有长期吸烟史和 / 或烟雾、粉尘暴露史。

2. **症状和体征** 常表现为慢性咳嗽、咳痰,伴逐年进行性加重的呼吸困难,晚期可出现阻塞性肺气肿体征(视诊桶状胸、肋间隙增宽,叩诊过清音,听诊呼吸音减弱等)。

3. **辅助检查** 肺功能检查吸入支气管舒张剂后第 1 秒用力呼气量(forced expiratory volume in one second,FEV_1)/ 用力肺活量(forced vital capacity,FVC)＜ 70%,可确定为持续气流受限;晚期胸部 X 线可出现肺纹理增粗、紊乱或肺气肿的表现;CT 检查可评估小气道病变、肺气肿的类型以及并发症。

4. **病程分期** 可分为稳定期及急性加重期,稳定期患者根据症状评分、肺功能评估及急性加重风险评估等综合评估体系进行评估,分 A、B、E 组(图 2-1-1)。

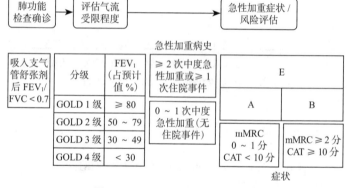

图 2-1-1　COPD 稳定期综合评估图

5. **诊断标准** 肺功能检查确定持续气流受限,并排除其他已知病因或具有特征病理表现的气流受限疾病,则可明确诊断。

6. **鉴别诊断** 需与肺结核、支气管哮喘、支气管扩张、特发性肺纤维化、弥漫性泛细支气管炎、支气管肺癌等鉴别。

处理要点

1. **稳定期的治疗**

(1)教育和劝导患者戒烟,脱离职业与环境污染。

(2)药物治疗方案应根据症状严重程度、急性加重风险、不良反应、合并症、药物可及性和成本及患者反应、偏好和使用各种给药装置的能力进行个体化制定和指导。

（3）根据评估分组选择初始治疗方案,A 组可选择单一支气管扩张剂治疗;B 组推荐 LABA+LAMA 联合用药;E 组推荐 LABA+LAMA 或吸入性糖皮质激素（ICS）+LABA+LAMA 三联药物,血嗜酸性粒细胞≥ 300 个 /μl 可考虑将三联治疗作为首选。对于使用单一支气管扩张剂治疗后仍发生急性加重的患者,建议升级至 LABA+LAMA。

（4）祛痰药:规律使用祛痰药（N- 乙酰半胱氨酸、羧甲司坦）可降低急性加重风险。

（5）ICS:含 ICS 的三联治疗可改善肺功能、症状和健康状况,减少急性加重。在长效支气管舒张剂基础上加用 ICS 的指征为:存在 COPD 急性加重住院史;每年发生≥ 2 次 COPD 中度急性加重;血嗜酸性粒细胞≥ 300 个 /μl;存在哮喘病史或合并哮喘。

（6）长期家庭氧疗:对于重度静息慢性低氧血症患者（PaO_2 ≤ 55mmHg,或 PaO_2 < 60mmHg 同时伴有肺源性心脏病或继发性红细胞增多症）,长期氧疗可改善生存情况。

2. **急性加重期的治疗** COPD 的急性加重期是指患者 14 天内出现以呼吸困难和 / 或咳嗽、咳痰加重为特征的阶段。与气道感染、局部环境空气污染或其他肺部损伤引起的局部和 / 或全身炎症反应增加相关。此期的治疗措施如下。

（1）评估症状严重程度,查血气分析、胸部 X 线,根据病情严重程度决定门诊或住院治疗。

（2）根据病情给予氧疗,一般为低流量吸氧,无效者及早无创或有创机械通气支持。

（3）支气管舒张剂的应用:增加短效支气管舒张剂的剂量和 / 或使用频率,包括联合使用短效 β_2 受体激动剂（沙丁胺醇）及抗胆碱能药物（异丙托溴铵）,使用储雾罐或雾化吸入。

（4）合理应用糖皮质激素:对重度急性加重者,全身性使用糖皮质激素可改善肺功能和氧合,缩短恢复时间及住院时间,推荐剂量为泼尼松 40mg/d,持续 5 天给药。

（5）对存在呼吸困难加重、痰量增加和脓性痰增加这 3 种主要症状,或存在包含脓性痰增加在内的两种主要症状,或需要机械通气的患者,可考虑参考当地耐药情况选择抗菌药物治疗,疗程 5 ~ 7 天,可首选 β 内酰胺类、大环内酯类或喹诺酮类。

（6）其他治疗:合理补充液体和电解质、营养支持、积极排痰（物理排痰或药物祛痰）、积极处理伴随疾病及合并症。

（黄鑫炎）

第六节　肺源性心脏病

肺源性心脏病(cor pulmonale)是支气管 - 肺组织、胸廓、肺血管病变致肺血管阻力增加,产生肺动脉高压,继而右心室结构和 / 或功能改变的疾病。

诊断要点

1. **病史**　慢性支气管炎、肺气肿、其他肺部疾病或肺血管病变病史。

2. **症状体征**

(1)肺、心功能代偿期(包括缓解期)

1)原发病表现:慢性咳嗽、咳痰、气促,活动后心悸、呼吸困难、乏力和劳动耐力下降。

2)体征:肺部有明显肺气肿征,听诊呼吸音多减弱,偶有干、湿性啰音,心浊音界缩小 / 不易叩出,心音遥远,P_2 亢进(肺动脉高压),三尖瓣区收缩期杂音,剑突下心脏搏动(右心室肥大)。

3)其他:下肢浮肿,颈静脉充盈,肝上界下移,营养不良。

(2)肺、心功能失代偿期(包括急性加重期)

1)呼吸衰竭(主要):急性呼吸道感染为常见诱因,可有肺性脑病。

2)心力衰竭:以右心衰竭为主,可有心律失常。

3. **辅助检查**

(1)X 线检查:右下肺动脉干扩张,其横径 ≥ 15mm 或与气管横径比值 ≥ 1.07;肺动脉段明显突出或其高度 ≥ 3mm;中心肺动脉扩张和外围分支纤细(残根征);肺动脉圆锥显著凸出;右心室增大。具有上述任一条即可诊断。

(2)心电图检查:电轴右偏,额面平均电轴 ≥ +90°(重症 ≥ +110°);V_1 : R/S ≥ 1;重度顺钟向转位(V_5 : R/S ≤ 1);RV_1+SV_5 ≥ 1.05mV(重症 ≥ 1.2mV);aVR:R/S 或 R/Q ≥ 1;$V_1 \sim V_3$:QS、Qr、qr;肺型 P 波。具有上述任一条即可诊断。

(3)超声心动图检查:右心室流出道内径 ≥ 30mm;右心室内径 ≥ 20mm;右心室前壁厚度 ≥ 5mm;右肺动脉内径 ≥ 18mm、肺动脉干 20mm;左心室内径 / 右心室内径 < 2;右心室流出道 / 左心房内径 > 1.4;肺动脉瓣曲线出现肺动脉高压征象。

4. **诊断标准**　有 COPD 或其他胸肺疾病病史,并出现肺动脉压增高、右心室增大或右心功能不全的征象,如颈静脉怒张、$P_2 > A_2$、剑突下心脏搏动增强、肝大压痛、肝颈静脉反流征阳性、下肢水肿等,心电图、X线胸片、超声心动图有肺动脉增宽和右心增大、肥厚的征象,可以做出诊断。

5. **鉴别诊断** 冠心病、风湿性心脏病、原发性心肌病等。

处理要点

1. 多数预后不良,病死率 10% ~ 15%。积极治疗可延长寿命,提高生活质量。

2. **肺、心功能代偿期** 处理要点包括:①基础肺部疾病的防治;②增强免疫,预防感染,减少急性加重;③加强营养和康复锻炼;④家庭氧疗及无创呼吸机治疗。

3. **肺、心功能失代偿期** 处理要点包括:①积极控制感染;②通畅呼吸道,改善呼吸功能(排痰、支气管舒张剂雾化吸入、氧疗、呼吸兴奋剂、气管插管或气管切开建立人工气道、有创及无创呼吸机呼吸支持);③纠正缺氧和二氧化碳潴留;④控制呼吸和心力衰竭;⑤防治并发症(肺性脑病、心律失常、休克、消化道出血、弥散性血管内凝血、深静脉血栓形成、酸碱失衡及电解质紊乱)。

(易　慧)

第七节　细菌性肺炎

细菌性肺炎(bacterial pneumonia)是肺实质炎症,院外感染者以肺炎链球菌为主,其次为支原体、衣原体、流感嗜血杆菌,院内感染者或高龄、有基础疾病者以革兰氏阴性杆菌如肺炎克雷伯菌、金黄色葡萄球菌等更为常见。

一、肺炎链球菌肺炎

肺炎链球菌肺炎(pneumococcal pneumonia)为肺炎链球菌所引起的肺炎,呈肺段或肺叶急性炎症实变。

诊断要点

1. **病史** 半数病例有上呼吸道感染前驱症状,发病前常有受凉、淋雨、疲劳、醉酒、病毒感染史。

2. **症状和体征** 起病急骤,典型表现为寒战高热、全身肌肉酸痛、疲乏,体温在数小时内升至 39 ~ 40℃,或呈稽留热,可有血丝痰或锈色痰,可有患侧胸痛;早期肺部无明显异常体征,肺实变时叩诊浊音,触觉语颤增强并可闻及支气管呼吸音,消散期可闻及湿性啰音。重症感染者可伴休克、急性呼吸窘迫综合征(acute respiratory distress syndrome,ARDS)及神经精神症状。

3. 辅助检查 实验室检查表现为白细胞计数增高($> 10 \times 10^9$/L),伴核左移,也可见胞质内毒性颗粒。痰直接涂片发现典型的革兰氏染色阳性、带荚膜的双球菌或链球菌,可初步做出病原学诊断。痰培养 24 ~ 48 小时可确认病原体。有胸腔积液者,应积极抽取胸腔积液进行细菌培养。肺炎链球菌肺炎早期胸部 X 线检查示肺纹理增粗或受累肺段、肺叶有模糊阴影,病情进展后呈肺段或肺叶实变征,实变影中可见支气管充气征,肋膈角可有少量胸腔积液。在消散期,炎症浸润逐渐吸收,可见片状区域吸收较快而呈现"假空洞征",多数病例在起病 3 ~ 4 周后才完全消散。

4. 诊断标准 根据典型症状与体征,结合上述临床表现或实验室、胸部 X 线检查,容易做出初步诊断。病原学检测是确诊本病的主要依据。

5. 鉴别诊断 肺结核、肺部肿瘤、肺栓塞等。

处理要点

1. 患者应卧床休息,注意足够蛋白质、热量和维生素的摄入。
2. 注意观察呼吸、心率、血压及尿量情况,注意可能发生的休克。
3. **抗菌药物治疗** 首选青霉素类,用药途径及剂量视病情轻重以及有无并发症而定;对青霉素过敏或感染耐青霉素菌株者,用呼吸喹诺酮类或头孢曲松等;感染多药耐药(multiple drug resistance,MDR)菌株者可用万古霉素、替考拉宁或利奈唑胺。
4. **对症治疗** 咳嗽、咳痰明显者给予止咳药物如甲氧那明,化痰药物如氨溴索、桃金娘油、乙酰半胱氨酸等;气促、低氧者给予适当氧疗;高热者给予物理降温或药物退热。剧烈胸痛者,可酌情用少量镇痛药。烦躁不安、谵妄、失眠者酌情用镇静药,禁用抑制呼吸的镇静药物。
5. **并发症处理** 肺炎并胸腔积液,应酌情取胸腔积液检查及培养以确定积液性质。并发脓胸者,应积极引流排脓。

二、肺炎克雷伯菌肺炎

肺炎克雷伯菌肺炎(*Klebsiella pneumoniae* pneumonia)是由肺炎克雷伯菌引起的肺部急性炎症,容易发生肝脓肿、肺脓肿、脓胸、胸膜粘连、毁损肺改变,菌血症累及脉络膜所致内源性眼内炎,高毒力肺炎克雷伯菌感染导致脑脓肿、硬膜下脓肿,硬膜外脓肿也时有发生。

诊断要点

1. **病史** 基础疾病合并有慢性阻塞性肺疾病、糖尿病、器官移植或近期有糖皮质激素或抗菌药物用药史,存在侵入性医疗操作等。

2. **症状和体征**　起病急、寒战、高热、咳嗽、咳痰剧烈,痰液多为黏稠脓性,典型者咳砖红色胶冻状脓性痰,感染早期出现显著的中毒症状、脏器功能衰竭和低血压,常发现单侧实变体征。

3. **辅助检查**　实验室检查表现为白细胞计数增高($> 10 \times 10^9/L$),伴核左移,也可见胞质内毒性颗粒。痰、血液、肺泡灌洗液细菌培养、病原学宏基因组测序可协助确定病原菌。胸部 X 线检查:肺炎克雷伯菌引起的肺炎常累及上叶,出现肺段或大叶性致密实变阴影,可有叶间裂呈弧形下坠;肺炎克雷伯菌可导致肺组织的坏死性病变,病变早期可见坏死或空洞。

4. **诊断标准**　结合病史及典型临床表现、胸部影像学特征,可做出初步诊断。病原学检测是确诊本病的主要依据。

5. **鉴别诊断**　葡萄球菌肺炎、肺结核、肺部肿瘤和其他病原体(如铜绿假单胞菌、大肠埃希菌、厌氧菌)所致肺炎等。

处理要点

1. 注意休息,保证足够的蛋白质、热量和维生素摄入。

2. 注意观察体温、呼吸、心率、血压及出入量情况,注意可能发生的脏器功能衰竭。

3. **抗菌药物治疗**　感染不产酶菌株者,可选用二、三代头孢菌素如头孢呋辛、头孢曲松,或 β- 内酰胺类 / 酶抑制剂,或呼吸喹诺酮类如左氧氟沙星、莫西沙星等;对于产超广谱 β- 内酰胺酶(extended spectrum β lactamase,ESBL)菌株,可选碳青霉烯类、β- 内酰胺类 / 酶抑制剂等。

4. **对症治疗**　咳嗽、咳痰明显者给予止咳、化痰药物;低氧者给予适当氧疗;高热者给予物理降温或药物退热。

5. **并发症处理**　常见并发症为脓肿、脓胸,应积极抗感染治疗及引流排脓。

三、葡萄球菌肺炎

葡萄球菌肺炎(staphylococcal pneumonia)是由葡萄球菌引起的急性化脓性炎症,影像学上表现为坏死性肺炎,如肺脓肿、肺气囊肿和脓胸。

诊断要点

1. **病史**　常发生于有基础疾病如糖尿病、血液病、肝病者,以及静脉吸毒者,或原有支气管肺疾病者,流感、病毒性肺炎后或儿童麻疹时也易罹患。

2. **症状和体征**　起病多急骤,寒战高热,胸痛,脓性痰,带血丝或脓血状。毒血症状明显,全身肌肉、关节酸痛,精神萎靡,病情严重者可早期出现周围循环衰竭。早期可无体征,常与严重的呼吸道症状和中毒症状不平行。可出现两肺散在湿性啰音,病变较大或融合时可有肺实变体征,气胸或脓气胸则有相应体征。血源性葡萄球菌肺炎应注意肺外病灶,静脉吸毒者多有皮肤针眼和三尖瓣赘生物,可闻及心脏杂音。

3. **辅助检查**　实验室检查表现为白细胞计数明显升高,伴核左移,也可见胞质内毒性颗粒。痰、胸腔积液、血、肺泡灌洗液细菌培养,病原学宏基因组测序可协助确定病原菌。因为葡萄球菌肺炎是由葡萄球菌引起的急性化脓性炎症,所以 X 线、CT 等影像学检查表现为坏死性肺炎,如肺脓肿、肺气囊肿和脓胸。

4. **诊断标准**　根据全身毒血症状、咳嗽、脓血痰,结合上述典型实验室及影像学表现,可做出初步诊断。细菌学检查是确诊依据。

5. **鉴别诊断**　肺炎克雷伯菌肺炎、肺结核、肺部肿瘤、其他引起坏死性肺炎的病原体感染等。

处理要点

1. 注意休息,保证足够的蛋白质、热量和维生素摄入。

2. 密切监测患者的生命体征、血氧饱和度等,警惕可能发生的周围循环衰竭。

3. **抗菌药物治疗**　金黄色葡萄球菌对青霉素的耐药率高达90%,可选用耐青霉素酶的半合成青霉素或头孢菌素。阿莫西林、氨苄西林与酶抑制剂组成的复合制剂对产酶金黄色葡萄球菌有效。对于耐甲氧西林金黄色葡萄球菌(methicillin resistant *Staphylococcus aureus*,MRSA)感染,则选用万古霉素、替考拉宁或利奈唑胺。临床选择抗生素部分可参考细菌培养药敏试验。

4. **对症治疗**　咳嗽、咳痰明显者给予止咳、化痰药物;低氧、呼吸衰竭者给予适当氧疗;高热者给予物理降温或药物退热。

5. **并发症处理**　常见并发症为脓肿、脓胸,应积极抗感染治疗及引流排脓。

(白丽红)

第八节　病毒性肺炎

病毒性肺炎(viral pneumonia)是上呼吸道病毒感染向下蔓延所

致的肺部间质及实质性炎症,多为腺病毒、流感病毒、副流感病毒、呼吸道合胞病毒、鼻病毒和疱疹病毒(包括单纯疱疹病毒、水痘带状疱疹病毒和巨细胞病毒)以及近年出现的 SARS 冠状病毒、新型冠状病毒(SARS-CoV-2)感染。病毒性肺炎好发于冬春季节,婴幼儿、老人或器官移植者易发生重症病毒性肺炎。

诊断要点

1. **症状和体征** 症状一般较轻,但多急性起病,发热、头痛、全身酸痛、倦怠等全身症状较突出,常在急性流感样症状尚未消退时,即出现咳嗽、少痰或有白色黏液痰、咽痛等呼吸道症状。重症可出现呼吸困难、发绀、嗜睡、精神萎靡,甚至出现休克、心力衰竭、呼吸衰竭,或急性呼吸窘迫综合征(ARDS)。肺部可闻及干、湿啰音或哮鸣音。

2. **辅助检查** 实验室检查血白细胞计数一般正常,也可稍高或偏低,中性粒细胞比例增多,淋巴细胞降低,红细胞沉降率常常正常。痰涂片以单核细胞居多,痰培养无致病菌生长。病原学检查最好早期在床边取鼻咽拭子、鼻咽部冲洗液下呼吸道分泌物或肺活检标本进行病毒分离。血清学检查(包括补体结合试验、中和试验、血凝抑制试验)通常取急性期和恢复期双份血清检测特异性 IgG 抗体并进行比较,效价升高 4 倍或 4 倍以上可确诊,但仅能作为回顾性诊断,无早期诊断意义。PCR 检测病毒核酸对新发变异病毒或少见病毒有确诊价值,如新型冠状病毒。胸部 X 线检查主要呈间质性肺炎改变,两肺纹理增粗、模糊,有小片浸润,严重者双肺呈弥漫性结节性浸润,大叶实变及胸积液者不多。

3. **诊断标准** 临床症状及 X 线或 CT 影像改变,血清学检测是检测特异性 IgG 抗体,作为回顾性诊断,确诊则有赖于病原学检查,包括病毒分离、血清学检查以及病毒抗原检测。

4. **鉴别诊断** 细菌性肺炎、不典型病原体肺炎、真菌性肺炎、药物性肺损害、肺水肿等。

处理要点

1. 对症治疗为主,卧床休息,注意室内空气流通,多饮水,进食易消化食物,给予足量维生素及蛋白质,酌情输液及吸氧,及时清除上呼吸道分泌物。一般不宜使用抗菌药物,如明确合并细菌感染才可选用敏感抗菌药物。

2. **抗病毒治疗**

(1)利巴韦林:对呼吸道合胞病毒、腺病毒、副流感病毒、流感病毒有效。剂量 0.8 ~ 1.0g,分 3 ~ 4 次口服,或 10 ~ 15mg/(kg·d),分 2

次静脉滴注或肌内注射,连用 5 ~ 7 天。

(2)阿昔洛韦:对疱疹病毒、水痘病毒有效,尤其对免疫抑制者应早期应用。通常每次 5mg/kg 静脉滴注,一天 3 次,连续给药 7 天。

(3)阿糖腺苷:多用于治疗免疫缺陷者的疱疹病毒与水痘病毒感染,5 ~ 15mg/(kg·d)静脉滴注,10 ~ 14 天为 1 个疗程。

(4)金刚烷胺:临床多用于流感病毒感染,可阻止病毒进入人体细胞及有退热作用,成人每次口服 100g,早晚各 1 次,连用 3 ~ 5 天。

(5)奥司他韦:用于成人和 1 岁及以上儿童的甲型和乙型流感治疗,成人和 13 岁以上青少年的推荐口服剂量是每次 75mg,每天 2 次,共 5 天。

(6)玛巴洛沙韦:适用于既往单纯性甲型和乙型流感患者,包括既往健康的患者以及存在流感并发症高风险的患者。用法(基于体重的用药方案)为 20kg ≤患者体重 < 80kg,每次 40mg,每天 1 次,共 1 天;患者体重≥ 80kg,每次 80mg,每天 1 次,共 1 天。

(7)奈玛特韦 / 利托那韦:适用人群为发病 5 天以内的轻、中型且伴有进展为重症高风险因素的新型冠状病毒感染成年患者。同时服用奈玛特韦300mg与利托那韦100mg,每 12 小时 1 次,连续服用 5 天。使用前应详细阅读说明书,注意药物间相互作用。

(8)阿兹夫定:治疗中型新冠病毒感染的成年患者。用法:空腹整片吞服,每次 5mg,每天 1 次,疗程最多不超过 14 天。使用前应详细阅读说明书,注意与其他药物的相互作用、不良反应等问题。

(9)莫诺拉韦:适用人群为发病 5 天以内的轻、中型且伴有进展为重症高风险因素的新型冠状病毒感染成年患者。用法为 800mg/ 次,每 12 小时口服 1 次,连续服用 5 天。不建议妊娠期和哺乳期患者使用。

3. 并发症处理　如有心力衰竭、呼吸衰竭或 ARDS 等,参考相关章节做相应治疗。

(白丽红)

第九节　非典型病原体肺炎

一、肺炎支原体肺炎

非典型病原体肺炎(atypical pneumonia)是由肺炎支原体、肺炎衣原体或军团菌等非典型病原体引起的呼吸道和肺部急性炎症。支原体肺炎(mycoplasmal pneumonia)是由肺炎支原体引起的呼吸道和肺部的急性炎症改变,常同时有咽炎、支气管炎和肺炎,主要见于儿童和青少年,在成人中也较常见。支原体肺炎大多症状轻,预后较好。

诊断要点

1. **症状和体征** 可有乏力、咽痛、咳嗽、发热、食欲减退和肌痛等,半数病例可无症状,肺部体征多不明显。肺炎支原体感染常表现为阵发性剧咳,一般为中度发热,10%~20%患者可出现斑丘疹或多形红斑。肺部体征和肺部病变程度不相符,患者甚至可在整个病程中无阳性体征。

2. **辅助检查** 外周血白细胞总数正常或略增多,以中性粒细胞为主。急性期和恢复期双份血清 IgM 或 IgG 抗体有 4 倍以上升高可诊断。肺炎支原体抗原检测可协助进行早期诊断。X 线检查示肺部有多种形态的浸润影,呈节段性分布,以下肺野多见,3~4 周自然消散。

3. **诊断标准** 需综合临床症状、X 线影像表现及血清学检查结果做出诊断。培养分离出肺炎支原体对诊断有决定意义。

4. **鉴别诊断** 衣原体肺炎、病毒性肺炎、真菌性肺炎、细菌性肺炎等。

处理要点

1. 治疗首选大环内酯类如红霉素、罗红霉素、阿奇霉素。我国肺炎支原体对大环内酯类耐药率高,对大环内酯类不敏感者可选用呼吸喹诺酮类如左氧氟沙星、莫西沙星等,或四环素类如多西环素,疗程一般 2~3 周。

2. **对症治疗** 止咳、退热等。

二、衣原体肺炎

衣原体肺炎(chlamydia pneumonia)是由肺炎衣原体引起的急性肺部炎症,大部分为轻症,发病常隐匿,四季均可发生,常累及上下呼吸道,可引起咽炎、喉炎、扁桃体炎、鼻窦炎、支气管炎和肺炎。衣原体肺炎多见于学龄儿童,但 3 岁以下儿童较少患病。

诊断要点

1. **症状和体征** 衣原体肺炎的症状与支原体肺炎的症状颇为相似,伴有发热、寒战、肌痛、干咳、头痛、乏力等。衣原体肺炎可伴有肺外表现如中耳炎、甲状腺炎、关节炎等。体格检查肺部多无异常,偶闻及湿啰音。

2. **辅助检查** 外周血白细胞总数正常或稍高。红细胞沉降率多增快,急性期和恢复期双份血清 IgM 或 IgG 抗体有 4 倍以上升高可诊断。痰、咽拭子、支气管肺泡灌洗液(bronchoalveolar lavage fluid, BALF)直接分离出肺炎衣原体是诊断的金标准。衣原体肺炎早期 X 线检查表现以单侧、下叶肺泡渗出为主,后期发展为双侧病变,表现为肺间质和肺泡渗出混合存在,病变可持续几周。

3. **诊断标准**   需综合临床症状、X 线影像表现及血清学检查结果做出诊断。

4. **鉴别诊断**   支原体肺炎、病毒性肺炎等。

处理要点

1. 治疗首选大环内酯类如红霉素、罗红霉素、阿奇霉素和克拉霉素。呼吸喹诺酮类(如左氧氟沙星、莫西沙星等)、四环素类(如多西环素)也具有良好疗效。疗程一般 2 ~ 3 周。

2. **对症治疗**   发热、咳嗽、头痛等可对症处理。

三、军团菌肺炎

军团菌肺炎(legionella pneumonia)是由军团菌引起的急性肺部炎症。国内资料显示,军团菌肺炎在社区获得性肺炎中所占比例为 5%。军团菌肺炎常发展为重症,住院的军团菌感染者近 50% 需入住 ICU。易感人群包括老年、男性及吸烟伴有慢性心肺基础疾病、糖尿病、恶性肿瘤、免疫抑制、应用肿瘤坏死因子 -α 的人群。

诊断要点

1. **症状和体征**   军团菌肺炎可表现为寒战、高热、相对缓脉,可出现发作性头痛、嗜睡、腹泻、休克、低钠血症等表现,肺部可有啰音和实变体征。

2. **辅助检查**   外周血白细胞总数增多,以中性粒细胞为主,C 反应蛋白常明显升高,可有低钠血症、转氨酶异常等;急性期和恢复期双份血清 IgM 或 IgG 抗体有 4 倍以上升高时存在诊断学意义。尿军团菌抗原检测可帮助早期诊断。军团菌分离培养为诊断军团菌感染的金标准。军团菌培养标本主要有痰、支气管肺泡灌洗液等。X 线检查示下肺斑片浸润影,进展迅速,无空洞。在临床症状改善的情况下,影像学可在短时间内仍进展(1 周内),或肺部浸润影几周甚至几个月后才完全吸收也是军团菌肺炎的影像学特点。

3. **诊断标准**   需综合临床症状、X 线影像表现及血清学检查结果做出初步诊断。目前诊断军团菌感染的金标准仍然是军团菌的分离培养。

4. **鉴别诊断**   支原体肺炎、衣原体肺炎、病毒性肺炎、真菌性肺炎等。

处理要点

1. 治疗首选药物包括阿奇霉素、红霉素、左氧氟沙星、吉米沙星、莫西沙星;次选药物包括多西环素、克拉霉素、米诺环素及复方磺胺甲噁唑,推荐危重症军团菌肺炎应用喹诺酮类联合大环内酯类或利福平进行治疗。疗程一般 2～3 周。

2. **对症治疗** 止咳、退热、止痛、维持电解质平衡等。

(白丽红)

第十节 肺脓肿

肺脓肿(lung abscess)是由微生物感染引起的肺组织坏死和化脓性病变。根据感染途径,肺脓肿分为吸入性肺脓肿、继发性肺脓肿和血源性肺脓肿。

诊断要点

1. **病史** 吸入性肺脓肿常由口腔疾病或手术引起,或存在引起吸入的疾病或诱因;继发性肺脓肿可存在支气管扩张、肺癌等基础肺病或免疫缺陷;血源性肺脓肿要注意注射吸毒,或皮肤创伤感染、疖、痈等化脓性感染史。

2. **症状和体征** 典型临床表现为高热、咳嗽、咳大量脓臭痰,偶伴咯血,可有盗汗、乏力和厌食等全身症状;迁延 3 个月以上者,称为慢性肺脓肿,还可伴贫血、消瘦和杵状指(趾)等。

3. **辅助检查** 白细胞和中性粒细胞计数明显升高,血 CRP、PCT 升高。吸入性肺脓肿早期胸部影像学(X 线或 CT)表现为大片浓密模糊炎性浸润阴影,边缘不清,后形成肺部空洞,内见圆形透亮区及液气平面;血源性肺脓肿表现为一侧或双侧肺周边部多发散在小结节或空洞,边缘较整齐,其中可见脓腔及液平面。呼吸道分泌物和/或血液病原学检查有助于识别病原体类型,指导抗菌药物治疗。有创性检查(如支气管镜或经皮肺穿刺)通常仅用于诊断不明确、临床情况不稳定、怀疑少见/特殊病原体感染或经验性治疗无效时。

4. **诊断标准** 根据典型临床和影像学表现(常为一个或多个空洞伴液平面)、抗菌药物治疗效果,可诊断肺脓肿。

5. **鉴别诊断** 空洞性肺结核、支气管肺癌、侵袭性肺真菌病、肺大疱、肺囊肿或肺隔离症合并感染、血管炎、伴有气液平面的脓胸等。

处理要点

1. **抗菌药物治疗** 应尽早开始经验性抗菌药物治疗,必要时根据培养结果和疗效调整方案。疗程尚未统一,治疗至影像学病灶消失或仅残留稳定的小病灶,一般 6～8 周。可经验性选择青霉素 G+甲硝唑、克林霉素、β- 内酰胺类 /β- 内酰胺酶抑制剂合剂、莫西沙星或西他沙星、左氧氟沙星＋甲硝唑,重症可考虑碳青霉烯类(如美罗培南、亚胺培南)或联合用药。对于甲氧西林敏感金黄色葡萄球菌 (methicillin susceptible *Staphylococcus aureus*,MSSA),首选头孢唑林或苯唑西林,对于耐甲氧西林金黄色葡萄球菌(MRSA),可选择利奈唑胺或万古霉素。

2. **治疗支气管阻塞**　若伴有支气管阻塞(如肿瘤、狭窄、异物等),则应尽量解除阻塞,如切除肿瘤 /减瘤,放置支气管支架改善气道狭窄,或在气管镜下取出异物。

3. **脓肿引流**　体位引流、经胸置管引流或经支气管镜引流。

4. **手术治疗**　极少情况需要手术干预,如经内科治疗 3 个月无好转,咯血内科治疗无效或危及生命,支气管胸膜瘘或脓胸经抽吸和冲洗疗效不佳,支气管阻塞限制气道引流如支气管肺癌等情况,可手术治疗。

5. **其他**　支持治疗和处理并发症。

(陈海红)

第十一节　肺结核

肺结核(pulmonary tuberculosis)是由结核分枝杆菌引起的一种慢性呼吸道传染病,传播途径为吸入带结核分枝杆菌的飞沫。根据细菌的数量、毒力和机体免疫状态的不同可表现为不同的病理改变,包括炎性渗出、增生和干酪样坏死等,且由于破坏和修复同时发生,上述病灶常同时存在。

诊断要点

1. **病史**　常有结核的接触史,应详细询问家庭内成员、邻居、同事或同宿舍者有无肺结核患者。免疫力低下人群为易感人群,包括糖尿病、长期应用糖皮质激素或免疫功能缺陷的患者。

2. **症状和体征**　症状可包括全身症状如低热、盗汗、乏力、消瘦、食欲减退,妇女可有月经失调或闭经,以及呼吸道症状如咳嗽、痰中带血、咯血等。体征常不典型,如肺部病变发生广泛纤维化、胸膜增厚粘连时则患侧胸廓下陷,肋间变窄,气管移位,叩诊音变浊,而对侧可有代偿性肺气肿征。

3. 辅助检查

（1）影像学检查：X线检查可发现早期轻微的结核病变，确定病灶部位、范围、形态、分型（可分为原发型、血行播散型、浸润型、慢性纤维空洞型或胸膜炎型）。结核的好发部位为上叶的尖后段、下叶的背段和后基底段，呈多形性改变（浸润、增殖、干酪、纤维钙化等同时存在），且有肺内播散迹象。CT分辨率更高，可更敏感地提示肺内病灶。

（2）痰结核分枝杆菌检查：痰中找到结核分枝杆菌是确诊肺结核的主要依据，但涂片阴性不能排除肺结核，连续检查≥3次，可提高检出率。痰涂片阳性只能说明抗酸杆菌阳性，不能鉴别结核分枝杆菌和非结核分枝杆菌。结核分枝杆菌及耐药基因快速检测（tuberculosis Xpert MTB/RIF detection system，TB-Xpert）和宏基因组测序（metagenomics next-generation sequencing，mNGS）方法具有较高的灵敏度和特异度。培养法更为精确、可靠，同时可为药敏试验和菌种鉴定提供菌种，但培养费时较长，一般需要2～8周。

（3）结核菌素纯蛋白衍生物（purified protein derivative，PPD）试验：PPD皮试根据皮肤硬结判断结果，5～9mm为弱阳性，10～19mm为阳性反应，20mm以上或局部皮肤发生水疱与坏死者为强阳性反应。PPD阳性提示结核感染或曾接种疫苗；PPD阴性见于以下几种情况：①未感染者；②感染不足4～8周，变态反应未充分建立；③营养不良、HIV感染、麻疹、水痘、肿瘤、危重患者及重症结核患者。

（4）γ干扰素释放试验（interferon gamma release assay，IGRA）：阳性结果提示患者存在结核感染（不含疫苗接种），但不能鉴别既往感染或活动性感染，需结合临床症状及其他检测指标综合判断。

（5）纤维支气管镜检查：可发现支气管内膜结核，对肺内病灶取活检组织进行病理学检查或肺泡灌洗液检查可进一步提高诊断的阳性率。

4. 诊断程序 肺结核需按结核病分类、病变部位、范围、痰菌情况、化疗史程序书写。例如：原发性肺结核，右中肺，涂（阳），初治；血行播散型肺结核（急性或慢性）。

5. 鉴别诊断 肺炎、慢性阻塞性肺疾病、支气管扩张、肺癌、肺脓肿、纵隔和肺门疾病以及伤寒、败血症、白血病、风湿免疫疾病等引起发热的疾病。

处理要点

1. 化学治疗的原则 早期、规律、全程、适量、联合。

2. 抗结核方案

(1)初治活动性肺结核(含涂阳和涂阴):①强化期可用异烟肼、利福平、吡嗪酰胺和乙胺丁醇,顿服,2 个月;②巩固期可用异烟肼、利福平,顿服,4 个月。简写为 2HRZE/4HR。

(2)复治涂阳肺结核:①强化期可用异烟肼、利福平、吡嗪酰胺、链霉素和乙胺丁醇,顿服,2 个月;②巩固期可用异烟肼、利福平和乙胺丁醇,顿服,6 ~ 10 个月。简写为 2HRZSE/6 ~ 10HRE。

(3)耐多药结核病(multidrug-resistant tuberculosis,MDR-TB):根据药敏试验和用药史选择二线抗结核药物。治疗方案至少含 4 种二线的敏感药物;至少包括吡嗪酰胺、氟喹诺酮类、注射用卡那霉素或阿米卡星、乙硫或丙硫异烟肼和对氨基水杨酸或环丝氨酸;药物剂量依体重决定;加强期应为 9 ~ 12 个月,总治疗期为 20 个月或更长,根据治疗效果决定。

3. 对症治疗

(1)咯血:小量咯血的患者以卧床休息为主,可适当应用止血药物,如氨基己酸、氨甲苯酸、酚磺乙胺等药物;大咯血时先用垂体后叶素 5 ~ 10U 缓慢静推,后加入 5% 葡萄糖中静脉滴注维持。

(2)糖皮质激素:在抗结核治疗的基础上仍有明显结核中毒症状,可加用强的松 20mg,每天 1 次,使用 1 ~ 2 周后,每周递减 5mg/d,疗程为 4 ~ 8 周。

4. 手术治疗 手术治疗的适应证是经合理化学治疗后无效者,以及多重耐药的厚壁空洞、大块干酪灶、结核性脓胸、支气管胸膜瘘和大咯血保守治疗无效者。

(刘杨丽)

第十二节　间质性肺疾病

间质性肺疾病(interstitial lung disease,ILD)是一组主要累及肺间质和肺泡腔,导致肺泡 - 毛细血管功能单位丧失,以进行性加重的呼吸困难、限制性通气功能障碍伴弥散功能降低、低氧血症为主要临床表现的疾病。间质性肺疾病包括 200 多种急性或慢性肺部疾病,其中特发性肺纤维化(idiopathic pulmonary fibrosis,IPF)是临床较常见的一种。

诊断要点

1. **病史** 可有吸入性粉尘、药物暴露史或既往疾病史,如结缔组织病(connective tissue disease,CTD)等。

2. **症状和体征** 症状方面无特异性,以进行性加重的呼吸困难、持续性干咳为主要表现,部分患者有发热、乏力、皮疹、眼干等全身症状,严重者可出现呼吸衰竭甚至死亡。体征可有肺部爆裂音或velcro啰音、杵状指、肺动脉高压/肺心病等,继发于CTD的可伴皮疹、关节肿胀等系统性疾病体征。

3. **辅助检查** 胸部高分辨率CT(HRCT)可见弥漫性结节影、网格影伴囊腔形成或蜂窝状改变;肺功能以限制性通气功能障碍和气体交换障碍为特征,一氧化碳弥散量(D_LCO)减少。

4. 当临床表现不典型,或较难鉴别时,可行支气管肺泡灌洗(bronchoalveolar lavage,BAL)和/或经支气管肺活检(transbronchial lung biopsy,TBLB)明确性质;若仍诊断困难,可行外科肺活检。

5. 间质性肺疾病诊断后,须根据病史、临床特点、影像学及组织病理学特征进一步明确病因。

处理要点

1. 对症、支持治疗,如止咳、营养支持、免疫调节等。

2. 病因治疗。

3. 全身糖皮质激素治疗可用于结节病、CTD相关ILD、过敏性肺炎及除IPF外的其他类型特发性间质性肺炎,亦可使用其他免疫抑制剂(环磷酰胺、吗替麦考酚酯、硫唑嘌呤、利妥昔单抗等)。

4. 吡非尼酮、尼达尼布可有效延缓IPF、CTD相关ILD等的纤维化进展。

5. 急性加重期可使用糖皮质激素,如为感染所诱发的急性加重,应使用抗菌药物控制感染。

6. 尽早行肺康复训练,当静息状态下出现明显低氧血症[PaO_2 < 55mmHg(7.32kPa)或动脉血氧饱和度 ≤ 88%]时应行长期氧疗,氧疗时间每天 > 15小时。

7. 加强患者教育与自我管理。建议吸烟者戒烟,预防流感与肺炎。

8. 对于进行性肺功能恶化的患者,可行高流量氧疗及无创正压通气治疗。

9. 终末期患者需进行肺移植。

(罗益锋)

第十三节 呼吸衰竭

呼吸衰竭(respiratory failure)是各种原因引起肺通气和/或换气

功能严重障碍,以致在静息状态下不能维持足够的气体交换,导致低氧血症伴(或不伴)二氧化碳潴留,进而引起一系列病理生理改变和相应临床表现的综合征。

诊断要点

1. **基础病**　有气管支气管、肺实质、神经肌肉系统疾病,胸廓或胸膜疾病,肺血管性疾病,中枢神经系统疾病,呼吸肌肉功能障碍等可引起呼吸衰竭的基础疾病。

2. **临床表现**　常见症状有呼吸困难,精神神经症状如躁狂、昏迷、抽搐等。查体时需注意呼吸节律改变如潮式呼吸、比奥呼吸等,以及球结膜充血水肿、发绀、扑翼样震颤、心率及血压等血流动力学异常。

3. **辅助检查**　血气分析:海平面、大气压、静息状态下呼吸室内空气时,$PaO_2 < 60mmHg(7.98kPa)$或伴$PaCO_2 > 50mmHg(6.65kPa)$,并排除心内解剖分流和原发于心排出量降低等情况。

4. **分型**　根据血气分析,$PaO_2 < 60mmHg(7.98kPa)$,$PaCO_2 \leq 50mmHg(6.65kPa)$为Ⅰ型呼吸衰竭;$PaO_2 < 60mmHg(7.98kPa)$,$PaCO_2 > 50mmHg(6.65kPa)$为Ⅱ型呼吸衰竭。

处理要点

1. 保持呼吸道通畅,必要时建立人工气道。

2. 病因治疗及祛除诱因。

3. **呼吸支持**

(1)氧疗:可选鼻导管或鼻塞、面罩、经鼻高流量氧疗仪氧疗,目标是使$PaO_2 \geq 60mmHg(7.98kPa)$,或$SaO_2 \geq 90\%$。

1)Ⅱ型呼吸衰竭宜低浓度($FiO_2 < 35\%$)给氧,必要时进行机械通气。

2)氧疗措施不能提供通气支持,如经可获取的氧疗措施仍不能改善低氧或高碳酸血症时,需使用无创或有创机械通气。

(2)机械通气

1)无创机械通气:适用于神志清、配合度高、咳嗽反射佳或呼吸道分泌物不多者。Ⅱ型呼吸衰竭不能使用持续气道正压(continuous positive airway pressure,CPAP)通气模式。

2)有创机械通气:适用于昏迷或神志虽清但不耐受无创通气,或呼吸道有大量分泌物但不能自行排出者。

应用无创机械通气初始1～2小时,呼吸困难症状无改善或加重、患者不耐受、意识障碍加重、气道分泌物不能有效排出,则需尽快转为气管插管有创呼吸机辅助通气。根据病情选择合适的呼吸机模式及参数,监测呼吸机呼吸功能指标,关注气压伤及容量伤。

如经有创机械通气及病因治疗后,仍不能改善低氧血症或高碳酸血症,则考虑体外膜氧合(extracorporeal membrane oxygenation,ECMO)。

(3)体外膜氧合:静脉-静脉 ECMO(V-V ECMO)仅适用于需要呼吸支持者,静脉-动脉 ECMO(V-A ECMO)可同时进行呼吸和循环支持。

4. 一般支持治疗

(1)纠正电解质紊乱和酸碱平衡失调。

(2)加强液体管理,防止容量不足和液体负荷过大。

(3)保证气道湿化。

(4)呼吸兴奋剂:主要适用于以中枢抑制为主,通气量不足引起的呼吸衰竭,如尼可刹米、洛贝林。

(5)营养支持:保证充足的营养及热量供给。

5. 其他脏器的功能支持治疗。

6. 监测血流动力学变化。

(何婉媚)

第十四节　急性呼吸窘迫综合征

急性呼吸窘迫综合征(acute respiratory distress syndrome,ARDS)是指由各种肺内和/或肺外致病因素(如重症肺炎、误吸、创伤、急性重症胰腺炎等)所导致的急性弥漫性肺损伤和进而发生的急性呼吸衰竭,以呼吸窘迫及难治性低氧血症为主要临床表现。肺部影像学呈现双肺弥漫渗出性改变。

诊断要点

1. **时间**　已知临床发病、呼吸症状新发或加重后1周内。

2. **胸部影像学改变**　X线或CT扫描示双肺致密影,并且胸腔积液、肺叶/肺塌陷或结节不能完全解释(图2-1-2)。

3. **肺水肿原因**　无法

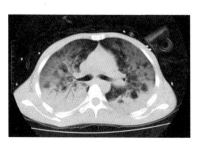

图 2-1-2　急性呼吸窘迫综合征 CT 典型表现

用心力衰竭或体液超负荷完全解释的呼吸衰竭。如果不存在危险因素,则需要进行客观评估(如超声心动图)以排除流体静力型水肿。

4. 氧合状态

(1)轻度 ARDS:200mmHg < PaO_2/FiO_2 ≤ 300mmHg,且呼气末正压(positive end-expiratory pressure,PEEP)或持续气道正压(CPAP)≥ 5cmH$_2$O。

(2)中度 ARDS:100mmHg < PaO_2/FiO_2 ≤ 200mmHg,且 PEEP ≥ 5cmH$_2$O。

(3)重度 ARDS:PaO_2/FiO_2 ≤ 100mmHg,且 PEEP ≥ 5cmH$_2$O。

如果海拔高于 1 000m,校正氧合指数应计算为 PaO_2/FiO_2×(大气压力 /760)。

治疗要点

1. 积极治疗原发病(如控制感染等)。

2. **纠正缺氧**

(1)非插管的轻度 ARDS 患者,可使用经鼻高流量氧疗(high flow nasal cannula oxygen therapy,HFNC)或无创正压通气(non invasive positive pressure ventilation,NPPV), 使 PaO_2 ≥ 60mmHg(7.98kPa)或 SaO_2 ≥ 90%,降低插管风险;HFNC 或 NPPV 无效或病情加重时,尽快气管插管行有创机械通气治疗。

(2)行气管插管有创机械通气患者,采用肺保护性通气策略,即选择合适水平的 PEEP(8 ~ 18cmH$_2$O)和小潮气量通气(6 ~ 8ml/kg)以降低病死率。

(3)对于中重度 ARDS 患者,可使用俯卧位通气、肺复张法进一步改善氧合。

(4)以上措施均无效,氧合仍进一步恶化的重度 ARDS 患者,可行体外膜氧合(ECMO)进行肺替代治疗。

3. 中重度 ARDS 患者采用肺保护性机械通气,如单纯使用镇静剂不足以保证人机同步时,可 48 小时内早期使用神经肌肉阻滞剂(如顺阿曲库铵),有助于提高患者生存率。

4. 合理限制液体入量,减轻肺水肿。在血压稳定和保证脏器组织灌注的前提下,液体出入量宜轻度负平衡,可使用利尿药促进液体排出。需根据患者血压和肝、肾功能等选择合适的药物及剂量。

5. 加强营养支持治疗。尽早开始肠内营养,注意预防误吸。

6. 目前尚无足够循证医学证据支持大剂量糖皮质激素治疗 ARDS 可临床获益。

7. 密切监测生命体征及器官功能状态,加强器官功能保护,防治并发症。

(罗益锋)

第十五节　肺栓塞

肺栓塞(pulmonary embolism,PTE)是指各种栓子(如血栓、癌栓、空气或脂肪等)阻塞肺动脉系统所导致的一组疾病或临床综合征的总称。

诊断要点

1. **发生 PTE 的危险因素**　包括原发性和继发性两类。原发性危险因素由遗传变异引起,如蛋白 C 缺乏、蛋白 S 缺乏和抗凝血酶缺乏等。继发性危险因素是指后天获得的易发生静脉血栓的病因,如骨折、创伤、手术、恶性肿瘤和口服避孕药等。

2. **临床表现**　胸痛、咯血、呼吸困难、心动过速、低血压休克甚至猝死均可出现。可有发热、胸膜炎样疼痛等症状。体征有颈静脉充盈或搏动,肺部可闻及细湿啰音,偶可闻及血管杂音,肺动脉瓣第二音亢进或分裂,$P_2 > A_2$,三尖瓣区收缩期杂音。

3. **血浆 D- 二聚体(D-dimer)**　水平升高。若其含量低于 500pg/L,可基本除外急性 PTE。部分病例可出现 $S_I Q_{III} T_{III}$ 征(即 I 导 S 波加深,III 导出现 Q/q 波及 T 波倒置)。

4. **胸部肺动脉 CTA**　PTE 的确诊手段之一。直接征象为肺动脉内的低度充盈缺损,远端血管不显影;间接征象包括肺野楔形密度增高影,条带状的高密度区或盘状肺不张,中心肺动脉扩张及远端血管分支减少或消失等(图 2-1-3)。

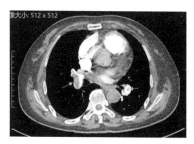

图 2-1-3　肺栓塞肺动脉 CTA 典型图像

5. **核素肺通气 / 灌注扫描**　是 PTE 重要的诊断方法。典型征象是呈肺段分布的肺灌注缺损,并与通气显像不匹配。

6. **超声心动图** 右心室壁局部运动幅度降低;右心室和 / 或右心房扩大;室间隔左移和运动异常;肺动脉高压,右心室高负荷和肺源性心脏病的征象。偶可发现肺动脉近端血栓。

7. **肺动脉造影** 为诊断的经典方法。直接征象有肺血管内造影剂充盈缺损,伴或不伴轨道征的血流阻断;间接征象有肺动脉造影剂流动缓慢,局部低灌注,静脉回流延迟等。但该检查是一种有创性检查。

8. **鉴别诊断** 需要与冠状动脉粥样硬化性心脏病、肺炎、主动脉夹层相鉴别;表现为胸腔积液时需与结核、肺炎、肿瘤、心力衰竭等其他原因所致胸腔积液相鉴别;表现为晕厥时需与迷走反射性、脑血管性晕厥及心律失常等其他原因所致的晕厥相鉴别;表现为休克时需与心源性、低血容量性、血容量重新分布性休克相鉴别;出现慢性血栓栓塞性肺动脉高压时需与特发性肺动脉高压等相鉴别。

治疗要点

1. 心电监护,卧床休息,低氧休克者需呼吸循环支持治疗。

2. **抗凝** 普通肝素或低分子量肝素;华法林(目标 INR 2.0 ~ 3.0,需与低分子量肝素重叠 3 ~ 5 天直至 INR 达标);新型口服抗凝药(如利伐沙班、艾多沙班等)。

3. **溶栓和其他治疗**

(1)高危型肺栓塞(血流动力学不稳定):溶栓。停肝素并给予重组组织型纤溶酶原激活剂(recombinant tissue plasminogen activator, rt-PA)50 ~ 100mg,静脉滴注 2 小时。PTE 发生后 14 天内均是溶栓时间窗。

(2)中危型肺栓塞(右心室功能障碍):溶栓能比抗凝更迅速地改善血流动力学,但增加出血并发症,远期预后无差异。

(3)下腔静脉滤网:不是一线选择,抗凝失败或有抗凝禁忌证的下肢深静脉血栓形成可以应用。

(林耿鹏)

第十六节 胸腔积液

胸腔积液(hydrothorax)是指在病理状态下由肺、胸膜疾病或各种肺外全身性疾病导致胸膜腔内潴留过多的液体。胸腔积液不是独立、具体的疾病,是某种疾病的合并症,常见的临床病因包括感染、恶性肿瘤、充血性心力衰竭、肝硬化、肾病综合征、肺栓塞、结缔组织病等。

诊断要点

1. **病史** 注意仔细询问患者的病史,如肺结核、肺癌、心脏病、肝硬化等。

2. **症状** 胸液量少,胸膜炎时有胸痛,深呼吸或咳嗽时更明显。胸液量增多,超过 500ml 者胸痛反而减轻,可有胸闷、活动后气促甚至静息呼吸困难等症状。另外,胸腔积液者多有原发疾病的局部和或全身症状。

3. **体征** 患侧胸廓饱满,肋间隙增宽,语颤减弱或消失,叩诊浊音,呼吸音减弱或消失。

4. **辅助检查** 主要检查包括胸部 X 线、胸部 CT、超声检查、胸腔积液系列检查、病理检查等。其中超声和 CT 能确定有无胸腔积液,CT 还可以显示肺、胸膜及纵隔有无病变,有助于病因诊断。胸腔积液的系列检查可以判断胸腔积液性质和提示病因。

5. **诊断流程**

(1)明确有无胸腔积液,依据胸部超声和 / 或胸部 CT。根据病史、症状和体征决定是否行诊断性和 / 或治疗性胸腔穿刺。

(2)判定胸腔积液性质,根据 Light 标准,鉴别漏出液和渗出液。

(3)根据胸腔积液性质,寻找胸腔积液的病因。

病因

1. **结核性胸腔积液** 大多见于中青年,起病较急,有发热等结核中毒症状。初起有针刺样胸痛,积液增多后胸痛减轻,胸闷气促反而加重。多为单侧胸腔积液,以草黄色为主,胸腔积液蛋白多 > 40g/L,以淋巴细胞升高为主,腺苷脱氨酶(ADA)及 γ-IFN 升高。胸腔积液沉渣涂片有时可见结核分枝杆菌阳性,胸膜活检病理见结核肉芽肿结节,诊断性抗结核治疗有效。

2. **肺炎旁胸腔积液** 由肺炎、肺脓肿和支气管扩张感染等肺部感染引起的胸腔积液。有肺部感染的局部和全身临床表现,X 线或 CT 显示肺实质渗出影像。胸腔积液量一般不多,脓胸可中到大量。胸腔积液呈草黄色或脓性,以中性粒细胞升高为主,脓胸时胸腔积液 LDH 明显升高,葡萄糖和 pH 明显降低。

3. **恶性胸腔积液** 中老年患者多见,起病较缓慢隐匿。临床表现为胸部钝痛、胸闷、活动气促、消瘦等。胸腔积液多为中到大量,呈血性,抽液后增长迅速。胸腔积液肿瘤标志物如 CEA 可明显升高。胸腔积液脱落细胞学检查、胸膜活检可找到癌细胞或癌组织。

处理要点

包括原发病治疗和胸腔积液的治疗。

1. **原发病治疗**　如抗结核、抗感染、抗肿瘤治疗等。

2. **胸腔积液治疗**　少量胸腔积液,多可观察。中到大量胸腔积液,需治疗性胸腔穿刺抽液及胸腔置管引流。抽液时需防止胸膜反应和复张后肺水肿等并发症。恶性胸腔积液治疗效果不理想,积液反复生长者,可行化学性胸膜固定术。

(廖　槐)

第十七节　自发性气胸

自发性气胸(spontaneous pneumothorax)是指无外伤或人为因素的情况下,由于肺组织、脏胸膜、肺大疱及肺小疱自发性破裂而引起胸膜腔积气。

诊断要点

1. **病史**　部分患者或有 COPD、肺结核病史,可能有持重物、屏气、剧烈运动等诱因。

2. **症状**　常突发胸痛,局限于患侧,呈针刺样或刀割样疼痛,持续时间短暂,可伴有不同程度胸闷、呼吸困难,其程度与发生气胸前后的肺基础疾病及肺储备功能状况、发生速度、肺压缩程度和气胸类型相关。血气胸除有胸痛、呼吸困难外,尚有面色苍白、心率增快、血压下降,甚至出现休克。张力性气胸、积气量大或原已有较严重的慢性肺疾病者,可出现明显的呼吸困难、不能平卧、烦躁不安、发绀、冷汗,甚至意识不清、呼吸衰竭。

3. **体征**　少量气胸体征不明显;大量气胸时,气管向健侧移位,患侧胸部隆起,呼吸运动与触觉语颤减弱,叩诊过清音或鼓音,中等量液气胸或血气胸时肺下野叩诊浊音,听诊呼吸音减弱或消失。

4. **辅助检查**　X 线显示外凸弧形的气胸线,线外透亮度增高、无肺纹理,线内为压缩的肺组织。纵隔气肿在纵隔旁和心缘旁可见透光带。CT 表现为胸膜腔内极低密度气体影,伴有肺组织不同程度的萎缩改变。

5. **诊断标准**　根据临床症状、体征及影像学表现,气胸的诊断通常并不困难。

6. **疾病分型**

(1)根据有无原发疾病,可分为以下两类。

1)原发性气胸:非特异性炎症或肺先天发育不良肺大疱形成。

2)继发性气胸:基础疾病如肺结核、COPD、肺癌、肺脓肿等形成的肺大疱或胸膜破裂。

(2)根据脏胸膜破裂情况不同及其发生后对胸腔内压力的影响,可分为以下3类。

1)闭合性(单纯性)气胸:破口裂开后闭合,胸腔内压力增高,抽气后压力下降而不复升。

2)交通性(开放性)气胸:破口持续开放,胸腔内压力在 0cmH$_2$O 上下波动,抽气后观察数分钟,压力并不降低。

3)张力性(高压性)气胸:破口呈单向活瓣,胸腔内压力明显增高,抽气至负压后,不久又恢复正压。

(3)根据临床表现可分为稳定型和不稳定型,符合下列所有表现者为稳定型,否则为不稳定型:呼吸频率 < 24 次/min;心率 60 ~ 120 次/min;血压正常;呼吸室内空气时 SaO$_2$ > 90%;两次呼吸间隔说话成句。

7. **鉴别诊断** 哮喘、慢性阻塞性肺疾病、急性心肌梗死、肺血栓栓塞症、肺大疱。

处理要点

1. **促进肺复张**

(1)保守治疗:适用于稳定型小量(压缩小于20%)气胸,首次发生症状较轻的闭合性气胸患者。应严格卧床休息,适当镇静、镇痛、镇咳、通便、吸氧,密切观察。

(2)胸腔穿刺抽气:适用于肺压缩大于20%,症状较轻、心肺功能尚好的闭合性气胸患者。通常选择患侧胸部锁骨中线第2肋间为穿刺点,局限性气胸则要选择相应穿刺点。每次抽气不超过1 000ml,每次或隔日抽气1次。

(3)胸腔闭式引流术:适用于不稳定型气胸、肺压缩程度重(>50%)、非闭合性气胸、反复发作气胸或有基础疾病的患者。插管部位一般取锁骨中线外侧第2肋间,或腋前线第4 ~ 5肋间,若为局限性气胸或需引流胸腔积液,则应根据X线或CT选择适当部位。引流后若无气泡溢出1 ~ 2天,患者无气急,影像学见肺已全复张时,可以拔除导管。若经水封瓶引流约3天肺仍不能复张,如引流管通畅可加用负压吸引装置,如负压吸引12小时以上肺仍不能复张,应查找原因。

2. **消除病因及减少复发**

(1)原发病治疗:如慢性阻塞性肺疾病、哮喘进行平喘、解痉、祛痰、抗炎;肺脓肿、肺炎进行抗感染、祛痰;肺结核进行抗结核治疗;肺肿瘤进行肺叶切除术、化疗等治疗。

(2)胸膜粘连术:适用于持续性或复发性自发性气胸者;有双侧气胸史,本次单侧发病者;合并肺大疱者;心、肺功能不全,不能耐受剖胸手术的气胸患者。常用粘连剂有滑石粉、四环素及其衍生物(多西环素)、红霉素、生物制剂。

(3)内镜治疗术:可经纤维支气管镜胸腔内直接喷涂粘连剂或使用氧化纤维素棉、纤维蛋白胶堵塞;也可在胸腔镜直视下直接喷涂ZT胶,或利用Nd-YAG激光或二氧化碳激光烧灼。

(4)外科手术:适用于张力性气胸引流失败者;长期气胸所致肺不张者;肺膜增厚致肺膨胀不全者;复发性气胸者。

3. 并发症的处理

(1)脓气胸:除积极使用抗菌药物外,应插管引流,胸腔内用生理盐水冲洗,必要时应根据具体情况考虑手术。

(2)血气胸:若出血不止,除抽气排液及适当输血外,应考虑开胸结扎出血的血管。

(3)纵隔气肿与皮下气肿:纵隔气肿与皮下气肿多随胸腔内气体排出减压而自行吸收。吸入浓度较高的氧可增加纵隔内氧浓度,有利于气肿消散。若纵隔气肿张力过高影响呼吸及循环,可做胸骨上窝穿刺或切开排气。

(谷金萃)

循环系统疾病

第一节　心力衰竭

一、慢性心力衰竭

慢性心力衰竭(chronic heart failure, CHF)指多种原因导致心脏结构和/或功能出现异常改变,使心室收缩和/或舒张功能发生障碍,从而引起的一组复杂临床表现的综合征,主要表现为呼吸困难、疲乏和液体潴留(肺淤血、体循环淤血及外周水肿)等。

诊断要点

1. **病史**　冠心病、高血压病、瓣膜病、心肌病以及其他心力衰竭高危因素。

2. **症状和体征**

(1)症状

1)循环淤血相关:左心衰竭常表现为活动后气促、端坐呼吸、夜间阵发性呼吸困难,右心衰竭常表现为下肢水肿、腹胀、腹部不适、食欲下降等。

2)低排血量相关:乏力、活动耐量下降、嗜睡等。

(2)体征

1)容量负荷过多("湿"或"干"):体重增加;颈静脉压升高、肝-颈静脉回流征阳性;双肺湿啰音、胸腔积液;心脏听诊第三和/或第四心音;肝大、腹水、下肢水肿等。

2)器官灌注不足("冷"或"暖"):脉压减小;交替脉、肢端湿冷、心悸;神志淡漠、精神抑郁、晕厥、潮式呼吸;血压下降、休克等。

3. **辅助检查**　心电图异常;胸部X线检查提示肺淤血、肺水肿、心脏扩大;超声心动图提示心脏结构和/或功能异常;利钠肽水平为NT-proBNP ≥ 125ng/L 或 BNP ≥ 35ng/L。

4. **疾病分型**　分为左心衰竭、右心衰竭和全心衰竭。左心衰竭按左室射血分数(LVEF)情况可再分为射血分数减低的心力衰竭(heart failure with reduced ejection fraction, HFrEF)、射血分数轻度减低的心力衰竭(heart failure with mildly reduced ejection fraction, HFmrEF)和射血分数保留的心力衰竭(heart failure with preserved ejection fraction, HFpEF)。

5. **鉴别诊断**

(1)支气管哮喘:季节性发作,可有过敏史,发作时双肺满布哮鸣音;肺功能检查可鉴别。

(2)肾性水肿:水肿多以眼睑浮肿开始,常合并尿检或肾功能化验异常。

(3)肝硬化:肝脏基础疾病,合并肝硬化其他表现(脾大、曲张静脉等);肝功能化验及肝脏超声检查可鉴别。

(4)缩窄性心包炎:心脏充盈受限所致颈静脉怒张、肝脏肿大、腹水、静脉压显著升高等体循环淤血体征;心脏彩超可鉴别。

处理要点

处理相关并发症、合并症,祛除诱因,有条件者治疗病因(如冠心病患者完成血运重建)。休息、限钠、必要时限液。

(一)药物治疗

1. **利尿剂**   建议用于有液体潴留的患者,如呋塞米,20mg/d 起。

2. **肾素 - 血管紧张素 - 醛固酮系统抑制剂**   如沙库巴曲缬沙坦 100mg 起,每天 2 次。

3. **β受体拮抗剂**   如美托洛尔缓释片,47.5mg/d 起。

4. **醛固酮受体拮抗剂**   如螺内酯,20mg/d 起。

5. **伊伐布雷定**   心率控制未达标(> 70 次 /min)者可加用伊伐布雷定 5mg,每天 2 次。

6. **维立西呱**   2.5mg/d 起。

7. **洋地黄类药物**   如地高辛,0.25mg/d 起。

8. **血管扩张药物**   急性发作时使用,见急性心力衰竭相关内容。

9. **能量代谢药物**   如辅酶 Q10,10mg,每天 3 次。

(二)非药物治疗

1. **植入型电子器械治疗**

(1)心脏再同步化治疗(cardiac resynchronization therapy,CRT):用于纠正心力衰竭患者的心脏失同步,改善心力衰竭。

(2)植入型心律转复除颤器(implantable cardioverter defibrillator,ICD):用于心力衰竭患者心脏性猝死的一级或二级预防。

(3)左室辅助装置:用于心脏移植前的过渡治疗和部分严重心力衰竭患者的替代治疗。

2. **心脏移植**   适用于严重心功能损害而无其他治疗方法的重度心力衰竭患者。

二、急性心力衰竭

急性心力衰竭(acute heart failure,AHF)是由多种病因引起的急性临床综合征,心力衰竭的症状和体征迅速发生或急性加重,伴有血浆利钠肽水平升高,常危及生命。

常见病因:急性心肌坏死和 / 或损伤(如急性冠脉综合征、重症心肌炎等)和急性血流动力学障碍。

常见诱因:未能控制的高血压、急性冠脉综合征、心律失常、感染、治疗依从性差、急性肺栓塞、贫血、慢性阻塞性肺疾病急性加重、围手术期、肾功能恶化、甲状腺功能异常、药物影响(如非甾体抗炎药、糖皮质激素、负性肌力药物)。

诊断要点

1. 存在基础心血管疾病、心力衰竭发作诱因。

2. **临床表现**

(1)症状:疲乏、呼吸困难(劳力性呼吸困难、夜间阵发性呼吸困难、端坐呼吸)、大汗、发绀、咳嗽、咳粉红色泡沫痰。

(2)体征:原有心脏疾病体征、心脏增大、心率增快、舒张早期或中期奔马律、心律失常、P_2 亢进、肺部干湿啰音、体循环淤血(颈静脉充盈、肝 - 颈静脉回流征阳性、水肿、肝大、多浆膜腔积液)。

3. **辅助检查** 急查心电图、胸部 X 线和实验室检查,包括动脉血气分析、利钠肽、肌钙蛋白、尿素氮(或尿素)、肌酐、电解质、血糖、全血细胞计数、肝功能检查、促甲状腺激素、D- 二聚体等;尽快完善超声心动图和肺部超声。

4. **疾病分型** 根据肺 / 体循环淤血和外周组织灌注情况,对疾病进行分型,见表 2-2-1。

表 2-2-1 肺 / 体循环淤血和外周组织灌注情况评估

外周组织灌注情况	肺 / 体循环淤血(−)	肺 / 体循环淤血(+)
外周组织低灌注(−)	干暖	湿暖
外周组织低灌注(+)	干冷	湿冷

5. **鉴别诊断** 支气管哮喘、急性肺部感染、大面积肺栓塞、气胸、酸中毒等。

处理要点

1. **调整体位** 半卧位或端坐位,双腿下垂。

2. **吸氧** 依据患者缺氧情况选择鼻导管吸氧、面罩吸氧、高流量湿化氧疗、无创辅助通气或机械辅助通气。

3. **镇静** 吗啡 2mg,静脉注射,可根据情况适当加量。明显和持续低血压、休克、意识障碍、慢性阻塞性肺疾病等患者禁用。

4. **利尿剂** 首选静脉袢利尿剂,呋塞米 20 ~ 40mg,静脉注射;托拉塞米 10 ~ 20mg,静脉注射。监测患者对利尿剂的反应及电解质。

5. **血管扩张药** 建议用于收缩压 > 90mmHg 的患者。例如:硝酸甘油,初始剂量 5 ~ 10μg/min,最大剂量 200μg/min;硝普钠,初始剂量 0.2 ~ 0.3μg/(kg·min),最大剂量 5μg/(kg·min)。

6. **正性肌力药物** 建议用于低血压(收缩压 < 90mmHg)和/或组织器官低灌注的患者。急性心肌梗死 24 小时内不建议使用,如多巴胺、多巴酚丁胺、左西孟旦、奥普力农等。

7. **血管收缩药物** 建议用于应用正性肌力药物后仍出现心源性休克或合并明显低血压状态的患者,如去甲肾上腺素 0.2 ~ 1.0μg/(kg·min)。

8. **洋地黄** 毛花苷 C 0.2 ~ 0.4mg,静脉注射。急性心肌梗死 24 小时内不建议使用。

9. **肾脏替代治疗** 建议用于高容量负荷如肺水肿或严重外周水肿,且存在利尿剂抵抗的患者。

10. **主动脉内球囊反搏** 降低心肌耗氧量,增加心排血量。

11. **机械循环辅助装置** 药物治疗无效的急性心力衰竭或心源性休克患者可短期使用。

12. 祛除病因和诱因。

(董 玢 杨达雅)

第二节 心律失常

一、快速型心律失常

(一)阵发性室上性心动过速

常见于无器质性心脏病的正常人,亦可见于心脏病患者。最常见为房室结折返性心动过速(房室结内存在两条路径),其次为依赖房室旁道传导的房室折返性心动过速。

诊断要点

1. 临床表现为心悸、心慌,症状通常为突发突止,持续数分钟至数小时不等,通常不引起血流动力学障碍。

2. 发作时心电图大多表现为窄 QRS 波的心动过速(经旁道前传或存在室内传导阻滞的除外);心律齐,心率 150 ~ 250 次 /min,P 波通常为"逆向 P",通常埋藏在 QRS 波内或跟随其后(图 2-2-1)。

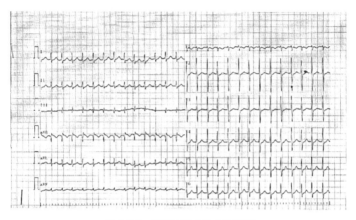

图 2-2-1 阵发性室上性心动过速

处理要点

1. 首选心脏电生理检查进一步鉴别及明确诊断,并经导管行心脏射频消融术根治。

2. 必要时在发作期可尝试颈动脉窦按摩或瓦尔萨尔瓦动作(Valsalva maneuver)等刺激迷走神经,终止心动过速。

3. 必要时在发作期可经静脉给予腺苷、维拉帕米、普罗帕酮、胺碘酮等药物尝试终止。

(二)心房颤动

阵发性房颤偶可发生于正常人。持续性房颤多见于各种器质性心脏病或甲状腺功能亢进。

诊断要点

1. 临床表现为心悸、乏力、头晕等。合并心房血栓者可发生心源性脑卒中。

2. 心脏听诊第一心音强弱不等,心律绝对不齐。触诊脉搏短绌。

3. 发作时心电图窦性 P 波消失,代之为大小形态不一的 f 波,频率

为 350 ～ 600 次 /min,R-R 间期绝对不等,心室率 100 ～ 160 次 /min,
QRS 波通常正常(窄 QRS)(图 2-2-2),如合并预激或存在室内差异性
传导可表现为宽 QRS 波。

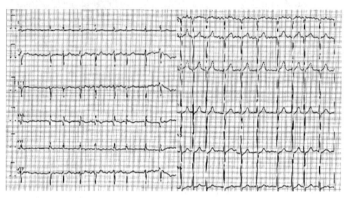

图 2-2-2　心房颤动

处理要点

1. 心房颤动的治疗主要包括预防心源性脑卒中,维持窦性心律,
控制心室率。

2. 所有患者需了解 CHA_2DS_2-VASc 评分,以评估是否需使用抗
凝治疗以预防心源性脑卒中。

3. 发作时如因过快的心室率导致血流动力学障碍,应首选电
复律。

4. 药物复律可选用胺碘酮、普罗帕酮、索他洛尔、伊布利特等抗
心律失常药物经静脉使用。

5. 维持窦性药物可选用胺碘酮、决奈达隆、普罗帕酮、索他洛尔
等口服抗心律失常药物。

6. 抗凝治疗经评估后可使用新型口服抗凝药或华法林。

7. 控制心室率可选用 β 受体拮抗剂或洋地黄类口服药。

8. 心房颤动合并明显症状或合并心力衰竭经药物治疗效果不佳
时,可考虑经导管心脏消融术,以根治或减少心房颤动发作。

9. 心房颤动导致心源性脑卒中,可考虑经导管左心耳封堵术或
外科手术切除左心耳,以减少心房内血栓形成风险。

(三)室性心动过速

常伴随于各种器质性心脏病,特别是急性心肌梗死和左室射血
分数下降的慢性心力衰竭患者。室性心动过速是心脏性猝死的最主

要原因。

非持续室性心动过速指发作持续在 30 秒内,可自行终止且无血流动力学障碍者;持续性室性心动过速指持续 30 秒以上或导致血流动力学障碍者,按 QRS 波形态可分为单形性及多形性。

诊断要点

1. 室性心动过速可表现为心悸、头晕、胸闷、黑曚、晕厥等症状。心律齐或稍不规则。

2. 心电图表现为 3 个或以上的宽大畸形 QRS 波群,心室率 100 ~ 250 次 /min 或以上(图 2-2-3),偶可见室房分离、心室夺获、室性融合波,对确诊有意义。

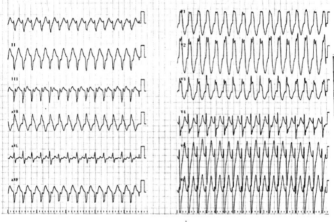

图 2-2-3 室性心动过速

3. 需与特殊的室上性心动过速(宽 QRS 波)相鉴别。

处理要点

1. 室性心动过速发作,导致血流动力学障碍时需要进行电复律。

2. 药物复律可选用胺碘酮、利多卡因等抗心律失常药物经静脉使用。

3. 注意血电解质,特别是钾、镁的水平,如过低应及时补充。

4. 无器质性心脏病且室性心动过速考虑为特发性,可考虑行射频导管消融术。

5. 器质性心脏病合并室性心动过速,经药物治疗效果不佳,可考虑体内植入除颤器以预防心脏性猝死。

(四)早搏

按冲动起源分为房性早搏、室性早搏和交界性早搏，房性早搏和室性早搏最为常见。早搏可发生于正常人和器质性心脏病者。

诊断要点

1. 早搏可表现为心悸、"心脏停跳"感，诊断主要靠心电图。

2. **房性早搏心电图表现** 房性早搏 P 波提前发生，与窦性 P 波通常形态不一，常伴随不完全代偿间歇（图 2-2-4）。

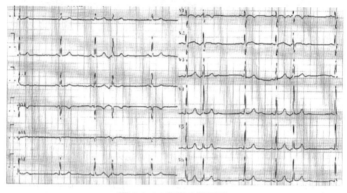

图 2-2-4 频发房性早搏

3. **室性早搏心电图表现** QRS 波提前出现，宽大畸形，QRS 波前无相关的 P 波，常伴随完全性代偿间歇（图 2-2-5）。

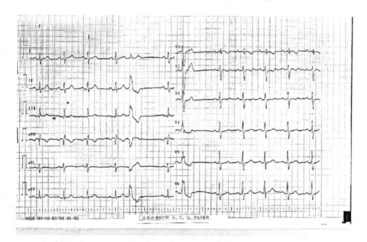

图 2-2-5 频发室性早搏

4. 交界性早搏心电图表现 QRS 波提前出现,窄 QRS 波,QRS 波前无相关的 P 波。

处理要点

1. 对于症状明显的患者,建议完善 24 小时动态心电图了解早搏负荷。

2. 药物治疗可选用 β 受体拮抗剂、普罗帕酮等。

3. 注意血电解质水平,尤其是有无低钾血症。

4. 对于无器质性心脏病且早搏负荷较重的特发性室性早搏,可给予经导管心脏射频消融术根治。

5. 器质性心脏病患者存在频发室性早搏,建议评估心脏性猝死的风险。

二、缓慢型心律失常

(一)病态窦房结综合征

窦房结功能不全,从而引起窦房结起搏功能和冲动传导异常,通常可引起心动过缓。

诊断要点

1. 临床症状包括头晕、乏力、黑矇甚至晕厥等。

2. **心电图表现** 窦性心律,P 波节率显著缓慢,导致经房室结下传的 QRS 波节率亦显著缓慢,可表现为窦性停搏(长 P-P 间期)(图 2-2-6)。

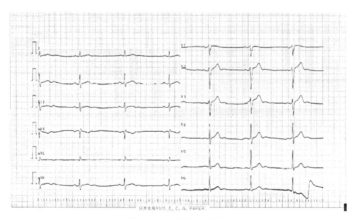

图 2-2-6 窦性心动过缓

3. 24 小时动态心电图、心脏电生理检查可发现窦房结功能异常,有助于诊断。

处理要点

1. 无明显症状或症状轻微者无须治疗。

2. 症状明显且与心动过缓有关者,可考虑安装心脏永久起搏器。

3. 尽量避免使用可减慢心率的药物。

4. 动态心电图发现的最长 R-R 间期是指导治疗方案的其中一项重要指标。

(二)房室传导阻滞

房室结功能不全,从而引起"房-室"传导异常,可引起心动过缓。

诊断要点

1. **临床症状**　包括头晕、乏力、黑矇甚至晕厥等。

2. **心电图表现**　窦性心律或其他心律均可,P-R 间期延长。

根据 P-R 的关系可分为以下几种。

(1)Ⅰ度房室传导阻滞:P-R 间期固定延长。

(2)Ⅱ度Ⅰ型房室传导阻滞:P-R 间期逐渐延长直至"脱漏"一个 QRS 波(图 2-2-7)。

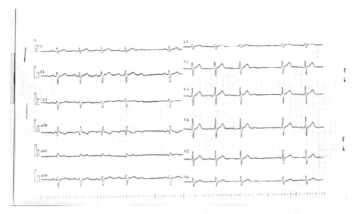

图 2-2-7　二度Ⅰ型房室传导阻滞

(3)Ⅱ度Ⅱ型房室传导阻滞:P-R 间期固定,P 波后间歇性"脱漏"一个 QRS 波。

(4)Ⅲ度房室传导阻滞:P 波和 QRS 波群毫无关系(图 2-2-8)。

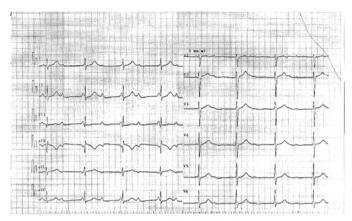

图 2-2-8　三度房室传导阻滞

3. 24 小时动态心电图、心脏电生理检查可发现房室结功能异常,有助于诊断。

处理要点

1. Ⅲ度和Ⅱ度Ⅱ型房室传导阻滞需要安装心脏永久起搏器。

2. Ⅰ度和Ⅱ度Ⅰ型房室传导阻滞通常不需要安装心脏永久起搏器,但需注意有无合并室内阻滞,比如完全性左/右束支传导阻滞,如有合并,需谨慎评估。

3. 尽量避免使用可减慢心率的药物。

4. 动态心电图发现的最长 R-R 间期是指导治疗方案的其中一项重要指标。

5. 如心室率明显减慢,可临时使用阿托品或异丙肾上腺素提升心率。

三、心律失常药物治疗

1. 抗心律失常药物的新分类及应用现状见表 2-2-2。

表 2-2-2　抗心律失常药物分类及应用现状

药物分类		代表药物	应用现状
0 类(HCN 通道阻滞剂)		伊伐布雷定	
Ⅰ类(电压门控钠离子通道阻滞剂)	Ⅰa	奎尼丁	已淡出临床
	Ⅰb	利多卡因、美西律	利多卡因为Ⅱb 级推荐

续表

药物分类		代表药物	应用现状
	I c	普罗帕酮、氟卡尼	普罗帕酮应用有了较严格的限制
	I d	雷诺嗪(新加)	
Ⅱ类(自主神经抑制剂和激动剂)	Ⅱ a	卡维地洛、美托洛尔	β受体拮抗剂,可降低远期死亡率
	Ⅱ b	异丙肾上腺素	
	Ⅱ c	阿托品、山莨菪碱	
	Ⅱ d	卡巴胆碱、地高辛	
	Ⅱ e	腺苷和ATP	
Ⅲ类(钾离子通道阻滞与开放剂)	Ⅲ a	胺碘酮、索他洛尔	胺碘酮、决奈达隆、伊布利特较为常用
	Ⅲ b	尼可地尔、吡那地尔	
Ⅳ类(钙离子通道阻滞剂)	Ⅳ a	维拉帕米、地尔硫草	钙通道阻滞药,多用于终止PSVT
	Ⅳ b	氟卡尼、普罗帕酮	
Ⅴ类 [机械敏感性通道阻滞剂(新药研究)]			
Ⅵ类 [缝隙连接通道阻滞剂(新药研究)]			
Ⅶ类(上游靶向调节剂)	血管紧张素转化酶抑制剂	卡托普利等	
	血管紧张素受体阻滞剂	氯沙坦等	
	ω-3脂肪酸	二十二碳六烯酸等	
	他汀类药物	阿托伐他汀等为代表	

注:新增抗心律失常药在临床运用上有一定体现,如0类药物的应用,Ⅱ、Ⅲ类药物的补充,Ⅶ类药物对心律失常的影响及心脏的保护。

2. 常用抗心律失常药物的应用要点

(1)普罗帕酮主要用于无器质性心脏病患者,慎用于器质性心脏病患者。

(2)胺碘酮可在器质性心脏病患者中使用,注意避免在长QT间期患者中使用,注意药物长期使用可能造成的不良反应。

(3)β受体拮抗剂可降低心血管事件的发生率及患者的远期死亡率。

(4)抗心律失常药物有一定的致心律失常可能,使用时需注意。

(江竞舟　杨达雅)

第三节 冠状动脉粥样硬化性心脏病

冠状动脉粥样硬化性心脏病(coronary atherosclerotic heart disease)简称冠心病,指冠状动脉发生粥样硬化引起管腔狭窄或闭塞,导致心肌缺血缺氧或坏死而引起的心脏病。冠心病是动脉粥样硬化斑块积累和冠状动脉循环功能改变的动态过程,具有相对稳定期,也可由于斑块破裂、斑块侵蚀及钙化、结节等而进入不稳定期。

因此,根据发病特点和治疗原则不同,可将冠心病分为两大类:急性冠脉综合征(acute coronary syndrome,ACS)和慢性冠脉综合征(chronic coronary syndrome,CCS)。

一、急性冠脉综合征

ACS 主要包括不稳定型心绞痛(unstable angina pectoris,UAP)、非 ST 段抬高心肌梗死(non-ST segment elevation myocardial infarction,NSTEMI)和 ST 段抬高心肌梗死(ST segment elevation myocardial infarction,STEMI)。

(一)ST 段抬高心肌梗死

诊断要点

1. **症状** 胸痛,23% 的 ACS 无症状或症状不典型。

2. **心电图**

(1)2 个或 2 个以上相邻导联 ST 段抬高≥ 1mm。

(2)新发或可能新发的左束支传导阻滞。

(3)下壁导联 ST 段抬高,应排除右室 STEMI。

(4)前壁导联 ST 段压低,应排除后壁 STEMI。

3. **心肌标志物**

(1)肌钙蛋白:最为敏感和特异,3 ~ 4 小时开始升高,其中肌钙蛋白 T 于 24 ~ 48 小时达高峰,10 ~ 14 天降至正常。

(2)肌酸激酶同工酶:起病后 4 小时内增高,16 ~ 24 小时达高峰,3 ~ 4 天恢复正常。干扰因素较多(骨骼肌、肠道、子宫、前列腺),其增高程度能较准确地反映梗死的范围,其高峰出现时间是否提前有助于判断溶栓治疗是否成功。

(3)肌红蛋白:出现最早,起病后 2 小时内升高,12 小时达高峰,24 ~ 48 小时恢复正常。

4. **心脏彩超** 检查可发现新发节段性室壁运动障碍。

5. **鉴别诊断**

(1)主动脉夹层:胸痛刚开始即达高峰,常有高血压,双上肢血压有明显差别,一般无心肌标志物升高。胸主动脉 CTA 有助于明确诊断。

(2)急性肺动脉栓塞:胸痛伴发咯血、呼吸困难,常有低氧血症,心电图和超声心动图提示右心负荷增加的表现。肺动脉 CTA 有助于明确诊断。D- 二聚体阴性可排除肺栓塞。

(3)急腹症:消化性溃疡穿孔、急性胆囊炎、急性胰腺炎等可有上腹痛,通过病史、体格检查、实验室检查和辅助检查一般可鉴别。

(4)急性心包炎:胸痛一般与发热同时出现,可有心包摩擦音,心电图提示广泛 ST 段弓背向下抬高,T 波倒置,无病理性 Q 波出现。

处理要点

1. 报告病重、心电监护、吸氧、绝对卧床、通便、除颤仪备用。

2. **经皮冠状动脉介入治疗**(percutaneous coronary intervention,PCI) 一般在胸痛发生后 12 小时内进行;直接 PCI 介入治疗在可行的情况下为首选,特别是有溶栓禁忌、心源性休克、前壁心肌梗死或需要后续冠状动脉搭桥时。

3. **溶栓治疗** 直接 PCI 不可行时考虑溶栓。

(1)重组组织型纤溶酶原激活剂(rt-PA)15mg,静脉推注,随后 30 分钟内泵入 0.75mg/kg(≤ 50mg),随后 60 分钟内泵入 0.5mg/kg(≤ 35mg)。需留意的是,最严重的并发症是颅内出血。

(2)90 分钟内没有实现再灌注或出现心源性休克,考虑补救性介入治疗。

4. **抗血小板治疗** 包括阿司匹林和 P2Y12 受体拮抗剂,负荷剂量后给予维持剂量。GP Ⅱ b/ Ⅲ a 受体拮抗剂一般在 PCI 术中使用。

(1)阿司匹林:所有患者立即嚼服阿司匹林,负荷剂量为 300mg,维持剂量为 100mg/d。

(2)P2Y12 受体拮抗剂:氯吡格雷较为常用,预计行 PCI 的患者术前一次口服负荷剂量 300mg,药物涂层支架术后至少服用 12 个月(75mg/d,1 次 /d)。

5. **抗凝治疗** 临床常用为普通肝素和低分子量肝素。

6. **硝酸甘油**

(1)适合持续胸痛或肺水肿的患者。

(2)初始剂量 10μg/min,最大剂量 ≤ 200μg/min。

(3)注意避免低血压。

7. **β 受体拮抗剂**

(1)美托洛尔 5mg,静脉推注 5 ~ 10 分钟,1 ~ 3 次,每次推注后观察 2 ~ 5 分钟,如心率 < 60 次 /min 或收缩压 < 100mmHg,则停止给药;然后过渡口服 12.5 ~ 100mg,一天两次。

(2)目标静息心率 < 55 ~ 60 次 /min。

(3)禁忌:心力衰竭、低血压(收缩压 < 90mmHg)、心室率 < 60 次 /min、房室传导阻滞。

8. 降低 LDL-C 的药物　早期强化降脂治疗,他汀类药物为首选,目标 LDL-C ≤ 1.4mmol/L 且较基线水平下降 50%,主要包括阿托伐他汀和瑞舒伐他汀。

9. 镇痛　吗啡 2 ~ 4mg,皮下注射,缓解胸痛、呼吸困难。

(二)非 ST 段抬高心肌梗死和不稳定型心绞痛

诊断要点

1. 不稳定型心绞痛　ACS+ 心肌标志物正常(肌钙蛋白可轻度升高)。

2. 非 ST 段抬高心肌梗死　ACS+ 心肌标志物升高。

处理要点

1. 监护和一般治疗　立即卧床休息,给予持续心电监护,最初 2 ~ 3 天饮食以流质为主,保持大便通畅。

2. 抗栓治疗　抗血小板治疗(阿司匹林、氯吡格雷、替格瑞洛、替罗非班、依替巴肽、西洛他唑),抗凝治疗(普通肝素、低分子量肝素、磺达肝癸钠、比伐芦定)。

3. 抗心肌缺血治疗

(1)硝酸酯类药物:先给予硝酸甘油舌下含服 0.3 ~ 0.6mg,继以静脉滴注,开始 5 ~ 10μg/min,每 5 ~ 10 分钟增加 5 ~ 10μg,直至症状缓解或平均动脉压较基线降低 10%,但收缩压不低于 90mmHg。

(2)镇痛:吗啡 2 ~ 4mg 皮下注射,缓解胸痛、呼吸困难。

(3)β 受体拮抗剂:阿替洛尔、美托洛尔、比索洛尔。

(4)钙通道阻滞药:仅推荐给使用全量硝酸酯类药物和 β 受体拮抗剂后,仍有持续性心肌缺血的患者,或对 β 受体拮抗剂有禁忌的患者。若确定为冠状动脉痉挛所致的变异型心绞痛,治疗首选钙通道阻滞药。

4. 其他药物治疗　血管紧张素转化酶抑制剂(ACEI)和血管紧张素 Ⅱ 受体阻滞剂(angiotensin Ⅱ receptor blocker,ARB);调脂药物。

5. 血运重建治疗

首先要进行 GRACE 评分(表 2-2-3),并根据危险分层制定治疗方案。

表 2-2-3　GRACE 评分系统

年龄/岁	得分	心率/(次/min)	得分	收缩压/mmHg	得分	肌酐/(mg/dl)	得分	Killip 分级	得分	危险因素	得分
< 30	0	< 50	0	< 80	58	0 ~ 0.39	1	I	0	心搏骤停	39
30 ~ 39	8	50 ~ 69	3	80 ~ 99	53	0.4 ~ 0.79	4	II	20	ST-T 改变	28
40 ~ 49	25	70 ~ 89	9	100 ~ 119	43	0.8 ~ 1.19	7	III	39	心肌标志物升高	14
50 ~ 59	41	90 ~ 109	15	120 ~ 139	34	1.2 ~ 1.59	10	IV	59		
60 ~ 69	58	110 ~ 149	24	140 ~ 159	24	1.6 ~ 1.99	13				
70 ~ 79	75	150 ~ 199	38	160 ~ 199	10	2.0 ~ 3.99	21				
80 ~ 89	91	≥ 200	46	≥ 200	0	≥ 4	28				
得分		得分		得分		得分		得分		得分	

患者合计得分：

注：低危≤108 分；中危 109 ~ 140 分；高危 > 140 分。

中高危患者建议选择早期 PCI 治疗。低危者早期可保守治疗，在病情相对稳定后采取更为个体化的长期二级预防治疗(包括完善冠状动脉造影)。

其中需要强调的是，以下情况早期(24 ～ 48 小时内)介入治疗更有利：①症状持续或反复发作；②心力衰竭或左心室功能异常(LVEF < 50%)；③曾接受 PCI 或冠状动脉旁路搭桥术；④恶性室性心律失常；⑤ ST 段压低；⑥肌钙蛋白升高。

二、慢性冠脉综合征

CCS 指除急性冠状动脉血栓形成主导的临床表现外的冠心病的不同发展阶段。临床最常见的 CCS 包括 6 种：①疑似冠心病和有"稳定"心绞痛症状，无论有无呼吸困难的患者；②新出现的心力衰竭或左心室功能障碍，怀疑为冠心病的患者；③ ACS 发病后 1 年内无症状或症状稳定，或近期行血运重建的患者；④无论有无症状，初次诊断或血运重建后 1 年以上的患者；⑤心绞痛、疑似血管痉挛或微血管疾病的患者；⑥筛查时发现冠心病的无症状患者。

诊断要点

冠心病的诊断流程可分为 6 步。

1. 评估症状体征→不稳定型心绞痛？→遵循上述 ACS 的处理。

2. 评估患者的生活质量及合并疾病→血运重建无效→药物治疗。

3. 一般检查(生化检查、静息心电图检查等)→ LVEF < 50% →相关检查及治疗。

4. 评估检前概率与冠心病的临床可能性(表 2-2-4)→其他原因所致胸痛？→适当治疗及检查。

5. 根据冠心病的临床可能性选择相关影像学或功能学检查。

6. 评估不良事件发生风险以指导后续治疗。

其中，冠心病的临床可能性减少的因素包括：心电图运动实验正常；CT 检查无冠状动脉钙化(钙化评分 = 0)。冠心病可能性增加的因素包括：心血管疾病的危险因素(血脂异常、高血压、吸烟、心血管病家族史)；静息心电图改变(Q 波或 ST-T 改变)；心脏超声提示左心室功能障碍；心电图运动试验异常；CT 检查提示冠状动脉钙化。

表 2-2-4 《2019 欧洲心脏病学会慢性冠脉综合征的诊断和管理指南》更新的检前概率

年龄/岁	典型心绞痛/%		非典型心绞痛/%		非心绞痛/%		呼吸困难/%	
	男性	女性	男性	女性	男性	女性	男性	女性
30 ~ 39	3	5	4	3	1	1	0	3
40 ~ 49	22	10	10	6	3	2	12	3
50 ~ 59	32	13	17	6	11	3	20	9
60 ~ 60	44	16	26	11	22	6	27	14
≥ 70	52	27	34	19	24	10	32	12

注:除经典的 Diamond-Forrester 法,呼吸困难项还包括仅有呼吸困难症状或以呼吸困难为主要表现者;检前概率 > 15% 者首选非侵入性检查,5% ~ 15% 者进行冠心病的临床可能性评估后可考虑进行相应的诊断性检查。

处理要点

(一)药物治疗

1. **抗心肌缺血药物治疗**

(1)一线药物包括 β 受体拮抗剂、钙通道阻滞药,用于控制 CCS 患者的心率和症状。

(2)二线药物包括长效硝酸酯类药物及尼可地尔、雷诺嗪、伊伐布雷定或曲美他嗪,以减少对 β 受体拮抗剂及钙通道阻滞药不能耐受、存在禁忌证或症状未被充分控制的 CCS 患者的心绞痛发作频率,并提高其运动耐量。

2. **抗栓治疗** 阿司匹林、氯吡格雷、替格瑞洛等抗血小板药物。

(二)血糖及血脂的管理

他汀类药物、胆固醇吸收抑制剂、PCSK9 抑制剂等。合并糖尿病的 CCS 患者使用钠-葡萄糖耦联转运体 2 抑制剂(sodium-glucose linked transporter 2,SGLT-2)或胰高血糖素样肽-1(glucagon-like peptide-1,GLP-1)受体激动剂以控制血糖。

(三)血运重建

接受最佳药物治疗后仍有持续症状的 CCS 患者进行血运重建以改善预后。因此,血运重建常作为药物疗效不佳时的二线治疗方案。

(纪程程 杨达雅)

第四节 高血压

高血压(hypertension)是以体循环动脉压升高为主要临床表现的心血管综合征,可分为原发性高血压和继发性高血压。原发性高血压又称高血压病,是心脑血管疾病最重要的危险因素,常与其他心血管危险因素共存,可损伤重要脏器,如心、脑、肾的结构和功能,最终导致这些器官的功能衰竭。继发性高血压是指由某些确定的疾病或病因引起的血压升高,约占所有高血压的5%。

目前,我国采用的血压分类和标准见表2-2-5。高血压定义为未使用降压药物的情况下诊室收缩压 ≥ 140mmHg 和 / 或舒张压 ≥ 90mmHg。根据血压升高水平,进一步将高血压分为1～3级(表2-2-5)。

表 2-2-5 血压水平分类和定义

分类	收缩压 /mmHg		舒张压 /mmHg
正常血压	≤ 120	和	< 80
正常高值血压	120 ~ 139	和 / 或	80 ~ 89
高血压	≥ 140	和 / 或	≥ 90
1 级高血压(轻度)	140 ~ 159	和 / 或	90 ~ 99
2 级高血压(中度)	160 ~ 179	和 / 或	100 ~ 109
3 级高血压(重度)	≥ 180	和 / 或	≥ 110
单纯收缩期高血压	≥ 140	和	< 90

注:当收缩压和舒张压分属于不同分级时,以较高的级别为准。以上标准适用于任何年龄的成年男性和女性。

诊断要点

1. **病史** 大多数起病缓慢,仅在测量血压时或发生心、脑、肾等并发症时才被发现。

2. **症状** 缺乏特殊临床表现,常见症状有头晕、头痛、颈项板紧、疲劳、心悸等,也可出现视物模糊、鼻出血等较重症状,典型的高血压头痛在血压下降后即可消失。高血压患者还可以出现受累器官的症状,如胸闷、气短、心绞痛、多尿等。

3. **体征** 一般较少。周围血管搏动、血管杂音、心脏杂音等是重点检查的项目。有些体征常提示继发性高血压可能,如腰部肿块提示多囊肾或嗜铬细胞瘤;股动脉搏动延迟出现或缺如,下肢血压明显低于上肢,提示主动脉缩窄;向心性肥胖、紫纹与多毛,提示皮质醇增多症。

4. **辅助检查** 血压测量,主要是诊室血压测量;24 小时动态血压监测可监测日常生活状态下的全天血压,可诊断白大衣高血压,发现隐蔽性高血压,检查是否存在顽固性高血压,评估血压升高程度、短时变异和昼夜节律以及治疗效果等。

5. **诊断标准** 主要依据诊室测量的血压值。测量安静休息坐位时上臂肱动脉血压,一般需非同日测量 3 次血压,收缩压均 ≥140mmHg 和/或舒张压均≥ 90mmHg 可诊断为高血压。但应注意:①若患者既往有高血压史,正在使用降压药物,即使血压正常,也应诊断为高血压;②疑似直立性低血压的患者,还应测量平卧位和站立位血压;③是否诊断为高血压,不能仅凭 1 次或 2 次诊室血压测量值,需要进一步观察血压变化和总体水平。

6. **鉴别诊断** 一旦诊断为高血压,必须鉴别是原发性还是继发性(如肾实质性高血压、肾血管性高血压、原发性醛固酮增多症、嗜铬细胞瘤、皮质醇增多症、主动脉缩窄)。

处理要点

1. **治疗性生活方式干预** 包括:①减轻体重,尽可能将 BMI 控制在 < 24kg/m² ;②减少钠盐摄入,每人每天食盐摄入不宜超过 6g;③补充钾盐,每日吃新鲜蔬菜和水果;④减少脂肪摄入,减少食用油摄入,少吃或不吃肥肉和动物内脏;⑤戒烟限酒;⑥增加运动;⑦减轻精神压力,保持心态平衡;⑧必要时补充叶酸制剂。

2. **降压药物治疗方案**

(1)大多数无并发症的患者可单独或联合使用利尿剂、β 受体拮抗药、钙通道阻滞药、血管紧张素转化酶抑制剂(ACEI)和血管紧张素 Ⅱ 受体阻滞剂(ARB),治疗从小剂量开始。

(2)主要推荐应用优化联合治疗方案:ACEI/ARB+ 二氢吡啶类钙通道阻滞药;ARB/ACEI+ 利尿剂;二氢吡啶类钙通道阻滞药 + 利尿剂;二氢吡啶类钙通道阻滞药 +β 受体拮抗剂。

(3)三联治疗:必须包含利尿剂。

3. **特殊类型高血压的处理**

(1)老年高血压:降压治疗强调收缩压达标,同时应避免过度降低血压。

(2)儿童青少年高血压:ACEI/ARB、钙通道阻滞药为首选的药物。

(3)高血压急症与亚急症:原发性或继发性高血压患者在某些诱因作用下,血压突然明显升高(一般超过180/120mmHg),伴有进行性心、脑、肾等重要靶器官功能不全的表现。少数患者病情急骤发展,舒张压持续 ≥ 130mmHg,并有头痛、视物模糊、眼底出血、渗出和视盘水肿,肾脏损害突出,持续蛋白尿、血尿和管型尿,称为恶性高血压。

1)多数情况下首选硝普钠,硝普钠可用于各种高血压急症。开始以 10μg/(kg·min)静脉滴注,逐渐增加剂量以达到降压目的。使用硝普钠必须密切监测血压,根据血压水平仔细调节滴注速率。

2)硝酸甘油适用于高血压急症伴急性心力衰竭、急性冠脉综合征患者。开始时以 5 ~ 10μg/min 速率静脉滴注。

3)尼卡地平适用于高血压急症伴急性脑血管病患者。开始时从 0.5μg/(kg·min)静脉滴注,可逐步增加剂量到 10μg/(kg·min)。

4)拉贝洛尔适用于高血压急症伴妊娠、肾衰竭。开始时缓慢静脉注射 20 ~ 100mg,以 0.5 ~ 2mg/min 的速率静脉滴注,总剂量不超过 300mg。

5)高血压急症禁止使用利血平,因肌内注射后降压作用起效较慢,如果短期内反复注射可导致难以预测的蓄积效应,发生严重低血压。

(4)继发性高血压

1)肾实质性高血压:严格限制钠盐摄入,每天 < 3g;通常需要联合使用降压药物治疗;如果不存在使用禁忌证,联合治疗方案中一般应包括 ACEI 或 ARB。

2)肾血管性高血压:经皮肾动脉成形术及支架植入术较简便,对单侧非开口处局限性狭窄效果较好。手术治疗包括血运重建术、肾移植术和肾切除术,适用于不宜行经皮肾动脉成形术患者。不适宜上述治疗的患者,可采用降压药物联合治疗。双侧肾动脉狭窄、肾功能已受损或非狭窄侧肾功能较差患者禁忌使用 ACEI 和 ARB。

3)原发性醛固酮增多症:如果继发性高血压是肾上腺皮质腺瘤或癌肿所致,应手术切除。如果是肾上腺皮质增生,也可行肾上腺大部切除术,但一般仍需使用降压药物治疗,选择醛固酮拮抗剂螺内酯和长效钙通道阻滞药。

4)嗜铬细胞瘤:手术切除效果好。手术前或恶性病变已有多处转移无法手术者,选择 α 和 β 受体拮抗剂联合降压治疗。

5)皮质醇增多症:主要采用手术、放射和药物方法,降压治疗可采用利尿剂或与其他降压药物联合应用。

6) 主动脉缩窄:治疗主要采用介入扩张支架植入或外科手术方法。

(朱文根　杨达雅)

第五节　心肌心包疾病

一、心肌病

心肌病是一组异质性心肌疾病,由不同病因(遗传性病因较多见)引起的心肌病变导致心肌机械和／或心电功能障碍,常表现为心室肥厚或扩张。

(一)扩张型心肌病

扩张型心肌病(dilated cardiomyopathy,DCM)是一类以左心室或双心室扩大伴收缩功能障碍为特征的心肌病。

诊断要点

1. **病史**　多数 DCM 病例的原因不清,部分患者有家族遗传性。

2. **症状和体征**　起病隐匿,早期可无症状。主要表现为活动时呼吸困难和活动耐量下降。随之可出现夜间阵发性呼吸困难、端坐呼吸等左心功能不全的症状。晚期出现食欲下降、腹胀、下肢水肿等右心功能不全的症状。心界扩大,心音减弱,可闻及第三或第四心音、奔马律,有时心尖部可闻及收缩期杂音。肺部可闻及湿啰音,可局限于两肺底,也可遍布两肺,可伴哮鸣音。颈静脉怒张、肝大、外周水肿等右心衰竭导致的液体潴留体征也较为常见。长期肝淤血可导致肝硬化、胆汁淤积、黄疸。

3. **辅助检查**　超声心动图是诊断和评估病情最常用的重要检查手段,早期表现为左心室轻度扩大,后期各心腔均扩大,以左心室扩大为主,左室射血分数显著降低,室壁运动减弱,心肌收缩功能下降;胸部 X 线检查可见心影增大,心胸比 > 50%,可出现肺淤血、肺水肿。心脏磁共振(cardiac magnetic resonance,CMR)对鉴别诊断有意义。

4. **诊断标准**　根据慢性心力衰竭的临床表现,超声心动图检查有心腔扩大、心脏收缩功能减低,即应考虑 DCM。

5. **鉴别诊断**　需与心脏瓣膜病、高血压心脏病、冠心病、先天性心脏病等相鉴别。

处理要点

1. 积极寻找病因,给予相应治疗,如控制感染、严格限酒或戒烟等。

2. 早期尚未出现心力衰竭症状时,就应积极给予药物干预治疗,如 β 受体拮抗剂、ACEI 和 ARB。若出现心力衰竭症状时,应按慢性心力衰竭相关治疗指南进行治疗。

3. 心力衰竭时的心脏同步化治疗是通过植入带有左心室电极的起搏器,同步起搏左、右心室而使心室的收缩同步化。

4. 有心房颤动、附壁血栓形成、血栓栓塞病史的患者,需长期服用抗凝药物。

(二)肥厚型心肌病

肥厚型心肌病(hypertrophic cardiomyopathy,HCM)是一种遗传性心肌病,以心室非对称性肥厚为解剖特点,是青少年运动猝死的最主要原因之一。

诊断要点

1. **病史** 为常染色体显性遗传,具有遗传异质性,有明显家族史(约 1/3)。

2. **症状和体征** 最常见的症状是劳力性呼吸困难和乏力,夜间阵发性呼吸困难较少见。最常见的心律失常是心房颤动。部分患者有晕厥,常于运动时出现。心脏轻度增大,可闻及第四心音。左心室流出道梗阻时可于胸骨左缘第 3 ~ 4 肋间闻及较粗糙的喷射性收缩期杂音。心尖部常闻及收缩期杂音。

3. **辅助检查** 超声心动图是临床最主要的诊断手段,心室不对称肥厚而无心室腔增大为其特征,舒张期室间隔厚度达 15mm 或与后壁厚度之比 ≥ 1.3,二尖瓣前叶在收缩期向前方运动,即收缩期前向活动(systolic anterior motion,SAM)现象。基因检测有助于明确遗传学异常。

4. **诊断标准** 根据病史及体格检查,超声心动图示舒张期室间隔厚度达 15mm 且不能用其他心脏病来解释时,可考虑 HCM。如有阳性家族史(猝死、心肌肥厚等)更有助于诊断。

5. **鉴别诊断** 需与左心室负荷增加引起的心室肥厚,如高血压心脏病、主动脉瓣狭窄、先天性心脏病、运动员心脏肥厚等相鉴别。还需与异常物质沉积引起的心肌肥厚如淀粉样变、糖原贮积症进行鉴别。

处理要点

1. **药物治疗**

(1)减轻左心室流出道梗阻首选 β 受体拮抗剂,次选非二氢吡啶类钙通道阻滞药,丙吡胺为候选药物。

(2)疾病后期出现左心室扩大、左心室收缩功能减低、慢性左心功能不全,可选择 ACEI 和 ARB、β 受体拮抗剂、螺内酯,慎用地高辛。

(3)使用胺碘酮可减少阵发性房颤发作。对于持续性房颤可给予 β 受体拮抗剂降低心率。

2. **非药物治疗**　对于药物治疗无效、纽约心脏病协会(NYHA)心功能分级Ⅲ～Ⅳ级患者,若存在严重流出道梗阻(静息或运动时流出道压力阶差 > 50mmHg),需考虑行室间隔切除术。

(1)酒精室间隔消融术可减轻部分患者左心室流出道梗阻及二尖瓣反流,改善心力衰竭症状。

(2)对于其他病因有双腔起搏置入适应证的患者,选择放置右心室心尖起搏器有望减轻左心室流出道梗阻。对于药物治疗无效,且又不适合手术或消融的患者,可以选择双腔起搏。

二、心包疾病

心包疾病是由感染、肿瘤、代谢性疾病、尿毒症、自身免疫病、外伤等引起的心包病理性改变。

(一)急性心包炎

急性心包炎是心包脏层和壁层的急性炎症性疾病。

诊断要点

1. **病史**　急性心包炎患者既往多有病毒感染的病史。也可见于细菌感染、自身免疫病、急性心肌梗死后心包炎、胸壁外伤、主动脉夹层、肿瘤、尿毒症及心脏手术后等。

2. **症状和体征**　胸骨后、心前区疼痛,常因咳嗽、深呼吸而加重。可闻及心包摩擦音,呈抓刮样粗糙的高频音。

3. **辅助检查**　超声心动图为确诊检查项目;心电图除 aVR 和 V_1 导联以外的所有常规导联可能出现 ST 段呈弓背向下型抬高,无病理性 Q 波。

4. **诊断标准**　根据急性起病、典型胸痛、心包摩擦音、心浊音界扩大、心音遥远、颈静脉怒张等体征以及特征性心电图表现,即可诊断急性心包炎。

5. **鉴别诊断**　需与特发性心包炎、结核性心包炎、化脓性心包炎、肿瘤性心包炎、心脏损伤后综合征等进行鉴别。

处理要点

1. 病因治疗,解除心脏压塞,对症支持治疗。

2. 卧床休息,直至胸痛消失和发热消退。疼痛时给予非甾体抗炎药。

3. 对其他药物治疗积液吸收效果不佳的患者,可给予糖皮质激素。

4. 心包渗液多,引起急性心脏压塞时,需立即行心包穿刺引流。

5. 顽固性复发性心包炎病程超过 2 年,激素无法控制者,或伴严重胸痛者可手术治疗。

(二)心包积液和心脏压塞

心包疾病或其他病因累及心包可造成心包渗出和心包积液,当积液进展迅速或积液量达到一定程度时,可造成心脏输出量和回心血量明显下降而产生临床症状,称为心脏压塞。

诊断要点

1. **病史**　多由心包疾病或其他病因累及心包所致。

2. **症状**　心脏压塞的临床特征为 Beck 三联征,即低血压、心音低弱、颈静脉怒张。呼吸困难为最突出的症状。

3. **体征**　心包积液的体征见表 2-2-6。

表 2-2-6　心包积液的体征

体征	主要表现
心脏体检	心尖搏动减弱,心界向两侧扩大,心音低而遥远
尤尔特征 (Ewart sign)	即心包积液征,可于左肩胛骨下出现叩浊音,听诊闻及支气管呼吸音
心包叩击音	缩窄性心包炎可于胸骨左缘 3、4 肋间闻及心包叩击音
脉压	收缩压降低,舒张压变化不大,脉压变小
奇脉	桡动脉搏动呈吸气性显著减弱或消失,呼气时恢复
体循环淤血	颈静脉怒张、肝大、肝静脉回流征、腹水、下肢水肿
急性心脏压塞	窦性心动过速、血压下降、脉压变小、静脉压明显升高
慢性心脏压塞	体循环静脉淤血征象,颈静脉怒张、库斯莫尔征(Kussmaul sign)、奇脉

4. **辅助检查**　超声心动图为首选的确诊检查,表现为舒张末期右心房塌陷及舒张早期右心室游离壁;X 线检查可见心影向两侧增大呈烧瓶状,心影增大而无明显肺淤血。

5. **诊断标准**　对于呼吸困难的患者,如查体发现颈静脉怒张、奇脉、心浊音界扩大、心音遥远等典型体征,应考虑此诊断,超声心动图见心包积液可确诊。

6. **鉴别诊断**　需与引起呼吸困难的临床情况,尤其是心力衰竭相鉴别。

处理要点

心包穿刺是解除心脏压塞最简单、有效的手段。

(三)缩窄性心包炎

缩窄性心包炎是指心脏被致密增厚的纤维化或钙化心包所包围,使心室舒张期充盈受限而产生一系列循环障碍的疾病,多为慢性。

诊断要点

1. **病史**　结核性心包炎为我国最常见的病因。

2. **症状和体征**

(1)心悸、劳力性呼吸困难、活动耐量下降、疲乏。

(2)心尖搏动减弱,收缩期心尖呈负性搏动,心浊音界正常或稍大,心音轻而遥远。

(3)库斯莫尔征,吸气时颈静脉扩张更明显。

(4)体循环淤血。

(5)可于胸骨左缘第 3 ~ 4 肋间闻及心包叩击音。

3. **辅助检查**　X 线检查示心影偏小、心包钙化;超声心动图可见心包增厚、室壁活动减弱、室间隔矛盾运动。

4. **诊断标准**　可根据典型临床表现及辅助检查如 X 线、心电图、超声心动图、心脏 CT 和 CMR、右心导管检查进行诊断。

5. **鉴别诊断**　需与限制型心肌病、结核性腹膜炎相鉴别,还应与其他原因引起的心力衰竭相鉴别。

处理要点

多数发展为慢性缩窄性心包炎的患者唯一有效的治疗方法是心包切除术。

(朱文根　杨达雅)

第六节　心脏瓣膜病

心脏瓣膜病是由于心脏瓣膜(包括瓣叶、瓣环、腱索或乳头肌)的炎症致结构毁损、纤维化、粘连、缩短,黏液样变性,缺血坏死,退行性改变,钙质沉着,先天性畸形或创伤,瓣膜发生狭窄和 / 或关闭不全所致的心脏疾病。

诊断要点

(一)二尖瓣狭窄

1. **症状和体征**　常表现为呼吸困难、咳嗽、咯血、血栓栓塞等。"二尖瓣面容"可闻及开瓣音、心尖区舒张期中晚期低调隆隆样杂音。

2. **X线**　可见左心房增大,可伴肺动脉总干、右心室增大,呈"二尖瓣型心脏"。

3. **M型超声心动图**　可见二尖瓣前叶呈"城垛样"图形。

4. **心电图**　可有"二尖瓣型P波",右心室增大,心房颤动。

(二)二尖瓣关闭不全

1. **症状和体征**　常表现为不同程度的呼吸困难及心排出量减少,晚期可出现右心力衰竭表现。心尖区有3级以上吹风样收缩期杂音,向左腋下和左肩胛下区传导。可伴第一心音减弱。

2. **体格检查、X线、超声心动图及心电图**　可见左心房、左心室增大。

3. **多普勒超声**　可探及瓣口左心房侧收缩期高速射流。

(三)主动脉瓣狭窄

1. **症状和体征**　呼吸困难、心绞痛、晕厥是典型主动脉瓣狭窄的常见三联征。主动脉瓣区有3级以上收缩期喷射样杂音,常为递增-递减型杂音,向颈部传导。常伴有主动脉瓣区收缩期震颤,第二心音减弱。

2. **心电图**　可见左心室肥厚。

3. **超声心动图**　显示主动脉瓣开放幅度减小,瓣叶增厚或先天性畸形。

4. **左心导管检查**　主动脉瓣跨瓣口压力阶差增大。

(四)主动脉瓣关闭不全

1. **症状和体征**　临床可出现每搏输出量增大有关的症状(心悸、头颈部强烈波动感、心前区不适),可出现心力衰竭症状(不同程度呼吸困难)、胸痛。主动脉瓣区及胸骨左缘第3、4肋间舒张期杂音,呈高调递减型叹气样杂音。脉压增大,周围血管征(点头征、水冲脉、股动脉枪击音、毛细血管搏动征)。

2. **超声心动图**　显示左心室增大,主动脉内径增宽,主动脉瓣关闭时不能合拢。

处理要点

1. **病因治疗**　祛除诱因,风湿性心脏病患者应预防链球菌感染。

2. **防治并发症**　如充血性心力衰竭、心房颤动、栓塞、肺部感染、感染性心内膜炎等。

3. **介入治疗**　经导管主动脉瓣置入术适用于主动脉瓣狭窄患者。经导管二尖瓣夹合术、人工腱索置入、经导管二尖瓣置换术适用于二尖瓣反流患者。经皮球囊二尖瓣扩张术适用于单纯二尖瓣狭窄、瓣叶无明显增厚且活动度好、无左心房血栓的患者。

4. **外科手术**　直视分离术、人工瓣膜置换术等。

（郭　玥　杨达雅）

第七节　感染性心内膜炎

感染性心内膜炎（infective endocarditis，IE）是由病原微生物经血行途径引起的心内膜、心瓣膜、邻近大动脉内膜的感染，伴赘生物的形成。感染性心内膜炎根据病程分为急性和亚急性；根据瓣膜材质又可分为自体瓣膜心内膜炎和人工瓣膜心内膜炎。其主要临床表现包括：①发热，是 IE 最常见的症状。②心脏杂音；③周围体征，包括瘀点、指和趾甲下线状出血、罗特斑（Roth spot）、奥斯勒结节（Osler node）、詹韦损害（Janeway lesion）；④栓塞事件；⑤感染的非特异性症状，如脾大、贫血等。

诊断要点

1994 年发布、2000 年修订的 Duke 标准在临床已经应用近 30 年，在此之后，IE 的微生物学、流行病学、诊断和治疗发生了显著变化。国际心血管感染病学会（ISCVID）在此基础上发布了 "2023 Duke-ISCVID IE 标准"。新标准将巴尔通体的酶免疫测定、聚合酶链式反应、扩增子 / 宏基因组测序、原位杂交等新型病原诊断技术，[18]F- 氟代脱氧葡萄糖正电子发射计算机体层显像（[18]F-FDG PET/CT）、心脏 CT 等新型影像学技术，以及术中检查纳入 IE 的诊断标准中。

1. **明确的心内膜炎**

(1)病理学标准：符合以下两项中其中 1 项即可。

1)在具有活动性心内膜炎临床表现的情况下，在心内赘生物、心脏组织、假体瓣膜或缝环、升主动脉移植物（伴有瓣膜受累的证据）、心脏植入式电子设备、动脉内栓塞中鉴定出微生物。

2)在心内赘生物、心脏组织、假体瓣膜或缝环、升主动脉移植物（伴有瓣膜受累的证据）、心脏植入式电子设备或动脉内栓塞中识别到的活动性心内膜炎（可以是急性或亚急性 / 慢性炎症）。

(2)临床标准：满足 2 个主要标准，或 1 个主要标准 +3 个次要标准，或 5 个次要标准（表 2-2-7）。

2. 可能的心内膜炎　1 个主要标准 +1 个次要标准，或 3 个次要标准。

3. 排除心内膜炎　以下 4 项存在 1 项即可。

(1)有确定的替代诊断可解释体征和症状。

(2)抗生素治疗少于 4 天无复发。

(3)抗生素治疗少于 4 天,手术或尸检无心内膜炎的病理学或宏观证据。

(4)不符合上述可能的心内膜炎标准。

表 2-2-7　2023 版 Duke-ISCVID 感染性心内膜炎诊断标准

主要标准

1. 主要微生物学标准

(1)血培养阳性	1)从 2 个或多个单独的血培养组中分离出常见的导致 IE 的微生物(典型) 2)从 3 个或更多独立的血培养组中分离出偶尔或很少引起 IE 的微生物(非典型)
(2)实验室检测结果阳性	利用聚合酶链式反应或扩增子 / 宏基因组测序从血液中鉴定出病原体

2. 主要影像学标准

(1)超声心动图和心脏 CT 扫描	显示赘生物、瓣膜 / 小叶穿孔、瓣膜 / 小叶动脉瘤、脓肿、假性动脉瘤或心脏内瘘;或出现新的瓣膜反流
(2)^{18}F-FDG PET/CT	异常代谢活动涉及天然或人工瓣膜、升主动脉移植物(伴有瓣膜受累的证据)、心内装置导线或其他假体材料

3. 主要外科标准　心脏手术中直接证实有存在 IE,既没有主要影像学标准,也没有随后的组织学或微生物学证实

次要标准

1. 易感因素	既往 IE 病史、假体瓣膜植入、既往瓣膜修复术、先天性心脏病、心脏植入式电子设备等
2. 发热	体温 > 38.0℃
3. 血管现象的临床或影像学证据	动脉栓塞、脓毒性肺梗死、脑或脾脓肿、真菌性动脉瘤、颅内出血、结膜出血、詹韦损害、化脓性紫癜

续表

4. 免疫现象	类风湿因子阳性、奥斯勒结节、罗特斑或免疫复合物介导的肾小球肾炎
5. 微生物证据	1) 血液微生物培养阳性，符合 IE，但不符合主要标准的要求； 2) 阳性培养、聚合酶链式反应或其他检测从除心脏组织、心脏假体或动脉栓子以外的无菌身体部位获得符合 IE 的病原体
6. 影像学标准	^{18}F-FDG PET/CT 在植入人工瓣膜、升主动脉移植物(伴有瓣膜受累证据)、心内装置导线或其他假体材料后 3 个月内检测到代谢活动异常
7. 体格检查标准	听诊发现新的瓣膜反流

处理要点

1. **一般处理** 卧床休息，高热时降温，保持水与电解质平衡及营养供给，必要时输血。

2. **抗生素应用**

(1) 原则：①高血药浓度；②静脉给药；③长疗程，至少 4 ~ 6 周；④首选杀菌药物；⑤联合用药；⑥早期治疗。

(2) 经验治疗：在连续送血培养后，对于病情较重的患者，应立即经静脉给予青霉素每日 600 万 ~ 1 800 万 U，并与庆大霉素合用，每日 12 万 ~ 24 万 U，静脉滴注。如无效，应选用二线药物治疗。若考虑为其他细菌时，则应选用相应敏感的抗生素治疗。由于本病用药剂量大，疗程长，疾病本身易有肾功能损害，在用药过程中应注意毒副作用的产生。

3. **手术治疗** 指征包括：①由瓣膜功能衰竭引起的心力衰竭；②抗生素治疗后的持续败血症；③再发栓塞；④真菌性心内膜炎；⑤心内脓肿或窦道形成；⑥抗生素治疗后无效，瓣膜功能受累。

(郭　玥　杨达雅)

第八节　主动脉与周围血管疾病

一、主动脉夹层

主动脉夹层又称主动脉夹层动脉瘤，是指主动脉内膜撕裂后，腔内的血液通过内膜破口进入动脉壁中层形成夹层血肿，并沿血管长轴方向扩展,形成动脉真、假腔病理改变的严重主动脉疾病。

诊断要点

1. **病史** 患者多有高血压病史,另一个高发因素是妊娠。

2. **症状和体征** 疼痛为本病最主要和常见的表现。超过 80% 患者有突发前胸或胸背部持续性、撕裂样或刀割样剧痛,疼痛剧烈难以忍受。含服硝酸甘油无效,镇痛药往往无法缓解。大多数患者合并难以控制的高血压,且两上肢或上下肢血压相差较大。周围动脉脉搏消失,有肺栓塞、肠麻痹乃至坏死和肾梗死等体征。

3. **辅助检查** 主动脉 CTA 断层扫描可观察到夹层隔膜将主动脉分割为真假两腔,主动脉 MRA 也明显可以看到双腔改变。

4. **诊断标准** 出现急起胸背部撕裂样剧痛,伴有虚脱表现,但血压下降不明显甚至增高,脉搏速弱甚至消失,或两侧肢体动脉血压明显不等,突然出现主动脉瓣关闭不全或心脏压塞体征等临床表现,即应考虑主动脉夹层的诊断。

5. **临床分型**

(1)DeBakey 分类法

1)Ⅰ型:夹层累及范围自升主动脉到降主动脉甚至到腹主动脉。

2)Ⅱ型:仅限于升主动脉。

3)Ⅲ型:累及降主动脉,如向下未累及腹主动脉为Ⅲ A 型;否则为Ⅲ B 型。

(2)Stanford 分类法:根据裂口涉及升主动脉与否分为以下两种。

1)Stanford A 型:相当于 DeBakey Ⅰ型和Ⅱ型。

2)Stanford B 型:相当于 DeBakey Ⅲ型。

6. **鉴别诊断** 需与肺栓塞、心肌梗死、急腹症等相鉴别。

处理要点

1. **紧急治疗**

(1)使用吗啡与镇静剂止痛。

(2)出血进入心包、胸腔或主动脉破裂者给予输血补充血容量。

(3)普萘洛尔 5mg 静脉间歇给药与硝普钠静脉滴注 25 ~ 50μg/min,迅速降低血压。

2. **手术治疗**

(1)Stanford A 型需要外科手术治疗。

(2)DeBakey Ⅰ型手术方式为升主动脉 + 主动脉弓人工血管置换术 + 改良支架象鼻手术。

(3)DeBakey Ⅱ型手术方式为升主动脉人工血管置换术。

3. **介入治疗** Stanford B 型首选经皮覆膜支架置入术,必要时行外科手术治疗。

二、闭塞性周围动脉粥样硬化

外周动脉疾病(peripheral arterial disease,PAD)包括主动脉和肢体供血动脉的狭窄和阻塞性疾病,一般是由于动脉粥样硬化致下肢或上肢动脉血供受阻,从而产生肢体缺血症状与体征。

诊断要点

1. **病史** 病因尚不清楚,高血压、高脂血症、糖尿病及吸烟为本病的易患因素。

2. **症状和体征** 主要和典型的症状是间歇性跛行和静息痛;肢体运动后引发局部疼痛、紧束、麻木或无力,停止运动后即缓解为其特点。狭窄远端的动脉搏动减弱或消失、狭窄部位可闻及收缩期杂音,患肢温度较低及营养不良,皮肤薄、亮、苍白。

3. **辅助检查** 磁共振血管造影和 CT 血管造影具有确诊价值;动脉造影可直观显示血管病变及侧支循环状态;踝肱指数测定为临床最简单和常用的方法,正常值 $\geq$ 1.0,< 0.9 为异常。

4. **诊断标准** 当患者有典型间歇性跛行或静息痛的症状与肢体动脉搏动不对称、减弱或消失,再结合诸多危险因素的存在及上述某些辅助检查的结果,诊断并不困难。

5. **鉴别诊断** 应与多发性大动脉炎累及腹主动脉 - 髂动脉者及血管栓塞性脉管炎相鉴别。

处理要点

1. **内科治疗**

(1)步行锻炼:鼓励患者坚持步行 20 ~ 30min/ 次,每天尽量多次。

(2)抗血小板治疗:阿司匹林或氯吡格雷可抑制血小板聚集。

2. **血运重建** 包括导管介入治疗和外科手术治疗:前者有经皮球囊扩张、支架植入与激光血管成形术,外科手术有人造血管与自体血管旁路移植术。

(朱文根 杨达雅)

第九节 心搏骤停与心脏性猝死

心搏骤停(sudden cardiac arrest,SCA)是指心脏射血功能突然终止,造成全身血液循环中断、呼吸停止和意识丧失。最常见的原因为快速型室性心律失常(室速和室颤),其次为缓慢型心律失常或心脏停搏,较少见的为无脉性电活动。心搏骤停发生后,10秒钟左右患者即可出现意识丧失,如在黄金时间(4~6分钟)内及时救治,存活率较高,否则将发生生理性死亡。SCA常是心脏性猝死(sudden cardiac death,SCD)的直接原因。

SCD是指由各种心脏原因引起的非暴力自然死亡,在急性症状出现后1小时内突然出现意识丧失,引起意外死亡。患者既往可有或没有心脏病表现。SCD的原因性疾病有缺血性心脏病(最常见)、心肌病、各种原因的心功能不全、先天性心脏病、心脏瓣膜病、预激综合征、Brugada综合征、长QT综合征、电解质及代谢紊乱等,91%以上的SCD为心律失常性猝死。院外发生SCD的存活率不及15%,而即使能及时送进医院,出院时存活率也不到20%。对SCD患者的抢救是争分夺秒的。研究显示,一旦发生心搏骤停,抢救每延长1分钟,抢救成功率降低7%~10%。

诊断要点

SCA或SCD的诊断基于临床表现,其临床经过分为4个时期。

1. **前驱期** 在猝死前数天或数个月可出现胸痛、气促、心悸、疲乏等非特异性症状,但亦可无前驱表现,瞬间发生心搏骤停。

2. **终末事件期** 指心血管状态出现急剧变化到心搏骤停发生前的一段时间,通常不超过1小时。典型表现包括:剧烈胸痛、急性呼吸困难、突发心悸或眩晕等。若心搏骤停瞬间发生,事前无征兆,则绝大部分为心源性,并有冠状动脉病变。

3. **心搏骤停期** 意识突然丧失是主要特征,可伴有局部或全身性抽搐,呼吸断续,呈叹息样或短促痉挛性呼吸,随后呼吸停止,皮肤苍白或发绀,瞳孔散大,大小便失禁等。

4. **生物学死亡期** 从心搏骤停向生物学死亡演进,其时间的长短取决于原发病的性质以及心脏复苏的及时性。心搏骤停发生后,大部分患者将在4~6分钟内开始发生不可逆性脑损伤,随后经过数分钟过渡到生物学死亡。

处理要点

1. **心搏骤停的处理** 抢救成功的关键是尽早进行心肺复苏(cardiopulmonary resuscitation,CPR)和尽早进行复律治疗。

(1)识别心搏骤停:评估呼吸、脉搏,明确心搏骤停后,立刻开始初级心肺复苏。

(2)呼救:启动急救医疗系统。

(3)初级心肺复苏:主要复苏措施包括人工胸外按压(circulation)、

开通气道（airway）和人工呼吸（breathing），其中人工胸外按压最为重要。心肺复苏程序为C—A—B。如果具备自动体外除颤器（automated external defibrillator，AED），应联合应用CPR和AED。

（4）高级心肺复苏：即高级生命支持，是在基础生命支持的基础上，应用辅助设备、特殊技术等建立更为有效的通气和血运循环。主要措施包括气管插管建立通气、除颤转复心律成为血流动力学稳定的心律，建立静脉通道并应用必要的药物维持已恢复的循环。心电图、血压、脉搏、血氧饱和度、呼吸末二氧化碳分压等必须持续监测，必要时还需要进行有创血流动力学监测。室性心动过速和心脏停搏或严重心动过缓诱发的心搏骤停的处理见图2-2-9和图2-2-10。

2. 复苏后的处理

（1）原发致心搏骤停疾病的治疗：明确是否存在诱发心搏骤停的"5H"和"5T"可逆病因，其中"5H"指低血容量（hypovolemia）、缺氧（hypoxia）、酸中毒（hydrogen ion）、低钾血症（hypokalemia）、高钾血症（hyperkalemia）；"5T"指张力性气胸（tension pneumothorax）、心脏压塞（cardiac tamponade）、中毒（toxins）、肺栓塞（pulmonary thrombosis）、冠状动脉血栓形成（coronary thrombosis），并对心搏骤停的病因和诱因

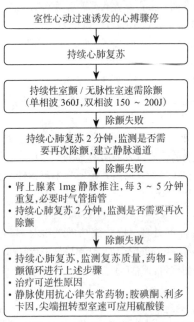

图 2-2-9　室性心动过速诱发的心搏骤停的处理

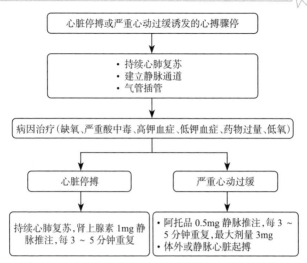

图 2-2-10　心脏停搏或严重心动过缓诱发的心搏骤停的处理

进行积极治疗。

(2)维持有效的循环和呼吸功能:特别是脑灌注,预防再次心搏骤停,维持水、电解质和酸碱平衡,防治脑水肿、急性肾衰竭、继发感染等,其中重点是脑复苏,因为心脏复苏成功后死亡的最常见原因是中枢神经系统的损伤。

(刘梦辉　杨达雅)

第十节　心血管神经症

　　心血管神经症是指以心血管疾病的有关症状为主要表现的临床综合征,属于功能性神经症中的一种。心血管神经症大多发生在中青年,20 ~ 50 岁较多见,女性多于男性,尤其是更年期女性,脑力劳动者多于体力劳动者。随着社会节奏的加快,生活、工作压力的增大,该病发病率逐年升高。

　　这类患者由于临床症状多变,临床表现不典型,尽管进行大量的客观检查,甚至进行过度的干预,由于合并精神心理问题,患者也难以实现真正意义上的康复。

诊断要点

1. **症状**　主诉较多且多变,症状间缺乏内在联系。

(1)心悸:最常见,自觉心脏搏动增强。

(2)呼吸困难:常感觉空气不够,要打开窗户或要求吸氧。不少患者经常做叹息样呼吸或深呼吸来缓解症状,容易导致过度通气。

(3) 心前区疼痛:非典型心绞痛症状,疼痛部位多不固定,多发生在静息状态,持续时间长短不一,一般持续时间较长。

(4) 自主神经功能紊乱症状:失眠、多梦、头晕、多汗、双手震颤等。

2. 体征 与较多的症状不匹配,体格检查缺乏有重要病理意义的阳性体征。

3. 辅助检查 一般无明显异常,心电图可见窦性心动过速、房性、室性早搏或非特异性 ST-T 改变。

4. 鉴别诊断 注意排除器质性心脏病,与心肌炎、心绞痛、心律失常、二尖瓣脱垂综合征、甲状腺功能亢进等相鉴别。

5. 其他 心血管疾病合并精神心理问题者,则有明确的心血管疾病临床表现,同时存在焦虑、不安、抑郁、易疲劳、易怒等器质性疾病难以解释的躯体症状。

处理要点

1. 以心理治疗为主,药物治疗为辅。

2. 充分了解病史,进行仔细的体格检查和必要的实验室检查,通俗易懂地讲解疾病性质,鼓励患者调整心态,安排好作息时间,适量进行旅游、文娱和体育活动。

3. 症状明显者,可加用药物缓解症状,包括:①改善焦虑或抑郁的药物,如选择性 5- 羟色胺再摄取抑制药;②小剂量镇静剂,如苯二氮䓬类药物;③β 受体拮抗剂。

4. 取得一定疗效后,立刻停止治疗易复发,且加重患者的顾虑,一般维持治疗 2 个月或更长,以后逐渐停药。

(刘梦辉 杨达雅)

第十一节 肿瘤心脏病学

一、肿瘤治疗相关心功能不全

肿瘤治疗相关心功能不全(cancer therapy-related cardiac dysfunction, CTRCD)定义为有或无心力衰竭症状伴 LVEF 较基线下降 ≥ 10% 且 LVEF < 50%,整体收缩纵向心肌应变(global systolic longitudinal myocardial strain, GLS)与基线相比下降 > 15% 提示亚临床 CTRCD。CTRCD 不仅表现为收缩功能降低,还可表现为舒张功能障碍。

诊断要点

1. 病史 进行各种癌症治疗(包括化疗、靶向药物、免疫治疗和放疗)。

2. **症状和体征** 可有乏力、运动耐量降低、劳力性呼吸困难和夜间阵发性呼吸困难等呼吸衰竭的表现,查体可有双肺底啰音、心影增大和舒张期奔马律。

3. **辅助检查** 超声心动图提示 LVEF 较基线下降 10% 或 LVEF < 50%,GLS 较基线升高 15% 和新发的心肌标志物异常(cTnI/cTnT > 第 99 百分位,BNP ≥ 35pg/ml,NT-proBNP ≥ 125pg/ml)。

4. **分型** 可分为有症状 CTRCD 和无症状 CTRCD。有症状 CTRCD 分为轻微、中等、严重和危重 4 个等级,无症状 CTRCD 分为轻微、中等和严重 3 个等级(表 2-2-8)。

表 2-2-8　肿瘤治疗相关心功能不全的分级

类型	分级	治疗
有症状的 CTRCD	危重	需要强心、机械循环支持或考虑心脏移植的心力衰竭
	严重	因心力衰竭需要住院治疗
	中等	需要门诊强化利尿和心力衰竭治疗
	轻微	有轻微症状,无须强化治疗
无症状的 CTRCD	严重	新发的 LVEF 下降为 < 40%
	温和	新发的 LVEF 为 40% ~ 49%,较基线下降 ≥ 10% 或合并 GLS 较基线下降 15% 或新发的心肌标志物升高
	轻微	LVEF ≥ GLS 的 50% 且相对下降 15%,有新发的心肌标志物升高

5. **诊断标准** 根据病史、症状,通过超声心动图和心肌标志物明确诊断。

6. **鉴别诊断** 需要排除原发性心脏疾病导致的心功能不全。

处理要点

出现 CTRCD 时应首先请肿瘤科会诊,进行多学科讨论。严重心功能不全患者应停止目前的抗肿瘤治疗,积极进行抗心力衰竭治疗。中度心功能不全患者应暂停目前的抗肿瘤治疗,症状改善后经多学科讨论,可继续抗肿瘤治疗。而轻度患者可根据多学科讨论意见继续当前的抗肿瘤治疗,可使用 ACEI/ARB 和 β 受体拮抗剂保护心脏。

二、肿瘤治疗相关的心肌炎

免疫检查点抑制剂(immune checkpoint inhibitor, ICI)通过抑制 CTL-4 或 PD-1,解除免疫抑制,活化 T 淋巴细胞,恢复机体对肿瘤细胞的清除作用。ICI 相关的心肌炎发生率 < 1%,但有 1/4 的病例与肌炎、重症肌无力综合征相关,在这种情况下病死率可高达 42%。

诊断要点

1. **病史** 因肿瘤疾病使用免疫检查点抑制剂。

2. **症状和体征** 可有疲劳、肌痛、胸痛、复视、上睑下垂、呼吸急促、端坐呼吸、下肢水肿、心悸、头晕、晕厥、肌无力、心源性休克等,体征可有心脏扩大,听诊可闻及心脏杂音。

3. **辅助检查** 心肌标志物升高,CMR 提示心肌炎。

4. **严重程度** 重型、非爆发性、激素难治性。

5. **诊断标准** 肌钙蛋白升高,排除急性冠脉综合征或急性感染性心肌炎后,有 1 项主要标准或 2 项次要标准(表 2-2-9)。

表 2-2-9　ICI 相关的心肌炎诊断标准

主要标准	CMR 诊断急性心肌炎
次要标准	(1)临床综合征(包括以下任何一种:疲劳、肌痛、胸痛、复视、上睑下垂、呼吸急促、端坐呼吸、下肢水肿、心悸、头晕、晕厥、肌无力、心源性休克); (2)室性心律失常(包括心搏骤停)和 / 或新的传导系统疾病; (3)左心室收缩功能下降,伴或不伴非"章鱼壶"模式的局部室壁运动异常; (4)其他免疫相关不良事件,特别是肌炎、肌病、重症肌无力; (5)CMR 提示心肌炎可能

处理要点

若怀疑 ICI 相关的心肌炎,应立即行心血管影像学检查。排除 ACS 或急性感染性心肌炎,都应进行心脏彩超和 CMR 检查,并且尽早住院进行心电监测。轻症患者应暂停 ICI 治疗,血流动力学不稳定的患者应立即开始大剂量甲泼尼龙 500 ~ 1 000mg 静脉注射,临床症状改善后以 1mg/kg 开始口服泼尼松龙,最高可达 80mg/d,每周减少 10mg,最终减少到每周 1mg 时重新评估肌钙蛋白和左心室功能。若激素治疗 50 天后,肌钙蛋白仍未降低、仍有传导阻滞或室性心律失常或左心室功能不全,则改用二线免疫抑制剂。

三、肿瘤治疗相关的冠状动脉疾病

（一）急性冠脉综合征

肿瘤患者患冠状动脉疾病的风险增加，癌症治疗带来的心血管毒性包括癌症诱导的促炎和血栓前状态。

诊断要点

ACS 的诊断与无肿瘤患者的原则相同，包括症状、早期 12 导联心电图以及肌钙蛋白的动态监测。临床表现可能不典型或被癌症治疗相关副作用所掩盖。

处理要点

在没有禁忌的情况下，应及时进行抗心肌缺血和抗血栓治疗。对于置入支架的患者，首选阿司匹林联合氯吡格雷抗血小板治疗 1～3 个月，需要抗凝的患者在短期 3 联抗血栓治疗后，选择新型口服抗凝药联合氯吡格雷治疗。

ACS 患者应对癌症药物进行回顾，并停用可能与血栓形成的癌症药物，寻求其他癌症治疗方法。

（二）慢性冠脉综合征

不同的癌症治疗可能导致心肌缺血，加速冠状动脉粥样硬化，可诱发心绞痛。

诊断要点

慢性冠脉综合征的诊断与无肿瘤患者的原则相同。

处理要点

相比无癌症的慢性冠脉综合征患者，会尽可能缩短双抗血小板时间来减轻出血风险。

四、肿瘤治疗相关的高血压病

肿瘤患者的高血压可能由其癌症治疗（如 VEGF 抑制剂、第二代和第三代 BCR-ABL 酪氨酸激酶抑制剂（TKI）、布格替尼、伊布替尼、氟嘧啶类、顺铂、阿比特龙、比卡鲁胺、恩扎卢胺）、非癌症药物（如皮质类固醇、非甾体抗炎药）和其他因素引起，包括压力、疼痛、过量饮酒、肾功能损害、未经治疗的睡眠呼吸暂停、肥胖和运动减少。对于所有接受新高血压评估的肿瘤患者，在考虑中断癌症治疗之前，纠正这些其他因素很重要。

诊断要点

高血压的诊断标准为安静时，非同日 3 次以上收缩期血压

≥ 140mmHg,舒张期血压 ≥ 90mmHg。

处理要点

首选 ACEI 和 ARB,需要联合用药首选 ACEI/ARB 联合钙通道阻滞药进行治疗。

如果诊断严重高血压(收缩压 ≥ 180mmHg 或舒张压 ≥ 110mmHg),应推迟或暂停任何与高血压相关的癌症治疗,直到血压控制在 160mmHg(收缩压)和 100mmHg(舒张压),才可以考虑重新启动肿瘤治疗或适当减量。

对于难治性肿瘤治疗相关的高血压病,可以使用螺内酯、β 受体拮抗剂或肼屈嗪。

五、肿瘤治疗相关的心律失常

(一)心房颤动

房颤可能发生在不同情况下的肿瘤患者中,可能是癌症类型或隐匿性癌症的标志物,也可能发生在接受手术、化疗或放疗的患者中。既往研究发现所有类型的癌症都会导致房颤风险增加。

诊断要点

结合病史,根据心电图进行诊断。

处理要点

基于 CHA$_2$DS$_2$-VASc 评分(≥ 2 分)进行抗凝治疗,同时应基于 HAS-BLED 评分评估出血风险,首选 β 受体拮抗剂控制心室率,可以进行多学科讨论射频消融治疗。

(二)室性心律失常

诊断要点

结合病史,根据心电图进行诊断。

处理要点

无症状、自我复律的患者一般不需要停止癌症治疗,有症状、危及生命的室性心律失常需要紧急干预,首选 β 受体拮抗剂。结构性心脏病和血流动力学不稳定患者首选胺碘酮。可植入 ICD、行射频消融术改善远期预后。

(三)长 QT 综合征

诊断要点

结合病史,根据心电图进行诊断。

处理要点

使用可能延长 QT 间期药物的患者应监测电解质水平,避免同时使用几种延长 QT 间期的药物。伴严重心动过缓或窦性停搏的长 QT 间期患者可使用异丙肾上腺素或临时起搏器,预期寿命大于 1 年的患者可植入 ICD。

(四)缓慢型心律失常

诊断要点

结合病史,根据心电图进行诊断。

处理要点

肿瘤治疗患者若出现缓慢型心律失常,需进行多学科讨论是否暂停肿瘤治疗。

六、肿瘤治疗相关的心脏瓣膜病

肿瘤患者新发或恶化的心脏瓣膜病与肿瘤治疗的心血管毒性相关,还可能增加手术风险。

诊断要点

结合病史出现新发或恶化的心脏瓣膜病可进行诊断。

处理要点

因肿瘤会增加心脏手术的风险,应进行多学科讨论。重度主动脉瓣狭窄的肿瘤患者建议行主动脉瓣置入术,但要注意评估生存周期。

(熊振宇　杨达雅)

第三章	消化系统疾病

第一节　胃食管反流病

胃食管反流病(gastroesophageal reflux disease,GERD)是指胃内容物反流进入食管引发症状和/或并发症的一种疾病。胃镜下可发现特征性的食管黏膜损伤,胃酸反流监测提示食管酸暴露异常。主要发病机制包括抗反流结构和功能受损、食管清除作用降低以及食管黏膜抵御能力降低。

诊断要点

1. 烧心和反流为 GERD 的典型症状;不典型症状包括胸痛、上腹烧灼感、上腹痛、上腹胀、嗳气等。部分患者可以食管外症状为主诉就诊,如咳嗽、咽部异物感、声嘶、牙蚀症等。

2. 胃酸反流可引起食管黏膜糜烂、溃疡、出血,严重者可出现反流性狭窄、巴雷特食管、食管腺癌等并发症。

3. 根据典型的烧心和反流症状可拟诊 GERD。应用抑酸剂试验性治疗后,如症状明显缓解,可初步诊断为 GERD。胃食管反流病需与功能性食管疾病、嗜酸性粒细胞性食管炎、胃轻瘫等相鉴别。

4. 建议具有反流症状的初诊患者行内镜检查,以排除上消化道恶性肿瘤。若内镜发现反流性食管炎、反流性食管狭窄或巴雷特食管,则可确诊 GERD。对于内镜无异常的非糜烂性反流病(non-erosive reflux disease,NERD),经抑酸剂试验性治疗无效,则建议行食管反流监测以明确有无病理性反流。

处理要点

治疗的目标是祛除病因、缓解症状、促进黏膜愈合、预防症状复发、预防和治疗并发症、改善生活质量。

1. **调整生活方式**　是基础治疗手段,包括减肥、戒烟、抬高床头等。

2. **首选药物治疗**　是质子泵抑制剂(proton pump inhibitor,PPI)或钾离子竞争性酸阻滞剂(potassium-competitive acid blocker,P-CAB),如奥美拉唑 20mg,每天 2 次,或伏诺拉生 20mg,每天 1 次,治疗无效可加倍剂量。一种抑酸剂无效可尝试换用另一种。初始治疗疗程为 4 ~ 8 周,之后可根据症状采用按需治疗。抑酸剂停药后症状复发、重度食管炎患者通常需要长期维持治疗。

3. **其他药物治疗** 抗酸剂可快速缓解反流症状,组胺 H_2 受体拮抗剂有助于控制夜间反流症状,促动力药可促进胃排空等。

4. **内镜下治疗** 内镜下射频消融术、内镜下胃底折叠术。

5. **外科手术** 腹腔镜下胃底折叠术、磁环括约肌增强术。

(谭年娣 肖英莲)

第二节 慢性胃炎

慢性胃炎(chronic gastritis)是由多种病因引起的胃黏膜慢性炎性病变,病理上以淋巴细胞和浆细胞浸润为主要特点。根据病变分布,可将慢性胃炎分为胃窦炎、胃体炎和全胃炎 3 类。根据内镜和病理诊断,慢性胃炎分为慢性非萎缩性胃炎和慢性萎缩性胃炎两大类。有严重萎缩病变者发生胃癌的危险性更大。幽门螺杆菌(*helicobacter pylori*,Hp)感染是慢性胃炎最主要的病因,70% ~ 90% 的慢性胃炎有 Hp 感染。

诊断要点

1. **慢性胃炎缺乏特异性症状** 大多数患者常无症状或有程度不等的消化不良症状,如上腹痛、腹胀、餐后饱胀和早饱感等。严重萎缩性胃炎患者可有贫血、消瘦、舌炎、腹泻等。大多数慢性胃患者无明显临床体征,有时可有上腹部轻压痛。

2. **胃镜及组织学活检** 浅表性胃炎见胃黏膜呈充血、水肿、花斑、渗出、糜烂、出血点等改变;萎缩性胃炎见黏膜灰白、黏膜变薄致使皱襞变细甚至消失及黏膜下血管显露、黏膜粗糙不平。组织学包括黏膜慢性炎症、腺体萎缩、肠化生、上皮内瘤变等特点。

3. **慢性胃炎的确诊** 主要依赖内镜检查和胃黏膜活检组织学检查,尤其是后者的诊断价值更大。慢性胃炎的诊断应力求明确病因,考虑 Hp 是最常见病因,因此建议常规检测 Hp。若怀疑为自身免疫所致者,建议检测血清胃泌素、维生素 B_{12} 以及壁细胞抗体、内因子抗体等。

处理要点

1. 嘱患者戒烟、酒,避免摄入对胃有刺激性的食物或药物。

2. 无症状可以随访;反酸、腹痛,内镜见糜烂灶者可给予抑酸剂或胃黏膜保护剂治疗。上腹饱胀、恶心或呕吐可选用促动力药物;与进食相关的腹胀、食欲减退可应用消化酶。存在胆汁反流可给予结合胆酸作用的胃黏膜保护剂。萎缩性胃炎伴恶性贫血者可给予维生素 B_{12} 和叶酸。

3. 推荐 Hp 检测和根除治疗,临床上常用尿素呼气试验(^{13}C/^{14}C)检测 Hp,此外还有病原学、血清学以及组织学等检测手段。根除 Hp 治疗常用 PPI+ 铋剂 + 两种抗菌药物组成的四联疗法,疗程为 14 天。

4. 存在明显精神心理因素者可以考虑采取心理干预、抗抑郁药物或抗焦虑药物治疗。

(李　莉　曾志荣)

第三节　消化性溃疡

消化性溃疡(peptic ulcer)是指胃肠道黏膜在某种情况下被胃酸 / 胃蛋白酶消化而造成的溃疡。最常见的是胃溃疡(gastric ulcer)和十二指肠溃疡(duodenal ulcer)。幽门螺杆菌(Hp)感染和非甾体抗炎药(nonsteroidal anti-inflammatory drugs,NSAIDs)摄入是消化性溃疡最主要的病因。

诊断要点

1. 节律性和周期性腹痛是消化性溃疡的特征性临床表现。腹痛与进食有关。十二指肠溃疡的疼痛常在两餐之间或餐前发生,进食或服用抗酸剂后可缓解。胃溃疡的疼痛多在餐后 1 小时内出现,经 1 ~ 2 小时后逐渐缓解。腹痛发作可在持续数天、数周或数月后继以较长时间的缓解,以后又复发。

2. 消化性溃疡患者可有反酸、嗳气、烧心、上腹饱胀、恶心、呕吐、食欲减退等消化不良症状,但这些症状均缺乏特异性。部分消化性溃疡无症状(尤其是老年患者和使用非甾体抗炎药者),后续可能出现溃疡相关的并发症,如出血或穿孔。

3. 胃镜检查可确诊,可将溃疡分为活动期、愈合期或瘢痕期,内镜下可对溃疡病变进行活检或止血治疗。

4. 确诊患者常规行幽门螺杆菌检测。

5. 胃溃疡需要与恶性溃疡相鉴别,难治性溃疡、多发溃疡、非典型部位溃疡以及易出现并发症的溃疡,需要注意胃泌素瘤的可能。

6. 出血、穿孔和胃出口梗阻是消化性溃疡的主要并发症,胃溃疡有恶变的可能。

处理要点

1. 根除 Hp 可使大多数 Hp 相关性溃疡患者完全达到治疗的目的。

2. 抗 Hp 治疗结束后继续用抑酸剂治疗(如奥美拉唑 20mg,每天 1 次)2 ~ 4 周(十二指肠溃疡)或 4 ~ 6 周(胃溃疡)。常用的抑酸剂有质子泵抑制剂或钾离子竞争性酸阻滞剂。

3. NSAIDs 相关性溃疡患者停服 NSAIDs 后,可用常规抗溃疡方案进行治疗,如不能停服 NSAIDs,则应联合 PPI 进行治疗。

4. 标准治疗后内镜证实溃疡未愈合的难治性溃疡,需首先明确有无 Hp 感染、服用 NSAIDs 和胃泌素瘤的可能性,排除类似消化性溃疡的恶性溃疡及其他病因(如克罗恩病)等所致的良性溃疡。加倍剂量的 PPI 可使多数非 Hp、非 NSAIDs 相关的难治性溃疡愈合。对少数疗效差者,可做胃内 24 小时 pH 检测,调整抑酸剂的剂量。

5. 由于内科治疗的进展,极少数有并发症者需要外科治疗。手术适应证为:①大量出血,经内科紧急处理无效;②急性穿孔;③瘢痕性幽门梗阻;④内科治疗无效的难治性溃疡;⑤不能排除恶性的胃溃疡。

(郑丹萍　陈白莉)

第四节　肠结核

肠结核(intestinal tuberculosis)是结核分枝杆菌侵犯肠道引起的慢性特异性感染,分为原发性和继发性。临床上以继发性肠结核多见,绝大多数继发于肺结核。按病理改变分为溃疡型、增生型和混合型 3 类。病变部位多发生于回盲部。

诊断要点

1. **临床表现**　肠结核无特异性的临床表现,起病缓慢,但随着疾病的进展可逐渐出现症状,疾病后期可发生肠梗阻、肠间瘘、肠穿孔,甚至肠道出血等症状。常见的临床症状及体征包括:①腹痛,可发生于右下腹、脐周等,可伴随不完全性肠梗阻的表现;②大便习惯改变,溃疡型以腹泻为主,可无黏液或脓血,严重者可有黏液脓血便;增生型以便秘为主,部分患者腹泻与便秘交替;③腹部包块,右下腹可触及中等硬度、较固定、轻重不等压痛的包块;④结核毒血症状,包括发热、盗汗、消瘦、贫血、全身乏力等。

2. **辅助检查**　结肠镜检查可观察肠道的病变及取组织行病理检查。肠结核可分布于消化道的任何部位,以回盲部较多;典型的肠结核内镜表现为回盲部变形、回盲瓣持续开放,典型的肠结核溃疡病变为环形溃疡,覆黄白苔,溃疡界限呈鼠咬状改变。病变活检病理如发现干酪样坏死或肉芽肿、抗酸染色发现结核分枝杆菌则可确诊肠结核。其他有助于诊断的检查包括结核分枝杆菌的病原学检测(如结核菌素试验强阳性、γ-干扰素释放试验阳性、肠外结核的检查(如影像学提示陈旧性肺结核)。

处理要点

1. 休息及加强营养。

2. 抗结核化学药物治疗,详见本篇第一章第十一节。

3. 完全性肠梗阻、急性肠穿孔或慢性肠穿孔经内科治疗无好转、肠道大出血内科治疗无效者应手术治疗。

(林晓清 何 瑶)

第五节 结核性腹膜炎

结核性腹膜炎(tuberculous peritonitis)是由结核分枝杆菌感染腹膜后引起的慢性弥漫性腹膜炎症。大多数继发于肠道、输卵管等腹盆腔脏器与肺等其他部位的结核病变,感染途径包括直接蔓延和血行播散。按病理特点可分为渗出型、粘连型及干酪型 3 类。

诊断要点

1. **临床表现** 一般起病缓慢,有发热、盗汗、乏力、消瘦、营养不良等表现。少数起病急骤,以急性腹痛或骤起高热为主要表现。症状有脐周、下腹或全腹非持续性隐痛或钝痛,伴随肠梗阻时可出现绞痛;腹胀、腹泻及便秘也是常见症状。体格检查包括:腹壁柔韧感,可能触及包块或有腹水征,可伴随轻度压痛,有时可出现腹膜炎体征。

2. **实验室检查** 有轻度至中度贫血,红细胞沉降率增高,结核菌素试验呈强阳性。腹水多为草黄色渗液,涂片及培养偶可发现结核分枝杆菌。腹腔镜或经胃镜的腹腔检查一般适合渗出性结核性腹膜炎合并腹水的患者,可见腹膜、网膜、内脏表面有散在或集聚的灰白色粟粒样结节,浆膜无光泽,混浊粗糙。活组织检查可确诊。

处理要点

本病治疗关键在于坚持早期、联合、适量、规则及全程抗结核化学药物治疗,以达到早日康复、避免复发与防止并发症的目的。

1. 注意休息及营养,增强抗病能力。

2. 抗结核化学药物治疗。详见本篇第一章第十一节。

3. 本病诊断有困难,并发完全性、不完全性肠梗阻或肠穿孔,肠瘘治疗未能闭合时,可考虑剖腹探查。

(林晓清 何 瑶)

第六节 肠易激综合征

肠易激综合征(irritable bowel syndrome, IBS)以腹痛、腹胀或腹

部不适为主要症状，与排便相关或伴随排便习惯如频率和 / 或粪便性状改变，通过临床常规检查无法发现能解释这些症状的器质性疾病，属于一种功能性肠病。IBS 发病被认为是胃肠动力异常、内脏感觉异常、脑肠调控异常、炎症和精神心理等多种因素共同作用的结果。

诊断要点

1. 患者以中青年为主，女性较男性多见。

2. 以腹痛或腹部不适为主要症状，伴有大便次数或性状的改变，腹痛多于排便后缓解。根据患者排便异常时的主要粪便性状，将 IBS 分为腹泻型、便秘型、混合型和未定型 4 种亚型，我国以腹泻型多见。

3. 起病缓慢，间歇性发作；病程长但全身健康状况不受影响；症状的出现或加重常与精神因素或应激状态有关；白天明显，夜间睡眠后减轻。

4. 常与其他胃肠道功能紊乱性疾病并存。

5. IBS 的诊断主要基于症状，并非是排除性诊断，对有警报征象的患者(包括年龄 > 40 岁、便血、粪便隐血试验阳性、夜间排便、贫血、腹部包块、腹水、发热、非刻意体重减轻、结直肠癌和炎症性肠病家族史)，应有针对性地选择辅助检查以排除器质性疾病，需与感染性肠炎、炎症性肠病、结肠肿瘤等相鉴别。

处理要点

治疗目标是改善症状、提高生活质量，需采取个体化综合治疗策略。

1. 建立良好的医患沟通和信任关系，调整相关的生活方式，避免诱发或加重症状的因素。有条件者可行心理认知和行为学指导。

2. 药物治疗包括：①解痉剂可改善肠易激症状，对腹痛的疗效明显，包括选择性肠道平滑肌钙通道调节剂；抗胆碱能药如阿托品、颠茄、莨菪碱类也能改善腹痛症状，但需注意不良反应。②止泻剂可改善腹泻型 IBS 患者的腹泻症状。③肠道不吸收的抗生素，可改善非便秘型 IBS 患者的症状以及腹胀、腹泻症状。④渗透性泻剂可提高便秘型 IBS 患者的排便频率，改善粪便性状。⑤促分泌剂可改善便秘型 IBS 患者的便秘症状，其中鸟苷酸环化酶 -C 激动剂同时对腹痛的疗效明显。⑥益生菌对改善 IBS 症状有一定疗效。⑦神经递质调节药物可用于合并明显精神症状的 IBS 患者。

(谭年娣　肖英莲)

第七节 炎症性肠病

一、溃疡性结肠炎

炎症性肠病(inflammatory bowel disease,IBD)包括溃疡性结肠炎(ulcerative colitis,UC)及克罗恩病(Crohn disease,CD)。溃疡性结肠炎是一种原因未明的直肠和结肠炎症性疾病,多累及直肠和远端结肠,可累及全结肠。病变主要限于结肠黏膜和黏膜下层,表现为黏膜炎症和溃疡。

诊断要点

1. **临床表现** 为持续性或反复发作的腹泻、黏液血便、腹痛;可伴有不同程度的全身表现(如发热、贫血、消瘦、心率加快、低蛋白血症、水电解质平衡紊乱等);可能合并一些肠外表现(如外周关节炎、结节性红斑、骶髂关节炎、强直性脊柱炎等)。

2. **肠镜** 肠镜是诊断 UC 的最可靠工具。内镜表现为病变大多从直肠开始,且呈连续性、弥漫性分布;内镜特征为黏膜充血、糜烂、溃疡及黏膜脆性增加(接触性出血);可见假性息肉,慢性病程者结肠袋变钝或消失。黏膜活检病理检查可见炎症性反应以及 UC 的特征。

3. **鉴别诊断** 需要排除感染性肠炎(如急性感染性肠炎、阿米巴肠病、肠道血吸虫病、肠结核)和其他非感染性结肠炎(如放射性肠炎、缺血性肠炎、嗜酸性粒细胞性肠炎)等。

完整的诊断需结合临床表现、肠镜、组织学等综合分析,应包括临床类型(初发型、慢性复发型)、病变范围(直肠炎、右半结肠炎、广泛结肠炎)、活动度(活动期、缓解期)和严重程度(轻度、中度、重度)。

处理要点

1. **注意休息** 重度患者应住院治疗。对症处理包括补液、营养支持、改善贫血、纠正水电解质紊乱等。有继发感染者给予抗生素。

2. **传统药物**

(1)氨基水杨酸制剂(5-aminosalicylic acid,5-ASA):用于轻中度 UC 的诱导缓解及维持治疗,可用口服制剂美沙拉秦肠溶片,每天 2 ~ 4g,单次或分次给药,病变局限于直、乙状结肠者可用灌肠剂。诱导缓解后用原剂量或减量的 5-ASA 维持治疗。

(2)糖皮质激素:用于 5-ASA 治疗无效的中度及重度患者,仅用于活动期的诱导,可选择注射用甲泼尼龙琥珀酸钠 40 ~ 60mg/d,泼尼松 0.75 ~ 1mg/(kg·d),症状缓解后开始逐渐缓慢减量至停药,不宜长期使用。

(3)免疫抑制剂:如硫唑嘌呤,用于 5-ASA 维持治疗疗效不佳、症状反复发作及激素依赖者的维持治疗,不单独作为活动期诱导治疗药物。维持治疗的疗程依据具体病情而定,通常不少于 4 年。

3. 生物制剂 英夫利西单抗(infliximab,IFX)可用于激素和免疫抑制剂无效、激素依赖或不能耐受中重度 UC 的诱导缓解及补救治疗。

4. 手术适应证

(1)绝对指征:大出血、穿孔、癌变以及高度疑为癌变。

(2)相对指征:积极内科治疗无效的重度 UC,内科治疗疗效不佳和/或药物不良反应已严重影响生命质量者。

二、克罗恩病

克罗恩病是一种慢性炎性肉芽肿性疾病。病变多位于回肠末段与邻近结肠,但从口腔至肛门各段消化道均可受累,常呈节段分布。

诊断要点

1. 主要临床表现

(1)腹痛:慢性反复发作右下腹或脐周痛,一般为痉挛性阵痛,排便后可暂时缓解。

(2)腹泻:慢性腹泻,解稀烂或糊状便,可有血便。

(3)部分患者有肛周病变(肛瘘或肛裂等)。

(4)全身表现:常有体重减轻,低热或不规则发热,可有肠外表现。

2. 内镜 是诊断 CD 的重要工具,包括胃镜、肠镜、小肠镜及胶囊内镜。内镜表现:早期表现为阿弗他溃疡,后期可融合成纵行或沟槽样溃疡。典型黏膜病变呈卵石样改变,可见炎性息肉、肠腔狭窄。病变肠段间黏膜正常。黏膜活检:组织病理特征为非干酪性肉芽肿,裂隙溃疡,累及全层的炎症。

3. 影像学检查 CT 小肠成像(CTE)或磁共振弹性成像(MRE)是目前评估小肠炎性病变的标准影像学检查。典型表现为肠壁增厚、黏膜强化伴肠壁分层、肠系膜呈"木梳征"等。

4. 鉴别诊断 需要与肠结核、溃疡性结肠炎、肠型贝赫切特综合征、感染性肠炎及其他类型肠炎相鉴别。

完整的诊断应包括临床类型(根据蒙特利尔分型)、活动度(活动期、缓解期)和严重程度(轻度、中度、重度)。

处理要点

1. **一般原则**　注意休息,严格戒烟,高营养及低渣饮食,病情严重时暂时禁食。对症处理,如纠正水与电解质紊乱,肠外营养,改善贫血,纠正低蛋白血症等。腹痛者可给予抗胆碱能药物,必要时加用镇静剂。有肠道继发感染者,给予广谱抗生素及甲硝唑。

2. **传统治疗药物**

(1)氨基水杨酸制剂:对 CD 疗效有限,仅用于病变局限于回肠末段或结肠的轻症患者。

(2)糖皮质激素:可用于 5-ASA 治疗无效的中度及重度患者,仅用于活动期的诱导,泼尼松 0.75 ～ 1mg/(kg·d),不宜长期使用,用药 2 ～ 4 周开始逐渐减量,每周减量 2.5 ～ 5mg,逐渐在 3 个月内减停,以其他药物维持治疗。

(3)免疫抑制剂:一般仅在上述治疗无效时与激素合并使用,包括硫唑嘌呤、巯嘌呤等。沙利度胺对儿童及成人难治性 CD 有效。

3. **生物制剂**　TNF-α 单抗可用于 CD 的诱导缓解与维持治疗。其他生物制剂包括维多珠单抗、乌司奴单抗等。治疗目标为临床症状改善,生物学指标好转,内镜下黏膜愈合,影像学透壁愈合,组织学缓解。

4. **肛瘘的处理**　无症状的单纯性肛瘘无须处理;有症状的单纯性肛瘘以及复杂性肛瘘首选抗菌药物,如环丙沙星和 / 或甲硝唑,并以硫唑嘌呤或巯嘌呤维持治疗。

5. **手术适应证**　完全性肠梗阻、瘘管与脓肿形成,以及急性肠穿孔或不能控制的肠道大出血,经内科治疗无效的顽固病例可进行手术治疗。

(毛　仁　陈旻湖)

第八节　肝硬化

肝硬化(liver cirrhosis)是慢性肝病进展至以肝纤维组织弥漫性增生、再生结节以及假小叶形成为特征的病理阶段,临床表现以肝功能减退和门静脉高压为主,病情迁延且反复发作,晚期常并发上消化道出血、肝性脑病、原发性肝癌、感染、肝肾综合征等。

诊断要点

1. 多有病毒性肝炎、长期酗酒、营养失调、服损肝药物、寄生虫、自身免疫异常等长期致病因素。

2. 有肝功能减退及门静脉高压的临床表现。肝合成功能减退的实验室指标包括人血清白蛋白降低及凝血酶原时间延长,解毒功能下降表现为血清胆红素升高等;门静脉高压可表现为腹水、静脉曲张以及脾大、脾功能亢进。

3. B超最初步提示肝硬化;常规 CT 和磁共振可见肝脏形态比例改变以及门静脉增宽、脾大、腹水、静脉曲张等门静脉高压征象;超声弹性成像或磁共振弹性成像检查提示肝脏硬度值明显升高,能辅助肝硬化诊断并对预后分层;内镜可发现食管 - 胃底静脉曲张并除外其他原因。

4. 诊断的金标准是肝活检组织病理发现假小叶,此为侵入性检查,临床使用较少。

处理要点

1. **一般治疗** 出现并发症时应卧床休息。给予高热量、高蛋白、维生素丰富、易消化的食物。禁酒,忌用肝损害性药物。避免进食坚硬粗糙的食物。保持大便通畅。

2. **抗病毒治疗** 乙型肝炎肝硬化患者只要乙型肝炎表面抗原阳性,即使丙氨酸转氨酶(ALT)正常或 HBV-DNA 阴性,也应抗病毒治疗,首选恩替卡韦、替诺福韦和丙酚替诺福韦。丙型肝炎患者口服直接抗病毒药物如索磷布韦维帕他韦片治疗。

3. **护肝抗炎治疗** 多烯磷脂酰胆碱、甘草类制剂具有一定的肝脏修复和抗炎作用,熊去氧胆酸、腺苷蛋氨酸对于肝内胆汁淤积有一定疗效。

4. **腹水治疗**

(1)限制钠水摄入。

(2)利尿剂:主张先用螺内酯 40 ~ 80mg/d,加用呋塞米 20 ~ 40mg/d。

(3)定期输注白蛋白或血浆支持治疗。

(4)难治性腹水:①大量排放腹水加输注白蛋白;②自身腹水浓缩回输;③肝移植;④部分患者短期应用特利加压素。

5. **并发症治疗**

(1)食管 - 胃底静脉曲张破裂出血

1)急性出血:防治失血性休克,使用血管活性药,预防性抗感染和创造急诊内镜条件,静脉使用垂体后叶素、特利加压素或生长抑素等药物可降低门静脉压力。

2)预防再次出血:在控制活动性出血后,内镜下套扎食管曲张静脉或注射硬化剂,胃底曲张静脉宜注射组织胶,药物首选普萘洛尔。

3)预防首次出血:对中重度静脉曲张伴红色征患者,首选普萘洛尔。

(2)自发性腹膜炎

1)抗生素治疗:选择对肠道革兰氏阴性菌有效、腹水浓度高、肾毒性小的广谱抗生素(如三代头孢、哌拉西林、莫西沙星),静脉给药,足量足疗程。

2)输注白蛋白。

3)可预防性给予喹诺酮类药物。

(3)肝性脑病:见本篇第三章第九节。

(4)肝肾综合征:积极防治诱因,可用血管活性药加输注白蛋白。

(5)肝肺综合征:长期氧疗,必要时肝移植。

(6)门静脉血栓及海绵样变性:在全面评估肝硬化出血风险的基础上,结合血栓形成是否处于急性期后仔细权衡,可考虑抗凝治疗。

6. 门静脉高压的介入治疗　经颈静脉肝内门体分流术(transjugular intrahepatic portosystemic shunt,TIPS)可作为部分门静脉高压出血的治疗及再出血预防,以及难治性腹水的治疗方法。

7. 门静脉高压的手术治疗　适用于食管-胃底静脉曲张破裂大出血各种治疗无效而危及生命者,或预防再出血特别是伴有严重脾功能亢进者。

8. 肝移植　是晚期肝硬化治疗的最佳选择。

(钟碧慧)

第九节　肝性脑病

肝性脑病(hepatic encephalopathy,HE)是肝功能衰竭或门体分流引起的中枢神经系统神经精神综合征,主要临床表现包括人格改变、行为异常、扑翼样震颤、意识障碍、昏迷。

诊断要点

1. **常见病因**　最常见于肝硬化,以及肝功能衰竭、各种原因导致的门体分流等。

2. **常见诱因**　消化道出血、大量排钾利尿、放腹水、高蛋白饮食、镇静催眠或麻醉药物的使用、便秘、尿毒症、外科手术、感染等。

3. **临床表现**　包括高级神经功能紊乱(智力和人格障碍、痴呆、构建不能、意识障碍),神经肌肉障碍(扑翼样震颤、反射亢进、肌阵挛)以及较少的帕金森样综合征。常伴脑水肿,可出现颅内压增高的临床表现。

4. **临床分期** 根据意识障碍程度、神经系统表现和脑电图改变，将 HE 分为 4 期。

(1)Ⅰ期(前驱期):轻度的性格改变和行为异常,如欣快激动或淡漠少言,衣冠不整或随地便溺,可有扑翼样震颤,脑电图多数正常。

(2)Ⅱ期(昏迷前期):以意识错乱、嗜睡障碍、行为异常为主。

(3)Ⅲ期(昏睡期):以昏睡和精神错乱为主,各种神经体征持续或加重,大部分时间患者呈昏睡状态,但可唤醒。

(4)Ⅳ期(昏迷期):神志完全丧失,不能唤醒。

5. **血氨升高** 测定动脉血氨比静脉血氨更有意义。慢性 HE 尤其是门体分流性脑病患者多有血氨增高,急性 HE 血氨可以正常。

6. **主要诊断依据** 包括:①严重肝病和/或广泛门体侧支循环;②肝性脑病的诱因;③精神错乱、昏睡或昏迷;④明显肝功能损害或血氨增高,扑翼样震颤和典型的脑电图改变有重要参考价值。

处理要点

1. **及早识别并纠正或去除诱因** 纠正电解质和酸碱平衡紊乱,预防和控制感染,慎用镇静药物,如患者出现躁狂,应以异丙嗪、氯苯那敏等抗组胺药代替镇静药。

2. **营养支持治疗**

(1)急性期首日患者禁蛋白饮食,以葡萄糖保证供应能量,昏迷不能进食者可经鼻胃管供食。

(2)慢性肝性脑病患者无须禁食,蛋白质摄入量为 1~1.5g/(kg·d)。

(3)口服或静脉使用支链氨基酸制剂。

(4)植物和奶制品蛋白优于动物蛋白。

3. **减少肠道氨源性毒物的生成和吸收**

(1)消化道出血和便秘所致的肝性脑病:需要通过灌肠或导泻等措施清洁肠道,减少肠道氨的吸收。措施包括:①口服或鼻饲缓泻剂,如乳果糖、乳梨醇、25%硫酸镁;②用生理盐水或弱酸液灌肠,排出积血的同时使肠道保持酸性状态,减少氨的吸收。

(2)双糖乳果糖(β-半乳糖果糖):口服不吸收,可进入肠腔使其呈酸性,减少氨的形成与吸收,其轻泻作用有助于肠内含氮毒性物质的排出。

(3)抗生素:口服肠道不易吸收的抗生素能有效抑制肠道产尿素酶的细菌,减少氨的生成,常用利福昔明、巴龙霉素。

4. **促进体内氨的清除** 常用门冬氨酸鸟氨酸。

5. **调节神经递质** γ-氨基丁酸/苯二氮䓬复合受体拮抗剂氟马

西尼;支链氨基酸口服或静脉输注;阿片受体拮抗剂纳洛酮和纳曲酮等。

6. 阻断门体分流 介入 TIPS 术联合曲张静脉的介入断流术,或外科手术阻断异常的门体分流。

7. 肝脏支持治疗与肝移植 血浆置换、血液透析、分子吸附再循环系统(molecular absorbent recirculating system,MARS)可清除与白蛋白结合的毒素、胆红素。肝移植是挽救患者生命的有效措施。

(张 宁)

第十节 胰腺炎

一、急性胰腺炎

急性胰腺炎(acute pancreatitis,AP)是多种病因导致胰腺组织自身消化所致的胰腺水肿、出血及坏死等炎症性损伤。临床以急性上腹痛及血淀粉酶或脂肪酶升高为特点。

诊断要点

1. 具备以下 3 条中任意 2 条可以诊断为急性胰腺炎:①急性腹痛;②血淀粉酶或脂肪酶超过正常上限 3 倍;③典型影像学改变。

急性胰腺炎常表现为急性腹痛,腹痛常涉及整个上腹部,上腹正中或左上腹多见,可向背部放射。血清标志物:淀粉酶在起病后 2 ~ 12 小时升高,48 小时开始下降,持续 3 ~ 5 天;脂肪酶在起病后 24 ~ 72 小时开始升高,持续 7 ~ 10 天。腹部超声、CT 或 MRI 可了解胰腺有无炎症、渗出或坏死及程度。

2. 可合并胰腺附近的局部并发症,如胰周液体积聚、胰腺坏死、脓肿或假性囊肿等,可引起左侧门静脉高压。病情较重者可合并急性多器官功能障碍及衰竭,累及循环、呼吸、胃肠道、肾、肝等器官。

3. **分型**

(1)轻症急性胰腺炎:不伴有器官功能障碍及局部或全身并发症,通常在 1 ~ 2 周内恢复。

(2)中重症急性胰腺炎:伴有一过性(≤ 48 小时)的器官功能障碍和 / 或局部并发症。

(3)重症急性胰腺炎:伴有持续(> 48 小时)的器官功能障碍。

4. 注意寻找 AP 的病因,常见的有胆道疾病、酒精或暴饮暴食、高甘油三酯血症或高钙血症、胰管阻塞、手术与创伤、药物、感染或全身炎症等。

处理要点

AP 治疗的两大任务是寻找并祛除病因和控制炎症。

1. 监护以及支持治疗,最重要的是补液以及器官功能的保护。

2. 减少胰液分泌及控制炎症,短期禁食,抑制胃酸,应用生长抑素(500μg/h)及其类似物(50μg/h),疗程 4 ~ 5 天。

3. 腹痛剧烈者可给予哌替啶,不推荐应用吗啡或胆碱能受体拮抗剂。

4. 预防和抗感染,早期肠内营养。

5. 去除病因。对胆源性胰腺炎患者,尽快行内镜下治疗解除胆道梗阻;对胰腺分裂、胰管狭窄或壶腹周围病变者,择期行内镜或外科手术去除病因。

6. 处理局部并发症,如假性囊肿或脓肿,可行腹腔引流或内镜下引流。

二、慢性胰腺炎

慢性胰腺炎(chronic pancreatitis,CP)是各种原因导致的胰腺组织结构和 / 或功能出现的不可逆持续性损害。结构异常包括慢性炎症、腺泡萎缩、胰管变形、纤维化、钙化、假性囊肿形成,功能异常包括胰腺外分泌功能障碍造成吸收不良、内分泌功能障碍造成糖尿病。其病因包括:①胆系疾病;②慢性酒精中毒;③代谢障碍,如高钙血症、高脂血症;④胰管梗阻;⑤自身免疫,分为自身免疫性慢性胰腺炎与自身免疫相关性慢性胰腺炎,前者血清有多种免疫抗体,如 IgG4;⑥特发性胰腺炎,与基因突变有关;⑦遗传性胰腺炎,为常染色显性遗传性疾病。

诊断要点

1. CP 常有腹痛,多位于中上腹或左上腹,可放射至腰背部。

2. 由于胰腺外分泌功能不全,慢性胰腺炎可表现为吸收不良综合征,脂肪吸收不良最早出现,严重者可发生脂肪泻,表现为排便次数增多,可达 10 次 /d,大便量多,泡沫样,表面含有油滴,镜检可见脂肪滴。严重者伴有脂溶性维生素 A、D、E、K 缺乏。

3. 由于胰腺内分泌功能不全,慢性胰腺炎患者可发生糖尿病。

4. 影像检查可明确有无胰腺钙化、结石、萎缩,胰管扩张或假性囊肿等改变。

5. 有腹痛以及胰腺内、外分泌功能不全的临床表现和实验室证据,结合典型的影像学检查可确诊 CP。慢性胰腺炎需要与胰腺癌相鉴别,两者在临床表现上相似,甚至影像学检查也难以区别,血清肿瘤标志物检测、经内镜逆行胆胰管成像(endoscopic retrograde cholangiopancreatography,ERCP)和超声内镜引导细针穿刺抽吸术(endoscopic ultrasound-guided fine needle aspiration,EUS-FNA)对鉴别诊断有帮助。

处理要点

慢性胰腺炎的治疗应采用综合措施,包括祛除病因、防止急性发作、缓解或减轻疼痛、补充胰腺外分泌功能不足、营养支持和治疗并发症。

(一)内科治疗

1. **病因治疗**　祛除原发病因是治疗慢性胰腺炎的基础。

2. **胰腺功能不全治疗**　合并糖尿病者应用胰岛素;严重营养不良者考虑静脉营养;胰腺外分泌功能不全造成脂肪泻要用足量胰酶制剂替代治疗。

3. **腹痛治疗**

(1)戒酒、合理饮食。

(2)应用止痛药。

(3)降低胰管内压:抑制胰腺分泌(奥曲肽、抑制胃酸分泌加胰酶制剂)、解除胰管阻塞(内镜下治疗、外科手术)。

(4)腹腔神经丛阻滞或腹腔镜下内脏神经切除术。

(5)胰腺部分切除、次全切除或全切除术。

(6)并发症治疗:假性囊肿引流术、胰管或胆管取石术等。

4. **内镜下治疗**　包括支架置入术、胰管括约肌或胆管括约肌切开术、胰管或胆管取石术等。

(二)外科治疗

目的是减轻疼痛、改善引流、处理并发症。指征为:①止痛剂不能缓解的严重腹痛;②可能合并胰腺癌;③内镜无法解除的胰管结石或胰管狭窄伴胰管梗阻;④胰腺肿大压迫胆总管发生阻塞性黄疸;⑤脾静脉血栓形成和门静脉高压引起出血。

(张　宁)

第四章

泌尿系统疾病

第一节　急性肾小球肾炎

急性肾小球肾炎(acute glomerulonephritis,AGN)简称急性肾炎,是以急性肾炎综合征(血尿、蛋白尿、水肿和高血压,伴或不伴急性肾损伤)为主要临床表现的一组疾病。目前仍以链球菌感染后肾小球肾炎(poststreptococcal glomerulonephritis,PSGN)多见,其他感染亦可引起。本节重点讲述 PSGN。

诊断要点

1. **病史**　通常有咽部或皮肤前驱感染史。潜伏期取决于感染部位:咽部感染后的潜伏期为 1 ~ 3 周,皮肤感染后的潜伏期为 4 ~ 6 周。

2. **主要临床表现**　儿童多见,高峰年龄为 5 ~ 12 岁。成人易感因素为老年、免疫缺陷、生活环境不洁及酗酒等。常见临床表现包括血尿、蛋白尿、水肿和高血压,部分患者表现为一过性氮质血症。患者病情轻重不一,轻者可表现为无症状显微镜下血尿,重者可表现为少尿型急性肾损伤,甚至出现心力衰竭、脑水肿等。

3. **辅助检查**　病程早期约 90% 的患者血补体 C3 显著降低,4 ~ 8 周内逐渐恢复正常。由于 PSGN 在前驱感染数周后出现,因此仅约 25% 的患者皮肤或咽部细菌培养阳性。部分患者可见血清抗链球菌溶血素 O 抗体(anti-streptolysin O,ASO)、抗 DNA 酶 B 抗体或抗透明质酸酶抗体等的滴度升高。临床表现不典型或较难与其他肾脏病鉴别时,可行肾活检,典型病理改变为毛细血管内增生性肾小球肾炎。免疫荧光可见 IgG 及 C3 在系膜和肾小球毛细血管壁呈弥漫性颗粒状沉积。电镜的特征性表现为上皮下驼峰样电子致密物沉积。

4. **诊断标准**　感染后数周发生急性肾炎综合征,伴血清 C3 一过性下降,可临床诊断 PSGN。

5. **鉴别诊断**　C3 肾小球病、IgA 肾病、膜增生性肾小球肾炎和其他继发性肾小球肾炎(如狼疮性肾炎)。

处理要点

本病是自限性疾病,以对症支持治疗为主。主要措施为防治容量超负荷引起的各种并发症,保护肾功能,以利于其自然病程的恢复。

1. 如果诊断时仍存在链球菌感染,应给予敏感的抗生素治疗,首选青霉素。

2. 急性期应注意休息,直至病情稳定。

3. 水肿明显及血压高者应限制水和钠摄入,必要时予利尿消肿。首选袢利尿剂(如呋塞米、托拉塞米等),其他利尿药物亦可考虑。需根据患者出入量、体重情况等制定合理的用药方案。

4. 多数患者利尿后血压即可恢复正常,若仍不能达标,可选用钙通道阻滞剂(CCB)、血管紧张素转化酶抑制剂(ACEI)/血管紧张素Ⅱ受体阻滞剂(ARB)等口服降压药。使用 ACEI/ARB,需监测肾功能和血钾,根据结果调整用药方案。对于高血压急症,可选用静脉降压药。

(刘倩伶 李剑波)

第二节 急进性肾小球肾炎

急进性肾小球肾炎(rapidly progressive glomerulonephritis,RPGN)是在急性肾炎综合征基础上的肾功能快速进展,病理类型为新月体肾炎的一组疾病。分为Ⅰ型[抗肾小球基底膜(anti-glomerular basement membrane,anti-GBM)型]、Ⅱ型(免疫复合物型)、Ⅲ型(寡免疫复合物型)。

诊断要点

RPGN 起病急,病情急剧进展,可有前驱上呼吸道感染病史。

1. **主要临床表现**

(1)肾脏受累的表现:在急性肾炎综合征的基础上,早期出现少尿或无尿,肾功能快速进展,可伴有不同程度的贫血。其中Ⅱ型也可表现为肾病综合征,Ⅲ型常有发热、乏力、体重下降等表现。

(2)肾外脏器受累的表现:如肺部受累而导致咯血(Ⅰ型、Ⅲ型);耳鼻咽喉受累而导致听力下降、鼻塞、鼻出血等(Ⅲ型);消化道受累而导致消化道出血(Ⅲ型);中枢受累可出现癫痫发作、意识障碍等(Ⅲ型)。

2. **辅助检查** 抗 GBM 抗体检测阳性(Ⅰ型)或抗中性粒细胞胞质抗体(antineutrophil cytoplasmic antibody,ANCA)检测阳性(Ⅲ型);系统性红斑狼疮所导致的 RPGN,可出现抗核抗体(ANA)、抗双链 DNA(dsDNA)抗体、抗 Sm 抗体等自身抗体阳性。肾脏体积常增大。

3. **诊断标准** 急性肾炎综合征伴肾功能急剧恶化,可伴有多器官系统受累的表现,特殊抗体检查阳性,病理类型为新月体肾炎(50%以上肾小球有大新月体形成,占肾小球囊腔的 50% 以上),可临床诊断 RPGN。

4. 鉴别诊断 3 种不同类型急进性肾炎的鉴别要点见表 2-4-1。该病还需与以下疾病相鉴别:引起急性肾损伤的非肾小球疾病(急性肾小管坏死、急性过敏性间质性肾炎、梗阻性肾病)和引起急进性肾炎综合征的其他肾小球疾病(重症急性肾炎或重症膜增生性肾炎等)。

表 2-4-1 3 种不同类型急进性肾炎的鉴别要点

分型	临床特点	血清学	光镜及电镜	免疫病理
Ⅰ型	青年多见,贫血突出,肺部可受累	抗 GBM 抗体阳性	肾小球炎症反应轻,无电子致密物	IgG 及 C3 呈线条状,沿肾小球毛细血管壁分布
Ⅱ型	伴肾病综合征	循环免疫复合物、冷球蛋白阳性,血清 C3 降低	肾小球毛细血管内皮细胞和系膜细胞增生,可见电子致密物沉积	IgG 及 C3 呈颗粒状或团块状沉积于系膜区及毛细血管壁
Ⅲ型	老年多见,常有发热、乏力、体重下降,肺部、耳鼻咽喉、消化道、中枢可受累	ANCA 阳性	肾小球节段性纤维素样坏死,无电子致密物	肾小球内无或仅有微量免疫沉积物

处理要点

1. 一般原则 及时明确病因和免疫病理分型,尽早开始强化免疫抑制治疗。

2. 强化免疫治疗方案

(1)甲泼尼龙冲击:甲泼尼龙 0.5 ~ 1.0g 静脉滴注,每日 1 次,3 次为 1 个疗程,一般 1 ~ 2 个疗程。续以糖皮质激素 0.5 ~ 1mg/(kg·d),6 ~ 8 周后逐渐减量。

(2)联合细胞毒性药物(环磷酰胺):口服 2 ~ 3mg/(kg·d),或静脉滴注每月 0.6 ~ 1.0g(需根据肾小球滤过率调整剂量),累积量一般不超过 8g。

(3)必要时加做血浆置换:每日或隔日 1 次,每次置换容量为 2 ~ 4L,一般需 7 次以上(具体疗程需根据病情调整)。适用于Ⅰ型和部分Ⅲ型患者及肺出血患者。

3. **肾脏替代治疗** 达到肾脏替代治疗指征者,应及时透析(包括血液透析或腹膜透析),肾功能无法逆转者应给予长期维持透析或肾移植。

(黄　旋　李剑波)

第三节　慢性肾小球肾炎

慢性肾小球肾炎(chronic glomerulonephritis,CGN)简称慢性肾炎,是一组以血尿、蛋白尿、水肿和高血压为主要临床表现的肾小球疾病,可伴或不伴肾功能损害。

诊断要点

1. **慢性病程** 起病隐匿,缓慢持续进展,也可表现为急性加重,快速进展至终末期肾脏病。

2. **主要临床表现** 以蛋白尿、血尿、水肿、高血压为基本临床表现,可伴有不同程度肾功能减退。

3. **实验室检查** 以肾小球源性的蛋白尿和/或血尿为诊断依据,可伴有血肌酐升高;病理可表现为系膜增生性肾炎、系膜毛细血管性肾炎、膜性肾病、局灶节段性肾小球硬化等。

4. **诊断标准** 尿检异常(蛋白尿、血尿)伴或不伴水肿及高血压病史超过 3 个月,无论有无肾功能损害均应考虑此病。

5. **鉴别诊断** 继发性肾小球肾炎(糖尿病肾病、狼疮性肾炎、过敏性紫癜性肾炎、乙型肝炎相关性肾炎、ANCA 相关性血管炎肾损害、高血压性肾损害、肿瘤相关性肾病等)和遗传性肾病 [奥尔波特综合征(Alport syndrome)、法布里病(Fabry disease)、薄基底膜肾病、多囊肾、肾单位肾痨等]。

处理要点

1. **去除肾功能加重的诱因** 避免劳累、感染,避免使用肾毒性药物,防止有效循环血量不足等。

2. **饮食** 适当限制水、钠摄入,肾衰竭者根据肾功能情况给予 $0.6 \sim 0.8g/(kg\cdot d)$ 的优质低蛋白和低磷饮食,在进食低蛋白饮食时,可补充必需氨基酸或 α- 酮酸。但存在营养不良的患者不建议过度控制蛋白摄入。

3. **降低尿蛋白** 争取将尿蛋白降为 < 1g/d,越低越好。ACEI/ARB 类药物为治疗慢性肾炎合并高血压和 / 或蛋白尿的首选药物,应用剂量需高于常规的降压剂量,严重肾功能损害患者(血肌酐 > 3mg/dl)应谨慎使用,掌握适应证和应用方法,监测血肌酐、血钾、防止严重副作用。

4. 控制血压

（1）高血压的治疗目标：血压 < 130/80mmHg。

（2）降压药物的选择：因水、钠潴留导致容量依赖性的高血压患者可选用噻嗪类利尿剂（如氢氯噻嗪），内生肌酐清除率 < 30ml/min 时可改用袢利尿剂（如呋塞米），一般不宜过多和长期使用；尽量首选具有肾脏保护作用的降压药如 ACEI/ARB 类药物，当血压控制欠佳时，可联合应用多种降压药物治疗，如 CCB 类药物、β 受体拮抗剂、α 受体拮抗剂及其他血管扩张药等。

5. 免疫抑制剂　根据患者的尿蛋白水平、肌酐和肾穿刺病理类型等综合决定是否使用。

6. 并发症　慢性肾衰竭并发的肾性贫血、慢性肾脏病 - 矿物质和骨代谢异常等治疗措施，参见本章第十五节慢性肾脏病的内容。

7. 合并症　同时治疗糖尿病、冠心病等其他合并症。

（王　丹　李剑波）

第四节　IgA 肾病

IgA 肾病（IgA nephropathy）是指肾小球系膜区以 IgA 或 IgA 沉积为主的肾小球疾病，也是最常见的原发性肾小球疾病。

诊断要点

1. 前驱病史　病前数小时至数天内常有呼吸道感染的前驱病史。

2. 临床表现及辅助检查　可表现为突然发作性肉眼血尿，或仅为间歇性或持续性镜下血尿，尿红细胞以畸形为主，可伴有少量至中等量蛋白尿。少数病例可呈肾病综合征表现，伴或不伴肾衰竭。约半数患者血清 IgA 升高。

3. 诊断标准　存在以上临床表现，且肾活检显示系膜区以 IgA 为主的颗粒状沉积（彩图 2-4-1），排除继发性 IgA 肾病，可明确诊断。

肾脏病理可根据牛津病理分型基本原则确定 MEST-C 评分，见表 2-4-2。

彩图 2-4-1

IgA 肾病的典型光镜和免疫荧光图片

表 2-4-2　IgA 肾病牛津病理分型

病理指标	定义	评分
M：系膜细胞增殖	> 50% 或 < 50% 小球面积	M1/0
E：毛细血管内细胞增殖	有或无	E1/0
S：局灶硬化 / 粘连	有或无	S1/0
T：小管萎缩 / 间质纤维化	0 ~ 25%，26% ~ 50%，> 50%	T0/1/2
C：新月体	无新月体，0 ~ 25%，≥ 25%	C0/1/2

4. **鉴别诊断**　链球菌感染后肾小球肾炎、非 IgA 系膜增生性肾炎、继发性系膜 IgA 沉积（如系统性红斑狼疮、过敏性紫癜及肝病等）、薄基底膜肾病、泌尿系统感染等。

【处理要点】

1. 治疗措施需结合临床和肾活检病理制定。

2. 一般治疗同慢性肾小球肾炎。

3. 针对蛋白尿，建议选用 ACEI/ARB，并逐渐增加至可耐受的最大剂量。目标为尿蛋白 < 0.5g/d（越低越好）。近年包括钠 - 葡萄糖耦联转运体 2（SGLT-2）抑制剂、内皮素受体拮抗剂阿曲生坦、内皮素受体和血管紧张素 Ⅱ 受体双通道阻滞剂斯帕森坦以及羟氯喹等药物亦被证实有减少尿蛋白、延缓肾功能进展的作用，新型免疫抑制剂如靶向肠道黏膜免疫的布地奈德同样在 IgA 肾病中具有可观的治疗前景。

4. 必要时应用糖皮质激素和 / 或吗替麦考酚酯抑制免疫炎症反应。其他免疫抑制药物如硫唑嘌呤、环磷酰胺、钙调磷酸酶抑制剂和利妥昔单抗也可选择，但证据尚不足。

（杨嘉怡　文　琼）

第五节　肾病综合征

一、概述

肾病综合征（nephrotic syndrome，NS）是一组临床综合征，以大量蛋白尿、低蛋白血症、水肿和高脂血症为主要临床表现。

【诊断要点】

1. **病史**　NS 是由多种疾病和不同病因、病理所引起的一组综合征，其临床表现、发病机制和防治措施各有特点，当确认 NS 的诊断后,应进一步探究其病因和诱因,这关系到患者后续的治疗和预后。

2. **症状和体征** 常见水肿、泡沫尿,水肿多初见于踝部,为对称性和凹陷性;严重者出现全身水肿、胸腔积液和腹水,伴有胸闷、气促、食欲下降、恶心、呕吐、腹胀等不适。

3. **辅助检查** 尿常规提示蛋白尿;生化提示低白蛋白血症;血总胆固醇、低密度脂蛋白胆固醇、甘油三酯水平升高。

4. **诊断标准** 大量蛋白尿(24小时尿蛋白定量 > 3.5g/d)、低白蛋白血症(血浆白蛋白 < 30g/L)、水肿和高脂血症,其中大量蛋白尿和低白蛋白血症是必需条件。

5. **并发症** 感染、血栓栓塞、急性肾损伤、蛋白质及脂质代谢紊乱。感染是NS的常见并发症及导致NS复发和疗效不佳的主要原因,常见感染部位为呼吸道、泌尿道、皮肤和腹膜。NS容易发生血栓栓塞并发症,以肾静脉血栓最为常见。NS患者可出现急性肾损伤,与有效血容量不足导致肾血流下降、肾间质高度水肿压迫肾小管和大量管型堵塞肾小管有关。长期低蛋白血症可导致营养不良,高脂血症还将增加心血管系统并发症的发生率。

6. **鉴别诊断** 除了遗传性肾病综合征外,应注意鉴别原发性或继发性肾病综合征,两者治疗方法不一(表2-4-3)。

表2-4-3 肾病综合征的分类和常见病因

分类	儿童	青少年	中老年
原发性	微小病变型肾病	系膜增生性肾小球肾炎	膜性肾病
		微小病变型肾病	
		局灶节段性肾小球硬化	
		系膜毛细血管性肾小球肾炎	
继发性	过敏性紫癜性肾炎	狼疮性肾炎	糖尿病肾病
	乙型肝炎病毒相关性肾炎	过敏性紫癜性肾炎	肾脏淀粉样变性
	狼疮性肾炎	乙型肝炎病毒相关性肾炎	骨髓瘤性肾病
			淋巴瘤或实体肿瘤相关肾病

处理要点

1. **一般治疗** 严重水肿、低白蛋白血症患者宜注意休息,并给予优质蛋白饮食,保证充分热量。

2. **调节血脂**　他汀类药物是治疗高脂血症的一线药物,若患者不能耐受他汀或动脉粥样硬化心血管疾病风险较高,以及使用他汀药物最大耐受剂量但血脂仍未达标的患者,可联合非他汀类药物进行治疗,包括贝特类、肠道胆固醇吸收抑制剂和前蛋白转化酶枯草溶菌素9(proprotein convertase subtilisin/kexin type 9,PCSK9)抑制剂。

3. **利尿消肿**　袢利尿剂为一线药物,可选用噻嗪类利尿剂、潴钾利尿剂和抗利尿激素 V2 受体拮抗剂等。

4. **减少尿蛋白**　使用最大耐受剂量的 ACEI/ARB 作为减少尿蛋白的一线治疗方案,用药期间需定期监测血肌酐和血钾水平,避免急性肾损伤和高钾血症的发生。

5. **糖皮质激素**　为原发性肾病综合征治疗的最基本药物。使用过程中需遵循起始足量、缓慢减药和长期维持的原则。常用药物为泼尼松 $1mg/(kg \cdot d)$,早上顿服,疗程 8 周,必要时延长至 12 周。无论病情有无缓解,足量激素足疗程治疗后均应减量。激素的减量方案需根据患者病情转归、激素副作用等情况决定。一般每 2 周减 5mg,减至 $0.5mg/(kg \cdot d)$ 时维持 2 个月左右,此后每 2 周减量 2.5mg,减至 10mg 时至少维持半年才考虑继续减量,直至减停。

6. **免疫抑制剂**　对难治性肾病综合征(激素依赖或激素抵抗)的患者,可尝试加用免疫抑制剂如环磷酰胺、环孢素或他克莫司、吗替麦考酚酯。环磷酰胺可以采用每日口服或间断静脉滴注的方法给药,每日口服的剂量为 50 ~ 150mg/d,间断静脉滴注的剂量一般为每月 $0.5 ~ 0.8g/m^2$。环孢素常用量为 $3 ~ 5mg/(kg \cdot d)$,分 2 次空腹口服,维持血药谷浓度为 100 ~ 150ng/ml(需个体化调整),蛋白尿完全缓解后缓慢减量至最小有效剂量并维持 1 ~ 2 年。他克莫司常用量为 $0.05 ~ 0.1mg/(kg \cdot d)$,维持血药谷浓度为 5 ~ 8ng/ml(需个体化调整),半年后减半量,维持用药 1 ~ 2 年。吗替麦考酚酯常用量为 1.5 ~ 2g/d,分 2 次口服,共用 3 ~ 6 个月,减量维持半年。近年来,生物制剂利妥昔单抗也被广泛应用于难治性肾病综合征的治疗中,且有不错的效果。

7. **并发症防治**　一旦出现感染,应及时选用抗生素治疗;血浆白蛋白低于 20g/L 时开始预防性使用抗凝药物,已发生血栓栓塞的患者,需要充分抗凝治疗;对于发生急性肾损伤并已有肾脏替代治疗指征者,应给予肾脏替代治疗维持内环境稳定。

二、膜性肾病

膜性肾病（membranous nephropathy，MN）是以肾小球基底膜外侧、上皮细胞下免疫复合物沉积，伴基底膜弥漫增厚为特征的一种肾小球疾病，是肾病综合征的常见病理类型。

诊断要点

1. MN 多发于中老年人，隐匿起病，水肿逐渐加重，80% 的患者表现为 NS。对于中老年 MN 患者，应积极寻找是否存在继发因素，以排除肿瘤、感染、风湿免疫疾病、药物等导致的继发性膜性肾病。

2. NS 的各种并发症均可在 MN 中见到，比较突出的是血栓栓塞，常见肾静脉血栓、下肢静脉血栓及肺栓塞，发生率为 10% ~ 60%。

3. 在 70% 左右的原发性 MN 患者血清中可以检出针对磷脂酶 A2 受体（phospholipase A2 receptor，PLA2R）的自身抗体，特异度为 95% ~ 99%。

4. 光镜下早期肾小球毛细血管袢略显僵硬，可见肾小球基底膜空泡样改变。病变明显时基底膜弥漫增厚，钉突形成（嗜银染色），上皮细胞下、钉突之间颗粒状嗜复红物沉积。晚期则表现为基底膜明显增厚，可呈链环状。免疫荧光检查表现为以 IgG 和 C3 为主沿毛细血管壁颗粒样沉积。电镜可见基底膜增厚，上皮细胞足突融合，上皮下颗粒状电子致密物沉积。

处理要点

1. 基本治疗包括限盐、休息、控制血压等。只要没有禁忌证，应使用 ACEI/ARB 类药物减少尿蛋白，此类药物需用至患者能够耐受的最大剂量。

2. 对于每一个 MN 患者，应使用临床和实验室指标评估肾病进展的风险并进行危险分层。尿蛋白小于 3.5g/d、人血清白蛋白 > 30g/L 且 eGFR > 60ml/(min·1.73m^2) 的患者，通常不需要免疫抑制治疗。

3. 对于存在肾病进展危险因素的 MN 患者，推荐依据危险分层等级，使用利妥昔单抗或环磷酰胺联合激素治疗 6 个月，或基于钙调磷酸酶抑制剂的方案治疗至少 6 个月。对于中、高风险患者，钙调磷酸酶抑制剂为一线首选推荐；针对极高风险患者，推荐使用环磷酰胺联合激素方案。

三、微小病变型肾病

微小病变型肾病（minimal change nephrosis，MCD）是指临床表

现为肾病综合征,光镜下肾小球结构大致正常、免疫荧光全阴性、电镜下仅以足细胞足突广泛消失为主要特点的一类肾小球疾病,也是肾病综合征的常见病理类型。

诊断要点

1. MCD 的发病高峰在儿童及青少年,占 10 岁以内儿童 NS 的 70%～90% 及成人 NS 的 10%～30%,中年为低谷,老年略有上升,形成第二发病高峰。此外,应注意排除引起 MCD 的继发性因素,如肿瘤、风湿免疫疾病、药物等。

2. MCD 常突然起病,也可于感染(尤其是呼吸道感染)后起病,常表现为 NS,一般无肉眼血尿,约 20% 患者有轻微镜下血尿。

3. MCD 常合并感染、电解质紊乱、血栓栓塞、营养不良、内分泌功能紊乱及急性肾损伤。

4. MCD 只能通过肾活检确诊,光镜下肾小球结构大致正常,肾小管上皮细胞可见颗粒及空泡变性,免疫荧光全阴性或 IgM、补体 C3 非特异性弱阳性,电镜下可见足突广泛消失,没有电子致密物沉积。

处理要点

1. MCD 的初始治疗推荐使用足量糖皮质激素,常用药物为泼尼松 1mg/(kg·d),早上顿服。使用足量激素至少 4 周,无论病情有无缓解,使用足量激素 8 周后均应开始减量。在完全缓解后的第 2 周,糖皮质激素可逐渐减量。

2. 对于糖皮质激素有使用禁忌或频繁复发/激素依赖的 MCD 患者,可以使用环磷酰胺、钙调磷酸酶抑制剂、吗替麦考酚酯或利妥昔单抗治疗。

(李 斌 文 琼)

第六节　无症状性血尿和/或蛋白尿

无症状性血尿和/或蛋白尿(asymptomatic hematuria and/or proteinuria)指仅表现为肾小球源性血尿和/或轻至中度蛋白尿,不伴水肿、高血压及肾功能损害的一组肾小球疾病。

诊断要点

1. 临床多无症状,常因发作性肉眼血尿或体检提示镜下血尿或蛋白尿而发现,无水肿、高血压和肾功能损害。

2. 尿液分析可见镜下血尿和/或蛋白尿,相差显微镜尿红细胞形态检查和/或尿红细胞容积分布曲线测定可判定血尿性质为肾小球源性血尿。

3. 肾功能及影像学检查,如 B 超、静脉肾盂造影、CT 或 MRI 等常无异常发现。

4. 如患者随访中出现血尿、蛋白尿加重和 / 或肾功能恶化,应尽快做肾穿刺活检明确诊断。多种病理类型的原发性肾小球疾病或继发性肾小球疾病均可出现无症状性血尿和 / 或蛋白尿,如轻微病变性肾小球肾炎、轻度系膜增生性肾小球肾炎、局灶节段性肾小球硬化或全身性疾病、奥尔波特综合征、薄基底膜肾病及非典型的急性肾炎恢复期等。

5. 需与尿路疾病(如尿路结石、肿瘤或炎症)所致的血尿、假性蛋白尿、溢出性蛋白尿、功能性蛋白尿、体位性蛋白尿、左肾静脉压迫综合征相鉴别。

处理要点

1. 定期检查和追踪,监测尿常规、肾功能和血压的变化,女性患者在妊娠前及妊娠期间更需要加强监测。

2. 保护肾功能,避免肾损伤的各种因素。

3. 对伴血尿的蛋白尿患者,或单纯尿蛋白明显增多(尤其 > 1.0g/d)者,建议使用 ACEI/ARB 类药物,并逐渐增加至可耐受的最大剂量,同时监测血压、血钾和肾功能,根据病情调整剂量。

4. 合并慢性扁桃体炎反复发作,尤其是与血尿、蛋白尿发生密切相关的患者,建议急性期过后行扁桃体切除。

5. 随访中如出现高血压或肾功能损害,按慢性肾小球肾炎治疗。

(余　婧　文　琼)

第七节　狼疮性肾炎

狼疮性肾炎(lupus nephritis,LN)是指系统性红斑狼疮导致的肾脏损害。肾活检提示近 100% 的 SLE 患者有肾脏受累,是其最重要及最致命的靶器官并发症之一。

诊断要点

1. 首先需确立 SLE 的诊断。

2. 在 SLE 基础上,有肾脏损害表现,如持续性蛋白尿(尿蛋白定量 > 0.5g/24h,或随机尿蛋白定性 > ++,或尿蛋白 / 肌酐 > 500mg/g)、伴或不伴活动性尿沉渣(除外尿路感染,尿白细胞 > 5 个 /HPF,尿红细胞 > 5 个 /HPF)或管型尿(可为红细胞或颗粒管型等),则可诊断为 LN。

3. 肾活检病理显示为免疫复合物介导的肾小球肾炎则进一步确定 LN 的诊断。典型的免疫病理表现为肾小球 IgG、IgA、IgM、C3、C4、C1q 均阳性,称为"满堂亮(full house)"。2003 年,国际肾脏病学会/肾脏病理学会(ISN/RPS)对 LN 进行病理分型,包括 Ⅰ ~ Ⅵ型(表 2-4-4),LN 还可表现为狼疮足细胞病、血栓性微血管病等特殊类型。

表 2-4-4　狼疮性肾炎的病理分型

病理分型	病理表现
Ⅰ型(系膜轻微病变性 LN)	光镜下正常,免疫荧光可见系膜区免疫复合物沉积
Ⅱ型(系膜增生性 LN)	系膜细胞增生伴系膜区免疫复合物沉积
Ⅲ型(局灶性 LN)	50% 以下肾小球表现为毛细血管内、血管外节段或球性细胞增生
Ⅳ型(弥漫性 LN)	50% 以上肾小球表现为毛细血管内、血管外节段或球性细胞增生
Ⅴ型(膜性 LN)	光镜和免疫荧光或电镜检查显示球性或节段上皮下免疫沉积物,可以合并发生Ⅲ型或Ⅳ型 LN,也可伴有终末期硬化性 LN
Ⅵ型(终末期硬化性 LN)	≥ 90% 肾小球呈球性硬化

处理要点

1. LN 的治疗方案以控制病情活动、阻止肾脏病变进展为主要目的。

2. 需要综合 SLE 全身活动性、临床表现、病理类型等情况制定个体化治疗方案,完整方案包括诱导治疗与维持治疗两部分。

3. 依据病理类型采取个体化的治疗策略

(1)Ⅰ型、Ⅱ型或单纯 Ⅴ型 LN 患者:表现为非肾病水平蛋白尿(尿蛋白 < 3g/d)的患者可予对症支持(ACEI/ARB 降蛋白等)及羟氯喹等治疗,根据肾外表现决定是否给予免疫抑制治疗;如在治疗过程中出现尿蛋白增加、相关并发症加重或起始表现为肾病水平蛋白尿(尿蛋白 ≥ 3g/d)者,可使用糖皮质激素联合免疫抑制剂进行诱导治疗,如泼尼松联合吗替麦考酚酯/环磷酰胺/钙调磷酸酶抑制剂(环孢素或他克莫司),病情获得缓解后使用小剂量激素联合硫唑嘌呤/吗替麦考酚酯/钙调磷酸酶抑制剂进行维持治疗。

(2)Ⅲ型或Ⅳ型(伴或不伴 Ⅴ型,又称增殖型 LN)LN 患者:诱导治疗推荐使用激素联合免疫抑制剂,如吗替麦考酚酯/环磷酰胺/钙调磷酸酶抑制剂,待病情稳定后转入维持治疗。增殖型 LN 推荐在标准免疫抑制治疗方案基础上联用贝利尤单抗进行诱导及维持治疗。

1)诱导治疗一般可根据病情使用甲泼尼龙 0.25 ~ 0.5g/d 冲击治疗 1 ~ 3 天,使用泼尼松 0.5 ~ 1mg/(kg·d),疗程 2 ~ 4 周,此后逐渐减量,直至 5mg/d 维持;同时合用免疫抑制剂治疗,如环磷酰胺静脉疗法,即每个月 0.5 ~ 1.0g/m^2,共 6 次;或每 2 周 0.5g,共 6 次,或口服 1 ~ 1.5mg/(kg·d),或吗替麦考酚酯(1.5 ~ 2.0g/d,分 2 次口服)。

2)维持治疗多采用小剂量激素(泼尼松 5mg/d)联合硫唑嘌呤[1.5 ~ 2mg/(kg·d)],或吗替麦考酚酯(1 ~ 2g/d,分 2 次口服)。

3)贝利尤单抗每次 10mg/kg,前 3 次每 2 周给药 1 次,随后每 4 周给药 1 次,活动性 LN 建议联合贝利尤单抗治疗 2.5 年。

4)对难治性或反复复发的增殖型 LN 患者,可考虑使用多靶点方案(激素联合吗替麦考酚酯及钙调磷酸酶抑制剂)或联合利妥昔单抗。

(3)Ⅵ型:根据狼疮肾外表现决定是否进行免疫抑制治疗,积极治疗贫血、钙磷代谢紊乱等并发症,必要时行肾脏替代治疗。

4. LN 治疗过程中要注意监测感染、骨质疏松、心血管疾病、肿瘤、妊娠等情况,必要时进行多学科讨论,制定治疗方案。

(余　婧　余健文)

第八节　糖尿病肾病

糖尿病肾病(diabetic nephropathy,DN)指糖尿病引起的慢性肾脏病,是糖尿病最常见的微血管并发症之一,主要表现为持续性白蛋白尿排泄增加,肾功能进行性减退等,最终发展为终末期肾脏病。

诊断要点

1. **糖尿病病史**　临床表现为多饮、多尿、多食、体重减轻、血糖升高等。

2. **达到慢性肾脏病的诊断标准**　主要表现为持续微量白蛋白尿,逐渐进展至大量蛋白尿或肾病综合征,出现高血压、血肌酐升高,常伴有糖尿病视网膜病变。

3. **肾活检病理**　光镜下见肾小球基底膜弥漫增厚、系膜区增宽(以基质成分为主),典型者见 Kimmelstiel-Wilson(K-W)结节形成。

4. **鉴别诊断**　需与淀粉样变性肾病、骨髓瘤性肾病、晚期膜增生性肾小球肾炎及纤维样肾小球病等相鉴别。

处理要点

DN 的治疗应采取综合管理模式,包括生活方式的调整(戒烟、运动、减肥、饮食控制等),血糖、血压与血脂的管理,延缓肾功能进展及肾脏替代治疗等。

1. **控制血糖** DN 患者宜根据肾功能情况个体化选择降糖药物,并根据肾功能损害程度调整剂量。二甲双胍可作为多数患者的首选基础药物,但不应用于 eGFR < 45ml/(min·1.73m^2) 的患者(增加乳酸性酸中毒风险)。联合治疗可优先考虑具有潜在肾脏获益的药物,包括 SGLT-2 抑制剂、GLP-1 受体激动剂等。SGLT-2 抑制剂可抑制肾近端小管葡萄糖和钠的重吸收,收缩入球小动脉,降低肾小球内高压。GLP-1 受体激动剂可抑制氧化应激,缓解肾内皮功能障碍和促尿钠排泄,发挥肾脏保护作用。推荐 2 型糖尿病合并 DN 的患者只要没有禁忌证均应给予 SGLT-2 抑制剂,若存在禁忌证则推荐使用具有肾脏获益的 GLP-1 受体激动剂。对上述药物有使用禁忌的患者宜采用胰岛素治疗。肾功能不全的 DN 患者因胰岛素灭活减少,低血糖风险增加,需相应调整胰岛素用量,血糖控制靶目标可适当放宽。

2. **控制蛋白尿** 建议无禁忌证者尽早使用控制蛋白尿的药物。ACEI 或 ARB 是 DN 患者控制蛋白尿的基础药物,应逐渐滴定剂量至患者能耐受的最大剂量,以发挥最优肾功能保护作用。建议同时联用 SGLT-2 抑制剂和 / 或非甾体类盐皮质激素受体拮抗剂(如非奈利酮)以获得更好的心肾保护效益。非奈利酮可阻断盐皮质激素受体过度活化,发挥抗炎抗纤维化效应,多项研究已经显示非奈利酮可显著改善 DN 患者的心血管和肾脏预后。

3. **控制血压** 合并蛋白尿 DN 患者的血压靶目标建议控制于130/80mmHg 以下。首选 ACEI/ARB 类降压药物,使用最大剂量ACEI/ARB 药物后仍不能达标者可联用其他种类降压药。

4. **降脂** 以总胆固醇增高为主的高脂血症患者,首选他汀类降脂药物;以甘油三酯增高为主的患者,首选贝特类降脂药物。

5. **肾脏替代治疗** 当 eGFR < 15ml/(min·1.73m^2),伴有明显胃肠道症状、难以控制的高血压或严重酸中毒、高钾血症、心力衰竭时,可根据条件选择血液透析或腹膜透析、肾移植或胰肾联合移植。

(沈嘉妮 余健文)

第九节　ANCA 相关性血管炎肾损害

ANCA 相关性小血管炎是指由抗中性粒细胞质抗体（ANCA）致病、以血管壁的炎症和纤维素样坏死为病理特征的系统性小血管炎，包括显微镜下多血管炎（microscopic polyangiitis，MPA）、肉芽肿性多血管炎（granulomatosis with polyangiitis，GPA）和嗜酸性肉芽肿性多血管炎（eosinophilic granulomatosis with polyangiitis，EGPA），均可侵犯肾脏引起肾脏损害。

诊断要点

ANCA 见于各年龄组，以老年人多见，常有发热、疲乏、关节肌肉疼痛和体重下降等非特异性全身症状。

1. **肾脏受累表现**　肾小球源性血尿，可见红细胞管型，多伴蛋白尿；肾功能受损常见，约半数表现为急进性肾小球肾炎。

2. **肾外表现**　常见上呼吸道、肺部受累表现，上呼吸道受累可表现为鼻息肉、鼻窦炎、中耳炎等，肺部受累表现为咳嗽、咯血等，严重者可发生呼吸衰竭。可伴消化系统、神经系统、心脏等器官系统受累表现。

3. **实验室检查**　血 ANCA 阳性、C 反应蛋白（CRP）升高、红细胞沉降率（ESR）增快等。GPA 以 C-ANCA 及靶抗原蛋白酶 3（protease 3，PR3）阳性多见，MPA 及 EGPA 则以 P-ANCA 及髓过氧化物酶（MPO）阳性多见。

彩图 2-4-2
ANCA 相关性血管炎肾损害典型病例图形（见新旧不等的新月体）

4. **肾活检病理**　典型者表现为寡免疫复合物型肾小球肾炎，免疫荧光及电镜常无免疫复合物或电子致密物沉积，或仅呈微量沉积，光镜表现为局灶节段性肾小球毛细血管袢坏死和新月体形成，且肾小球病变新旧不等（彩图 2-4-2）。

5. **鉴别诊断**　过敏性紫癜肾损害、狼疮性肾炎等。

处理要点

1. **诱导治疗**　糖皮质激素联合环磷酰胺是最常用的治疗方案：泼尼松 1mg/(kg·d)，4 ～ 6 周后逐步减量；联合环磷酰胺，口服剂量 2mg/(kg·d)，持续 3 ～ 6 个月，或静脉冲击 0.75g/m²，每个月 1 次，连续 6 个月。老年和肾功能不全者酌情减量。糖皮质激素联合利妥昔单抗也作为一线诱导治疗方案用于非重症患者（血肌酐 < 354μmol/L）或存在环磷酰胺使用禁忌的患者。重症患者如存在急进性肾功能衰

竭合并肾脏病理活动病变、肺泡出血,可使用大剂量甲泼尼龙冲击治疗。血浆置换主要用于合并抗 GBM 抗体阳性、严重肺出血和急进性肾衰竭依赖透析患者。

2. **维持治疗**　小剂量糖皮质激素联合免疫抑制剂,如硫唑嘌呤或环磷酰胺;也可使用利妥昔单抗进行维持治疗。

3. **对症支持治疗**　积极处理并发症,维持水、电解质、酸碱平衡,抗感染,肾脏替代治疗(必要时)等。

(符冬盈　余健文)

第十节　间质性肾炎

一、急性间质性肾炎

急性间质性肾炎(acute interstitial nephritis,AIN)指由多种病因所致、临床表现为急性肾损伤、病理以肾间质炎症细胞浸润伴肾小管不同程度变性为基本特征的一组临床病理综合征。药物和感染是最常见的病因。

诊断要点

1. **病史**　起病前常有过敏药物使用史或感染病史(包括急性肾盂肾炎和全身感染等)。

2. **临床表现**　主要表现为少尿型或非少尿型急性肾损伤,药物相关者可伴有发热、皮疹、关节痛等全身过敏表现。

3. **尿液检查**　以肾小管损伤表现为主,包括低比重尿、低渗透压尿、肾性糖尿、肾小管性蛋白尿、无菌白细胞尿,可伴白细胞管型。

4. **肾脏病理**　典型者见肾小管间质明显的炎症细胞浸润、肾间质水肿,伴肾小管上皮细胞不同程度损伤、变性。

5. **鉴别诊断**　其他病因导致的急性肾损伤,包括急性肾小管坏死、急进性肾小球肾炎、肾后性梗阻等。

处理要点

治疗原则包括祛除病因、支持治疗、防治并发症以及促进肾功能恢复。

1. **祛除病因**　停用引起 AIN 的药物、积极控制感染等。

2. **对症支持治疗**　维持水、电解质酸碱平衡,抗过敏及肾脏替代治疗(必要时)等。

3. **免疫抑制治疗**　对于非感染性 AIN(尽量行肾穿刺明确病理类型),如药物相关性 AIN 在起病早期可给予糖皮质激素治疗,例如,泼尼松起始剂量 1mg/(kg·d)，2 周后开始减量，一般 6 ～ 8 周内减停。

二、慢性间质性肾炎

慢性间质性肾炎（chronic interstitial nephritis，CIN）是由多种病因引起（表 2-4-5）、临床以肾小管功能异常及进展性慢性肾衰竭为主要表现、病理以不同程度的肾小管萎缩、肾间质炎症细胞浸润及纤维化病变为基本特征的一组临床病理综合征。

表 2-4-5　慢性间质性肾炎的常见病因

分类	具体病因
遗传性疾病	线粒体基因突变等
代谢性紊乱	包括高钙血症、肾钙盐沉积、高尿酸血症、低钾血症、高草酸尿症等
肾毒性药物或毒物	（1）解热镇痛药物，如 NSAIDs 等； （2）重金属，如镉、铅、锂、汞等； （3）中草药，如含马兜铃酸的中药； （4）免疫抑制剂，如环孢素、他克莫司等； （5）抗肿瘤药物，如铂类、甲氨蝶呤、亚硝脲类烷化剂等
自身免疫性疾病	多血管炎性肉芽肿、IgG4 相关疾病、干燥综合征、系统性红斑狼疮、肾小管间质性肾炎 - 葡萄膜炎综合征（TINU syndrome）、结节病等
血液系统疾病	多发性骨髓瘤、轻链沉积病、淋巴瘤、镰状细胞贫血等
感染	复杂性肾盂肾炎、肾结核、HIV 感染、EB 病毒感染等
梗阻性肾病	肿瘤、结石、尿道梗阻、膀胱输尿管反流等
囊性肾病	髓质囊肿病、多囊肾等
其他	血管疾病、高血压、缺血、放射相关肾损害等

诊断要点

1. **病史**　CIN 常合并特殊用药史（需特别注意解热镇痛药、含马兜铃酸中草药等）、感染、全身性疾病（如系统性红斑狼疮等）、梗阻性肾病、遗传性疾病等。

2. **临床表现**　多起病隐匿，早期无明显症状，随疾病进展出现肾小管功能损害相关临床表现，如尿浓缩功能及酸化功能障碍，即夜尿增多、肾小管性酸中毒，后期可发展至慢性肾衰竭。

3. **尿液检查**　低比重尿、低渗透压尿,可出现肾性糖尿甚至范科尼综合征表现;尿蛋白多以小分子量肾小管性蛋白为主,可有无菌性白细胞尿,偶有少量红细胞尿。

4. **影像学检查及肾脏病理**　肾脏影像学(彩超、CT 等)常提示肾脏慢性化改变,肾脏病理见肾小管萎缩、肾间质炎症细胞浸润和纤维化。

5. **鉴别诊断**　慢性肾盂肾炎、肾小球疾病所致的慢性肾衰竭等。

处理要点

1. 积极治疗原发病、祛除病因。及时停用致病的药物或毒物,控制感染等。自身免疫性疾病所致 CIN 应给予免疫抑制治疗。

2. 疾病早期可使用 ACEI/ARB;积极处理并发症,维持水、电解质酸碱平衡,处理高血压、贫血、钙磷代谢紊乱等并发症。

3. 发生肾衰竭时,按慢性肾脏病一体化治疗进行处理;有透析指征者,尽早实施肾脏替代治疗。

(王禹诺　余健文)

第十一节　尿路感染

尿路感染(urinary tract infection,UTI)是病原体侵犯尿路黏膜或组织引起的尿路炎症。根据感染发生的部位,可分为上尿路感染和下尿路感染,前者主要为肾盂肾炎,后者主要为膀胱炎。根据有无基础疾病,尿路感染还分为复杂性尿路感染和非复杂性尿路感染。

诊断要点

1. **临床表现**

(1)急性膀胱炎:在成年人尿路感染中最常见,主要表现为膀胱刺激症状,即尿频、尿急、尿痛,常见表现还有血尿,膀胱区可有不适,一般无明显发热、腰痛等全身感染症状。

(2)急性肾盂肾炎:膀胱刺激症状少见,常有发热、畏寒、寒战、腰痛等全身感染症状,查体可有肾区叩击痛,肋脊点及肋腰点、输尿管点压痛,实验室检查可见尿白细胞管型,外周血白细胞、CRP 及降钙素原(PCT)升高,10% ~ 30% 的患者可出现菌血症。

(3)复杂性尿路感染:即伴有泌尿系统结构或功能异常(包括异物),或免疫功能低下患者发生的尿路感染。

2. **辅助检查**　临床怀疑尿路感染患者建议行尿液分析,有复杂因素或耐药风险患者推荐行尿液培养和药敏试验(尽可能在抗生素使用前留取标本)。对于考虑肾盂肾炎或复杂性尿路感染患者,建议

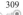

同时检测血常规、CRP、PCT 等感染指标,泌尿系统的影像学检查也有助于尿路感染的诊断和排除引起复杂性尿路感染的基础病情况。

3. **金标准** 尿路感染可根据典型的临床表现拟诊。但真性细菌尿是诊断尿路感染的金标准,定义为:①膀胱穿刺尿定性培养提示有细菌生长;②导尿细菌定量培养菌落数 $\geq 10^5$ CFU/ml;③清洁中段尿定量培养细菌菌落数 $\geq 10^5$ CFU/ml(成人导管相关尿路感染细菌菌落数为 $\geq 10^3$ CFU/ml)。但如临床上无尿路感染症状,则要求做两次中段尿培养,细菌菌落数均 $\geq 10^5$ CFU/ml,且为同一菌种,才能确定为真性细菌尿。临床上,如育龄期妇女有明显急性膀胱刺激征,尿常规中有较多白细胞,中段尿含菌落数 > 10^2 CFU/ml 亦可拟诊为尿路感染。

4. **鉴别诊断** 尿路感染需要与尿道综合征、泌尿系结核、前列腺炎、阴道炎、膀胱疼痛综合征、泌尿系结石、膀胱肿瘤相鉴别。

处理要点

1. **一般治疗** 鼓励患者多饮水、勤排尿。可服用碳酸氢钠片(1.0g,每天 3 次)以碱化尿液、减轻膀胱刺激症状。

2. **常用抗菌药物及其选用原则**

(1)选用对致病菌敏感的药物。治疗尿路感染的常用抗菌药物有β- 内酰胺类、氨基糖苷类以及喹诺酮类等。因尿路感染大多由大肠埃希菌等革兰氏阴性菌引起,在尿细菌培养和药敏试验结果出来之前,宜先选用对革兰氏阴性菌有效的抗生素。

(2)膀胱炎仅要求抗菌药在尿有高浓度即可,而肾盂肾炎要求抗菌药在尿液和血液中均有较高的浓度,以保证肾组织内达到较高的有效药物浓度。

(3)选用肾毒性小的抗菌药物,伴有肾功能不全的患者尤应注意,应根据肌酐清除率调整药物剂量。

(4)对于膀胱炎,多给予短程治疗(3 天疗法或单剂疗法);而对于肾盂肾炎,建议给足 14 天疗程。

(王娅婷　余健文)

第十二节　高血压性小动脉性肾硬化症

一、良性小动脉性肾硬化症

良性小动脉性肾硬化症(benign arteriolar nephrosclerosis)由长期控制不佳的高血压引起,高血压持续 5 ~ 10 年即可出现良性小动脉性肾硬化症的病理改变,随后出现临床表现。疾病早期常以肾小管浓缩功能障碍表现(夜尿多、低比重及低渗透压尿)为主,肾小球缺血性病变发生后,肾小球功能渐进受损(肌酐清除率下降,血清肌酐增高),并逐渐进展至终末期肾病。

诊断要点

1. **病史** 有确切和持续的高血压病史,高血压病程常为 5 ~ 10 年及以上。

2. **临床表现** 临床上突出表现为肾小管间质损害,如夜尿增多、尿渗透压低、尿浓缩功能减退,部分患者可表现为蛋白尿及少量红细胞尿,疾病进展一般较慢,部分患者随着病情的加重出现血肌酐水平增高,最终进展至终末期肾衰竭。

3. **辅助检查** 尿常规可有轻度蛋白尿及少量红细胞,尿蛋白定量常小于 1.5g/24h,以小分子蛋白为主,合并或不合并肾功能异常;影像学检查显示早期肾脏大小正常,晚期缩小;可伴有高血压的其他脏器损害,如眼底视网膜动脉硬化、心脏彩超见左心室肥厚等。肾脏活检病理表现以小动脉硬化为主,包括入球小动脉玻璃样变,小叶间动脉及弓状动脉壁肌内膜肥厚,血管腔变窄,肾小球缺血性硬化、肾小管萎缩以及肾间质纤维化,免疫荧光无免疫复合物沉积。

4. **诊断** 确诊需肾活检来明确,但良性小动脉性肾硬化症一般根据特征性的临床表现并排除其他肾脏疾病后推测诊断。患者常有长期高血压史(通常伴有高血压眼底改变)、尿沉渣检查相对正常和肾脏偏小等特点,且高血压先于蛋白尿或肾功能不全出现,无其他导致肾脏病的明显原因。

5. **鉴别诊断** 原发性肾脏病伴有血压增高。原发性高血压的诊断需排查有无继发性高血压的病因。

处理要点

本病重在预防,早期积极治疗高血压是关键。

1. **重视高血压肾损害的筛查** 定期监测尿常规,特别注意应定性、定量检测尿蛋白和尿微量蛋白成分。

2. **合理有效降压,加强肾脏保护**

(1)非药物治疗:减轻体重;合理膳食:限盐、限酒、禁烟;减轻精神压力;适当运动。

(2)降压药应用:首选 ACEI 或 ARB;也可选用利尿剂、β 受体拮抗剂、钙通道阻滞药等。血压需控制达标(需降为 140/90mmHg 以下),控制高血压是延缓肾损害进展的关键。

3. **其他对症支持治疗** 调控血脂、改善肾脏血流。避免导致肾功能损害加重的各种诱因如感染、心衰等。

二、恶性小动脉性肾硬化症

恶性高血压是指原发性或继发性高血压患者,在某些诱因作用下,血压突然或明显升高(舒张压≥130mmHg),伴有明显眼、肾、脑、心等靶器官严重的功能障碍。恶性小动脉性肾硬化症(malignant arteriolar nephrosclerosis)是恶性高血压引起的肾血栓性微血管病。有文献报道63%~90%的恶性高血压患者发生恶性小动脉性肾硬化症。肾脏既是高血压的受累器官,同时肾脏过度分泌肾素也是促进血压进一步增高的原因。

诊断要点

1. **病史** 部分患者有高血压病史,但有的患者无明确高血压病史。

2. **临床表现** 恶性高血压是内科急症,急骤起病,血压明显升高(舒张压常超过130mmHg),肾脏损害表现为蛋白尿、镜下血尿(甚至肉眼血尿)、管型尿、无菌性白细胞尿,肾功能进行性恶化,伴有其他脏器损害,如视物模糊、视力丧失、头痛、头昏眩晕、心力衰竭、脑卒中等。若为继发性高血压所致者,还有相应的临床表现,如肾动脉狭窄、原发性醛固酮增多症等的临床表现。

3. **肾脏病理特点** 表现为肾血栓性微血管病。肾活检可见入球小动脉、小叶间动脉及弓状动脉纤维素样坏死,小叶间动脉和弓状动脉内膜增厚(增生的细胞及基质呈同心圆排列,使血管切面呈"洋葱皮"样外观),使动脉管腔高度狭窄,乃至闭塞,见彩图2-4-3。

彩图 2-4-3
恶性高血压
肾损伤的典型
病理图片

4. **诊断标准** 该疾病的诊断需通过肾活检明确,临床上患者出现恶性高血压(血压迅速增高,舒张压≥130mmHg,并伴Ⅲ或Ⅳ级高血压眼底改变)合并肾功能损害时需注意该疾病的可能。

5. **鉴别诊断**

(1)明确恶性高血压诊断后,需积极寻找恶性高血压的原因:内分泌疾病导致的恶性高血压(如原发性醛固酮增多症、嗜铬细胞瘤、肾上腺皮质瘤等);肾实质性疾病导致的恶性高血压(如IgA肾病、膜性肾病、糖尿病肾病)及其他原因导致的恶性高血压(如肾动脉狭窄、主动脉缩窄、睡眠呼吸暂停综合征等)。

(2)其他导致类似症状的疾病:如急性肾小球肾炎、青光眼及慢性心脏病合并急性心衰发作等。

处理要点

1. **控制严重高血压** 为有效降低血压,治疗初期常需静脉使用降压药,其后口服降压药巩固疗效。初始治疗的前 2 小时,平均动脉压下降幅度不超过治疗前水平的 25%,随后的 2 ~ 6 小时内将血压降至较安全水平(一般 160/100mmHg),24 ~ 48 小时内降至目标水平。排除禁忌后需要合理使用 ACEI/ARB 类药物,其可以通过抑制肾素-血管紧张素-醛固酮系统的活化而降低血管紧张素和醛固酮对肾脏内皮的损伤。部分患者血压控制后肾功能可部分恢复,但在使用 ACEI/ARB 类药物的过程中需注意监测血肌酐和血钾的水平。

2. **对症支持治疗** 调控血脂、改善肾脏血流。避免导致肾功能损害加重的各种诱因,如感染、心衰等。

3. **透析治疗** 已有肾脏替代治疗指征者,应及时进行肾脏替代治疗。

(钟　忠　夏　茜)

第十三节　尿酸性肾病

高尿酸血症是指正常饮食状态下,不同时间 2 次检测空腹血尿酸水平,男性 > 420μmol/L(7mg/dl),女性 > 360μmol/L(6mg/dl)。高尿酸血症可引起 3 种不同的肾病:急性尿酸肾病、慢性尿酸肾病、尿酸性肾结石。

诊断要点

1. **病史和临床表现**

(1)急性尿酸肾病:有恶性肿瘤病史,特别是白血病和淋巴瘤开始化疗、放疗 1 ~ 2 天内。常见表现有恶心、呕吐、嗜睡、抽搐、少尿、水肿、心力衰竭。典型患者可表现为肿瘤溶解综合征。

(2)慢性尿酸肾病:常合并痛风、痛风石、高血压。通常表现为慢性肾衰竭,可伴有皮下痛风石和痛风关节损害。

(3)尿酸性肾结石:腰痛、血尿,可合并痛风性关节炎。

2. **重要辅助检查**

(1)急性尿酸肾病:血尿酸可为 900 ~ 3 000μmol/L,尿尿酸可为 150 ~ 200mg/dl,肾脏病理可见大量尿酸盐结晶沉积于集合管和输尿管,管腔堵塞,无明显间质纤维化。

(2)慢性尿酸肾病:肾脏病理为肾小管间质损害,以慢性病变为主。

(3)尿酸性肾结石:CT 是确定有无结石的首选影像学检查。射线可透过尿酸结石,因此 X 线平片检查对此并无帮助。对已排出的结石行化学分析可确定是否为尿酸性肾结石。

高尿酸血症所致的以上 3 种肾病多有持续性的肾小管功能障碍。辅助检查主要表现为低比重尿、肾性糖尿、小分子量蛋白尿等,可有不同程度的肌酐水平升高。

3. 鉴别诊断

(1)急性尿酸肾病:需与肿瘤浸润所致的肾损伤、骨髓瘤相关的轻链肾病、造影剂肾病、药物性肾损伤相鉴别。

(2)慢性尿酸肾病:需与高血压肾损伤、其他慢性肾脏病相鉴别。

处理要点

1. 急性尿酸肾病

(1)降低肿瘤负荷:如白血病时,白细胞计数 ≥ 10 万 /μl 时不宜化疗,应把白细胞降为 5 万 /μl 以下再化疗,且第一次化疗方案不宜过强。

(2)使用抑制尿酸合成的药物:黄嘌呤氧化酶抑制剂(如别嘌醇或非布司他)。

(3)充分水化:心功能正常者给予 4 ~ 5L/24h 等渗盐水,如尿量增加不多可使用利尿剂或调整入量,避免心衰。

(4)碱化尿液:用碳酸氢钠碱化尿液,使尿 pH 维持在 6.0 ~ 7.0。

(5)血液透析:每 4 ~ 6 小时的透析后,血尿酸可降低 50%。

2. **慢性尿酸肾病** 主要针对合并症及临床症状进行治疗。可使用抑制尿酸合成药物(别嘌醇、非布司他)或促进尿酸排泄药物(如苯溴马隆)等。

3. **尿酸性肾结石**

(1)饮食控制:低嘌呤饮食。

(2)碱化尿液:pH 目标应为 6.5 ~ 7.0,可选择碳酸氢钠或枸橼酸钠。

(3)水化:多饮水,保证每天尿量 2 ~ 3L。

(4)降尿酸治疗:经上述治疗后仍继续形成尿酸结石,则推荐给予黄嘌呤氧化酶抑制剂治疗(别嘌醇或非布司他)。

(黄娜娅　李剑波)

第十四节　急性肾损伤

急性肾损伤(acute kidney injury,AKI)是由各种病因引起短时间内肾功能快速减退而导致的临床综合征,表现为肾小球滤过率下降,伴有氮质代谢产物如肌酐、尿素氮等潴留,水、电解质和酸碱平衡紊乱,重者可出现多系统并发症。根据病因可分为肾前性、肾性和肾后性 AKI。

诊断要点

1. **病史**　既往无慢性肾脏病病史。发病前有循环血容量减少或休克等导致急性肾脏缺血病史、外源性毒物(如药物、重金属等)接触史或内源性毒物(如血红蛋白、肌红蛋白等)增多史。

2. **症状和体征**　临床表现差异大,部分为肾功能下降直接引起的症状和体征,包括水肿、高血压和 / 或尿量减少甚至无尿。大部分患者可无明显临床症状与体征,首次诊断常基于实验室检查异常。

3. **辅助检查**　早期可有轻度贫血。肾前性 AKI 时无蛋白尿和血尿。肾性AKI可有蛋白尿和/或尿沉渣检查异常,尿比重低且固定,尿渗透压 < 350mOsm/(kg·H_2O),尿钠排泄分数 > 1%。肾后性 AKI 的肾脏影像学提示尿路梗阻。

4. **诊断标准**　符合以下任一条即可临床诊断 AKI:① 48 小时内血肌酐升高 ≥ 0.3mg/dl(26.5μmol/L);②血肌酐升高为基线值的 1.5 倍及以上(这种升高是已知或推测在 7 日内发生的);③尿量 < 0.5ml/(kg·h),持续 ≥ 6 小时(如果只使用尿量为标准,需排除尿路梗阻或其他可导致尿量减少的原因)。AKI 分期见表 2-4-6。

表 2-4-6　AKI 的分期标准

分期	血清肌酐标准	尿量标准
1 期	血肌酐升高 ≥ 0.3mg/dl(≥ 26.5μmol/L),或升高为基线值的 1.5 ~ 1.9 倍	< 0.5ml/(kg·h)(≥ 6h,但 < 12h)
2 期	血肌酐升高为基线值的 2.0 ~ 2.9 倍	< 0.5ml/(kg·h)(≥ 12h,但 < 24h)
3 期	血肌酐升高为 ≥ 4.0mg/dl(≥ 353.6μmol/L);或升高至基线值的 3 倍;或开始肾脏替代治疗;或 < 18 岁的患者肾小球滤过率下降为 < 35ml/(min·1.73m^2)	< 0.3ml/(kg·h)(≥ 24h);或无尿 ≥ 12h

5. **鉴别诊断** 诊断 AKI 后,需鉴别肾前性、肾实质性和肾后性 AKI,当肾实质性 AKI 病因诊断困难,肾活检病理有助于确诊(图 2-4-1)。

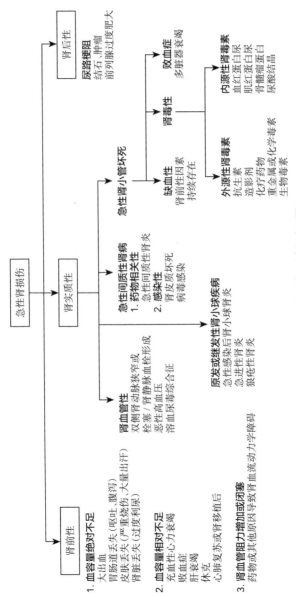

图 2-4-1 急性肾损伤的鉴别诊断流程图

处理要点

治疗原则:针对病因,早期预防,早期治疗,及时进行肾脏替代治疗。

1. **早期病因干预**　纠正可逆病因,如肾前性因素(控制感染、纠正休克),停用肾毒性药物,及时解除尿路梗阻等。如为肾实质性,根据相应病因进行治疗。

2. **营养支持**　严格限制水、钠摄入量,量出为入。每日入液量为前一天尿量加 500ml。总能量摄入量为 30 ～ 35kcal/(kg·d),主要由碳水化合物和脂肪供应,非高分解非透析患者蛋白质摄入量 0.8 ～ 1.0g/(kg·d),透析患者 1.0 ～ 1.5g/(kg·d),高维生素饮食。

3. **纠正高钾血症**　严重的高钾血症或高分解代谢状态者强调早期肾脏替代治疗,其他药物治疗见本章第十五节。

4. **纠正代谢性酸中毒**　非高分解代谢的少尿期患者应补充足量热量,当血浆实际碳酸氢根低于 17mmol/L,应予静脉补充碳酸氢钠。高分解代谢型或顽固性代谢性酸中毒患者,除补碱外应尽快进行透析治疗。

5. **肾脏替代治疗**　对于严重肾功能损害、高血钾、酸中毒、伴心功能损害者,应给予肾脏替代治疗。

(1) 紧急透析指征:严重代谢性酸中毒(动脉血 pH < 7.2)、严重高钾血症(血钾 > 6.5mmol/L 或出现严重心律失常)、积极利尿无效的严重肺水肿、严重脑病、心包炎等。

(2) 常规透析指征:①少尿或无尿 2 日以上;②出现尿毒症症状,如呕吐、神志淡漠、烦躁或嗜睡;③高分解代谢状态;④体液潴留;⑤血 pH 在 7.25 以下,血二氧化碳结合力在 13mmol/L 以下;⑥血尿素氮在 17.8mmol/L(50mg/dl) 以上,除外单纯肾外因素引起,或血肌酐在 442μmol/L(5mg/dl) 以上;⑦非少尿型患者出现体液过多、眼结膜水肿、心脏奔马律或中心静脉压高于正常水平,血钾在 5.5mmol/L 以上,心电图疑有高钾图形等任何一种情况者,亦应考虑透析治疗。

6. **并发症**　感染、心力衰竭、消化道出血等,药物的使用剂量应根据血肌酐水平或肌酐清除率调整,避免应用有潜在肾毒性的药物。

7. **恢复期**　维持水、电解质和酸碱平衡,控制氮质血症,治疗原发病和防止各种并发症。部分急性肾小管坏死患者多尿期持续时间较长,补液量应逐渐减少,以缩短多尿期。

(吴海珊　夏　茜)

第十五节　慢性肾脏病

下述任何一项指标持续 3 个月或以上,可诊断为慢性肾脏病(chronic kidney disease,CKD)。

1. **肾脏损伤指标(具备至少 1 项)**　①白蛋白尿[尿白蛋白/肌酐(ACR)≥ 30mg/g];②尿沉渣异常;③肾小管功能障碍导致的电解质异常及其他异常;④组织病理学异常;⑤影像学检查提示的肾脏结果异常;⑥肾移植经历。

2. 肾小球滤过率(GFR)< 60ml/(min·1.73m^2)。

慢性肾衰竭(chronic renal failure,CRF)是 CKD 的严重阶段,是指因肾小球滤过率下降所导致的代谢及临床综合征。

诊断要点

1. **病史**　患者可有糖尿病肾病、高血压肾小动脉硬化、原发性与继发性肾小球肾炎、肾小管间质疾病(慢性间质性肾炎、慢性肾盂肾炎、高尿酸性肾病、梗阻性肾病等)、肾血管疾病、遗传性肾病(多囊肾病、遗传性肾炎)等相关病史。

2. **临床表现**

(1)水、电解质代谢紊乱:代谢性酸中毒、水钠潴留、高钾血症、低钙血症、高磷血症、镁代谢紊乱。

(2)蛋白质、糖类、脂类和维生素代谢紊乱。

(3)心血管病变:由于水、钠潴留,肾素-血管紧张素水平增高和/或某些舒张血管的因子产生不足引起肾性高血压,继而出现左心室肥厚、心力衰竭,也可表现为缺血性心脏病、心脏瓣膜钙化、动脉粥样硬化和动脉中层钙化。

(4)呼吸系统:肺水肿、胸腔积液。

(5)胃肠道症状:食欲减退、恶心、呕吐、消化道出血。

(6)血液系统:肾组织分泌 EPO 减少、缺铁、营养不良、红细胞寿命缩短、胃肠道慢性失血、炎症等可能引起肾性贫血,还可表现为出血倾向、血栓形成倾向。

(7)神经肌肉系统:脑血管疾病增加,认知功能障碍(尿毒症脑病、尿毒症厌食症、透析痴呆、透析失衡综合征等),睡眠障碍(失眠、睡眠呼吸暂停、不宁腿综合征、睡眠中周期性肢体运动),尿毒症多神经病变和尿毒症单神经病变。

(8)内分泌系统:活性维生素 D 不足、促红细胞生成素缺乏、继发性甲状旁腺功能亢进、甲状腺功能减退、性功能障碍、性激素紊乱、生殖能力下降。

(9) 骨骼：慢性肾脏病患者存在钙、磷等矿物质代谢及内分泌功能紊乱，如 PTH 升高、$1,25(OH)_2D_3$ 不足等，导致矿物质异常、骨病、血管及软组织钙化等临床综合征，称之为慢性肾脏病 - 矿物质和骨异常（CKD-mineral and bone disorder, CKD-MBD）。CKD 出现的骨矿化和代谢异常称为肾性骨营养不良，包括高转化性骨病、低转化性骨病和混合性骨病。

3. 辅助检查 患者可表现为贫血、血肌酐升高、低钙血症、高磷血症、血 PTH 升高、肾脏缩小(需注意，糖尿病肾病、肾脏淀粉样变性、多囊肾、双肾多发囊肿等疾病肾脏往往不缩小)，肾图提示慢性病变等。

4. 鉴别诊断 慢性肾脏病需与单纯的急性肾损伤、慢性肾衰竭急性加重等相鉴别。

处理要点

1. 早期防治对策和措施

(1) 控制血压和蛋白尿：尿白蛋白 < 30mg/d 的患者目标血压 ≤ 140/90mmHg，尿白蛋白 ≥ 30mg/d 的患者目标血压 ≤ 130/80mmHg。控制蛋白尿目标 < 0.5g/d。

(2) 严格控制血糖：糖化血红蛋白低于 7.0%。

(3) 其他：适当运动、减体重、戒烟、降脂、降尿酸、纠正贫血等。

2. 营养治疗

(1) 限制蛋白饮食：CKD 1 ~ 2 期患者蛋白摄入 0.8 ~ 1.0g/(kg·d)，CKD 3 期至透析前患者蛋白摄入 0.6 ~ 0.8g/(kg·d)，透析患者蛋白摄入 1.0 ~ 1.2g/(kg·d)。

(2) 适量补充 α- 酮酸。

(3) 摄入足够热量：30 ~ 35kcal/(kg·d)。

(4) 限制磷摄入 (< 800mg/d)。

(5) 限制钠摄入 (< 2g/d)。

(6) 限制钾摄入。

3. 药物治疗

(1) 纠正代谢性酸中毒：补碱(碳酸氢钠、枸橼酸钠等)。

(2) 控制血压：ACEI 或 ARB、CCB、袢利尿剂、β 受体拮抗剂等。

(3) 纠正贫血：血红蛋白目标值为 110 ~ 120g/L；铁蛋白目标值为透析前和腹透患者 ≥ 100mg/ml，血透患者 ≥ 200ng/ml；转铁蛋白饱和度目标值为 > 20%；纠正贫血的药物包括促红细胞生成素或罗沙司他、铁剂、左卡尼汀、叶酸、维生素 B_{12}。

(4)治疗 CKD-MBD:治疗药物包括不含钙的磷结合剂(碳酸镧、司维拉姆)、活性维生素 D、拟钙剂(西那卡塞)、钙化防御(硫代硫酸钠),必要时行甲状旁腺切除术。

(5)防治感染:注射疫苗,选用肾毒性小的抗生素,根据 GFR 调整剂量。

(6)控制血脂:非透析患者参考普通人群标准;透析患者胆固醇 6.5 ~ 7.8mmol/L,甘油三酯 1.7 ~ 2.3mmol/L。

(7)口服吸附和导泻疗法:氧化淀粉、活性炭、结肠透析、大黄制剂。

4. **肾脏替代治疗** 参考本章第十六节。

(蒋兰萍 夏 茜)

第十六节 肾脏替代治疗

肾脏替代治疗(renal replacement therapy,RRT)包括血液透析(hemodialysis,HD)、腹膜透析(peritoneal dialysis,PD)及肾移植(renal transplantation,RT)3 种方式。三者各有优缺点,肾移植的优点是生活质量较高,但受患者经济条件和肾源的限制。血液透析液体清除及小分子物质清除效果好,透析充分性容易掌控,但易致残余肾功能减退,透析中血流动力学和内环境变化大。腹膜透析可居家完成,更好地保护残余肾功能,但超滤量不易控制,可发生腹膜炎等导管相关性并发症。应根据患者的身体条件、家庭支持及依从性、所在地的医疗条件结合患者意愿确定开始替代治疗方式。3 种替代治疗方式可以相互转换。

一、血液透析

(一)概述

1. **原理** 使用血液透析设备建立体外循环,通过透析器的半透膜,利用弥散、对流和超滤原理清除血液中的有害物质和过多水分。

2. **模式** 血液透析、血液滤过、血液透析滤过、单纯超滤、序贯透析、血液灌流、连续性肾脏替代治疗、血浆置换、免疫吸附等。

(二)适应证

1. **终末期肾病** 开始维持透析指征为:GFR < 10ml/(min·1.73m^2)的非糖尿病肾病患者或 GFR < 15ml/(min·1.73m^2)的糖尿病肾病患者,有明显尿毒症症状和体征时。

　　紧急透析指征:①积极利尿治疗无效的严重肺水肿以及严重尿毒症症状如脑病、心包炎、癫痫发作;②预计内科保守治疗无效的严重代谢性酸中毒(动脉血 pH < 7.2)、高钾血症(K^+ > 6.5mmol/L 或出现严重心律失常)。

　　2. 急性肾损伤　透析指征参考本章第十四节的相关内容。

　　3. 中毒　药物或毒物中毒。

　　4. 体液代谢紊乱　严重水、电解质和酸碱平衡紊乱。

　　5. 其他　如严重高热、低体温,或因病情需要清除炎症介质、致病因子等。

　　(三)血管通路

　　血管通路包括中心静脉临时导管、中心静脉半永久导管(带涤纶套)、自体动静脉内瘘、移植血管搭桥造瘘。

　　(四)透析处方确定及调整

　　1. 确定透析模式。

　　2. 建议首次透析时间不超过 2 ～ 3 小时,以后每次逐渐延长透析时间,直至达到稳定维持的透析时间(每周 2 ～ 4 次,每次 3 ～ 4.5 小时)。

　　3. 确立抗凝方案

　　(1)治疗前评估患者的出凝血状态。

　　(2)抗凝方案:酌情选择普通肝素(包括全身肝素化和体外肝素化)、低分子量肝素、局部枸橼酸抗凝、阿加曲班、萘莫司他、无抗凝剂。

　　4. 根据患者透析前体重、透析中血压情况、每天的出入量、目标干体重等确定透析超滤总量。

　　5. 诱导透析期内为避免透析失衡综合征,开始透析的第 1 周可透析 3 ～ 5 次,以后根据治疗反应及残肾功能、机体容量状态等,逐步过渡到每周 2 ～ 3 次透析。

　　6. 特殊透析技术需确定替换液配方、血流量、交换速度等。

　　(五)常见急性并发症及处理

　　1. 透析中低血压　扩容,暂停超滤,减慢血流速度,寻找原因并进行干预。必要时停止透析,应用升压药物治疗。

　　2. 首次使用综合征　其本质是一种变态反应。处理措施:立即停止透析,夹闭血路管,丢弃管路和透析器中的血液,给予抗组胺药、激素或肾上腺素药物治疗,如出现呼吸循环障碍,立即给予心脏呼吸支持治疗。

3. **透析失衡综合征**　对症治疗和降低单次透析的溶质清除率（减慢血流速度，缩短每次透析时间，增加透析频率，应用面积小的透析器）。

4. **心律失常**　纠正诱发因素，合理应用抗心律失常药物及电复律。

二、腹膜透析

(一)原理

以腹膜作为透析膜，利用弥散、对流和超滤作用清除体内过多的水分和毒素。透析通路为腹膜透析导管。

(二)适应证

主要包括终末期肾病、急性肾损伤、中毒、体液代谢紊乱（见本节血液透析相关内容），此外，还有急慢性肝功能衰竭、急性胰腺炎。

(三)绝对禁忌证

主要包括：慢性持续性、反复发作性腹腔感染或腹腔内肿瘤广泛腹膜转移；严重的皮肤病、腹壁广泛感染或腹部大面积烧伤患者；难以纠正的机械性问题，如外科难以修补的膈疝、腹裂、膀胱外翻等；严重腹膜缺损或严重硬化性腹膜炎；存在影响操作和治疗的心理障碍、精神障碍等，且无合适助手。

(四)相对禁忌证

主要包括：腹腔内有新生异物（如腹腔内血管假体术，右室-腹腔短路术后4个月内）；腹腔有局限性炎性病灶或腹部大手术后3天内；炎症性、缺血性肠病或反复发作的憩室炎；严重肠梗阻；严重全身性血管病变，如多发性血管炎、硬皮病等；晚期妊娠、腹腔内巨大肿瘤及巨大多囊肾；重度营养不良；医护人员评估不适合腹膜透析治疗者。

(五)透析液类型

1. **按渗透剂分类**　葡萄糖（又按葡萄糖浓度分1.5%、2.5%、4.25% 3种）、氨基酸腹透液、葡聚糖腹透液（如7.5%艾考糊精腹透液）。

2. **按缓冲剂分类**　乳酸盐腹膜透析液、碳酸氢盐腹膜透析液。

3. **按钙离子浓度分类**　高钙腹透液（又分为1.5mmol/L和1.75mmol/L两种浓度）、生理钙腹透液（1.25mmol/L）。

(六)腹膜透析的方式

腹膜透析的方式主要有间歇性腹膜透析（intermittent peritoneal dialysis，IPD）、持续性不卧床腹膜透析（continuous ambulatory peritoneal dialysis,CAPD）和 自 动 腹 膜 透 析（automatic peritoneal dialysis,APD）。

（七）透析处方确定及调整

1. **处方基本内容**　包括腹膜透析方式、腹膜透析液类型、交换量、交换频率。

2. **处方调整**

（1）增加腹膜超滤的处方调整：①缩短留腹时间，包括 IPD 或 APD；②提高透析液葡萄糖浓度（2.5% 或 4.25%）；③艾考糊精透析液。

（2）溶质清除不充分时的处方调整：①增加灌注量；②增加留腹时间；③增加交换次数；④适量、个体化蛋白摄入。

（八）常见并发症及处理

1. **腹膜透析相关腹膜炎**

（1）诊断标准：至少符合下列 3 项中 2 项者。①腹痛和 / 或透出液浑浊，伴或不伴发热；②透出液白细胞计数超过 100×10^6/L（至少留腹 2 小时后），其中多形核中性粒细胞超过 50%；③透出液微生物培养阳性。

（2）鉴别诊断：①与急腹症合并的腹膜炎相鉴别；②女性需排除妇科急症；③其他腹水浑浊的疾病，如化学性腹膜炎、血性腹水、乳糜腹水、腹腔或盆腔结核、肿瘤等。

（3）治疗：①初始治疗，经验性抗生素留腹；②严重腹膜炎患者建议联合静脉抗生素治疗；③后续治疗，根据临床治疗效果和药物敏感试验选用抗生素；④必要时停止腹透及拔除透析管。

2. **腹透导管出口处感染及隧道炎**　进行分泌物培养，加强局部护理和局部使用抗生素乳膏，口服抗生素或静脉抗生素治疗。必要时拔除导管，导管尖端培养。

3. **导管功能障碍**　腹部按摩，嘱患者多活动，通便和刺激肠蠕动，加压冲洗导管，用尿激酶封管等。必要时手术复位，行大网膜松解术。

三、肾移植

1. **原理**　肾移植是一种将健康者的肾脏移植给有肾脏病变并丧失肾脏功能患者的肾脏替代治疗方法。

2. **适应证**　不可逆的终末期肾脏病患者均可考虑异体肾移植。

3. **绝对禁忌证**　未治愈的恶性肿瘤、慢性呼吸衰竭、慢性支气管炎肺气肿、活动性肝炎、肝硬化、严重脑血管病和未稳定的冠心病、慢性感染治疗无效、HIV 阳性、某些凝血机制障碍。

4. **相对禁忌证** 肥胖或营养不良、精神神经异常、既往有恶性肿瘤病史、某些复发率较高的原发性肾脏病、控制欠佳的糖尿病、年龄限制（> 70 岁或 < 2 岁）。

5. **术前准备** 术前需进行供受配型及供受者检查。

6. **排斥反应** 分超急性、加速性、急性、慢性排斥反应 4 种。早期发现，及时处理，大量免疫抑制治疗时应注意预防感染。

7. **长期抗排异治疗** 皮质醇激素 + 硫唑嘌呤 / 吗替麦考酚酯 + 环孢素 / 他克莫司。注意药物不良反应。

8. **长期并发症** 感染、长期使用抗排异药物的相关不良反应、恶性肿瘤、肾炎复发。

（刘苑莹 夏 茜）

第一节 贫血概述

贫血(anemia)是指人体外周血红细胞容量低于正常范围下限,不能运输足够的氧至全身组织器官而产生的临床综合征。因红细胞容量测定复杂,临床上常以血红蛋白(Hb)浓度来反映贫血的有无及其程度。

诊断要点

1. **诊断标准** 我国海平面地区,成年男性 Hb < 120g/L,成年女性(非妊娠)Hb < 110g/L,孕妇 Hb < 100g/L,即可诊断为贫血。

2. **临床表现** 贫血患者可出现全身组织脏器供血、供氧相对不足的症状及体征,常见症状为乏力、面色苍白、头晕、活动后心悸、气短等。

3. **病史询问要点** 包括出血史、伴随症状、饮食情况、化学药物和/或毒物和/或射线接触史、既往疾病史、家族史。

4. **辅助检查** 基本检查为血常规、网织红细胞计数及比例、外周血涂片,根据病史、体检、血细胞计数及形态,针对可能的病因选做辅助检查,例如:营养性贫血选做铁蛋白、叶酸、维生素 B_{12} 水平检测,恶性血液病需要进行骨髓检查协助诊断。

5. **病因诊断** 依据病史、体检及血常规表现,建立严谨的诊断思路进行病因分析(图 2-5-1)。

处理要点

1. 针对病因治疗。

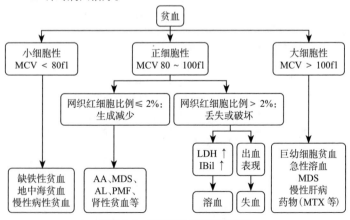

图 2-5-1 贫血的诊断思维流程图

2. 重度贫血患者输注同型红细胞悬液进行支持治疗,自身免疫性溶血性贫血及阵发性睡眠性血红蛋白尿症(PNH)输注洗涤红细胞。长期依赖输血者,可因铁过载导致继发性血色病,应给予驱铁治疗。

3. 促红细胞生成素(EPO)可用于肾性贫血、慢性病性贫血及部分骨髓增生异常综合征患者。

(李京霞　苏　畅)

第二节　缺铁性贫血

因铁需求与供给失衡导致体内铁缺乏、合成血红蛋白减少所引起的贫血,称为缺铁性贫血(iron deficiency anemia,IDA)。

诊断要点

1. **有导致缺铁的病因**　如摄入不足、吸收障碍、慢性失血等。

2. **临床表现**　有贫血的症状体征,如头晕、乏力、皮肤黏膜苍白;少数患者可有异食癖、口角炎、反甲。

3. **血常规呈现小细胞低色素性贫血**　Hb、MCV、MCH、MCHC下降,红细胞体积分布宽度(RDW)增高,红细胞中心淡染区扩大,血小板可增高。

4. **铁代谢异常**　血清铁蛋白降低,总铁结合力增高,转铁蛋白饱和度下降,骨髓可染铁消失。

5. **诊断标准**　结合临床表现,小细胞低色素性贫血且铁蛋白水平低于 $12\mu g/L$ 可确诊;如铁蛋白不低,则应结合其他铁代谢指标协助诊断。

6. **鉴别诊断**　与其他小细胞低色素性贫血相鉴别,如地中海贫血、慢性病性贫血、铁粒幼细胞贫血。

处理要点

1. 祛除病因。

2. 补铁治疗,目标是补充至储存铁(血清铁蛋白) > $50\mu g/L$。

(1)口服补铁:为首选,一般选用有机铁,如琥珀酸亚铁 0.2g,每天 2 次,补充至血红蛋白正常后,需继续口服 3 ~ 6 个月以补足储存铁,目标为补至血清铁蛋白 > $50\mu g/L$。

(2)静脉补铁:适用于无法耐受口服铁剂副作用、存在吸收障碍或需要快速补充的患者以及部分 CKD 患者。补铁总量(mg) = [目标 Hb− 患者 Hb(g/L)]× 体重(kg)×0.24 + 500mg。

(苏　畅)

第三节 巨幼细胞贫血

叶酸和 / 或维生素 B_{12} 缺乏,或影响核苷酸代谢的药物导致细胞核脱氧核糖核酸合成障碍所致的贫血称为巨幼细胞贫血(megaloblastic anemia,MA)。根据缺乏的物质,分为单纯叶酸缺乏、单纯维生素 B_{12} 缺乏、叶酸及维生素 B_{12} 同时缺乏性贫血。

诊断要点

1. **病因** 包括摄入不足(素食、偏食)、需求增加、吸收障碍和利用障碍。注意酒精和某些抗核苷酸代谢药物(如甲氨蝶呤等)对叶酸吸收的影响,以及内因子缺乏致维生素 B_{12} 吸收障碍导致的恶性贫血。

2. **临床表现** 除贫血的临床表现外,患者常伴明显的食欲减退、恶心、腹胀等消化道症状,可有轻度黄疸,舌头可出现"镜面舌"或"牛肉舌"。维生素 B_{12} 缺乏者可出现神经精神症状,主要表现为远端肢体麻木、深感觉障碍,偶有精神症状。

3. **实验室检查** 血常规呈大细胞性贫血,常伴白细胞、血小板减少;LDH 明显增高,间接胆红素轻度升高;血清叶酸或维生素 B_{12} 水平降低(易受饮食影响)、同型半胱氨酸水平上升(见于维生素 B_{12} 缺乏);骨髓象红系增生活跃,巨幼样变,呈现"核幼浆老"现象。

4. **鉴别诊断** 与其他可能导致大细胞性贫血的疾病相鉴别,如骨髓增生异常综合征、急性溶血性贫血、甲状腺功能减退等。

处理要点

1. **纠正可能的病因** 如偏食或素食,停用可能影响叶酸或维生素 B_{12} 吸收或代谢的药物。

2. **补充叶酸** 口服叶酸片 10mg,每天 3 次,直至血象完全正常,同时补充维生素 B_{12} 防止出现神经系统症状。

3. **补充维生素 B_{12}** 无吸收障碍者口服维生素 B_{12} 500 ~ 1 000μg/d,吸收障碍者肌内注射维生素 B_{12},全胃切除及恶性贫血患者需终身治疗。

(苏 畅)

第四节 再生障碍性贫血

再生障碍性贫血(aplastic anemia,AA)是一种骨髓造血衰竭综合征,分为先天性和获得性。获得性 AA 根据有无明确病因可分为原发性及继发性,原发性 AA 无明确病因。本节主要介绍原发性获得性 AA。目前认为 T 细胞异常活化及功能亢进造成骨髓损伤是原发性获得性 AA 的主要发病机制。

诊断要点

1. **临床表现** 贫血、出血和感染。重型 AA 患者的感染及出血表现更为突出。

2. **诊断标准** 包括：①全血细胞减少，网织红细胞比例 < 0.01%，淋巴细胞比例增高；②一般无肝脾大；③骨髓多部位增生低下，造血细胞减少，非造血细胞比例增高，骨髓活检提示造血组织减少；④除外先天性及继发性造血功能衰竭性疾病，以及其他可能引起全血细胞减少的疾病。

3. **分型** 分为重型再生障碍性贫血（severe aplastic anemia，SAA）和非重型再生障碍性贫血（non severe aplastic anemia，NSAA）。SAA 在符合 AA 诊断条件的基础上，血象具备以下 3 项中的 2 项：网织红细胞绝对值 < 15×10^9/L，中性粒细胞计数 < 0.5×10^9/L 及血小板计数 < 20×10^9/L。未达到 SAA 的诊断标准者则为 NSAA，部分 NSAA 在病程中可加重发展为 SAA。

4. **鉴别诊断** 临床上表现为全血细胞减少的疾病较多，AA 为排他性诊断，需与其他引起全血细胞减少的疾病相鉴别，幼年发病或合并发育异常者需注意排除先天性 AA。全血细胞减少的疾病有以下几种。

(1) 先天性 AA：包括范科尼贫血（Fanconi anemia）、先天性角化不良、施 - 戴综合征（Shwachman-Diamond syndrome，SDS）等。

(2) 造血系统疾病：包括获得性 AA、骨髓增生异常综合征、阵发性睡眠性血红蛋白尿、急性白血病、巨幼细胞贫血、大颗粒 T 细胞淋巴瘤白血病、原发性骨髓纤维化等。

(3) 非造血系统疾病：包括急性造血功能停滞、自身免疫性疾病、感染、恶性肿瘤骨髓转移、脾功能亢进等。

处理要点

1. **分型治疗**

(1) 非重型再生障碍性贫血：环孢素 A（cyclosporin A，CsA）3 ~ 5mg/(kg·d) 联合血小板生成素受体激动剂（thrombopoietin receptor agonist，TPO-RA），可联合使用雄激素促进红系造血。治疗过程中需定期监测 CsA 浓度，疗程要足。

(2) 重型再生障碍性贫血：40 岁以下患者首选同胞全相合异基因造血干细胞移植（allogeneic hematopoietic stem cell transplantation，

allo-HSCT),如无合适供者或年龄大于 40 岁者,选用抗人胸腺细胞免疫球蛋白(anti-human thymocyte immunoglobulin,ATG)或抗人淋巴细胞球蛋白联合 CsA 治疗;对无同胞全相合供者且 ATG 治疗无效的患者,若年龄及身体情况允许,考虑半相合或无关供者 allo-HSCT。

2. **对症支持治疗** 严重贫血或重度血小板减少给予成分血输注,合并感染者应积极进行抗感染治疗。

(李京霞)

第五节 溶血性贫血

一、溶血性贫血概述

溶血是指红细胞被过度破坏,寿命缩短的过程,当溶血的速度超过骨髓代偿造血的能力,则发生溶血性贫血(hemolytic anemia,HA)。

诊断要点

1. **分类** 按病程分为急性和慢性溶血,按溶血的场所分为血管内溶血和血管外溶血,按病因分为红细胞自身异常和外在因素所致。

2. **临床表现** 急性溶血发病急,多为血管内溶血,表现为贫血、黄疸、发热、腰背酸痛、血红蛋白尿,严重者合并急性肾功能衰竭。慢性溶血的临床过程较缓和,多为血管外溶血,主要表现为贫血、黄疸、脾大,长期高胆红素血症可并发胆石症。

3. **实验室检查** 常有贫血,急性溶血多为大细胞性贫血,慢性溶血可为大细胞或正常细胞性贫血,地中海贫血呈小细胞低色素性贫血。诊断溶血的临床检验可分为筛查试验和确诊试验:筛查试验的目的是确认溶血的存在(表 2-5-1),分为红细胞破坏增加和红细胞代偿增生的临床检验;确诊试验主要用于确认病因。

表 2-5-1　溶血性贫血的筛查试验

红细胞破坏增多	红细胞代偿增生
间接胆红素升高	网织红细胞计数及比例升高
尿胆原升高	外周血涂片见有核红细胞
乳酸脱氢酶升高	骨髓形态学检查提示红系增生
血清结合珠蛋白降低 *	
血游离血红蛋白升高 *	
尿含铁血黄素阳性 *	

红细胞破坏增多	红细胞代偿增生
尿血红蛋白(隐血)阳性*	
外周血涂片破碎红细胞增多	

注:* 为血管内溶血的检验。

4. 诊断步骤

(1)确定溶血:选择基本的筛查检查,寻找红细胞破坏增多及红细胞代偿增生的证据。

(2)确定溶血场所:根据筛查结果判断是血管内还是血管外溶血。

(3)确定溶血的病因:常见溶血性疾病的临床表现及确诊试验见表 2-5-2。

表 2-5-2　常见溶血性疾病的主要临床表现及确诊试验

疾病	临床表现	确诊试验
椭圆形/球形红细胞增多症	贫血、黄疸、脾大	血涂片球形或椭圆形红细胞 > 10%,基因检测
地中海贫血	小细胞低色素性贫血,中重型伴脾大	血红蛋白电泳,地中海贫血基因检测
葡萄糖 -6- 磷酸脱氢酶缺乏症	接触诱因后发作性溶血	G6PD 活性测定,基因检测
自身免疫性溶血性贫血	贫血、溶血、脾大	Coombs 试验阳性
阵发性睡眠性血红蛋白尿症(PNH)	贫血、血红蛋白尿、血栓,常伴全血细胞减少	血细胞表面 CD55、CD59 表达下降

注:Coombs 试验为抗人球蛋白试验。

5. **与其他可引起黄疸的疾病相鉴别**　主要是先天性非溶血性黄疸、肝脏疾病所致肝细胞性黄疸、胆道疾病所致梗阻性黄疸。

处理要点

1. **病因治疗**　去除溶血诱因。针对 HA 的发病机制或病因的治疗。

2. **输红细胞悬液支持治疗**　重度贫血者可输注红细胞悬液改善贫血,自身免疫性溶血性贫血及 PNH 患者需输注洗涤红细胞。

3. **防治溶血的并发症**　处理急性溶血合并的急性损伤、休克、电解质紊乱等。

二、自身免疫性溶血性贫血

自身免疫性溶血性贫血(autoimmune hemolytic anemia,AIHA)是一类自身抗体导致红细胞破坏(溶血)速度超过骨髓代偿增生时发生的溶血性贫血疾病。依据病因明确与否,AIHA分为原发性和继发性两类。根据抗体作用于红细胞的最佳温度,分为温抗体型和冷抗体型。

诊断要点

1. **症状和体征**　主要表现为溶血和贫血。可有乏力、面色苍白、身目黄染、尿色改变、肝脾大等。发生急性溶血时,可出现寒战、高热、腰背痛、血红蛋白尿,严重者可出现休克、肾功能衰竭等。主要的体征包括贫血貌、黄疸、肝脾大。如果是继发性AIHA,还会有原发性疾病的临床表现。

2. **辅助检查**　血常规可呈现贫血,急性溶血时多为大细胞性贫血,慢性溶血可呈正细胞正色素性溶血。外周血涂片可见数量不等的球形红细胞和有核红细胞,网织红细胞数量增多。骨髓可见红系增生明显活跃。有溶血相关证据,包括血清胆红素升高,以间接胆红素升高为主,乳酸脱氢酶升高,尿胆原升高。有时可检测到血红蛋白尿或含铁血黄素尿。Coombs试验阳性,冷抗体型可检测出冷凝集试验阳性。

3. **诊断标准**

(1)符合贫血的标准。

(2)有溶血的证据,如血清总胆红素升高($\geqslant 17.1\mu mol/L$,以非结合胆红素升高为主)、血乳酸脱氢酶升高;有红细胞代偿增生的证据,如骨髓红系比例增多、外周血可见有核红细胞、网织红细胞计数和百分比升高。

(3)检测到红细胞自身抗体。

4. **鉴别诊断**　需与其他溶血性贫血,包括先天性溶血性贫血、阵发性睡眠性血红蛋白尿、非免疫因素导致的溶血性贫血等相鉴别。

处理要点

1. **支持治疗**

(1)红细胞成分输血:①应严格掌握输血指征,急性溶血且有严重症状或危及生命时,或慢性溶血导致严重贫血并伴有不耐受症状时可考虑适当输血;②输血速度应慢,避免输血反应;③冷抗体型AIHA患者输注红细胞时应注意保温。

(2)清除溶血产物和保护重要脏器功能:急性AIHA时注意碱化

尿液、利尿,防止发生急性肾功能衰竭。重度溶血的常规治疗效果欠佳时可考虑行血浆置换。

2. 病因治疗 继发性 AIHA 需要治疗原发病,如为感染所致需要控制感染,继发于肿瘤者应针对肿瘤进行治疗,可疑药物导致的需要停用相关药物。

3. 针对自身抗体的治疗

(1)糖皮质激素:治疗本病的首选一线药物。常选用泼尼松,起始剂量为 0.5 ~ 1.5mg/(kg·d),血红蛋白回升至正常后逐渐减量,以最小剂量维持 2 ~ 3 个月。使用泼尼松 1mg/kg 或以上剂量,治疗 3 周无效者为激素无效。

(2)二线治疗:激素无效或依赖者,考虑二线治疗,常用的有以下几种。①利妥昔单抗:375mg/m²,每周 1 次,连续 4 周。②脾切除:适用于难治性 AIHA,有效率 70% 左右。③免疫抑制剂:主要用于糖皮质激素和脾切除无效的患者,最常用的有环孢素、硫嘌呤、环磷酰胺、霉酚酸酯等,一般有效率为 40% ~ 60%。

(苏　畅　黄蓓晖)

第六节　骨髓增生异常综合征

骨髓增生异常综合征(myelodysplastic syndrome,MDS)是一组起源于造血干细胞的髓系克隆性疾病,其特点是髓系细胞发育异常,表现为无效造血、难治性血细胞减少,高风险向急性髓系白血病转化。MDS 发病率随年龄增长而增加。

诊断要点

1. 病史 既往史方面需仔细询问患者是否有接受放疗、烷化剂、表鬼白毒类药物等抗肿瘤治疗的既往病史。个人史方面需仔细询问患者是否长期接触苯及其他有机溶剂。

2. 症状和体征 常表现为与血细胞减少相关的症状和体征,即贫血、感染及出血。其中以贫血最为常见,常缓慢起病。临床表现变异度大,患者可仅表现为轻度贫血,也可出现严重三系减少的全部症状和体征。

3. 辅助检查

(1)定期检测血常规:以确认血细胞减少的程度以及持续时间。

(2)骨髓穿刺:骨髓形态学检查评估细胞形态和原始细胞百分比;骨髓活检确定骨髓细胞构成和结构。流式细胞术检测细胞表型及表达模式有无异常;骨髓细胞遗传学(染色体核型)和分子生物学检测

(突变基因)发现 40% ~ 60% 的 MDS 患者具有非随机染色体异常，以 +8、−7/del(7q)、del(20q)、−5/del(5q) 和 −Y 最为多见。荧光原位杂交 (fluorescence in situ hybridization，FISH) 检测可提高细胞遗传学异常的检出率。

4. **诊断标准** 需满足 2 个必备条件 + 至少 1 个确诊条件。

(1) **必备条件**

1) 持续 4 个月一系或多系血细胞减少(如检出原始细胞增多或 MDS 相关细胞遗传学异常，无须等待可诊断 MDS)。

2) 排除其他可导致血细胞减少和发育异常的造血及非造血系统疾病。

(2) **确诊条件**

1) 骨髓发育异常细胞占相应系别细胞的比例 ≥ 10%。

2) 环状铁粒幼红细胞占有核红细胞比例 ≥ 15%，或 ≥ 5% 且同时伴有 *SF3B1* 基因突变。

3) 骨髓涂片原始细胞为 5% ~ 19%(或外周血涂片 2% ~ 19%)。

4) 常规核型分析或 FISH 检出有 MDS 诊断意义的染色体异常。

5. **危险分层** IPSS-R 积分系统目前被认为是 MDS 预后评估的金标准，该标准根据细胞遗传学、原始细胞计数以及三系减少的程度对患者进行预后评估预测。MDS 按预后积分系统分为较低危组和较高危组。较低危患者的疾病进展缓慢，中位生存时间为 3 ~ 5 年。

6. **鉴别诊断** MDS 为排他性诊断，需排除引起血细胞减少的其他病因，如 AA、PNH、大颗粒 T 细胞淋巴瘤白血病、原发性骨髓纤维化、造血原料不足、脾功能亢进、风湿性疾病、病毒感染、药物等。

处理要点

MDS 患者的自然病程和预后差异性大，治疗宜个体化及分层治疗。低危组 MDS 的治疗目标是改善造血功能、提高生活质量。较高危组 MDS 的治疗目标是延缓进展、延长生存期和治愈。

1. **支持治疗** 支持治疗的最主要目标是提升患者生活质量，包括成分输血、粒细胞集落刺激因子(granulocyte colony-stimulating factor，G-CSF)可用于中性粒细胞缺乏且反复感染的患者；EPO 促进红细胞生长，EPO 无应答者可选用罗特西普。定期评估依赖红细胞输注患者的铁蛋白水平，对发生铁过载的患者实施去铁治疗。

2. **免疫调节剂治疗** 常用的免疫调节药物包括沙利度胺和来那度胺等。来那度胺在低危 MDS、del(5q)患者中疗效良好，为该亚组患者的标准治疗药物。

3. 免疫抑制剂治疗 包括 ATG 和环孢素 A。可考虑用于具备下列条件的患者：预后分组为较低危、骨髓原始细胞比例 < 5% 或骨髓增生低下、正常核型或单纯 +8、存在输血依赖、HLA-DR15 阳性或存在 PNH 克隆。

4. 去甲基化药物 常用的去甲基化药物包括阿扎胞苷和地西他滨。去甲基化药物主要应用于较高危组 MDS 患者，可降低患者向急性髓系白血病进展的风险、改善生存质量。去甲基化药物可联合化疗提高高危 MDS 患者的缓解率。

5. allo-HSCT 是目前唯一能根治 MDS 的方法，高危年轻 MDS 患者首选 allo-HSCT。

（谷景立）

第七节　白血病

白血病是造血干 / 祖细胞的恶性克隆性疾病，根据白细胞分化情况及病程可分为急性和慢性两大类。

一、急性白血病

急性白血病（acute leukemia，AL）起病急，进展快，骨髓中异常原始细胞及幼稚细胞大量增殖并抑制正常造血，根据受累细胞系主要分为急性髓系白血病（acute myeloid leukemia，AML）和急性淋巴细胞白血病（acute lymphoblastic leukemia，ALL）。

诊断要点

1. **临床表现** 主要表现为两方面。

（1）白血病细胞增殖，正常造血受抑制、感染、贫血、出血。

（2）白血病细胞浸润组织器官：肝脾淋巴结肿大、粒细胞肉瘤、牙龈或皮肤浸润、胸骨压痛等，浸润中枢神经系统可出现神经系统症状、体征。

2. **血常规异常** 白细胞计数可增高、正常或降低，增高多见，常伴贫血及血小板减少，外周血涂片见原始细胞。

3. **凝血功能异常** 部分患者可合并凝血异常甚至弥散性血管内凝血（DIC），以急性早幼粒细胞白血病（acute promyelocytic leukemia，APL）的出血症状尤为突出。

4. **骨髓检查** 骨髓形态学见原始细胞增多，奥氏小体（Auer rod）常见于 AML。不同的细胞系具有不同的分化抗原标记，采用流式细胞术检测白血病细胞的免疫表型（表 2-5-3）。大部分白血病细胞可能伴有与发病及预后相关的基因改变,因此治疗前骨髓检查要包括细胞遗传学(染色体核型分析)和分子生物学(融合基因、突变基因)检查。

5. **诊断标准** 骨髓原始细胞≥20%可确诊,具有明确细胞遗传学异常的类型则原始细胞计数低于20%也可诊断。

6. **分型** 法美英(FAB)分型是以骨髓涂片形态学和组织化学染色的观察及计数为依据的分类方法,是最基本的诊断学依据。WHO分型整合了白血病细胞的形态学(morphology)、免疫学(immunology)、细胞遗传学(cytogenetics)及分子生物学特征(molecular biology),简称MICM分型。该分型系统是诊断、治疗决策选择、预后评估及疗效监测的重要依据。

表2-5-3 急性白血病细胞免疫表型

细胞系列	免疫标记
造血干/祖细胞	CD34、HLA-DR、TdT
髓系细胞	CD13、CD33、CD15、CD117、MPO
B淋巴细胞系	CD19、CD20、CD22、CD79a
T淋巴细胞系	CD2、CD3、CD5、CD7
红细胞系	抗血型糖蛋白A、抗血红蛋白A
巨核细胞系	CD41、CD42、CD61

ALL根据起源细胞主要分为急性B淋巴细胞白血病(B-ALL)、急性T淋巴细胞白血病(T-ALL),较常见的重现遗传学异常是t(12;21)/*TEL-AML1*,t(9;22)/*BCR-ABL1*。

AML分型主要基于细胞遗传学及分子生物学特征,无明确遗传学异常的AML主要结合形态学及流式表型归类于由分化定义的AML,WHO分型见表2-5-4。

表2-5-4 急性髓系白血病WHO分型

主要亚型	具体种类
有明确遗传异常的AML	伴融合基因:*PML-RARA*、*RUNX1-RUNX1T1*、*CBFB-MYH11*、*DEK-NUP214*、*RBM15-MRTFA*、*BCR-ABL1*; 伴重排基因:*KMT2A*、*MECOM*、*NUP98*; 伴突变基因:*NPM1*、*CEBPA*; 骨髓增生异常相关的AML; AML伴有其他特定遗传学改变

主要亚型	具体种类
由分化定义的 AML	微分化型、未分化型、部分分化型； 急性嗜碱性粒细胞白血病； 急性粒 - 单核细胞白血病； 急性单核细胞白血病； 急性红细胞白血病； 急性巨核细胞白血病
髓系肉瘤	
继发性髓系肿瘤	继发于细胞毒性药物治疗后； 与胚系易感性相关的髓系肿瘤

7. **预后分层** 成人 AML（非 M_3）的预后分层主要根据预后细胞遗传学和分子生物学异常（表 2-5-5）。成人 ALL 预后分层需综合考虑诊断时白细胞计数、免疫表型、达完全缓解（complete response，CR）时间、微量残留病（minimal residual disease，MRD）状态及细胞遗传学和分子生物学。预后较好的细胞遗传学异常为超二倍体（> 50 条染色体）及 t(12；21)/*TEL-AML1*，预后较差的为亚二倍体（< 44 条染色体）、t(9；22)/*BCR-ABL1*、11q23/*MLL* 及复杂核型。

表 2-5-5 成人 AML（非 M_3）的预后分层（NCCN 指南，2023 版）

风险分层	细胞遗传学及分子学异常
良好	t(8；21)/*RUNX1-RUNX1T1*； inv(16) 或 t(16；16)/*CBFB-MYH11*； *NPM1* 突变不伴 *FLT3-ITD*； bZIP 区突变的 *CEBPA*
中等	*NPM1* 突变伴 *FLT3-ITD*； 野生型 *NPM1* 突变不伴 *FLT3-ITD*（不伴不良遗传学病变）； t(9；11)/*MLLT3-KMT2A*； 未归类为良好或不良的细胞遗传学和 / 或分子学异常
不良	t(6；9)/*DEK-NUP214*； t(v；11q23.3)/*KMT2A* 重排； t(9；22)/*BCR-ABL1*； T(8；16)/*KAT6A-CREBBP*； inv3 或 t(3；3)/*GATA*，*MECOM*（*EV1*）；

风险分层	细胞遗传学及分子学异常
	t(3q26.2;v)/*MECOM*(*EVI*)重排; -5 或 5q-;-7;-17/abn(17p); 复杂核型,单体核型; *ASXL1*、*BCOR*、*EZH2*、*RUNX1*、*SF3B1*、*SRSF2*、*STAG2*、*U2AF1* 和 / 或 *ZRSR2* 突变,*TP53* 突变

8. 疗效标准

(1)完全缓解(CR):症状消失;外周血无白血病细胞,中性粒细胞计数 $< 1.0 \times 10^9/L$,PLT $\geqslant 100 \times 10^9/L$;骨髓三系增生正常,原始细胞 $< 5\%$。

(2)部分缓解(partial response,PR):骨髓原始细胞比例为 5% ~ 20%。

(3)微量残留病(MRD):使用流式细胞术分析、PCR 或二代测序(NGS)等方法检测白血病细胞,评估缓解深度。

处理要点

1. 对症支持治疗

(1)高白细胞血症:WBC 计数 $> 100 \times 10^9/L$ 的 AL 易发生白细胞淤积症,应及时行白细胞单采术降低白细胞,同时可使用药物预处理,降低肿瘤负荷,AML 患者可使用羟基脲,ALL 可使用糖皮质激素进行预处理,降低白血病细胞以防治白细胞淤积症。

(2)支持治疗

1)成分输血:重度贫血患者输注红细胞悬液改善贫血,凝血功能异常者及时补充新鲜冰冻血浆,重度血小板减少或血小板减少伴活动性出血者输注同型血小板。

2)造血生长因子:骨髓抑制期可使用 G-CSF 促进粒细胞生长,使用重组人血小板生成素(recombinant human thrombopoietin,rhTPO)促进血小板生长。

3)营养支持。

(3)抗感染:对于合并感染者,应及时给予经验性广谱抗生素治疗,注意同时寻找感染灶,及时行细菌培养和药敏试验指导抗感染治疗。

2. 抗白血病的治疗　分为诱导缓解及缓解后巩固治疗两阶段。诱导治疗应于确诊后尽快开始,诱导化疗的目标是达到 CR。缓解后根据预后分层,结合患者的年龄、体能状况制定化疗方案及整体治疗策略。

(1)AML 的治疗

1)诱导化疗:AML 经典诱导方案为 DA(柔红霉素 + 阿糖胞苷)或 IA(伊达比星 + 阿糖胞苷)。对老年或不适合强化疗者采用减低强度方案。

2)缓解后治疗:低危 AML 患者给予大剂量阿糖胞苷巩固 3 ~ 4 个疗程,中危患者缓解后化疗总周期达 3 个疗程或 3 个中大剂量阿糖胞苷后行自体造血干细胞移植(autologous hematopoietic stem cell transplantation,auto-HSCT);中高危患者建议使用原方案或中大剂量阿糖胞苷巩固两个疗程后行 allo-HSCT。

3)复发难治患者:体能状况佳者采用高强度化疗方案再诱导缓解,或进入临床试验,再获缓解应尽快进行 allo-HSCT。

4)其他作用机制药物:经典的 AML 诱导及巩固化疗均以细胞毒性药物为主,随着医学的发展,不断有新作用机制药物问世,联合细胞毒性药物使用,可提高疗效,延长生存率。①去甲基化药物:主要有阿扎胞苷和地西他滨,联合经典诱导方案诱导化疗可提高缓解率,也常与其他药物联合,组成低强度方案,应用于老年及体能状况差的患者,如阿扎胞苷 +BCL-2 抑制剂(维奈克拉)、地西他滨 +CAG(阿克拉霉素 + 阿糖胞苷 +G-CSF)。②化学靶向药:BCL-2 抑制剂常用于 AML;FLT-3 抑制剂、IDH1 抑制剂、IDH2 抑制剂应用于有相应靶点的患者,可在诱导或巩固化疗中联合应用。③免疫治疗:CD33 单抗(吉妥珠单抗)联合经典化疗方案用于新诊断 AML 诱导化疗,或难治复发患者再诱导化疗。

(2)APL 的治疗:该类型以出血为突出临床表现,白血病细胞表达 t(15;17),产生 *PML/RARA* 融合基因,预后好。

APL 根据确诊时的血常规分为低、中、高危 3 组。①低危:WBC 计数 $< 10 \times 10^9/L$,PLT $\geq 40 \times 10^9/L$。②中危:WBC 计数 $< 10 \times 10^9/L$,PLT $< 40 \times 10^9/L$。③高危:WBC $\geq 10 \times 10^9/L$。

低中危 APL 采用全反式维甲酸(all-transretinoic acid,ATRA)+ 三氧化二砷(arsenic trioxide,ATO)诱导治疗,达 CR 后用 ATRA+ATO 巩固化疗。高危患者(WBC 计数 $> 10 \times 10^9/L$)在 ATRA+ATO 基础上联合蒽环类药物或阿糖胞苷诱导化疗,达 CR 后 ATRA、ATO ± 蒽环类药物或阿糖胞苷交替巩固化疗。

注意在诱导期早期识别及处理分化综合征。分化综合征主要表现为不明原因发热、骨痛、体重增加、气促、肺部浸润、浆膜腔积液等，发生分化综合征时应使用糖皮质激素控制。

(3) ALL 的治疗

1) 诱导化疗：经典诱导方案为 VDLP(长春新碱 + 柔红霉素 + 左旋门冬酰胺酶 / 培门冬酶 + 泼尼松 / 地塞米松)。

2) 巩固强化治疗：低中危 ALL 患者采用含环磷酰胺(cyclophosphamide,CTX)、甲氨蝶呤(methotrexate,MTX)、阿糖胞苷(cytarabine,Ara-C)、门冬酰胺酶、蒽环类等多药联合的巩固强化治疗，需持续 6 ~ 7 个月。高危或 MRD 不能转阴的 ALL 患者建议行 allo-HSCT。

3) 维持治疗：低危、中危 ALL 患者巩固强化化疗后使用巯嘌呤、MTX、地塞米松(dexamethasone,DXM)等药物维持 1 年半至 2 年。

4) Ph 染色体阳性 ALL 的治疗：患者在化疗基础上联合酪氨酸激酶抑制剂(tyrosine kinase inhibitor,TKI)治疗。

(4) 难治复发 ALL：根据患者的年龄、体能等条件,制定再诱导化疗方案,应考虑联合新药或靶向药物化疗,如 B-ALL 患者可使用双特异性免疫抗体(如贝林妥欧单抗)或嵌合抗原受体 T 细胞免疫治疗(chimeric antigen receptor T cell immuno-therapy,CAR-T),条件允许者,获得缓解后尽快行 allo-HSCT。

3. **中枢神经系统白血病的防治**　对于 ALL 尤为重要,MTX+Ara-C+DXM 鞘内注药预防中枢神经系统白血病(central nervous system leukemia,CNSL),使用能通过血脑屏障的药物,如大剂量 MTX 或阿糖胞苷治疗 CNSL,如不能控制,行挽救性中枢放疗。

二、慢性髓细胞性白血病

慢性髓细胞性白血病(chronic myelogenous leukemia,CML)是累及髓系的造血干细胞恶性增殖性肿瘤,细胞分化停滞在较晚阶段,起病慢,具有费城染色体和 / 或 *BCR-ABL1* 融合基因。典型的 CML 自然病程分为慢性期、加速期及急变期。

诊断要点

1. **临床表现**　慢性期可出现非特异性症状,如乏力、体重下降、盗汗及脾大引起的不适;加速期可出现发热、骨痛;急变期症状与 AL 类同,合并髓外浸润者应诊断为急变期。

2. **血常规**　白细胞计数明显增高,以粒细胞增高为主,可见粒系各阶段细胞,核左移,常伴嗜酸、嗜碱性粒细胞增多,可有贫血,慢性期血小板正常或增高,急变期血小板常减少。

3. 骨髓形态学增生极度活跃 以粒系增生为主,粒红比增高,碱性磷酸酶(alkaline phosphatase)积分降低。慢性期原始细胞比例 < 10%,加速期原始细胞比例为 10% ~ 19%,急变期原始细胞比例 > 20%。

4. 细胞遗传学和分子生物学 检出费城染色体和 / 或 *BCR-ABL1* 融合基因,费城染色体及 *BCR-ABL1* 融合基因定量是疗效监测和评价的主要指标。

5. 诊断标准 结合临床表现、血象及费城染色体和 / 或 *BCR-ABL1* 融合基因阳性可确诊。

6. 鉴别诊断 主要与 3 大类疾病相鉴别:①类白血病反应;②其他骨髓增殖性疾病,如原发性血小板增多症、原发性骨髓纤维化等;③其他可能引起脾大的疾病。

处理要点

1. 高白细胞血症 对白细胞明显增高者,给予羟基脲及白细胞单采术降白细胞。

2. 酪氨酸激酶抑制剂(TKI) TKI 是治疗 CML 的基石,目前 TKI 已有一至三代药物供选择。慢性期首选一代 TKI 或二代 TKI 作为一线治疗,疗效不佳时需要检测 *ABL1* 激酶区突变,并根据 *ABL1* 激酶区的突变情况转换 TKI。

3. 细胞毒性药物化疗 对急变期患者,根据原始细胞表型,使用 AL 诱导方案联合 TKI 治疗。

4. allo-HSCT 该方法是 CML 的根治性方法,不作为慢性期患者的一线治疗,TKI 治疗失败的慢性期患者,建议行 allo-HSCT。加速期及急变期应积极行 allo-HSCT。

5. 慢性期 CML 的治疗目标、疗效标准及治疗监测

(1)治疗目标主要是延长生存期、提高生活质量、延缓疾病进展,获得尽可能好的分子学缓解甚至无治疗缓解(停药)。

(2)根据缓解深度,疗效反应分为血液学、细胞遗传学及分子学治疗反应(表 2-5-6)。

表 2-5-6 慢性期 CML 的治疗反应定义

标准	定义
血液学	
完全血液学反应（CHR）	血象：WBC $< 10 \times 10^9$/L，PLT $< 450 \times 10^9$/L，嗜碱性粒细胞 $< 5\%$，无不成熟细胞；临床症状缓解，脾脏不可触及
细胞遗传学	
完全细胞遗传学缓解（CCyR）	Ph^+ 细胞 = 0
部分细胞遗传学缓解（PCyR）	Ph^+ 细胞 0 ~ 35%
次要细胞遗传学缓解（mCyR）	Ph^+ 细胞 > 35%
分子学	
主要分子学反应（MMR）	$BCR\text{-}ABL1^{IS} \leqslant 0.1\%$
完全分子学反应（CMR）	在可扩张 $ABL1$ 转录水平下无法检测到 $BCR\text{-}ABL1$ 转录本

注：IS 为国际标准化。

（3）TKI 治疗监测及药物调整：使用 TKI 过程中，应根据重要时间节点的血液学、细胞遗传学及分子学监测指标评价疗效。治疗 3 个月 $BCR\text{-}ABL1^{IS}$ 应 $< 10\%$，6 个月 $< 1\%$，12 个月 $< 0.1\%$，每 3 个月应定量检测 $BCR\text{-}ABL1$，如疗效欠佳、失败或定量上升，应检测 $ABL1$ 激酶区突变，并考虑转换 TKI。

（苏　畅　童秀珍）

第八节　淋巴瘤

一、概述

淋巴瘤是起源于淋巴结和淋巴组织的恶性肿瘤，分为霍奇金淋巴瘤（Hodgkin lymphoma，HL）及非霍奇金淋巴瘤（non-Hodgkin lymphoma，NHL）两大类。

诊断要点

1. **临床表现**　患者可有无痛性淋巴结肿大，结外器官组织浸润及压迫症状，全身症状包括发热、盗汗、消瘦。HL 主要原发于淋巴结，常以颈部无痛性淋巴结肿大为首发表现。NHL 易发生早期扩散，临床表现多样，可以发热、结外组织或器官侵犯为首发表现。

2. **体检**　注意检查皮肤、全身浅表淋巴结、咽淋巴环、肝脏、脾脏等。

3. **病理**　病理检查是诊断淋巴瘤的金标准,受累淋巴结或结外器官组织活检需要结合免疫组化区分类型,有时需要结合细胞遗传学和分子生物学标记辅助诊断及分型。

4. **实验室检查**　累及骨髓时血常规异常,常表现为淋巴细胞计数及比例增高,晚期发生淋巴瘤白血病时,可呈现白血病样血象和骨髓象。HL 活动期红细胞沉降率增快,LDH 增高提示预后不良。

5. **影像学检查**　主要是超声、CT、MRI(头颅、骨骼累及者)、PET/CT。全身 PET/CT 可协助准确分期、评估肿瘤负荷、评价疗效。

6. **分期**　按 Ann-Arbor-Cotswold 或 Lugano 分期标准(表 2-5-7)分为 I 至 IV 期,按有无全身症状(发热、盗汗、消瘦)分为 A、B 两组,无症状者为 A 组,有症状者为 B 组。

表 2-5-7　Ann-Arbor-Cotswold 分期

分期	标准
I 期	单个淋巴结区域或局灶性单个结外器官受累
II 期	横膈同侧 ≥ 2 组淋巴结受累,局灶性单个结外器官受累伴横膈同侧 ≥ 1 组淋巴结受累
III 期	横膈上下淋巴结均受累,可伴单个结外器官或部位受累,或脾累及
IV 期	弥漫性或播散性侵犯单个或多个结外器官,伴或不伴淋巴结侵犯

7. **鉴别诊断**　以淋巴结肿大为主要表现者,与其他可引起淋巴结肿大的疾病如恶性肿瘤淋巴结转移、结核性淋巴结炎等相鉴别;以发热为主要表现者与感染性疾病、自身免疫病等可引起发热的疾病相鉴别。

二、霍奇金淋巴瘤

病理特点

恶性细胞起源于 B 细胞生发中心,常见特征性 R-S 细胞,肿瘤细胞周围有大量淋巴细胞、浆细胞、组织细胞浸润。免疫表型常为 $CD15^+$、$CD30^+$、$PAX5^+$。

分型

根据病理特点,主要分为结节性淋巴细胞为主型 HL 及经典型 HL 两大类,其中经典型 HL 占 95%。经典型 HL 又分为富于淋巴细胞型、混合细胞型、结节硬化型及淋巴细胞消减型 4 个类型。

处理要点

1. **早期** Ⅰ~Ⅱ期首选 4 至 6 疗程 ABVD 方案(多柔比星 + 博来霉素 + 长春碱 + 达卡巴嗪)± 受累野放疗。

2. **晚期** Ⅲ~Ⅳ期接受 6 至 8 疗程 ABVD 化疗 ± 放疗。

3. **复发难治** 二线甚至三线方案联合化疗,考虑联合免疫治疗,如检查点抑制剂 PD-1 或 CD30 单抗。

三、非霍奇金淋巴瘤

病理特点

受累淋巴结或节外组织器官被不同分化程度的淋巴瘤细胞浸润,淋巴结结构破坏,根据免疫组化可区分为 B 细胞、T 细胞或 NK 细胞来源。

分型

主要根据 WHO 的淋巴造血系统肿瘤分类标准分型。异质性强,侵袭程度由惰性至高度侵袭性不等。较常见的惰性 B 细胞淋巴瘤主要有慢性淋巴细胞白血病、低级别滤泡性淋巴瘤、边缘区淋巴瘤等,常见的惰性 T/NK 细胞淋巴瘤主要有大颗粒 T/NK 细胞淋巴瘤,弥漫性大 B 细胞淋巴瘤是最常见且发病率最高的侵袭性 B 细胞淋巴瘤,外周 T 细胞淋巴瘤是侵袭性 T 细胞淋巴瘤中较常见的类型。前体细胞淋巴瘤、伯基特淋巴瘤(Burkitt lymphoma)、高级别 B 细胞淋巴瘤及侵袭性 NK 细胞淋巴瘤均为高度侵袭性。NHL 主要类型见表 2-5-8。

表 2-5-8 NHL 的部分类型举例(WHO 分型,2022 年版)

前体淋巴性肿瘤	成熟 B 细胞来源淋巴瘤	成熟 T 和 NK 细胞淋巴瘤
B 淋巴母细胞白血病 / 淋巴瘤,非特指型 B 淋巴母细胞白血病 / 淋巴瘤,伴重现遗传学异常 T 淋巴母细胞白血病 / 淋巴瘤,非特指型	弥漫性大 B 细胞淋巴瘤 慢性淋巴细胞白血病 / 小淋巴细胞淋巴瘤 边缘区淋巴瘤:脾边缘区淋巴瘤、黏膜相关淋巴组织(MALT)淋巴瘤 滤泡性淋巴瘤 套细胞淋巴瘤 伯基特淋巴瘤 毛细胞白血病	外周 T 细胞淋巴瘤 塞扎里综合征(Sezary syndrome) 间变大细胞淋巴瘤 血管免疫母 T 细胞淋巴瘤 T/NK 细胞大颗粒淋巴细胞白血病

处理要点

根据分型及疾病侵袭程度选择治疗方案。

1. **观察等待** 适用于部分早期惰性淋巴瘤,如慢性淋巴细胞白血病、边缘区淋巴瘤等,需要定期随诊复查,一旦达到治疗指征应及时启动治疗。

2. **化疗** 适用于侵袭性淋巴瘤及有治疗指征的惰性淋巴瘤,最常用的一线方案为CHOP(环磷酰胺+多柔比星+长春新碱+泼尼松)方案,CD20阳性B细胞淋巴瘤一线方案为CD20单抗(利妥昔单抗)联合CHOP方案。

3. **其他作用机制化学药物** 除细胞毒性药物联合化疗以外,目前还有各种新作用机制药物应用于NHL的治疗。

(1)免疫调节剂:如来那度胺,可与利妥昔单抗联合应用于难治复发B细胞淋巴瘤。

(2)表观遗传调控药物:组蛋白脱乙酰酶抑制剂(histone deacetylase inhibitor,HDAC)西达本胺用于治疗非特异性外周T细胞淋巴瘤。

(3)化学靶向药:如布鲁顿酪氨酸激酶(Bruton's tyrosine kinase,BTK)抑制剂、B淋巴细胞瘤-2基因(B cell lymphoma-2 gene,*Bcl-2*)抑制剂、磷脂酰肌醇-3-羟基酶(phosphatidylinositol 3-hydroxy kinase,PI3K)抑制剂等,根据具体类型联合化疗用于一线或多线治疗。

4. **免疫及细胞治疗**

(1)单克隆抗体:用于有相应细胞表面靶点的类型,最经典为CD20单抗,用于CD20阳性B细胞淋巴瘤的一线治疗,其他单抗有CD19单抗、CD30单抗等。

(2)CAR-T:细胞免疫治疗,应用于复发难治的B细胞淋巴瘤。

(3)抗体偶联药物(antibody-drug conjugate,ADC):如靶向CD79b的抗体偶联药物维泊妥珠单抗用于治疗复发难治的B细胞淋巴瘤。

(4)PD-1用于治疗复发难治NK细胞淋巴瘤、EB相关NHL等。

5. **放疗** 根据淋巴瘤的类型、分期及疗效选择根治性放疗、巩固放疗、挽救性放疗及姑息性放疗。

6. **造血干细胞移植** 预后差的侵袭性淋巴瘤,联合化疗后序贯ASCT可提高治愈率。高侵袭性、分期晚如淋巴母细胞淋巴瘤、NK细胞淋巴瘤,化疗控制后行allo-HSCT。

(苏 畅 周振海)

第九节 多发性骨髓瘤

浆细胞病是浆细胞恶性增生的一组肿瘤性疾病。多发性骨髓瘤（multiple myeloma，MM）是常见的浆细胞病之一，在欧美国家是血液系统第二常见的恶性肿瘤。其特征为骨髓中克隆性浆细胞异常增生，异常浆细胞产生的完整免疫球蛋白或其片段（M 蛋白）可在血清和 / 或尿液中检测到，浆细胞克隆性增生以及 M 蛋白的分泌进一步导致相关器官和组织损害。

诊断要点

1. **诊断标准** 骨髓单克隆浆细胞比例 ≥ 10% 和 / 或组织活检证明为浆细胞瘤；且有以下"SLiM CRAB"特征之一，可诊断为活动性多发性骨髓瘤（active MM，aMM）。

（1）[S] 骨髓单克隆浆细胞比例 ≥ 60%。

（2）[Li] 受累 / 非受累血清游离轻链比 ≥ 100（受累轻链数值至少 ≥ 100mg/L）。

（3）[M]MRI 检测有 > 1 处 5mm 以上局灶性骨质破坏。

（4）[C] 血钙增高（calcium elevation）：校正血清钙 > 2.75mmol/L。[校正血清钙（mmol/L）= 血清总钙（mmol/L）− 0.02× 血清白蛋白浓度（g/L）+1.0（mmol/L）]。

（5）[R] 肾功能损害（renal insufficiency）：肌酐清除率 < 40ml/min 或血清肌酐 > 177μmol/L。

（6）[A] 贫血（anemia）：血红蛋白低于正常下限 20g/L 或 < 100g/L。

（7）[B] 骨病（bone disease）：溶骨性破坏，通过影像学检查（X 线、CT、MRI 或 PET/CT）显示 1 处或多处溶骨性病变。

如无上述"SLiM CRAB"特征，仅血清 M 蛋白 ≥ 30g/L，或 24 小时尿轻链 ≥ 0.5g，或骨髓单克隆浆细胞比例 ≥ 10% 和 / 或组织活检证明为浆细胞瘤，则应诊断为冒烟型多发性骨髓瘤（smoldering MM，SMM）。

2. **分型** 根据 M 蛋白的类型分为 IgG、IgA、IgM、IgD、IgE、轻链型、双克隆型、不分泌型，其中根据轻链类型分为 κ、λ 型。

3. **分期** 多发性骨髓瘤的分期见表 2-5-9。

表 2-5-9 多发性骨髓瘤分期

分期	Durie-Salmon 标准	ISS 标准	R-ISS 标准
Ⅰ期	满足以下所有条件: (1)血红蛋白 > 100g/L; (2)血清钙 < 2.65mmol/L; (3)骨骼 X 线片:骨骼结构正常或孤立性骨浆细胞瘤; (4)血清或尿骨髓瘤蛋白产生率低:① IgG < 50g/L;② IgA < 30g/L;③本周蛋白 < 4g/24h	β_2-MG < 3.5mg/L 且白蛋白 ≥ 35g/L	ISS Ⅰ 期和非细胞遗传学高危患者同时 LDH 正常
Ⅱ期	不符合 Ⅰ 和 Ⅲ 期的所有患者	不符合 Ⅰ 和 Ⅲ 期的所有患者	不符合 R-ISS 分期 Ⅰ 和 Ⅲ 期的所有患者
Ⅲ期	满足以下 1 个或多个条件: (1)血红蛋白 < 85g/L; (2)血清钙 > 2.65mmol/L; (3)骨骼检查中溶骨病变大于 3 处; (4)血清或尿骨髓瘤蛋白产生率高:① IgG > 70g/L;② IgA > 50g/L;③本周蛋白 > 12g/24h	β_2-MG ≥ 5.5mg/L	ISS Ⅲ 期同时细胞遗传学高危患者或 LDH 高于正常

注:A 亚型是肾功能正常 [肌酐清除率 > 40ml/min 或血清肌酐 < 177μmol/L];B 亚型是肾功能不全 [肌酐清除率 ≤ 40ml/min 或血清肌酐 ≥ 177μmol/L];β_2-MG 为 β2 微球蛋白;细胞遗传学高危指间期荧光原位杂交检出 del(17p)、t(4;14)、t(14;16)。

4. **鉴别诊断** 需与意义未明的单克隆丙种球蛋白血症 (monoclonal gammopathy of undetermined significance,MGUS)、原发性系统性轻链型淀粉样变性、POEMS 综合征、转移癌等相鉴别。

处理要点

1. SMM 暂不推荐治疗,高危 SMM 可结合患者意愿综合考虑或进入临床试验。

2. aMM 需进行系统治疗。

(1)适合行 ASCT 者(年龄 ≤ 70 岁且体能状态评分良好),可行诱导、ASCT、巩固、维持治疗。

（2）不适合行 ASCT 者（年龄过高或体能状态评分不好），可使用有效诱导治疗方案至最大疗效，后进入维持治疗。

3. 诱导化疗的用药　包括蛋白酶体抑制剂、免疫调节剂、糖皮质激素、CD38 单抗等。诱导治疗多为含蛋白酶体抑制剂的三药联合方案，如 VRD（硼替佐米 + 来那度胺 + 地塞米松）、VTD（硼替佐米 + 沙利度胺 + 地塞米松）、PAD（硼替佐米 + 脂质体多柔比星）、VCD（硼替佐米 + 环磷酰胺 + 地塞米松）等；或在三药联合基础上联用 CD38 单抗的四药联合方案。拟行 ASCT 者诱导治疗时需避免选择影响造血干细胞的药物（如烷化剂，来那度胺疗程数应 ≤ 4）。

4. 对症治疗

（1）骨病的治疗：静脉使用双膦酸盐或皮下注射地舒单抗。

（2）高钙血症：可予地塞米松、地舒单抗或双膦酸盐，并水化、利尿。

（3）肾功能不全：水化、碱化、利尿，降尿酸；必要时透析；避免使用肾毒性药物及静脉造影剂。

（4）贫血：酌情输血，持续存在症状性贫血的患者可考虑使用 EPO。

（5）高黏滞血症：球蛋白显著升高伴高黏滞血症时可行血浆置换。

5. 难治复发 MM 的治疗　复发后再诱导治疗方案可换用新一代药物（新一代的蛋白酶体抑制剂如伊沙佐米、卡非佐米，新一代的免疫调节剂如泊马度胺）联合化疗，或使用不同作用机制的药物，如 CD38 单抗、CAR-T、双特异性抗体、核输出蛋白抑制剂塞利尼索等。

（邝丽芬）

第十节　骨髓增殖性肿瘤

骨髓增殖性肿瘤（myeloproliferative neoplasm，MPN）是指分化相对成熟的一系或多系骨髓细胞克隆性增殖所致的一组髓系肿瘤性疾病。经典型的 MPN 包括慢性髓系白血病、真性红细胞增多症（polycythemia vera，PV）、原发性血小板增多症（essential thrombocythemia，ET）、原发性骨髓纤维化（primary myelofibrosis，PMF）。其中 PV、ET、PMF 为 *BCR-ABL1* 阴性的经典型 MPN，*JAK2 V617F*、*CALR* 和 *MPL* 等突变引起的 JAK-STAT 通路过度活化是这类疾病共同的发病机制。

一、真性红细胞增多症

诊断要点

1. 临床表现　可表现为多血质。血液黏稠度增高导致血流缓慢和组织缺氧，可表现为头痛、眩晕等神经系统症状，病程中可出现血栓。常伴有白细胞和血小板升高、脾大。

2. **诊断标准** 诊断需符合(1)+(2)+(3)或(1)+(2)+(4)。

(1)男 Hb > 165g/L,女 Hb > 160g/L,或男 HCT > 49%,女 HCT > 48%,或红细胞容量升高。

(2)骨髓活检示细胞过多伴三系增生,伴有多形性成熟巨核细胞。

(3)*JAK2 V617F* 或 *JAK2* 第 12 号外显子基因突变。

(4)EPO 降低。

3. **鉴别诊断** 需与继发性红细胞增多症(见于慢性低氧以及分泌 EPO 的肿瘤)、相对性红细胞增多症(见于血液浓缩)、其他的 MPN 相鉴别。

处理要点

PV 的治疗目标是避免初发或复发的血栓形成,控制疾病的相关症状,预防向骨髓纤维化和 / 或向急性白细胞转化。

1. **预防血栓** 确诊患者无禁忌均应预防血栓,使用阿司匹林 70 ~ 100mg/d 或氯吡格雷 75mg/d。

2. **静脉放血** 年龄低于 50 岁且无血栓病史患者可首选静脉放血治疗。红细胞单采术可在短时间内快速降低血细胞比容。

3. **降细胞治疗** 有血栓高危风险者应给予降细胞治疗。羟基脲或 α 干扰素(IFN-α)为一线药物。年轻患者(< 60 岁)尤其有生育需求者推荐首选干扰素。JAK-2 抑制剂芦可替尼可用于治疗羟基脲疗效不佳或不能耐受的 PV 患者。

二、原发性血小板增多症

诊断要点

1. **临床表现** 起病缓慢,出血或血栓,疲乏,脾大。

2. **诊断标准** 诊断符合(1)+(2)+(3)+(4)或(1)+(2)+(3)+(5)。

(1)血小板 ≥ 450×10^9/L。

(2)骨髓病理示巨核细胞高度增生,胞体大、核分叶过多的成熟巨核细胞数量增多,粒系及红系无显著增生或左移,且网状纤维轻度(1级)增多。

(3)不能满足 CML、PV、PMF、骨髓增生异常综合征以及其他髓系肿瘤的 WHO 诊断标准。

(4)存在 *JAK2*、*CALR* 或 *MPL* 基因突变。

(5)存在其他克隆性证据或排除反应性血小板增多。

3. **鉴别诊断** 反应性血小板增多症(急性失血、脾切除术后、感染、肿瘤、自身免疫性疾病、缺铁性贫血等)、其他 MPN。

处理要点

1. **预防血栓**　根据血栓危险因素分层及心血管危险因素,主要使用阿司匹林 100 ~ 200mg/d 预防,有静脉血栓病史者,给予阿司匹林 100mg 联合系统性抗凝治疗预防血栓。

2. **降细胞治疗**　血栓中、高危组或有以下任一特点的患者考虑降细胞治疗:①血小板计数 > 1 500×10^9/L;②白细胞计数逐步增至 > 25×10^9/L;③脾大症状;④严重的疾病相关症状。可给予羟基脲或 α 干扰素进行降细胞治疗。

3. **血小板单采术**　在血小板显著升高或有严重的血栓情况下可行血小板单采术。

三、原发性骨髓纤维化

诊断要点

1. **临床表现**　疲乏、低热、盗汗、消瘦、贫血、脾大。

2. **诊断标准**　见表 2-5-10。

表 2-5-10　原发性骨髓纤维化诊断标准

诊断标准	纤维化前期(pre-PMF)	明显纤维化期
要求	须符合 3 条主要标准和至少 1 条次要标准	须符合 3 条主要标准和至少 1 条次要标准
主要标准	(1)巨核细胞增生伴异形,无明显网状纤维增多(≤ MF-1),骨髓增生程度年龄调整后呈增高,粒系细胞增殖而红系细胞常减少; (2)不能满足 PV、CML、MDS 或其他髓系肿瘤的 WHO 诊断标准; (3)有 *JAK2*、*CALR* 或 *MPL* 基因突变,或无这些突变但有其他克隆性标志,或无继发性骨髓纤维化证据	(1)巨核细胞增生伴异形,常伴有网状纤维或胶原纤维(MF-2 或 MF-3); (2)不能满足 PV、CML、MDS 或其他髓系肿瘤的 WHO 诊断标准; (3)有 *JAK2*、*CALR* 或 *MPL* 基因突变,或无这些突变但有其他克隆性标志,或无继发性骨髓纤维化证据
次要标准	(1)非合并症导致的贫血; (2)WBC ≥ 11×10^9/L; (3)可触及的脾大; (4)血清乳酸脱氢酶增高	(1)非合并症导致的贫血; (2)WBC ≥ 11×10^9/L; (3)可触及的脾大; (4)外周血象可见幼粒幼红细胞; (5)血清乳酸脱氢酶增高

3. **危险分层** 常用的有 IPSS、DIPSS、DIPSS-Plus 评分,根据量表评分分为低、中及高危预后分层,帮助判断预后及确定治疗策略。

处理要点

PMF 的治疗策略主要依据患者的预后分组和临床症状决定。主要治疗目标是减轻症状、延长生存期。

1. **治疗贫血** 雄激素、小剂量激素、来那度胺可改善贫血,EPO 水平低者可给予 EPO 治疗。

2. **治疗体质性症状** 针对脾大的治疗常可部分缓解体质性症状。芦可替尼可改善 PMF 的体质性症状。

3. **缩小脾脏** 芦可替尼可作为有脾大的中高危患者的一线治疗。羟基脲缩脾的有效率约为 40%。药物治疗无效的患者在严格指征下(如有症状的门静脉高压、药物难治的显著脾大伴疼痛)可考虑脾切除术,但术后症状缓解时间较短,术后可出现进行性脾大。放射治疗可缓解肝脾大所致的饱胀症状,但症状缓解时间较短。

4. **抑制髓外造血** 胸椎椎体是 PMF 非肝脾性髓外造血的最常见部位,有症状的髓外造血可采用低剂量局部放疗。

5. **allo-HSCT** 是目前唯一可能治愈 PMF 的方法,适用于具备移植条件的预后分层高危组患者及进展为急性白细胞的患者。

(邝丽芬)

第十一节　出血性疾病概述

人体血管受到损伤时,血液可自血管外流或渗出,称为出血(bleeding)。机体通过一系列生理性反应使出血停止,称为止血(hemostasis)。因血管、血小板、凝血、纤溶等止血机制的异常导致的以出血倾向为特征的疾病称为出血性疾病。

诊断要点

1. **临床表现及其特点** 常见出血性疾病的临床表现及其特点见表 2-5-11。

表 2-5-11　常见出血性疾病的临床表现及其特点

项目	血管性疾病	血小板疾病	凝血障碍性疾病
性别	女性多见	女性多见	男性多见
阳性家族史	少见	罕见	多见
出生后脐带出血	罕见	罕见	多见

项目	血管性疾病	血小板疾病	凝血障碍性疾病
反复关节腔出血	罕见	罕见	多见
肌肉间血肿	罕见	可见	多见
腹膜后血肿	罕见	可见	多见
内脏出血	偶见	常见	常见
手术或外伤后渗血	少见	可见	多见
瘀点紫癜	多见	多见	少见
皮肤大块瘀斑	罕见	多见	可见

2. **诊断流程** 见图 2-5-2。

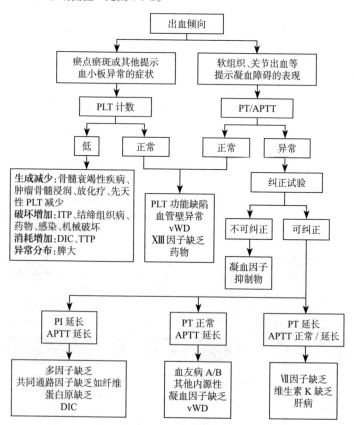

图 2-5-2 出血性疾病的诊断流程图

处理要点

1. **病因治疗**　防治基础病,避免接触可引起出血的药物和毒物。

2. **止血治疗**　输血替代治疗,补充缺乏的凝血因子或相关原料,使用止血药物、促血小板生成药物。

3. **局部处理**　如加压包扎止血。

4. **其他治疗**

(1)免疫治疗:如糖皮质激素及 CD20 单抗治疗免疫性血小板减少症。

(2)血浆置换:可去除抗体或相关致病因素。

(3)手术治疗:如脾切除。

(4)基因疗法:遗传性出血性疾病如血友病可选用基因治疗。

(邝丽芬)

第十二节　免疫性血小板减少症

免疫性血小板减少症(immune thrombocytopenia,ITP)临床上分为原发性和继发性两种,本节主要介绍原发性 ITP。原发性 ITP 是一种获得性自身免疫性出血性疾病,以无明确诱因的单纯外周血血小板计数减少为主要特点。该病临床表现包括无症状性血小板减少、皮肤黏膜出血、严重内脏出血、致命性颅内出血等。

ITP 发病的主要机制是血小板自身抗原免疫耐受性丢失,导致体液和细胞免疫异常活化,共同介导血小板破坏加速及巨核细胞产生血小板不足。

诊断要点

1. **ITP 的诊断要点**

(1)至少连续 2 次血常规提示血小板计数减少,外周血涂片镜检血细胞形态无明显异常。

(2)脾脏一般不增大。

(3)骨髓检查:骨髓细胞形态学特点为巨核细胞增多或正常,伴成熟障碍。

(4)需排除其他继发性血小板减少症:自身免疫性疾病、甲状腺疾病、淋巴系统增殖性疾病、骨髓增生异常综合征、再生障碍性贫血、各种恶性血液病、肿瘤浸润、慢性肝病、脾功能亢进、感染、疫苗接种、血小板消耗性减少、药物、先天性血小板减少及假性血小板减少等所致继发性血小板减少。

(5)特殊实验室检查:血小板糖蛋白特异性自身抗体 TPO 水平

测定。

2. **疾病分期及分级**　依据 ITP 病程长短,可分为以下 3 期。

(1)新诊断的 ITP:确诊后 3 个月以内的患者。

(2)持续性 ITP:确诊后 3 ~ 12 个月血小板持续减少的患者,包括未自发缓解和停止治疗后不能维持完全缓解的患者。

(3)慢性 ITP:血小板持续减少超过 12 个月的患者。

(4)重症 ITP:血小板计数 < $10×10^9$/L 伴活动性出血,或出血评分 ≥ 5 分。

(5)难治性 ITP:指对一线治疗药物、二线治疗中的促血小板生成药物及利妥昔单抗治疗均无效,或脾切除无效 / 术后复发,进行诊断再评估后仍确诊为 ITP 的患者。

处理要点

1. **观察随访**　对于血小板计数 ≥ $30×10^9$/L、无出血表现且不从事增加出血风险工作、无出血风险的 ITP 患者,可予以观察随访。若有活动性出血症状,不论血小板减少程度如何,都应给予治疗。

2. **一线治疗**

(1)糖皮质激素:大剂量地塞米松 40mg/d×4 天,口服或静脉给药,无效或复发患者可重复 1 个周期。泼尼松 1mg/(kg·d)(最大剂量 80mg/d,分次或顿服),起效后应尽快减量,6 ~ 8 周内停用,减停后不能维持疗效患者考虑二线治疗。如需维持治疗,泼尼松的安全剂量不宜超过 5mg/d。2 周内泼尼松治疗无效患者应尽快减停。

(2)大剂量丙种球蛋白冲击治疗:主要用于紧急治疗、糖皮质激素不耐受或有禁忌证的患者、妊娠或分娩前。推荐静脉注射免疫球蛋白(IVIg)0.4g/(kg·d)×5 天或 1g/(kg·d)×(1 ~ 2)天。

3. **二线治疗**

(1)促血小板生成药:包括重组人血小板生成素(rhTPO)、血小板生成素受体激动剂(TPO-RA)等。

(2)利妥昔单抗:375mg/m^2 体表面积,静脉滴注,每周 1 次,共4 次。

(3)rhTPO 联合利妥昔单抗。

(4)脾切除术:用于糖皮质激素正规治疗无效、泼尼松安全剂量不能维持疗效及存在糖皮质激素应用禁忌证的患者。

4. **三线治疗**　全反式维甲酸联合达那唑、地西他滨等。免疫抑制剂包括硫唑嘌呤、环孢素 A、达那唑、长春新碱等。

5. **ITP 患者特殊情况时血小板计数参考值**　拔牙或补牙:PLT ≥

$(30 \sim 50) \times 10^9/L$。小手术:PLT $\geqslant 50 \times 10^9/L$。大手术:PLT $\geqslant 80 \times 10^9/L$。神经外科大手术:PLT $\geqslant 100 \times 10^9/L$。单一抗血小板或抗凝治疗:PLT $\geqslant (30 \sim 50) \times 10^9/L$。抗血小板联合抗凝治疗:PLT $\geqslant (50 \sim 70) \times 10^9/L$。

6. **紧急治疗** ITP 患者发生危及生命的出血或需要急症手术时,应迅速提升血小板计数至安全水平。可给予静脉注射免疫球蛋白 1g/(kg·d) × (1 ~ 2)天,静脉甲泼尼龙 1g/d × 3 天和 rhTPO 300U/(kg·d) 皮下注射治疗。上述措施可单用或联合应用,并及时输注血小板。

(陈美兰)

第十三节　弥散性血管内凝血

弥散性血管内凝血(disseminated intravascular coagulation,DIC)是临床常见的病理生理过程,是在感染、恶性肿瘤、创伤、病理产科等致病因素作用下,凝血因子和血小板被激活促发凝血系统活化,微循环广泛形成微血栓,引起多脏器功能不全,继而大量消耗凝血因子和血小板,同时继发纤维蛋白溶解功能增强而引起广泛出血等临床表现的综合征。其中各种因素导致组织因子或类组织因子物质大量入血,是凝血系统活化最常见的促发因素。

诊断要点

1. **病因** 具有可能诱发 DIC 的病因,如感染、恶性肿瘤、创伤、病理产科等。

2. **临床表现** DIC 早期高凝期可能无临床症状或症状轻微,如出现微血栓可引起脏器功能不全和顽固性休克;消耗性低凝期出现自发性、多部位(皮肤、黏膜、伤口及穿刺部位)出血;继发纤溶亢进期出血更加广泛且严重,可出现难以控制的内脏出血。DIC 较少出现微血管病性溶血。

3. **实验室检查** 主要包括两方面:①凝血因子消耗的检查,包括凝血酶原时间(PT)、活化部分凝血活酶时间(APTT)、纤维蛋白原水平及血小板计数;②反映纤溶功能增强的检查,包括纤维蛋白/纤维蛋白降解产物(FDP)和 D-二聚体(D-dimer)水平。

4. **分型** 依据病因、发生时间、代偿能力,DIC 可分为不同的类型。近年有学者提出一种依据临床症状和病理机制的新分型法,即出血型(高纤溶型)、器官衰竭型(高凝型)、大出血型(消耗型)和无症状型(前期),可能更具有临床实际意义。

5. **诊断标准** DIC 由于致病因素不同,其病理生理过程和临床表现有所差异,因此增加了临床诊断的难度。DIC 诊断标准有不同的积分系统,国际血栓和止血学会(ISTH)颁布的 DIC 诊断积分系统(表 2-5-12)是在有致病疾病的基础上采用 PLT、PT、FDP/D- 二聚体、纤维蛋白原实验室指标进行积分,其中 FDP/D- 二聚体升高 2 ~ 5 倍定义为明显升高,5 倍以上定义为显著升高。该积分系统≥ 5 分诊断为 DIC,< 5 分为非显性 DIC,需要每 1 ~ 2 天动态积分评估,另外需注意,血小板和纤维蛋白原水平的进行性下降也有一定的临床意义。

表 2-5-12 DIC 诊断积分系统

指标	状态	分值
原发病	无	0
	有	2
血小板 /(×10⁹/L)	> 100	0
	50 ~ 100	1
	< 50	2
PT/s	延长 < 3	0
	延长 3 ~ 6	1
	延长 > 6	2
FDP/D-dimer	无升高	0
	明显升高	2
	显著升高	4
纤维蛋白原 /(g/L)	> 1.0	0
	< 1.0	1

【处理要点】

1. **病因治疗** DIC 的治疗原则强调早期积极治疗原发疾病的重要性。

2. **替代支持治疗** 消耗性低凝期活动性出血患者输注血小板、新鲜冰冻血浆、冷沉淀或纤维蛋白原,经积极替代治疗后仍有严重出血患者可考虑应用重组人活化因子Ⅶ进行治疗。

3. **抗凝治疗** 肝素治疗 DIC 仍有争议,高凝期、有血栓栓塞表现或晚期实体肿瘤并发慢性 DIC 伴血栓反复发作者可考虑低剂量普通肝素或低分子量肝素。伴有原发性或继发性纤溶亢进如急性早幼粒细胞白血病、转移性前列腺癌患者，使用抗纤溶药物如氨甲环酸、6-氨基己酸可能有助于改善纤溶和止血。

（王荷花）

第十四节 输血及输血反应

（一）常用血液成分

1. **红细胞** 悬浮红细胞是最常用于输注的红细胞,200ml 全血制备为 1U。洗涤红细胞去除了全血中 90% 以上的血浆和部分非红细胞成分,可降低过敏、非溶血性发热反应的风险。

2. **单采血小板** 输注 1 个治疗量通常提升血小板(20 ~ 30)×10^9/L。反复输注血小板后有 30% ~ 70% 患者可出现血小板输注无效,主要原因是产生了免疫性同种抗体,可尝试用血小板交叉配血法查找配型相合的血小板。

3. **新鲜冰冻血浆** 全血采集后于 18 小时内分离制备,内含多种凝血因子,一般 1U 新鲜冰冻血浆等于 1U 凝血因子活性,每 100ml 新鲜冰冻血浆能使成年人凝血因子增加 2% ~ 3%。

4. **冷沉淀** 冷沉淀是将新鲜全血中的血浆分出并冷冻,含有Ⅷ因子、血管性血友病因子(von Willebrand factor,vWF)、纤维蛋白原,可用于血友病 A、血管性血友病、低纤维蛋白原血症等的治疗。

5. **白蛋白** 临床上最常用的血容量扩张剂之一。

6. **丙种球蛋白** 静脉注射用免疫球蛋白可应用于 ITP、结缔组织病、严重感染的治疗。特异性免疫球蛋白是预先用相应的抗原进行免疫或超免疫后制备,如抗乙型肝炎免疫球蛋白等。

7. **凝血酶原复合物** 含有维生素 K 依赖性凝血因子Ⅱ、Ⅶ、Ⅸ、Ⅹ,可用于相应因子缺乏的患者。

（二）输血不良反应

1. **溶血性不良反应**

(1)急性输血相关性溶血:输血中或输血后数分钟至数小时内发生的溶血。一旦发生应立即终止输血,应用糖皮质激素,碱化尿液,防止肾衰竭和 DIC,必要时进行透析或血浆置换。

(2)慢性输血相关性溶血:输血数日后出现。处理基本同急性输血相关性溶血。

2. **非溶血性不良反应**

(1)发热:发生率 40% 以上。可于输血过程中出现发热、寒战。应暂时中止输血,可给予 NSAIDs 或糖皮质激素处理。

(2)变态反应:输血中或之后出现荨麻疹、血管神经性水肿,重者可出现喉头水肿、支气管痉挛、过敏性休克。发生后应当减慢甚至停止输血,并给予糖皮质激素、H 受体拮抗剂等进行抗过敏治疗,严重者需给予肾上腺素、气管切开、抗休克处理。

(3)输血相关急性肺损伤:献血者的抗 -HLA 或中性粒细胞特异性抗体引起中性粒细胞在输血者肺血管内聚集、激活补体,导致肺毛细血管内皮损伤和肺间质水肿等。该不良反应病死率高,应给予糖皮质激素并积极抢救。

(4)传播疾病:可能导致经血液传播的感染性疾病。

(5)其他:心功能不全、铁过载、输注无效、酸碱失衡、低钙血症等。

(邝丽芬)

第六章

内分泌和代谢性疾病

第一节　垂体瘤

一、概述

垂体瘤(pituitary tumor)是一组起源于腺垂体、神经垂体及胚胎期颅咽管囊残余鳞状上皮的肿瘤。垂体前叶分化良好的腺垂体肿瘤,现在又被称为垂体神经内分泌肿瘤(pituitary neuroendocrine tumor, PitNET)。

根据肿瘤细胞是否合成和分泌激素,垂体瘤可分为无功能性垂体瘤和功能性垂体瘤,后者根据分泌激素的类型又分为催乳素(prolactin,PRL)瘤、生长激素(growth hormone,GH)瘤、促肾上腺皮质激素(adrenocorticotropic hormone,ACTH)瘤、促甲状腺激素(thyrotrophin,TSH)瘤、黄体生成素(luteinizing hormone,LH)/促卵泡激素(follicle stimulating hormone,FSH)瘤及混合瘤等。根据肿瘤的大小,垂体瘤可分为垂体微腺瘤(直径 < 10mm)和垂体大腺瘤(直径 ≥ 10mm)。肿瘤组织病理学分类需基于肿瘤细胞谱系(转录因子)、细胞类型、所产生的激素以及其他辅助特征。

诊断要点

1. **症状和体征**　垂体瘤的临床表现主要取决于垂体瘤的类型及大小。部分垂体瘤,尤其是较小的无功能性垂体瘤,可不引起症状和/或体征。根据其分泌的激素类型,可出现:①性腺功能减退;②库欣病;③巨人症或肢端肥大症;④甲状腺功能亢进症;⑤同时分泌催乳素和生长激素的催乳素/生长激素混合腺瘤,会导致与两种激素相关的临床表现。当肿瘤过大,压迫邻近组织时可引起:①视力障碍,最常见是视野缺损,典型表现为颞侧视野缺损,严重时会出现视力下降,其他还包括眼球运动障碍、眼睑下垂、瞳孔扩大或对光反应迟钝和复视等;②头痛;③垂体前叶功能减退;④脑脊液鼻漏,临床较为少见;⑤特殊症状和体征如垂体卒中,垂体大腺瘤内突然出血,可导致剧烈的头痛和视力急剧减退、眼外肌麻痹、昏睡、昏迷、脑膜刺激征和颅内压升高。

2. **辅助检查**

(1)评估下丘脑-垂体前叶各激素轴功能,判断激素分泌过多或过少:包括肾上腺皮质轴(ACTH、血/尿皮质醇)、甲状腺轴(TSH、T_3 或 FT_3、F_4 或 T_4)、性腺轴 [(LH、FSH、PRL)、雌二醇、睾酮、孕酮等]、生长激素轴 [GH、胰岛素样生长因子 -1(insulin-like growth factor-1,IGF-1)]。

(2)垂体影像学检查:首选垂体 MRI。

(3)视野和视力检查。

3. **鉴别诊断**　需与颅咽管瘤、拉特克囊(Rathke pouch)、脑膜瘤、视神经胶质瘤/恶性肿瘤和垂体炎等相鉴别。

处理要点

1. **手术治疗**　是大多数垂体瘤的首选治疗方法。

(1)适应证:功能性垂体瘤(催乳素瘤除外),或无功能垂体瘤但瘤体压迫局部组织引起神经系统症状(如视力丧失、头痛等),或出现激素缺乏状态者。出现垂体卒中时必须立即或尽快手术。

(2)手术方式:主要是经鼻蝶入路手术,分为传统显微手术和内镜手术;开颅手术只在少数情况下采用。

(3)术后注意定期监测垂体功能及进行垂体 MRI 检查,若有垂体功能低下,及时给予激素替代治疗。

(4)对于无症状且不会立即导致视力障碍的无功能腺瘤患者,可暂不手术;若有垂体功能低下,及时给予激素替代治疗,并每年复查腺瘤体积和垂体功能。

2. **药物治疗**　催乳素瘤首选药物治疗,可选择多巴胺受体激动剂(dopamine receptor agonist,DA),如溴隐亭、卡麦角林。对于其他功能性垂体瘤,若术后激素分泌水平未改善或不能耐受手术、拒绝手术者,可根据分泌的激素类型选择药物治疗:生长激素瘤可选择生长抑素受体配体(somatostatin receptor ligands,SRLs)(奥曲肽、兰瑞肽、帕瑞肽)、生长激素受体拮抗剂(培维索孟)等;促肾上腺皮质激素瘤可选择帕瑞肽、肾上腺酶抑制剂(美替拉酮、酮康唑)、糖皮质激素受体拮抗剂(米非司酮)等;促甲状腺激素瘤亦可选择 SRLs。

3. **放射治疗**　常为术后复发的辅助治疗,通常不作为一线治疗。

二、催乳素瘤

催乳素瘤(prolactinoma)是最常见的功能性垂体瘤。大多数分泌催乳素并导致高催乳素血症的垂体瘤都只包含催乳激素细胞,大约 10% 还包含促生长激素细胞或促生长激素催乳素细胞,因此可同时分泌生长激素和催乳素。

诊断要点

1. **症状和体征**　女性不孕、月经稀发或闭经,少数患者还可出现溢乳。男性性欲下降、阳痿、不育、乳房发育,极少数患者出现溢乳。肿瘤压迫症状及垂体卒中表现参见"垂体瘤"相关内容。

2. **实验室检查**　血清催乳素升高。PRL > 200μg/L,催乳素瘤可能性极大;PRL 为 100 ~ 200μg/L,排除其他特殊原因引起的高催乳素血症,则可诊断催乳素腺瘤。如血清 PRL < 100μg/L,须结合具体情况谨慎诊断。垂体功能评估及影像学检查参见"垂体瘤"相关内容。

3. **鉴别诊断**　其他病理性高催乳素血症(原发性甲状腺功能减退症、垂体柄阻断、慢性肾衰竭等)、生理性高催乳素血症(如妊娠、乳房刺激、应激、运动后等)、药物性高催乳素血症(多巴胺受体拮抗剂、H_2 抗组胺药、抗精神病药物等)。

处理要点

1. **首选治疗**　多巴胺受体激动剂(溴隐亭、卡麦角林)。适应证:不孕不育;肿瘤引起神经系统症状(尤其是视力缺失);泌乳;长期性腺功能低下;青春期发育改变;预防妇女由于性腺功能低下引起的骨质疏松。轻度的高催乳素血症、月经规则、有生育要求的妇女也需要治疗。

2. **手术治疗**　目前新的观点认为,由经验丰富的神经外科医生手术切除催乳素微腺瘤和界限明确的大催乳素瘤(Knosp 0 级和 1级),治愈概率高,成本效益高,避免了长期的多巴胺受体激动剂治疗,因此可作为该亚组患者的一线选择。传统手术适应证包括:①垂体微腺瘤经药物治疗 3 ~ 6 个月无效或效果欠佳者;②药物治疗副作用较大不能耐受者;③巨大垂体腺瘤伴有明显视路压迫;④药物治疗无法控制血催乳素水平和缩小肿瘤体积,或经药物治疗 3 ~ 12 个月后,血催乳素水平降至正常,但肿瘤体积仍没有变化,考虑诊断其为垂体无功能腺瘤可能,需转为手术治疗;⑤侵袭性垂体腺瘤伴有脑脊液鼻漏,或药物治疗后出现脑脊液鼻漏者;⑥带瘤生存的心理承受能力不足或拒绝长期服用药物治疗者;⑦药物治疗或其他原因导致垂体瘤卒中;⑧垂体大腺瘤伴囊变,药物治疗通常无法缩小肿瘤体积。

3. **放射治疗**　仅作为药物无效、不耐受,手术后残留、复发,或一些侵袭性、恶性催乳素腺瘤患者的选择。

(李　海)

第二节　肢端肥大症

肢端肥大症(acromegaly),是一种起病隐匿的慢性进展性内分泌代谢性疾病,以体内产生过量的生长激素(GH),刺激肝脏产生胰岛素样生长因子-1(IGF-1)为主要特征。95%以上肢端肥大症患者的过量生长激素是分泌GH的垂体瘤所致,长期过量分泌的GH和IGF-1促进全身软组织、骨和软骨过度增生,导致患者出现典型肢大症状、体征并可引起多器官、系统改变和代谢异常。

诊断要点

1. **病史**　起病隐匿,进展缓慢,出现2个或以上的下述症状时需进行肢端肥大症筛查,包括新发糖尿病、多发关节疼痛、新发或难以控制的高血压、心室肥大或收缩、舒张功能障碍等心脏疾病、乏力、头痛、腕管综合征、睡眠呼吸暂停综合征、多汗、视力下降、结肠息肉和进展性下颌突出。

2. **症状和体征**

(1)肢体与面容改变:眉弓和颧骨高突、鼻翼增宽、嘴唇增厚、齿列稀疏、舌体肥厚、反咬合、下颌前突和手足肥大、多汗、皮肤粗糙增厚和褶皱等。

(2)心血管系统:高血压、左心室肥厚及心肌病。

(3)呼吸系统:睡眠呼吸暂停综合征。

(4)代谢:高胰岛素血症、胰岛素抵抗、糖耐量受损、显性糖尿病、高甘油三酯血症或高密度脂蛋白胆固醇降低等。

(5)骨和关节系统:关节软骨增厚、骨关节病和椎体骨折。

(6)肿瘤:结肠息肉、结肠癌、甲状腺结节和甲状腺癌等。

(7)肿瘤压迫症状及垂体卒中表现:见本章第一节"垂体瘤"相关内容。

3. **实验室检查**

(1)生化检查:空腹或随机血清GH、IGF-1水平作为筛查试验,口服葡萄糖耐量-生长激素抑制试验(OGTT-GH抑制试验)作为确诊试验。

(2)影像学检查:首选鞍区MRI。

(3)其他评估:其他腺垂体功能、视力视野检查,肢端肥大症相关并发症如糖尿病、高血压、心脏和呼吸系统疾病、骨骼和骨关节病变、甲状腺结节、肠道息肉及恶性肿瘤。

4. **诊断标准**　IGF-1是肢端肥大症最敏感的筛查指标,对IGF-1

水平升高的患者进行 OGTT-GH 抑制试验，抑制试验中 GH 谷值 ≥ 1.0μg/L 是诊断肢端肥大症的金标准。

5. **鉴别诊断** 非垂体 GH 瘤所致的肢端肥大症 / 巨人症，如下丘脑肿瘤引起的生长激素释放激素(growth hormone-releasing hormone, GHRH)过度分泌、类癌瘤或小细胞肺癌等神经内分泌肿瘤引起的 GHRH 异位分泌，以及神经内分泌肿瘤引起的生长激素异位分泌等；体质性巨人和身材过长、单纯性凸颌症、皮肤骨膜肥厚症等。

处理要点

1. **治疗目标** 包括生化缓解和临床控制两个方面。生化缓解包括血清 GH 水平下降至空腹水平或随机 GH < 1.0μg/L，OGTT-GH 谷值 < 1.0μg/L；血清 IGF-1 水平下降至与年龄和性别匹配的正常范围内。临床控制包括腺瘤消除或缩小，并防止其复发；临床表现特别是心血管、呼吸系统和代谢并发症得到改善；尽量保留腺垂体功能，已有腺垂体功能减退的患者应给予相应靶腺激素的替代治疗。

2. **手术治疗** 是首选治疗方法。适应证：微腺瘤以及局灶性生长、具有潜在手术治愈可能的大腺瘤；有严重急性肿瘤压迫症状(如视功能进行性下降或复视)及垂体功能减退的患者；手术能控制和缓解，且有局部压迫症状的大腺瘤患者，可先进行腺瘤减瘤切除，解除压迫，以提高后续药物和放疗的疗效；术后有残瘤或复发的腺瘤，但预期仍可全切除的患者；对手术无法完整切除的鞍旁占位，可先进行部分切除以改善患者后续对药物治疗的反应。手术方式：主要是经鼻蝶入路手术，开颅手术只在少数情况下采用。

3. **药物治疗**

(1)适应证：手术后未缓解；腺瘤侵犯海绵窦、预期手术无法完全切除达生化缓解且无腺瘤压迫症状；不能耐受手术；拒绝手术的患者。

(2)治疗的药物：包括生长抑素受体配体(SRLs)(如奥曲肽、兰瑞肽和帕瑞肽)、多巴胺受体激动剂和生长抑素受体拮抗剂 3 大类，其中生长抑素受体配体是首选用药。

4. **放射治疗** 通常不作为首选。常用于术后未缓解或复发不能再次手术、药物治疗效果不佳或不能耐受药物治疗患者的三线治疗方法，分为常规放射治疗和立体定向放射治疗。

(李　海)

第三节　垂体功能减退症

垂体功能减退症(hypopituitarism)是指下丘脑、下丘脑-垂体通路、垂体疾病导致的一种或多种垂体前叶激素分泌减少所致的临床综合征。由垂体本身病变引起的称为原发性垂体功能减退症,由下丘脑、其他中枢神经系统或垂体门脉系统障碍引起的称为继发性垂体功能减退症。根据激素缺乏的种类,又可分为全腺垂体、部分腺垂体、单一垂体功能减退症。

诊断要点

1. **病史**　患者常有引起垂体功能减退症的原发病病史,包括下丘脑/垂体肿瘤、颅面部发育异常、颅脑炎症性疾病、脑部肉芽肿病、颅脑创伤和手术、空泡蝶鞍综合征和既往与妊娠相关的出血或血压改变等。

2. **症状和体征**　取决于疾病累及垂体前叶细胞的速度、激素缺乏的严重程度和种类,大多是多种激素缺乏的综合征,也可表现为单种激素缺乏的相关临床表现。

(1)促肾上腺皮质激素(ACTH):程度相对较轻的表现为直立性低血压和心动过速,最严重时可因循环衰竭导致死亡。轻度慢性缺乏可导致倦怠、疲劳、厌食、体重减轻、性欲减退、低血糖和嗜酸性粒细胞增多。不会引起盐耗、容量浓缩和高钾血症,也不引起色素过度沉着。

(2)促甲状腺激素(TSH):疲劳、畏寒、食欲减退、便秘、颜面浮肿、皮肤干燥、心动过缓、深部腱反射时间延长和贫血。

(3)促性腺激素:绝经前女性的表现包括月经不规律或闭经、无排卵性不孕、潮热,最终发生阴道萎缩。男性表现为性欲减退、性功能下降。

(4)生长激素(GH):儿童 GH 缺乏症最突出的表现是身材矮小。成年期发生 GH 缺乏症的患者会出现去脂体重、骨密度和生存质量等下降,脂肪量增加,骨折、心血管疾病和死亡发生风险增加。

(5)催乳素(PRL):表现是分娩后不能分泌乳汁。单纯催乳素缺乏罕见。

(6)蝶鞍占位性病变引起垂体功能减退时,可有头痛、视力障碍或复视。

(7)垂体危象:在全垂体功能减退症的基础上,各种刺激如感染、败血症、急性心肌梗死、脑血管意外、手术、外伤、麻醉及使用镇静药等均可诱发垂体危象。起病急骤,临床可表现为:①高热型, > 40℃;②低温型, < 30℃;③低血糖型;④低血压、循环虚脱型;⑤水中毒型;⑥混合型。各种类型可伴有相应的症状,突出表现为消化系统、循环系统和神经精神方面的症状,如高热、循环衰竭、休克、恶心、呕吐、头痛、神志不清、谵妄、抽搐、昏迷等。

3. **实验室检查** 检测垂体及相应靶腺激素,包括 ACTH、皮质醇节律、24 小时尿游离皮质醇、甲状腺功能、促性腺激素 / 性激素、血清生长激素、IGF-1、催乳素等,提示靶腺激素水平降低而垂体促激素水平正常或降低。对轻症患者行腺垂体功能试验可协助诊断。影像学检查可行垂体 MRI。

处理要点

1. **一般治疗** 加强营养,避免感染、应激、劳累等。

2. **激素替代治疗** 一般需终身替代治疗。ACTH 缺乏主要导致皮质醇缺乏,可采用糖皮质激素(如氢化可的松、泼尼松)替代治疗,并在给药剂量和时机上模拟正常的皮质醇分泌模式。TSH 缺乏可采用左甲状腺素治疗。甲状腺素应在肾上腺功能(包括 ACTH 储备)纠正后使用。无生育需求的促性腺激素缺乏男性应采用睾酮替代治疗,有生育需求的男性采用促性腺激素治疗。无生育需求的促性腺激素缺乏女性应采用雌二醇和孕激素治疗。有生育需求的女性首选促性腺激素治疗。

3. **垂体危象** ①纠正低血糖:先给予 50% 葡萄糖液 40 ～ 60ml,静脉注射,继而给予 10% 葡萄糖液或 5% 葡萄糖氯化钠液,静脉滴注。②补充糖皮质激素:给予氢化可的松(100mg 静脉推注),然后每 6 小时静脉推注 100mg,最初 24 小时可用至 300 ～ 500mg,1 ～ 3 日内逐渐减量,并改为口服应激剂量(最好标注具体剂量)或维持剂量(最好标注具体剂量)。③纠正低体温:保温和使用甲状腺激素。④纠正血容量不足和低血压:补液及使用血管活性药物。⑤治疗诱发垂体危象的原因。

(李　海)

第四节　尿崩症

尿崩症(diabetes insipidus)是指精氨酸加压素(arginine vasopressin,AVP)[又称抗利尿激素(antidiuretic hormone,ADH)]严重缺乏或部分缺乏(中枢性尿崩症),或肾脏对 AVP 不敏感(肾性尿崩症),导致肾小管重吸收水的功能障碍,引起以多尿、烦渴、多饮与低比重尿和低渗尿为特征的一组临床综合征。中枢性尿崩症分为3种:①获得性尿崩,由肿瘤、垂体炎、梗死、出血、缺氧性脑病、手术或头部外伤等导致的下丘脑或垂体柄损伤引起,少数由感染、结节性肉芽肿或朗格汉斯细胞肉芽肿引起;②特发性尿崩,临床上找不到任何病因,约占30%;③遗传性,罕见,可呈常染色体显性遗传、常染色体隐性遗传以及X连锁隐性遗传。本节主要讨论中枢性尿崩症。

诊断要点

1. **症状与体征** 症状因尿崩症严重程度而异。通常起病急,常可追溯明确起病日期。极度口渴,多饮,喜冷饮。每日液体摄入量为2 ~ 20L。尿量多,尿比重低。通过持续大量摄入水分,大多数患者能够维持液体平衡。然而,在不能自由获得水或下丘脑口渴中枢受损口渴感丧失,或由于手术、麻醉、颅脑外伤等原因,患者处于意识不清状态时,可能表现为高钠血症、脱水、精神症状甚至死亡。

2. **辅助检查** 尿比重常在1.005以下,尿渗透压常低于300mOsm/(kg·H$_2$O),通常在50 ~ 200mOsm/(kg·H$_2$O)。其余尿液成分以及血尿素氮、肌酐正常。确诊需行禁水加压素试验,行视野检查、蝶鞍CT或MRI等以明确病因。

3. **诊断标准** 包括:①尿量多,一般4 ~ 10L/24h;②低渗尿,尿渗透压 < 血浆渗透压,一般低于200mOsm/(kg·H$_2$O),尿比重多在1.005以下;③禁水试验不能使尿渗透压明显增加,而注射加压素后尿量减少、尿渗透压较注射前增加9%以上;④去氨加压素(desmopressin,DDAVP)或精氨酸加压素(AVP)治疗有明显效果。

4. **鉴别诊断** 需与原发性烦渴、肾性尿崩症、妊娠性尿崩症相鉴别。其他引起烦渴的疾病有糖尿病、慢性肾病、低钾血症、高钙血症、干燥综合征等。

处理要点

1. **激素替代疗法** 轻度尿崩症只需要充足的液体摄入。严重者需要终身补充去氨加压素,去氨加压素是目前治疗中枢性尿崩症的首选药物。由于个体差异大,剂量必须个体化,防止发生水中毒。制剂包括以下几种。

(1)口服醋酸去氨加压素片剂:起始剂量为每日1 ~ 2次,每次0.05mg,根据需要调整,每日最大量0.4mg。

(2)鼻腔喷雾吸入剂:每日1 ~ 2次,每次10 ~ 20μg。

(3)肌内注射制剂:每日1 ~ 2次,每次1 ~ 4μg。

2. **其他药物** 氢氯噻嗪、卡马西平、氯贝丁酯和氯丙酰胺对中枢

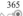

性尿崩症有一定的治疗作用,对去氨加压素不耐受的患者可选用。

3. **病因治疗** 针对获得性尿崩症的病因进行治疗。

(曹筱佩)

第五节 甲状腺功能亢进症

甲状腺功能亢进症(hyperthyroidism)是指甲状腺腺体本身产生过多的甲状腺激素导致的甲状腺毒症(thyrotoxicosis)。甲状腺毒症是指血液循环中甲状腺激素过多,导致的以神经、循环、消化等系统兴奋性增加及高代谢症状为主要表现的一组临床综合征,包括甲状腺功能亢进、破坏性甲状腺毒症、服用外源性甲状腺激素等类型。甲亢最常见的病因为格雷夫斯病(Graves disease),其次为多结节性毒性甲状腺肿和甲状腺自主高功能腺瘤。根据甲亢程度还可以分为临床甲亢和亚临床甲亢。本节主要讨论格雷夫斯病。

诊断要点

1. **症状和体征**

(1)高代谢综合征:易激动、烦躁失眠、心悸、乏力、怕热、多汗、消瘦、食欲亢进、大便次数增多或腹泻、女性月经稀少。可伴发周期性瘫痪(亚洲、青壮年男性多见)和近端肌肉进行性无力、萎缩,后者称为甲亢性肌病,以肩胛带和骨盆带肌群受累为主。

(2)甲状腺肿:甲状腺弥漫性肿大,质软无压痛。部分患者甲状腺上极可触及震颤,可闻及血管杂音。

(3)眼部表现:包括单纯性突眼及浸润性突眼。单纯性突眼为交感神经兴奋性增加所致;浸润性突眼亦称甲状腺眼病(thyroid eye disease,TED),为眶周软组织自身免疫炎症,需行欧洲 Graves 眼病协作组(EUGOGO)严重程度分级和临床活动度评分(clinical activity score,CAS)以指导治疗。

(4)胫前黏液性水肿:可见于少数患者,早期皮肤增厚、变粗,后期呈橘皮或树皮样改变。

2. **特殊临床表现**

(1)妊娠一过性甲状腺毒症:妊娠前期胎盘分泌的绒毛膜促性腺激素(human chorionic gonadotropin,hCG)与 TSH 有相同 α 亚基,可与 TSH 受体结合促进甲状腺激素合成升高,常于妊娠 7 ~ 11 周发病,妊娠 14 ~ 18 周随血 hCG 水平下降而恢复正常。常伴有妊娠剧吐,无甲状腺肿大,无眼征,甲状腺抗体阴性。

(2)甲状腺危象:甲状腺毒症急性加重的综合征,多因感染、手术、创伤、精神刺激、危重病如急性心肌梗死等、抗甲状腺药物不适当停用等诱发。临床表现为发热(体温可达 40℃或以上)、大汗、心悸(心率常在 140 次 /min 以上)、心房颤动、恶心呕吐、腹痛腹泻、黄疸、烦躁不安、谵妄、昏睡,严重者可有心力衰竭、休克及昏迷。临床高度疑似本症及有危象前兆者应按危象处理。

3. **辅助检查**　甲状腺功能提示 TSH 降低,FT_3、FT_4升高。促甲状腺激素受体抗体(TRAb)升高提示 Graves 病。甲状腺超声提示甲状腺增大,血流增多呈"火海征",甲状腺上动脉峰流速增快。甲状腺扫描评估甲状腺核素摄取能力和分布,可用于病因鉴别。眼眶 MRI 可用于评估甲状腺眼病的眼眶受累情况。

4. **甲亢诊断标准**　①高代谢症状和体征;②甲状腺肿大;③血清 TSH 降低,甲状腺激素升高,具备以上 3 项甲亢诊断成立。

5. **诊断标准**　包括:①甲亢诊断确立;②甲状腺弥漫性肿大,少数病例可以无甲状腺肿大;③眼球突出和其他浸润性眼征;④胫前黏液性水肿;⑤ TRAb 阳性。以上标准中,①②项为诊断必备条件,③④⑤项为诊断辅助条件。

6. **鉴别诊断**

(1)甲状腺毒症:结节性毒性甲状腺肿、甲状腺自主高功能腺瘤、碘甲亢、妊娠一过性甲状腺毒症、亚急性甲状腺炎、自身免疫性甲状腺炎、垂体 TSH 腺瘤等。

(2)高代谢症状:嗜铬细胞瘤等。

处理要点

1. **药物治疗**

(1)抗甲状腺药(antithyroid drug,ATD):适用于轻中度 Graves 病。包括咪唑类,以甲巯咪唑(methimazole,MMI)为代表;硫脲类,以丙硫氧嘧啶(propylthiouracil,PTU)为代表。一般情况 MMI 为优选药物,妊娠早期和甲状腺危象优选 PTU。起始治疗剂量一般为 MMI 10 ~ 30mg/d 或 PTU 100 ~ 300mg/d,分次口服,症状缓解及甲状腺功能正常时逐步减量,最后以小剂量 MMI 5 ~ 10mg/d,PTU 50 ~ 100mg/d 维持。总疗程 1.5 年或更长。

常见不良反应:①皮疹;②粒细胞缺乏症;③中毒性肝病;④血管炎等。

(2)其他药物

1)复方碘液:用于术前准备和甲亢危象治疗。

2)碳酸锂:抑制甲状腺激素释放,短期用于 ATD 不耐受者。

3)β 受体拮抗剂:用于控制交感神经兴奋症状。

2. **¹³¹I 治疗** 适用于成人 Graves 病,尤其是 ATD 治疗失败或出现严重药物副作用,且有手术禁忌证的患者。妊娠和哺乳期禁用。

3. **手术治疗** 适用于中重度甲亢且长期服药无效或出现严重药物副作用,甲状腺肿大显著伴压迫症状,胸骨后甲状腺肿,合并有甲状腺癌等。妊娠者一般在妊娠中期行手术。禁忌证包括合并严重疾病或全身状态差、妊娠早期和晚期。首选术式为甲状腺全切除术或近全切除术。

4. **甲状腺危象治疗**

(1)抑制甲状腺激素合成:PTU 600 ~ 1 600mg/d 或 MMI 60 ~ 120mg/d,分次口服。

(2)抑制甲状腺激素释放:服用 ATD 后 1 小时予复方碘液 4 ~ 8 滴,每 6 ~ 8 小时 1 次或碳酸锂治疗。

(3)阻断甲状腺激素对心脏的刺激作用:普萘洛尔 60 ~ 80mg,每 4 ~ 6 小时 1 次或静脉注射艾司洛尔。

(4)氢化可的松 50 ~ 100mg 静脉滴注,每 6 ~ 8 小时 1 次。

(5)血浆置换及血液透析。

(6)解除诱因及支持治疗。

(洪潍彬)

第六节 甲状腺功能减退症

甲状腺功能减退症(hypothyroidism)简称甲减,是由于甲状腺激素合成和分泌减少或组织作用减弱导致的全身代谢减低综合征。根据病变发生的部位分为:①原发性甲减(约 99%),包括自身免疫性甲状腺炎、甲状腺手术后、甲亢 ¹³¹I 治疗后、药源性等;②中枢性甲减,包括垂体或下丘脑病损;③甲状腺激素抵抗综合征。根据甲减程度还可以分为临床甲减和亚临床甲减。

诊断要点

1. **病史** 甲状腺疾病史、甲状腺手术或 ¹³¹I 治疗史、颈部放射治疗史、垂体疾病史、女性产后大出血病史、用药史(锂、胺碘酮和免疫检查点抑制剂等)、家族史等。

2. **症状和体征** 以代谢率减低和交感神经兴奋性下降为主。典型症状为畏寒少汗、乏力嗜睡、行动迟缓、记忆力和注意力减退、体重增加、腹胀便秘、月经过多等。体征包括表情呆滞、反应迟钝、面色萎黄、黏液性水肿、皮肤干燥粗糙、毛发稀疏干燥、跟腱反射时间延长、心率减慢。累及心脏时可出现心包积液和心力衰竭。轻症患者可无特异性表现,重症患者可出现黏液性水肿昏迷,主要表现为神志丧失和低体温(一般在 36℃以下)。

3. **辅助检查** 原发性甲减患者 TSH 升高,总甲状腺素(TT_4)和 FT_4 降低,自身免疫性甲状腺炎所致甲减患者常有甲状腺自身抗体阳性,包括甲状腺过氧化物酶抗体(TPOAb)、甲状腺球蛋白抗体(TgAb)阳性。中枢性甲减患者血 TSH 降低、正常或轻度升高,TT_4 和 FT_4 下降,可行促甲状腺激素释放激素(TRH)刺激试验证实。

4. **诊断标准** 典型症状和体征结合血 TSH、FT_4 可诊断原发性或中枢性甲减,再进一步行病因诊断。

5. **鉴别诊断** 需与甲状腺功能正常的病态综合征(euthyroid sick syndrome,ESS)等相鉴别。

处理要点

1. **左甲状腺素替代治疗** 一般需终身服药,成人左甲状腺素(levothyroxine,L-T_4)替代剂量按照标准体重计算为 1.6 ~ 1.8μg/(kg·d),妊娠时替代剂量需增加 20% ~ 30%,儿童约 2.0μg/(kg·d),老年人约 1.0μg/(kg·d)。一般人群起始剂量 25 ~ 50μg/d,逐步加量至治疗剂量。老年人和心脏病者需从更小剂量起始,缓慢加量。妊娠期妇女应以完全替代剂量起始治疗。亚临床甲减患者血清 TSH > 10mU/L、合并血脂异常或动脉粥样硬化时需替代治疗。

2. **病因治疗** 中枢性甲减患者需进行病因治疗。

3. **黏液性水肿昏迷治疗**

(1)控制感染,治疗原发病。

(2)补充甲状腺激素,静脉注射 L-T_4 200 ~ 400μg 作为负荷剂量,以后每日注射 L-T_4 1.6μg/kg,如无注射剂,可用 L-T_4 片剂鼻饲,待患者清醒后改为口服。

(3)保暖、供氧、保持呼吸道通畅。

(4)氢化可的松持续静脉滴注,200 ~ 400mg/d,待患者清醒及血压稳定后逐渐减量。

(5)补液及其他支持疗法。

(洪澍彬)

第七节 甲状腺炎

甲状腺炎(thyroiditis)是指各种原因所致的甲状腺炎性病变,分为急性、亚急性和慢性 3 种类型,以亚急性甲状腺炎和慢性淋巴细胞性甲状腺炎最为常见。

一、亚急性甲状腺炎

亚急性甲状腺炎(subacute thyroiditis)是一种与病毒感染相关的自限性甲状腺炎。

诊断要点

1. **症状和体征** 急性起病,起病前常有上呼吸道感染,随后出现颈前区疼痛,可放射至耳部,吞咽时疼痛加重,可伴有发热、疲乏等。甲状腺肿大,质硬,压痛明显。大部分病程为 2 ~ 3 个月,部分病例可反复。

2. **辅助检查** 红细胞沉降率等炎症指标升高。病程可分为甲状腺毒症期、甲减期和恢复期。①甲状腺毒症期:TSH降低,T_3、T_4升高,^{131}I 摄取率降低,甲状腺功能和摄碘能力呈"分离现象"。②甲减期:T_3、T_4、TSH 和 ^{131}I 摄取率逐渐恢复。③恢复期:T_3、T_4、TSH 和 ^{131}I 摄取率恢复至正常。甲状腺超声示受累区域呈局灶、多灶或片状弥漫性低回声改变。

3. **诊断标准** 典型症状和体征,炎症指标升高,甲状腺功能和摄碘能力呈"分离现象",结合典型甲状腺超声改变可诊断。

4. **鉴别诊断** 需与急性化脓性甲状腺炎、甲状腺囊肿或结节急性出血、迅速增长的甲状腺恶性肿瘤、桥本甲状腺炎、颈前蜂窝组织炎等相鉴别。

处理要点

轻症患者仅需给予非甾体抗炎药,严重者可给予糖皮质激素治疗,泼尼松 20 ~ 40mg/d,炎症缓解后逐步减量,疗程 2 ~ 3 个月。针对甲状腺毒症表现可予 β 受体拮抗剂,不需要抗甲状腺药;针对一过性甲减可给予 L-T_4 替代治疗。本病多呈自限性病程,预后良好,绝大多数可以痊愈。

二、慢性淋巴细胞性甲状腺炎

慢性淋巴细胞性甲状腺炎(chronic lymphocytic thyroiditis)是以大量淋巴细胞浸润甲状腺及甲状腺组织纤维化为主要病理特征的自身免疫性甲状腺炎,包括两种临床类型:甲状腺肿大的桥本甲状腺炎(Hashimoto thyroiditis,HT)和甲状腺退变的萎缩性甲状腺炎。

诊断要点

1. **症状与体征** 起病隐匿,进展缓慢,早期表现不典型或无症状,仅为 TPOAb 和 / 或 TgAb 阳性;晚期出现甲减表现。HT 表现为甲状腺无痛性弥漫性中度肿大,质韧;萎缩性甲状腺炎患者的甲状腺缩小不能触及。

2. **辅助检查**　TPOAb 和 / 或 TgAb 升高。早期甲状腺功能正常或可出现甲状腺毒症,晚期出现甲减(TSH 升高,T_3、T_4 正常或降低),^{131}I 摄取率降低,甲状腺扫描核素分布不均。甲状腺超声示甲状腺弥漫性肿大,回声不均匀,呈网状,可有结节。甲状腺细针穿刺(fine-needle aspiration,FNA)检查可见大量浸润淋巴细胞。

3. **诊断标准**　TPOAb 和 / 或 TgAb 显著升高是重要的诊断依据。

4. **鉴别诊断**　各类型甲状腺炎、Graves 病、单纯性甲状腺肿、甲状腺肿瘤等。

处理要点

仅有甲状腺肿者一般不需治疗,有甲减者可给予 L-T_4 替代治疗,压迫症状明显且替代治疗效果不明显者可考虑手术治疗。伴甲状腺毒症者给予 β 受体拮抗剂。

（洪澍彬）

第八节　甲状腺结节与甲状腺癌

甲状腺结节(thyroid nodule)包括良性结节和恶性结节。良性甲状腺结节包括多结节性甲状腺肿、甲状腺囊肿、甲状腺滤泡性腺瘤、嗜酸细胞腺瘤、桥本甲状腺炎和亚急性甲状腺炎等。恶性结节绝大多数为甲状腺癌,少数为原发性甲状腺淋巴瘤或转移癌。

甲状腺癌(thyroid carcinoma,TC)中,起源于滤泡上皮细胞的主要为分化型甲状腺癌(differentiated thyroid carcinoma,DTC)、低分化甲状腺癌(poorly differentiated thyroid carcinoma,PDTC)和未分化甲状腺癌(anaplastic thyroid carcinoma,ATC)。DTC 主要包括乳头状甲状腺癌(papillary thyroid carcinoma,PTC)、滤泡性甲状腺癌(follicular thyroid carcinoma,FTC)和嗜酸细胞癌等。DTC 占全部甲状腺癌的90% 以上。起源于 C 细胞的恶性肿瘤为甲状腺髓样癌(medullary thyroid carcinoma,MTC)。

诊断要点

1. **病史**　儿童及青少年期头颈部放射线暴露史是甲状腺癌的高危因素;有甲状腺髓样癌、多发性内分泌腺瘤病 2 型或甲状腺乳头状癌家族史者,亦需注意排查相关疾病。

2. **症状和体征**　大多数甲状腺结节患者无任何临床症状,伴甲状腺功能异常可出现相应症状。结节压迫周围组织可有咳嗽、气促、吞咽困难等。肿瘤侵犯周围组织可出现声嘶、咯血等。肿瘤远处转移可出现相应累及症状。查体发现结节质硬、形状不规则、与周围组织粘连需注意恶性肿瘤。胸骨后甲状腺结节可阻塞上腔静脉引起Pemberton征。

3. 辅助检查

(1)生化检查:甲状腺功能检查如提示 TSH 降低,需考虑自主功能结节的可能。自身抗体可用于排查自身免疫性甲状腺炎。降钙素和 CEA 升高需注意 MTC 的可能。

(2)影像学检查:甲状腺超声是评估甲状腺结节良恶性的首选影像学检查。结节呈实性、低回声、纵横比 > 1、边缘不规则、微小钙化及伴异常颈部淋巴结时需注意恶性肿瘤可能。甲状腺扫描主要用于判断结节功能。CT 或 MRI 可主要用于判断甲状腺结节与周围解剖结构的关系。

(3)超声引导下行甲状腺 FNA:对于超声提示可疑恶性且≥ 1cm 的结节行 FNA。根据甲状腺细胞病理学 Bethesda 报告系统,FNA 细胞学检查结果可分 6 类。Ⅰ类:非诊断性;Ⅱ类:良性;Ⅲ类:意义不明的不典型病变;Ⅳ类:滤泡性肿瘤;Ⅴ类:可疑恶性;Ⅵ类:恶性。细胞病理学提示Ⅲ类、Ⅳ类、Ⅴ类可行分子检测协助诊断。

4. 诊断标准　结合病史、临床表现、辅助检查和细胞病理学进行诊断。

处理要点

1. **甲状腺良性结节**　随访为主,并维持适当的碘摄入。结节出现压迫症状、胸骨后结节是手术适应证。自主高功能结节可采用手术治疗或 ^{131}I 治疗。热消融治疗可作为良性结节的治疗选择之一。

2. **分化型甲状腺癌**　治疗原则以手术治疗为基础,术后需进行 TNM 分期并根据复发风险分层进行 ^{131}I 治疗和 TSH 抑制治疗。疗效不佳者可考虑靶向治疗等。

(1)外科手术:见第七篇第五章第十七节相关内容。

(2)^{131}I 治疗:对有远处转移、腺外侵犯、血管侵犯、淋巴结转移或侵袭性组织类型等中、高危复发风险的患者,在甲状腺全切后 6 ~ 12 周须行 ^{131}I 治疗。根据不同治疗目的分为:①清甲治疗(剂量为 1.1 ~ 3.7GBq),清除术后残留甲状腺,方便监测病情;②辅助治疗(剂量为 3.7 ~ 5.5GBq),清除可疑残存微小癌灶以改善疾病特异性生存期及无病生存期;③清灶治疗(剂量为 5.5 ~ 7.4GBq),治疗无法手术切除的局部或远处转移病灶。

(3) TSH 抑制治疗：通过 L-T$_4$ 抑制血清 TSH 水平，减少肿瘤复发风险。DTC 术后 1 年内，复发风险为高危者应维持血清 TSH < 0.1mU/L，中危者血清 TSH 控制在 0.1 ~ 0.5mU/L，低危者血清 TSH 控制在 0.5 ~ 2mU/L。后续根据病情评估调整 TSH 控制目标。

(4) 靶向治疗：对晚期放射性碘难治性 DTC 患者可使用酪氨酸激酶抑制剂索拉非尼和仑伐替尼等。

（洪澍彬）

第九节 原发性甲状旁腺功能亢进症

原发性甲状旁腺功能亢进症（primary hyperparathyroidism），简称甲旁亢，是由于甲状旁腺肿瘤或增生引起的甲状旁腺激素（parathyroid hormone，PTH）合成与分泌过多，导致血钙增高和血磷降低，是高钙血症最常见的原因，可以由单个甲状旁腺腺瘤（80%）、甲状旁腺增生或多个腺瘤（20%）及甲状旁腺癌（< 1%）引起。甲旁亢多为散发性，5% ~ 10% 为家族性。家族性甲旁亢通常于 45 岁之前发病，主要为甲状旁腺增生，见于家族性孤立性甲状旁腺功能亢进症，多发性内分泌瘤病（multiple endocrine neoplasia，MEN）1 型、2A 型和 4 型，以及甲状旁腺功能亢进症 - 颌骨肿瘤综合征。PTH 分泌增多促使骨钙溶解、抑制肾小管碳酸氢盐重吸收，促进 25(OH)D$_3$ 转化为活性更高的 1,25(OH)$_2$D$_3$，引起血钙升高，尿钙排出增加，导致骨质丢失、泌尿系结石形成及高钙血症相关的临床症状。

诊断要点

1. **症状和体征** 起病隐匿，大部分早期轻症者无症状。高钙血症常在体检生化检查时偶然发现。临床主要表现为骨痛、反复泌尿道结石、头痛、疲劳、失眠、易怒和抑郁，可有感觉异常、肌肉痉挛、无力及深腱反射减弱。严重者可引起纤维囊性骨炎与囊性棕色骨肿瘤、病理性骨折、肾性尿崩症、胰腺炎、难治性多发性消化道溃疡、定向障碍、精神病或木僵。

2. **辅助检查**

(1) 生化检测：校正的血清总钙 > 2.6mmol/L，或血清离子钙水平 > 1.36mmol/L，PTH 升高或高于参考值范围中点。尿钙排泄正常或升高，约 25% 的患者出现低血磷，尿磷可升高，存在骨病时碱性磷酸酶升高，常有维生素 D 缺乏。

(2) 影像学检查：^{99m}Tc-MIBI 扫描是目前最常用的甲状旁腺腺瘤

定位方法,有一定的假阳性概率。超声灵敏度较低。颈部超声和MIBI显像阴性而高度疑诊患者,可选择 ^{18}F-胆碱 PET 或 MRI,可增加定位准确性及发现异位甲状旁腺。肾脏 B 超或 CT 可了解肾结石情况,双能 X 线吸收法(dual-energy X-ray absorptiometry,DXA)可评估患者的皮质骨丢失量。

3. **诊断标准** 根据典型症状,血清总钙 > 2.6mmol/L,或血清离子钙 > 1.36mmol/L,同时血清全段甲状旁腺激素(iPTH)高于参考范围中点,可确诊。可伴有尿钙、尿磷升高;血磷低或正常;碱性磷酸酶正常或升高。早期患者可无症状,血钙正常或升高不超过正常上限0.25mmol/L,PTH 升高,可有骨量减少,排除继发性甲旁亢,可诊断为无症状甲旁亢。

4. **鉴别诊断** 维生素 D 或钙缺乏、高磷血症、慢性肾功能不全等引起的继发性甲旁亢;其他引起高钙血症的情况,如恶性肿瘤、结节病、维生素 D 过量、长期制动、使用锂剂和噻嗪类利尿药、家族性低尿钙性高钙血症。

处理要点

1. **手术治疗** 甲状旁腺切除是腺瘤的最佳治疗方法,单个腺瘤患者采取甲状旁腺全切;多病灶或增生者,切除 3 个腺体及第 4 个腺体的 50%。适用情况如下。

(1)有症状的患者。

(2)有肾结石或骨病。

(3)无症状但存在:①血清钙高于正常上限 0.25mmol/L;②尿钙排泄 > 400mg/d;③ eGFR < 60ml/(min·1.73m²);④肾结石或肾钙质沉着症;⑤腕、髋或桡骨远端骨密度 T 评分 < −2.5;⑥50 岁以下;⑦无法随访;⑧怀孕。术后注意低钙血症并及时给予钙剂和维生素 D 制剂处理。

2. **药物治疗** 适用于不愿意进行手术治疗、手术失败或不能耐受手术的患者。需保持足够的水化,避免使用利尿剂及长期制动。

(1)拟钙剂:西那卡塞,起始剂量为 25mg/d,每周监测血清钙,每 2 周增加 1 次剂量,直至恢复正常血钙,并保持血清 PTH 在 150 ~ 300pg/ml。

(2)双膦酸盐:静脉注射双膦酸盐可用于重度甲旁亢患者的术前准备。口服双膦酸盐对甲旁亢的高钙血症无效,但可用于骨密度低的无症状甲旁亢的患者。

(3)维生素 D 及类似物:原发性甲旁亢维生素 D 缺乏的患者

需补充维生素 D 治疗。每日补充 800 ~ 2 000IU 或更多,使血清 25(OH)D 水平达到 30ng/ml 或更高(50nmol/L),可能使血清 PTH 下降。

(4)地舒单抗(denosumab):可用于甲状旁腺癌导致的严重高钙血症患者。

3. 无症状性甲旁亢治疗   血钙正常或无症状的轻度甲旁亢患者可密切随访观察,保持活动,适量饮水,避免使用大剂量的噻嗪类利尿剂、维生素 A、含钙的抗酸剂或补充剂。每半年检查血清钙、白蛋白、肾功能和尿钙,每 2 年检查骨密度、肾结石或肾钙质沉着症。轻度血钙升高也可选择药物治疗,手术适应证如上所述。

4. 高钙危象处理   甲旁亢患者血清钙 > 3.75mmol/L 时,称高钙危象,需紧急处理:①大量滴注生理盐水,根据失水情况每天给 4 ~ 6L;②静脉输注双膦酸盐,如静脉输注帕米膦酸钠 60mg 或唑来膦酸钠 4mg;③西那卡塞 30mg,每天 2 次,可以逐渐增大剂量至 90mg,每 6 ~ 8 小时 1 次;④呋塞米 40 ~ 60mg,静脉注射;⑤降钙素(calcitonin) 2 ~ 8U/(kg·d),皮下注射或肌内注射;⑥激素治疗;⑦严重者行血液透析或腹膜透析,使血清钙降为 3.25mmol/L 以下。

(曹筱佩)

第十节   甲状旁腺功能减退症

甲状旁腺功能减退症(hypoparathyroidism),简称甲旁减,是指甲状旁腺素生成减少、分泌受抑制或 PTH 作用障碍而引起的一组临床综合征。其临床特点是低钙血症、高磷血症,以致手足搐搦、癫痫样发作。根据病因可分为获得性甲旁减、特发性甲旁减、低血镁性甲旁减、新生儿甲旁减以及少见的假性甲旁减。获得性甲旁减多由颈前手术引起,其他病因包括自身免疫破坏、铜或铁等金属沉积、肉芽肿、肿瘤、感染及颈部照射等。特发性甲旁减可为家族性或散发性,可以从婴儿期开始发病,病因未明,部分与基因突变或线粒体基因突变相关。严重镁缺乏抑制 PTH 分泌,并引起骨和肾小管对 PTH 抵抗,纠正后可缓解。假性甲旁减是一种由于 PTH 受体或受体后缺陷,导致 PTH 对其靶器官作用障碍引起的遗传性疾病。

诊断要点

1. 症状和体征   甲旁减的症状取决于血钙降低的严重程度、下降的速度和持续时间。急性低钙血症者即使是轻度低钙或正常血清钙低值,仍可表现出严重症状;慢性低钙血症者即使重度低钙,也可能症状较轻。主要症状如下。

（1）神经肌肉激惹征：表现为口周麻木、足或手感觉异常、肌痛、肌肉痉挛、胃肠症状。严重者出现全身肌肉痉挛伴手足搐搦，形成鹰爪状，反射亢进和喉痉挛。面神经叩击征（Chvostek 征）、低钙束臂征（Trousseau 征）阳性。急性低钙血症可出现心动过缓、室性心律失常、癫痫发作、精神异常、认知障碍及帕金森样锥体外系症状。

（2）外胚层组织营养变性：表现为视盘水肿和白内障。牙齿钙化不全，齿釉发育障碍。皮肤干燥、脱屑，指甲易碎、出现横向沟槽，毛发干燥、易脱落。

（3）转移性钙化：脑基底节（苍白球、壳核和尾状核）、肌腱、脊柱旁韧带等软组织出现钙化灶，常呈对称性分布。

2. **实验室检查** 低血钙低于 2.2mmol/L，血磷高或正常；尿钙、尿磷排出量减少，碱性磷酸酶正常。血清镁正常或降低。CT 检查可能显示基底神经节和其他区域异位钙化。

3. **诊断标准** 低钙症状体征，多次测定血清钙 < 2.2mmol/L 伴 PTH 降低或正常；血磷增高；碱性磷酸酶正常；尿钙排泄减少，可确诊。

4. **鉴别诊断** 假性甲状旁腺功能减退症、严重低镁血症、代谢性或呼吸性碱中毒、维生素 D 缺乏、肾功能不全、慢性腹泻、钙吸收不良。

处理要点

1. **急性低钙血症（甲旁减性手足搐搦）处理** 确保气道通畅，即刻静脉缓慢注射 10% 葡萄糖酸钙 10 ～ 20ml，10 ～ 15 分钟完成注射，必要时 4 ～ 6 小时后重复注射，直到抽搐停止。亦可 10% 葡萄糖酸钙 100ml 加入 5% 葡萄糖溶液 1 000ml，持续静脉滴注，速度以元素钙不超过 4mg/（kg·h）为宜，密切监测血清钙水平，使血清钙维持在 2.0 ～ 2.25mmol/L，避免发生高钙血症。

2. **维持治疗** 轻度甲旁减患者可不需药物治疗，有症状的低钙血症或血清钙低于 2.0mmol/L 者通常需要维持治疗，联合应用维生素 D 和钙剂，并密切监测血钙、血磷、血镁，避免维生素 D 过量及高钙血症发生。

（1）钙补充剂：每天补充元素钙 800 ～ 1 000mg，常用碳酸钙（40% 元素钙），进餐时服用。其他选择包括枸橼酸钙（21% 元素钙）、乳酸钙（13% 元素钙）和葡萄糖酸钙（9% 元素钙）。目标是血清钙维持在 2.0 ～ 2.15mmol/L 的轻微低钙但无症状的范围内，尽可能保持尿钙在 30mg/dl 以下，以减少高钙尿症和肾结石。

（2）维生素 D 及其衍生物：轻症患者经补充钙后，血清钙可基本保持正常。症状较重者需加用维生素 D 制剂。甲旁减患者存在肾脏

1α- 羟基化缺陷,优先使用已经 1α- 羟基化的维生素 D 类似物(如骨化三醇和阿法骨化醇),骨化三醇剂量从隔日 0.25μg 到每日 2.0μg 不等。对于接受活性维生素 D 类似物治疗后仍出现复发性低钙血症的患者,可选择维生素 D_3(胆骨化醇)或维生素 D_2(麦角骨化醇),虽然起效慢,但作用时间长,对稳定血清钙水平效果更好。

3. **低镁血症治疗** 存在低镁血症(血清镁低于 0.8mmol/L)者,需积极补镁。严重低镁血症(血清镁 < 0.45mmol/L)者,25% 的硫酸镁 10 ~ 20ml 加入 5% 葡萄糖氯化钠液 500ml 中静脉滴注,根据低血镁程度调整剂量。如需长期镁替代,可口服氧化镁 500mg(60% 元素镁),每日 1 ~ 3 次。

4. **重组人甲状旁腺激素** 重组人甲状旁腺激素(recombinant human parathyroid hormone,rhPTH)作为钙和维生素 D 类似物的辅助治疗,可用于控制甲旁减患者的症状性低钙血症。每 1 ~ 2 天皮下注射一次,起始剂量为 50mg/d,最大剂量 100mg/d。rhPTH 启动后,维生素 D 类似物日剂量需减少 50%。如血钙升高,需停用维生素 D 和钙剂。

5. **甲状旁腺移植** 药物治疗无效或已发生各种并发症的甲旁减患者,可考虑同种异体甲状旁腺移植治疗。

(曹筱佩)

第十一节 皮质醇增多症

皮质醇增多症(hypercortisolism)又称库欣综合征(Cushing syndrome),是以高皮质醇血症为特征的临床综合征。皮质醇增多症可分为 ACTH 依赖性和非 ACTH 依赖性,前者指垂体腺瘤或异位肿瘤分泌 ACTH 增多,导致双侧肾上腺皮质增生并分泌过量的皮质醇;后者是肾上腺皮质肿瘤或增生自主分泌过量皮质醇所致。垂体性皮质醇增多症称为库欣病(Cushing disease,CD),多为分泌 ACTH 垂体腺瘤所致,临床最常见。异位肿瘤分泌 ACTH 增多所致的病症,称为异位 ACTH 综合征。

诊断要点

1. **症状和体征** 外表可见向心性肥胖、满月脸、水牛背、多血质、皮肤紫纹、瘀斑、痤疮。患者可有高血压、低血钾碱中毒、葡萄糖耐量减少,甚至出现类固醇性糖尿病,病程较久可有骨质疏松,对感染抵抗力减弱,易出现感染。异位 ACTH 综合征和重症库欣病患者可有皮肤色素沉着。

2. 辅助检查

(1)生化检查:包括血皮质醇节律(0时、8时、16时)、8时 ACTH、24小时尿游离皮质醇、午夜1mg地塞米松抑制试验或经典小剂量地塞米松抑制试验,必要时行大剂量地塞米松抑制试验。

(2)影像学检查:鞍区 MRI、肾上腺 CT 和 PET/CT 等。

3. 诊断标准

(1)定性诊断:以下任意两项或以上异常,可确诊皮质醇增多症。

1)皮质醇分泌增多:两次24小时尿游离皮质醇(urinary-free cortisol,UFC)超过正常上限,但饮水过多、应激状态会出现假阳性,而肾功能不全时可出现假阴性,或午夜唾液皮质醇超过正常上限。

2)昼夜节律消失:早上血浆皮质醇水平可高于正常,午夜血皮质醇无低谷,睡眠状态皮质醇 $\geq$ 50nmol/L(1.8μg/dl)或清醒状态皮质醇 $\geq$ 207nmol/L(7.5μg/dl),或午夜唾液皮质醇升高。

3)不被小剂量地塞米松抑制:①午夜1mg地塞米松抑制试验。午夜0时口服地塞米松1mg,次日8时血皮质醇 $\geq$ 50nmol/L(1.8μg/dl)。②经典小剂量地塞米松抑制试验。口服地塞米松0.5mg,每6小时1次或0.75mg,每8小时1次,共2日。服药第2天 UFC 绝对值大于27nmol/24h(10μg/24h)或8时血皮质醇 $\geq$ 50nmol/L(1.8μg/dl)。

(2)病因(定位)诊断

1)血浆 ACTH 测定:8时血 ACTH < 2.2pmol/L(10pg/ml),考虑为非 ACTH 依赖;如血 ACTH > 4.4pmol/L(20pg/ml),则考虑为 ACTH 依赖。ACTH 在2.2 ~ 4.4pmol/L 需要复查。

2)大剂量地塞米松抑制试验:用于鉴别库欣病及异位 ACTH 综合征。地塞米松每日8mg(2mg,每6小时1次),共2日。服药后第2日 UFC 或服药后血皮质醇下降为服药前50%以下,库欣病可能性大;否则,异位 ACTH 综合征可能性大。

3)影像学检查:鞍区 MRI 是垂体腺瘤的首选方法,肾上腺 CT 可明确肾上腺有无增大或占位,以及占位病变性质。

4)双侧岩下窦静脉采血 + 去氨加压素兴奋试验:ACTH 依赖性皮质醇增多症当病因难以鉴别时,可使用该试验鉴别 ACTH 来源。岩下窦与外周血 ACTH 的比值在基线状况下 $\geq$ 2 和 / 或去氨加压素兴奋状态下 $\geq$ 3 则提示库欣病。

5)PET/CT 诊断:^{18}F-FDG PET/CT 可发现 MRI 难以检出的垂体微腺瘤。生长抑素受体显像扫描可发现异位分泌 ACTH 的神经内分泌肿瘤。

4. 鉴别诊断　本症需与单纯性肥胖、肥胖 2 型糖尿病、酗酒、抑郁、妊娠等引起的假性皮质醇增多症相鉴别。

处理要点

根据不同病因进行相应的治疗。

1. 库欣病　首选垂体瘤手术切除,可选择经蝶窦切除或经颅入路。放射治疗适应于手术残留或复发的库欣病,以及复发的侵袭性肿瘤和垂体癌的辅助治疗。严重难以缓解的高皮质醇血症可选择双侧肾上腺全切除。

2. 肾上腺腺瘤　腹腔镜手术患侧肾上腺切除。术后需使用氢化可的松等糖皮质激素替代治疗 6 个月至 1 年或更久。

3. 异位 ACTH 综合征　治疗原发病,根据病情选择手术、放疗或化疗。

4. 药物治疗　为二线治疗,多种药物目前国内缺药。

(1)抑制垂体 ACTH 分泌:包括生长抑素受体激动剂帕瑞肽,多巴胺受体激动剂卡麦角林,用于不能手术的库欣病患者或肿瘤未完全切除者。

(2)抑制肾上腺皮质醇合成:包括米托坦、美替拉酮、酮康唑、依托咪酯。以上药物使用时须监测血和 / 或尿皮质醇,并注意药物副作用。用于不能手术或手术后未缓解的皮质醇增多症,以及病灶不明确的异位 ACTH 综合征。

(3)糖皮质激素受体拮抗剂:如米非司酮,根据临床症状、血糖和血压等综合判断药物疗效,用于无法手术的患者缓解皮质醇增多症的症状。

(喻　爽)

第十二节　原发性醛固酮增多症

原发性醛固酮增多症(primary aldosteronism),简称原醛症,是由肾上腺皮质病变致醛固酮分泌增多,并导致水、钠潴留及体液容量扩增,肾素 - 血管紧张素系统受抑制,表现为高血压、低血钾的临床综合征。主要病理类型包括醛固酮瘤、特发性醛固酮增多症、原发性肾上腺皮质增生(primary adrenal hyperplasia,PAH)(又称单侧肾上腺增生)、家族性醛固酮增多症、醛固酮癌和异位醛固酮分泌瘤。与原发性高血压患者相比,原醛症患者的心脏、肾脏等高血压靶器官损害更为严重,因此早期诊断、早期治疗至关重要。

诊断要点

1. **病史** 以下人群需进行原醛症筛查。

(1)持续性血压升高(> 150/100mmHg)。

(2)使用含利尿剂在内的 3 种降压药物,血压 > 140/90mmHg;使用 4 种降压药物将血压控制在 140/90mmHg 以下及诊断的高血压患者。

(3)高血压合并自发性或利尿剂所致的低钾血症、阻塞性呼吸睡眠暂停或肾上腺意外瘤的患者。

(4)有早发性高血压家族史或早发(< 40 岁)脑血管意外家族史的高血压患者,原醛症患者中存在高血压的一级亲属。

2. **症状和体征** 绝大部分有高血压,低血钾见于 9% ~ 37% 的原醛症患者。可出现肌无力、周期性瘫痪、肢端麻木及手足搐搦;多尿伴口渴多饮;心律失常和糖脂代谢紊乱等症状和体征。

3. **辅助检查** 生化检查提示低血钾、高血钠、碱血症和尿钾高(血钾 < 3.5mmol/L,尿钾仍在 25mmol/24h 以上)。非卧位肾素、醛固酮检查提示低肾素及高醛固酮血症。肾上腺 CT 检查进一步明确病因。

4. **诊断标准**

(1)筛查方法:非卧位血浆醛固酮 / 肾素浓度(aldosterone to renin ratio,ARR)。当检测的肾素活性和醛固酮浓度单位分别是 ng/(ml·h) 和 ng/dl 时,最常用的 ARR 切点为 30,ARR ≥ 30 需要进行确诊实验。

(2)定性诊断:包括生理盐水输注试验、卡托普利试验、口服高钠饮食试验和氟氢可的松试验,其中任何一个试验达到诊断切点即可以确诊原醛症,临床常用前两个试验。

1)生理盐水输注试验:4 小时静脉滴注 2L 的 0.9% 氯化钠溶液,盐水输注后血醛固酮大于 10ng/dl 诊断原醛症,小于 5ng/dl 排除原醛症。血压难以控制、心功能不全及严重低钾血症的患者不推荐使用。

2)卡托普利试验:诊断切点尚存在争议。目前多采用口服卡托普利后 2 小时血醛固酮浓度下降小于 30% 诊断原醛症。该实验安全性高,但存在一定的假阴性概率。

(3)病因(分型)诊断

1)肾上腺 CT:醛固酮瘤经典型呈圆形或椭圆形,边界清楚,周边环状强化,而中央往往仍为低密度。特发性醛固酮增多症 CT 上可有不同表现,显示肾上腺正常或双侧弥漫性增大。

2)双侧肾上腺静脉采血(adrenal vein sampling,AVS):为判断单侧和双侧病变的金标准,如一侧醛固酮皮质醇比值与对侧醛固酮皮质醇比值之比≥2∶1,提示该侧有优势分泌,确定为单侧病变。

3)其他:^{68}Ga-Pentixafor PET/CT 可用于鉴别 CT 所示的肾上腺结节是否具有功能。

5. **鉴别诊断** 需与原发性高血压、肾动脉狭窄、肾萎缩、结节性多动脉炎、分泌肾素的肿瘤、非醛固酮所致盐皮质激素过多综合征(如 17-羟化酶缺陷、11β-羟化酶缺陷等)、利德尔综合征(Liddle syndrome)等相鉴别。

处理要点

治疗原则:单侧病变包括单侧醛固酮瘤及 PAH 首选手术治疗,如患者不愿手术或不能手术,可给予药物治疗。双侧病变如特发性醛固酮增多症及糖皮质激素可抑制性醛固酮增多症(glucocorticoid-remediable aldosteronism,GRA)首选药物治疗。

1. **手术治疗** 单侧病变患者可于腹腔镜下行单侧肾上腺全切除术。术前纠正高血压、低血钾,术后第 1 天即可停用螺内酯,同时减少其降压药剂量,术后 6～12 个月评估临床转归。

2. **药物治疗** 双侧病变首选盐皮质激素受体拮抗剂治疗。

(1)螺内酯:一线用药,起始剂量20mg/d,根据血钾水平调整剂量。

(2)依普利酮:二线药物,起始剂量 25mg/d,由于其半衰期短,建议 1 日给药 2 次。GRA 首选小剂量糖皮质激素治疗。

(3)血压控制不佳时,可联合使用多种不同作用机制的降压药。

(喻 爽)

第十三节　原发性肾上腺皮质功能减退症

原发性肾上腺皮质功能减退症(primary adrenocortical insufficiency,PAI)又称艾迪生病(Addison's disease,AD),是由肾上腺病变所致的肾上腺皮质激素分泌不足和反馈性 ACTH 分泌增多。主要的病因包括结核、自身免疫,其次为真菌感染、肿瘤和白血病等。

诊断要点

1. **症状和体征**

(1)患者出现疲劳、乏力、厌食、头晕、恶心、呕吐及直立性低血压。皮肤黏膜色素沉着具有特征性,往往出现在暴露部位、经常摩擦部位、掌纹、瘢痕、口唇、牙龈、口腔黏膜、乳晕、会阴等;同时,可伴有原发病表现,如低热、盗汗、消瘦、咳嗽咳痰、关节疼痛等。

(2)肾上腺危象:急骤加重的表现,常发生于感染、创伤、手术、分娩、大量出汗、呕吐、腹泻或突然中断糖皮质激素治疗等应激情况下。

表现为恶心、呕吐、腹痛或腹泻、严重脱水、血压下降、心率快,常有高热、低血糖、低钠血症,血钾可升高。如不及时抢救,可发展至休克、昏迷、死亡。

2. 辅助检查

(1) 生化检查:可有低钠血症、高钾血症、低血糖、贫血。

(2) 肾上腺皮质功能的检测:清晨 8 时空腹血皮质醇 < 5μg/dl (140nmol/L),血浆 ACTH 高于参考值范围上限 2 倍,则高度提示 PAI。血醛固酮低于正常值,而血浆肾素活性升高。激素代谢产物尿游离皮质醇(UFC)、尿 17- 羟皮质类固醇(17-OHCS)和 17- 酮类固醇常低于正常值。

(3) 肾上腺皮质储备功能的检测:用于临床不典型的患者,或原发性和继发性肾上腺皮质功能不全的鉴别。常用试验包括标准 ACTH 兴奋试验、连续静脉滴注 ACTH 兴奋实验等。ACTH 兴奋后血皮质醇 ≥ 18.0μg/dl,或连续静脉滴注 ACTH 尿皮质醇增加 2 ~ 3 倍,则排除肾上腺皮质功能不全。反之考虑肾上腺皮质功能不全。

(4) 肾上腺影像:肾上腺 CT 提示肾上腺肿大伴有钙化为肾上腺结核改变。

3. 诊断标准 根据血皮质醇、ACTH 水平结合临床表现进行诊断,其中 ACTH 兴奋实验可了解肾上腺皮质储备功能,本症患者 ACTH 兴奋后,血、尿皮质醇无明显升高,而非本症的患者 ACTH 兴奋后,血、尿皮质醇明显升高。

4. 鉴别诊断 需与一般疾病的慢性消瘦、虚弱、低血压、低血糖相鉴别,如肺结核、慢性肝炎、肝硬化、肿瘤、甲亢、甲减、胰岛素瘤等。

处理要点

1. 糖皮质激素替代治疗 此病需终身替代治疗,首选氢化可的松 20 ~ 30mg/d,模拟生理性分泌节律给药,早晨服全日量的 2/3,下午服 1/3,根据患者精神状态、皮肤色素、体重和血糖进行疗效评估。一般轻度的应激,每天氢化可的松剂量 25 ~ 75mg/d,重度应激可增加至氢化可的松 300mg/d。

2. 盐皮质激素替代治疗 充分摄取食盐(10g/d),密切监测血压、血钠、血钾、肾素活性,若不能获得满意疗效,则需加用盐皮质激素,可选择氟氢可的松,每天上午 8 时口服 0.05 ~ 0.15mg。

3. 必要时雄激素替代治疗 雄激素可改善周身倦怠、食欲不振、体重减轻等症状,可选择苯丙酸诺龙、甲睾酮、脱氢表雄酮或十一酸睾酮。

4. **病因和相关疾病的治疗**　如结核、自身免疫病等。

5. **肾上腺危象的处理**　补充糖皮质激素和纠正低血容量、电解质紊乱和低血糖是抢救的关键。注意补充足量的生理盐水或5%葡萄糖生理盐水。迅速静脉滴注氢化可的松100mg,然后每6小时静脉滴注50mg,第1天总量300～400mg,第2～3天氢化可的松减量至200mg,分次静脉滴注,病情好转后逐渐减量至生理替代剂量。大剂量补充糖皮质激素应注意是否出现精神异常、低钾血症、消化道出血、感染等不良反应。

(喻　爽)

第十四节　先天性肾上腺皮质增生症

先天性肾上腺皮质增生症(congenital adrenal cortical hyperplasia, CAH)是一组由于肾上腺皮质类固醇合成过程中各类催化酶(21-羟化酶、11β-羟化酶、3β-羟类固醇脱氢酶等)的先天性缺陷,引起以皮质类固醇合成障碍、肾上腺代偿性增生为特征的常染色体隐性遗传性疾病。CAH以21-羟化酶缺乏症(21-hydroxyulase deficiency, 21-OHD)最常见,占90%～95%。该病是由于21-羟化酶部分或完全缺乏导致糖皮质激素和盐皮质激素合成障碍的临床综合征,可分为经典型21-OHD(按醛固酮缺乏程度又分为失盐型和单纯男性化型)和非经典型21-OHD(主要为青春期出现雄激素增多的表现)。本节主要讨论21-羟化酶缺乏症。

诊断要点

1. **症状和体征**

(1)失盐表现:醛固酮低下导致以低血钠、低血容量为主要特征的低血压,伴或不伴低血糖、高钾血症。

(2)高雄激素血症:女性可出现男性化,有第二性征发育不良和原发性闭经。男性性早熟。

(3)其他表现:皮肤和黏膜色素增深,乳晕和外阴部位明显。

2. **辅助检查**

(1)血清17α-羟孕酮(17-α-hydoxyprogesterone, 17α-OHP)升高是特异性诊断指标。

(2)经典型患者血清皮质醇低下伴ACTH升高,非经典型患者两种激素水平可在正常范围内。

(3)雄激素显著升高,升高程度依次为雄烯二酮、睾酮和硫酸脱氢表雄酮。

(4)失盐型患者表现为血浆肾素升高,醛固酮低下。

(5)左手腕关节正位片判断骨龄;肾上腺 CT。

(6)基因检测为确诊的金标准,对指导治疗和遗传咨询有重要作用。

3. **诊断标准** 血清 17α-OHP 测定用于诊断和分型。

(1)经典型:17α-OHP > 300nmol/L(10 000ng/dl)。

(2)非经典型:6 ~ 300nmol/L(200 ~ 10 000ng/dl)。

(3)不支持:< 6nmol/L(200ng/dl)。

(4)临床拟诊断,基础值为(2)和(3)的情况,须行 ACTH 激发试验,激发后 17α-OHP > 300nmol/L(10 000ng/dl)考虑为经典型 21-OHD;激发后 31 ~ 300nmol/L(1 000 ~ 10 000ng/dl)考虑为非经典型 21-OHD;< 50nmol/L(1 666ng/dl)时排除 21-OHD。

4. **鉴别诊断** 需与 21-OHD 以外的 CAH、先天性遗传性肾上腺发育不良和肾上腺皮质肿瘤相鉴别。21-ODH 以外的 CAH 大部分都有皮质醇合成缺陷,但盐皮质激素和雄激素异常不一(图 2-6-1)。

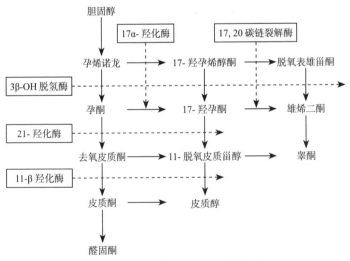

图 2-6-1 肾上腺皮质激素生物合成通路

处理要点

1. **治疗目标** 给予皮质激素替代生理需要以防止危象发生,同时合理抑制高雄激素血症。糖皮质激素是基本和终身的替代治疗,失盐型需联合盐皮质激素替代治疗。

2. 经典型 21-OHD

(1)糖皮质激素替代治疗:未停止生长者只用氢化可的松,达到成年身高者用氢化可的松、泼尼松、甲泼尼龙或地塞米松。剂量需个体化确定,使用尽可能低的剂量。监测 17α-OHP,评估 ACTH 被抑制状态。

(2)盐皮质激素替代治疗:氟氢可的松替代。需定期监测血压、血钠、钾及血浆肾素,作为调节氟氢可的松剂量的依据。

3. 非经典型 21-OHD

(1)一般不需要糖皮质激素治疗,糖皮质激素仅限于改善高雄激素血症引起的后果。

(2)高雄激素的对症治疗:口服避孕药可改善痤疮和多毛;二甲双胍可以改善糖耐量,还可以降低 17α-OHP、睾酮、雄烯二酮和脱氢表雄酮(DHEA)。

(喻　爽)

第十五节　嗜铬细胞瘤和副神经节瘤

嗜铬细胞瘤(pheochromocytoma)起源于肾上腺髓质,副神经节瘤(paraganglioma,PGL)起源于肾上腺外的交感神经链,二者均为具有激素分泌功能的神经内分泌肿瘤,主要合成、分泌和释放大量儿茶酚胺(catecholamine,CA),如去甲肾上腺素(noradrenaline,NE)、肾上腺素(adrenaline)和多巴胺(dopamine,DA),引起患者血压升高和代谢性改变等一系列临床综合征,并造成心、脑、肾、血管等严重并发症甚至死亡。

嗜铬细胞瘤位于肾上腺,PGL 位于胸、腹部和盆腔的脊椎旁交感神经链,二者合称为嗜铬细胞瘤和副神经节瘤(pheochromocytoma and paraganglioma,PPGL)。所有的 PPGL 都具有转移潜能,目前将 PPGL 分类改为转移和非转移性,而不再用恶性和良性分类。

诊断要点

1. 症状和体征　高血压是 PPGL 患者主要的临床表现,可为阵发性、持续性或在持续性高血压的基础上阵发性加重,部分患者合并直立性低血压,还可发生高血压危象,可因术前或术中挤压碰撞肿瘤、创伤、药物等诱发。头痛、心悸、多汗是 PPGL 患者高血压发作时最常见的三联征。此外,PPGL 还可以出现失眠、烦躁、恶心、腹痛、便秘、糖脂代谢紊乱、体重下降等临床表现。

2. 辅助检查

(1)生化检查:首选血浆游离或尿液甲氧基肾上腺素(metanephrine, MN)、甲氧基去甲肾上腺素(normetanephrine, NMN)浓度测定。可同时检测血或尿去甲肾上腺素、肾上腺素、多巴胺及其他代谢产物 3- 甲氧基酪胺(3-methoxytyramine, 3-MT)、高香草酸(homovanillic acid, HVA)和香草扁桃酸(vanillymandelic acid, VMA)浓度以帮助诊断。

(2)影像学检查:包括肾上腺 CT、MRI 或 PET/CT 等。

1)CT:是肿瘤定位的首选影像学检查。

2)MRI:用于探查颅底和颈部 PGL,对 CT 显影剂过敏者、儿童、孕妇可首选 MRI 等。

3)分子功能显像:^{131}I-MIBG 闪烁扫描适用于有转移或不能手术的 PPGL 患者。生长抑素受体显像用于筛查转移性 PPGL 病灶。

4)PET/CT:选择 ^{18}F-FDG、^{68}Ga-DOTATATE 标记的生长抑素类似物或 ^{18}F-DOPA PET/CT。临床上可根据患者的基因类型、肿瘤性质、部位、激素分泌等选择个体化的检查。

(3)所有 PPGL 患者均建议进行基因检测,所有转移性 PPGL 患者应检测 *SDHB* 基因。

3. **诊断标准** 根据临床表现、影像检查提示 PPGL、MNs 高于诊断切点,可做出诊断。

4. **鉴别诊断** 本病需要与不稳定性高血压病、甲状腺功能亢进症、自主神经功能紊乱、绝经期综合征等相鉴别。

处理要点

1. **手术治疗** PPGL 的定性和定位诊断明确后应尽早手术切除肿瘤。术前应做好充分的准备,药物包括以下两种。

(1)α 受体拮抗剂:常用酚苄明,术前至少服药 2 周。其他选择性 α 受体拮抗剂包括哌唑嗪、特拉唑嗪和多沙唑嗪。高血压危象或手术中控制血压可使用静脉 α 受体拮抗剂酚妥拉明。

(2)β 受体拮抗剂:使用 α 受体拮抗剂后,如患者发生心动过速,则加用 β 受体拮抗剂,包括普萘洛尔、阿替洛尔、美托洛尔和艾司洛尔。

2. 非手术治疗

(1)^{131}I-MIBG 治疗:适用于 ^{131}I-MIBG 核素显像阳性、无法手术的患者。

(2)^{177}Lu-DOTATATE:部分 PPGL 肿瘤能高度表达生长抑素受体,放射性核素肽受体介导治疗(PRRT)是一种用于治疗转移性神经内分泌肿瘤患者的新技术。

(3)抗肿瘤药物联合化疗:用于无法手术的患者,包括 CVD 方案(环磷酰胺、长春新碱和达卡巴嗪)、替莫唑胺和沙利度胺联合应用和 EP 方案(依托泊苷和顺铂)。

(4)奥曲肽或兰瑞肽:用于治疗生长抑素受体显像阳性、肿瘤未能切除或有远处转移的 PPGL 患者。

(喻　爽)

第十六节　糖尿病及其并发症

一、糖尿病

糖尿病(diabetes mellitus)是一种由多种病因引起,以慢性高血糖为主要特征的代谢性疾病。高血糖是胰岛素不足和 / 或胰岛素作用缺陷所致,同时伴有脂肪、蛋白质、水、电解质的代谢紊乱。糖尿病可引起多器官组织的慢性损害,导致累及眼、肾、神经、心血管等的慢性并发症。病情严重或应激可引起糖尿病酮症酸中毒、高渗高血糖综合征等急性并发症。

【诊断要点】

1. **临床表现**　典型表现为"三多一少",即多饮、多食、多尿和体重减轻。部分 2 型糖尿病患者可缺少自觉症状,仅在检查时意外发现血糖升高。部分患者以慢性并发症或急性并发症为首发表现就诊。

2. **辅助检查**

(1)血糖控制情况:空腹、餐后血糖、口服葡萄糖耐量试验(OGTT)、HbA_{1c}、糖化白蛋白、动态血糖监测。

(2)伴发病排查:体重、血压、血脂、肝功能、血尿酸等。

(3)大血管并发症的检查:踝肱指数、心电图、超声心动图、大血管超声、CTA、MRI 等影像检查。

(4)微血管并发症检查

1)糖尿病肾病:尿蛋白 / 尿肌酐或尿白蛋白排泄率,血肌酐以及估算的肾小球滤过率。

2)糖尿病视网膜病变:眼底照相检查。

3)糖尿病神经病变:浅感觉(痛觉、温度觉、振动觉、压力觉和踝反射)检查,自主神经功能(Ewing 试验、胃排空时间、尿流动力学、泌汗功能)检查。必要时行神经电生理检查。

4)糖尿病足病:除进行上述神经、血管的评估外,还需进行皮肤视诊、溃疡探查、局部血运循环状况检查、细菌培养、骨髓炎的影像学检查等。

(5)糖尿病分型检查:检查空腹及刺激后的胰岛素和 C 肽,以评估胰岛功能;进行胰岛自身抗体检查。

(6)特殊类型糖尿病的检查:怀疑单基因糖尿病者,应行染色体或基因学检查。

3. **诊断标准** 目前我国采用世界卫生组织 1999 年建议的诊断标准。自 2020 年开始,HbA_{1c} 也作为糖尿病的补充诊断标准。血糖值为静脉血浆葡萄糖。糖尿病的诊断标准见表 2-6-1。

表 2-6-1 糖尿病的诊断标准

诊断标准	静脉血浆葡萄糖或 HbA_{1c} 水平
典型糖尿病症状	
加上随机血糖	$\geqslant 11.1mmol/L$
或加上空腹血糖	$\geqslant 7.0mmol/L$
或加上 OGTT 2h 血糖	$\geqslant 11.1mmol/L$
或加上 HbA_{1c}	$\geqslant 6.5\%$
无糖尿病典型症状者,须改日复查确认	

血糖高于正常但未达糖尿病诊断标准的状态,统称为糖尿病前期。其中,$FPG \geqslant 6.1mmol/L(110mg/dl)$,但 $< 7.0mmol/L(126mg/dl)$,称空腹血糖受损(IFG);OGTT 中餐后 2 小时血糖(2-hour postprandial glucose,2hPG)$\geqslant 7.8mmol/L(140mg/dl)$,但 $< 11.1mmol/L(200mg/dl)$,称糖耐量减低(impaired glucose tolerance,IGT)。

4. **分型诊断** 采用 WHO(1999 年)的糖尿病病因学分型体系,分为 1 型糖尿病(type 1 diabetes mellitus,T1DM)、2 型糖尿病(type 2 diabetes mellitus,T2DM)、妊娠糖尿病和特殊类型糖尿病 4 类。各类型糖尿病的临床特点见表 2-6-2。

表 2-6-2 各类型糖尿病的临床特点

糖尿病类型	临床特点
1 型糖尿病	由胰岛 β 细胞受破坏导致胰岛素绝对不足引起; 一般家族聚集倾向不强; 儿童青少年多见;

糖尿病类型	临床特点
	体形消瘦、缺乏代谢综合征组分聚集; 胰岛功能显著降低,胰岛自身免疫性抗体常呈阳性; 需使用外源性胰岛素维持生命
2 型糖尿病	占糖尿病患者的 90% ~ 95%,具有明显的异质性; 发病年龄多在 40 岁以上; 一般有较强的家族史; 常伴有超重体形及代谢综合征的其他组分; 胰岛 β 细胞功能有一定程度保留(相对不足); 胰岛素抵抗多较显著; 早期可以通过饮食、运动及口服药物控制血糖; 胰岛自身抗体为阴性
妊娠糖尿病	指妊娠中晚期首次发生的糖代谢异常; 妊娠 24 ~ 28 周行 75g OGTT,其诊断标准为:① 5.1mmol/L ≤ FPG < 7.0mmol/L;② OGTT 1h 血糖 ≥ 10.0mmol/L;③ 8.5mmol/L ≤ OGTT 2h PG < 11.1mmol/L;符合上述任何 1 个标准即可诊断
特殊类型糖尿病	包括所有病因已明确的糖尿病:胰腺疾病累及胰岛,其他影响血糖的内分泌疾病如库欣综合征、肢端肥大症等,药物或化学物质所致的糖尿病,导致胰岛 β 细胞功能障碍或胰岛素作用缺陷的单基因缺陷疾病,线粒体糖尿病等

5. **糖尿病并发症的诊断和分级评估** T1DM 病程 ≥ 5 年者及所有 T2DM 患者确诊后应每年进行慢性并发症筛查。

(1)糖尿病肾病:尿白蛋白/肌酐(urinary albumin creatinine ratio, UACR)正常值为小于 30mg/g(A1 期);UACR 30 ~ 300mg/g 称为微量白蛋白尿(A2 期);UACR > 300mg/g 称为大量白蛋白尿(A3 期)。通过 CKD-EPI 公式计算估算肾小球滤过率(estimated glomerular filtration rate,eGFR),并按照肾脏病预后质量倡议(Kidney Disease Outcome Quality Initiative,KDOQI),将慢性肾脏病分为 1 ~ 5 期(G1 ~ G5)。综合两者评价糖尿病肾病的分期。

(2)糖尿病视网膜病变:分为非增殖期和增殖期。

前者分为轻、中、重 3 个等级。轻度:仅有微动脉瘤。重度:4 个象限中均有多于 20 处视网膜内出血,或在 2 个以上象限有静脉串珠样改变,或显著的视网膜内微血管异常。中度则居于两者之间。出现新生血管形成、玻璃体积血或视网膜前出血者为增殖期视网膜病变。

(3)糖尿病周围神经病变:在糖尿病诊断后出现典型的周围神经炎临床表现,同时神经传导速度降低可确诊。如存在临床症状伴一项以上阳性体征,或无症状但有两项以上阳性体征者,可临床诊断。无症状体征,仅有神经电生理异常者为亚临床周围神经病变。仅有症状或仅有一项阳性体征者为疑诊病例。

(4)糖尿病下肢血管病变和糖尿病足:一般采用 Fontaine 分级评估下肢动脉粥样硬化;通过 Wagner 分级、Texas 分级评估糖尿病足。

6. **鉴别诊断** 糖尿病鉴别诊断的重点是高血糖的分型鉴别,如上所述。多饮、多尿需与尿崩症、肾小管酸中毒、原发性醛固酮增多症相鉴别;尿糖阳性需与肾性糖尿、非葡萄糖尿、进食后糖尿、应激性糖尿等相鉴别。

处理要点

1. **糖尿病教育** 内容包括糖尿病及急慢性并发症的基础知识、血糖监测的手段和意义、饮食运动干预的基本知识和个体化措施、药物治疗的作用特点和副作用、胰岛素注射技术、特殊情况的处理(如妊娠、手术和低血糖)等。

2. **医学营养治疗** 个体化营养治疗是糖尿病治疗的基础。

(1)总热量计算:根据理想体重[按身高(cm)−105 进行估算]、劳动强度计算每日所需热量。休息状态者给予 20 ~ 25kcal/kg;轻体力劳动者 25 ~ 30kcal/kg;中等体力劳动者 30 ~ 35kcal/kg;重体力劳动者 35 ~ 40kcal/kg。儿童、孕妇、乳母、消瘦患者酌情增加,肥胖的患者酌情减少。

(2)营养配比和分配:碳水化合物占总热量的 45% ~ 60%,蛋白质占 15% ~ 20%;脂肪占 20% ~ 35%,可按 1 : 2 : 2 或 1 : 1 : 1 进行三餐热量分配。

3. **体育锻炼** 推荐每周至少进行 150 分钟的中等强度有氧运动,心率应为 50% ~ 70% 最大心率。建议每周进行 2 ~ 3 次抗阻运动。

4. **血糖监测与随访** 目前临床上的血糖监测方法包括利用血糖仪进行的毛细血管血糖监测、持续动态葡萄糖监测、HbA_{1c} 和糖化白蛋白等。

(1)HbA_{1c}:血糖未达标前应每 3 个月检测 1 次,达标后可以每 6 个月检测 1 次;HbA_{1c} 一般控制目标为 7.0%,并根据患者具体情况进行个体化制定。HbA_{1c} 反映最近 2 ~ 3 周的整体血糖水平,临床医生可根据具体情况进行选用。

(2)毛细血管血糖监测:日常规律的毛细血管监测有助于改善血糖控制。一般推荐的血糖控制目标为:空腹血糖 4.4 ~ 7.0mmol/L,非空腹血糖 4.4 ~ 10mmol/L。

(3)持续动态葡萄糖监测:适用于血糖波动较大或需要胰岛素强化治疗的 1 型糖尿病和 2 型糖尿病患者。

5. 非胰岛素类降糖药 非胰岛素类降糖药包括促进胰岛素分泌药物,如磺脲类、格列奈类、二肽基肽酶Ⅳ抑制剂(dipeptidyl peptidse 4 inhibitor,DPP-4i)和胰高血糖素样肽 -1 受体激动剂(glucagon-like peptide-1 receptor agonist,GLP-1RA);其他机制降糖药物,如双胍类、噻唑烷二酮类、α- 糖苷酶抑制剂和钠 - 葡萄糖耦联转运体 2 抑制剂(sodium-glucose linked transporter 2 inhibitor,SGLT-2i)等。各大类药物的主要特点见表 2-6-3。

糖尿病的管理已从单纯的血糖控制过渡到以减少并发症风险和综合获益为核心,在综合管理中特别强调体重管理的重要性。

6. 胰岛素治疗 1 型糖尿病需终身进行胰岛素替代治疗。其他类型的糖尿病患者使用胰岛素的适应证包括出现急性并发症、严重疾病、重大应激、重大手术的围手术期、妊娠期显著的高血糖、消瘦,以及大多数住院场景。胰岛素治疗方案需高度个体化制定。

7. 代谢手术 《中国 2 型糖尿病防治指南(2020 年版)》建议 BMI ≥ 32.5kg/m^2 的 T2DM 患者可考虑代谢手术;27.5kg/m^2 ≤ BMI < 32.5kg/m^2 且存在其他心血管风险因素时,可慎重选择;肥胖不显著、以胰岛功能衰竭为主、1 型糖尿病等情况不应选择代谢手术。

8. 1 型糖尿病的预防 美国食品药品监督管理局(FDA)批准了抗 CD3 单克隆抗体(teplizumab-mzwv)用于预防 1 型糖尿病,主要适用于 2 期 8 岁及以上儿童和 3 期成人患者的 1 型糖尿病。

9. 慢性并发症的治疗 详见相关章节。

表2-6-3 非胰岛素类降糖药的主要特点

比较项目	二甲双胍	SGLT-2i	GLP-1RA	DPP-4i	噻唑烷二酮	磺脲类/格列奈类	α-糖苷酶抑制剂
作用机制	增加组织的葡萄糖利用	增加肾脏的葡萄糖排泄	促进β细胞分泌胰岛素,抑制食欲和胃排空	抑制GLP-1分解	增加靶器官对胰岛素的敏感性	促进细胞分泌胰岛素	延缓肠道葡萄糖吸收
降糖疗效	高	中~高	高~非常高	中等	高	高	中等
低血糖	无	无	无	无	无	有	无
体重变化	中性~轻度降低	降低	降低	中性	增加	增加	中性~轻度降低
心血管事件	潜在获益	获益:卡格列净、恩格列净	获益:度拉糖肽、利拉鲁肽、司美格鲁肽	中性	潜在获益:吡格列酮	中性	中性
心衰	中性	获益	中性	中性	风险增加	中性	中性
肾病	中性	获益:卡格列净、达格列净、恩格列净	获益:利拉鲁肽、司美格鲁肽、度拉糖肽	中性	中性	中性	中性
不良反应	胃肠道反应、罕见乳酸酸中毒	泌尿生殖道感染、酮症风险、血容量降低	胃肠道反应、罕见胰腺炎	较少	体重增加、水肿、骨折	体重增加、低血糖	胃肠道症状

二、糖尿病酮症酸中毒

糖尿病酮症酸中毒(diabetic ketoacidosis, DKA)是一种糖尿病的急性代谢性并发症,以高血糖、脂肪分解导致的高酮血症和代谢性酸中毒为主要临床特征。

诊断要点

1. **病史** 多有感染、胰岛素不适当减量或停用、饮食不当、应激状态(心肌梗死、手术、分娩)等诱因。DKA 可为 T1DM 的首发表现。

2. **临床表现** 早期酮症,可有疲乏无力、口渴多尿、食欲下降、恶心、呕吐。后期患者出现皮肤干燥、弹性差、血压下降、少尿等循环衰竭的表现;呼吸深快并伴有丙酮味(烂苹果样气味),可伴有腹痛甚至类似腹膜炎的表现,可出现嗜睡、神志模糊以至昏迷。

3. **辅助检查** 需监测血尿常规、血 β-羟丁酸、血糖、血电解质、血气分析。另需针对诱因进行相应检查。

4. **诊断标准**

(1)血糖升高:静脉葡萄糖 > 13.9mmol/L。

(2)血酮体升高:血 β-羟丁酸 ≥ 3mmol/L。如无检查血酮的条件,可查尿酮,一般在 2+ 以上。

(3)酸中毒:静脉 pH < 7.3,或血清碳酸氢盐 < 18mmol/L。

5. **鉴别诊断** 注意与高渗性非酮症糖尿病昏迷、乳酸性酸中毒、低血糖昏迷等相鉴别。同时应注意排除脑血管意外。

处理要点

1. **液体复苏** 原则为先快后慢,先盐后糖。按体重的 5% ~ 10% 估计失水量。首先使用生理盐水静脉滴注快速扩容,前 2 小时可补生理盐水 1 000 ~ 2 000ml,前 4 小时补充计划补液总量的 1/3,其余补液量在 24 小时内补完。血糖 < 13.9mmol/L 时,用 5% 或 10% 葡萄糖 + 胰岛素静脉滴注。补液时需监测血容量、血压、中心静脉压力等的变化,并作出相应调整。

2. **小剂量胰岛素** 人胰岛素 0.1U/(kg·h) 持续静脉输注。当血糖降至 13.9mmol/L 时,用 5% 或 10% 葡萄糖 + 胰岛素静脉滴注,使患者血糖维持在 8.3 ~ 13.9mmol/L。当患者酸中毒缓解、血容量恢复,开始经口进食后,可过渡到常规皮下注射胰岛素。

3. **补钾治疗** DKA 患者往往伴有显著的钾流失。尽管有时患者可伴有轻中度高血钾,但此为高血糖和酸中毒所致,此时可暂缓补钾,补液和使用胰岛素后血钾可显著降低,故需治疗开始后 1 ~ 2 小时复查血钾。当血钾正常,且尿量 ≥ 40ml/h,即可开始补钾治疗,如患者存在低血钾,则需在补液和使用胰岛素的同时开始补钾,每升输入溶液中加氯化钾 1.5 ~ 3.0g,维持血钾水平在 4 ~ 5mmol/L;口服补钾应持续到酸中毒纠正后数日。

4. 补碱治疗 过于积极的补碱不仅无法带来显著获益,还可能造成低钾血症、组织摄氧下降以及中枢系统酸中毒等不利影响。故 DKA 一般无须常规补碱治疗,当 pH ≤ 6.9 可给予补碱,应用等渗 50 ~ 100mmol 碳酸氢钠溶液(1.25% ~ 1.4%)缓慢静脉滴注。

5. 监护和处理并发症 在 DKA 抢救期间,建议每小时复查血糖,直至转换到皮下胰岛素输注;每 2 小时检测血酮。如存在酸中毒,需要每 2 ~ 4 小时检测血气或血碳酸氢根。去除诱因,处理并发症,防治感染。

三、高渗高血糖综合征

高渗高血糖综合征(hyperosmolar hyperglycemic syndrome)是糖尿病较严重的急性并发症,其特征是严重的脱水和循环不稳、显著高血糖和渗透压,但血酮体不高或轻度升高。患者一般情况往往较差,病死率高达 10% 甚至以上。

诊断要点

1. 病史 常见于年龄较大的老年 2 型糖尿病患者。发病前可无糖尿病史,或未经良好的管理。诱发因素常为感染、糖摄入过多、静脉高营养、使用糖皮质激素和利尿剂、重大应激如手术外伤等。

2. 临床表现 主要特征为严重脱水,可有少尿和循环衰竭。可有多饮多尿、食欲减退。患者可出现不同程度的意识障碍,部分患者伴精神症状和神经定位体征。

3. 辅助检查 需评估和监测血尿常规、血 β- 羟丁酸、血糖、血电解质、渗透压、血气分析。

4. 诊断标准 血糖 ≥ 33.3mmol/L(600mg/dl),有效血浆渗透压 $[2 \times (血 K^+ + 血 Na^+) (mmol/L) + 血 糖 (mmol/L)] > 320mmol/L$。血 pH > 7.3,血 β- 羟丁酸正常或轻度升高。

5. 鉴别诊断 需与 DKA、乳酸性酸中毒、低血糖昏迷、脑血管意外等导致意识障碍的疾病相鉴别。

处理要点

高渗高血糖综合征的处理原则与 DKA 类似。但通常患者年龄较大且存在较多合并症,处理时需谨慎。

1. **严密监护病情**　观察要点与酮症酸中毒相同,可每 2 ～ 4 小时查血钾、钠和血浆渗透压。

2. **补液**　原则与 DKA 类似。一般按体重 10% ～ 15% 计算液体丢失量,先给予生理盐水,以后根据血浆渗透压及血钠水平决定补液种类。补液 1 ～ 2 小时后校正血钠仍显著升高,可输注低渗液如 0.45% 或 0.6% 氯化钠溶液,或加强饮用温开水。对于心肾功能不全或病情需要者,可用监测中心静脉压以调整补液量及速度。

3. **胰岛素治疗**　小剂量胰岛素治疗原则同 DKA。当血糖降至 16.7mmol/L(300mg/L)时,可输入 5% 葡萄糖溶液和胰岛素,使患者血糖维持在 8.3 ～ 16.7mmol/L。适时转换成皮下胰岛素注射方案。

4. **纠正电解质和酸碱平衡失常**　补钾原则与酮症酸中毒相同。如二氧化碳结合力显著降低,应注意有无合并乳酸性酸中毒。

5. **其他**　祛除诱因,预防感染,积极防治脑水肿、肾功能衰竭等并发症。

(刘烈华)

第十七节　低血糖

非糖尿病患者的低血糖是指静脉血浆葡萄糖浓度低于 2.8mmol/L。低血糖的临床表现主要包括交感神经兴奋和中枢神经系统功能失调两方面,但因血糖下降程度、速度、持续时间和发作频次不同,可存在明显的个体差异性。

诊断要点

1. **临床表现**　首先表现为自主神经症状,如震颤、焦虑、心悸、出汗、颤抖、饥饿、面色苍白、四肢冰冷、虚弱无力等。如低血糖不能纠正,可发生中枢神经系统症状,包括嗜睡、意识模糊、视物不清、幻觉、行为怪异、幼稚动作、惊厥,甚至昏迷。

2. **辅助检查**

(1)自发低血糖或饥饿试验时,检测血糖并同步进行胰岛素、C 肽、β- 羟丁酸测定。

(2)胰岛素拮抗激素检测:测定皮质醇、ACTH、生长激素、胰高血糖素、肾上腺素。可在低血糖发生时检测,或进行相应激发试验。

(3)延长口服葡萄糖耐量试验或混合餐刺激试验:用于判断是否存在餐后低血糖。

(4)抗胰岛素抗体、抗胰岛素受体抗体测定:有助于胰岛素自身免疫综合征的诊断。

(5)影像学检查：腹部增强 CT/MRI、超声内镜等手段可用于探查胰岛素瘤。^{68}Ga 标记的生长抑素或艾塞那肽(exendin-4)作为显影剂的 PET/CT 检查对胰岛素瘤的定位具有更高的阳性率。

3. **诊断标准**　低血糖的确诊有赖于惠普尔三联征(Whipple triad)：低血糖的临床表现、出现低血糖症状时静脉血糖浓度 < 2.8mmol/L，以及血糖浓度升高后低血糖症状改善。

4. **病因诊断**

(1)空腹状态下出现的低血糖：胰岛素不适当升高见于胰岛素瘤、胰岛 β 细胞增生、胰岛素自身免疫综合征，以及使用胰岛素促分泌剂或外源性胰岛素治疗。

不伴有胰岛素不适当升高的情况，见于酒精过量、拮抗胰岛素的激素不足(肾上腺皮质功能减退、腺垂体功能减退等)、肝糖原储备不足(严重肝病；严重营养不良；糖原贮积病、脓毒血症)、胰岛素样生长因子分泌异常(副肿瘤综合征)等。

(2)餐后低血糖：多为功能性低血糖，见于 2 型糖尿病早期或糖尿病前期、胃肠手术(如胃肠旁路手术、胃切除手术等)等情况。

处理要点

1. **轻症患者的处理**　口服碳水化合物食物后可迅速缓解。

2. **重症患者的处理**　特别是神志不清者，采血后不必等待静脉结果可立即予以静脉注射 50% 葡萄糖溶液 50 ~ 100ml。神志恢复后，可继续给予含糖饮食。如低血糖为注射胰岛素或口服磺脲类降糖药引起者，需继续静脉滴注 5% ~ 10% 葡萄糖溶液或适当进食，观察24 小时以上，直至病情稳定。

3. **不能进食患者的处理**　肌内或皮下注射胰高血糖素 1 ~ 2mg，每 1 ~ 2 小时注射 1 次，可用于不能进食患者的快速治疗，但对肝源性低血糖患者无效。

4. **对低血糖的原发病因进行处理**　肿瘤所致者应设法手术切除。胰岛素瘤如无法手术，可试用二氮嗪或生长抑素减少胰岛素分泌，并进行化疗和介入治疗等。

(刘烈华)

第十八节　肥胖症

肥胖症(obesity)是一种以体内脂肪堆积过多和 / 或分布异常、体重增加为特征的慢性代谢性疾病，是遗传因素、环境因素等多种因素共同作用的结果。

诊断要点

1. **症状与体征** 轻度肥胖症多无症状,中至重度肥胖症可引起气急、关节痛、肌肉酸痛、体力活动减少以及焦虑、抑郁等。肥胖症往往伴发高血糖、高血压、血脂异常、高尿酸血症等多种代谢异常以及阻塞性睡眠呼吸暂停综合征、胆囊疾病等。

2. **实验室及辅助检查** 需进行空腹血糖、糖化血红蛋白(HbA_{1c})、促甲状腺激素(TSH)、转氨酶、血尿酸和血脂谱等检查。必要时行 24 小时睡眠呼吸监测。CT 或 MRI 是评估脂肪分布最精确的方法。

3. **诊断标准** 根据身体的肥胖程度和体内脂肪分布情况明确肥胖类型。具体见表 2-6-4。

表 2-6-4 中国成人超重或肥胖诊断标准临界值

分类	体重指数(BMI)/(kg/m^2)		腰围 /cm	
	WHO	中国	IDF	CDS
超重	25.0 ~ < 30.0	24.0 ~ < 28.0		
肥胖	≥ 30.0	≥ 28.0		
中心性肥胖			男 ≥ 90 女 ≥ 80	男 ≥ 90 女 ≥ 85

注:WHO 为世界卫生组织;IDF 为国际糖尿病联合会;CDS 为中国糖尿病学会。

4. **鉴别诊断** 下丘脑性肥胖、库欣综合征、原发性甲状腺功能减退症、生长激素缺乏或减少症、普拉德-威利综合征(Prader-Willi syndrome)等。

处理要点

1. **认知和行为干预** 嘱患者采取健康的生活方式、改变饮食和运动习惯,并长期坚持,是减重的关键步骤之一。患者可采取饮食日记、营养教育 APP 或小程序等自我管理方式,学会健康饮食、科学搭配、控制进餐时间等。

2. **营养干预** 限能量平衡膳食适用于所有年龄段及不同程度超重及肥胖人群,建议在目标能量摄入基础上,每日能量摄入降低 500 ~ 1 000kcal(推荐每日总热量男性为 1 200 ~ 1 400kcal,女性为 1 000 ~ 1 200kcal),或较推荐摄入量减少 1/3 总能量,其中,碳水化合物占每日总能量的 55% ~ 60%,脂肪占每日总能量的 25% ~ 30%。

3. **体力活动和体育锻炼** 有氧运动与无氧相结合,循序渐进。运动方式和运动量应个体化制定。建议每周进行中等强度有氧运动至少 150 分钟,最好每天运动 30 ~ 90 分钟,每周运动 3 ~ 7 天,总共达到 200 ~ 300min/ 周;进行抗阻运动每周 2 ~ 3 次。

4. **药物治疗** 成人当 BMI ≥ 28.0kg/m² 或 BMI ≥ 24.0kg/m² 且合并高血糖、高血压、血脂异常等危险因素时,经综合评估后,可在医生指导下选择减重药物联合生活方式干预。减重药物包括 GLP-1 受体激动剂周制剂、GLP-1 与 GIP 双激动剂、芬特明 - 托吡酯复方缓释制剂、安非他酮 - 纳曲酮复方缓释制剂、胰脂肪酶抑制剂等。

5. **手术治疗** 如患者 BMI ≥ 32.5kg/m² 且存在 2 型糖尿病、心血管疾病、睡眠呼吸暂停综合征等合并症,或 BMI ≥ 35.0kg/m² 不论是否有并发症的患者,经生活方式干预和内科治疗后无效均可考虑减重手术。减重手术包括胃旁路手术、袖状胃切除术、可调节胃束带术、胆胰分流并十二指肠转位术。

6. **并发症治疗** 相关并发症的治疗见相关章节。

(刘　娟)

第十九节　高尿酸血症与痛风

高尿酸血症(hyperuricemia,HUA)是嘌呤代谢紊乱引起的代谢异常综合征。当血尿酸超过其在血液或组织液中的饱和度,可在关节局部形成尿酸钠晶体并沉积,诱发局部炎症反应和组织破坏,即为痛风(gout)。高尿酸血症和痛风是同一疾病的不同状态。根据病程可将痛风分为 4 期,分别为:①无症状 HUA 期;②痛风性关节炎急性发作期;③痛风性关节炎发作间歇期;④慢性痛风性关节炎期。

诊断要点

1. **病史** 部分有家族遗传史,往往伴有肥胖、高脂血症、高血压、糖耐量异常或 2 型糖尿病、动脉硬化和冠心病等。

2. **症状与体征** 大部分高尿酸血症患者无明显症状。痛风性关节炎急性发作期,起病急骤,数小时内即出现受累关节红、肿、热、痛和功能障碍,多在饮酒、进食高嘌呤食物后发作,常首发于第一跖趾关节。长病程者可在关节、耳郭、眼部出现外观大小不一、隆起的黄白色赘生物,表面薄,破溃后排出白色粉状或糊状物即痛风石。痛风亦可累及肾脏,主要表现为痛风性肾病、痛风性肾结石以及肾衰竭,晚期患者可出现慢性关节疼痛、骨破坏等情况。

3. 实验室及辅助检查

(1)血尿酸及尿尿酸测定:可根据 24 小时尿尿酸排泄量(urinary urate excretion,UUE)和肾脏尿酸的排泄分数(fractional excretion of uric acid,FE$_{UA}$)进行分型。

(2)关节相关检查:关节囊或关节滑膜囊积液在偏振光显微镜下可见负性双折光的针形尿酸钠晶体,具有确诊价值。关节超声可见双轨征或不均匀低回声与高回声混杂团块影。双能 CT 可在受累部位见到不均匀斑点状高密度痛风石。X 线检查则表现为穿凿样、虫蚀样骨质缺损。

4. 诊断标准

(1)高尿酸血症诊断标准:非同日 2 次空腹血尿酸 > 420μmol/L(成年人)。

(2)痛风诊断标准:2015 年美国风湿病学会(ACR)/欧洲抗风湿病联盟(EULAR)痛风分类标准见表 2-6-5。

5. 鉴别诊断 化脓性关节炎、创伤性关节炎、反应性关节炎、类风湿关节炎、焦磷酸钙沉积症等。

表 2-6-5 ACR/EULAR 痛风分类标准

		类别	评分
第一步:适用标准(符合入选标准可应用)		存在至少一个外周关节或滑囊肿胀、疼痛或压痛	
第二步:确定标准(金标准,直接确诊,不必进入分类诊断)		偏振光显微镜检查证实在(曾)有症状关节或滑囊或痛风石中存在尿酸钠结晶	
第三步:分类标准(符合入选标准但不符合确定标准时)		≥ 8 分即可诊断痛风	
	临床表现	受累的有症状关节、滑囊分布累及踝关节或足中段(非第一跖趾关节)单或寡关节炎	1
		累及第一跖趾关节的单或寡关节炎	2
		发作时关节症状特点:①受累关节皮肤发红(主诉或查体);②受累关节触痛或压痛;③活动障碍	
		符合 1 个特点	1

续表

类别		评分
	符合 2 个特点	2
	符合 3 个特点	3
临床表现	发作时间特点(符合以下 3 条中的 2 条,无论是否进行抗炎治疗):①疼痛达峰 < 24 小时;②症状缓解 ≤ 14 天;③2 次发作期间疼痛完全缓解	
	有 1 次典型发作	1
	反复典型发作	2
	有痛风石临床证据:皮下灰白色结节,表面皮肤薄,血供丰富,皮肤破溃后可向外排出粉笔样尿酸盐结晶;典型部位为关节、耳郭、鹰嘴滑囊、手指、肌腱(如跟腱)	4
实验室检查	血尿酸水平:距离发作 4 周后,未行降尿酸治疗时,可重复检测,去最高值进行评分	
	< 240μmol/L	−4
	360 ~ < 480μmol/L	2
	480 ~ < 600μmol/L	3
	≥ 600μmol/L	4
	对发作关节或滑囊的滑液进行分析(应由受过培训者进行评估)	
	未做	0
	尿酸盐阴性	−2
影像学特征	存在(曾经)有症状关节滑囊尿酸盐沉积的影像学表现:关节超声有"双轨征";双能 CT 有尿酸盐沉积(任一方式)	4
	存在痛风关节损害的影像学证据:X 线显示手和 / 或足至少 1 处骨侵蚀	4

处理要点

1. 防治目的　①控制高尿酸血症,预防尿酸盐沉积;②迅速控制急性关节炎发作;③防止痛风石形成和肾功能损害。

2. 保持健康的生活方式　控制体重、大量饮水(每日 2 000ml 以上)、规律运动、限制酒精及高嘌呤、高果糖饮食的摄入;鼓励奶制品和新鲜蔬菜的摄入。

3. 降尿酸药物　分为抑制尿酸生成(别嘌醇、非布司他)和促进尿酸排出的药物(苯溴马隆)。别嘌醇是一线治疗药物,肾功能不全者慎用。亚洲(尤其汉族)人群首次使用别嘌醇时建议检测 *HLA-B* *5801 基因型,阳性者不建议使用。非布司他尤其适用于轻中度肾功能不全患者,重度肾功能不全者慎用。苯溴马隆使用时需要碱化尿液,并维持尿液在 2 000ml 以上,eGFR 为 20 ～ 60ml/(min·1.73m^2)的患者推荐剂量不超过 50mg/d,eGFR < 20ml/(min·1.73m^2)或伴有尿酸性肾石病患者禁用,需监测肝功能。

4. 降尿酸药物治疗指征与目标

(1) 无症状 HUA 期:血尿酸水平 ≥ 540μmol/L 或血尿酸水平 ≥ 480μmol/L 且有下列合并症之一,包括高血压、脂代谢异常、糖尿病、肥胖、脑卒中、冠心病、心功能不全、尿酸性肾石病、肾功能损害(≥CKD 2 期)。

(2)痛风性关节炎发作间歇期与慢性痛风性关节炎期:适用于血尿酸 ≥ 420μmol/L 且合并下列任何情况之一,包括痛风发作次数每年 ≥ 2 次;痛风石;慢性痛风性关节炎;肾结石;慢性肾脏疾病;高血压;糖尿病;血脂异常;脑卒中;缺血性心脏病;心力衰竭;发病年龄 < 40 岁。以血尿酸 < 360μmol/L 为目标,合并上述情况之一则血尿酸 < 300μmol/L,不宜 < 180μmol/L。至痛风石溶解且关节炎频繁发作改善后,治疗目标可改为血尿酸 < 360μmol/L。

(3)痛风性关节炎急性发作期:卧床休息,适当多饮水,关节局部可冰敷。尽早使用小剂量秋水仙碱(1.5mg/d,发作 48 小时内使用效果好)或早期足量使用 NSAIDs 如吲哚美辛、双氯芬酸、依托考昔等,若不耐受或存在 NSAIDs 禁忌证,可短期使用糖皮质激素。如患者对上述药物疗效不佳、不耐受或存在使用禁忌时,可使用白细胞介素 -1(interleukin-1,IL-1)拮抗剂作为二线治疗用药。急性发作期不建议启用也不建议停用降尿酸药物。

(4)难治性痛风:可考虑使用重组尿酸酶、IL-1 拮抗剂,痛风石严重影响生活时可考虑手术治疗。

(刘　娟　梁柳琴)

第二十节　骨质疏松症

骨质疏松症(osteoporosis,OP)是一种以骨量降低和骨组织微结构损坏为特征,导致骨脆性增加、易发生骨折的代谢性骨病。依据病因,骨质疏松症分为原发性和继发性两大类。原发性OP包括绝经后骨质疏松症(Ⅰ型)、老年骨质疏松症(Ⅱ型)和特发性骨质疏松症(青少年型)。绝经后骨质疏松症一般发生在女性绝经后5～10年内;老年骨质疏松症一般指70岁以后发生的骨质疏松;特发性骨质疏松症主要发生在青少年,病因尚未明。继发性骨质疏松症指由影响骨代谢的疾病、药物或其他明确病因导致的骨质疏松。本节主要介绍原发性OP。

诊断要点

1. **病史**　可通过病史询问识别高危人群,包括女性绝经史、脆性骨折家族史、不健康的生活方式如体力活动少、日照不足、吸烟、过量饮酒、低体重、长期卧床、服用糖皮质激素等。

2. **临床表现**　轻者无症状,仅在X线摄片或骨密度(bone mineral density,BMD)测量时被发现。重者常有腰背部疼痛或全身骨痛,夜间或负重活动时加重,身高变矮或脊柱驼背畸形。在日常生活中或受到轻微外力时容易发生骨折(脆性骨折)。骨折发生的常见部位为椎体(胸、腰椎)、髋部(股骨近端)、前臂远端和肱骨近端等。患者可出现抑郁、焦虑、恐惧及生活质量下降等问题。

3. **实验室与辅助检查**

(1)根据骨代谢生化指标测定结果判断骨转化状况:骨形成指标主要有血清骨源性碱性磷酸酶、骨钙素和Ⅰ型胶原羧基端肽等,骨吸收指标主要有空腹2小时尿钙肌酐比值、血清Ⅰ型胶原交联C-末端肽。

(2)X线检查、CT和MRI可发现骨折(后两者更敏感):双能X射线吸收法(DXA)可测量骨密度。

(3)骨质疏松性骨折风险评估:FRAX®是WHO推荐的用于评估患者未来10年髋部及主要骨质疏松性骨折(椎体、前臂、髋部或肱骨近端)概率的骨折预测工具。FRAX®预测的髋部骨折概率≥3%或任何主要骨质疏松性骨折概率≥20%者,为骨质疏松性骨折的高危患者。

4. **诊断标准**　符合以下3项条件中至少1项可诊断。

(1)髋部或椎体脆性骨折。

(2) DXA 测定中轴骨的骨密度或桡骨远端 1/3 骨密度 T- 值 ≤ −2.5。

(3) DXA 骨密度测量符合骨量减少（−2.5 < T- 值 < −1.0）合并肱骨近端、骨盆或前臂远端脆性骨折。

5. **鉴别诊断**　影响骨代谢的内分泌病（甲状旁腺疾病，性腺、肾上腺、甲状腺疾病等）、类风湿关节炎等自身免疫性疾病、影响钙和维生素 D 吸收和代谢的消化道和肾脏疾病、神经肌肉疾病、多发性骨髓瘤等恶性疾病、多种先天性和获得性骨代谢异常疾病以及长期服用糖皮质激素或其他影响骨代谢的药物等。

处理要点

1. **调整生活方式**　包括加强营养，补充足够的蛋白质 [1.0 ~ 1.2g/（kg·d）]、摄入低盐富钙食物、戒烟、限酒、避免过量饮用咖啡及碳酸饮料、保证充足日照、规律运动、防跌倒。

2. **补充钙剂和维生素 D**　每日元素钙的总摄入量 800 ~ 1 200mg。同时补充维生素 D_2/D_3 400 ~ 600U/d，维生素 D 不足或缺乏者，每日需要补充维生素 D_2/D_3 1 000 ~ 2 000U/d。建议血清 25（OH）D 水平保持在 20ng/ml（50nmol/L）以上。

3. **抗骨质疏松症药物治疗**

(1) 适应证：经 DXA 骨密度检查确诊 OP 患者；已经发生过椎体或髋部等部位脆性骨折者；骨量减少但具有高骨折风险的患者。满足以上任意一项即可启动抗 OP 药物治疗。

(2) 药物种类：按照作用机制分为骨吸收抑制剂、骨形成促进剂、双重作用药物、其他机制及中成药。包括双膦酸盐类、降钙素、活性维生素 D 及其类似物、甲状旁腺激素类似物、雌激素、选择性雌激素受体调节剂类药物、RANKL 单克隆抗体等。

(3) 极高骨折风险者的治疗：符合以下任何一条者被认为有极高骨折风险。①近期发生脆性骨折（特别是 24 个月内发生的脆性骨折）；②接受抗骨质疏松症药物治疗期间仍发生骨折；③多发性脆性骨折（包括椎体、髋部、肱骨近端或桡骨远端等）；④正在使用可导致骨骼损害的药物，如高剂量糖皮质激素（泼尼松龙 ≥ 5mg/d，超过 3 个月）等；⑤ DXA 测量骨密度 T- 值 < −3.0；⑥高跌倒风险或伴有慢性疾病导致跌倒史；⑦ FRAX® 计算未来 10 年主要骨质疏松骨折风险 > 30% 或髋部骨折风险 > 4.5%。初始用药可选择特立帕肽、唑来膦酸、地舒单抗、罗莫佐单抗。对于髋部骨折极高风险患者，建议优先选择唑来膦酸或地舒单抗。

(4)药物假期与序贯治疗：口服双膦酸盐药物治疗至少 5 年或静脉双膦酸盐药物治疗至少 3 年后，评估后骨折风险不高，如全髋部或股骨颈骨密度 T- 值 > −2.5 且治疗期间未再发生骨折，可考虑进入药物假期。地舒单抗在治疗 5 ~ 10 年后如仍有骨折高风险，需序贯其他抗 OP 药物或继续治疗。特立帕肽目前批准疗程不超过 24 个月；罗莫佐单抗批准疗程为 12 个月，上述药物均为短效作用药物，疗程结束或停药后，须开启序贯治疗。不建议相同机制的抗 OP 药物联用，不同机制的抗 OP 药物应考虑药物风险获益比，不推荐联用。

4. **康复治疗**　主要包括运动疗法、物理因子治疗、作业疗法及康复工程等。

（刘　娟）

第一节 总论

风湿免疫病(rheumatic disease),也称为结缔组织病(connective tissue disease,CTD),是一组结缔组织受累的慢性炎症性或非炎症性疾病,常累及骨骼、关节及其周围软组织,包括肌肉、肌腱、滑膜、韧带、软骨、皮肤、血管、神经等,可引起全身多个组织和器官损害。风湿免疫病主要包括10大类100多种疾病,如弥漫性结缔组织病、脊柱关节炎、退行性变、遗传代谢和内分泌疾病相关的风湿病、感染相关风湿病、肿瘤相关风湿病、神经血管疾病、骨与软骨病变、非关节性风湿病等,其中弥漫性结缔组织病的诊治最为复杂。

弥漫性结缔组织病多可归类为自身免疫性疾病(autoimmune disease,AID),主要包括类风湿关节炎(rheumatoid arthritis,RA)、系统性红斑狼疮(systemic lupus erythematosus,SLE)、干燥综合征(Sjögren syndrome,SS)、系统性硬化病(systemic sclerosis,SSc)、混合性结缔组织病(mixed connective tissue disease,MCTD)、特发性炎性肌病(idiopathic inflammatory myopathies,IIM)[包括多发性肌炎(polymyositis,PM)和皮肌炎(dermatomyositis,DM)等]、血管炎(vasculitis)、抗磷脂综合征(antiphospholipid syndrome,APS)、IgG4相关疾病(IgG4 related disease,IgG4-RD)等。

风湿免疫病的病因尚不十分明确,许多疾病是在一定遗传背景的基础上,在环境因素作用下,固有免疫和获得性免疫系统异常活化,免疫耐受缺失,炎症细胞和细胞因子共同参与,最终导致相应靶器官损害。人体结缔组织的复杂多样导致了风湿免疫病临床特征的复杂多样,个体差异极大,诊断和治疗具有相当的困难。

【诊断要点】

1. **病史采集和体格检查** 翔实准确的病史采集和体格检查是诊断、鉴别诊断和制定治疗方案的基础。

2. **实验室检查**

(1)一般检查:血尿常规、肝肾功能、血电解质等检查可初步发现患者器官受累情况,红细胞沉降率、C反应蛋白等可体现患者的炎症状态。此外,不同疾病还有相应的异常实验室检查结果,如SLE患者可能存在贫血、血小板减少、低蛋白血症、低补体血症、多克隆免疫球蛋白增高等;IIM 患者可能存在肌酸激酶和/或高敏肌钙蛋白升高等。

(2) 自身抗体检测:自身抗体检测对自身免疫性疾病的诊断具有重要意义。抗核抗体(ANA)常作为初筛检查,阳性见于超过 95% 的 SLE 患者,但特异度不高,也可见于其他结缔组织病,如 SS、RA、MCTD、IIM、SSc 等,也可见于感染和少数正常人,尤其老年人。某些结缔组织病存在标志性自身抗体,如 SLE 的抗 dsDNA 抗体、抗 Sm 抗体;RA 的类风湿因子(RF)和抗环瓜氨酸肽抗体(anti-cyclic citrullinated peptide antibody)(抗 CCP 抗体);SS 的抗 SSA 或 SSB 抗体;IIM 的抗合成酶抗体、抗黑色素瘤分化相关基因 5 抗体(anti-melanoma differentiation-associated gene 5 antibody,抗 MDA5 抗体)、抗信号识别颗粒抗体(anti-signal recognition particle,抗 SRP 抗体)和抗 3-羟基-3-甲基戊二酰-CoA 还原酶抗体(anti-3-hydroxy-3-methylglutaryl-coenzyme A reductase, 抗-HMGCR 抗体)等,ANCA 相关性血管炎(ANCA associated vasculitis,AAV)的抗中性粒细胞胞质抗体(ANCA);SSc 的抗 Scl-70 抗体和抗着丝点抗体;MCTD 的抗 RNP 抗体(anti-ribonuclear protien antibody);APS 的抗心磷脂抗体等。

(3) 其他检查:如人类白细胞抗原(HLA)、关节液检查、组织病理等。

3. **影像学检查** 影像学的发展使风湿免疫病的诊断水平有了极大提高。X 线有助于判断骨性结构改变、软组织肿胀和钙化;CT 有助于检测多种组织重叠部位的骨性结构变化,结合对比剂可发现胸、腹、盆腔实体器官组织的变化和血管病变;HRCT 有助于了解肺间质病变;双源 CT 可了解尿酸钠结晶沉积情况;MRI 有助于对肌肉、骨骼、软组织、血管壁等的早期病变和炎症状态进行判断;心脏超声、血管和肌骨关节超声可用于肺动脉压力、血管炎和关节炎的诊断和疗效判断;正电子发射成像(PET/CT、PET/MRI)有助于早期大动脉炎、不典型肌肉骨骼炎症、受累器官病变范围等的判断。

4. **诊断和分类标准** 随着对风湿免疫病认识的逐步加深,各种疾病的分类和诊断也在逐渐完善,目前更倾向于采用根据不同临床特征的权重进行综合评分的分类诊断方式,如 2019 年 ACR/EULAR 的 SLE 分类标准、2010 年 RA 分类标准、2022 年 ANCA 相关性血管炎的分类标准等。

处理要点

风湿免疫病的治疗采用综合性治疗手段,其中药物治疗主要包括非甾体抗炎药(NSAIDs)、糖皮质激素(glucocorticoid,GC)和改善病情的抗风湿药（disease-modifying antirheumatic drugs，DMARDs）等。

1. 非甾体抗炎药 NSAID 具有抗炎、解热、镇痛的作用，可快速缓解急慢性炎症，但不能控制原发病进展，使用过程中需注意胃肠道、心血管和肾脏副作用。

2. 糖皮质激素 GC 因其强大的抗炎和免疫抑制作用，起效迅速，是治疗多种风湿免疫病，尤其是弥漫性结缔组织病的一线药物，一般根据疾病严重程度选择合适的剂量和疗程。鉴于其众多的毒副作用，近年风湿免疫病的治疗理念倾向于在病情得到有效控制后逐渐减少糖皮质激素的使用，以 DMARDs 作为维持治疗的主要药物。

3. 改善病情的抗风湿药 包括传统合成 DMARDs（conventional synthetic DMARDs，csDMARDs）、生物 DMARDs（biologic DMARDs，bDMARDs）和小分子靶向合成 DMARDs（targeted synthetic DMARDs，tsDMARDs）。csDMARDs 主要包括抗疟药、柳氮磺胺吡啶、甲氨蝶呤、来氟米特、硫唑嘌呤、环磷酰胺、吗替麦考酚酯、环孢素、他克莫司、伏环孢素等；bDMARDs 主要包括肿瘤坏死因子 α（TNF-α）拮抗剂、白介素 -1β（IL-1β）拮抗剂、白介素 -6（IL-6）拮抗剂、抗 CD20 单抗、共刺激分子受体细胞毒性 T 淋巴细胞相关抗原 4（cytotoxic T-lymphocyte-associated protein 4，CTLA-4）融合蛋白、抗 B 细胞刺激因子拮抗剂、干扰素受体拮抗剂等；tsDMARDs 目前主要为 JAK 抑制剂，包括托法替布、巴瑞替尼、乌帕替尼等。

4. 其他 病情危重时可考虑使用大剂量静脉输注丙种球蛋白、血浆置换或免疫吸附等辅助治疗。

（叶玉津）

第二节 类风湿关节炎

类风湿关节炎是以侵蚀性、对称性、小关节炎为主要表现的系统性自身免疫性疾病，病因复杂多样，由环境、遗传、感染等多种因素共同作用所致，主要病理改变为关节滑膜炎和血管翳形成。

诊断要点

1. 症状和体征 包括关节表现和关节外表现。关节病变以多关节疼痛、肿胀、活动受限、晨僵为特征，具有对称性，以近端指间关节、掌指关节、腕关节、足趾关节等小关节多见，肩、肘、膝、踝、髋等大关节亦可累及，晚期可出现"天鹅颈""纽扣花"、手指尺侧偏斜等关节畸形。关节外表现包括乏力、体重下降等全身症状，还可出现肺间质病变、心包炎、血管炎、类风湿结节、皮肤溃疡、神经系统、眼部病变等,常继发干燥综合征、骨质疏松症等。

　　2. **辅助检查**

　　(1)实验室检查:活动期红细胞沉降率(ESR)、C 反应蛋白(CRP)、血小板(PLT)、球蛋白升高,有贫血相关表现,类风湿因子(RF)、抗 CCP 抗体阳性等。

　　(2)X线:骨质疏松,软骨下骨质破坏,关节畸形,纤维或骨性强直。

　　(3)超声:可以早期发现 RA 关节滑膜增生和滑膜炎症、关节腔积液、肌腱炎和腱鞘炎、滑囊炎等。

　　(4)MRI:早期发现滑膜炎、骨侵蚀和骨髓水肿。

　　3. **RA 分类标准**　常用 1987 年美国风湿病学会(ACR)RA 诊断标准(表 2-7-1)或 2010 年 ACR/EULAR 标准(表 2-7-2)。

表 2-7-1　1987 年美国风湿病学会制定的 RA 分类标准

序号	项目	定义
1	晨僵	持续至少 1h
2	多关节炎	14 个关节区中至少累及 3 个关节区(双侧近端指间关节,掌指关节,腕、肘、膝、踝及跖趾关节)
3	手关节炎	关节肿胀累及近端指间关节、掌指关节、腕关节中至少一个关节
4	对称性关节炎	两侧关节同时受累
5	类风湿结节	皮下结节常见于易摩擦部位(如前臂伸侧、跟腱、枕骨结节等)
6	类风湿因子阳性	血清类风湿因子水平升高
7	放射学改变	手腕关节 X 线片显示骨侵蚀改变

　　注:1 ～ 4 项的病程必须持续超过 6 周;符合 7 项中至少 4 项,排除其他关节炎,可诊断 RA。

　　2010 年 ACR/EULAR RA 分类标准:①至少一个关节表现为临床滑膜炎;②滑膜炎不能用其他疾病解释;③ X 线未见到典型的骨侵蚀改变。如满足上述 3 个条件,则进行以下 4 项评分,总分 ≥ 6 分时可诊断 RA(表 2-7-2)。

表 2-7-2　2010 年 ACR/EULAR RA 分类标准

项目	评分
A 受累关节	
1 个大关节	0
2 ~ 10 个大关节	1
1 ~ 3 个小关节(伴或不伴有大关节受累)	2
4 ~ 10 个小关节(伴或不伴有大关节受累)	3
> 10 个关节(至少 1 个小关节)	5
B 自身抗体	
RF 和抗 CCP 抗体均阴性	0
RF 或抗 CCP 抗体至少一项低滴度阳性(> 正常参考值上限)	2
RF 或抗 CCP 抗体至少一项高滴度阳性(> 正常参考值上限 3 倍)	3
C 急性期反应物	
CRP 和 ESR 正常	0
CRP 和 ESR 升高	1
D 滑膜炎持续时间	
< 6 周	0
≥ 6 周	1

注:大关节包括肩、肘、髋、膝、踝关节;小关节包括腕、掌指关节、近端指间关节、第二至第五跖趾关节,不包括远端指间关节、第一腕掌关节、第一跖趾关节。

4. **鉴别诊断**　骨关节炎、银屑病关节炎、反应性关节炎、晶体性关节炎、其他结缔组织病、感染、肿瘤等疾病相关的关节炎。

5. **类风湿关节炎疾病活动度的判断**　主要采用 DAS28(ESR)、SDAI 或 CDAI 评分进行评估,具体如表 2-7-3。

表 2-7-3　常用 RA 疾病活动度评估指标

评分指标	缓解	轻度活动	中度活动	高度活动
DAS28	DAS28 < 2.6	2.6 ≤ DAS28 ≤ 3.2	3.2 < DAS28 ≤ 5.1	DAS28 > 5.1

评分指标	缓解	轻度活动	中度活动	高度活动
SDAI	SDAI ≤ 3.3	3.3 < SDAI ≤ 11	11 < SDAI ≤ 26	SDAI > 26
CDAI	CDAI ≤ 2.8	2.8 < CDAI ≤ 10	10 < CDAI ≤ 22	CDAI > 22

处理要点

1. **治疗目标** 改善关节肿痛的症状,控制疾病进展,降低致残率,提高患者的生活质量。

2. **治疗** 包括非药物和药物治疗。

(1)非药物治疗:注意生活方式的调整,包括戒烟、控制体重、合理饮食和适当运动。

(2)DMARDs 药物:csDMARDs 包括甲氨蝶呤、羟氯喹、来氟米特、艾拉莫德、柳氮磺胺吡啶等;bDMARDs 包括 TNF-α 抑制剂、IL-6 拮抗剂、共刺激分子受体 CTLA-4 融合蛋白及抗 CD20 单抗等;tsDMARDs 包括 JAK 抑制剂等。

(3)其他药物:短期使用快速控制急性炎症的 NSAID 和糖皮质激素、雷公藤多苷及其衍生物等中药制剂。不推荐单用或长期大剂量使用糖皮质激素。

3. **治疗原则** 应尽早开始 csDMARDs 治疗。推荐首选单用甲氨蝶呤(MTX)。MTX 不耐受或单药规范治疗仍未达标者,建议改为来氟米特或联合用药。传统药物治疗 3 ~ 6 个月效果不佳或存在预后不良因素的患者,建议加用生物制剂或小分子靶向药物治疗。

4. **药物减量原则** 治疗达标后,可考虑逐渐减少药量,减量过程中需严密监测,谨防复发。

5. **其他治疗** 物理康复治疗、外科手术。

(肖游君)

第三节 系统性红斑狼疮

系统性红斑狼疮是一种自身免疫介导的弥漫性结缔组织病,血清中存在以抗核抗体为代表的多种自身抗体,病情活动和缓解交替,常累及多个器官系统。

诊断要点

1. **病史** 多见于育龄期女性。

2. **症状和体征**　可有发热、乏力和体重减轻等全身表现；典型皮肤表现为面部蝶形红斑，还可出现盘状红斑、光敏感、脱发和口腔溃疡等；关节肿痛常见；狼疮性肾炎(lupus nephritis，LN)表现为蛋白尿、血尿，严重时可出现肾功能衰竭；神经精神狼疮(neuropsychiatric systemic lupus erythematosus，NPSLE)表现为中枢和 / 或周围神经系统受累，前者更常见，如癫痫发作、脑血管病和精神异常等；血液系统三系均可累及，表现为贫血、白细胞减少和血小板减少；呼吸系统以胸膜炎最常见，常合并胸腔积液，可出现狼疮肺炎和肺间质病变。血管受累可出现弥漫性肺泡出血和肺动脉高压；心脏受累以心包炎常见，亦可有心肌损害、疣状心内膜炎和冠状动脉受累；消化系统受累可出现腹膜炎、胰腺炎、肠系膜血管炎和肝损伤；其他表现包括眼部受累、继发性干燥综合征和抗磷脂综合征等。

3. **辅助检查**

(1)一般检查：不同系统受累可出现相应的血、尿、生化及影像学等检查异常。

(2)自身抗体：常见的自身抗体检查包括抗核抗体(ANA)谱、抗磷脂抗体和抗组织细胞抗体。ANA 见于几乎所有(> 95%)SLE 患者，但特异度低，和病情活动关系不大；抗 dsDNA 抗体是 SLE 的特异性抗体，其滴度与疾病活动性相关，特异度高；抗 Sm 抗体是 SLE 的标记性抗体，特异度最高，但灵敏度低。

(3)补体：目前常用的有总补体(CH50)、C3 和 C4 水平检测。补体低下，尤其是 C3 低下常提示 SLE 活动。

(4)病理：SLE 主要病理改变为免疫复合物沉积引起的组织损害和血管炎。常见检查包括皮肤狼疮带试验、肾脏病理活检等。

4. **分类标准**　根据系统受累的临床表现和异常免疫指标进行诊断。目前普遍采用 ACR 1997 年 SLE 分类标准(表 2-7-4)、2012 年系统性红斑狼疮国际合作组织(SLICC)分类标准或 2019 年 EULAR/ACR 修订的分类标准(表 2-7-5)。

表 2-7-4　1997 年 ACR 修订的 SLE 分类标准

类别	标准
颊部红斑	固定红斑，扁平或高起，在两颧突出部位
盘状红斑	片状高于皮肤的红斑，黏附有角质脱屑和毛囊栓；陈旧病变可发生萎缩性瘢痕
光过敏	对日光有明显的反应，引起皮疹，从病史中得知或医生观察到

类别	标准
口腔溃疡	经医生观察到的口腔或鼻咽部溃疡,一般为无痛性
关节炎	非侵蚀性关节炎,累及 2 个或更多的外周关节,有压痛,肿胀或积液
浆膜炎	胸膜炎或心包炎
肾脏病变	尿蛋白 > 0.5g/24h 或 +++,或管型(红细胞、血红蛋白、颗粒或混合管型)
神经病变	癫痫发作或精神病,除外药物或已知的代谢紊乱
血液学疾病	溶血性贫血,或白细胞减少,或淋巴细胞减少,或血小板减少
免疫学异常	抗 dsDNA 抗体阳性,或抗 Sm 抗体阳性,或抗磷脂抗体阳性(包括抗心磷脂抗体、狼疮抗凝物或至少持续 6 个月的梅毒血清试验假阳性,三者中具备一项阳性)
抗核抗体	在任何时候和未用药物诱发"药物性狼疮"的情况下,抗核抗体滴度异常

注:该标准包括 11 项内容,病程中任何时候 ≥ 4 项阳性,并除外感染、肿瘤和其他结缔组织病后,可诊断为 SLE。

表 2-7-5　2019 年 EULAR/ACR 修订的 SLE 分类标准

纳入标准:ANA ≥ 1 : 80(Hep-2 细胞免疫荧光法)			
临床标准	权重	免疫学标准	权重
全身情况		抗磷脂抗体	2
发热(> 38.3℃)	2	抗心磷脂抗体阳性或	
		抗 β_2-GP I 抗体阳性或	
		狼疮抗凝物阳性	
血液系统		补体	
白细胞减少(< 4.0×10^9/L)	3	低 C3 或低 C4	3
血小板减少(< 100×10^9/L)	4	低 C3 和低 C4	4
自身免疫性溶血性贫血	4		
神经系统		特异性抗体	
谵妄	2	抗 dsDNA 抗体阳性或	6
精神异常	3	抗 Sm 抗体阳性	
癫痫	5		

续表

纳入标准：ANA ≥ 1 ：80（Hep-2 细胞免疫荧光法）			
临床标准	权重	免疫学标准	权重
皮肤黏膜			
非瘢痕性脱发	2		
口腔溃疡	2		
亚急性皮肤型狼疮或盘状红斑	4		
急性皮肤型狼疮	6		
浆膜炎			
胸腔积液或心包积液	5		
急性心包炎	6		
关节炎			
≥ 2 个关节滑膜炎或 ≥ 2 个压痛关节和 ≥ 30min 的晨僵	6		
肾脏病变			
蛋白尿 > 0.5g/24h	4		
肾活检：Ⅱ 或 Ⅴ 型 LN	8		
肾活检：Ⅲ 或 Ⅳ 型 LN	10		

注：满足纳入标准且总分 ≥ 10 分可诊断 SLE。如果标准可以被 SLE 以外疾病更合理地解释，则不计分；一项标准出现一次即可计分；至少满足一项临床标准；各项标准不需要同时发生；每个记分项仅记录最高分。

5. **鉴别诊断** SLE 为多系统受累的疾病，各种临床表现均须与受累器官系统的其他疾病进行鉴别，还应和其他结缔组织病、感染、药物反应和肿瘤等可引起类似表现的疾病进行鉴别。

【处理要点】

1. **病情评估** 诊断明确后要判定病情严重程度、活动性及并发症、合并症情况，以便采取相应的治疗措施。病情严重程度根据受累器官部位和程度进行判定。常用评价疾病活动性的指标为 SLE 疾病活动度评分 2000（systemic lupus erythematosus disease activity index-2000，SLEDAI-2000）（表 2-7-6）。根据患者最近 10 ~ 14 天的情况进行评分，0 ~ 4 分为静止期；5 ~ 9 分为轻度活动；10 ~ 14 分为中度活动；≥ 15 分为重度活动。

表 2-7-6　系统性红斑狼疮疾病活动度评分 2000（SLEDAI-2000）

评分	表现	定义
8	抽搐	近期出现,除外代谢、感染、药物所导致者
8	精神病	由于严重的现实感知障碍导致正常活动能力改变,包括幻觉、思维无连贯性、思维奔逸、思维内容贫乏、不合逻辑、行为异常和行动紊乱;需除外尿毒症或药物所致者
8	器质性脑病	智力改变如定向差、记忆力差、智能差;起病突然并有波动性,包括意识模糊、注意力减退、不能持续注意周围环境、加上至少下述两项:感知障碍、语言不连贯、失眠、白天困倦、抑郁或亢奋,除外由代谢、药物或感染引起者
8	视觉障碍	狼疮视网膜病变:包括细胞状小体、视网膜出血、脉络膜出血或渗出性病变、视神经炎,除外由高血压、药物或感染引起
8	脑神经病变	近期出现的运动性、感觉性脑神经病变
8	狼疮性头痛	严重、持续的疼痛,可以是偏头痛,镇静止痛剂无效
8	脑血管意外	近期出现,除外动脉粥样硬化
8	血管炎	破溃、坏死,手指压痛性结节,甲床周围梗死、片状出血,或活检或血管造影证实的血管炎
4	关节炎	至少两个关节痛并有炎性体征,如压痛、肿胀或积液
4	肌炎	近端肌痛,无力并有肌酸激酶(CK)升高,肌电图改变或活检证实有肌炎
4	管型	红细胞管型,颗粒管型或混合管型
4	血尿	> 5 个红细胞 / 高倍视野,除外其他原因
4	蛋白尿	> 0.5g/24h,近期出现或近期增加 0.5g/24h 以上
4	脓尿	> 5 个白细胞 / 高倍视野,除外感染
2	皮疹	新出现或反复出现的炎性皮疹
2	脱发	新出现或反复出现的异常,斑片状或弥漫性脱发
2	黏膜溃疡	新出现或反复出现的口腔、鼻腔溃疡
2	胸膜炎	胸膜炎所致胸痛,并有摩擦音、胸腔积液或胸膜肥厚
2	心包炎	心包炎导致疼痛及心包摩擦音或积液(心电图或超声检查证实)

评分	表现	定义
2	低补体	CH50、C3、C4 下降,低于正常范围的低值
2	抗 dsDNA 升高	法尔试验(Farr test)应 > 25%,或高于正常
1	发热	> 38℃,除外感染
1	血小板减少	< 100×10^9/L
1	白细胞计数下降	< 3×10^9/L,除外药物所致

2. 一般治疗 主要包括①患者宣教,指导患者正确认识疾病,消除恐惧心理,规律用药,长期随访;②避免日光暴晒和紫外线照射;③适量运动,避免过度劳累;④病情活动的育龄妇女应避孕,避免口服含雌激素避孕药;⑤处于免疫抑制状态的患者应避免接种活疫苗。

3. 合并症的治疗 对高血压、糖尿病、血脂异常和骨质疏松等合并症采取相应的预防和治疗措施,防治各种感染。

4. 治疗 SLE 的主要药物

(1)非甾体抗炎药(NSAID)和抗疟药:NSAID 常用于治疗发热、关节痛和浆膜炎。羟氯喹是 SLE 最常用的抗疟药,主要用于治疗皮疹、光敏感和关节症状。

(2)糖皮质激素:剂量取决于病情严重程度,伴有重要脏器受累者一般起始剂量为 0.5 ~ 1.0mg/(kg·d)。根据病情需要在治疗开始后 4 ~ 6 周开始减量,一般每 1 ~ 2 周减量 10%,至最低维持量,最后以低剂量(≤ 7.5mg/d)维持治疗。对病情危重或快速进展者,可用大剂量激素进行冲击治疗,如甲泼尼龙 250 ~ 500mg,静脉滴注,每天 1 次,连用 3 天为 1 个疗程。

(3)免疫抑制剂:联合免疫抑制剂有利于更好地控制病情活动,减少激素用量。常用的免疫抑制剂包括吗替麦考酚酯、环磷酰胺、硫唑嘌呤、甲氨蝶呤、钙调神经磷酸酶抑制剂(他克莫司、环孢素和伏环孢素)和来氟米特等。吗替麦考酚酯诱导缓解的剂量为 2.0 ~ 3.0g/d,分两次口服。中国人推荐剂量偏小,诱导治疗剂量是 1.5 ~ 2.0g/d,维持治疗剂量 1.0 ~ 1.5g/d。环磷酰胺一般仅用于诱导缓解。诱导缓解有两种常用的方案,证据主要来自美国国立卫生研究院(NIH)研究和欧洲狼疮(Euro-lupus)研究。前者应用更广泛,一般是 0.75g/m² 体表面积(0.5 ~ 1g/m²),静脉注射,每月 1 次,共 6 ~ 8 次;

后者剂量较小,0.5g/次,静脉注射,每两周1次,共用6次。此后换为吗替麦考酚酯或硫唑嘌呤2~3mg/(kg·d)维持治疗。

(4)生物制剂:包括靶向B细胞的贝利尤单抗、泰它西普、利妥昔单抗及Ⅰ型干扰素受体拮抗剂阿尼鲁单抗等。生物制剂具有靶向性强、全身副作用小及有助于激素减量等优势。

(5)其他:静脉注射免疫球蛋白(IVIg)、血浆置换和造血干细胞移植等对某些危重及治疗困难病例可能有一定疗效。

(6)妊娠:SLE病情稳定≥6个月、口服泼尼松≤15mg/d、停用可能致畸药物至所需时间、24h尿蛋白定量≤0.5g且无重要脏器损害时可考虑妊娠,妊娠期患者由风湿免疫科和妇产科医生共同管理。

(王　双)

第四节　干燥综合征

干燥综合征(Sjögren syndrome,SS)是一种以口干、眼干为突出表现,以淋巴细胞增殖及进行性外分泌腺体损伤为特征的慢性炎症性自身免疫病。干燥综合征可分为原发性干燥综合征(primary Sjögren syndrome,PSS)和继发性干燥综合征(secondary Sjögren syndrome,SSS)。前者不伴有其他系统性结缔组织病,且排除淋巴瘤、移植物抗宿主病、HIV感染等,后者指伴有RA、SLE、SSc、PM/DM、MCTD等结缔组织病。PSS多见于中年女性,男女比例约1:9。

诊断要点

1. **症状与体征**　口干、眼干、乏力,可出现外分泌腺体外的全身多系统损害,包括关节炎、肌炎、皮肤血管炎、血细胞减少、淋巴结肿大、间质性肺炎、心包炎、肾小管间质损伤、自身免疫性肝病、外周或中枢神经系统损伤、冷球蛋白血症等,不同器官受累可出现相应的症状、体征。

2. **辅助检查**　血细胞减少、免疫球蛋白升高、低钾血症、肝功能异常,抗核抗体、抗SSA/SSB抗体阳性等。

3. **诊断**　主要依据2002年美国-欧洲共识小组(AECG)标准或2016年ACR/EULAR原发性干燥综合征的分类标准(表2-7-7)。

表2-7-7　2016年ACR/EULAR原发性干燥综合征的分类标准

条目	得分
(1)唇腺灶性淋巴细胞浸润,且灶性指数≥1灶/4mm²	3
(2)血清抗SSA抗体阳性	3

续表

条目	得分
(3)至少单眼角膜染色计分(OSS)≥ 5 分或 Van Bijsterveld 评分 ≥ 4 分	1
(4)至少单眼泪液分泌试验(Schirmer 试验)≤ 5mm/5min	1
(5)未刺激的全唾液流率≤ 0.1ml/min(Navazesh 和 Kumar 测定法)	1

(1)入选标准(至少有眼干或口干症状之一者):①每日感到不能忍受的眼干,持续 3 个月以上;②眼中反复沙砾感;③每日需用人工泪液 3 次或 3 次以上;④每日感到口干,持续 3 个月以上;⑤吞咽干性食物需频繁饮水帮助。或在 EULAR 的干燥综合征疾病活动度指数(EULAR SS Disease Activity Index,ESSDAI)问卷中出现至少一个系统阳性。

(2)排除标准:头颈部放疗史、活动性丙型肝炎病毒感染、获得性免疫缺陷综合征、结节病、淀粉样变性、移植物抗宿主病、IgG4 相关性疾病等。

(3)诊断要求:满足入选标准且不符合排除标准时,评分总和≥ 4分者诊断为原发性干燥综合征。

(4)注意:常规使用胆碱能药物者应充分停药后再行上述条目的第(3)(4)(5)项评估口眼干燥的检查。

4. **鉴别诊断**　口干、眼干症状的鉴别参考上述"排除标准"。腺体外系统受累根据患者临床特征与相应的系统疾病进行鉴别。

5. **病情评估**

(1)ESSDAI 量表:受累系统器官的综合评估,SS 可分为低疾病活动度(ESSDAI < 5 分)、中疾病活动度(5 分≤ ESSDAI ≤ 13 分)和高疾病活动度(ESSDAI > 14 分)。

(2)EULAR 干燥综合征患者报告指数(EULAR SS Patient Reported Index,ESSPRI):患者自我评估,包括干燥、疼痛和疲劳的视觉模拟评分法(visual analogue scale,VAS),取三者的平均值。

处理要点

PSS 目前尚无满意的治疗措施,应根据 ESSPRI 和 ESSDAI 调整治疗方案。口干、眼干症状主要以局部症状治疗为主,如针对口干可采用药物或非药物刺激唾液分泌、使用唾液替代品、使用含氟牙膏、保持口腔清洁等;针对眼干可使用人工泪液或润滑油膏、血清或环孢素滴眼液等。存在系统损害,特别是活动性重要脏器受累的患者可使用糖皮质激素、抗疟药、免疫抑制剂或生物制剂治疗,治疗方案可借鉴系统性红斑狼疮或类风湿关节炎的治疗。

(叶玉津)

第五节　脊柱关节炎

脊柱关节炎(spondyloarthritis,SpA)是一组慢性风湿免疫性疾病,特点是骶髂关节、脊柱、肌腱附着点的无菌性炎症。其与 HLA-B27 相关,可累及外周关节,部分患者伴有关节外症状,如葡萄膜炎、炎症性肠病、银屑病等。

根据主要临床表现,脊柱关节炎可分为:①中轴型 SpA(axial SpA,axSpA),主要表现为炎性腰背痛、中轴关节痛、晨僵等;②外周型 SpA(peripheral SpA),以外周关节症状为主。以影像学表现为基础,中轴型 SpA 又可分为放射学阴性的中轴型 SpA(non-radiographic axial SpA,nr-axSpA)和强直性脊柱炎(ankylosing spondylitis,AS),后者又可称为放射学阳性的中轴型 SpA(radiographic axial SpA,r-axSpA)。强直性脊柱炎是 SpA 的代表性疾病。下面以强直性脊柱炎为例阐述 SpA 的诊疗要点。

诊断要点

1. **病史**　隐匿起病,无明确外伤史,多为年轻发病。

2. **症状和体征**　下腰背痛、晨僵,一般持续超过 3 个月,活动后减轻,休息无改善,病情进展可出现关节活动受限、强直。肌腱附着点炎多见于足跟、足掌,也可累及膝关节、胸肋关节、股骨大转子、坐骨结节等部位。部分患者可出现关节外症状:葡萄膜炎、虹膜炎、炎症性肠病、主动脉根部扩张和主动脉瓣病变等。

3. **辅助检查**　本病与 HLA-B27 相关,大多数患者 HLA-B27 阳性,阴性也不能排除本病,可出现炎症指标如 C 反应蛋白、红细胞沉降率等的升高。影像学表现:X 线显示的骶髂关节炎,双侧≥Ⅱ级或单侧Ⅲ～Ⅳ级 [1984 年美国风湿病学会(ACR)修订的诊断标准(纽约标准)];或 MRI 显示的活动性炎症高度提示 SpA 相关的骶髂关节炎 [2009 年国际强直性脊柱炎评估工作组(ASAS)提出的"中轴型 SpA 标准"]。

4. **病程分期**　根据疾病活动度评分分期,常用的评分为 Bath 强直性脊柱炎病情活动指数(Bath Ankylosing Spondylitis Disease Activity Index,BASDAI)和强直性脊柱炎疾病活动度评分(ankylosing spondylitis disease activity score,ASDAS),分数越高,疾病活动度

越高。

(1)BASDAI 评分标准：BASDAI < 4 为疾病缓解期，≥ 4 为疾病活动期。

(2)ASDAS 评 分 标 准：ASDAS < 1.3 为 疾 病 缓 解 期，1.3 ≤ ASDAS < 2.1 为低疾病活动度，2.1 ≤ ASDAS < 3.5 为高疾病活动度，ASDAS > 3.5 为极高疾病活动度。

5. **诊断标准**　结合临床症状、典型体征和影像学检查进行诊断。常用的诊断标准为 1984 年美国风湿病学会(ACR)修订的诊断标准(纽约标准)和 2009 年国际强直性脊柱炎评估工作组(ASAS)提出的"中轴型 SpA 标准"。

(1)1984 年美国风湿病学会(ACR)修订的诊断标准(纽约标准)

1)临床标准：①腰痛、晨僵 > 3 个月，活动改善，休息无改善；②腰椎额状面和矢状面活动受限；③胸廓活动度低于相应年龄、性别的正常人。

2)放射学标准：骶髂关节炎双侧≥Ⅱ级或单侧Ⅲ~Ⅳ级。

3)肯定 AS：符合放射学标准和 1 项或以上临床标准。可能 AS：符合 3 项临床标准，或符合放射学标准但不伴有临床标准。

(2)2009 年国际强直性脊柱炎评估工作组(ASAS)提出的"中轴型 SpA 标准"：此标准适用于慢性背痛≥ 3 个月且发病年龄 < 45 岁的患者。骶髂关节炎影像学表现加≥ 1 个 SpA 特点；或 HLA-B27 阳性加≥ 2 个其他 SpA 特点，可诊断为中轴型 SpA。

1)骶髂关节炎影像学表现：① MRI 上的活动性炎症高度提示 SpA 相关的骶髂关节炎；②根据纽约标准定义的骶髂关节炎。

2)SpA 特点包括以下 11 项：炎性背痛、关节炎、附着点炎、葡萄膜炎、指 / 趾炎、银屑病、克罗恩病 / 结肠炎、对非甾体抗炎药反应良好、SpA 家族史、HLA-B27 阳性、CRP 升高。

6. **鉴别诊断**　晶体关节炎、类风湿关节炎、外伤、骨折、感染、骨质疏松、肿瘤、椎间盘病变、腰肌劳损等。

处理要点

1. **非药物治疗**　包括锻炼、物理治疗、正确的姿势、避免过劳和剧烈运动等。

2. **药物治疗**

(1)非甾体抗炎药(NSAID)是一线治疗药物；柳氮磺吡啶可用于治疗 AS 的外周关节炎。

(2)非甾体抗炎药疗效欠佳时可使用 bDMARDs 和 tsDMARDs。

若仍疗效欠佳,应考虑换用另一种 bDMARDs 或 tsDMARDs。

3. **外科手术** 矫形、置换关节等。

(连 帆)

第六节 系统性血管炎

血管炎是指在病理上以血管壁炎症为特征的一组炎性自身免疫性疾病,分为原发性和继发性血管炎。继发性血管炎是指继发于另一确诊疾病的血管炎,如感染、肿瘤、其他弥漫性结缔组织病等。目前根据主要受累血管的大小进行命名和分类(表 2-7-8)。

表 2-7-8 2012 年 Chape Hill 会议制定的血管炎分类

大血管炎:大动脉炎、巨细胞动脉炎
中血管炎:结节性多动脉炎、川崎病
小血管炎:ANCA 相关性血管炎、免疫复合物性小血管炎(抗肾小球基底膜病、冷球蛋白血症性血管炎、IgA 血管炎、低补体血症性荨麻疹性血管炎)
变应性血管炎:贝赫切特病、科根综合征
单器官血管炎:皮肤白细胞碎裂性血管炎、皮肤血管炎、原发性中枢神经系统血管炎、孤立性主动脉炎
与系统疾病相关的血管炎:系统性红斑狼疮相关血管炎、类风湿关节炎相关血管炎、结节病相关血管炎
与可能病因相关的血管炎:丙肝病毒相关冷球蛋白血症性血管炎、乙肝病毒相关血管炎、梅毒相关主动脉炎、血清病相关免疫复合物性血管炎、药物相关免疫复合物性血管炎、药物相关 ANCA 相关性血管炎、肿瘤相关血管炎

一、结节性多动脉炎

结节性多动脉炎(polyarteritis nodosa,PAN)是一种累及中、小动脉的坏死性血管炎,随着乙型肝炎疫苗的广泛应用,该病已罕见。其病理特征是中、小动脉的局灶性全层坏死性血管炎,病变好发于血管分叉处。

诊断要点

1. **病史** 既往多有乙型肝炎病毒、丙型肝炎病毒或 HIV 病毒感染史。

2. **症状和体征** PAN 临床表现各异,缺乏特征性检验指标,早期不易确诊,疑似患者应尽早做病理活检和血管造影。特异性的诊断线索包括网状青斑、睾丸痛或触痛、弥漫性肌痛、单神经炎或多发性单神经炎、肾脏入球动脉受累引起血肌酐水平升高、高血压、血尿、蛋白尿等。

3. **辅助检查** 动脉造影异常,可见内脏动脉闭塞或动脉瘤,典型的改变包括节段性扩张和狭窄形成的"念珠样"改变。对受累脏器进行活检,可见肌性血管壁炎症细胞浸润、血管壁纤维素样坏死、弹力纤维破坏、血管狭窄或血管瘤形成。

4. **分型** 可以分为系统性和单器官性 PAN,单器官性 PAN 以仅局限于皮肤的皮肤型最常见;皮肤型 PAN 可表现为皮肤溃疡、网状青斑、皮下结节、白色萎缩和紫癜。系统性 PAN 可表现为严重的全身多器官病变,部分患者的病情进展较快。

5. **诊断标准** 目前仍采用 1990 年美国风湿病学会(ACR)制定的 PAN 分类标准:①体重下降 ≥ 4kg(无节食或其他原因所致);②网状青斑(四肢或躯干);③睾丸痛和 / 或压痛(并非感染、外伤或其他原因引起);④肌痛、乏力或下肢触压痛;⑤多发性单神经炎或多神经炎;⑥舒张压 ≥ 90mmHg;⑦血尿素氮 > 40mg/dl 或肌酐 > 1.5mg/dl(非肾前因素);⑧血清 HBV(乙型肝炎病毒表面抗原或核心抗体)阳性;⑨动脉造影见动脉瘤或血管闭塞;⑩中小动脉壁活检见中性粒细胞和单核细胞浸润。上述 10 条中至少符合 3 条者可诊断为 PAN。

6. **鉴别诊断** 其他疾病相关的血管炎,动脉硬化,纤维肌性发育不良等非炎症性血管病变。

处理要点

1. **非 HBV 感染相关 PAN** 给予激素 + 免疫抑制剂治疗。环磷酰胺是治疗 PAN 的首选免疫抑制剂,治疗轻度 PAN 患者可使用甲氨蝶呤,每周 7.5 ~ 20mg 或硫唑嘌呤 2mg/(kg·d)治疗。

2. **HBV 感染相关 PAN** 诱导期使用激素,并进行抗病毒治疗和血浆置换。

二、ANCA 相关性血管炎

ANCA 相关性血管炎(AAV)是一组以血清中能够检测到 ANCA 为最突出特点的系统性小血管炎,主要累及小血管,但也可有中动脉受累。

诊断要点

1. **分型** 目前分为 3 种不同的 ANCA 相关性血管炎,包括肉芽肿性多血管炎(granulomatous with polyangiitis,GPA)、显微镜下多血管炎(microscopic polyangiitis,MPA)和嗜酸性肉芽肿性多血管炎(eosinophilic granulomatosis with polyangiitis,EGPA)。目前以上 3 种血管炎的诊断推荐采用 2022 年 ACR/EULAR ANCA 相关血管炎分类标准,详见表 2-7-9。

表 2-7-9　2022 年 ACR/EULAR ANCA 相关血管炎分类标准

当确诊为小或中血管炎,并排除其他原因导致的模拟血管炎时,采用这一标准进行 GPA/MPA/EGPA 的分类诊断	
肉芽肿性多血管炎(GPA)	
临床标准	
鼻腔出血、溃疡、结痂、充血、堵塞,或鼻中隔缺损/穿孔	+3
软骨受累(耳或鼻软骨炎症、声音嘶哑或喘鸣、支气管受累或鞍鼻畸形)	+2
传导性或感音性听力受损	+1
实验室、影像、病理学标准	
C-ANCA 或抗 PR3 抗体阳性	+5
肺部影像学提示:肺结节、包块或空洞	+2
活检可见肉芽肿、血管外肉芽肿性炎症或多核巨细胞	+2
影像学提示鼻窦/鼻旁窦炎症、实变或积液,或乳突炎	+1
肾活检提示寡免疫复合物肾小球肾炎	+1
P-ANCA 或抗 MPO 抗体阳性	−1
外周血嗜酸性粒细胞计数 ≥ 1×10^9/L	−4
上述 10 项条目,得分 ≥ 5 分可诊断为 GPA	
显微镜下多血管炎(MPA)	
临床标准	
鼻腔出血、溃疡、结痂、充血、堵塞,或鼻中隔缺损/穿孔	−3
实验室、影像、病理学标准	
P-ANCA 或抗 MPO 抗体阳性	+6
胸部影像学提示:肺纤维化或间质性肺病	+3
肾活检提示寡免疫复合物肾小球肾炎	+3
C-ANCA 或抗 PR3 抗体阳性	−1
外周血嗜酸性粒细胞计数 ≥ 1×10^9/L	−4
上述 6 项条目,得分 ≥ 5 分可确诊为 MPA	

续表

当确诊为小或中血管炎,并排除其他原因导致的模拟血管炎时,采用这一标准进行 GPA/MPA/EGPA 的分类诊断

嗜酸性肉芽肿性多血管炎(EGPA)

临床标准

阻塞性气道疾病	+3
鼻息肉	+3
多发性单神经炎	+1

实验室和病理学标准

外周血嗜酸性粒细胞计数 $\geq 1 \times 10^9/L$	+5
活检可见血管外嗜酸性粒细胞为主的炎症细胞浸润	+2
C-ANCA 或抗 PR3 抗体阳性	−3
血尿	−1

上述 7 项条目,得分 ≥ 6 分可确诊为 EGPA

2. **肉芽肿性多血管炎(GPA)**

(1)临床表现:70% 以上患者以上呼吸道和肺部受累起病,常见表现为鼻咽部溃疡、鼻咽部骨与软骨破坏,甚至"鞍鼻"畸形;肺部受累表现为咳嗽、咳痰、咯血、胸痛和呼吸困难,肺部多发占位性病变;肾脏受累表现为蛋白尿、血尿,血肌酐升高等。

(2)辅助检查:多为胞质型 ANCA(cytoplasmic-ANCA,C-ANCA)和蛋白酶 3-ANCA(proteinase 3,PR3-ANCA)阳性。

(3)鉴别诊断:需要与恶性肿瘤和感染模拟血管炎进行鉴别诊断。

3. **显微镜下多血管炎(MPA)**

(1)病史和临床表现:多见于 50 岁以上老年人,男性好发。肾脏是最常受累的脏器,多发性单神经炎与周围神经炎常见,中枢神经系统受累相对少见。约 50% 的患者肺部受累,常见表现为肺组织浸润、结节、间质性肺炎等。

(2)辅助检查:多为 P-ANCA 和 MPO-ANCA 阳性。

(3)鉴别诊断:应注意与 GPA、慢性肾小球肾炎、其他原因导致的间质性肺炎等相鉴别。

4. **嗜酸性肉芽肿性多血管炎(EGPA)**

(1)病史和临床表现:以过敏性哮喘、嗜酸性粒细胞增多、发热和肉芽肿性血管炎为特征。EGPA 引起神经系统病变者最多;其次是

肺部受累,表现为多变的肺组织浸润影,伴有咳嗽、咳痰;肾损害通常较轻;还可累及心脏、消化道等。

(2)辅助检查:突出表现是外周血嗜酸性粒细胞增多,血清 IgE 升高,约 1/3 患者 ANCA 阳性,多为 P-ANCA 和 MPO-ANCA。

(3)鉴别诊断:应注意与 PAN、白细胞破碎性血管炎、GPA、慢性嗜酸性粒细胞性肺炎等相鉴别。

处理要点

1. **治疗原则** 根据疾病的严重程度(危及生命、不危及生命)、发生时间(新发、复发)、亚型(GPA/MPA、EGPA)进行分层治疗。

2. **ANCA 相关血管炎的治疗** 分为诱导缓解与维持缓解 2 个阶段。

(1)GPA/MPA:推荐使用糖皮质激素(GC)联合利妥昔单抗或环磷酰胺,最新研究显示伏环孢素也可作为联合诱导方案药物之一,以尽快减少 GC 剂量和疗程;非重型 GPA/MPA 的诱导缓解方案可首选糖皮质激素联合甲氨蝶呤,也可选利妥昔单抗、环磷酰胺、硫唑嘌呤或吗替麦考酚酯。维持治疗可使用利妥昔单抗、甲氨蝶呤、硫唑嘌呤、吗替麦考酚酯或来氟米特。

(2)EGPA:建议使用大剂量 GC 联用环磷酰胺,利妥昔单抗可作为替代方案。非重型 / 复发 / 难治性 EGPA 可使用 GC 联合美泊利珠单抗诱导缓解。维持治疗可考虑选用甲氨蝶呤、硫唑嘌呤、吗替麦考酚酯、美泊利珠单抗或利妥昔单抗。

三、贝赫切特综合征

贝赫切特综合征(Behcet syndrome)又称白塞综合征,是以口腔溃疡和外阴溃疡、眼炎为临床特征的系统性血管炎,可累及循环系统中各种大小的动脉、静脉和毛细血管,属于变应性血管炎。本病无特异性血清学及病理性特点,诊断主要根据临床症状。

诊断要点

1. **临床表现** 反复口腔溃疡,1 年内至少发作 3 次;反复生殖器溃疡;眼睛病变,包括前后或全葡萄膜炎、玻璃体混浊或视网膜血管炎;皮肤病变,包括结节性红斑、假性毛囊炎、脓疱疹、痤疮样皮疹(除外类固醇激素所致);血管病变,包括血栓性静脉炎或动脉瘤;部分患者可出现消化道溃疡或中枢神经系统损伤。

2. **辅助检查** 贝赫切特综合征无特异性的血清学检查。

3. **诊断标准** 目前采用 2014 年新的贝赫切特综合征诊断(分类)

标准,得分 ≥ 4 分诊断贝赫切特综合征。具体如下:眼部病变,2 分;生殖器溃疡,2 分;口腔溃疡,2 分;皮肤损害,1 分;神经系统表现,1分;血管表现,1 分。针刺试验是额外选项,如阳性则加 1 分。

4. 分型 根据内脏系统的损害可分为血管型、神经型和肠型。肠型:最常见的临床表现是腹痛和肠道多发溃疡,结肠镜下表现为圆形或类圆形的深溃疡、火山口样溃疡,溃疡边缘清晰。神经型:脑、脊髓的任何部位都可因小血管炎而受损,包括脑膜脑炎、脑干损害、良性颅内高压、脊髓损害、周围神经系统损害、中枢神经系统静脉血栓形成。血管型:合并有血管病变,包括动脉/静脉血栓、浅静脉炎以及动脉狭窄、闭塞、动脉瘤形成。

5. 鉴别诊断 特发性阿弗他溃疡、MAGIC 综合征、Sweet 综合征、克罗恩病、单基因遗传病 [甲羟戊酸激酶缺乏症(mevalonate kinase deficiency,MKD)] 或 A20 单倍剂量不足(HA20)、巨细胞病毒或疱疹病毒感染、其他类型血管炎、神经脱髓鞘病变。

处理要点

1. 秋水仙碱对口腔溃疡、关节病变及结节性红斑有效,沙利度胺对口腔溃疡等黏膜溃疡有较好的疗效。磷酸二酯酶 4 选择性抑制剂阿普斯特(apremilast)对难治性黏膜溃疡有效。

2. 内脏血管炎和眼炎治疗主要为糖皮质激素和免疫抑制剂,如硫唑嘌呤、环孢素、环磷酰胺、甲氨蝶呤、吗替麦考酚酸类等,神经型贝赫切特综合征慎用环孢素。

3. 葡萄膜炎、神经型、血管型、肠型贝赫切特综合征常规治疗无效时,可考虑使用肿瘤坏死因子拮抗剂。

4. 有动脉瘤的患者应给予介入治疗或手术切除,围手术期需积极控制病情,避免手术创伤后伤口不愈合的情况发生。

(陈冬莹)

第七节 特发性炎症性肌病

特发性炎性肌病(idiopathic inflammatory myopathies,IIM)是一组以累及皮肤和四肢骨骼肌为主要特征的自身免疫病,可分为皮肌炎、抗合成酶综合征、免疫介导坏死性肌病、多发性肌炎、散发性包涵体肌炎等不同的亚型。该病患者女性多于男性。

诊断要点

1. 多发性肌炎 受累肌肉为多发性、对称性,以四肢近端肌最常见。肌无力、肌压痛可影响颈部、咽部肌肉,出现下蹲、起立、举臂、发音、吞咽困难等相应症状,晚期可出现肌萎缩。暴发型表现为横纹肌溶解、肌红蛋白尿、肾功能不全。可有心肌炎、心脏传导障碍、间质性肺纤维化、发热、关节痛、体重减轻、雷诺现象等。

2. **皮肌炎** 除肌炎表现外,伴有多样性皮疹。典型为面、颈、前胸上部 V 形区域弥漫性红斑以及四肢关节伸侧的红斑性鳞屑性疹,以及掌指关节及近端指间关节伸面的 Gottron 斑丘疹。以上眼睑为中心的眶周水肿性紫红色斑称为向阳性皮疹。手掌和手指纹污黑,呈"技工手"。少数有皮下结节、手指溃疡。

3. **抗合成酶综合征**(anti-synthetase syndrome,ASS) 是炎性肌病的一种亚型,临床表现除肌肉受累以外,肺部受累常见,其他表现有关节炎、发热、典型皮肤病变和雷诺现象,伴有特征性的抗合成酶抗体,包括抗组氨酰 tRNA 合成酶抗体(抗 Jo-1 抗体)及其他合成酶抗体。

4. **免疫介导坏死性肌病**(immune-mediated necrotizing myopathies,IMNM) 是近年被逐渐认识到的 IIM 的新临床亚型,以肌细胞坏死为主要特征,无或少见炎细胞浸润,以区别于多发性肌炎。肌炎特异性自身抗体(myositis-specific autoantibody,MSA)中抗 SRP 抗体和抗 HMGCR 抗体目前被认为是 IMNM 的标记性抗体。

5. **包涵体肌炎** 老年男性多见,临床表现不典型(如不对称性远端肌无力),诊断主要依据光镜下肌核、肌浆内嗜伊红包涵体及电镜下异常纤丝等。

6. **血清肌酶增高** 其中血肌酸激酶(CK)最敏感,醛缩酶、谷丙转氨酶、天冬氨酸转氨酶、乳酸脱氢酶等也有价值。红细胞沉降率增快,尿肌酸增加。肌电图异常。肌活检有确诊意义。

7. **自身抗体**

(1)肌炎特异性抗体

1)抗氨基酰 tRNA 合成酶抗体:包括抗 Jo-1、PL-7、PL-12、EJ、OJ、KS、Zo 和 YRS 抗体等,其中检出率较高的是抗 Jo-1 抗体。

2)抗 Mi-2 抗体:此抗体阳性者 95% 可见皮疹,但少见肺间质病变,预后较好。

3)抗 MDA5 抗体:常见于无肌病皮肌炎患者,阳性者常出现快速进展的间质性肺炎,预后差,病死率高。

4)抗 T1F1γ 抗体(抗转录介导因子 -1γ 抗体):部分患者伴发肿瘤,可见暗红色皮疹、日照性红斑、醉酒貌、发际线皮疹等,间质性肺炎少见。

5)抗 NXP2 抗体(抗核基质蛋白 2 抗体):皮疹和肌肉病变均较

显著，与皮下钙化、食管受累和肿瘤相关。

6）抗 SAE 抗体：皮损严重、色素沉着性皮疹，肌无力、间质性肺炎少见，预后较好。

7）IMNM 特异性抗体：抗 SRP 抗体阳性患者肌酶明显升高，肌力差，但较少出现肺间质病变，对激素治疗反应差。

8）抗 HMGCR 抗体：阳性患者部分有他汀类药物服用史，肌无力明显。

（2）肌炎相关抗体：包括抗 Ro52 抗体、抗 Ro60 抗体、抗 La 抗体、抗 PM-Scl 抗体、抗 Ku 抗体、抗 U1RNP 抗体、抗 CN-1A 抗体等。

8. **诊断标准**　2017 年 EULAR/ACR 成人及儿童的 IIM 分类标准见表 2-7-10。

表 2-7-10　2017 年 EULAR/ACR 成人及儿童的 IIM 分类标准

变量	分值		定义
	无肌肉活检	有肌肉活检	
发病年龄			出现与本病相关的首发症状时年龄
≥ 18 岁，< 40 岁	1.3	1.5	
≥ 40 岁	2.1	2.2	
肌肉无力			徒手肌肉检查或其他客观力量检查证实
客观存在上肢近端对称性肌无力，通常呈进展性	0.7	0.7	双上肢近端肌无力，通常为进行性加重
客观存在下肢近端对称性肌无力，通常呈进展性	0.8	0.5	双下肢近端肌无力，通常为进行性加重
颈屈肌无力较颈伸肌明显	1.9	1.6	颈屈肌肌力分级低于颈伸肌
下肢近端肌无力比远端肌无力明显	0.9	1.2	下肢近端肌群肌力分级低于远端肌群
皮肤表现			
向阳疹	3.1	3.2	眼睑或眼眶周围分布的紫色、淡紫色或红色斑疹，常伴有眶周水肿

续表

变量	分值		定义
	无肌肉活检	有肌肉活检	
Gottron 疹	2.1	2.7	关节伸侧红色、紫红色丘疹,常伴有鳞屑
Gottron 征	3.3	3.7	关节伸侧红色、紫红色斑疹,而非丘疹
其他临床表现			
吞咽困难或食管运动障碍	0.7	0.6	吞咽困难,或客观检查证实的食管运动功能异常
实验室检查			
抗 Jo-1 抗体阳性	3.9	3.8	标准和验证试验检测自身抗体阳性
血清肌酸激酶(CK)、乳酸脱氢酶、ALT 或 AST 升高	1.3	1.4	病程中上述血清酶绝对值高于参考值上限
肌活检特征			
肌纤维周围存在单核细胞的肌内膜浸润,但没有侵入肌纤维		1.7	肌活检显示肌内膜的单核细胞浸润,毗邻相对正常,无肌纤维坏死的肌纤维膜,没有明确侵入的肌纤维
肌束膜和 / 或血管周围单核细胞浸润		1.2	单核细胞位于肌束膜和 / 或血管周围
束周萎缩		1.9	肌活检显示肌束周围的肌纤维比肌束中间的肌纤维体积小
镶边空泡		3.1	苏木精和伊红染色镶边空泡呈蓝色,改良 Gomori 三色染色呈红色

注:评分标准对 6 类 16 个变量进行评分,每个变量赋予不同的分值,同一变量在有 / 无肌活检状态下的分值也不同,最后将所得分值相加。若总分 ≥ 7.5 分(无肌肉组织检查)或 ≥ 8.7 分(有肌肉活组织检查)确诊 IIM(诊断可能性 90%);若总分 ≥ 5.5 分(无肌肉活组织检查)或 ≥ 6.7 分(有肌肉活组织检查)拟诊 IIM(55% ≤ 诊断可能性 < 90%);若总分 ≥ 5.3 分(无肌肉活组织检查)或 ≥ 6.5 分(有肌肉活组织检查)可疑 IIM(50% ≤ 诊断可能性 < 55%);若总分 < 5.3 分(无肌肉活组织检查)或 < 6.5 分(有肌肉活组织检查)则诊断为 IIM 的可能性低于 50%。

9. **鉴别诊断**　中枢或外周神经疾病、肌病家族史以及肌营养不良、肉芽肿肌炎、感染(包括旋毛虫病、血吸虫病、锥虫病、葡萄球菌感染、弓形虫病)、药物性肌病、中毒性肌病、横纹肌溶解、代谢性疾病、内分泌疾病、重症肌无力及病毒感染后肌炎。

处理要点

1. 所有患者均应筛查肿瘤,尤其是具有以下风险因素的患者应特别注意筛查:发病年龄较大、男性、吞咽困难、皮肤坏死、对免疫抑制治疗疗效欠佳、疾病进展迅速、抗 TIF1-γ 抗体阳性、抗 NXP-2 抗体阳性、已知肌炎特异性自身抗体阴性。

2. 首选治疗药物为糖皮质激素,如泼尼松初始剂量为 1 ~ 2mg/(kg·d),症状缓解后逐渐减量至 5 ~ 10mg/d,长期维持。

3. 可联合免疫抑制剂治疗,包括甲氨蝶呤、环磷酰胺、环孢素、他克莫司或吗替麦考酚酯。危重症者可应用甲泼尼龙冲击、大剂量丙种球蛋白静脉注射治疗。皮肤损害者可加用羟氯喹。

4. 生物制剂如抗 CD20 单抗、JAK 抑制剂等对部分难治性患者有较好疗效。

5. 关注患者的肺间质病变,抗 MDA5 抗体阳性患者可出现快速进展型间质性肺炎,预后差,病死率高。

(邱　茜)

第八节　系统性硬化病

系统性硬化病(systemic sclerosis,SSc) 是一种罕见的系统性自身免疫病,以自身免疫、皮肤和内脏纤维化及血管病变为主要特征。除皮肤受累外,SSc 常累及内脏,包括肺部、肾脏、心血管系统、消化系统、神经系统和内分泌系统等。

诊断要点

1. **病史**　起病隐匿。

2. **症状和体征**

(1)早期症状:SSc 初期最常见的表现是雷诺现象和疲劳。

(2)皮肤损害:SSc 最突出的临床表现是皮肤增厚变硬,甚至出现皮肤溃疡、坏死。临床上将皮肤病变进展分 3 个阶段,即肿胀期、硬化期、萎缩期。早期出现广泛或快速进展的皮肤纤维化提示预后不佳。

(3)骨骼与肌肉损害:SSc 患者常见的骨骼肌肉病变包括关节炎、肌腱摩擦、肌痛／肌炎、皮下钙化及关节挛缩等。

(4)肺部:肺部受累是 SSc 常见且严重的内脏损害之一,主要有两种病变类型(肺间质病变和肺动脉高压)。

(5)肾脏:肾危象是 SSc 患者严重肾脏损害的表现,虽罕见但致死率高,临床典型特征包括突发高血压(或血压较基线水平明显升高)、肌酐进行性上升和少尿等。

(6)其他内脏损害:SSc 亦可出现心脏、消化系统、神经系统及内分泌系统的病变。

3. 自身抗体谱检查　SSc 特异性抗体包括抗拓扑异构酶Ⅰ抗体(抗 Scl-70 抗体)、抗着丝点抗体和抗 RNA 聚合酶Ⅲ抗体等。

4. 分类诊断标准　目前主要参考 2013 年 ACR/EULAR 提出的 SSc 分类标准(表 2-7-11)。

表 2-7-11　2013 年 ACR/EULAR 系统性硬化病分类标准

主要条目	子条目	分值
双手指皮肤增厚并延伸至掌指关节近端(充分标准)		9
手指皮肤增厚(仅计最高分)	手指肿胀	2
	手指硬化(掌指关节远端、近端指间关节远端)	4
指尖病变(仅计最高分)	指尖溃疡	2
	指尖凹陷性瘢痕	3
毛细血管扩张		2
甲襞毛细血管异常		2
肺动脉高压和 / 或间质性肺病(最高 2 分)	肺动脉高压	2
	肺间质病变	2
雷诺现象		3
系统性硬化病相关抗体(最高 3 分)	抗着丝点抗体 抗 RNA 聚合酶Ⅲ抗体 抗拓扑异构酶Ⅰ抗体(抗 Scl-70 抗体)	3

注:排除其他 SSc 样疾病后,总分≥ 9 分(同一条目下只计最高分)可归类为 SSc。

5. 鉴别诊断　局灶性硬皮病、成人硬肿病、硬化性黏液水肿、嗜酸性筋膜炎、慢性移植物抗宿主病、肾源性系统性纤维化、硬化萎缩性苔藓、卟啉病、僵硬皮肤综合征、Huriez 综合征等。

处理要点

1. **一般措施** 戒烟、避免紧张情绪、注意保暖等。

2. **抗炎及免疫调节治疗** 糖皮质激素和免疫抑制剂(如环磷酰胺、甲氨蝶呤、硫唑嘌呤及吗替麦考酚酯等)。

3. **血管病变治疗** 钙通道阻滞剂、前列腺素衍生物(如依前列醇、伊洛前列素和曲前列环素等)、内皮素 -1 受体拮抗剂(如波生坦、安立生坦、马昔腾坦等)、磷酸二酯酶 5(phosphodiesterase 5,PDE5)抑制剂(如西地那非、他达拉非等)、血管紧张素转化酶抑制剂(ACEI)等。

4. **抗纤维化治疗** 吡非尼酮、尼达尼布等。

5. **生物制剂治疗** 托珠单抗、抗 CD20 单抗(利妥昔单抗)、JAK 抑制剂等。

(赵继军)

第九节　骨关节炎

骨关节炎(osteoarthritis,OA)是以关节软骨破坏为主,累及关节周围组织,最终可引起关节畸形并影响关节功能的慢性退行性疾病。本病中老年人多见,女性多见。

诊断要点

1. **病史** 高龄、女性、肥胖、关节外伤史、遗传易感性、长期从事频繁使用某些关节的职业等。

2. **症状和体征** 起病隐匿,进展缓慢,可累及髋、膝、肩、脊柱等大关节及远端指间关节、近端指间关节、第一腕掌关节等小关节。受累关节及周围软组织肿胀、疼痛;症状多于活动后加重,休息时缓解;可伴有短暂晨僵,通常小于 30 分钟。体格检查可有受累关节肿胀、压痛,关节骨性肥大,如手指赫伯登结节(Heberden node)(远端指间关节)或布夏尔结节(Bouchard node)(近端指间关节),骨摩擦感、关节活动限制。

3. **辅助检查** X 线检查显示改变包括关节间隙狭窄、骨赘形成、软骨下骨硬化及软骨下囊肿。关节超声和磁共振显像能显示早期软骨病变和半月板、韧带等关节结构异常,有利于早期诊断。

4. **诊断标准** 多于 40 岁后起病,常有关节的疼痛或肿胀、短暂晨僵、功能受限,伴或不伴有 OA 影像学改变,排除其他关节疾病后可诊断。

5. **鉴别诊断** 类风湿关节炎、银屑病性关节炎、痛风、假性痛风、感染性关节炎、脊柱关节炎等。

处理要点

1. **非药物治疗** 避免引起关节疼痛的活动,加强关节周围肌肉力量锻炼,通过减重、辅具等方式减轻关节负重。针灸、热疗等物理疗法可酌情使用。调节焦虑、抑郁情绪。

2. **药物治疗**

(1)低剂量、短疗程使用非甾体抗炎药(NSAID),轻症患者首选外用制剂。

(2)NSAID 效果不佳或存在禁忌证时,可选用弱阿片类药物如曲马多。对部分伴有疼痛敏化的患者可给予度洛西汀。

(3)急性发作的剧烈疼痛、关节积液等病例可考虑关节腔内注射糖皮质激素,但用药间隔需 > 3 个月,不建议全身使用糖皮质激素。

3. **手术治疗** 伴有严重绞锁症状、严重关节畸形以致影响日常生活、药物及康复治疗无效的患者,可考虑外科手术。

(劳敏曦 许韩师)

第十节 IgG4 相关性疾病

IgG4 相关性疾病(immunoglobulin-G 4 related disease,IgG4-RD)是近年来新被定义的一种炎症性伴纤维化的慢性疾病,几乎可以累及所有器官。常见的临床表现包括大唾液腺和泪腺肿大、眼眶病变、自身免疫性胰腺炎、动脉周围炎、腹膜后纤维化和间质性肾炎等,伴或不伴血清 IgG4 水平升高。主要病理特征为致密淋巴细胞或 IgG4 阳性淋巴浆细胞浸润、席纹状纤维化形成和闭塞性静脉炎。

诊断要点

1. **病史** 多为慢性隐匿性或亚急性起病。

2. **症状和体征** 单个或多个脏器受累所致局限性或弥漫性肿大、肿块、结节或增厚性病变,临床表现具有高度异质性,缺乏特异性。最常累及的组织器官为淋巴结、颌下腺、泪腺、胰腺。

3. **辅助检查**

(1)一般检查:部分患者外周血嗜酸性粒细胞增多。疾病活动期红细胞沉降率、C 反应蛋白等炎症指标可升高。累及胰腺和胆道者可出现转氨酶、胆酶、胆红素升高,累及肾脏者可出现血肌酐水平上升。

(2)免疫学相关检查:血清 IgG4 水平是重要的筛查指标,多数患者出现不同程度升高,可伴随血清 IgG、IgE 升高。部分患者血清类风湿因子阳性、补体下降,但特异性自身抗体均为阴性。

(3)组织病理学检查:典型病理特征为淋巴浆细胞浸润(IgG4 阳性浆细胞 > 10 个 /HP,IgG4$^+$/IgG$^+$ 浆细胞 > 40%)、席纹状纤维化和闭塞性静脉炎。

(4)影像学检查:超声、CT 和 MRI 检查广泛应用于本病的筛查和诊断。病变器官常表现为肿大或肿瘤样肿块。^{18}FDG-PET 是诊断、鉴别诊断及监测复发的有效手段。

4. **诊断** 目前主要根据 2019 ACR/EULAR IgG4-RD 分类标准进行诊断(表 2-7-12)。

表 2-7-12　2019 ACR/EULAR IgG4-RD 分类标准

步骤一:准入标准	是或否
特征性常见器官(如胰腺、唾液腺、胆管、眼眶、肾脏、肺部、主动脉、腹膜后、硬脑脊膜或甲状腺)临床或放射学受累,或上述器官发生病因不明的炎症,伴有淋巴浆细胞浸润的病理证据	
步骤二:排除标准	是或否
临床	
发热	
对糖皮质激素应答不佳	
血清学	
不明原因的外周血白细胞减少、血小板减少症	
外周血嗜酸性粒细胞显著增多	
抗中性粒细胞胞质抗体(ANCA)阳性	
抗 SSA/Ro 或 SSB/La 抗体阳性	
抗 dsDNA 抗体、抗 RNP 抗体、抗 Sm 抗体阳性	
其他疾病特异性自身抗体阳性	
冷球蛋白血症	
放射学	
已知的放射学检查结果怀疑恶性肿瘤或感染,但尚未充分评估	

续表

快速的放射学进展

符合埃德海姆 - 切斯特病（Erdheim-Chester disease）的长骨异常

脾大

病理学

怀疑恶性肿瘤细胞浸润，但未充分评估

炎性肌纤维母细胞瘤的标志物阳性

显著的中性粒细胞炎症

坏死性血管炎

显著坏死

原发性肉芽肿性炎症

巨噬细胞 / 组织细胞异常

特定疾病排除

多中心卡斯尔曼病（Castleman disease）

克罗恩病或溃疡性结肠炎（如果只表现为胰胆管受累）

慢性淋巴细胞性甲状腺炎（如果只是甲状腺受累）

* 如果符合准入标准，且无排除标准，进入第三步

步骤三：纳入标准	评分
组织病理学	
无异常或无资料	0
大量淋巴细胞浸润	+4
大量淋巴细胞浸润伴随闭塞性静脉炎	+6
大量淋巴细胞浸润、席纹状纤维化形成，伴或不伴闭塞性静脉炎	+13
免疫染色	
IgG4$^+$/IgG$^+$ 0 ~ 40%（或比例不详）且 IgG4$^+$ 细胞 0 ~ 9 个 / HPF	0
IgG4$^+$/IgG$^+$ ≥ 41% 且 IgG4$^+$ 细胞 0 ~ 9 个 /HPF（或数目不详）；IgG4$^+$/IgG$^+$ 0 ~ 40%（或比例不详）且 IgG4$^+$ 细胞 ≥ 10 个 / HPF（或数目不详）	+7
IgG4$^+$/IgG$^+$ 41% ~ 70% 且 IgG4$^+$ 细胞 ≥ 10 个 /HPF；IgG4$^+$/IgG$^+$ ≥ 71% 且 IgG4$^+$ 细胞 10 ~ 50 个 /HPF	+14

续表

IgG4$^+$/IgG$^+$ ≥ 71% 且 IgG4$^+$ 细胞 ≥ 51 个 /HPF	+16
血清 IgG4 浓度	
正常或未查	0
升高但低于 2 倍正常值上限	+4
正常值上限的 2 ~ 5 倍	+6
大于或等于 5 倍正常值上限	+11
双侧泪腺、腮腺、舌下腺和下颌下腺	
无累及	0
一组受累	+6
两组及以上受累	+14
胸部	
未查或无以下阳性发现	0
支气管血管束和小叶间隔增厚	+4
胸椎旁带状软组织影	+10
胰腺及胆管系统	
未查或无以下阳性发现	0
胰腺弥漫性增大(分叶状结构消失)	+8
胰腺弥漫性增大且增强扫描可见边缘低强化带	+11
胰腺(上述任一项)及胆道系统受累	+19
肾脏	
未查或无以下阳性发现	0
低补体血症	+6
肾盂增厚 / 软组织增生	+8
双侧肾皮质低密度灶	+10
腹膜后组织	
未查或无以下阳性发现	0
腹主动脉壁弥漫性增厚	+4
肾下动脉、髂动脉周围或位于前侧方的软组织包绕	+8
总计分	

注:如满足准入标准,无排除标准,第 3 步评分 ≥ 20 分,可诊断 IgG4-RD。

5. **鉴别诊断**　通常根据受累部位及临床表现与相关疾病进行鉴别。

(1) 肝胆胰受累:需与胰腺癌、原发性硬化性胆管炎、胆管细胞癌相鉴别。

(2) 腹膜后纤维化、主动脉炎、主动脉周围炎:需与其他病因所致腹膜后纤维化、感染性和非感染性主动脉炎和主动脉周围炎相鉴别。

(3) 头颈部受累:需与干燥综合征、眼眶炎性疾病相鉴别。

(4) 其他器官受累:肺部受累需与肺结节、肿瘤、ANCA 相关血管炎、自身免疫性疾病相关间质性肺病相鉴别;全身淋巴结肿大需与结节病、多中心型淋巴结增生症、感染、淋巴瘤或其他恶性肿瘤相鉴别;木样甲状腺炎(Riedel thyroiditis)需与桥本甲状腺炎相鉴别;IgG4 相关间质性肾炎需与药物性间质性肾炎、慢性肾盂肾炎、多中心型淋巴结增生症、其他自身免疫性疾病相关间质性肾炎相鉴别。

治疗

1. **初始药物治疗**　诱导缓解治疗的一线药物首选糖皮质激素,可联合免疫抑制剂或生物制剂如利妥昔单抗。

2. **维持治疗**　IgG4-RD 病情复发很常见。诱导缓解后小剂量激素维持可降低复发率,推荐维持时间至少 1 ~ 3 年。免疫抑制剂与糖皮质激素联合使用能更有效地控制疾病,减少激素用量和预防复发。

3. **随诊监测**　警惕新发症状及症状复发,建议至少每 6 个月评估 1 次。

4. **外科治疗**　当患者出现肾积水、硬化性肠系膜炎所致血管及器官受压、梗阻性黄疸、主动脉瘤及主动脉炎、甲状腺肿致压迫等情况,需要接受手术或介入性操作治疗。

(王舒仪　赵继军)

第十一节　抗磷脂综合征

抗磷脂综合征(antiphospholipid syndrome,APS)是一种以反复动静脉血栓形成、习惯性流产及血小板减少为主要临床表现,伴有抗磷脂抗体(antiphospholipid antibody,APA)持续存在的自身免疫性疾病。APS 分为原发性 APS 和继发性 APS,后者多继发于系统性红斑狼疮、干燥综合征等结缔组织病。

诊断要点

1. **病史**　好发于中青年人,男女发病人数比例约为 1 : 9。

2. 症状与体征

(1)血栓事件:所有大、中、小血管均可受累。以静脉栓塞常见,常累及深静脉,也可累及肝、肾、视网膜、颅内静脉窦等,表现为深静脉血栓、肺栓塞、头痛、颅内高压等。动脉栓塞最常累及颅内动脉,也可累及冠状动脉、脾动脉、肾动脉及肠系膜动脉等,表现为脑卒中、短暂性脑缺血发作、急性心肌梗死、脾梗死、肾梗死等。

(2)病理妊娠:包括孕 10 周内自发性流产、孕 10 周后死胎及重度子痫前期或胎盘功能不全而出现早产。

(3)其他临床表现:血小板减少、心脏瓣膜病变、APS 相关肾损害(高血压、肾功能急速下降和血尿、蛋白尿)、网状青斑、浅表性静脉炎等。

(4)特殊类型:灾难性抗磷脂综合征(catastrophic APS,CAPS)即短期(1 周内)出现 3 个及以上器官血栓形成,常累及肾、肺、脑、心等重要脏器。病情重,预后差。CAPS 发病机制为器官广泛微血栓形成及炎症风暴。

3. 辅助检查

APA 是一组以磷脂和 / 或磷脂结合蛋白为靶抗原的自身抗体总称。最常见的抗体包括狼疮抗凝物(lupus anticoagulant,LA)、抗心磷脂抗体(anticardiolipin antibody,ACA)、抗 β_2GP Ⅰ 抗体。部分 APS 还会出现血小板减少、溶血性贫血、APTT 延长、梅毒血清试验假阳性等表现。

4. 诊断标准

APS 的诊断基于临床表现和 APA 检测。2023 年 ACR/EULAR APS 分类标准见表 2-7-13。

表 2-7-13　2023 年 ACR/EULAR APS 分类标准

临床标准
(1)大血管(静脉血栓栓塞):其他原因无法解释并经适当检测证实,包括(但不限于)肺栓塞、上肢 / 下肢深静脉血栓、内脏血栓、肾静脉血栓、脑静脉血栓和视网膜静脉血栓 / 闭塞;
(2)大血管(动脉血栓形成):其他原因无法解释并经适当检测证实,包括(但不限于)心肌梗死、外周 / 内脏 / 视网膜动脉血栓形成、脑卒中及在没有可见血栓情况下的其他器官梗死(如肾、肝或脾);
(3)微血管
1)可疑:网状青斑(查体)、青斑样血管病变(查体)、APL 肾病(查体 / 实验室检测)、肺出血(临床症状和影像学);
2)确诊:青斑样血管病变(病理)、APL 肾病(病理)、肺出血(支气管肺泡灌

临床标准

洗或病理)、心肌病(影像学或病理)、肾上腺出血 / 微血栓(影像学或病理);

(4)产科:胚胎死亡(孕 10 周内的生化妊娠或胚胎丢失)、胎儿死亡(孕 10 ~ 15^{+6} 周的早期胎儿死亡或孕 16 ~ 34 周的胎儿死亡)、严重先兆子痫、严重的胎盘功能不全;

(5)心脏瓣膜:其他原因无法解释的瓣膜增厚、赘生物;

(6)血液学:血小板减少症 [其他原因无法解释,血小板计数为(20 ~ 130)× 10^9/L,经外周血涂片和重复检测确认]

注:每个项目根据出现与否、严重程度、抗体类型和滴度高低等分别定义为 0 ~ 7 分;对满足入选标准(至少符合 1 项临床标准,加上符合临床标准的 3 年内 1 项实验室标准)的患者进行赋分,临床及实验室标准分别累积 3 分以上的患者可诊断为 APS。

5. 鉴别诊断 需与其他原因导致的血栓形成及病理妊娠相鉴别,如易栓症、恶性肿瘤、使用含雌激素的药物、骨髓增殖性疾病、肾病综合征、动脉粥样硬化、房颤、感染性心内膜炎、血管炎、肝素诱导的血小板减少症、血栓性血小板减少性紫癜等。

处理要点

1. APA 阳性无症状个体血栓事件的一级预防 高风险 APA(LA 阳性或两种以上 APA 阳性)携带者、SLE 患者及有产科 APS 史的非妊娠女性可考虑用低剂量阿司匹林(75 ~ 100mg/d)预防。

2. 血栓性 APS 需要长期抗凝治疗。急性血栓形成期间常用肝素或低分子量肝素,长期抗凝首选华法林而非利伐沙班等直接口服抗凝药(direct oral anticoagulants,DOACs),国际标准化比值(INR)目标范围为 2 ~ 3。复发性血栓形成患者可联合使用低剂量阿司匹林或使用更高强度的华法林(INR 3 ~ 4)。

3. 产科 APS 既往有血栓史的 APS 患者,妊娠期间可使用低剂量阿司匹林联合治疗剂量肝素,产后使用华法林;无血栓史的产科 APS 患者,妊娠期使用低剂量阿司匹林联合预防剂量肝素,肝素推荐使用至产后 6 周;经过低剂量阿司匹林联合预防剂量肝素治疗仍发生不良妊娠结局的产科 APS 患者,可考虑将肝素剂量增加至治疗剂量或在妊娠早期加用羟氯喹、小剂量泼尼松或静脉输注免疫球蛋白(IVIg)。无血栓和产科 APS 史的高风险 APA 阳性女性妊娠时可考虑单用低剂量阿司匹林预防治疗。

4. 灾难性抗磷脂综合征（CAPS） 治疗感染、肿瘤等诱因。除了抗凝治疗,联合应用糖皮质激素、免疫抑制剂、血浆置换和 IVIg。难治性 CAPS 可考虑生物制剂如利妥昔单抗或补体 5a（C5a）抑制剂依库珠单抗治疗。

5. 其他 分类标准外临床表现,如血小板减少、皮肤网状青斑 / 溃疡、心瓣膜病变等,除了采取经典 APS 的抗凝、抗血小板治疗,部分病例可能还需要附加治疗,如免疫抑制治疗。

（郭朝欢 王 双）

第十二节 成人 Still 病

成人 Still 病（adult onset Still disease,AOSD）是一组少见的、病因未明的全身性自身炎症性疾病,主要以高热、一过性皮疹、关节炎或关节痛、咽痛、肝脾及淋巴结肿大和白细胞计数升高等为主要表现,病情严重者可出现巨噬细胞活化综合征（macrophage activation syndrome,MAS）等严重并发症。AOSD 是临床上发热原因待查疾病的主要病种之一,由于其临床特征多样,容易造成误诊和漏诊。

诊断要点

1. 特征性症状和体征 发热、关节痛 / 关节炎、皮疹是 AOSD 最主要的临床表现。高热是本病最突出的症状,以持续性弛张热多见。关节痛或关节炎常与发热伴行,高热时加重,热退后减轻。典型皮疹呈橘红色斑疹或斑丘疹,亦可表现为荨麻疹、结节性红斑、紫癜,常表现为热退疹消。

其他症状包括咽痛、肝脾及淋巴结肿大、胸膜炎、肺炎、心包积液、心肌炎等,少数严重患者可出现巨噬细胞活化综合征、弥散性血管内凝血、急性呼吸窘迫综合征、充血性心力衰竭、暴发性肝衰竭等。

2. 辅助检查

（1）血常规:以中性粒细胞增高为主的外周血白细胞总数增高。

（2）炎症指标:ESR 增快、CRP 及血清铁蛋白水平升高。

3. 诊断 AOSD 目前无特异诊断方法,须在充分排除感染、肿瘤及其他风湿性疾病的前提下,根据临床表现做出诊断,临床上应用最为广泛的是日本 Yamaguchi 标准,内容如下。

（1）主要标准:发热 ≥ 39℃ 并持续 1 周以上;关节痛持续 2 周以上;典型皮疹;白细胞计数 ≥ 10×10^9/L 且中性粒细胞 > 80%。

（2）次要标准:咽炎或咽痛;淋巴结和 / 或脾大;肝功能异常;类风湿因子和抗核抗体阴性。

(3)排除标准:感染性疾病、恶性肿瘤和其他风湿性疾病。

否定排除标准后,至少符合上述5条标准(其中至少2条是主要标准)即可诊断为 AOSD。

4. 鉴别诊断 AOSD 需与感染、肿瘤及其他系统性疾病相鉴别。感染性疾病包括细菌、真菌、病毒、寄生虫感染等;肿瘤性疾病中常需与血液系统肿瘤相鉴别,如淋巴瘤、卡斯尔曼病及骨髓增殖性疾病,同时亦需注意排除实体肿瘤;自身免疫病如系统性红斑狼疮、特发性炎症性肌病、血管炎等;基因缺陷导致的自身炎症性疾病综合征(如家族性地中海热等);其他疾病如反应性关节炎、药物相关的超敏反应等。

处理要点

1. 药物治疗 AOSD 目前主要的治疗药物有非甾体抗炎药、糖皮质激素、免疫抑制剂及生物制剂等。

(1)非甾体抗炎药:可首选用于轻症患者,约 1/4 患者可缓解且预后良好。

(2)糖皮质激素:是本病治疗的首选药物,特别适用于非甾体抗炎药治疗效果不佳者、减量复发者或伴随系统损害的患者。

(3)免疫抑制剂:可有效协同糖皮质激素控制病情,有助于减少糖皮质激素的用药剂量,常用药物有甲氨蝶呤、环孢素等。

(4)生物制剂:针对 IL-6、TNF-α 等细胞因子的抑制剂可有效控制炎症反应,可应用于重症、难治、复发及疾病高活动度的患者。

2. 并发症处理 临床上需要警惕可能产生的严重并发症,如巨噬细胞活化综合征(MAS)。当患者出现持续发热、脾大、血清铁蛋白升高、细胞计数过低、肝功能异常、血管内凝血激活等表现时,应积极筛查和监测有无 MAS 的出现,完善骨髓穿刺、NK 细胞活性等检查。一经确诊应及时加以干预,治疗方案以大剂量糖皮质激素联合免疫抑制剂或生物制剂为主,必要时采用化疗,如长春新碱 + 顺铂联合化疗方案(VP)或依托泊苷(VP16)方案。

(张硕阳 许韩师)

第十三节 复发性多软骨炎

复发性多软骨炎(relapsing polychondritis,RP)是一种免疫介导的全身性炎症性疾病,好发于 40 ~ 60 岁,主要累及含有软骨结构及蛋白聚糖成分的组织,如耳、鼻、气管、眼和关节等,特征性表现为耳和鼻软骨炎症、畸形("菜花耳"和"鞍鼻"),可伴发系统性血管炎等自身免疫病、骨髓异常增生综合征等血液系统疾病、恶性肿瘤等。

诊断要点

1. **症状和体征**　最常表现为耳郭软骨炎,可伴随听小骨损伤、听力下降,还可累及鼻(鼻软骨炎)、气管(咳嗽、气管塌陷及呼吸困难)、关节(不对称的非侵蚀性关节炎)、眼部(巩膜炎等)、皮肤(非特异表现,结节性红斑等)、心血管(瓣膜病等)、肾脏(血尿、蛋白尿、肾功能不全)等各系统。

2. **辅助检查**　急性发作期可有炎症指标(CRP、ESR)升高。尚无公认的特异性自身抗体。各系统专科检查可提示系统受累:心电图可发现心脏传导阻滞,超声心动图可发现瓣膜病变,胸部 CT 可发现气管、支气管狭窄,关节超声可发现非侵蚀性关节炎,此外,还有听力、视力、前庭功能检查异常等。

3. **诊断标准**(1986 年 Michet 提出的 RP 诊断标准)

(1)主要标准:①明确的发作性耳软骨炎;②明确的发作性鼻软骨炎;③明确的发作性喉、气管软骨炎。

(2)次要标准:①眼炎如结膜炎、巩膜炎、巩膜外层炎、葡萄膜炎等;②听力下降;③前庭功能障碍;④血清阳性多关节炎。

满足 2 项主要标准,或 1 项主要标准加 2 项次要标准可确诊。

4. **鉴别诊断**　耳部病变与外伤、冻疮、丹毒、慢性感染、痛风、梅毒等相鉴别,鼻部病变与肉芽肿性多血管炎、结核、梅毒等相鉴别。

处理要点

1. 嘱患者注意休息,适当运动,定期接种流感和肺炎链球菌疫苗,避免感染和创伤等诱发因素。

2. 应根据疾病活动性和器官受累程度选择治疗方案。

(1)轻症患者:可选择非甾体抗炎药、秋水仙碱等。

(2)急性发作期:基本用药为糖皮质激素,起始剂量为 0.5 ~ 1mg/(kg·d),累及重要脏器的患者可使用糖皮质激素冲击治疗,可酌情联合免疫抑制剂如甲氨蝶呤、环磷酰胺、硫唑嘌呤、环孢素、吗替麦考酚酸类等。

(3)累及各器官系统者:给予相关治疗,如心脏瓣膜病变可行修补术或置换术,心脏传导阻滞者可行起搏器置入术。气管严重狭窄、塌陷患者注意保持呼吸道通畅,预防窒息,必要时可行持续气道内正压通气、气管切开造瘘术或气管重建术等。眼部、耳鼻喉病变者行相应的专科治疗。

(4)难治性或反复发作者:有报道可使用免疫球蛋白、血浆置换、JAK 抑制剂、生物制剂如 TNF-α 抑制剂或 IL-6 受体拮抗剂等。

（周绵菁　连　帆）

第十四节　风湿热

风湿热（rheumatic fever, RF）是一种因 A 组链球菌（group A streptococcal, GAS）感染后导致的反复发作的急性或慢性全身结缔组织炎症，可累及皮肤、关节、神经系统和心脏，心脏瓣膜损伤导致风湿性心脏病是影响患者预后的最重要因素。

【诊断要点】

1. **前驱症状**　在典型症状出现前 1 ~ 6 周，常有咽喉炎或扁桃体炎等上呼吸道链球菌感染表现，如发热、咽痛、颌下淋巴结肿大、咳嗽等症状。

2. **症状和体征**

（1）关节炎：是最常见的典型表现，呈游走性、多发性关节炎，以大关节受累为主。关节疼痛通常在 2 周内消退，发作后无遗留变形，但常反复发作。

（2）心脏炎：表现为运动后心悸、气短、心前区不适。可有二尖瓣炎、主动脉瓣炎、心肌炎、与体温升高不成比例的窦性心动过速、心包炎、充血性心力衰竭等。

（3）环形红斑：为淡红色环状红斑，中央苍白，时隐时现，骤起，数小时或 1 ~ 2 天消退，分布在四肢近端和躯干。

（4）皮下结节：稍硬无痛性小结节，位于关节伸侧皮下组织，与皮肤无粘连，表面皮肤无红肿等炎症改变，常与心脏炎同时出现，是风湿活动的表现之一。

（5）舞蹈病：常发生于 4 ~ 7 岁儿童。为无目的、不自主的躯干或肢体动作，可表现为挤眉眨眼、摇头转颈、努嘴伸舌，肢体伸直或屈曲、内收或外展、旋前或旋后等无节律的交替动作，激动兴奋时加重，睡眠时消失。

（6）多汗、鼻出血、瘀斑、腹痛也不少见。亦可发生肾损害，尿中可出现红细胞及蛋白。

3. **辅助检查**

（1）急性期 ESR 和 CRP 可升高。

（2）链球菌感染：①抗链球菌溶血素 O（antistreptolysin O, ASO）滴度超过 1∶400 为阳性，在感染后 2 周左右出现，ASO 和抗 DNA 酶 -B 联合检测可提高阳性率；②咽拭子培养溶血性链球菌阳性；③快速链球菌抗原试验阳性。满足其中一条即考虑存在前驱链球菌感染。

4. **诊断标准** 2015 年修订的 Jones 诊断标准仍被广泛应用(表 2-7-14)。

表 2-7-14 2015 年修订的 Jones 诊断标准

1. 所有患者必须具有前驱的 GAS 感染证据[①]

初发风湿热:2 项主要表现或 1 项主要表现加 2 项次要表现

复发风湿热:2 项主要表现或 1 项主要表现加 2 项次要表现或 3 项次要表现

2. 主要表现	
低风险人群[②]	中高风险人群
(1)心脏炎(临床或亚临床)[③]	(1)心脏炎(临床或亚临床)
(2)关节炎(必须为多发性关节炎)	(2)关节炎:单发性关节炎或多发性关节炎;多发性关节痛
(3)舞蹈病	(3)舞蹈病
(4)环形红斑	(4)环形红斑
(5)皮下结节	(5)皮下结节

3. 次要表现	
低风险人群	中高风险人群
(1)多关节痛[④]	(1)单关节痛
(2)发热,体温 ≥ 38.5℃	(2)发热,体温 ≥ 38℃
ESR ≥ 60mm/h 和 / 或 CRP ≥ 3.0mg/dl	ESR ≥ 30mm/h 和 / 或 CRP ≥ 3.0mg/dl
心电图[⑤]:年龄调整后的 P-R 间期延长	心电图:年龄调整后的 P-R 间期延长

注:①前驱的 A 组链球菌感染证据;

②低风险人群:学龄儿童(5 ~ 14 岁)的风湿热发病率小于 2/10 万人年,或全年龄段风湿性心脏病患病率小于 1/1 000 人年的区域内人群;不能确定为低风险的人群为中高风险人群;

③临床心脏炎是指听诊提示二尖瓣和主动脉瓣反流杂音,亚临床心脏炎是指瓣膜区听诊无反流杂音但超声心动图提示有心脏瓣膜炎;

④关节表现不能同时列为主要标准和次要标准;

⑤若心脏炎已列为主要标准则心电图表现不能作为次要标准。

对以下 3 种情况,可不必严格遵循上述诊断标准:以舞蹈病为唯一临床表现者;隐匿发病或缓慢发生的心脏炎;有风湿热史或现患风湿性心脏病,当再感染 A 组链球菌时,有风湿热复发高度危险者。

5. **鉴别诊断** 类风湿关节炎、反应性关节炎、结核感染过敏性关节炎(Poncet 病)、亚急性感染性心内膜炎等。

处理要点

1. 急性期患者需卧床休息,清淡、高蛋白饮食。

2. 应用抗生素治疗链球菌感染。对初发链球菌感染,可肌内注射苄星青霉素。对于无法肌内注射者可口服青霉素 V。再发风湿热或风湿性心脏病的预防用药可视病情而定。如青霉素过敏,可改用头孢菌素类或大环内酯类抗生素等。

3. 单纯关节受累者首选非甾体抗炎药,如阿司匹林或其他非甾体抗炎药,疗程 6 ~ 8 周。对于已发生心脏炎者,一般采用糖皮质激素治疗,如泼尼松,起始剂量成人 30 ~ 40mg/d,小儿 1.0 ~ 1.5mg/(kg·d),病情缓解后减量至 10 ~ 15mg/d 维持治疗,疗程最少为 12 周,如病情迁延,可延长疗程至病情完全恢复为止。舞蹈病患者应避免声光刺激,首选丙戊酸,该药无效或严重舞蹈病如瘫痪者可应用卡马西平治疗。其他多巴胺受体拮抗药物如氟哌啶醇也可能有效。

4. **预防**

(1)初发预防:积极预防上呼吸道感染等。

(2)再发预防:使用长效苄星青霉素肌内注射,每月 1 次,以避免风湿热再发,防止心脏损害加重。对于无心脏受累的患者,预防期限至少 5 年,或至 21 岁;对于有心脏炎病史的患者,二级预防至少为 10 年,根据轻、中、重度心脏炎,分别至 21 岁、35 岁或 40 岁。

(李　昊)

第十五节　纤维肌痛综合征

纤维肌痛综合征(fibromyalgia syndrome,FMS)是一种以全身弥漫性疼痛以及身体僵硬、感觉异常等躯体症状为主要特征的一组临床综合征,常伴有疲劳、睡眠障碍、认知障碍和焦虑、抑郁等精神症状。

诊断要点

1. **流行病学** 高发年龄为 40 ~ 60 岁,女性明显多于男性,严重影响患者的生活质量。

2. **症状和体征** 全身弥漫性关节肌肉疼痛及多种非特异性伴随

症状,如睡眠障碍、疲劳、头痛、晨僵、四肢麻木、寒冷不耐受、肠易激惹症状、膀胱易激惹症状等。神经、精神症状常见,如认知障碍、情绪低落、焦虑、抑郁等。FMS典型体征是全身对称分布的压痛点。18个(9对)压痛点的部位是:枕骨下肌肉附着点处两侧;两侧斜方肌上缘中点;第5~7颈椎横突间隙前面的两侧;两侧肩胛棘上方近内侧缘的起始部;两侧肱骨外上髁远端2cm处;两侧第2肋骨与软骨交界处的外上缘;两侧臀部外上象限,臀肌前皱襞处;两侧大转子后方;两侧膝脂肪垫关节皱褶线的内侧。

3. **辅助检查** 本病缺乏特异的实验室阳性指标及放射学异常征象。

4. **诊断标准** 目前普遍采用2016年美国风湿病学会(ACR)制定的FMS诊断标准,满足以下4个条件即可被诊断为FMS。

(1)弥漫性疼痛指数(WPI)≥7分且症状严重程度评分(SSS)≥5分,或弥漫性疼痛指数4~6分且症状严重程度评分≥9分。

(2)全身性疼痛,定义为5个区域中至少4个部位有疼痛,颌、胸、腹痛不包括在其中。

(3)症状持续相同水平≥3个月,且疼痛程度基本相似。

(4)FMS的诊断与其他疾病诊断无关,FMS与其他疾病共存。

5. **鉴别诊断** 肌筋膜疼痛综合征、风湿性多肌痛、类风湿关节炎、骨关节炎、脊柱关节炎、特发性炎症性肌病、骨质疏松症、甲状腺功能异常、慢性疲劳综合征、心理疾病等。

处理要点

处理原则是以患者教育为基础,从以锻炼为主的非药物治疗至药物治疗的循序渐进的多学科多模态治疗模式,达到缓解慢性广泛性疼痛、疲劳、睡眠及认知障碍等症状,提高患者生活质量的目的。

1. **非药物治疗**

(1)患者宣教:通过多种形式引导患者正确认识FMS,包括病因、病理机制、症状表现、治疗策略、预后及如何通过自我管理改善症状。

(2)合并心理疾病的患者,可进行包括心理科在内的多学科联合治疗。

(3)建议首选单一的运动锻炼形式,如有氧运动、瑜伽、力量训练等。

(4)以疼痛为主要表现的患者,推荐针刺治疗,亦可尝试引导想象与催眠治疗、按摩、经颅直流电/磁刺激。

(5)其他:控制体重,丰富膳食种类,适当补充维生素D,养成良好的睡眠习惯。

2. **药物治疗** 非药物治疗疗效不佳，或存在严重疼痛、睡眠障碍时，需考虑药物治疗。常用药物包括普瑞巴林、加巴喷丁、度洛西汀、米那普仑、阿米替林。非阿片类中枢性镇痛药曲马多对改善 FMS 疼痛有效，需注意药物耐受或依赖。非甾体抗炎药可能对改善疼痛有效。镇静药可提高睡眠质量，但对疼痛缓解效果不明显。亦可考虑进行中医中药治疗。

（詹钟平）

第八章

理化因素所致疾病

第一节　急性巴比妥类药物中毒

巴比妥类药物为常用的镇静与催眠剂,分为长效类(苯巴比妥)、中效类(异戊巴比妥)、短效类(司可巴比妥)、超短效类(硫喷妥钠)。过量误用或自杀吞服过多可导致急性巴比妥类药物中毒(acute barbiturates poisoning),临床表现主要为中枢神经系统抑制所导致的呼吸衰竭以及休克等严重反应。

诊断要点

1. **病史**　有明确的服用大量巴比妥类药物史,或发现现场有残留的巴比妥类药物。

2. **临床表现**

(1)轻度中毒:服用 2 ~ 5 倍催眠剂量后,患者入睡,推之可应,反应迟钝、言语不清,有判断力和定向力障碍。

(2)中度中毒:服用 5 ~ 10 倍催眠剂量后,患者沉睡或进入昏迷状态,强刺激虽能唤醒,但非全醒,不能言语,随即沉睡,呼吸减慢,眼球震颤。

(3)重度中毒:服用 10 ~ 20 倍催眠剂量后,患者深度昏迷,呼吸浅慢,可呈潮式呼吸。可有吸入性肺炎、肺水肿、少尿、低体温、血压下降,严重者休克。昏迷早期四肢强直,腱反射亢进;后期全身弛缓,各种反射消失,瞳孔缩小,无对光反射。

3. **辅助检查**　检测血液、呕吐物、胃液、尿液中的巴比妥类药物,有助于诊断。

处理要点

重点在于维持呼吸、循环和肾功能。

1. **清除毒物**　口服中毒者用 1：5 000 高锰酸钾溶液或大量清水彻底洗胃,其后由鼻饲管灌入硫酸钠溶液导泻及药用炭混悬液吸附,24 小时内每 4 ~ 6 小时重复 1 次。禁用镁盐。

2. **促进排泄**

(1)静脉补液:静脉滴注 5% ~ 10% 葡萄糖液及生理盐水,每日 3 000 ~ 4 000ml,密切观察尿量与心功能。

(2)利尿:呋塞米 40 ~ 80mg 静脉注射,保证尿量在 150 ~ 250ml/h。

(3)碱化尿液:5% 碳酸氢钠 100 ~ 200ml 静脉滴注,促进长效巴比妥类药物自肾脏排出。

3. **维持呼吸、循环功能** 保证气道通畅,持续吸氧,必要时气管插管或气管切开,用呼吸机辅助通气,维持正常氧合。注意保暖。血压降低者可用葡萄糖、生理盐水及低分子右旋糖酐静脉滴注扩容,必要时用升压药维持血压。吸入性肺炎者及时使用抗生素。

4. **催醒剂与中枢兴奋剂** 昏迷或呼吸抑制者使用纳洛酮 0.4 ~ 0.8mg 静脉推注,每 15 分钟 1 次,直至患者恢复意识。贝美格 50mg 静脉注射,每 10 分钟重复 1 次,至睫毛反射恢复为止。凡有抽搐的患者不宜用中枢兴奋剂。

5. **血液净化** 严重的巴比妥类药物中毒或出现肾功能不全者,可给予血液透析(苯巴比妥)、血液灌流(中、短效作用巴比妥类药物)。

6. **对症支持治疗** 严密观察意识、瞳孔、呼吸、循环、尿量等情况,加强护理,预防压疮。营养支持,维持水电解质酸碱平衡,抗感染,防治心衰、心律失常、抽搐等。

(唐 皓)

第二节 急性毒品中毒

急性毒品中毒(acute narcotics poisoning),是指短时间内误用或滥用大量毒品,超过人体耐受量后出现的相关临床表现。我国毒品主要分为两大类:国家规定管制能使人成瘾的麻醉(镇痛)药(narcotic analgesics) 和精神药物(psychotropic drugs)。麻醉(镇痛)药包括:①阿片类(吗啡、可待因、海洛因、羟考酮、美沙酮、哌替啶、芬太尼等);②可卡因类(可卡因);③大麻类。精神药包括:①中枢抑制药(镇静催眠药、抗焦虑药);②中枢兴奋药 [甲基苯丙胺(冰毒)、3,4- 亚甲二氧基甲基苯丙胺(摇头丸) 等];③致幻药 [氯胺酮(K 粉)、麦司卡林、麦角二乙胺等]。毒品具有成瘾性、危害性和非法性,绝大多数毒品中毒由滥用引起。

诊断要点

1. **毒品用药或吸食史** 麻醉类药因治疗发生用药过量者病史相对清楚;非法滥用中毒者不易询问出病史,精神药品滥用常见于经常出入特殊社交和娱乐场所的青年人。

2. **临床表现**

(1)麻醉药中毒

1)阿片类中毒:此类药物严重急性中毒常表现为"三联征"(昏迷、呼吸抑制和瞳孔缩小)。除此之外,吗啡中毒常伴有发绀和血压下降;海洛因中毒常伴有严重心律失常、非心源性肺水肿;芬太尼等常引起胸壁肌强直;哌替啶中毒时除昏迷和呼吸抑制、瞳孔扩大,可伴抽搐、惊厥和谵妄。

2)可卡因中毒:表现为奇痒难忍、肢体震颤或抽搐、癫痫大发作、体温和血压升高、瞳孔扩大、心率增快、呼吸急促和反射亢进等。

3)大麻中毒:表现为精神及行为异常(高热性谵妄、惊恐、昏迷、短暂抑郁)、球结膜充血、心率增快和血压升高等。

(2)精神药中毒

1)中枢抑制药中毒:表现为嗜睡、注意力不集中,严重者出现昏迷、呼吸抑制。

2)苯丙胺类:表现为精神兴奋、焦虑、幻觉和神志混乱等;严重者瞳孔扩大、血压升高、心动过速或室性心律失常、昏迷。

(3)致幻药类:表现为神经精神症状,如精神错乱、幻觉、言语不清等。

3. 辅助检查

(1)毒物检测:包括尿液、血液检测毒物浓度,口服中毒者可留取胃内容物、呕吐物进行检测。

(2)血气分析:了解有无呼吸抑制引起的低氧血症及二氧化碳潴留。

(3)生化检测:评估电解质水平及肝肾功能。

4. 解毒药诊断性治疗   怀疑某种毒品中毒时,给予相应解毒药后观察疗效。

5. 鉴别诊断   精神神经症状应与脑部疾病或全身性疾病(肝性脑病等)相鉴别,瞳孔缩小应与其他药物如镇静催眠药中毒以及脑血管意外相鉴别。

处理要点

四字口诀:清(清除未吸收毒物)、解(应用特效解毒剂)、排(促进已吸收毒物排出)、对(对症支持治疗)。

1. 清   确定中毒途径,以便尽快清除毒品。口服中毒者催吐(神志欠清者不催吐,避免误吸;阿片类中毒者禁用阿扑吗啡催吐)、反复洗胃、胃管多次灌入活性炭悬浮液吸附、导泻。皮下注射过量时尽快用橡皮带或布带扎紧注射部位的上方,同时冷敷注射部位,以延缓毒物吸收。结扎部位应每20～30分钟间歇放松1～2分钟,不能持续结扎。

2. 解   纳洛酮对于阿片类中毒者有效,在阿片类中毒伴呼吸衰竭时静脉注射 2mg;阿片成瘾引起中毒者,3 ~ 10 分钟重复使用上述剂量;非成瘾中毒者,2 ~ 3 分钟重复使用,若纳洛酮累积剂量为 15 ~ 20mg 仍无效,则需注意合并非阿片类药物中毒或其他疾病引起的可能。纳洛酮对哌替啶引起的癫痫发作以及海洛因、美沙酮所致的非心源性肺水肿无效。吗啡中毒首选纳美芬静脉注射,也可肌内注射或皮下注射,初始剂量 0.25μg/kg,2 ~ 5 分钟后可再次用药。阿片类药物耐受或躯体依赖的患者在使用纳洛酮等解毒剂时能引起急性戒断症状,故重复使用时的间隔应较无躯体依赖患者长。长期使用阿片类药物可能延长呼吸抑制时间,使用解毒剂时患者须留院观察。苯丙胺类中毒暂无特效解毒剂。

3. 排　利尿:苯丙胺中毒者酸化尿液,高热、出汗、代谢性酸中毒患者除外。必要时进行血液净化治疗。

4. 对　兴奋性状:给予地西泮、氟哌啶醇、氯丙嗪。高热:物理降温。呼吸抑制:保持呼吸道通畅,吸氧,适当应用呼吸兴奋剂,必要时行气管插管、用呼吸机辅助呼吸。肌肉强直:给予肌松药。循环不稳定:补液,给予升压药。

(曾丽金　唐　皓)

第三节　急性有机磷农药中毒

急性有机磷农药中毒(acute organophosphorus pesticides poisoning,AOPP)是指有机磷农药进入体内抑制乙酰胆碱酯酶(acetylcholinesterase,AChE)活性,短时间内引起乙酰胆碱(acetylcholine,ACh)大量蓄积,作用于胆碱能受体导致胆碱能神经系统功能紊乱,从而表现出一系列毒蕈碱样、烟碱样和中枢神经等中毒症状和体征,患者多死于呼吸衰竭。常因误服、自服、皮肤涂抹、喷洒农药和生产防护不严等发生。

诊断要点

1. 临床表现

(1)毒蕈碱样症状,也称 M 症状(muscarinic signs):瞳孔缩小、视力模糊、流泪、流涕、流涎、大汗;咳嗽、气短、胸闷、呼吸困难、发绀、心跳减慢、恶心、呕吐、腹痛、腹泻、尿频、大小便失禁,消化系统症状最早出现,重者出现肺水肿。

(2)烟碱样症状,也称 N 症状(nicotinic signs):皮肤苍白、心率快、肌颤、肌无力、肌麻痹、呼吸困难、全身强直痉挛;血压升高、心律失常。

(3)中枢神经系统症状:头晕、头痛、乏力、焦虑、谵妄、抽搐、惊厥,重者昏迷、呼吸循环衰竭。

(4)中间综合征(intermediate syndrome,IMS):中毒后 1 ~ 4 天出现转颈、耸肩、抬头、咀嚼无力、睁眼、张口、四肢抬举困难,腱反射减弱或消失,严重者胸闷、气短、呼吸困难,迅速出现呼吸衰竭。

(5)有机磷迟发性多发神经病(organophosphate induced delayed polyneuropathy,OPIDP):急性中毒症状消失后 1 个月左右出现进行性肢体麻木、无力,肢体末端烧灼感、疼痛,重者足下垂及腕下垂,四肢肌肉萎缩。

(6)反跳:患者经积极抢救治疗好转后数天至一周病情突然恶化,再次出现中毒症状。

(7)多脏器(心、肺、肝、肾、血液、皮肤等)损害。

2. **诊断标准**　有机磷农药接触史,呼气大蒜味,典型临床表现(瞳孔缩小呈针尖样、多汗、流涎、气道分泌物增多、肌纤颤、意识障碍等);对于不明原因的意识障碍患者怀疑 AOPP 时,如监测全血胆碱酯酶(cholinesterase,ChE)活力降低,可确诊。轻度中毒者全血 ChE 活力为正常值的 50% ~ 70%,仅有 M 样症状。中度中毒者全血 ChE 活力为正常值的 30% ~ 50%,M 样症状加重,出现 N 样症状。重度中毒者全血 ChE 活力 < 30%,有 M、N 样症状,出现肺水肿、脑水肿、呼吸肌麻痹、抽搐、昏迷。

3. **鉴别诊断**　在农药使用季节,需与夏季常见病(急性胃肠炎、脑炎、食物中毒、中暑等)相鉴别;与其他种类的农药中毒(氨基甲酸酯类、拟除虫菊酯类、有机氮类等)相鉴别。

【处理要点】

1. **清除毒物**　迅速脱离中毒环境,脱去污染衣物,用清水或肥皂水彻底清洗皮肤、指甲、毛发,用生理盐水冲洗眼部,经口中毒者尽早用温清水、2% 碳酸氢钠溶液(敌百虫禁用)、1 : 5 000 高锰酸钾溶液(对硫磷禁用)彻底洗胃。不主张药物催吐。

2. **特效解毒剂**　使用复能剂(氯解磷定、碘解磷定)和抗胆碱能药物(阿托品、莨菪碱类、盐酸戊乙奎醚注射液),早期、足量、联合、反复应用。阿托品用法:肌内注射或静脉滴注,首剂轻度中毒 2 ~ 4mg,中度中毒 4 ~ 10mg,重度中毒 10 ~ 20mg,根据病情,每 5 ~ 10 分钟重复给药,直至 M 样症状消失或出现阿托品化(口干、皮肤干燥、颜面潮红、瞳孔较前扩大、心率增快为 90 ~ 100 次 /min、肺湿啰音消失)后给予维持量,轻度中毒 0.5mg 每 4 ~ 6 小时 1 次,中度中毒 0.5 ~ 1mg 每 2 ~ 4 小时 1 次,重度中毒 0.5 ~ 1mg 每 1 ~ 2 小时 1 次,病情好转后逐渐减量至停用。氯解磷定用法：静脉注射，轻度中毒 0.5 ~ 0.75g，中度中毒 0.75 ~ 1.5g，重度中毒 1.5 ~ 2g，必要时 1 ~ 2 小时重复给药 1 次，直至症状消失，全血 ChE 活力稳定在正常值的 50% ~ 60%。

3. **血液净化**　重症患者可应用血液灌流，必要时联合血液透析治疗。

4. **对症支持治疗**　保护重要脏器。出现呼吸肌麻痹者，及早行气管插管辅助呼吸。严重中毒者积极防治肺水肿、脑水肿。

（吴敬国　唐　皓）

第四节　急性百草枯中毒

百草枯是一种高效能的非选择性接触型除草剂，急性百草枯中毒（acute paraquat poisoning）是指短时间内接触百草枯后出现的以急性肺损伤为主，伴有肝、肾等多器官损伤的中毒性疾病。经口服中毒的患者病死率可为 50% ~ 70%，多死于呼吸衰竭。百草枯的致死摄入剂量为 20 ~ 40mg/kg，相当于 5 ~ 15ml 20% 百草枯水溶液。目前尚无特效解毒剂，治疗方法仍在探索中。

诊断要点

1. **病史**　临床常见百草枯中毒多为自服或误服，注射途径极为少见。长时间皮肤（特别是阴囊或会阴部）接触或破损的皮肤大量接触，也可能造成全身毒性表现。

2. **临床表现**

（1）局部刺激：皮肤接触百草枯后出现红斑、水疱、溃烂、感染。会阴部皮肤的百草枯吸收速率高于其他部位皮肤，容易引起全身毒性表现。眼部接触百草枯后出现流泪、畏光、结膜充血、视物模糊、睑球粘连和角膜穿孔等。呼吸道吸入可引起喷嚏、鼻咽痛、鼻出血等。

（2）消化系统：口服百草枯出现口腔和咽部疼痛、灼烧感、发音困难、吞咽困难、黏膜糜烂溃疡、恶心、呕吐、腹痛、腹泻，甚至呕血、便血、食管和胃穿孔等。重症者肝区疼痛、肝大、黄疸、肝功能损害。出现淀粉酶、脂肪酶升高的胰腺损伤者预后不佳。

（3）呼吸系统：前期主要为急性肺损伤，后期出现进行性肺纤维化。患者胸闷、咳嗽、进行性呼吸困难、发绀，双肺可闻及干湿啰音。常在 14 ~ 21 天呼吸困难达到高峰，此后发生肺纤维化，多死于呼吸衰竭；暴发型患者病情进展迅速，24 小时内出现肺水肿、肺出血和胸腔积液，常在数小时至数天内死于循环衰竭和 / 或急性呼吸窘迫综合征。

(4)泌尿系统：尿频、尿急、尿痛、蛋白尿、血尿,血肌酐和尿素氮升高,重者急性肾衰竭。

(5)其他：严重中毒者可出现头痛、头晕、嗜睡、烦躁、抽搐、昏迷等神经系统损伤表现,部分患者出现胸闷、心悸、血压下降、心电图ST段和T波改变等中毒性心肌炎表现。

处理要点

目前无特效解毒剂。治疗原则为减少毒物吸收、促进体内毒物清除和对症支持治疗。

1. **减少毒物吸收** 立即脱离毒源,脱去污染衣物,彻底清洗皮肤、黏膜和眼睛并尽快送诊。皮肤接触时用清水或肥皂水冲洗 10 ~ 15 分钟,禁止剧烈擦洗,以免皮肤磨损增加百草枯的吸收。眼睛污染时用清水或生理盐水冲洗 10 ~ 15 分钟。尽快催吐、清水或用 2% 碳酸氢钠溶液洗胃、30% 漂白土、皂土或药用炭吸附,用硫酸镁、硫酸钠或甘露醇导泻。

2. **促进毒物清除** 充分补液、利尿;早期反复多次血液净化,如联合进行血液灌流(hemoperfusion,HP)、血液透析(hemodialysis,HD)、连续性静脉 - 静脉血液滤过(continuous veno-venous hemofiltration, CVVH)治疗。

3. **药物治疗** 主要包括糖皮质激素(甲泼尼龙)、免疫抑制剂(环磷酰胺)、抗氧化剂(维生素 C、还原性谷胱甘肽、N- 乙酰半胱氨酸)、抗纤维化药物(吡非尼酮、尼达尼布)、抗感染和其他对症支持药物治疗。

4. **对症支持治疗** 镇痛、护胃、护肝、利尿、营养支持等。

5. **氧疗** 急性百草枯中毒患者早期应避免常规给氧,以免加重肺损伤。当患者肺功能进行性下降,氧分压 < 40mmHg 或血氧饱和度 < 80% 时,或急性呼吸窘迫综合征时可给予吸氧。需要辅助通气的患者建议采用小潮气量无创通气(6 ~ 8ml/kg),控制氧分压为 60 ~ 65mmHg 或血氧饱和度为 88% ~ 90%。

6. **肺移植** 目前肺移植是百草枯致肺纤维化终末期呼吸衰竭最后的治疗方法,但不是常规治疗手段。

(唐　皓)

第五节　急性一氧化碳中毒

一氧化碳(carbon monoxide,CO)为无色、无臭、无刺激性的窒息性气体,短时间吸入过量 CO 引起的中毒称急性一氧化碳中毒(acute carbon monoxide poisoning,ACOP)。

诊断要点

1. 临床表现

(1)轻度中毒者:血碳氧血红蛋白(carboxyhemoglobin,COHb)浓度高于 10%,可表现为头晕、头痛、四肢无力、视物模糊、感觉迟钝、恶心呕吐等。脱离中毒环境,吸入新鲜空气或氧疗后症状很快缓解。

(2)中度中毒者:血 COHb 浓度高于 30%,常有呼吸困难、心率加快、嗜睡、昏迷等,口唇、指甲、皮肤、黏膜呈樱桃红色,经及时抢救,一般无并发症和后遗症。

(3)重度中毒者:血 COHb 浓度高于 50%,迅速出现深昏迷或呈大脑去皮质状态,出现惊厥、呼吸衰竭,可并发脑水肿、肺水肿、心肌损害、休克,病死率高,抢救存活者常有不同程度的后遗症。

(4)迟发性脑病:3%~30% 重症患者在苏醒后经 2~60 天假愈期后出现迟发性脑病,主要表现为痴呆性木僵、谵妄、表情淡漠、失语、失明、定向障碍、行为异常、帕金森病综合征、偏瘫、小便失禁、癫痫、感觉运动障碍等。

2. 诊断标准 较高浓度的 CO 接触史,急性发生的中枢神经损害症状和体征,结合血液 COHb 测定结果大于 10% 可明确诊断。血标本尽量在脱离中毒现场 8 小时内抽取。

3. 鉴别诊断 ACOP 昏迷需与脑血管意外、脑震荡、脑膜炎、糖尿病酮症酸中毒以及其他中毒引起的昏迷相鉴别。

处理要点

1. 脱离有毒环境,迅速将患者转移至空气新鲜处,保持呼吸道通畅。

2. 尽快给予鼻导管或面罩给氧,条件许可时尽快行高压氧治疗。

3. 对重症 ACOP 患者进行重症监护和高级生命支持治疗。

4. 小剂量甘露醇治疗脑水肿和肺水肿,可合用祥利尿剂和糖皮质激素。

5. 神经保护(抗炎、抗氧化、改善微循环、促醒)、中医药、抗血小板聚集剂等治疗。

6. 抢救苏醒后密切观察 2 周,及时发现并治疗迟发性脑病。

(吴敬国 唐 皓)

第六节　急性有机溶剂中毒

有机溶剂是一大类广泛应用于生活和生产中的有机化合物,存在于涂料、黏合剂、漆和清洁剂、防腐剂、内燃机燃料中,常温下呈液态,按照化学结构分为脂肪烃类(正乙烷、汽油、煤油)、脂环烃类(环乙烷、环乙烯)、芳香烃类(苯类)、卤代烃类(氯甲烷、三氯乙烯)、醇类(甲醇、乙醇)、醚类(乙醚)、酯类(甲羧甲酯)、酮类(丙酮、丁酮)、二醇衍生物等。有机溶剂多具有以下特点:①挥发性强;②脂溶性强;③多易燃易爆;④常见刺激和麻醉作用。急性有机溶剂中毒(acute organic solvent poisoning)目前是职业病中的头号"杀手",中毒途径以呼吸道吸入为主,也可经皮肤黏膜接触或消化道吸收。

诊断要点

1. **有机溶剂接触史**　短期内暴露在高浓度有机溶剂蒸汽下,或吸入大量有机溶剂蒸汽,或密切接触有机溶剂。

2. **临床表现**

(1)神经系统:急性中毒者表现为头痛、头晕,严重者伴恶心、呕吐、心率慢、血压高、躁动、幻觉、抽搐、昏迷以至死亡;慢性中毒者表现为神经衰弱综合征(头痛、头晕、失眠、多梦、乏力等)、中毒性脑病(反应迟钝、意识障碍、震颤、生活不能自理等)、脑神经损害(甲醇可致双目失明,三氯乙烯可致眩晕、站立不稳、听力下降)、小脑功能障碍(酒精中毒引起态步不稳、意向性肌颤)、周围神经病(手足麻木、感觉过敏、肌肉无力、毛发粗硬、水肿等)。

(2)呼吸系统:吸入有机溶剂气体引起呛咳、化学性肺炎、肺水肿。

(3)消化系统:口服中毒者恶心、呕吐。乙醇、卤代烃类、二甲基甲酰胺可致中毒性肝炎、脂肪肝或肝硬化,表现为乏力、食欲减退、腹胀、黄疸等。

(4)肾脏:酚、醇、卤代烃类中毒后可致急性肾损伤;四氯化碳、二硫化碳、甲苯可致慢性中毒性肾病;烃化物(汽油)吸入中毒后可导致肺出血肾炎综合征(Goodpasture syndrome)。

(5)血液系统:苯中毒可引起白细胞减少、白血病、再生障碍性贫血,三硝基甲苯可引起高铁血红蛋白血症、溶血、再生障碍性贫血。

(6)心血管系统:苯、汽油、乙醇、三氯乙烯、二氯乙烷、四氯化碳、二硫化碳中毒可引起急性或慢性心肌损害、心律失常。

(7)皮肤:急性中毒者出现皮肤丘疹、红斑、水肿及溃疡,慢性者表现为皮肤角化、脱屑、皲裂、色素沉着。

(8)生殖系统:苯、二硫化碳、汽油引起女性月经紊乱、性欲减退、不易受孕、胎儿畸形,男性性欲降低、阳痿、精子异常。

3. **辅助检查** 可对相应有机溶剂成分进行检查,如检测呼气苯、血苯、尿酚,测定值增高可作为苯接触指标。进行血常规、肝肾功能检测,必要时行骨髓穿刺。脑电图、肌电图及眼底荧光摄影可发现早期神经系统损害。

4. **鉴别诊断** 患者头晕、头痛等神经系统表现需与脑血管意外、流行性脑炎相鉴别;有机溶剂引起的吸入性肺炎与细菌性肺炎相鉴别;肝损害需与酒精性肝病、病毒性肝炎、药物性肝病相鉴别;肾损害需与急性肾小球肾炎、肾病综合征、慢性肾炎等相鉴别。

处理要点

五字口诀:离、清、解、排、对。

1. **离** 迅速将患者移至空气新鲜的场所,立即脱去被污染的衣物;如果是正在从事该职业的,可申请调离该工作岗位。

2. **清** 用清水或肥皂水充分清洗皮肤、黏膜。

3. **解** 大部分有机溶剂中毒无特效解毒剂。乙醇口服或混溶于5% 葡萄糖注射液中配成 10% 浓度静脉滴注,可抢救甲醇中毒。血清乙醇有效治疗浓度为 1 000 ～ 1 500mg/L,应用时需 1 ～ 2 小时监测 1 次血液中乙醇浓度,以调整剂量和进入速度,避免过量。此外,静脉注射葡萄糖和维生素 C 有助于苯的解毒。

4. **排** 葡糖醛酸(一次静脉滴注 0.133 ～ 0.266g,一天 2 次)或硫代硫酸钠可促进甲苯的排泄。

5. **对** 对症处理。中毒性脑病者应合理氧疗,必要时行高压氧治疗,防治脑水肿,控制抽搐,合理使用促进脑功能恢复的药物。中毒性周围神经损害者可使用 B 族维生素,如维生素 B_{12} 500μg,每天 3 次口服,配合理疗等。合并肝、肾功能等损害时,给予护肝、护肾处理,必要时行血液透析或腹膜透析、血浆置换。出现血液系统损害如白血病时需化疗,必要时行骨髓移植等。对症支持治疗,如解痉止痛、皮肤湿敷、保暖等。苯中毒、氯代烃类中毒者慎用肾上腺素以免发生室颤。

(曾丽金 唐 皓)

第七节 急性乙醇中毒

急性乙醇中毒(acute alcoholism poisoning)指一次性摄入大量乙醇或酒类饮料出现的中枢神经系统功能紊乱状态,多表现为行为和意识异常,严重者损伤脏器功能,导致呼吸循环衰竭,危及生命。

诊断要点

1. **病史** 有过量乙醇或酒类饮料摄入史,呼出气体或呕吐物有乙醇气味。

2. **临床表现** 症状与饮酒量和个人耐受性相关。临床分为3期。

(1)兴奋期(轻度):头痛、恶心、呕吐、兴奋、健谈、饶舌、自负、易激怒,可有粗鲁行为或攻击行为。

(2)共济失调期(中度):动作笨拙、蹒跚步态、视力模糊、复视、语无伦次、言语含糊不清、困倦。

(3)昏迷期(重度):昏睡状态、体温降低、瞳孔散大、呼吸深大有鼾音、口唇发绀、心率增快、血压下降、抽搐,可出现呼吸、循环衰竭而死亡。

处理要点

1. **一般治疗**

(1)去枕平卧,保持呼吸道通畅,监测血压、脉搏。

(2)做好安全防护,防止跌伤与呕吐误吸,加强保暖。

2. **药物治疗**

(1)无糖尿病的急性乙醇中毒者,先给予50%葡萄糖40～60ml静脉注射,然后持续静脉输注5%葡萄糖盐水或10%葡萄糖水,肌内注射维生素B_1、B_6、烟酰胺各100mg。过度兴奋或烦躁不安者,可用小剂量地西泮,避免使用吗啡、氯丙嗪、苯巴比妥类镇静药。强迫利尿无效。

(2)促醒药物:纳洛酮能解除乙醇中毒的中枢抑制,缩短昏迷时间。常用0.4～0.8mg加5%葡萄糖20～40ml静脉注射(重症可用0.8～1.2mg),然后2mg加入葡萄糖溶液中静脉滴注。醒脑静20～40ml加入葡萄糖溶液中静脉滴注。

(3)护胃:质子泵抑制剂常规应用于重度中毒特别是消化道症状明显的患者,奥美拉唑或艾司奥美拉唑40mg静脉推注。

3. **血液透析** 严重乙醇中毒者如血乙醇含量超过87mmol/L、呼吸循环严重抑制的深度昏迷、酸中毒伴休克、急性肾功能不全、复合中毒或高度怀疑合并其他中毒并危及生命者,尽早开展血液透析治疗。

(唐　皓)

第八节　毒蛇咬伤

毒蛇咬伤(venomous snake bite)中毒是指毒蛇咬伤人体,毒液进入人体所引起的急性全身性中毒性疾病。

诊断要点

1. **病史**　明确蛇咬伤史。

2. **临床表现**

(1)神经毒损害:被银环蛇、金环蛇、眼镜蛇、眼镜王蛇、海蛇、短尾蝮蛇咬伤后,伤口发麻,疼痛不明显,1～4小时后出现头晕、恶心、呕吐、流涎、上睑下垂、复视、四肢无力、语言不清,严重者发生呼吸衰竭。

(2)血液毒损害:被蝰蛇、尖吻蝮蛇(五步蛇)、竹叶青蛇、短尾蝮蛇、矛头蝮蛇(烙铁头蛇)咬伤后,局部出血不止、红肿、剧痛,常有水疱、出血和坏死,全身表现为多部位出血、黄疸、酱油样尿,严重者出现急性肾衰竭、DIC、休克。

(3)细胞毒损害:被尖吻蝮蛇、海蛇、眼镜王蛇咬伤后,肢体肿胀、溃烂、坏死,可继发心肌损害、横纹肌溶解、急性肾损伤、多器官功能障碍综合征。

(4)混合毒损害:被眼镜蛇、眼镜王蛇、海蛇、尖吻蝮蛇、短尾蝮蛇咬伤后,兼有神经和/或血液毒和/或细胞毒损害表现。

3. **诊断标准**　明确毒蛇咬伤史,伤口有1～4个大而深的牙痕,呈"."或":"分布,伴有局部和全身症状。可根据发病地域,患者捕捉、拍摄到蛇的照片,或已看见蛇并能通过图谱进行辨认,判断蛇种类,并记录被咬时间、地点,密切注意局部和全身症状的发展情况。

处理要点

毒蛇与无毒蛇咬伤不易鉴别,一旦发生蛇咬伤,均按毒蛇咬伤处理,包括早期结扎、扩创排毒、局部用药、抗蛇毒血清及对症支持治疗。另外,患者需要保持安静镇定。

1. **现场急救**　脱离、认蛇(勿企图去捕捉或追打蛇,以免发生二次咬伤)、解压(去除受伤部位的各种受限物品如戒指、手镯)、镇定、制动、清水冲洗、包扎(立即在伤口近心端、肿胀部位上方缚扎,每15～30分钟放松2～3分钟)、呼救、止痛和复苏。注意避免未经证实或不安全的急救措施。

2. **院前院内救治**

(1)伤口处理:用生理盐水、过氧化氢反复冲洗创口并消毒;神经类毒蛇咬伤可早期沿牙痕纵行切开排毒,并辅以负压拔罐吸出毒素;血液类毒蛇咬伤谨慎清创。抗蛇毒血清或胰蛋白酶、10% ~ 15% 依地酸二钠(仅用于血液毒)与普鲁卡因、地塞米松配伍进行伤口中心及周围肌内注射。

(2)抗蛇毒血清:早期使用、同种专一、异种联合。抗蛇毒血清皮试不能预测变态反应,阴性时可使用,阳性者应缓慢滴注或脱敏用药。溶于 5% 葡萄糖盐水,于健侧肢体缓慢静脉滴注。

(3)并发症治疗:呼吸衰竭在毒蛇咬伤中出现早,发生率高,应及时给予呼吸支持治疗,及时处理休克、心力衰竭、急性肾损伤及弥散性血管内凝血等急症。

(4)中医中药治疗:中药制剂有广东蛇药、南通蛇药、上海蛇药、云南蛇药、福建蛇药等,可局部外敷和口服。

(5)辅助治疗:消肿止痛、预防破伤风、抗感染、新斯的明(针对神经毒性)、糖皮质激素、局部负压封闭引流术等治疗。

(吴敬国　唐　皓)

第九节　毒蕈中毒

毒蕈中毒(mushroom poisoning)常由采食毒性较小但烹饪不当的蕈类或误食外观与无毒蕈相似的毒蕈所致。毒蕈又称毒蘑菇,我国已知的毒蘑菇有 435 种,所含毒素复杂,95% 以上的死亡病例为含鹅膏毒肽蘑菇中毒。毒蕈中毒事件呈现季节性和地域性分布,6—9 月高发,以云南、贵州、四川、湖北、湖南、广西、广东为高发地区。

诊断要点

1. **病史**　明确的蘑菇食用史。

2. **临床表现**　蘑菇中毒的临床表现复杂多样,与摄入蘑菇类型及所含毒素密切相关。大多数患者首先出现恶心、呕吐、腹痛、腹泻等胃肠道表现,继而根据蘑菇种类不同累及不同器官及系统。

(1)急性肝损伤型:多见于鹅膏菌属、盔孢伞属。潜伏期一般大于6 小时,初期表现为胃肠道症状,可有一过性缓解消失的假愈期,36 ~ 48 小时后出现黄疸、出血、凝血酶原时间延长、胆酶分离、急性肝衰竭,后出现多脏器功能衰竭,致死率高。

(2)急性肾损伤型:多见于鹅膏菌属、丝膜菌属。潜伏期通常大于6 小时,表现为少尿,血肌酐、尿素氮升高,急性肾功能损伤。

(3)溶血型:多见于桩菇属、红角肉棒菌。潜伏期 0.5 ~ 3 小时,表现为少尿、无尿、血红蛋白尿、贫血、急性肾功能衰竭、休克、弥散性血管内凝血,严重时导致死亡。

(4)横纹肌溶解型:多见于亚稀褶红菇、油黄口蘑。潜伏期10分钟~2小时,表现为乏力、四肢酸痛、恶心呕吐、深茶色尿、胸闷等,后期出现急性肾功能衰竭,可因呼吸循环衰竭死亡。

(5)胃肠炎型:多见于青褶伞属、乳菇属、红菇属、牛肝菌科。潜伏期多数小于2小时,主要表现为胃肠道症状,严重者可出现电解质紊乱、休克,属于最常见类型,预后一般较好。

(6)神经精神型:多见于鹅膏菌属、丝盖伞属、小菇属、裸盖菇属、裸伞属。潜伏期小于2小时,表现为出汗、流涎、流泪、谵妄、幻觉、共济失调、癫痫、妄想等,预后较好。

(7)光过敏性皮炎型:多见于污胶鼓菌、叶状耳盘菌。潜伏期最短3小时,通常为1~2天,表现为日晒后颜面、四肢出现突发皮疹,伴瘙痒,预后好。

3. **诊断标准** 有明确的蘑菇食用史,最好能提供蘑菇实物或照片等直接证据;同食者出现相似症状。临床表现:依据蘑菇种类,蘑菇中毒潜伏期从数分钟到十余天,初始表现可以是恶心、呕吐、腹痛、腹泻等消化道症状,也可以是幻听、幻视等精神症状,以及肝、肾、凝血等器官功能损害的表现。辅助检查:肝、肾、凝血功能损害。血、尿、呕吐物、体液标本中检测到蘑菇毒素可确诊。

4. **鉴别诊断** 初期需与急性胃肠炎、细菌性痢疾、霍乱等相鉴别。出现毒蕈碱样症状,如心跳减慢、腺体分泌增多、胃肠蠕动增强、平滑肌痉挛、瞳孔缩小,需与有机磷农药中毒相鉴别。意识障碍需与脑血管疾病、低血糖、糖尿病高渗性昏迷、肝性脑病、肺性脑病、一氧化碳中毒、乙醇中毒等相鉴别。以肝损害为突出表现的蘑菇中毒应与病毒性肝炎、药物性肝炎、热射病等相鉴别。以肾损害为突出表现的蘑菇中毒应排查肾前、肾后性等病因。

处理要点

1. **阻止毒物吸收** 尽早、彻底洗胃;活性炭可吸附胃肠道内鹅膏毒肽;补液利尿;腹泻不明显的患者,可给予硫酸镁、甘露醇等药物导泻。

2. **病情评估** 毒蕈中毒患者应常规留院治疗,并于入院后1~2小时内快速完成初次评估和再评估,其间根据需要咨询蘑菇分类专家,尽早识别致死性蘑菇中毒。

3. **集束化治疗** 致死性蘑菇中毒患者需立即转入重症监护室进行生命监护和集束化治疗,包括血液净化(首选血浆置换、次选血液灌流)、抗胆碱药及巯基类络合剂等药物,全身及脏器功能支持治疗,有条件者进行肝移植。急性鹅膏毒肽相关中毒患者尽早选用青霉素G、水飞蓟素、N-乙酰半胱氨酸、灵芝煎剂及二巯基类等药物治疗,根据病情需要合理联合应用。同时做好对症治疗、脏器功能支持治疗。

4. 预防　加强宣传教育,普及毒蘑菇典型图谱;不采摘食用野生蘑菇;发生毒蕈中毒时,同食而暂无症状者应严密观察并做相应的排毒解毒处理。

(唐　皓)

第十节　急性亚硝酸盐中毒

急性亚硝酸盐中毒(acute nitrite poisoning)指误食亚硝酸盐或含亚硝酸盐、硝酸盐的食物,或饮用亚硝酸盐含量高的井水、蒸锅水而引起的以组织缺氧为主要表现的急性中毒。中毒地点以食堂、酒店等餐饮场所多见,中毒食物以添加剂超标的肉类或腌制咸菜为首。

诊断要点

1. 病史　进食腐烂变质、腌制不久或烹饪后久置的某些蔬菜如白菜、芹菜、菠菜、韭菜、萝卜等;误将亚硝酸盐当食盐、白糖使用;食用含过量亚硝酸盐的食物如腌肉;长期使用亚硝酸盐含量过高的饮用水。

2. 临床表现　轻度中毒者口唇、耳郭、舌及指(趾)甲等发绀,可伴有头晕、头痛、乏力、恶心、呕吐,外周血高铁血红蛋白含量在10%~30%。中度中毒者皮肤、黏膜明显发绀,可出现心悸、胸闷、呼吸困难、视物模糊等症状,外周血高铁血红蛋白含量在30%~50%。重度中毒者皮肤、黏膜重度发绀,并可出现嗜睡、血压下降、心律失常,甚至休克、昏迷、抽搐、呼吸衰竭,外周血高铁血红蛋白含量高于50%。

3. 实验室检查　剩余食物、呕吐物或胃内容物亚硝酸盐含量超标,血液高铁血红蛋白含量超过10%。

4. 鉴别诊断　急性胃肠炎、冠心病、肺栓塞、CO中毒、杀虫脒中毒、硫化血红蛋白血症等。

处理要点

1. 高流量吸氧,必要时进行高压氧疗。

2. 建立静脉通道、洗胃、催吐、导泻。

3. 亚甲蓝为特效解毒剂,用法:1~2mg/kg加5%葡萄糖20ml,缓慢静脉注射,30~60分钟后症状未改善可重复使用一次,输注时避免药液外渗。维生素 C 1 ~ 5g 加入 5% 葡萄糖 500ml 静脉滴注。轻症者可口服维生素 C。

4. 对症支持治疗,注意保暖,监测生命体征。

(唐　皓)

第十一节　中暑

中暑(sunstroke)是人体在高温或烈日下体温调节中枢功能紊乱,散热功能发生障碍,致使热能积累所致的以高热、无汗及中枢神经系统症状为主的综合征。

诊断要点

1. **病史**

(1)环境因素:高温、高湿、无风环境。当日平均气温 > 30℃或相对湿度 > 73%,气温和湿度条件同时存在时,中暑发生率明显增加;日最高气温 ≥ 37℃时中暑人数急剧增加。

(2)身体因素:发热、感冒、腹泻、呕吐、脱水者,以及睡眠不足、肥胖、老龄或低龄者,常在强烈太阳直射、热环境劳动或训练的情况下发生。

2. **临床表现**

(1)先兆中暑:高温环境下出现头痛、头晕、口渴、多汗、乏力、注意力不集中、动作不协调等,体温正常或轻度升高,一般离开高温环境进入阴凉通风处后短时间可恢复正常。

(2)轻症中暑:除了先兆中暑的症状,还有面色潮红、大量出汗、皮肤灼热,体温可升为38℃以上。有些患者表现为四肢湿冷、面色苍白、血压下降、心率增快,休息后数小时可恢复。

(3)重症中暑

1)热痉挛:短暂、间歇发作的肌肉抽动。

2)热衰竭:多汗、疲乏、眩晕、头痛、判断力下降、恶心、呕吐、体温升高,但无明显神经系统损伤表现。

3)热射病:①中枢神经系统功能障碍表现(如昏迷、抽搐、谵妄、行为异常等);②核心温度(直肠温度为最佳)超过40℃;③多器官(> 2 个)功能损伤表现(肝脏、肾脏、横纹肌、胃肠等);④严重凝血功能障碍或弥散性血管功能障碍。

3. **鉴别诊断**　主要与其他引起高热伴有意识障碍的疾病相鉴别,如脑炎和脑膜炎、脑型疟疾、产后感染、急性脑血管病昏迷等。

处理要点

1. 常规现场救治

(1)立即脱离热环境,户外者放置阴凉通风处,有条件的置于 20～25℃空调房内。解开衣领、腰带或脱去上衣,平卧位,昏迷患者头偏向一侧,保持呼吸道通畅。

(2)快速测量体温,首选肛温。

(3)积极有效降温,轻者饮用含电解质的冰水或清凉饮料、藿香正气水,水浴或冰水擦浴;重者使用冰袋、电子冰毯、冰帽、冰水浸浴;不提倡药物降温。

2. 热射病 治疗的首要原则是"十早一禁",包括:早降温、早扩容、早血液净化、早镇静、早气管插管、早补凝抗凝、早抗炎、早肠内营养、早脱水、早免疫调理;在凝血功能紊乱期禁止手术。

救治现场应快速建立至少两条静脉通路,输注生理盐水或乳酸林格液,避免大量输注葡萄糖液造成低钠血症。躁动不安的患者可静脉注射地西泮;必要时加用苯巴比妥。对于大多数需要气道保护的热射病患者,应尽早留置气管插管;若现场无插管条件,应先用手法维持气道开放或置入口咽/鼻咽通气道,尽快呼叫救援团队。首选鼻导管吸氧,维持经皮动脉血氧饱和度(SpO_2)≥90%。

对于确诊热射病或疑似患者,在现场处理后应尽快组织转运至就近的医院进一步救治。

预防

1. 做好户外防护,如选用透气的帽子、衣物,尽量选择在清晨或黄昏时从事户外工作。

2. 饮食清淡,适时补充水分,常服淡盐水、功能饮料或清暑饮料(如绿豆汤、西瓜汁、凉茶等),多吃水果蔬菜,忌烟酒,禁辛辣刺激食物。

3. 增强体质。

4. 穿浅色衣物,如必须在高温高湿环境下工作,须定时到阴凉通风处休息并补充水分电解质。

(唐 皓)

第十二节 淹溺

淹溺指人体淹没于水或其他液体后,液体和杂物进入呼吸道和肺泡,或引发反射性喉、支气管痉挛和/或呼吸障碍,发生窒息性缺氧的状态。严重时发生淹溺性心搏骤停或心脏停搏,导致溺死。

诊断要点

1. **病史**　有溺水病史或见证人。

2. **临床表现**　泳池、井、湖、江河等淡水溺水者可有头痛、视物模糊、剧烈咳嗽、胸痛、呼吸困难、咳粉红色泡沫痰；海水溺水者可有口渴、寒战。严重者可有烦躁、抽搐、昏睡、昏迷，呼吸浅快、急促或停止。溺水者口唇四肢发绀、颜面肿胀、球结膜充血、口鼻充满血性泡沫或泥污；四肢冰冷发硬；肺部可闻及干湿啰音；心律失常、心率减慢、心音减弱或消失；腹部膨隆；部分患者可见外伤。

3. **辅助检查**　低氧血症、高碳酸血症、呼吸性酸中毒，可合并代谢性酸中毒。淡水淹溺时有低钠低氯血症，合并溶血时出现高钾血症。海水淹溺时轻度高钠高氯，或伴高钙高镁。胸部 X 线呈现肺水肿或炎症改变。

处理要点

1. 迅速救起患者，放置于平卧位，清除口、鼻腔内可能存在的泥沙、杂物和呕吐物、分泌物。不建议控水。

2. 判断患者意识、呼吸、脉搏。只要地点安全并适合，应就地抢救。急救人员在患者身旁快速判断有无损伤和反应，可轻拍或摇动患者，并大声呼叫"您怎么了？"一旦患者呼吸异常（停止、过缓或喘息），即可认定出现心搏骤停，应立即给予心肺复苏。

3. 启动院前急救。第一反应者立即通过免提功能或指定现场某人拨打 120 急救电话。施救者迅速开放患者气道，清理口鼻内的泥沙水草，给予 2 ~ 5 次能见到胸廓抬起的人工呼吸，每次吹气 1 秒，确保能看到有效的胸廓起伏运动。然后实施高质量的心肺复苏，包括：快速按压（按压速率 100 ~ 120 次 /min）、用力按压（成人按压深度 5 ~ 6cm），使胸廓充分回弹，尽量减少按压中断，胸外按压时间占整个心肺脑复苏（cardiopulmonary cerebral resuscitation，CPCR）时间的比例 > 60%，避免过度通气。按压与通气比为 30 : 2。

4. 尽快转运到医院进一步抢救。复温、维持水电解质平衡、对症治疗、防治并发症，可用机械通气、高压氧、吸入低浓度一氧化氮、药物如山莨菪碱、肺泡表面活性物质治疗淹溺性肺水肿。

预防

1. 需加强对儿童的监管，海、江、湖、河等自然水系边与泳池边等应做好警示和安全措施。

2. 保障水域安全性，如泳池应配备专业救生员，参加水上游玩项目时必须穿着救生衣。

3. 进行游泳培训及急救技能培训,特别是心肺复苏。

(唐　皓)

第十三节　电击伤

电击伤(electrical injury)又称"触电",指超过一定强度的电流通过人体产生的机体损伤或功能障碍,可造成肢体残疾、呼吸抑制、心室颤动或心搏骤停而死亡。常见病因:一类是接触家庭或工业用电,另一类是雷雨天气遭受雷击。

诊断要点

1. **病史**　明确的电接触史。

2. **临床表现**　轻者惊慌、四肢软弱、面色苍白、头晕、心动过速、表情呆滞、呼吸急促,皮肤灼伤处疼痛。重者神志不清、呼吸浅快、心率增快、心律不齐,可伴有抽搐。危重型多见于高压电击伤,患者昏迷、呼吸心搏骤停。低压电击伤皮肤创口小,有焦黄或灰白创面。高压电击伤皮肤灼伤一处进口,多处出口,深达肌肉、骨骼、血管、神经,组织坏死出血。可伴有关节脱位、骨折、肢体瘫痪。闪电击中者心搏呼吸骤停,皮肤呈网状图案。

3. **诊断标准**　有明确的电接触史和临床表现即可诊断。诊断时应注明高压电击伤或低压电击伤、电击伤的部位(电击伤的入口和出口)、范围。

处理要点

1. 保证现场安全。切断电源或用绝缘的方式终止患者触电。

2. 现场心肺复苏。如果患者出现呼吸、心跳停止,首先给予患者心肺复苏,复苏过程中如心搏微弱而非室颤者禁忌电除颤。不要轻易放弃抢救。如果患者生命体征稳定,只是局部的电烧伤,处理原则是稳定内环境、营养心脏,同时注意局部伤口的处置,消炎治疗;防治血栓;保护心、脑、肾等重要器官。

3. 救治合并伤,如灼伤、高空坠落伤等。

4. 高压氧治疗。

预防

1. 定期检查家用电器的线路,以防老化而引起触电和火灾。

2. 不要用手接触电源插座或绝缘不好的电灯灯头。家里有小孩的使用安全插座。

3. 使用电热毯时应在入睡前预热,睡觉时切断电源。

4. 不要在高压电或变电器周围玩耍,不要爬电线杆。

5. 雷雨天气不要到阳台或门口处逗留,不要在大树下、电线杆旁或高屋墙檐下避雨。

6. 当他人发生触电时,切不可直接用手去拉触电的人。

(唐　皓)

第十四节　高原病

低海拔地区的人,快速进入海拔 2 500 ~ 3 000m 及以上高原后,呼吸、循环、血液、内分泌及中枢神经系统在短时间内受缺氧及低压、寒冷、干燥、强紫外线等高原环境影响,出现头昏、头痛、恶心、呕吐等综合征,称为高原病(high altitude sickness)或高原适应不全症、高山病。

诊断要点

1. **急性高原病**

(1)急性高原反应:由低海拔进驻高海拔地区后数小时到数天内出现头痛、头昏、恶心、呕吐、胸闷、气短、发绀、乏力、睡眠障碍等,经休息和对症治疗后可逐渐缓解。

(2)高原肺水肿:静息状态下出现呼吸困难、发绀、咳嗽、咳白色或粉红色泡沫痰。胸部 X 线表现为肺水肿征象。

(3)高原脑水肿:见于快速进入 3 000 ~ 4 000m 以上高原者,多于夜间发病,表现为剧烈头痛、呕吐,可伴有不同程度的精神症状和意识障碍、步态不稳,可有脑膜刺激征、视盘水肿、视网膜出血。

2. **慢性高原病**　凡高原反应持续 3 个月以上不消退者为慢性高原反应。抵达高原半年以上才发病或原有急性高原病迁延不愈则为慢性高原病。

(1)慢性高原反应:有些患者虽在高原居住了一段时间,但高原反应始终存在,常合并神经衰弱综合征,可有心律失常或短暂性晕厥。

(2)高原心脏病:以小儿多见,常因肺动脉高压导致右心衰竭,继而影响左心功能,表现为发绀、气促、水肿、阵发性咳嗽、精神萎靡等。

(3)高原红细胞增多症:久居高原,缺氧使得促红细胞生成素增多,红细胞增多,血液黏稠度高,加重心脏负荷和组织缺氧。诊断标准:海拔 2 500m 以上,男性 Hb ≥ 210g/L,女性 Hb ≥ 190g/L。

(4)高原高血压病:移居高原地区 1 年内为适应不稳定期,血压波动明显,以升高者居多。临床表现神经衰弱综合征。

(5)高原低血压病:久居高原者醛固酮分泌减少,导致血压偏低。

处理要点

1. 急性高原病

(1)海拔下降:是治疗急性高原反应和高原肺水肿、脑水肿的最佳方法。除地形、天气或受伤等原因导致无法下降外,出现急性高原病都应下降直到症状消失。一般下降 300 ~ 1 000m 症状会缓解。注意患高原肺水肿、脑水肿时,下降需要人员陪同。

(2)氧疗:首选吸氧,通过吸氧保持患者 $SpO_2 > 90\%$ 是替代下降的合适方法。有条件者可使用便携式高压氧舱。即便使用了便携式高压氧舱,也不应延迟下降。必要时进行高压氧治疗。

(3)药物:可用对乙酰氨基酚、布洛芬治疗头痛,用止吐药治疗恶心和呕吐。乙酰唑胺、地塞米松治疗急性高原反应与急性脑水肿有效。硝苯地平、他达拉非或西地那非可用于治疗高原肺水肿,不推荐利尿剂、地塞米松、乙酰唑胺治疗高原肺水肿。

(4)对症治疗及预防:卧床休息,注意保暖。监测血压、血氧。初上高原应以清淡饮食为主,以免引起肠胃不适。多次大量饮水,提高新陈代谢。避免洗澡以及跑跳等剧烈运动。

2. 慢性高原病

(1)慢性高原反应:注意体质锻炼,提高对缺氧的耐受力。可给予维生素 B_6、溴剂对症治疗。

(2)高原心脏病:纠正心衰和防治感染。

(3)高原红细胞增多症:紧急情况下可静脉放血 300 ~ 400ml,以转移至低海拔地区治疗为宜。

(4)高原高血压病:返回低海拔地区后,血压可恢复正常。

(5)高原低血压病:症状明显者酌情对症治疗。

(吴敬国　唐　皓)

第三篇

感染性疾病学

第一节　流行性感冒

流行性感冒(influenza)简称"流感",是流行性感冒病毒(简称"流病毒")引起的急性呼吸道感染。其主要通过飞沫传播,也可通过接触被污染的手、日常用具等间接传播。流感病毒可分为甲、乙、丙、丁4型。甲型流感病毒经常发生抗原变异,传染性大,传播迅速快,已多次引起全球大流行。目前感染人的主要是甲型流感病毒中的 H1N1、H3N2 亚型及乙型流感病毒中的 Victoria 和 Yamagata 系。

诊断要点

1. **流行病学**　流感的潜伏期一般为 1～7 天,多数为 2～4 天。流感确诊病例和隐性感染病例是主要传染源;流感病毒主要通过打喷嚏和咳嗽等飞沫传播,经口腔、鼻腔、眼睛等黏膜直接或间接接触感染;人群普遍易感,流感多在冬春季发病,因地域差异亦可全年发病。

2. **临床表现**　突发高热、寒战、头痛、肌肉酸痛、乏力、疲倦、食欲下降等全身中毒症状。而咽痛、流涕和鼻塞等局部症状轻微。

3. **实验室检查**　白细胞总数正常或减少,淋巴细胞相对增加;并发细菌感染时白细胞总数及中性粒细胞增多。

4. **病原学检查**

(1)首选呼吸道标本(如咽拭子、鼻拭子、鼻咽或气管抽取物、痰)进行 RT-PCR 检测流感病毒核酸,这种方法可以区分病毒类型和亚型。

(2)应用快速诊断试剂检测病毒抗原,如胶体金法和免疫荧光法,阳性结果支持流感诊断,但阴性结果不能完全排除流感。

(3)从呼吸道标本中培养分离出流感病毒是诊断的金标准,但周期长,且对生物安全条件要求高,因此在临床上不常使用。

(4)IgG 抗体水平在恢复期比急性期有 4 倍或以上升高时具有回顾性诊断意义,IgM 抗体检测灵敏度和特异度较低,通常不作为常规检测。

处理要点

1. **一般处理**　临床诊断病例和确定诊断病例应当尽早隔离。要保持房间通风,佩戴口罩。充分休息。高热、咳嗽咳痰者给予对症处理。儿童、老年患者、有基础疾病、符合重症或危重流感诊断标准患者建议住院治疗。

2. 抗病毒治疗 重症或有重症流感高危因素的流感样病例,应当尽早给予经验性抗流感病毒治疗。非重症且无重症流感高危因素的患者,应当充分评价风险和收益,考虑是否给予抗病毒治疗。

我国目前上市的抗流感病毒药物有病毒 RNA 聚合酶抑制剂(玛巴洛沙韦)、神经氨酸酶(NA)抑制剂(奥司他韦、扎那米韦吸入喷雾剂、帕拉米韦)、血凝素抑制剂(阿比多尔)和 M2 离子通道阻滞剂(金刚烷胺和金刚乙胺)4 类。临床上应用最主要的药物是奥司他韦和玛巴洛沙韦。奥司他韦适用于成人和 1 岁及以上儿童的流感治疗,也可以用于成人和 13 岁及以上青少年的甲型和乙型流感的预防。推荐口服剂量为成人每次 75mg,每天 2 次,疗程 5 天,重症患者疗程可适当延长。玛巴洛沙韦适用于 12 周岁及以上单纯性甲型和乙型流感患者,在症状出现后 48 小时内单次服用 40mg(患者体重 40 ~ 80kg)或 80mg(患者体重 ≥ 80kg)。

3. 重症病例治疗原则 推荐使用 PICO-65 标准早期识别流感潜在重症化高危人群。对呼吸衰竭的危重症流感患者,建议在机械通气效果不佳的情况下尽早使用 ECMO。

4. 中医治疗原则 以祛邪为主,素体虚弱者应兼以扶正。常用药物有连花清瘟胶囊、疏风解毒胶囊、金莲清热泡腾片以及柴银类和银黄类制剂。

5. 抗菌药物治疗 并不常规使用,但当出现继发性细菌感染时,可根据经验或送检标本培养结果合理使用抗菌药物,因老年患者病死率高,故应积极给予治疗。

预防

接种疫苗是预防流感最有效的手段。推荐高危人群(孕妇、6 个月至 5 岁的儿童、老年人和患有基础疾病的人)、卫生保健工作者和护理人员在每年秋季接种一次流感疫苗。

(唐保东)

第二节 人感染高致病性禽流感

人感染高致病性禽流感(简称"人禽流感")是由禽甲型流感病毒某些亚型中的一些毒株引起的急性呼吸道传染病。其中 H5 和 H7 亚型毒株(以 H5N1 和 H7N7 为代表)能引起严重的禽类疾病,是高致病性禽流感病毒。

诊断要点

1. **流行病学**　人类直接或间接接触受禽流感病毒感染的家禽或其分泌物、排泄物或组织而感染,目前尚无人传人的确切证据。

2. **临床表现**　H5N1亚型人禽流感多呈急性起病,始发症状一般表现为流感样症状,出现高热,体温大多在39℃以上,热程一般为1～7天不等,常伴有咳嗽、咳痰、咽痛、流涕、鼻塞、呼吸困难、头痛、肌肉酸痛和全身不适,部分患者可有恶心、腹痛、腹泻等消化道症状,个别患者可出现精神神经症状,如烦躁、谵妄。重症患者病情发展迅速,患者一般均有肺炎表现,可出现急性呼吸窘迫综合征、胸腔积液、肺出血、全血细胞减少、败血症、休克、肾衰竭、瑞氏综合征(Reye syndrome)等多种并发症,严重者可致死亡,若体温持续超过39℃,应警惕重症倾向。

3. **实验室及其他检查**

(1)血常规:外周血白细胞总数一般不高或降低,重症患者多有白细胞总数及淋巴细胞下降;血小板出现轻到中度下降。

(2)生化检查:ALT、AST、磷酸肌酸激酶、乳酸脱氢酶等升高。

(3)病原学、血清学检查及病毒抗原检测:取患者呼吸道样本,采用免疫荧光法(或酶联免疫法)检测甲型流感病毒核蛋白抗原(NP)及禽流感病毒H亚型抗原。

(4)影像学检查:胸部X线可见肺内斑片状、弥漫性或多灶性浸润,但缺乏特异性。重症患者肺内病变进展迅速,呈大片毛玻璃状或肺实变影像,少数可伴有胸腔积液。

在禽流感流行时,发病前1周内曾到过疫区,有明确的病、死禽及其分泌物、排泄物接触史,或与人禽流感患者有密切接触者,结合临床表现、实验室检查、病毒分离和血清学抗体检测易于诊断。应注意从患者呼吸道分泌物中分离出特定病毒或采用RT-PCR检测到禽流感H亚型病毒基因,且双份血清抗禽流感病毒抗体滴度恢复期较发病初期有4倍或以上升高是本病确诊的重要依据。

处理要点

1. **抗流感病毒治疗**　应在发病48小时内应用抗流感病毒药物。在禽流感的治疗中,抗病毒药物如奥司他韦和扎那米韦是常用的选择。

2. **重症患者治疗**　注意营养支持,加强血氧监测和呼吸支持,防止继发细菌感染,防治其他并发症。

预防

1. 受感染动物应立即销毁,对疫源地进行封锁消毒,对易感禽类进行强制性疫苗紧急免疫接种。

2. 避免接触禽类,接触时应戴手套和口罩。

3. 目前尚无人用 H5NI 疫苗,密切接触者或高危人群可以尝试口服抗流感病毒药物进行预防。

(李　媚)

第三节　严重急性呼吸综合征

严重急性呼吸综合征(severe acute respiratory syndrome,SARS)是由 SARS 冠状病毒(SARS-CoV)引起的一种传染性强的急性呼吸道传染病。

诊断要点

1. 流行病学

(1)与 SARS 患者有密切接触史,或属受传染的群体发病者之一或有明确传染他人的证据。

(2)发病前 2 周内曾到过或居住于报告有严重急性呼吸综合征患者并出现继发感染疫情的区域。

2. 症状与体征　起病急,以发热为首发症状,体温一般 > 38℃,偶有畏寒;可伴有头痛、关节酸痛、肌肉酸痛、乏力、腹泻;常无上呼吸道卡他症状;可有咳嗽,多为干咳、少痰,偶有血丝痰;可有胸闷,严重者出现呼吸加速、气促或明显呼吸窘迫。肺部体征不明显,部分患者可闻及少许湿啰音,或有肺实变体征。

3. 辅助检查

(1)外周血白细胞计数一般不升高或降低;常有淋巴细胞计数减少。

(2)胸部 X 线检查:肺部有不同程度的片状、斑片状浸润性阴影或呈网状改变,部分患者进展迅速,呈大片状阴影;常为多叶或双侧改变,阴影吸收消散较慢;肺部阴影与症状体征可不一致。若检查结果阴性,1～2 天后应复查。若有条件,可安排胸部 CT 检查,有助于发现早期轻微病变或与心影及大血管影重合的病变。

(3)血清学检查:用免疫荧光法(IFA)或 ELISA 法检测患者血清特异性抗体,特异性 IgM 抗体阳性,或特异性 IgG 抗体急性期和恢复期抗体滴度升高 4 倍或以上时,可作为确定诊断的依据。检测结果为阴性,不能作为排除本病诊断的依据。

(4)分子生物学检测:以 PCR 检测患者呼吸道分泌物、血液、粪便等标本中病毒的遗传物质。

(5)细胞培养分离病毒:将患者呼吸道分泌物、血液等标本接种到细胞培养基上进行培养,分离到病毒后进一步检测鉴定。

处理要点

治疗总原则为早期发现、早期隔离、早期治疗。

1. **严格执行隔离措施** 医务人员与患者都要采取严格的防护措施。所有的患者应集中隔离治疗,疑似病例与临床诊断病例分开收治。

2. **监测病情变化** 多数患者在发病后 14 天内都可能属于进展期,必须密切观察病情变化,监测症状、体温、呼吸频率、SpO_2 或进行动脉血气分析,检查血象、胸部 X 线(早期复查间隔时间不超过 2 ~ 3 天)和心、肝、肾功能等。

3. **一般和对症治疗**

(1)卧床休息,避免劳累、用力。

(2)咳嗽剧烈者给予镇咳,咳痰者给予祛痰药。

(3)发热超过 38.5℃者,可给予物理降温,如冰敷、酒精擦浴等,并酌情使用解热镇痛药。

(4)有心、肝、肾等器官功能损害,应进行相应的处理。

(5)加强营养支持,注意水电解质、酸碱平衡。

4. **氧疗** 当患者出现气促或动脉血氧分压(PaO_2)低于 70mmHg,或 SpO_2 低于 93% 时,应给予持续鼻导管或面罩吸氧。对于重症患者,如果常规氧疗不能改善氧合,可考虑使用无创正压通气或有创正压通气治疗。

5. **糖皮质激素的应用** 有以下指征之一即可早期应用。

(1)有严重中毒症状,高热 3 日不退。

(2)48 小时内肺部阴影进展超过 50%。

(3)有急性肺损伤或出现 ARDS。一般成人剂量相当于甲泼尼龙每天 80 ~ 320mg,具体剂量及疗程根据病情调整。

6. **预防和治疗继发细菌感染** 主要用于治疗和控制继发细菌或真菌感染。可选用大环内酯类、喹诺酮类等适当的抗感染药物。

7. **早期抗病毒药物** 早期可试用蛋白酶类抑制剂类药物,如洛匹那韦及利托那韦等。

8. **增强免疫功能的药物** 重型患者可以试用免疫增强的药物,如胸腺肽、静脉用免疫球蛋白等。

9. **中药治疗** 可选用中药进行辅助治疗。

10. **重型病例的处理**

(1)加强动态监护:包括对生命体征、出入液量、心电图及血糖的检测。有条件时,尽可能收入重症监护病房。

(2)使用无创正压通气(NPPV):模式通常使用持续气道正压通气(CPAP),或压力支持通气+呼气末正压(PSV+PEEP),NPPV应持续应用(包括睡眠时间)。

(3)若患者不耐受NPPV或氧饱和度改善不满意,应及时进行有创正压通气治疗。

(4)出现休克或MODS时,给予相应支持治疗。

预防

(1)SARS为乙类传染病,但其预防、控制措施采取甲类传染病的方法执行。

(2)隔离治疗患者,同时具备下列3个条件方可考虑出院:体温正常7天以上;呼吸系统症状明显改善;胸部X线有明显吸收。

(3)隔离观察密切接触者,为期14天。

(李　媚)

第四节　新型冠状病毒感染

新型冠状病毒感染是一种急性传染性疾病。其病原体是一种先前未在人类中发现的冠状病毒,即新型冠状病毒(SARS-CoV-2),简称"新冠病毒"。

诊断要点

1. **流行病学**　传染源主要是新冠病毒感染者,在潜伏期即有传染性,发病后3天内传染性最强。经呼吸道飞沫和密切接触传播是主要的传播途径,在相对封闭的环境中经气溶胶传播,接触被病毒污染的物品后也可造成感染。

2. **临床表现**

(1)主要表现:咽干、咽痛、咳嗽、发热等,部分患者可伴有肌肉酸痛、嗅觉味觉减退或丧失、鼻塞、流涕、腹泻、结膜炎等。

(2)重症患者:多在发病5~7天后出现呼吸困难和/或低氧血症。严重者可快速进展为急性呼吸窘迫综合征、脓毒症休克及多器官功能衰竭等。

(3)临床分型有轻型、中型、重型以及危重型。

3. **实验室检查**

(1)一般检查:发病早期外周血白细胞总数正常或减少,可见淋巴细胞计数减少。

(2)病原学及血清学检查

1)核酸检测:可采用核酸扩增检测方法检测呼吸道标本(鼻咽拭

子、咽拭子、痰、气管抽取物)或其他标本中的新冠病毒核酸。

2)抗原检测:检测呼吸道标本中的病毒抗原,阳性支持诊断,但阴性不能排除。

3)病毒培养分离:从呼吸道标本、粪便标本等可分离、培养获得新冠病毒。

4)血清学检测:新冠病毒特异性 IgM 抗体、IgG 抗体阳性,发病 1 周内阳性率均较低。恢复期 IgG 抗体水平为急性期 4 倍或以上升高有回顾性诊断意义。

(3)胸部影像学:合并肺炎者早期呈现多发小斑片影及间质改变,进而发展为双肺多发磨玻璃影、浸润影,严重者可出现肺实变。

4. 诊断标准

(1)具有新冠病毒感染的相关临床表现。

(2)具有以下 1 种或以上病原学、血清学检查结果:①核酸检测阳性;②抗原检测阳性;③病毒培养分离阳性;④恢复期新冠病毒特异性 IgG 抗体水平为急性期 4 倍或以上升高。

处理要点

1. 一般治疗　按呼吸道传染病要求隔离治疗;对症支持治疗;对重症高危人群应进行生命体征监测,特别是氧饱和度;氧疗;适当使用抗生素。

2. 抗病毒治疗　适用人群为发病 5 天以内的轻、中型且伴有进展为重症高风险因素的成年患者。药物有奈玛特韦片 / 利托那韦片组合、阿兹夫定、莫诺拉韦、静脉注射 COVID-19 人免疫球蛋白、康复者恢复期血浆等。

3. 免疫治疗　对于氧合指标进行性恶化、影像学进展迅速、机体炎症反应过度激活状态的重型和危重型病例,酌情短期内使用糖皮质激素;对于重型、危重型且实验室检测 IL-6 水平明显升高者可试用白细胞介素 -6 抑制剂(托珠单抗)。

4. 重型、危重型支持治疗　在上述治疗的基础上,及时进行器官功能支持,特别是呼吸支持。

预防

1. 接种新冠病毒疫苗可以减少新冠病毒感染和发病,是降低重症和死亡发生率的有效手段。

2. 保持良好的个人及环境卫生,勤洗手、戴口罩,打喷嚏或咳嗽时应掩住口鼻。

(李　媚)

第五节 肠道病毒感染

一、脊髓灰质炎

脊髓灰质炎是由脊髓灰质炎病毒(*Poliovirus*)所致的急性消化道传染病,好发于 6 个月至 5 岁儿童,经粪 - 口途径传播。感染后多无症状,有症状者临床主要表现为发热、上呼吸道症状、肢体疼痛,部分患者可发生弛缓性神经麻痹并留下瘫痪后遗症。

【诊断要点】

1. **流行病学** 人是脊髓灰质炎病毒的唯一自然宿主,隐性感染和轻症瘫痪型患者是本病的主要传染源,其中隐性感染者即无症状病毒携带者占 90% 以上。主要通过粪 - 口途径传播。人群普遍易感,感染后获持久免疫力并具有型特异性。

2. **临床表现** 本病潜伏期为 5 ~ 35 天,一般为 9 ~ 12 天,临床上可表现为多种类型。

(1)无症状型(隐性感染):该型多见,占 90% 以上。该型无明显临床症状。

(2)顿挫型:占 4% ~ 8%,临床症状缺乏特异性,表现为上呼吸道症状,如发热、咽部不适等;胃肠功能紊乱症状,如恶心、呕吐、腹泻、腹部不适等;流感样症状。

(3)无瘫痪型:脑膜刺激征阳性,脑脊液呈病毒性脑膜炎性改变。患者可表现为头痛、背痛、呕吐和颈项强直,克尼格征(Kernig sign)和布鲁津斯基征(Brudzinski sign)阳性。

(4)瘫痪型:该型约占感染者的 1%,其特征为在无瘫痪型临床表现的基础上出现瘫痪。按病变部位可分为脊髓型、延髓型、脑炎型和混合型,以脊髓型最为常见。

3. **实验室检查**

(1)血常规:白细胞多正常,早期及继发感染时可增高,以中性粒细胞为主。急性期 1/3 ~ 1/2 患者红细胞沉降率增快。

(2)脑脊液:顿挫型脊髓灰质炎患者的脑脊液通常正常,无瘫痪型或瘫痪型患者的脑脊液改变类似于其他病毒所致的脑膜炎。颅内压可略高,细胞数稍增,早期以中性粒细胞为主,后期以淋巴细胞为主。热退后细胞数迅速降至正常,蛋白可略高,呈蛋白 - 细胞分离现象。少数患者脑脊液可始终正常。

(3)病毒分离:起病 1 周内鼻咽部分泌物及粪便中可分离出病毒,

也可从血液或脑脊液中分离病毒,多次送检可增加阳性率。早期从血液或脑脊液中检出病毒意义更大。

(4)血清学检查:用 ELISA 方法检测血及脑脊液中特异性 IgM 抗体,阳性率高,在第 1 ~ 2 周即可阳性,4 周内阳性率达 95%,可作早期诊断。用 ELISA 或放射免疫技术检测特异性 IgG 抗体,双份血清抗体滴度呈 4 倍及 4 倍以上增高有诊断意义,阳性率和特异度均较高。

处理要点

本病无法治愈,目前也尚无特效抗病毒治疗方法。治疗原则主要是对症治疗、缓解症状、促进恢复、预防及处理并发症,康复治疗。

预防

早期发现患者,及时疫情报告,患者自起病日起至少隔离 40 天。应加强水、粪便和食品卫生管理。目前中国的脊髓灰质炎疫苗主要有脊髓灰质炎灭活疫苗、二价脊髓灰质炎减毒活疫苗。

二、病毒感染性腹泻

病毒感染性腹泻是一组由多种病毒引起的,以呕吐、腹泻、水样便为主要临床特征的急性肠道传染病,故又被称为病毒性胃肠炎(viral gastroenteritis)。本病可发生在各年龄组,婴幼儿多见;临床上可出现发热、恶心、厌食、腹痛等中毒症状,免疫力正常者病程多呈自限性。其中轮状病毒、诺如病毒和肠腺病毒是引起病毒性腹泻最常见的病原体。

诊断要点

1. **流行病学** 病毒性腹泻的传染源有人和动物,传播途径以粪口传播和人与人的接触感染为主,人群普遍易感。本病主要引起旅行者腹泻和各年龄段病毒性胃肠炎。由于病原体不同,流行病学特征有些差异。

2. **临床表现** 不同病毒引起腹泻的临床表现十分相似,无明显特征性,故临床上难以区分。

临床特征为急性起病,以恶心、呕吐、腹痛、腹泻为主要症状,粪便多为黄色稀水便或水样便,无黏液脓血,每日数次至十数次,有时腹痛呈绞痛。部分患者可伴有轻度发热、头痛、寒战或肌肉痛等症状,严重者出现脱水。

3. **实验室检查**

(1)血常规:外周血白细胞总数多正常,少数可稍升高。

(2)粪便常规:粪便外观多为黄色水样。无脓细胞及红细胞,有时可有少量白细胞。

(3)病原学检查:电镜或免疫电镜,根据病毒的生物学特征以及排毒时间可从粪便提取液中检出致病的病毒颗粒。补体结合、免疫荧光、放射免疫试验、酶联免疫吸附试验检测粪便中特异性病毒抗原,如轮状病毒、肠腺病毒、诺如病毒、星状病毒等。PCR 或反转录 PCR 可以特异性地检测出粪便病毒 DNA 或 RNA,具有很高的灵敏度。

(4)血清抗体的检测:通过 ELISA 法检测发病初期和恢复期双份血清特异性抗体,若抗体效价呈 4 倍以上增高则有诊断意义。血清特异性抗体通常在感染后第 3 周达峰值,延续至第 6 周,随后抗体水平下降。其中轮状病毒 IgA 抗体检测的临床价值大。

4. 鉴别诊断　本病必须与细菌、真菌、寄生虫感染引起的腹泻相鉴别,也应与婴儿喂养不当及其他疾病导致的水样泻相鉴别。

处理要点

目前无特效治疗药物,主要是针对腹泻及脱水的对症和支持治疗,抗菌药物无效。重症患者需纠正酸中毒和电解质紊乱。

预防

早发现、早诊断、早隔离、早治疗患者及隐性感染者。加强饮水和食品卫生,保护水源不被粪便污染。对环境和分泌物及时消毒,注意加强手卫生,保持良好的个人卫生习惯,不吃生冷变质食物。

(马　博)

第六节　病毒性肝炎

病毒性肝炎(viral hepatitis)是由多种肝炎病毒引起的,以肝脏炎症和坏死病变为主的一组传染病。病原体包括嗜肝 RNA 病毒科的甲型肝炎病毒(HAV)、嗜肝 DNA 病毒科的乙型肝炎病毒(HBV)、黄病毒科的丙型肝炎病毒(HCV)、杯状病毒科的戊型肝炎病毒(HEV)以及依赖 HBsAg 才能复制的缺陷 RNA 病毒丁型肝炎病毒(HDV)。

在上述 5 型肝炎病毒中,HAV 和 HEV 主要通过粪 - 口途径传播,其余 3 型肝炎病毒主要通过血液和体液传播。甲型、戊型肝炎一般不会转为慢性,但容易引起暴发流行;其余 3 型肝炎则容易转为慢性。少数慢性乙型、丙型肝炎可发展为肝硬化,甚至肝细胞癌,后者在我国以乙型肝炎占大多数。HBV 与 HCV、HEV 或 HDV 重叠感染,常使病情加重。

诊断要点

1. 流行病学资料

(1)甲型肝炎:潜伏期 15 ~ 45 天(平均 30 天),多见于青少年,可发生食物型或水型暴发流行。

(2)乙型肝炎:潜伏期 30 ~ 180 天(平均 70 天),常有密切接触史,垂直传播常见。

(3)丙型肝炎:潜伏期 15 ~ 150 天(平均 50 天),常有输血或血制品史。

(4)丁型肝炎:潜伏期未定,仅见于 HBsAg 携带者或 HBV 现症感染者。

(5)戊型肝炎:潜伏期 10 ~ 75 天(平均 40 天),可发生食物型或水型暴发流行。

(6)庚型肝炎:有输血或静脉注射毒品史,潜伏期未定。

(7)输血传播病毒性肝炎:有输血或静脉注射毒品史,潜伏期未定。

2. 临床表现

(1)急性黄疸性肝炎:甲型和戊型肝炎起病较急,黄疸型常见。乙型和丙型肝炎起病较慢,黄疸型少见。患者多有 5 ~ 7 天的黄疸前期,表现为发热、乏力、食欲减退、厌油、恶心、呕吐等症状。尿色加深至浓茶样,即转入黄疸期,巩膜、皮肤黄染,肝大伴有压痛,部分病例脾大。2 ~ 6 周后黄疸消退,恢复期约为 1 个月。

(2)急性无黄疸性肝炎:可发生于 7 型肝炎中的任何一种,是一种轻型的肝炎。其发生率远高于黄疸型,但因无黄疸而不易被发现。患者仅有乏力、食欲减退等消化道症状,肝大伴有压痛,血清转氨酶升高,胆红素在正常范围。如上述症状、体征、转氨酶升高等 3 项中有 2 项阳性即可诊断。

(3)慢性肝炎:急性肝炎病程超过半年,或原有乙、丙、丁型肝炎急性发作史再次出现肝炎症状、体征及肝功能异常者。

1)轻度慢性肝炎:病情较轻,可反复出现乏力、头晕、食欲有所减退、厌油、尿黄、肝区不适、睡眠欠佳、肝稍大伴有轻触痛,可有轻度脾大。部分病例无明显症状、体征。肝功能指标仅 1 或 2 项轻度异常。

2)中度慢性肝炎:症状、体征、实验室检查居于轻度和重度之间。

3)重度慢性肝炎:有明显或持续的肝炎症状,如乏力、食欲缺乏、腹胀、尿黄、大便不成形等,伴肝病面容、肝掌、蜘蛛痣、脾大,ALT 和 / 或 AST 反复或持续升高,白蛋白降低、免疫球蛋白明显升高。如发生 ALT 和 AST 大幅升高,血清总胆红素超出正常值,提示重症倾向,疾病可迅速向肝衰竭发展。

4) 重型肝炎(肝衰竭):肝衰竭是多种因素引起的严重肝脏损害,导致合成、解毒、代谢和生物转化功能严重障碍或失代偿,出现以黄疸、凝血功能障碍、肝肾综合征、肝性脑病、腹水等为主要表现的一组临床综合征。具体表现为:①极度乏力,并伴有明显厌食、腹胀、恶心、呕吐等严重消化道症状;②短期内黄疸进行性加深,血清总胆红素(TBiL) ≥ 10× 正常值上限(ULN)或每日上升 ≥ 17.1μmol/L;③有出血倾向,凝血酶原活动度(PTA) ≤ 40%,或国际标准化比值(INR) ≥ 1.5,且排除其他原因;④肝脏进行性缩小。

(4) 慢性重型肝炎:临床表现与亚急性重型肝炎相似,但有慢性肝炎或肝硬化的病史、体征和肝功能损害。

(5) 淤胆型肝炎:亦称毛细胆管炎型肝炎。主要表现为较长时间(2～4个月或更长)的肝内梗阻性黄疸,出现皮肤瘙痒、粪便颜色变浅、肝大和梗阻性黄疸的化验结果。

3. 实验室检查

(1) 肝功能检查

1) 血清酶学检测:ALT 或 AST 升高为正常值 2 倍以上时,结合临床表现与血清肝炎病毒标志物检测,有诊断意义。

2) 血清蛋白检测:白蛋白／球蛋白降低或血清球蛋白升高,尤其是血清蛋白电泳 γ 球蛋白升高时,提示慢性活动性肝炎或早期肝硬化。

3) 血清和尿液的胆色素检测:急性肝炎早期尿中尿胆原增加,黄疸期尿胆红素及尿胆原均增加。淤胆型肝炎时尿胆红素强阳性而尿胆原可阴性。

4) 凝血酶原时间检测:肝炎时凝血酶原时间的长短与肝损害成正相关。凝血酶原活动度低于 40% 或凝血酶原时间比正常延长 1 倍以上时提示肝损害严重。

5) 血氨浓度检测:血氨浓度升高提示可能发生肝性脑病。肝性脑病时,血氨浓度常高于 150μmol/L。

(2) 血清肝炎病毒标志物检测

1) 甲型肝炎:具备急性肝炎临床表现与肝功能改变者,用 ELISA 法检测血清,若抗 HAV-IgM 阳性,提示存在 HAV 现症感染。若抗 HAV-IgM 阴性而抗 HAV-IgG 阳性时,则提示 HAV 过去感染。若两者均阳性时,也提示现症感染。

2)乙型肝炎:无论是否有临床表现的急、慢性肝炎患者,若血清 HBsAg、HBeAg 及抗 -HBc 均阳性时(俗称"大三阳"),提示所携带的 HBV 复制率较高。若血清 HBsAg、抗 -HBe 及抗 -HBc 均阳性时(俗称"小三阳"),则提示所携带的 HBV 复制率较低。血清 HBV DNA 定性阳性或定量检查结果高者,提示所携带的 HBV 复制率较高。

3)丙型肝炎:无论是否具有急、慢性肝炎临床表现的患者,若其血清 HCV RNA 或抗 HCV-IgM 阳性,均提示有现症 HCV 感染。若其血清 HCV-RNA 阴性,而仅抗 HCV-IgG 阳性,则提示曾被 HCV 感染而无现症感染。

4)丁型肝炎:具备急、慢性肝炎临床表现或肝功能改变,血清或肝活检 HBsAg 阳性,而同时血清 HDV-Ag、抗 HDV-IgM 或抗 HDV-IgG 阳性者,可诊断为丁型肝炎。

5)戊型肝炎:具备急性肝炎的临床表现与肝功能改变,而同时血清抗 HEV-IgM 或 HEV-IgG 阳性;或从粪便中检出 HEV 颗粒或 HEV RNA 者,均可诊断为戊型肝炎。

处理要点

1. **急性肝炎** 早期应卧床休息,酌情应用护肝药物治疗,症状明显减退后逐步增加活动。隔离期满(甲型肝炎至起病后 3 周,急性乙型肝炎至 HBsAg 转阴,丙型肝炎至 HCV RNA 转阴,戊型肝炎至发病后 2 周),症状及体征消失,肝功能正常者可以出院。

2. **慢性肝炎**

(1)轻度慢性肝炎:采取动静结合措施。活动期以静养为主,静止期可从事力所能及的工作。适当采用护肝降酶药物(如双环醇、复方甘草酸苷、多烯磷脂酰胆碱等)。

(2)中度、重度慢性肝炎:除上述措施外,应加强护肝治疗,包括定期输入人血清白蛋白,适当选用免疫调节药物,如 α 干扰素、胸腺肽等及抗病毒药物治疗。

1)干扰素:对慢性乙型肝炎的应用指征为 HBV 在活动性复制中;肝炎处于活动期。如果 HBV DNA 血浓度低,剂量应偏大,疗程应偏长。干扰素治疗一般仅能抑制 HBV 复制,使 HBeAg 和 HBV DNA 转阴,而难使 HBsAg 转阴。

慢性丙型肝炎使用干扰素治疗的指征为血清 ALT 升高、HCV RNA 阳性或肝活检显示有慢性肝炎的患者。慢性丙型肝炎使用干扰素治疗的方法与急性丙型肝炎相同。观察 3 个月后,若 ALT 恢复正常或 HCV RNA 转阴,则疗程应延长至 12 个月,同时加用利巴韦林口服。若观察 3 个月后病情无好转,应停止治疗,因为延长治疗亦不会有疗效。

应用干扰素前要注意适应证与禁忌证。患者的年龄不宜过小或过大,一般以 10~60 岁为宜。有心、肝、肾代偿功能不全者不宜应用。开始应用前应先做详细体检和化验检查。疗程的第一、二周要密切观察可能发生的不良反应,以后每月复查肝功能和血常规。白细胞减少时应给予升白细胞的药物。肝硬化失代偿期与重型肝炎为禁忌证。

2) 抑制 HBV 复制的药物:主要有恩替卡韦(entecavir,ETV)、富马酸替诺福韦酯(tenofovir disoproxil fumarate,TDF)、富马酸丙酚替诺福韦(tenofovir alafenamide fumarate,TAF)、拉米夫定(lamivudine,LAM)、替比夫定(telbivudine,LDT)、阿德福韦酯(adefovir dipivoxil,ADV)。

初治患者应首选强效低耐药药物(ETV、TDF、TAF)治疗。不建议 ADV 和 LAM 用于 HBV 感染者的抗病毒治疗。

正在应用非首选药物治疗的患者,建议换用强效低耐药药物,以进一步降低耐药风险。应用 ADV 者,建议换用 ETV、TDF 或 TAF;应用 LAM 或 LDT 者,建议换用 TDF、TAF 或 ETV;曾有 LAM 或 LDT 耐药者,换用 TDF 或 TAF;曾有 ADV 耐药者换用 ETV、TDF 或 TAF;联合 ADV 和 LAM/LDT 治疗者,换用 TDF 或 TAF。

3) 丙型肝炎直接作用抗病毒药物治疗:索磷布韦 + 维帕他韦是一种常用的直接作用抗病毒药物组合,剂量为 400mg 索磷布韦和 100mg 维帕他韦,每日 1 次。该组合适用于基因 1 至 6 型初治或已接受干扰素和利巴韦林抗病毒治疗的患者。疗程为 12 周,适用于无肝硬化或代偿期肝硬化的患者。对于基因 3 型代偿期肝硬化的患者,可以考虑增加利巴韦林,疗程仍为 12 周。

可洛派韦 60mg 联合索磷布韦 400mg,每日 1 次,适用于基因 1 至 6 型初治或已接受干扰素和利巴韦林抗病毒治疗的患者。疗程为 12 周,适用于无肝硬化或代偿期肝硬化的患者。对于基因 3 型代偿期肝硬化的患者,可以考虑增加利巴韦林。

基因 1b 型可选择以下治疗方案:艾尔巴韦 + 格拉瑞韦,每日 1 次,剂量为 50mg 艾尔巴韦和 100mg 格拉瑞韦,疗程为 12 周;来迪派韦 + 索磷布韦,每日 1 次,剂量为 90mg 来迪派韦和 400mg 索磷布韦,疗程为 12 周;依米他韦 + 索磷布韦,每日 1 次,剂量为 100mg 依米他韦和 400mg 索磷布韦,疗程为 12 周;达诺瑞韦 + 利托那韦联合拉维达韦和利巴韦林,达诺瑞韦和利托那韦每日两次,剂量为100mg,拉维达韦200mg每日1次,利巴韦林每日1次,疗程为12周。以上均适用于初治和已经接受干扰素和利巴韦林抗病毒治疗的非肝硬化患者。

预防

本病的传染源是肝炎患者和病毒携带者。急性肝炎患者应隔离治疗至病毒消失。慢性肝炎患者和携带者可根据病毒复制指标评估传染性大小。符合抗病毒治疗情况的尽可能给予抗病毒治疗。甲型、戊型肝炎因摄取相应肝炎病毒污染食物而感染,故应加强水源保护,注意食品及个人卫生,加强粪便管理。乙型、丙型、丁型肝炎病毒主要通过血液传播、性传播及垂直传播,因而应注意医疗器械消毒,加强献血员的筛选,严格规范输血及血制品的应用,可应用乙肝疫苗及乙肝免疫球蛋白阻断垂直传播及意外暴露。人工免疫特别是主动免疫(注射疫苗)为预防肝炎的根本措施,甲肝及乙肝疫苗已在我国取得较好的效果。然而有些肝炎病毒(如HCV)因基因异质性,迄今尚无可广泛应用的疫苗。

(马　博)

第七节　流行性腮腺炎

流行性腮腺炎(mumps)是腮腺炎病毒引起的急性呼吸道传染病。

诊断要点

1. **流行病学**　发病前2~3周有与腮腺炎患者接触史或当地有本病流行。

2. **临床表现**　腮腺或其他唾液腺非化脓性肿胀。腮腺肿大通常以耳垂为中心,向前、后、下发展。腮腺肿大3天达高峰,持续5~7天后逐渐消退。可能伴有发热、头痛、乏力、食欲缺乏等前驱症状。

3. **实验室检查**　特异性IgM抗体阳性,或双份血清IgG抗体效价呈4倍增高。唾液、尿、脑脊液、血中可能分离到腮腺炎病毒。血清和尿淀粉酶增高。

4. **鉴别诊断**　需与其他病毒性腮腺炎、化脓性腮腺炎、颈部及耳前淋巴结炎、症状性腮腺肿大等相鉴别。

处理要点

本病为自限性疾病。一般以卧床休息、缓解症状治疗为主。给予流质饮食,避免进食酸性食物。尚无抗腮腺炎特效药物,抗生素治疗无效。早期可使用利巴韦林抗病毒治疗。

预防

1. 推荐接种含腮腺炎成分的疫苗,如麻疹 - 腮腺炎联合减毒活疫苗(MMR)。

2. 隔离患者,直到腮腺炎肿胀完全消退。

(唐保东)

第八节　流行性乙型脑炎

流行性乙型脑炎(epidemic encephalitis B)是中枢神经系统的急性传染病。病原体为乙型脑炎病毒,经蚊虫叮咬传播。

诊断要点

1. **流行病学**　本病多于夏、秋季流行,多见于 10 岁以下儿童。

2. **临床表现**　潜伏期为 4 ~ 21 天,平均 10 ~ 14 天。起病急,持续高热、头痛、呕吐、抽搐、嗜睡或烦躁,重型病例出现昏迷、中枢性呼吸衰竭。体检有脑膜刺激征及病理反射,腹壁反射及提睾反射消失,可发生肢体瘫痪。

3. **实验室检查**

(1)血白细胞数升高,常为(10 ~ 20)×10^9/L,以中性粒细胞为主。

(2)脑脊液压力升高,外观透明或微浊,白细胞总数多在(50 ~ 500)×10^9/L,以淋巴细胞为主,蛋白质轻度升高,糖和氯化物多在正常水平。

(3)血清学检查:补体结合试验和血凝抑制试验检测特异性 IgG 抗体阳性,而且前后 2 次效价呈 4 倍以上增高者,可作出诊断。特异性 IgM 抗体检测阳性可作早期诊断。用白细胞黏附抑制试验、荧光抗体技术等检测血液和脑脊液中的特异性抗原有早期诊断价值。

(4)病毒分离:病程第 1 周内有可能于血液或脑组织中分离出乙型脑炎病毒。

(5)病毒核酸检测:用 RT-PCR 检测血清中乙脑病毒 RNA,阳性有早期诊断意义。

4. **鉴别诊断**　本病需与中毒型细菌性痢疾、结核性脑膜炎、化脓性脑膜炎、其他病毒性脑膜脑炎,以及真菌性脑膜炎、严重中暑等相鉴别。

处理要点

1. **一般治疗**　急性期患者应卧床休息,注意保持水、电解质和酸碱平衡,提供足够的营养物质。昏迷者应进行鼻饲。预防压疮和呼吸道、泌尿道的继发性感染。

2. 对症治疗

(1)高热:采用物理降温为主,辅以小量退热药。对抽搐和呼吸衰竭作相应处理。重型患者宜早期用地塞米松 10 ~ 20mg/d,儿童每日 0.5mg/kg,静脉滴注,疗程 5 ~ 7 天。

(2)颅内压增高:应及早诊治颅内压增高征,及时应用 20% 甘露醇、呋塞米、50% 葡萄糖等治疗,降低颅内压,防止脑部疾病的发生。

3. 中医中药治疗　可选用白虎汤或清营汤加减,并可酌情加服安宫牛黄丸或静脉滴注清开灵注射液。

4. 其他　恢复期可进行针灸、理疗及功能锻炼,酌情给予神经营养药物,以改善神经精神症状。

预防

及时隔离和治疗患者,应隔离至体温正常。防蚊和灭蚊是预防乙型脑炎病毒传播的重要措施。预防接种是保护易感人群的根本措施,可注射乙型脑炎疫苗。

(马　博)

第九节　肾综合征出血热

肾综合征出血热(hemorrhagic fever with renal syndrome),又称流行性出血热,是由汉坦病毒引起的,以鼠类为主要传染源的一种自然疫源性疾病。临床上以发热、出血、低血压或休克以及肾损害表现为特征。

诊断要点

1. 流行病学　最近两个月内到过疫区,有野外作业、留宿并与鼠类接触史。终年均可发病,发病高峰季节为 3—6 月及 10 月至次年 1 月。

2. 临床表现　潜伏期多为 2 周(4 ~ 46 天)。

(1)急起发热、头痛、腰痛和眼眶痛(“三痛”),退热时血压下降,严重者出现休克。

(2)颜面、颈胸部充血,结膜充血、水肿,软腭充血并可有出血点(“三红”),躯干及肢体皮肤均可见瘀点或瘀斑。

(3)早期尿少或尿闭,恢复期尿量逐渐增多。肾区有明显叩击痛。

(4)典型者临床经过可分为发热期、低血压(休克)期、少尿期、多尿期和恢复期 5 个阶段。

3. 实验室检查

(1)周围血白细胞数升高,出现异型淋巴细胞,而且常占白细胞总数的 10% 以上,有类白血病反应,血小板减少,血液浓缩等。

(2)尿液检查可有蛋白尿、管型尿和红细胞,有时尿中可检出膜样物(为凝血块、蛋白和上皮细胞的凝聚物)。

(3)免疫学检查可于发病初期的血和尿液中检测出汉坦病毒抗原,方法包括单克隆抗体免疫荧光抗体技术和酶联免疫吸附试验等。随后可在血清和尿液中检出特异性 IgM 与 IgG 抗体。其中 IgM 型抗体 1∶20 为阳性,IgG 型抗体 1∶40 为阳性。IgG 型抗体阳性应以检查双份标本,效价上升 4 倍以上为确诊依据。检测抗体通常应用间接荧光抗体技术和酶联免疫吸附试验。

(4)分子生物学检查:RT-PCR 检测血中汉坦病毒 RNA 阳性有助于诊断。

4. **鉴别诊断**　应与流感、流行性脑脊髓膜炎、钩端螺旋体病、败血症、血小板减少性紫癜、急性肾炎等相鉴别。

处理要点

1. **处理原则**　主要采用综合疗法,应抓好"三早一就",即早发现、早诊断、早休息治疗和就地治疗避免搬运,并认真把好休克、出血和急性肾功能衰竭"三关"。特异性病原治疗药物须于发病后 4 天内应用。

2. **抗病毒治疗**　早期可用利巴韦林,成人每天用 800～1 000mg,静脉滴注,3～5 天为 1 个疗程。

3. **抗血清疗法**　可用恢复期高效价血清 10ml 进行肌内注射,或高效价恢复期血浆进行静脉滴注,也可用高效价人体免疫球蛋白 1ml 进行肌内注射。均应于发病后 4 天之内进行一次性注射。

4. **对症治疗**

(1)高热时可进行物理降温,早期静脉注射氢化可的松 160～200mg,每日 1 次,连用 2～3 天。

(2)低血压或休克

1)补充有效血容量:可用低分子(分子量为 2 万～4 万)右旋糖酐静脉滴注,24 小时内不宜超过 1 000ml。也可同时应用白蛋白或血浆进行静脉滴注。在抢救休克持续扩容时,需交替应用 25%～50% 葡萄糖或 20% 甘露醇溶液,保持一定尿量。

2)纠正酸中毒:酌情使用 5% 碳酸氢钠溶液。

3)使用血管活性药物:在低血容量和酸中毒被纠正后,若血压仍低而不稳定时,可用此类药物。临床表现以血管收缩为主者(寒冷型),可用异丙肾上腺素(0.2～0.5mg/dl)或多巴胺(10～20mg/dl),静脉滴注。

（3）出血、DIC 的治疗：应注意病因治疗，如为 DIC 消耗性低凝血期，宜补充凝血因子和血小板。如为 DIC 纤溶亢进期，可应用六氨基己酸静脉滴注。肝素类物质增高所致出血，则用鱼精蛋白静脉注射。

（4）其他：高钾血症、急性肾功能衰竭可予透析治疗；有继发性细菌感染者，可酌情选用青霉素类、头孢菌素类等抗菌药物，避免使用对肾脏有损害的抗菌药物。

预防

防鼠、灭鼠是消灭本病的关键。做好食品、环境、个人卫生，必要时可用流行性出血热疫苗预防。

（马　博）

第十节　登革热及登革出血热

登革热（dengue fever）是由登革病毒感染引起的经伊蚊传播的急性传染病。登革热的临床特征为突然起病、迅速高热、头痛、颜面潮红，全身肌肉、骨骼和关节疼痛，极度疲乏，多样性皮疹，淋巴结肿大，束臂试验阳性，白细胞和血小板减少，部分患者有多脏器出血或休克。登革出血热（dengue hemorrhagic fever）是登革热的一种严重类型，起病类似典型登革热，发热 2～5 天后病情突然加重，多器官大量出血和休克，血液浓缩，血小板减少，白细胞增多，肝大。

诊断要点

1. **流行病学**　本病在全球温、热带地区流行。在我国，登革热主要发生于海南省、广东省和广西壮族自治区。发病季节与雨季及伊蚊繁殖的季节密切相关，发病高峰多在 6—9 月，可随交通沿线传播。在登革热流行地区，发生大量高热病例时应考虑本病。

2. **临床表现**

（1）典型登革热：起病急，24 小时内体温可达 40℃，发热持续 5～7 天，热型多不规则或呈双峰热。常伴畏寒或寒战，头痛，肌肉及关节疼痛，甚者有眼眶后疼痛，食欲减退，伴恶心，甚至呕吐，腹泻或便秘。部分患者在病程中可有较轻的出血倾向（皮下出血、消化道出血或咯血、血尿等）。早期常有颜面潮红、结膜充血及淋巴结肿大。患者于病程第 3～6 天出皮疹，疹型多为麻疹样或猩红热样和皮下出血点。同一患者可见多种形态不同的皮疹，束臂试验常呈阳性。约 1/4 病例可有肝大，甚至可出现黄疸及脾大。病程约为 1 周。退热后症状亦明显缓解。

（2）轻型登革热：发热很少超过 39℃，全身疼痛轻，皮疹少或无皮疹,一般无出血倾向,病程短,常为 1 ~ 4 天。

(3)重型登革热:起病时如典型登革热表现,但在病程 3 ~ 5 天时突然加重,表现为脑膜脑炎的症状和体征(剧烈头痛、恶心、呕吐、抽搐、意识障碍、脑膜刺激征及锥体束征等)或出现消化道大出血,甚至出血性休克。但此类型不符合登革出血热的诊断标准。

(4)登革出血热与登革休克综合征:此类型的诊断标准是起病为典型登革热临床表现;病程中有多器官较大量出血;肝大。具备 2 ~ 3 项体征的同时,血小板在 $100 \times 10^9/L$ 以下,血细胞比容增加 20% 以上者可作诊断。有上述指征而无休克者为登革出血热;若同时伴有休克者为登革休克综合征。重型登革热及登革休克综合征病情发展迅速,病死率高。

3. **实验室检查**

(1)血象:典型登革热时白细胞总数减少,中性粒细胞减少,血小板减少。登革休克综合征时白细胞增多,中性粒细胞增多及核左移,血小板减少及血液浓缩,血细胞比容增加 20% 以上。

(2)病原学及血清学检测:可采集急性期及恢复期血液标本送检。有病原学检测条件的医疗机构应尽快检测,无病原学检测条件的医疗机构应留取标本送指定机构检测。

急性发热期可应用登革热抗原非结构蛋白 1(non-structural protein 1,NS1)检测及病毒核酸检测进行早期诊断,有条件可进行血清学分型和病毒分离。

初次感染患者,发病后 3 ~ 5 天可检出 IgM 抗体,发病 2 周后达到高峰,可维持 2 ~ 3 个月;发病 1 周后可检出 IgG 抗体,IgG 抗体可维持数年甚至终身;发病 1 周内,在患者血清中检出高水平特异性 IgG 抗体提示二次感染,也可结合捕获法检测的 IgM、IgG 抗体比值进行综合判断。

4. **鉴别诊断**　典型登革热要与流行性感冒、麻疹、猩红热、伤寒等相鉴别。重型和登革出血热应与病毒性脑膜脑炎、流行性脑脊髓膜炎、钩端螺旋体病、流行性出血热和败血症等相鉴别。

处理要点

以对症治疗为主。脑型者按病毒性脑膜脑炎的治疗原则处理。

预防

早发现、早诊断、早隔离、早治疗。防蚊灭蚊是预防本病的根本措施。

(马　博)

第十一节　传染性单核细胞增多症

传染性单核细胞增多症(infectious mononucleosis)是由 EB 病毒感染引起的急性单核巨噬细胞系统增生性疾病,病程常为自限性。

诊断要点

1. **临床表现**　大多数患者会表现为发热、乏力、咽痛、皮疹、淋巴结以及肝脾大等症状体征。

2. **实验室检查**　符合下列临床症状和血象检查,同时具备第 3 ~ 6 项,可确诊传染性单核细胞增多症。①淋巴细胞比例增多,异型淋巴细胞超过 10%;②嗜异性凝集试验阳性;③抗 EB 病毒抗体 VCA-IgM 阳性;④ EB 病毒的 IgM 抗体阳性,或动态观察 IgG 抗体滴度明显上升;⑤ EB 病毒 DNA 检查,血液、唾液、口咽上皮细胞、尿液或组织中的 EB 病毒 DNA 阳性;⑥ EB 病毒抗原检查,鼻咽拭子直接测定抗原阳性。

3. **鉴别诊断**　需要与巨细胞病毒感染、感染性扁桃体炎、急性淋巴细胞白血病、甲型病毒性肝炎等相鉴别。

处理要点

1. **对症治疗**　急性期应卧床休息。脾脏显著肿大时应避免剧烈运动,以防破裂。抗生素无效,若出现继发细菌感染可使用抗生素,但应避免使用可能引起超敏反应的药物,如氨苄西林和阿莫西林。

2. **药物治疗**

(1)目前不推荐常规抗病毒治疗。

(2)对于有严重并发症的重症患儿,如上气道梗阻、脑炎、脑膜炎、心肌炎、溶血性贫血、血小板减少性紫癜等,可短期使用糖皮质激素。

预防

目前尚无有效的 EB 病毒疫苗。由于其传播途径主要是唾液,预防措施主要集中在减少与感染者的密切接触,尤其是避免接吻和共用餐具等可能导致唾液传播的行为。

(唐保东)

第十二节　巨细胞病毒感染

巨细胞病毒(*Cytomegalovirus*,CMV)感染是由人巨细胞病毒引起的一种常见的全身性感染综合征,尤其在儿童和免疫系统受损的成人多见。本病主要通过唾液、尿液、乳汁、阴道分泌物以及精液传播。人体感染巨细胞病毒有两种途径,一种是先天性感染,另一种是后天获得性感染。

诊断要点

1. **临床症状**　CMV 感染的症状差异较大,可以从无症状到出现发热、疲乏,甚至严重症状,如眼、脑及其他内脏受累。免疫系统较弱的人可能会出现严重症状,包括失明。在新生儿中,CMV 感染可能导致严重疾病,如听力下降和智力残疾。

2. **实验室检查**

(1)细胞培养:将患者组织或分泌物(如血清、羊水、胎儿组织、尿液、脑脊液)进行细胞培养以进行病原检测。这是新生儿中常用的诊断方法。

(2)血清学检查:检测血液中 CMV IgM 和 IgG 抗体来评估感染状态,IgM 抗体通常在新近感染时出现,而 IgG 抗体可能表示过去的感染。

(3)组织活检:免疫系统受损者可能需要进行活检来检测组织中的病毒。

(4)核酸检测:可以检测血液、尿液或其他体液中的 CMV DNA。

处理要点

CMV 感染的治疗取决于感染的严重程度和患者的免疫状态。

1. **无症状感染处理**　大多数健康的成年人和儿童在感染 CMV 时无症状或症状轻微,通常不需要治疗。

2. **抗病毒药物**　对于免疫系统受损的患者或有严重症状的患者,可以使用抗病毒药物。常用的药物包括更昔洛韦(ganciclovir)及其前体药物缬更昔洛韦(valganciclovir),以及膦甲酸(foscarnet)和西多福韦(cidofovir)。病情危重患者使用特异性免疫球蛋白。对于胎儿 CMV 感染,目前不推荐常规使用免疫球蛋白治疗。

预防

1. 孕妇应采取适当的卫生措施,如不与年幼儿童共用器具、分享食物与饮料,避免将儿童安抚奶嘴放入口中,亲吻儿童时避免唾液接触,使用肥皂和水彻底洗手等。

2. 对于高风险患者,如器官移植受者,需要预防性使用抗病毒药物来减少 CMV 感染的风险。

3. 对新生儿进行 CMV 感染普遍筛查,以便早期发现并进行干预。

(唐保东)

第十三节　狂犬病

狂犬病(rabies)是一种由狂犬病毒引起的急性传染病,主要通过受感染的动物(通常是狗)的咬伤或唾液传播给人类。狂犬病毒主要存在于患病动物的唾液中,进入人体后会通过神经系统迅速传播。狂犬病的症状最初与一般感染相似,包括发热、头痛和乏力等,但随着病毒的进一步传播,症状会逐渐加剧。患者可能会出现不安、焦虑、恐水(水惧症)等神经系统症状,并最终出现瘫痪、昏迷和死亡。

诊断要点

1. **流行病学**　带狂犬病毒的动物是本病的传染源。我国狂犬病的主要传染源是病犬,其次为猫、猪、牛、马等家畜。一般来说,因其唾液中所含病毒量较少,狂犬病患者不是传染源。病毒主要通过咬伤传播,也可由带病毒犬的唾液,经各种伤口和抓伤、损伤的黏膜和皮肤入侵。人群普遍易感,兽医与动物饲养员尤其易感。

2. **临床表现**　狂犬病在人类中的临床表现通常可以分为 3 个阶段。

(1)前驱期(潜伏期):这个阶段通常持续 1 至 3 个月,但也可能只有几天或多达一年。在这个阶段,人们可能会出现非特异性的症状,包括发热、头痛、乏力、恶心、呕吐等。这些症状类似于其他感染性疾病,很难与狂犬病进行区别。

(2)兴奋期(狂犬期):这个阶段通常持续 1 至 7 天。在此期间,狂犬病患者经常表现出病情恶化,出现神经系统症状,如不安、焦虑、易怒、幻觉、妄想、几乎无法控制的哭喊、凝视、矛盾行为等。患者可能对声音、风或水等非常敏感,并出现恐水症状。同时,还可能出现吞咽困难、肌肉痉挛、抽搐和瘫痪等症状。

(3)麻痹期:在这个阶段,患者病情不断恶化,出现全身瘫痪、昏迷和生命体征衰竭,最终出现呼吸衰竭和心跳停止。

3. **实验室检查**

(1)血、尿常规及脑脊液检查:缺乏特异性。

(2)病毒检测:狂犬病的确诊主要通过检测病毒。最常用的方法是采集患者的皮肤组织或唾液等样本,然后进行病毒分离。这些样本通常用于培养和检测病毒 RNA。

(3)抗体检测:采集患者的血清样本,然后通过免疫学技术(如 ELISA 或 IFA)来测定血清中的狂犬病病毒抗体水平。

(4)免疫组化检测:狂犬病的诊断还可以通过免疫组化检测病毒抗原。这可以通过采集组织样本(如脑组织)进行病理学检查,使用特异性抗体染色来鉴定狂犬病病毒抗原的存在。

(5)内氏小体检查:用动物或死者的脑组织做切片染色,镜检找内氏小体,阳性率为 70% ~ 80%。

4. 鉴别诊断　本病需与破伤风、病毒性脑膜脑炎、脊髓灰质炎等相鉴别。

处理要点

狂犬病在发病后无特效治疗手段,一旦出现症状,几乎是致命的。因此,预防是关键。如果被咬伤或怀疑暴露于狂犬病毒,则需要立即采取以下治疗措施。

1. 清洗伤口　立即用温水和肥皂清洗伤口至少 15 分钟,以减少病毒的数量。

2. 接种狂犬病疫苗　狂犬病疫苗是预防狂犬病最重要的手段。一旦被咬伤或暴露于可疑病毒源,应尽快接种狂犬病疫苗。常见的接种方案包括即刻接种疫苗,并在后续几天进行多次疫苗注射。

3. 接种破伤风疫苗　在接种狂犬病疫苗的同时,如果伤口被污染或存在土壤、粪便等物质,还应接种破伤风疫苗。

4. 注射免疫球蛋白(抗体)　如果伤口严重或接种疫苗有延迟,可能需要补充注射狂犬病免疫球蛋白。

预防

注意犬只管理。狂犬病疫苗可以用于暴露前预防。

(马　博)

第十四节　艾滋病

艾滋病是获得性免疫缺陷综合征(acquired immune deficiency syndrome,AIDS)的简称。本病由人类免疫缺陷病毒(HIV)引起,是以细胞免疫功能严重受损为主要特征的慢性、高度致命的全身性传染病。

诊断要点

1. 流行病学　患者和无症状病毒携带者是本病的主要传染源。男同性恋与男女双向性传播是主要的传播方式,其次为静脉注射毒品、输血与血制品,亦可发生垂直传播。诊断 HIV/AIDS 必须是经确证试验证实 HIV 抗体阳性,HIV RNA 和 P24 抗原的检测能缩短抗体"窗口期"和帮助早期诊断新生儿的 HIV 感染。

2. 临床分期

(1) 急性期:通常发生在初次感染 HIV 的 2～4 周,部分感染者出现 HIV 病毒血症和免疫系统急性损伤所产生的临床症状。大多数患者临床症状轻微,持续 1～3 周后缓解。临床表现以发热最为常见,可伴有全身不适、头痛、盗汗、恶心、呕吐、腹泻、咽痛、肌痛、关节痛、皮疹、淋巴结肿大以及神经系统症状等。此期血清可检出 HIV RNA 及 P24 抗原。$CD4^+$T 淋巴细胞计数一过性减少,同时 $CD4^+$/$CD8^+$ 倒置,部分患者可有轻度白细胞和 / 或血小板减少或肝功能异常。患者近期内有流行病学史和临床表现,结合实验室 HIV 抗体由阴性转为阳性即可诊断,或仅有后者即可诊断为 HIV 急性期。

(2) 无症状期:可从急性期进入此期,或无明显的急性期症状而直接进入此期。此期持续时间一般为 6～8 年。此期由于 HIV 在感染者体内不断复制,具有传染性。$CD4^+$T 淋巴细胞计数逐渐下降。有流行病学史,结合 HIV 抗体阳性即可诊断,或仅实验室检查 HIV 抗体阳性即可诊断 HIV 无症状期。

(3) 艾滋病期:本期可出现 5 种表现。①体质性疾病:即发热、乏力、不适、盗汗、厌食、体重下降、慢性腹泻和容易感冒等症状。除全身淋巴结肿大外,可有肝脾大,被称为 HIV 相关症状。②神经系统症状:出现头痛、癫痫、进行性痴呆、下肢瘫痪等。③严重的临床免疫缺陷:出现各种机会性感染,包括卡氏肺孢菌、弓形虫、隐孢子虫、隐球菌、念珠菌、结核分枝杆菌、鸟分枝杆菌、巨细胞病毒、疱疹病毒、EB 病毒等感染。④机会性肿瘤:如卡氏肉瘤、非霍奇金淋巴瘤等。⑤免疫缺陷并发的其他疾病:如慢性淋巴性间质性肺炎等。

3. 实验室检查

(1) 常规检查:有不同程度的白细胞、血红蛋白、红细胞及血小板降低。常发现尿蛋白。

(2) 抗体检测:HIV-1/HIV-2 抗体检测是 HIV 感染诊断的金标准。抗体初筛检测结果通常要经蛋白质印迹(Western blot,WB)检测确认,即确证试验。

(3) 抗原检测:用 ELISA 法检测血清 HIV P24 抗原,有助于抗体产生窗口期和新生儿早期感染的诊断。

(4) 病毒载量测定:病毒载量的测定可了解疾病进展、提供抗病毒治疗依据、评估治疗效果、指导治疗方案调整以及为早期诊断提供参考。

(5) 耐药检测:主要采用基因型检测。一般在抗病毒治疗病毒载量下降不理想或抗病毒治疗失败需要改变治疗方案时进行。

处理要点

1. **高效抗反转录病毒治疗** 鉴于仅用一种抗病毒药物易诱发HIV变异,产生耐药性,因而目前主张联合用药,称为高效抗反转录病毒治疗(highly active anti-retroviral therapy,HAART)。国内的抗反转录病毒制剂(anti-retroviral,ARV)药物目前有核苷类反转录酶抑制剂(nucleotide reverse transcriptase inhibitors,NRTIs)、非核苷类反转录酶抑制剂(non-nucleoside reverse transcriptase inhibitors,NNRTIs)、蛋白酶抑制剂(protease inhibitors,PIs)和整合酶抑制剂 4 类 18 种。根据目前的 ARV 药物,可以组成 2NRTIs 为骨架的联合 NNRTI 或 PI 方案,每种方案都有其优缺点。不同年龄和特殊人群用药有相应的要求。

(1)核苷类反转录酶抑制剂(NRTIs):齐多夫定(zidovudine,ZDV),成人 300mg/ 次,2 次 /d。拉米夫定(LAM),又名 3TC,150mg,2 次 /d。阿巴卡韦(abacavir,ABC),成人 300mg/d,2 次 /d。替诺福韦(TDF),成人 300mg/ 次,1 次 /d。恩曲他滨(emtricitabine,FTC),成人 200mg/ 次,1 次 /d。combivir(ZDV+3TC):1 片 / 次,2 次 /d。truvada(FTC+TDF):1 片 / 次,1 次 /d。

(2)非核苷类反转录酶抑制剂(NNRTIs):奈韦拉平(nevirapine,NVP),成人 200mg/ 次,2 次 /d。依非韦伦(efavirenz,EFZ),成人 600mg/d,1 次 /d。依曲韦林(etravirine,ETV),200mg/ 次,2 次 /d。利匹韦林(rilpivirine,RPV),25mg/ 次,1 次 /d。

(3)蛋白酶抑制剂(PIs):利托那韦(ritonavir,RTV),成人用量为 2 周内由 300mg/ 次,2 次 /d 逐渐递增到 600mg/ 次,2 次 /d。洛匹那韦(lopinavir,LPV)/ 利托那韦复合制剂(含 LPV 200mg,RTV 50mg),成人 2 片 / 次,2 次 /d。替拉那韦(tipranavir,TPV),成人 500mg/ 次,2 次 /d。阿扎那韦(atazanavir,ATV),400mg/d,1 次 /d。达芦那韦(darunavir,DRV),成人 600mg/ 次,2 次 /d。

(4)整合酶抑制剂:拉替拉韦(raltegravir,RAV),400mg/ 次,2 次 /d。

2. **免疫重建** 在免疫重建的过程中,患者可能发生免疫重建炎症反应综合征,应继续进行抗病毒治疗,同时处理相应的症状。

3. **治疗机会性感染及肿瘤**

(1)肺孢子菌肺炎:首选复方磺胺甲噁唑(SMZ-TMP),轻中度患者口服甲氧苄啶(trimethoprim,TMP)15 ~ 20mg/(kg·d),磺胺甲噁唑(sulfamethoxazole,SMZ)75 ~ 100mg/(kg·d),分 3 ~ 4 次用,疗程

2 ～ 3 周。

(2)其他真菌感染：口腔及食管真菌感染用克霉唑 1.5g 或酮康唑 0.1g,2 次 /d;制霉菌素 2.5 万 U 涂抹黏膜病变处,每日 4 次;肺部念珠菌病等可用氟康唑或伊曲康唑;新型隐球菌性脑膜炎用两性霉素 B、氟胞嘧啶或氟康唑治疗等。

(3)病毒感染：全身性 CMV、HSV、EBV 感染及带状疱疹可用阿昔洛韦 7.5 ～ 10mg/kg,或更昔洛韦 5mg,每日静脉滴注 2 次,疗程 2 ～ 4 周。

(4)弓形虫病：螺旋霉素或克林霉素 0.6 ～ 1.2g/d,二者常与乙胺嘧啶合用或交替应用。

(5)鸟分枝杆菌感染：首选方案为克拉霉素 500mg/ 次,每日 2 次或阿奇霉素 500mg/d+ 乙胺丁醇 15mg/(kg·d),同时联合应用利福布汀 300 ～ 600mg/d,可提高生存率并降低耐药。

(6)艾滋病相关性肿瘤：主要有淋巴瘤和卡波西肉瘤。尽量选择骨髓抑制作用较小的抗病毒药物,注意抗病毒药物和化学治疗药物之间的相互作用。

(7)结核病：治疗原则与非艾滋病患者相同,建议先给予抗结核治疗,之后启动抗病毒治疗。

预防

1. 高危人群预防

(1)高危人群应普查 HIV 感染,有助于发现传染源。隔离治疗患者,随访无症状 HIV 感染者。

(2)高危人群用避孕套,严格筛查血液及血制品,用一次性注射器。对职业暴露采取及时干预,推荐方案为 TDF+FTC(3TC)+LPV/r 或 RAL。对 HIV 感染的孕妇可采用产科干预,如终止妊娠、择期剖宫产等措施,加抗病毒药物干预及人工喂养措施阻断垂直传播。

2. HIV 疫苗目前仍处于试验研究阶段。

（李　媚）

第二章

细菌性疾病

第一节　猩红热

猩红热(scarlet fever)是 A 族乙型溶血性链球菌引起的急性呼吸道传染病。

诊断要点

1. **流行病学**　冬春季高发,患者和带菌者是主要传染源,主要通过呼吸道飞沫传播和接触传播,人群普遍易感,多见于托幼及学龄儿童。感染后机体可获得血清型特异的抗菌免疫及特异性抗毒素免疫,婴儿可通过胎盘获得被动免疫。

2. **症状和体征**　潜伏期 1 ~ 12 天,多为 2 ~ 5 天,典型临床表现为发热、咽峡炎、全身弥漫性鲜红色皮疹和疹后明显脱屑,少数患者病后可出现变态反应性心、肾、关节损害。

3. **辅助检查**　血象可见白细胞总数升高,中性粒细胞比例升高,出疹后嗜酸性粒细胞增多,占 5% ~ 10%。咽拭子或其他病灶的分泌物培养溶血性链球菌,也可用免疫荧光法检测咽拭子涂片进行快速诊断。

4. **疾病分型**

(1)普通型:最为常见,表现为发热、咽峡炎、皮疹。

(2)脓毒型:罕见,化脓性咽峡炎,渗出物多,往往形成脓性假膜。

(3)中毒型:少见,毒血症明显,咽峡炎不重但皮疹明显。

(4)外科型:包括产科型,一般症状较轻,预后也较好。

5. **鉴别诊断**　出疹前需与一般急性咽峡炎、白喉相鉴别,出疹后需与麻疹、风疹、药疹、金黄色葡萄球菌感染等出疹性疾病相鉴别。

处理要点

1. **一般治疗**　包括急性期卧床休息、呼吸道隔离、对症治疗。

2. **病原治疗**　首选青霉素类。阿莫西林:儿童总量 50mg/(kg·d),最大 100mg/(kg·d),分 3 次口服,每 8 小时 1 次;成人 500mg/d,口服,每日 2 次。青霉素 G:儿童总量 4 万 ~ 8 万 U/(kg·d),分次肌内注射,每 12 小时 1 次;成人 120 万 ~ 240 万 U/d,肌内注射,每日 2 次或 3 次;疗程 7 ~ 10 天。青霉素过敏者可选头孢羟氨苄、头孢呋辛酯、红霉素。

(姚佳燕)

第二节　流行性脑脊髓膜炎

流行性脑脊髓膜炎(epidemic cerebrospinal meningitis)简称"流脑",是由脑膜炎奈瑟菌感染引起的急性化脓性脑膜炎。

诊断要点

1. **流行病学**　冬春季高发,患者和带菌者是主要传染源,主要通过呼吸道飞沫传播,同寝、哺乳和接吻等密切接触对2岁以下婴幼儿的传播有重要意义,人群普遍易感,6月龄至2岁发病率最高。

2. **症状和体征**　潜伏期1~7天,多为2~3天,主要临床表现为突发高热、剧烈头痛、频繁呕吐,皮肤黏膜瘀点、瘀斑及脑膜刺激征,严重者可有败血症休克和脑实质损害,常可危及生命。部分患者暴发起病,可迅速致死。

3. **辅助检查**　血象可见白细胞总数升高、中性粒细胞比例升高。脑脊液呈细菌性脑膜炎改变。确诊可取瘀斑组织液、血或脑脊液进行培养。另外可行脑膜炎奈瑟菌DNA特异性片段检测、脑膜炎奈瑟菌抗原检测等。

4. **疾病分型**

(1)普通型:占90%,按发病过程可分为前驱期、败血症期、脑膜炎期、恢复期。

(2)暴发型:少数,起病急骤,病情变化迅速,病势凶险,可分为休克型、脑膜脑炎型、混合型。

(3)轻型:轻微头痛、低热及咽痛等上呼吸道症状,可见少量出血点。

(4)慢性败血症型:少见,多见于免疫功能低下或有其他慢性疾病者,主要表现为间歇性发冷、寒战、发热、皮疹、关节痛及全身无力等,病程可迁延数周甚至数月。

5. **鉴别诊断**　前驱期需与上呼吸道感染相鉴别,败血症期需与其他原因的败血症、各种原因的紫癜相鉴别,脑膜炎期需与其他细菌所致的化脓性脑膜炎、结核性脑膜炎等相鉴别。

处理要点

1. **一般治疗**　按呼吸道传染病隔离治疗,密切监护,对症治疗。

2. **病原治疗**　尽早、足量应用细菌敏感并能透过血脑屏障的抗菌药物,疗程7天,必要时延长疗程。首选青霉素G,成人400万U/d,静脉滴注,每6小时或4小时1次;儿童总量20万~40万U/(kg·d),分次静脉滴注,每6小时或4小时1次,也可选用阿莫西林、氨苄西林。

青霉素过敏或耐药时,可选三代头孢菌素,如头孢曲松、头孢噻肟。

(姚佳燕)

第三节　白喉

白喉(diphtheria)是由白喉杆菌引起的急性呼吸道传染病,属于乙类传染病。

诊断要点

1. **流行病学**　冬春季多发,人群普遍易感,主要经呼吸道传播,偶尔可经破损的皮肤传播。

2. **症状和体征**　患者有咽、喉部灰白色假膜和全身毒血症症状,严重者可并发心肌炎和周围神经麻痹。

3. **辅助检查**　血象可见白细胞总数升高、中性粒细胞比例升高。病原学检查可取假膜与黏膜交界处标本行涂片和培养。用2%亚锑酸钾行假膜染色呈黑色或深灰色。还可进行荧光标记特异性抗体染色查白喉杆菌。

4. **疾病分型**

(1)咽白喉:占80%,根据假膜大小及病情轻重可分为普通型(起病缓慢,表现为咽痛、中度发热、全身不适等,咽部灰白色片状假膜形成)、轻型(全身症状轻,假膜多局限于扁桃体)、重型(全身感染中毒症状重,假膜广泛而厚)、极重型(全身感染中毒症状更重,抢救不及时常易死亡,假膜更广泛、污黑色)。

(2)喉白喉:约占20%,患者有"犬吠样"咳嗽,假膜脱落可因窒息而死亡。

(3)鼻白喉:多见于婴幼儿,全身症状轻,表现为鼻塞、浆液血性鼻涕,鼻孔周皮肤受累。

(4)其他部位白喉:全身症状轻,表现为局部假膜。

5. **鉴别诊断**　咽白喉应与樊尚咽峡炎(Vincent angina)、急性扁桃体炎及鹅口疮等相鉴别;喉白喉应与急性喉炎、变态反应性喉水肿及气管内异物相鉴别;鼻白喉应与慢性鼻炎、鼻内异物相鉴别。

处理要点

1. **一般治疗**　严格卧床2～6周。高热量流质饮食,维持水与电解质平衡,注意口腔护理,保持室内通风和湿度。

2. **病原治疗**　宜尽早(病后4天内)使用抗毒素,注射前需皮试,注意用抗毒素后假膜很快脱落,可堵塞气道,喉白喉患者适当减量。抗生素首选药物为青霉素G,疗程7～10天,也可用红霉素或头孢菌素治疗。

(姚佳燕)

第四节　沙门菌感染

　　部分沙门菌属细菌对人类有致病作用,可引起伤寒、副伤寒、胃肠炎、败血症等,本节主要介绍由伤寒沙门菌引起的伤寒(typhoid fever)。

诊断要点

　　1. **流行病学**　夏秋季多发,人群普遍易感,主要经粪-口传播。

　　2. **症状和体征**　持续发热、表情淡漠、相对缓脉、玫瑰皮疹、肝脾大和白细胞少等,有时可出现肠出血、肠穿孔等严重并发症。

　　3. **辅助检查**　血象可见白细胞总数减少,中性粒细胞减少,嗜酸性粒细胞减少或消失。病原学检查血培养、骨髓细胞培养第 1 ~ 2 周阳性率最高,粪便培养第 3 ~ 4 周阳性率最高。肥达试验在病程第 2 周起出现阳性,当 O 抗体效价在 1 ∶ 80 以上,H 抗体效价在 1 ∶ 160 以上,或 O 抗体效价与前次结果相比有 4 倍以上的升高,则有辅助诊断意义。

　　4. **疾病分型**

　　(1)经典型:病程的第 1 周为初期,起病缓慢,发热,可伴胃肠道症状及全身症状;病程的第 2 ~ 3 周为极期,持续发热,表情淡漠,出现神经系统中毒症状,相对缓脉,玫瑰疹,腹痛,便秘或腹泻,右下腹可有深压痛,轻度肝脾大;病程的第 4 周为缓解期,体温逐步下降,症状减轻;病程的第 5 周为恢复期,各项症状和体征恢复正常。

　　(2)轻型:全身毒血症状轻,病程短,1 ~ 2 周可恢复健康。

　　(3)暴发型:急性起病,毒血症状严重,高热或体温不升,常并发中毒性脑病、心肌炎、肠麻痹、中毒性肝炎或休克等。

　　(4)迁延型:发热可持续 5 周以上至数月之久,肝脾大明显。

　　(5)逍遥型:起病初期症状不明显,部分患者直至发生肠出血或肠穿孔才被确诊。

　　5. **鉴别诊断**　主要与其他急性发热性疾病相鉴别,如病毒性上呼吸道感染、细菌性痢疾、疟疾、革兰氏阴性杆菌败血症、血行播散性结核病等。

处理要点

　　1. **一般治疗**　消毒和隔离,发热期患者应卧床休息,给予流质或无渣半流质饮食,少量多餐。

2. **病原治疗**　第三代喹诺酮类,如左旋氧氟沙星、氧氟沙星、环丙沙星等;第三代头孢菌素,如头孢噻肟、头孢哌酮、头孢他啶、头孢曲松等。

(姚佳燕)

第五节　细菌感染性腹泻

感染性腹泻(infectious diarrhea)是由病毒、细菌、真菌及寄生虫引起的以腹泻为主要表现的一组常见肠道传染病,大多数呈急性经过,在 2 ～ 3 周显示自愈趋势,但也有迁延不愈的情况。本节主要介绍除霍乱、痢疾、伤寒、副伤寒以外的细菌感染性腹泻。

诊断要点

1. **流行病学**　全年均可发生,不同病原体好发季节不同,人群普遍易感,主要经粪 - 口传播。

2. **症状和体征**　潜伏期为数小时至数天、数周不等,多急性起病,少数起病较缓慢。临床表现轻重不一,以胃肠道症状最突出,出现食欲减退、恶心、呕吐、腹胀、腹痛、腹泻,可伴里急后重,呈水样便、黏液便、脓血便。常伴畏寒、发热、乏力、头晕等表现。病程为数天至1 ～ 2 周,常为自限性,少数可复发。超过 14 天的腹泻称为迁延性腹泻。

3. **辅助检查**

(1)血象:白细胞总数升高或正常,中性粒细胞增多或伴核左移。

(2)粪便常规:常可见红细胞、白细胞。

(3)病原学检查:细菌感染性腹泻可行粪便培养查找病原菌,但一般培养阳性率低。免疫学方法可用于粪便中病毒、细菌及毒素、血清中特异性抗原的检测。分子生物学方法可特异性地检测出粪便病原体的核酸。

(4)血清学检查:初期和恢复期双份血清特异性抗体,若抗体效价呈 4 倍以上增高则有诊断意义。

4. **鉴别诊断**　主要与非感染性腹泻相鉴别,如溃疡性结肠炎、克罗恩病、肿瘤性腹泻及功能性腹泻等。

处理要点

1. **一般治疗**　一般腹泻患者可进流食或半流食,忌多渣、油腻和刺激性食物。腹泻频繁,伴有严重感染中毒症状者,应卧床休息、禁食,并鼓励多饮水。

2. **病原治疗**　细菌感染性腹泻的病原菌不同,所使用抗菌药物也不同,部分轻症感染为自限性,不必应用抗菌药物治疗,重症或并发败血症者根据经验或药物敏感试验选用合适抗生素。艰难梭菌轻症患者停用抗菌药即可缓解症状,但重症患者需立即给予有效抗菌药物治疗。抗菌药可促使肠出血性大肠埃希菌 O157 菌释放维罗毒素(verotoxin),因此这类患者禁用抗菌药。

(姚佳燕)

第六节 细菌性痢疾

细菌性痢疾(bacillary dysentery)(简称"菌痢"),是由志贺菌感染引起的肠道传染病。本病主要通过消化道传播,终年散发,夏秋季可引起流行。传染源包括急、慢性菌痢患者和带菌者。人群普遍易感,可反复感染,一般为急性,少数迁延成慢性。

诊断要点

1. **流行病学** 有不洁饮食史、接触史;多发生于夏秋季。

2. **临床表现** 急性菌痢分为普通型、轻型、重型和中毒性菌痢。主要表现为发热、腹痛、腹泻,排黏液便或黏液脓血便,伴里急后重。查体可有腹部压痛,左下腹为主。重型者可出现严重腹胀及中毒性肠麻痹,严重失水可引起外周循环衰竭。中毒性菌痢全身中毒症状严重,可迅速发生循环及呼吸衰竭,局部肠道症状很轻或缺如。

慢性菌痢指菌痢反复发作或迁延不愈超过 2 个月,分为慢性迁延型、急性发作型和慢性隐匿型。长期腹泻可导致营养不良、贫血、乏力等。

3. **辅助检查** 急性菌痢白细胞总数可轻至中度增多,以中性粒细胞为主。慢性病患者可有贫血。粪便常规镜检可见白细胞、脓细胞和少许红细胞,如有巨噬细胞则有助于诊断。粪便培养出志贺菌可确诊。

4. **诊断标准** 通常根据流行病学史、症状体征及实验室检查进行综合诊断,确诊依赖于病原学检查。

5. **鉴别诊断** 急性菌痢需与急性阿米巴痢疾、其他细菌性肠道感染、细菌性胃肠型食物中毒、急性肠套叠、急性出血坏死性小肠炎等相鉴别。中毒性菌痢需与其他细菌引起的感染性休克、流行性乙型脑炎等相鉴别。慢性菌痢需与直肠癌、结肠癌、慢性血吸虫病、非特异性溃疡性结肠炎等疾病相鉴别。

处理要点

1. 急性菌痢

(1)一般及对症治疗:消化道隔离至临床症状消失,粪便培养连续2次阴性。维持水电解质平衡,物理或药物退热。毒血症状严重者,可给予小剂量肾上腺皮质激素。腹痛剧烈者可使用颠茄片或阿托品。

(2)抗菌治疗:轻型菌痢者可不用抗菌药物,严重病例需应用抗生素。抗生素疗程一般为 3～5 天。常用药物为喹诺酮类药物,首选环丙沙星,儿童、孕妇及哺乳期妇女非必要不宜使用。二线用药:头孢曲松、匹美西林可应用于任何年龄组;阿奇霉素也可用于成人治疗;小檗碱(黄连素)可与抗生素同时使用。

2. 中毒性菌痢

(1)对症治疗:降温止惊,高热伴烦躁、惊厥者可采用亚冬眠疗法。休克型患者给予迅速扩充血容量,纠正酸中毒,改善微循环障碍,可使用肾上腺皮质激素,有早期 DIC 表现者可给予肝素抗凝。脑型患者可给予甘露醇,减轻脑水肿,应用血管活性药物改善脑部微循环,同时给予肾上腺皮质激素;防治呼吸衰竭。

(2)抗菌治疗:药物基本与急性菌痢相同,但应先采取静脉给药,病情好转后改为口服。

3. 慢性菌痢

(1)一般和对症治疗:积极治疗可能并存的慢性消化道疾病或肠道寄生虫病。有肠道功能紊乱者可采用镇静或解痉药物。

(2)病原治疗:根据病原菌选用有效抗菌药物,通常联用 2 种不同类型药物,疗程需适当延长,必要时可给予多个疗程治疗,也可药物保留灌肠。抗菌药物使用后,菌群失调引起的慢性腹泻者可给予微生态制剂,包括益生菌和益生元。

预防

采取以切断传播途径为主的综合预防措施。急、慢性病患者和带菌者应隔离或定期访视管理,并给予彻底治疗,直至粪便培养阴性。养成良好的卫生习惯,特别注意饮食和饮水卫生。目前尚无可供普遍接种的疫苗,我国主要采用口服活疫苗,对同型志贺菌保护率约为 80%,但对其他型别菌痢的流行可能无保护作用。

(邓丽芬)

第七节　霍乱

霍乱(cholera)是由霍乱弧菌引起的烈性肠道传染病,为我国甲类传染病,也是国际检疫传染病。霍乱通过污染的水或食物传染,传染源是患者和带菌者。日常生活接触和苍蝇可引起间接传播。人群普遍易感。本病隐性感染较多,病后可获得一定免疫力,但也有再感染的报道。在我国,霍乱流行季节为夏秋季,以 7—10 月为多,流行地区主要是沿海一带。

诊断要点

1. **流行病学**　夏秋季发病,处于流行区或近 1 周内曾到过流行区,有不洁饮食史。

2. **临床表现**　起病急,先腹泻,后呕吐(泻吐期),多无腹痛,亦无里急后重。粪便呈泥浆样或水样含粪质,可见黏液,速转为米泔水样便或洗肉水样血便,每日数次至十余次,每次便量超过 1 000ml,无粪臭,稍有血腥味。O139 群霍乱患者发热、腹痛比较常见。频繁吐泻导致脱水、周围循环衰竭、肌肉痉挛、低血钾、尿毒症、酸中毒(脱水期)。典型病例根据临床表现的严重程度分为轻、中、重 3 型。

3. **辅助检查**　粪便常规可见黏液和少许红细胞、白细胞。粪便涂片染色可见革兰氏阴性菌,呈"鱼群"样排列。粪便培养可有霍乱弧菌生长。抗凝集素抗体双份血清滴度 4 倍以上升高有诊断意义。

4. **诊断标准**　具有下列之一者,可诊断为霍乱。

(1)有腹泻症状,粪便培养霍乱弧菌阳性。

(2)霍乱流行期间,在疫区内有典型的霍乱腹泻和呕吐症状,并迅速出现严重脱水、循环衰竭和肌肉痉挛者,虽粪便培养未发现霍乱弧菌,但无其他原因可查。如有条件,可做双份血清凝集试验,滴度 4 倍上升者可诊断。

(3)疫源检索中发现粪便培养阳性前 5 天内有腹泻症状者,可诊断为轻型霍乱。

无霍乱临床表现,但粪便、呕吐物或肛拭子细菌培养分离到霍乱弧菌者,诊断为带菌者。

5. **鉴别诊断**　本病应与细菌性食物中毒、急性细菌性痢疾、大肠埃希菌性肠炎、病毒性肠炎等相鉴别。

处理要点

1. **隔离与消毒**　严格隔离,及时上报疫情。确诊患者和疑似病例应分别隔离,患者排泄物应彻底消毒。患者症状消失后,隔天培养 1 次粪便,连续两次粪便培养阴性方可解除隔离。

2. **补液疗法**　及时正确地补充液体和电解质是治疗霍乱的关键。

　　重度脱水、不能口服的中度脱水及极少数轻度脱水患者采取静脉补液。原则：早期、迅速、足量，先盐后糖，先快后慢，纠酸补钙，见尿补钾。老人、婴幼儿、心肺功能不全者补液不可过快，边补边观察。药液种类的选择，应以维持人体正常电解质与酸碱平衡为目的。目前国内常选择541溶液，其配制可按以下比例组合：0.9% 氯化钠550ml、1.4% 碳酸氢钠 300ml、10% 氯化钾 10ml 以及 10% 葡萄糖140ml。补液量根据失水程度决定，最初 1 ~ 2 小时宜快速滴入，重度脱水者初始按 40 ~ 80ml/min 速度快速输入，之后按 20 ~ 30ml/min 速度滴入，视脱水情况改善，逐步减慢输液速度。成人患者 24 小时补液量：轻度脱水者为 3 000 ~ 4 000ml，中度脱水者为 4 000 ~ 8 000ml，重度脱水者为 8 000 ~ 12 000ml。轻中度脱水者可口服补液，推荐口服补液盐（ORS）配方为：葡萄糖 20g、氯化钠 3.5g、碳酸氢钠 2.5g、氯化钾 1.5g，溶于 1 000ml 饮用水内。成人患者最初 6 小时，每小时口服 750ml，之后根据腹泻量酌情增减。重度脱水者联合口服补液可减少静脉补液的不良反应和医源性电解质紊乱。

　　3. **抗菌治疗**　仅作为液体疗法的辅助治疗。常用药物：环丙沙星、诺氟沙星、多西环素、复方磺胺甲噁唑。

　　4. **对症治疗**　补液纠酸后血压仍低者，可加用肾上腺皮质激素及血管活性药物；合并急性肺水肿和急性心力衰竭者，调整输液速度，给予镇静、利尿及强心治疗，可应用地塞米松或氢化可的松。严重低钾者静脉补钾。发生急性肾衰竭者，纠正酸中毒及电解质紊乱，必要时透析。氯丙嗪和小檗碱（黄连素）可减轻腹泻。

　　预防

　　1. **管理传染源**　建立、健全肠道门诊，对腹泻患者进行登记及采便培养是发现霍乱患者的重要方法。对患者进行隔离治疗，做好疫源检索，对接触者严密检疫 5 天，留粪便培养并服药预防。

　　2. **切断传播途径**　加强饮水消毒和食品管理，对患者和带菌者的排泄物彻底消毒。此外，应消灭苍蝇等传播媒介。

　　3. **保护易感人群**　目前主要使用口服疫苗，主要用于保护地方性流行区的高危人群。

（邓丽芬）

第八节　布鲁氏菌病

　　布鲁氏菌病（brucellosis）又称波状热，是由布鲁氏菌引起的自然疫源性疾病。与人类有关的传染源主要是羊、牛及猪，其次是犬、鹿、马、骆驼等。本病可通过皮肤及黏膜接触、消化道、呼吸道传染,苍蝇携带、蜱叮咬也可传播。人群普遍易感,病后可获较强免疫力。疫区居民可因隐性感染而获免疫。

诊断要点

1. **流行病学**　有传染源密切接触史或疫区生活接触史,我国主要在西北、东北、青藏高原及内蒙古等牧区。发病高峰在春夏之间。潜伏期较长,一般 1 ~ 3 周,平均 2 周,也可为数月甚至 1 年以上。

2. **临床表现**　可分为急性感染(病程 6 个月以内)及慢性感染(病程超过 6 个月)。急性感染主要表现为发热、多汗、乏力、肌肉及关节疼痛、睾丸肿痛。发热多不规则,仅 5% ~ 20% 出现典型波状热。肌肉关节痛常较剧烈,为多发性、游走性大关节痛。脊柱受累以腰椎为主。肝、脾、淋巴结肿大常见。慢性感染临床表现多样,一类是全身性非特异性症状,类似神经症及慢性疲劳综合征;另一类是器质性损害,以骨骼 - 肌肉系统最为常见,神经系统病变也较常见。泌尿生殖系统病变也可见。此外,布鲁氏菌病可以局限在几乎所有的器官,最常局限在骨、关节、中枢神经系统,表现为相应临床症状和体征。

3. **辅助检查**　取血液、骨髓、组织、脑脊液等做细菌培养以明确病原体,急性期培养阳性率高。虎红平板(RBPT)或平板凝集试验(PAT)结果为阳性,用于初筛。试管凝集试验(SAT)、补体结合试验(CFT)、布鲁氏菌病抗 - 人免疫球蛋白试验、酶联免疫吸附试验(ELISA)阳性可作为诊断依据。

4. **诊断标准**　急性感染可通过流行病学史、临床表现和实验室检查诊断。慢性感染者和局灶性感染的诊断以获得细菌培养结果最为可靠。

5. **鉴别诊断**　本病急性感染应与长期发热性疾病相鉴别,如伤寒、结核、类风湿关节炎、淋巴瘤、胶原病等。慢性感染需与慢性骨关节病、神经症、慢性疲劳综合征等相鉴别。

处理要点

1. **急性感染**

(1)对症和一般治疗:高热者可物理降温或药物退热;合并睾丸炎者,可短期加用小剂量糖皮质激素;合并脑膜炎者需脱水治疗。

(2)病原治疗:原则为早期、联合、规律、适量、全程,必要时延长疗程,防止复发和慢性化,减少并发症发生。成人及 8 岁以上儿童,首选多西环素联合利福平,或多西环素联合链霉素、多西环素联合复方新诺明,或利福平联合喹诺酮类药物。8 岁以下儿童可采用利福平联合复方新诺明治疗,或利福平联合氨基糖苷类药物。孕妇可采用利福平联合复方新诺明治疗。妊娠12周内发生布鲁氏菌病,可选用三代头孢菌素联合复方新诺明治疗。药物治疗对孕妇有潜在风险,应权衡利弊。存在合并症者一般考虑应用三联或三联以上药物治疗,并适当延长疗程。

2. 慢性感染

(1)病原治疗:与急性感染治疗相同,必要时需重复治疗几个疗程。

(2)脱敏治疗:采用少量多次注射布鲁氏菌抗原,避免引起剧烈的组织损伤,又能起到一定的脱敏作用。

(3)对症治疗:根据患者具体情况采取相应的对症治疗方法。

【预防】

对疫区的传染源进行检疫,治疗或捕杀病畜,加强畜产品的消毒和卫生监督,做好高危职业人群的劳动防护和菌苗接种。对流行区家畜普遍进行菌苗接种可防止本病流行。

(邓丽芬)

第九节　炭疽

炭疽(anthrax)是由炭疽杆菌引起的动物源性传染病,属于自然疫源性疾病,主要发生于食草动物,特别是牛、马、羊和骆驼,其次是猪和狗。人主要通过直接或间接接触病畜及其排泄物、吸入带芽孢的粉尘或气溶胶,以及食用被炭疽杆菌污染的肉类和乳制品而感染。人与人之间的传播极少见。人群普遍易感,病后可获得持久的免疫力。在我国,流行主要集中在贵州、新疆、甘肃、四川、广西和云南等地区。

【诊断要点】

1. 流行病学　有病畜接触史或从事与动物及其产品接触的工作。皮肤炭疽的潜伏期相对较长,一般为1～5天,短至数小时,长至2周左右;肺和肠炭疽潜伏期一般在几小时之内。

2. 临床表现　皮肤炭疽最常见。病变多见于面、颈、肩、手和脚等裸露部位的皮肤。初期为斑疹或丘疹,次日出现水疱,第3～4天中心出现出血性坏死而稍下陷,周围有成群小水疱。第5～7天坏死区破溃成浅溃疡,血样渗出物结成硬而黑的似炭块状焦痂,痂内有肉芽组织(炭疽痈)。此后水肿消退,黑痂2周内脱落,逐渐愈合成疤。病程中常有轻至中度发热、头痛和全身不适等中毒症状。肺炭疽起病初期有短暂和非特异流感样表现,2～4天后出现持续高热、呼吸困难、发绀、咯血、喘鸣、胸痛和出汗,可发生休克并在24小时内死亡,常并发败血症和脑膜炎。肠炭疽极罕见,主要表现为高热、剧烈腹痛、腹泻、呕血、黑便,并很快出现腹水,易并发败血症休克而死亡。炭疽败血症常继发于肺、肠和严重皮肤炭疽,除原发局部炎症表现加重外,全身毒血症状更为严重,持续高热、寒战和衰竭,易发生感染性休克、DIC和脑膜炎,病情迅速恶化而死亡。

3. **辅助检查** 末梢血白细胞增高,中性粒细胞显著增多。分泌物、水疱液、血液、脑脊液细菌培养阳性是确诊依据。涂片染色见粗大的革兰氏阳性、呈竹节样排列的杆菌有助于临床诊断。血清学检查主要用于回顾性诊断和流行病学调查。

4. **诊断标准** 流行病学史资料在诊断中至关重要。有流行病学史,皮肤出现无痛性非凹陷性水肿、水疱和焦痂溃疡等典型改变即可诊断皮肤炭疽。肺炭疽的特点是肺X线片表现为出血性肺炎和纵隔影增宽,肠炭疽的特点为出血性肠炎。实验室检查涂片和培养阳性即可确定诊断。

5. **鉴别诊断** 皮肤炭疽应与痈、蜂窝织炎和恙虫病等相鉴别。肺炭疽应与大叶性肺炎、钩端螺旋体病和肺鼠疫等相鉴别。肠炭疽应与出血坏死性肠炎、肠套叠等相鉴别。

处理要点

1. **一般治疗** 患者应严格隔离,卧床休息。呕吐、腹泻或进食不足者适当补液。有出血、休克和神经系统症状者,给予相应处理。皮肤恶性水肿和重症者,可应用肾上腺皮质激素。皮肤炭疽局部可用1∶20 000高锰酸钾溶液温敷。重度颈部肿胀致呼吸困难者,可考虑气管插管或气管切开。

2. **病原治疗** 青霉素G是首选药物,也可使用头孢菌素、氨基糖苷类或喹诺酮类抗菌药物。

预防

1. **管理传染源** 皮肤炭疽的患者按照《中华人民共和国传染病防治法》规定的乙类传染病管理方法进行管理,而肺炭疽按照甲类传染病管理,患者严密隔离至痊愈,其分泌物和排泄物应彻底消毒,接触者医学观察8天。对疫区食草动物进行动物减毒疫苗接种、动物检疫、病畜治疗和焚烧深埋等处理。

2. **切断传播途径** 对从事接触可疑污染物工作的人群加强劳动保护。牧畜收购、调运、屠宰加工要有兽医检疫。防止水源污染,加强饮食、饮水及乳制品的监督。

3. **保护易感人群** 对从事畜牧业、畜产品收购、加工、屠宰业、兽医等工作人员及疫区的人群注射炭疽杆菌活疫苗。流行区动物的预防接种也十分重要。

（邓丽芬）

第十节　鼠疫

鼠疫（plague）是鼠疫耶尔森菌引起的烈性传染病，主要流行于鼠类、旱獭及其他啮齿动物，属于自然疫源性疾病。黄鼠属和旱獭属为主要储存宿主。褐家鼠、黄胸鼠是次要储存宿主，但却是人间鼠疫的主要传染源。其他如猫、羊、兔、骆驼、狼、狐等也可能成为传染源。人间鼠疫主要通过带菌的鼠蚤传播，经人的皮肤传入引起腺鼠疫；经呼吸道传入发生肺鼠疫，均可发展为败血症。本病传染性强，病死率高，属国际检疫传染病和我国法定的甲类传染病。人群普遍易感，病后可获持久免疫力。预防接种可获一定免疫力，降低易感性。

诊断要点

1. **流行病学** 10 天内到过鼠疫流行区，有与可疑鼠疫动物或患者接触史。我国发病最多的是滇西黄胸鼠疫源地和青藏高原喜马拉雅旱獭疫源地。

2. **临床表现** 发病急剧，寒战、高热、体温骤升为 39 ~ 41℃，呈稽留热。剧烈头痛，有时出现中枢性呕吐、呼吸急促、心动过速、血压下降。重症患者早期即可出现血压下降、意识不清、谵妄等。鼠疫可分为腺鼠疫、肺鼠疫、败血症型鼠疫（暴发型鼠疫）、轻型鼠疫和其他类型鼠疫。

3. **辅助检查** 用血、尿、粪及脑脊液做涂片或印片，革兰氏染色可找到 G⁻ 两端浓染的短杆菌，阳性率为 50% ~ 80%。将动物的脾、肝等脏器或患者的淋巴结穿刺液、脓、痰、血、脑脊液等，接种于普通琼脂或肉汤培养基中，可分离出鼠疫耶尔森菌。血清学应以恢复期血清抗体滴度升高 4 倍以上为诊断依据。分子生物学检测主要有 DNA 探针和 PCR，检测鼠疫特异性基因。

4. **诊断标准** 对有流行病学史、起病急骤、病情迅速恶化的高热患者，且具有下列临床表现之一者，应做出鼠疫的疑似诊断。

（1）起病急骤，高热，白细胞剧增，在未用抗菌药物或仅用青霉素族抗菌药物的情况下，病情迅速恶化，在 48 小时内进入休克或更严重的状态。

(2)急性淋巴结炎,淋巴结肿胀,剧烈疼痛并出现强迫体位。

(3)出现重度毒血症、休克综合征而无明显淋巴结肿胀。

(4)咳嗽、胸痛、呼吸急促,咳痰带血或咯血。

(5)重症结膜炎伴有严重上、下眼睑水肿。

(6)剧烈头痛、昏睡、颈部强直、谵语妄动、颅内压高、脑脊液浑浊。

(7)未接种过鼠疫菌苗,F1 抗体效价在 1 ∶ 20 以上者。

本病应先做出疑似诊断,以便早期治疗,提高治愈率。

5. **鉴别诊断**　腺鼠疫应与急性淋巴结炎、丝虫病淋巴结肿大等相鉴别。肺鼠疫应与大叶性肺炎、炭疽等相鉴别。败血症型鼠疫应与其他原因所致败血症、钩端螺旋体病、肾综合征出血热、流行性脑脊髓膜炎等相鉴别。

处理要点

1. **一般处理及对症治疗**　严格隔离消毒,病区内必须做到无鼠无蚤。患者排泄物和分泌物应彻底消毒。急性期患者应卧床休息,维持水电解质平衡。高热者物理或药物退热。烦躁不安或疼痛者用镇静止痛剂。有心力衰竭或休克者,及时强心和抗休克治疗。有DIC 者在给予血小板、新鲜冰冻血浆和纤维蛋白原等进行替代治疗的同时给予肝素抗凝治疗。中毒症状严重者可适当使用肾上腺皮质激素。

2. **病原治疗**　治疗原则是早期、联合、足量、应用敏感的抗菌药物。

(1)腺鼠疫:肌内注射链霉素,疗程一般为 10 ～ 20 天,链霉素使用总量一般不超过 60g。腺体局部按外科常规进行对症治疗。

(2)肺鼠疫和败血症型鼠疫:肌内注射链霉素,疗程一般为 10 ～ 20 天,链霉素使用总量一般不超过 90g。

(3)皮肤鼠疫:按一般外科疗法处置皮肤溃疡,必要时局部滴注链霉素或敷磺胺软膏。

(4)有脑膜炎症状的患者:在特效治疗的同时,辅以氯霉素治疗,疗程 10 天,注意氯霉素的骨髓毒性等不良反应。亦可选用氨基糖苷类、氟喹诺酮类、第三代头孢菌素及四环素等。

预防

1. **管理传染源**　灭鼠、灭蚤,监控鼠间鼠疫。加强疫情报告。严格隔离患者,患者和疑似患者应分别隔离。腺鼠疫隔离至淋巴结肿大完全消散后再观察 7 天。肺鼠疫患者隔离至痰培养 6 次阴性。接触者医学观察 9 天,曾接受预防接种者检疫 12 天。患者的分泌物与排泄物应彻底消毒或焚烧。死于鼠疫者的尸体用尸袋严密包扎后焚化。

2. 切断传播途径 加强国际检疫与交通检疫,对来自疫区的车、船、飞机进行严格检疫并灭鼠灭蚤。对可疑旅客进行隔离检疫。

3. 保护易感人群 参与治疗或进入疫区的医护人员必须穿戴好防护用品,加强个人防护。给予预防性用药,可选用四环素、多西环素、磺胺、环丙沙星等。必要时可肌内注射链霉素进行预防性治疗,疗程 7 天。预防接种的主要对象是疫区及其周围的人群、参加防疫的工作人员及进入疫区的医务工作者。非流行区人员在接种鼠疫菌苗 10 天后方可进入疫区。

(邓丽芬)

第十一节　结核病

结核病(tuberculosis)是由结核分枝杆菌引起的慢性传染病,可累及全身多个脏器,以肺结核(pulmonary tuberculosis)最为常见。开放性肺结核患者排菌是主要传染源,人体感染结核分枝杆菌后不一定发病,仅于抵抗力低时发病。

诊断要点

1. **流行病学** 有肺结核患者接触史,免疫力低下者如糖尿病、长期应用糖皮质激素或免疫功能缺陷者为易感人群。

2. **临床表现**

(1)结核病中 80% 为肺结核病,15% 为肺外结核,5% 的患者两者均累及。

(2)起病缓慢,病程经过较长,早期可无症状与体征,常见全身症状有低热、盗汗、乏力、消瘦、食欲减退,妇女可有月经失调或闭经。

(3)肺结核表现为干咳或少量黏液痰,痰中带血或咯血,有空洞形成时痰量增加,累及壁层胸膜时可有胸痛,重症肺结核可有呼吸困难、发绀。肺部体征取决于肺部病变性质、部位和范围,常见锁骨上下区和肩胛间区湿性啰音,叩诊浊音,呼吸音减弱;当肺部病变发生广泛纤维化或胸膜增厚粘连时则患侧胸廓下陷,肋间变窄,气管移位,对侧可有代偿性肺气肿征。

肺结核根据发病过程和临床类型可分为原发性肺结核、血行播散性肺结核、继发性肺结核、气管支气管结核、结核性胸膜炎 5 个类型。

(4)肺外结核表现:肺外结核病包括淋巴结结核、泌尿系统结核、骨关节结核、消化系统结核、生殖系统结核、中枢神经系统结核。结核性脑膜炎(tuberculous meningitis,TBM)患者可出现头痛、呕吐、癫痫发作等颅内高压症状和意识障碍,并可出现脑神经异常、脑实质损害、自主神经或脊髓受损症状与体征,80% 左右病例脑膜刺激征阳性。

3. 辅助检查

(1)痰结核分枝杆菌检查:是确诊肺结核最具特异性的方法。涂片抗酸染色镜检快速简便。痰结核分枝杆菌培养的灵敏度和特异度均高于涂片检查,还可通过药敏和菌型鉴定。

(2)胸部 X 线检查:可早期诊断肺结核,并可按病灶部位、范围、性质、发展情况定型、分期及判断治疗效果。肺结核的常见 X 线征有纤维钙化的结节病灶,浸润性、干酪性病灶以及空洞性病灶。结核病灶常在上肺的尖后段或下肺的背段,存在时间较长,常多种病灶混合存在和伴有肺内播散迹象。

(3)结核菌素皮肤试验(tuberculin skin test,TST):目前临床推广的方法为结核菌素纯蛋白衍化物(purified protein derivative,PPD)皮内注射法。PPD 皮试可根据皮肤硬结范围判断结果,5 ~ 9mm 为弱阳性,10 ~ 19mm 为阳性反应,20mm 以上或局部皮肤发生水疱与坏死为强阳性反应。PPD 试验阳性反应提示存在结核分枝杆菌感染或曾接种卡介苗,强阳性反应提示活动性结核病可能。PPD 试验阴性一般可排除结核病,但应注意在免疫缺陷患者中,特别是合并 HIV 感染患者、重症疾病者、年幼儿童及营养不良者,PPD 试验可能呈阴性反应。

(4)特异性结核抗原多肽刺激后的全血或细胞 IFN-γ 测定:临床上多使用以 T 细胞为基础的 γ 干扰素释放试验(interferon gamma release assay,IGRA),灵敏度及特异度均高于结核菌素试验。IGRA 阳性提示结核菌感染,但无法区分潜伏感染和活动性感染。

(5)分子生物学检测技术:使用 PCR 技术可检测出标本中微量的结核菌 DNA,还可以对结核耐药相关基因进行检测,获得分子药敏结果进行精准治疗。

(6)血清学检测:结核病患者血清中特异性抗体(ELSA)不能独立用于结核病诊断,可对现有诊断方法起到补充作用。

(7)其他检查:纤维支气管镜检查可发现支气管内膜结核,浅表淋巴结活检也有助于鉴别诊断。结核性脑膜炎患者腰椎穿刺脑脊液压力增加,细胞计数为 $(100 \sim 500) \times 10^6/L$(淋巴细胞为主),蛋白质增加,葡萄糖降低,脑脊液中获得结核分枝杆菌微生物学证据或核酸扩增阳性可确诊。

4. 肺结核诊断标准 根据病史、影像学和结核菌检查结果可将肺结核患者分为疑似病例、临床诊断病例和确诊病例。

(1)符合下列条件之一者为疑似病例:① 5 岁以下儿童,有肺结核可疑症状同时有与涂阳肺结核患者密切接触史;②仅胸部影像学检查显示与活动性肺结核相符的病变。

(2)3 次痰涂片阴性但符合下列条件之一者为临床诊断病例:①胸部影像学检查显示有与活动性肺结核相符的病变,且伴有咳嗽、咳痰、咯血等肺结核可疑症状;②胸部影像学检查显示有与活动性肺结核相符的病变,且 TST 强阳性;③胸部影像学检查显示有与活动性肺结核相符的病变,且 IGRA 阳性;④胸部影像学检查显示有与活动性肺结核相符的病变,且肺外组织病理检查证实为结核病变;⑤疑似肺结核病例经诊断性治疗或随访观察可排除其他肺部疾病者;⑥支气管镜检查符合气管支气管结核改变;⑦单侧或双侧胸腔积液,胸腔积液检查提示渗出液,胸腔积液腺苷脱氨酶(adenosine deaminase,ADA)明显升高,伴有 TST 阳性或 IGRA 阳性。

(3)确诊病例

1)凡符合下列 3 项之一者为痰涂片阳性肺结核病例:① 2 份痰标本直接涂片抗酸杆菌镜检阳性;② 1 份痰标本直接涂片抗酸杆菌镜检阳性,加肺部影像学检查符合活动性肺结核影像学表现;③ 1 份痰标本直接涂片抗酸杆菌镜检阳性,加 1 份痰标本结核分枝杆菌培养阳性。

2)同时符合下列两项者为仅痰培养阳性肺结核:①痰涂片阴性;②肺部影像学检查符合活动性肺结核影像学表现,加 1 份痰标本结核分枝杆菌培养阳性。

3)肺部影像学检查符合活动性肺结核影像学表现,分子生物学检测阳性(如 PCR)。

4)肺或胸膜病变标本病理学诊断为结核病变者。

通过以上检查仍无法确诊者,可进行 TST 或 IGRA 检测、胸部 CT、经支气管镜肺活检(TBLB)、经皮或胸腔镜活检以协助诊断及鉴别诊断。

5. 鉴别诊断 肺结核病需与肺癌、肺炎、肺脓肿、支气管扩张、非结核分枝杆菌肺病等相鉴别,其他肺外结核病需与相关器官病变相鉴别。

处理要点

1. **一般治疗** 有发热、咯血或病灶在急性活动期者宜卧床休息及增加营养,病灶基本稳定后可逐步恢复正常工作。

2. **抗结核化疗** 化学治疗是现代结核病最主要的基础治疗,简称"化疗"。化疗原则是早期、联合、适量、规律、全程。

(1)抗结核化疗药物:抗结核药物按效力和副作用大小分为两类。

1)一线抗结核药物:疗效好,副作用相对较小,包括异烟肼(isoniazid,INH,H)、利福平(rifampin,RFP,R)、吡嗪酰胺(pyrazinamide,PZA,Z)、乙胺丁醇(ethambutol,EB,E)。一线抗结核药是目前初治结核病治疗方案的主要组成药物。

2)二线抗结核药物:是指除一线药以外的其他抗结核药物,在一线药物耐药或不良反应不能耐受时被选用,包括卡那霉素、阿米卡星、对氨基水杨酸、左氧氟沙星、莫西沙星、链霉素(streptomycin,SM,S)等。

(2)抗结核化疗方案:主要有初治方案和复治方案。

1)初治方案:初治患者是指既往未接受抗结核治疗或正在接受标准化疗方案用药而治疗短于疗程者以及不规则化疗不足1个月的患者。初治病例的标准化治疗方案分为2个阶段,即2个月的含异烟肼、利福平、吡嗪酰胺和乙胺丁醇的强化期治疗和4个月的含异烟肼、利福平的巩固期治疗,简写为2HRZE/4HR。

2)复治方案:对于初治失败的患者、规则用药满疗程后痰菌又转阳的患者、不规则化疗超过1个月的患者及慢性排菌患者,需采用复治方案。对于复治患者应尽可能进行传统或分子药敏试验,根据药敏试验结果采用相应的治疗方案。我国推荐的复治方案为2HRZES/6HRE或3HRZE/6HRE。

(3)耐药肺结核治疗:同时对异烟肼和利福平耐药的结核病称为耐多药结核病(multidrug-resistant tuberculosis,MDR-TB)。WHO根据药物的疗效、使用经验、安全性将治疗MDR-TB的抗结核药物分为A组、B组、C组(表3-2-1)。推荐选择全部A组药物和1~2种B组药物组成耐多药结核病治疗方案,C组作为无法完全由A组和B组药物组成方案时的替代选择。

表 3-2-1　WHO 推荐的耐多药结核病抗结核药分组（2020 年）

药物分组	药物名称	药物缩写
A 组： 包括所有三种药物	左氧氟沙星 / 莫西沙星	Lfx/Mfx
	贝达喹啉	Bdq
	利奈唑胺	Lzd
B 组： 添加一种或两种药物	氯法齐明	Cfz
	环丝氨酸 / 特立齐酮	Cs/Trd
C 组： 当 A 组和 B 组的药物 不能使用时，加入 C 组 药物以完成治疗方案	乙胺丁醇	E
	德拉马尼	Dlm
	吡嗪酰胺	Z
	亚胺培南 - 西司他丁 / 美罗培南	Ipm-Cln/Mpm
	阿米卡星 / 链霉素	Am/S
	乙硫异烟胺 / 丙硫异烟胺	Eto/Pto
	对氨基水杨酸	PAS

标准短程化疗方案用于氟喹诺酮敏感且无播散性结核病、无严重肺外结核病的 MDR-TB 患者，建议治疗方案为 9 ~ 12 个月含贝达喹啉全口服方案，具体为贝达喹啉、左氧氟沙星 / 莫西沙星、氯法齐明、吡嗪酰胺、乙胺丁醇、乙硫异烟胺、异烟肼（高剂量）组成的 4 ~ 6 个月强化期治疗，以及左氧氟沙星 / 莫西沙星、氯法齐明、吡嗪酰胺、乙胺丁醇组成的 5 个月巩固期治疗。

不满足接受标准短程化疗方案条件的患者可接受长程方案，包括所有 3 种 A 组药物和 1 种或 2 种 B 组药物。如果仅使用 1 种或 2 种 A 组药物，则 2 种 B 组药物均包括。如果治疗方案不能由 A 组和 B 组药物组成，则通过加入 C 组药物完成。长程治疗方案中，含贝达喹啉 / 注射类药物的治疗周期建议至少 6 个月，可依据治疗应答情况调整；后续治疗方案应包含除外贝达喹啉 / 注射类药物的其他药物，总疗程应至少 18 个月。

（4）结核性脑膜炎的化疗：遵循肺结核的化疗模式，但最佳的药物治疗方案和各阶段的最佳持续时间尚无定论。一般采用异烟肼、利福平、吡嗪酰胺、乙胺丁醇（HRZE）四药联合方案，强化期 3 ~ 4 个月，总疗程 12 ~ 18 个月，也可根据脑脊液常规、生化结果，自两者均恢复正常后，继续抗结核治疗 6 ~ 8 个月。

3. 对症治疗

(1)有高热等严重结核毒性症状,或合并有结核性脑膜炎、胸腔积液的结核性胸膜炎,在有效的抗结核化疗同时可加用糖皮质激素。泼尼松20mg,每日1次,症状缓解后,每周递减5～10mg/d;疗程4～8周。

(2)咯血:小量咯血者注意休息,可用镇静药或止咳药。大咯血可用药物治疗,如垂体后叶素。药物控制无效时可考虑纤维支气管镜止血、支气管动脉栓塞或手术切除。

4. **手术治疗**　对于药物治疗失败或威胁生命的单侧肺结核,特别是局限性病变,如一侧肺毁损、不能控制的大咯血等,外科治疗是可选择的治疗方法。

5. **预防措施**　建立结核病防治系统,开展防治结核宣传,教育民众养成良好卫生习惯;早期发现和彻底治疗患者;采用疫苗预防。

(黄莹莹)

第三章

深部真菌病

第一节　新型隐球菌病

　　新型隐球菌病(cryptococcosis neoformans)好发于细胞免疫低下者,如 HIV 感染者或应用免疫抑制剂者。隐球菌性脑膜炎最为常见,其次是肺隐球菌病。

诊断要点

　　1. **流行病学**　患者可曾暴露于鸟粪,尤其是鸽粪;好发群体可存在影响免疫防御功能的基础疾病和因素,如 HIV 感染、恶性肿瘤、结缔组织病、器官移植和应用糖皮质激素或免疫抑制剂;也可见于健康成年人。

　　2. **临床表现**　中枢神经系统(central nervous system,CNS)感染者,起病缓慢,表现为逐渐加重的剧烈头痛、脑膜刺激征阳性,严重时出现意识障碍、抽搐、病理征阳性等。肺部感染者症状轻重不一,从无症状到急性呼吸衰竭,典型者表现为咳嗽、黏液痰和胸痛。HIV 感染者病情进展迅速,易发生血行播散。

　　3. **胸部影像学表现**　免疫功能正常者最常见的表现是单个或几个边界清晰的非钙化结节,位置常邻近胸膜。免疫功能受损者影像学表现更为严重,可表现为肺叶浸润、肺门和纵隔淋巴结肿大以及胸腔积液。

　　4. **血清新型隐球菌荚膜抗原**　特异度高,是理想的筛查方式,CNS 感染者阳性率高,但 CNS 以外部位感染者较低。抗原滴度与感染严重性平行。

　　5. **脑脊液检查**　血清隐球菌抗原滴度低($< 1 : 512$),无 CNS 症状,免疫功能正常者,无须接受腰椎穿刺。有 CNS 症状、存在基础疾病或血清抗原滴度极高($> 1 : 512$)的免疫功能正常者,需要接受腰椎穿刺。隐球菌性脑膜炎时,脑脊液压力明显升高,外观澄清或稍混浊,细胞数在$(40 \sim 400) \times 10^6/L$且以淋巴细胞为主,蛋白水平轻中度升高,葡萄糖和氯水平降低。

　　脑脊液、血液、皮肤病灶、全身其他组织和体液标本墨汁涂片、培养分离以及组织病理标本找到有荚膜的酵母菌是确诊依据。

处理要点

　　治疗方案根据感染部位和免疫功能而定,所有 CNS 以及肺外感染者均需治疗。肺部感染者、无症状的免疫功能正常者可临床观察随访,治疗目标在于控制症状体征以及降低中枢神经系统播散的风险。

1. **CNS 隐球菌病的治疗原则** 一般原则包括长期抗真菌治疗、控制颅内压、调节免疫抑制和控制免疫重建炎症综合征(immune reconstitution inflammatory syndrome,IRIS)。

(1)抗真菌治疗:CNS 隐球菌病抗真菌药物包括多烯类、三唑类和嘧啶类,单独或联合使用,见表 3-3-1。CNS 隐球菌病治疗方案见表 3-3-2。

表 3-3-1 CNS 隐球菌病抗真菌药物

分类	药物	推荐用法用量
多烯类	两性霉素 B 去氧胆酸盐(AMB)	0.7 ~ 1.0mg/(kg·d),静脉注射
	两性霉素 B 脂质体(L-AMB)	3 ~ 4mg/(kg·d),静脉注射
	两性霉素 B 脂质复合物(LC-AMB)	5mg/(kg·d),静脉注射
三唑类	氟康唑(FLU)	200 ~ 1 200mg/d,口服或静脉注射(具体见下文)
	伊曲康唑(ITRA)	200 ~ 400mg/d,口服(具体见下文)
	伏立康唑(VOR)	200mg,每日 2 次,口服
嘧啶类	氟胞嘧啶(5-FC)	100mg/(kg·d),分 4 次口服

表 3-3-2 CNS 隐球菌病治疗方案

阶段	首选方案	替代方案
诱导	药物可及时:L-AMB,或 LC-AMB,联合 5-FC,至少 2 周[①];药物受限时:L-AMB 10mg/kg,1 次应用,联合 5-FC,联合 FLU 1 200mg/d,至少 2 周[①];L-AMB 不可及时:AMB 1mg/(kg·d),联合 5-FC,连用 1 周;随后口服 FLU 1 200mg/d,连用 1 周[①]	AMB 1mg/(kg·d),或口服 FLU 1 200mg/d,联合 5-FC,至少 2 周[①]
巩固	静脉或口服 FLU 400 ~ 800mg/d[②],至少 8 周	口服 ITRA 200mg,每日 2 次,至少 8 周

阶段	首选方案	替代方案
维持	口服 FLU 200mg/d,至少 1 年[③]	口服 ITRA 200mg,每日 1 次,至少 1 年

注:① 初始治疗应至少持续 2 周,期间每日监测临床治疗反应,2 周时复查腰椎穿刺以确定是否转阴。但最终疗程取决于多种因素,包括有无严重的神经系统并发症(如持续性头痛、癫痫发作、眼部及听觉异常表现)、脑实质受累的影像学证据(如隐球菌瘤)、患者基础状况以及疗效。若患者在治疗时已有或新发神经系统并发症,诱导治疗应持续至少 6 周(或脑脊液培养阴性后 4 周)。

② 临床治疗反应明确,可以在等待脑脊液(CSF)培养的同时开始巩固治疗。若肾功能正常,通常给予 FLU 800mg/d。若符合以下所有条件,也可考虑给予 FLU 400mg/d:曾接收 AMB+5-FC 治疗 2 周,2 周复查 CSF 培养阴性,HIV 感染者已开始抗逆转录病毒治疗(ART)。

③ 维持治疗时间至少 1 年。此后,$CD4^+T$ 淋巴细胞计数 ≥ $100/mm^3$ 且 ART 治疗后病毒载量无法检测 ≥ 3 个月者,可以停止维持;但若无法获得病毒载量结果,建议维持至 $CD4^+T$ 淋巴细胞计数 ≥ $200/mm^3$。

(2)控制颅内压:首选甘露醇,可加用呋塞米 + 白蛋白,但糖皮质激素不宜常规应用。严重者可反复行腰椎穿刺引流,或侧脑室外引流,或脑脊液脑室腹腔分流术。

(3)调节免疫抑制:减少免疫抑制剂量,首先减少糖皮质激素。

(4)控制 IRIS:IRIS 可见于 HIV 感染并开始 ART 治疗者,或部分实体器官移植者,表现为抗真菌治疗后 6 周内出现发热、淋巴结炎及脑膜炎症状体征加重等。症状轻者可给予对症治疗,严重者应给予糖皮质激素治疗:初始地塞米松 0.3mg/(kg·d)或泼尼松 1mg/(kg·d),随后 6 周内逐步减量至停用。

2. 肺隐球菌病

(1)抗真菌治疗:抗真菌药物一般选用三唑类。首选方案:口服氟康唑(400mg,或 6mg/kg,每日 1 次),疗程 6 ~ 12 个月。替代方案:见表 3-3-3。

表 3-3-3　肺隐球菌病抗真菌治疗替代方案

药物	负荷剂量	维持剂量
伊曲康唑	200mg,3 次 /d×3d	200mg,2 次 /d

续表

药物	负荷剂量	维持剂量
伏立康唑	6mg/kg，或 400mg，2 次 /d×1d	200mg，2 次 /d
泊沙康唑缓释片	300mg，2 次 /d×1d	300mg，1 次 /d
艾沙康唑	200mg，3 次 /d×2d	200mg，1 次 /d

适用人群：轻度到中度肺隐球菌病（无弥漫性肺部浸润，无播散性感染）。重度肺隐球菌病（如弥漫性肺部浸润）、播散性感染（如至少两个不相邻部位受累），或血清隐球菌抗原滴度 ≥ 1 ∶ 512，治疗参照 CNS 感染。

（2）外科手术：内科治疗无效的肺局部隐球菌感染偶尔需要外科手术切除来治愈。

（唐可京　匡煜坤）

第二节　耶氏肺孢子菌病

耶氏肺孢子菌肺炎（*pneumocystis jirovecii* pneumonia，PJP）是由耶氏肺孢子菌寄生于肺部引起的一种机会性感染，常见于 HIV 感染者、组织器官移植者、恶性肿瘤放化疗者等免疫功能低下的人群。

诊断要点

1. 宿主因素

（1）$CD4^+T$ 淋巴细胞计数 < $200/mm^3$，如 HIV 感染者、淋巴瘤、白血病等。

（2）实体器官移植。

（3）暴露于可导致 T 细胞功能障碍的相关药物。

（4）既往 60 天内接受 2 周以上且剂量相当于 0.3mg/kg 以上的泼尼松治疗。

2. 非 HIV 感染者呈暴发性或亚急性起病，HIV 感染者通常呈惰性起病。

3. 症状重（发热、干咳、进行性呼吸困难、低氧血症），但肺部阳性体征少，症状与体征的严重程度不成比例。

4. 胸部影像学符合弥漫性间质性肺炎改变。胸部 X 线片可见双肺从肺门开始的弥漫性网状结节样间质浸润，胸部 CT 显示双肺磨玻璃状改变。

5. 血清乳酸脱氢酶升高。

6. 血清 G 试验（1,3-β-D 葡聚糖试验）连续两次阳性。

7. 痰液、支气管肺泡灌洗液（BALF）、肺组织标本以及血清／全血标本 real-time PCR 检测 PJP 阳性。

8. 组织、BALF 或痰液真菌染色（吉姆萨染色、六胺银染色或甲苯胺蓝染色）／免疫荧光染色阳性。

9. 下呼吸道分泌物或肺组织中发现肺孢子菌的包囊和滋养体是确诊的金标准。

处理要点

PJP 的治疗方法见表 3-3-4。

表 3-3-4　PJP 治疗方法

严重程度	血气分析结果	一线用药	二线用药	糖皮质激素
轻度	$P_{(A-a)}O_2 < 35mmHg$，$PaO_2 \geqslant 70mmHg$	口服 SMZ-TMP	口服：TMP+ 氨苯砜；克林霉素（静脉）+ 伯氨喹；阿托伐醌	不推荐
中度	$35mmHg \leqslant P_{(A-a)}O_2 < 45mmHg$，$60mmHg \leqslant PaO_2 < 70mmHg$	口服 SMZ-TMP	口服：TMP+ 氨苯砜；克林霉素（静脉）+ 伯氨喹	推荐
重度	$P_{(A-a)}O_2 \geqslant 45mmHg$，$PaO_2 < 60mmHg$	静脉 SMZ-TMP	口服：克林霉素 + 伯氨喹；静脉：喷他脒	推荐

注：使用 SMZ-TMP、氨苯砜或伯氨喹时需注意排除 G6PD 缺乏症。

1. **抗肺孢子菌治疗**　一线用药：复方磺胺甲噁唑（SMZ-TMP）。肾功能正常者的剂量为 15 ～ 20mg/（kg·d），分 3 次或 4 次静脉给药或口服；剂量以 TMP 成分计算，表示为 mg/（kg·d）TMP。若治疗期间肌酐清除率出现变化，则可能需要调整剂量。

对 SMZ-TMP 过敏的患者最好给予脱敏处理。患者有严重过敏史，如史 - 约综合征（Stevens-Johnson syndrome）、中毒性表皮坏死松解症，则不应使用 SMZ-TMP，也不应脱敏，此时可考虑二线用药方案（表 3-3-5）。

表 3-3-5　抗肺孢子菌治疗二线用药

药物方案	用法用量	不良反应
TMP+ 氨苯砜	TMP:5mg/kg,每日 3 次	皮疹,胃肠道反应,转氨酶升高,中性粒细胞减少,高钾血症
	氨苯砜:100mg,每日 1 次	皮疹,发热,淋巴结病,转氨酶升高,胃肠道反应,高铁血红蛋白症,溶血性贫血
克林霉素 + 伯氨喹	克林霉素:900mg,静脉注射,每 8 小时 1 次,或 600mg,静脉注射,每 6 小时 1 次	皮疹,腹泻,伪膜性结肠炎,腹痛
	伯氨喹:30mg,口服,每日 1 次	皮疹,发热,胃肠道反应,高铁血红蛋白症,溶血性贫血,白细胞减少,中性粒细胞减少
阿托伐醌	750mg,口服,每日 2 次	胃肠道反应,发热,转氨酶升高,皮疹
喷他脒	4mg/kg,静脉注射,每日 1 次	肾毒性,输液反应,高钾血症,高血糖,胰腺炎,心律失常,转氨酶升高,低血压,低血糖,低钾血症,低钙血症

不良反应:胃肠道反应、光过敏、皮疹、发热、白细胞减少、高钾血症、急性肾损伤和肝毒性。如果出现以下任何一种情况,应立即停用:持续性皮疹和 / 或发热 > 5 天,中性粒细胞计数 < 500/mm³,低血压,顽固性高钾血症,先出现流感样症状继而出现结膜刺激、黏膜受累、皮肤疼痛、靶形损害、水疱或皮肤脱屑。

治疗持续时间:建议治疗持续 21 天,必要时可延长疗程。完成疗程后,应考虑给予减量抗菌治疗预防再次感染(即二级预防)。

2. **辅助应用糖皮质激素**　中重度 PJP 患者存在低氧血症,如呼吸室内空气时 PaO_2 < 70mmHg,或肺泡 - 动脉血氧分压差 $[P_{(A-a)}O_2] \geq 35mmHg$,或 SaO_2 < 92% 时,应给予糖皮质激素治疗。若患者在接受抗肺孢子菌治疗期间出现临床恶化且符合糖皮质激素治疗标准,也可给予糖皮质激素辅助治疗。

糖皮质激素方案:泼尼松 40mg,每天 2 次 ×5 天,然后 40mg,每天 1 次 ×5 天,然后 20mg,每天 1 次 ×11 天。如静脉用甲泼尼龙,用量为泼尼松的 75%。

3. 高效抗反转录病毒治疗（HAART） HIV 感染者应尽早进行 HAART，通常在抗 PJP 治疗的 2 周内进行。

（唐可京　匡煜坤）

第三节　曲霉病

曲霉病（aspergillosis）的临床特点、病程和预后取决于吸入曲霉菌孢子的数量和患者的免疫反应情况。临床上分为变应性支气管肺曲霉病（allergic bronchopulmonary aspergillosis，ABPA）、慢性肺曲霉病（chronic pulmonary aspergillosis，CPA）和侵袭性肺曲霉病（invasive pulmonary aspergillosis，IPA）。

一、变应性支气管肺曲霉病

诊断要点

变应性支气管肺曲霉病临床上表现为难治性哮喘和咯血、发热、乏力、咳痰等非特异性症状（表 3-3-6）。

表 3-3-6　变应性支气管肺曲霉病诊断标准

须具备第 1 项、第 2 项和第 3 项中的至少 2 条	
相关疾病	哮喘：特别是难治性哮喘或重症哮喘
	其他疾病：支气管扩张症、慢性阻塞性肺疾病、肺囊性纤维化
必需条件	烟曲霉特异性 IgE 水平升高或烟曲霉皮试速发反应阳性
	血清总 IgE 水平升高（> 1 000ng/ml 或 > 417IU/ml）[①]
其他条件	血嗜酸性粒细胞计数 > 0.5×10^9/L
	影像学与 ABPA 一致的肺部阴影[②]
	血清烟曲霉特异 IgG 抗体或沉淀素阳性

注：①若符合所有其他条件，总 IgE 水平可不达到上述标准。

②ABPA 的肺部影像学表现通常为一过性、反复性、游走性肺部浸润影或实变影，相对特征性表现包括黏液嵌塞、支气管扩张、小叶中心性结节、"树芽征"。

处理要点

治疗目标：控制症状，预防急性加重，防止或减轻肺功能受损。

1. 避免接触变应原。

2. 糖皮质激素 口服糖皮质激素是基础治疗:泼尼松 0.5mg/(kg·d),2 周;继以 0.25mg/(kg·d),4 ~ 6 周;逐渐减量,总疗程 6 个月。吸入糖皮质激素不作为首选,单独使用无临床获益。

3. 抗真菌药物 伊曲康唑为首选:200mg,每天 2 次,4 ~ 6 个月;如需继续,减量至 200mg,每天 1 次,4 ~ 6 个月。也可以选用伏立康唑:200mg,每天 2 次,疗程同伊曲康唑。

4. 其他药物 奥马珠单抗(重组人源化 IgE 单克隆抗体)。

二、慢性肺曲霉病

诊断要点

1. 临床表现 症状持续超过 3 个月,主要表现为反复咯血、持续咳嗽、体重下降。其他症状很常见,但不是必需的,最明显的是疲劳、胸痛、呼吸困难和咳痰。慢性肺曲霉病可分为 5 种类型(表 3-3-7)。

2. 胸部影像学表现 进行性空洞浸润和 / 或真菌球形成和 / 或空洞周围的纤维化或渗出或胸膜增厚。

3. 微生物学证据 曲霉菌特异性 IgG 阳性和 / 或痰涂片显示菌丝与曲霉菌一致,或两次以上痰培养、其他呼吸道标本培养见曲霉菌生长。涂片、GeneXpert 和 / 或培养等排除分枝杆菌感染,但需注意两者可以同时存在。

表 3-3-7　慢性肺曲霉病的 5 种类型

类型	临床表现
单发曲菌球	单一肺空洞内有曲霉球,有与曲霉有关的血清学或微生物证据,非免疫抑制宿主极少或无症状,观察 3 个月以上影像学无进展
慢性空洞性肺曲霉病(CCPA)	一个或以上肺空洞(薄壁或厚壁)内有一个或以上曲霉肿或不规则腔内物质,有曲霉有关的血清或微生物证据,明显的肺部和 / 或全身症状,观察 3 个月以上影像学有明显的进展(新空洞,空洞周围渗出增加或纤维化加重)
慢性纤维性肺曲霉病(CFPA)	至少 2 叶的严重纤维性破坏,导致肺功能严重损害;一叶一腔的严重纤维性破坏,只涉及该叶;通常纤维性表现为实变,也可见大空洞周围纤维化
曲霉结节	实变或空洞性单个或多个结节,类似结核球、肺癌、肺孢子菌病和其他疾病,诊断只能依靠组织学;虽坏死常见,但组织侵袭难以证明

续表

类型	临床表现
亚急性侵袭性/慢性坏死性/半侵袭性	发生在免疫功能轻度抑制患者的 IPA,发生时间较长,为 1～3 个月;有不同的放射学特征,包括空洞、结节、进行性实变伴脓肿形成;活检肺组织有菌丝,有 IPA 的微生物证据;血或 BALF 的半乳甘露聚糖抗原试验(GM test)阳性

处理要点

1. **抗真菌药物治疗**　单发曲菌球和曲霉结节无须抗真菌治疗,抗真菌药物用于进展期 CPA,目的在于控制感染性疾病进展,预防肺组织纤维化、出血,提高生活质量。

口服药物可以选择:伊曲康唑(200mg,每日 2 次)、伏立康唑(150～200mg,每日 2 次)、泊沙康唑(400mg,每日 2 次)。疗程一般建议 6 个月,但停药后约 1/4 的患者会复发,因此患者有可能需要长期甚至终身的抗真菌治疗,同时需要兼顾患者的状态和药物耐受性。

对于初始治疗失败、三唑类不耐受、三唑类耐药的 CPA 进展期患者,可考虑注射型抗真菌药物治疗,包括米卡芬净(150mg,每日 1 次)、两性霉素 B(0.7～1.0mg/kg,每日 1 次)、两性霉素 B 脂质体(3mg/kg,每日 1 次)、卡泊芬净(70mg,首日 1 次,之后 50mg,每日 1 次维持)。

2. **手术治疗**　有症状的单发曲菌球患者可通过外科手术治疗。此外,微创手术适用于外周病灶且无肺门受累者。单纯曲菌球且免疫功能正常的患者,通常不需要辅助抗真菌治疗。

如果 CCPA 患者长期抗真菌治疗无效、不能忍受或不可行(唑类多重耐药)可考虑外科治疗,但术后并发症多,如持续气体渗漏、伤口感染、支气管胸膜瘘及呼吸衰竭。

在任何复杂情况下都应考虑术前抗真菌治疗(开始于术前 2 周)。术后抗真菌治疗的时间要个体化制定。如果术中真菌溢出,抗真菌治疗至少持续 2 个月。未完全切除者需要长期抗真菌治疗。

3. **并发症处理**　对于 CPA 引起的咯血,轻度咯血主要给予氨甲环酸治疗及抗真菌治疗。中重度咯血采用支气管动脉导管栓塞治疗。若以上干预措施无效,则应考虑手术。

三、侵袭性肺曲霉病

诊断要点

1. **危险因素**　细胞免疫功能明显缺陷患者,如重度和长期中性粒细胞减少甚至缺乏(伴持续中性粒细胞缺乏的血液系统疾病;急性白血病伴反复和/或长期中性粒细胞缺乏;移植前有曲霉菌感染)、使用大剂量糖皮质激素、其他可致细胞免疫应答长期受损的药物或疾病(应用免疫抑制剂、HIV 感染等)、造血干细胞移植或实体器官移植等。近年来,无免疫抑制或轻度免疫抑制患者的新发危险因素包括慢性阻塞性肺疾病和接受糖皮质激素治疗、入住 ICU、某些病毒感染(流感病毒、新型冠状病毒、呼吸道合胞病毒)等。

2. **症状和体征**　发热、胸痛、呼吸急促、咳嗽和/或咯血。气道侵袭性支气管肺曲霉病患者,通常表现为明显呼吸困难、咳嗽和哮鸣,偶尔咳出管腔内黏液栓。

3. **首选胸部 CT 检查**　肺曲霉病通常表现为单个或多个结节(伴或不伴空洞)、斑片状或节段性实变,或支气管周围浸润(伴或不伴"树芽征")。气道侵袭性者也可能显示气道增厚、斑片状浸润影、实变或小叶中心结节。

4. **微生物学检查**　合格痰液经直接镜检发现与曲霉菌一致的菌丝,痰培养 2 次阳性。支气管肺泡灌洗液经直接镜检发现与曲霉菌一致的菌丝,真菌培养阳性。血液标本曲霉菌半乳甘露聚糖抗原试验(GM 试验)(ELISA)检测连续 2 次阳性。血液标本真菌细胞壁成分 1,3-β-D 葡聚糖试验(G 试验)连续 2 次阳性。

5. **组织病理学检查**　为诊断的金标准,推荐采集足量组织和体液样本同时送检组织病理学、细胞学检查与无菌部位真菌培养(表3-3-8)。

表 3-3-8　侵袭性肺曲霉病诊断策略

诊断类型	宿主因素	临床特征	微生物学	组织病理学
确诊	+	+	+	+
临床诊断	+	+	+	−
拟诊	+	+	−	−

处理要点

1. 对于高度怀疑 IPA 者,给予诊断评估的同时,应尽早启动抗真菌治疗。

2. 在异基因造血干细胞和急性髓系白血病治疗中,给予广谱抗生素治疗仍持续发热的长时间中性粒细胞缺乏的高危患者,建议给予经验性抗真菌治疗。

3. 推荐 IPA 疗程持续 6～12 周,疗程长短取决于免疫抑制的程度和时长、感染的部位和疾病改善情况。

4. 治疗成功患者,如仍需免疫抑制治疗,应给予二级预防以避免复发。

(唐可京 匡煜坤)

第四节 毛霉病

毛霉目中的菌属可导致大多数人类感染,尤其是免疫功能受损和糖尿病患者。其中,鼻-眼眶-脑感染和肺部感染最为常见。最常引起人类感染的菌属包括根霉属(*Rhizopus*)、毛霉属(*Mucor*)、根毛霉属(*Rhizomucor*)。本节主要讲肺毛霉病(pulmonary mucormycosis)的诊断和处理要点。

诊断要点

1. **危险因素** 糖尿病,尤其是合并糖尿病酮症酸中毒者;应用糖皮质激素;血液系统恶性肿瘤;实体器官和造血干细胞移植;应用去铁胺治疗;铁过载;近期新型冠状病毒感染;艾滋病;静脉注射毒品;创伤/烧伤;营养不良。

2. **临床表现** 急进性感染,可导致肺炎伴梗死和坏死,感染可蔓延至相邻结构(如纵隔和心脏),或血行播散至其他气管。与其他侵犯血管的霉菌所致肺炎相似。

3. **影像学表现** 最常见局灶性实变、肿块、胸腔积液或多发性结节。存在胸腔积液或≥10个结节可独立预测肺毛霉病,且有助于鉴别肺曲霉病。可见晕轮征或反晕征,后者比其他侵袭性霉菌感染更常见。伴或不伴空气新月征的空洞病灶不常见,但在新型冠状病毒相关肺毛霉病患者中空洞较常见。

4. **血清 G 试验** 血清或 BALF GM 试验阴性。

5. **直接镜检** 痰液或 BALF 标本镜检发现特征性的宽大无分隔菌丝有助于诊断。

6. **组织病理学** 确诊有赖于组织病理学识别具有典型毛霉菌目结构的微生物,且培养阳性。

处理要点

1. **一般治疗** 消除感染的易感因素,对受累组织行手术清创联合抗真菌治疗。

2. **抗真菌治疗**

(1)初始治疗:首选两性霉素 B 或两性霉素 B 脂质制剂。两性霉素 B 剂量为 1 ~ 1.5mg/(kg·d),两性霉素 B 脂质体或脂质复合物剂量为 5mg/(kg·d)。

(2)降阶梯治疗:两性霉素 B 治疗持续至临床改善,可降阶梯为口服泊沙康唑或艾沙康唑(表 3-3-9)。

表 3-3-9　肺毛霉菌病的降阶梯治疗

药物	负荷剂量	维持剂量
泊沙康唑缓释片	300mg,2 次 /d×1d	300mg,1 次 /d
艾沙康唑	200mg,2 次 /d×2d	200mg,1 次 /d

注:选用泊沙康唑时不推荐口服混悬液,其他三唑类抗真菌药物无效。

(3)补救治疗:两性霉素 B 无效或无法耐受时,可应用泊沙康唑或艾沙康唑进行补救性治疗,推荐静脉应用,负荷及维持剂量同降阶梯治疗。

(4)疗程:抗毛霉菌治疗应持续进行,直至临床症状和体征消退,且影像学显示活动性病灶消失;在某些情况下,治疗应持续至潜在的免疫抑制得到纠正为止;若免疫抑制无法纠正,患者需要终身接受治疗。

3. **外科治疗**　手术清除坏死组织和缩小感染范围可提高生存质量。

(唐可京　匡煜坤)

第五节　念珠菌病

念珠菌病(candidiasis)是由念珠菌属,尤其是白念珠菌引起的一种真菌病。该类菌既可侵犯皮肤和黏膜,又能累及内脏。

诊断要点

1. **危险因素**　免疫缺陷病(如 HIV 感染),血液系统恶性肿瘤,实体器官或造血干细胞移植,广谱抗生素应用,糖皮质激素或其他免疫抑制药物应用,新生儿(尤其早产儿),外科手术尤其腹部手术,胃肠道穿孔及吻合口瘘,侵入性操作(如气管插管、中心静脉置管、鼻饲管或尿管留置、血液透析等)。

2. **临床表现**　发热,咳嗽,咳白色黏液痰。

3. **胸部影像学表现**　因血行播散,可发现广泛分散于整个肺实质的多个微脓肿,有时可呈支气管炎或肺炎表现。

4. **血清学检查** 真菌细胞壁成分 G 试验连续 2 次阳性。

5. **培养** 合格痰液或支气管分泌物标本 2 次显微镜检酵母假菌丝或菌丝阳性以及真菌培养有念珠菌生长且为同一菌种(血培养阳性除外)。

6. **组织病理学** 确诊需组织病理学检查提示酵母样真菌细胞或假菌丝存在。

处理要点

1. 对于从痰液或 BALF 样本中分离出念珠菌的患者,不推荐进行抗真菌治疗,应去除诱因,拔除或更换相应侵入性导管。

2. 对继发性肺念珠菌病患者,应针对播散性念珠菌病进行治疗。

(1)黏膜感染者及氟康唑敏感菌株(白念珠菌、近平滑念珠菌、热带念珠菌)感染:首选氟康唑。氟康唑 800mg/d,负荷后 400mg/d 维持。

(2)血流感染者和 / 或氟康唑耐药菌株(光滑念珠菌、克柔念珠菌)感染:首选棘白菌素类。米卡芬净 100mg/d,阿尼芬净 200mg/d,负荷后 100mg/d 维持,卡泊芬净 70mg/d,负荷后 50mg/d 维持。有时可选用伏立康唑,但需注意唑类抗真菌药物交叉耐药。严重组织感染者可选用两性霉素 B[0.5 ~ 1.0mg/(kg·d)],或两性霉素 B 脂质制剂 [3 ~ 5mg/(kg·d)]。

3. 临床上应根据患者状态、念珠菌类型和真菌药敏结果选用药物。

(唐可京　匡煜坤)

第四章

立克次体病

第一节　流行性及地方性斑疹伤寒

一、流行性斑疹伤寒

流行性斑疹伤寒(epidemic typhus)是由普氏立克次体引起的急性传染病。患者是唯一传染源,通过人虱传播。

诊断要点

1. **流行病学**　多发生于冬、春季节,有疫区居旅史或有与患者接触史及虱寄生史。

2. **症状和体征**　急性发病,高热,伴剧烈头痛及其他神经精神症状。病程第 4 ~ 5 天出现皮疹,初起为充血性斑疹或丘疹,继之转为暗红色出血性斑丘疹,持续 1 周左右消失。查体有脾大。严重者出现中毒性心肌炎,少数患者可并发支气管肺炎、肾衰竭。

3. **实验室检查**

(1)白细胞计数多正常,血小板减少。尿蛋白常阳性。

(2)血清学检查:外斐反应(Weil-Felix reaction),即变形杆菌 OX_{19} 菌株出现凝集效价 1 ∶ 160 以上,并且病程中呈 4 倍或以上升高,有诊断意义。血清中普氏立克次体血清抗体效价 IgM ≥ 1 ∶ 40 或 IgG ≥ 1 ∶ 160,或病程中呈 4 倍以上升高为阳性。立克次体凝集试验、补体结合试验、间接血凝试验(indirect hemagglutination test,IHA)的特异度均较强。

(3)PCR 血液标本扩增出普氏立克次体 DNA 片段为阳性。

(4)有条件的实验室可采集患者的血液标本,接种于豚鼠,分离普氏立克次体。

4. **鉴别诊断**　地方性斑疹伤寒、麻疹、恙虫病、伤寒、回归热、肾综合征出血热以及钩端螺旋体病等。

处理要点

1. **一般治疗**　嘱患者卧床休息,给予充足水分及高热量流质或半流质饮食。

2. **对症治疗**　高热用物理降温,剧烈头痛和神经症状明显时可给予止痛剂及镇静剂,严重毒血症者可短期应用肾上腺皮质激素。

3. **病原治疗**　成人患者给予多西环素,0.2g 每日 1 次或 0.1g 每日 2 次,疗程 5 天,或服药至热退后 2 ~ 3 天。联用甲氧苄啶(TMP)可增强抗菌活性,成人用法为 100mg,每日 2 次。

4. 预防措施　早期隔离患者,并对患者及其接触者进行灭虱。

二、地方性斑疹伤寒

地方性斑疹伤寒(endemic typhus)亦称鼠型斑疹伤寒(murine typhus),是由莫氏立克次体引起的急性传染病。家鼠为本病的主要传染源,通过鼠蚤传播。本病临床特征与流行性斑疹伤寒相似,但病程短、病情较轻。

诊断要点

1. 流行病学　多发生于晚夏和秋季谷物收割时,有疫区旅居史,有被鼠蚤叮咬史或曾进食被鼠排泄物污染的食物。

2. 临床表现　急性起病,高热,热程一般为 9 ~ 14 天,伴全身酸痛、显著头痛、结膜充血等。大部分患者于起病 4 ~ 7 天出现皮疹。中枢神经系统症状较轻,多为头痛、头晕、失眠等。常伴咳嗽、便秘、恶心、呕吐、腹痛等。可并发支气管炎、肾衰竭。

3. 实验室检查

(1)血白细胞计数多正常,部分患者出现白细胞升高、血小板减少。

(2)约 90% 患者 ALT、AST、ALP 和 LDH 轻度升高。

(3)外斐反应阳性,但特异度差。较为灵敏和特异的试验包括间接免疫荧光抗体检测、乳胶凝集试验、补体结合试验,检测莫氏立克次体抗体,IgM ≥ 1 ∶ 40 或 IgG ≥ 1 ∶ 160,或病程中两次检测呈 4 倍以上升高为阳性,可与流行性斑疹伤寒相鉴别。

(4)采用 PCR 从血液标本扩增出莫氏立克次体 DNA 片段为莫氏立克次体核酸检测阳性。

(5)有条件的实验室可采集患者血液标本,接种于豚鼠,分离莫氏立克次体。

4. 鉴别诊断　需与流行性斑疹伤寒相鉴别。

处理要点

1. 治疗同流行性斑疹伤寒。

2. 预防措施包括灭鼠、灭蚤。

(黄莹莹)

第二节 恙虫病

恙虫病(tsutsugamushi disease)又名丛林斑疹伤寒,是由恙虫病东方体引起的急性自然疫源性传染病。鼠类为其主要传染源,恙螨幼虫为传播媒介。

诊断要点

1. **流行病学** 南方地区多发生于夏、秋季,北方多发于秋、冬季。患者发病前3周内到过恙虫病流行区,并曾在户外工作、野营或在林地草丛上坐卧等。

2. **临床表现** 起病急骤,高热,持续1～3周,常伴有寒战、剧烈头痛、全身酸痛、疲乏等,可出现心肌炎、全身感觉过敏,严重者可出现抽搐、昏迷。皮肤焦痂和溃疡为特征性体征,多见于腋窝、腹股沟、会阴、外生殖器、肛门等处,焦痂附近淋巴结肿大。部分患者出现躯干和四肢暗红色斑丘疹,可有肝脾大。

3. **实验室检查**

(1)血常规:白细胞数减少或正常,有并发症时则增多,分类有核左移现象,血小板减少。

(2)血清学检查:变形杆菌 OX_K 凝集试验(外斐反应)在病程第2周开始阳性,效价大于1∶160时,对诊断有参考价值,但特异度较低。可检测患者血清中恙虫病东方体的特异性 IgM 或 IgG 抗体,其灵敏度高、特异度强。

(3)核酸检测:采用 PCR 技术可检测细胞、血液等标本中的恙虫病东方体基因,灵敏度高、特异度强。

4. **鉴别诊断** 需与钩端螺旋体病、斑疹伤寒、伤寒、流行性感冒、疟疾、登革热和肾综合征出血热等相鉴别。

处理要点

1. **一般治疗** 卧床休息,进食易于消化的食物。高热可用物理降温,酌情使用退热药物,但慎用大量发汗的退热药。烦躁不安时可适量应用镇静药物。重症患者可给予糖皮质激素,以减轻毒血症状。

2. **病原学治疗** 多西环素有特效,成人0.1g,每天2次×7天。氯霉素(成人0.5g,每天4次;儿童6～10mg/kg,每天4次)、四环素(0.5g,每天4次)和红霉素(0.5g,每天2次)对本病亦有良好疗效。

3. **预防措施** 灭鼠;改善环境卫生,除杂草,消除恙螨滋生;在野外工作活动时,做好个人防护,避免恙螨幼虫叮咬,不要在草地上坐卧,扎紧衣袖口和裤脚,可涂上防虫剂。

(黄莹莹)

第三节　人粒细胞无形体病

人粒细胞无形体病(human granulocytic anaplasmosis)也称无形体病,是由嗜吞噬细胞无形体侵染人末梢血中性粒细胞引起的一种急性、发热性的人兽共患自然疫源性疾病。嗜吞噬细胞无形体的储存宿主有野鼠类、鹿、牛、羊等动物和人,主要通过蜱叮咬传播,直接接触危重患者或带菌动物的血液等体液也可导致本病传播。

诊断要点

1. **流行病学**　发病前 2 周内有蜱叮咬史,在有蜱活动的丘陵、山区(林区)工作、生活或直接接触过危重患者的血液等体液。

2. **临床表现**　急性起病,主要症状为高热、寒战、全身不适、头痛、肌肉酸痛、恶心、厌食、腹泻等。查体可见表情淡漠、相对缓脉,少数患者可有浅表淋巴结肿大及皮疹。重症病例可出现弥散性血管内凝血、中毒性心肌炎、急性肾衰竭、呼吸窘迫综合征及多器官功能衰竭等并发症。

3. **实验室检查**

(1)血常规检查:白细胞减少、血小板降低,异型淋巴细胞增多,半数患者有贫血,尿常规可见蛋白尿、血尿、管型尿。

(2)生化检查:可见肝、肾功能异常,心肌酶升高;部分患者血淀粉酶、尿淀粉酶和血糖升高;可出现血电解质紊乱,如低钠、低氯、低钙等。

(3)血清学检查:嗜吞噬细胞无形体 IgM、IgG 抗体阳性,恢复期血清 IgG 抗体滴度较急性期有 4 倍及以上升高可诊断。

4. **病原学检查**　血涂片可见中性粒细胞内的特征性桑椹状包涵体,血标本 PCR 检测到嗜吞噬细胞无形体特异性核酸或体外细胞培养分离到病原体可确诊本病。

5. **鉴别诊断**　需与人单核细胞埃立克体病(human monocytotropic ehrlichiosis,HME)、斑疹伤寒、恙虫病、斑点热、莱姆病相鉴别。

处理要点

1. **一般治疗**　卧床休息,高热量、适量维生素、流食或半流食,多饮水,对发热患者可进行物理降温,对头痛、肌痛患者可酌情应用解热镇痛药物。糖皮质激素类药物可能加重病情并增加疾病的传染性,应慎用。

2. **病原治疗**　及早使用抗生素,避免出现并发症。

(1)多西环素:为首选药物,应早期、足量使用。成人 0.1g,每日 2 次,必要时首剂加倍,疗程 10 天。8 岁以上儿童:首剂 4mg/kg,之后 2mg/kg,每日 2 次。一般病例口服即可,重症患者可考虑静脉给药。

(2)利福平:8 岁以下儿童、妊娠、对多西环素过敏者可选用利福平。成人 300mg,每日 2 次;儿童 10mg/kg,每日 2 次(最大剂量为每次 300mg);疗程 7 ～ 10 天。

3. **预防措施**　避免蜱叮咬是主要措施;控制宿主及媒介动物;对患者的血液、分泌物、排泄物及被其污染的环境和物品,应进行消毒处理。

(黄莹莹)

第五章

螺旋体病

第一节　钩端螺旋体病

钩端螺旋体病(leptospirosis)(简称"钩体")是由致病性钩端螺旋体引起的急性动物源性传染病。鼠和猪是主要传染源,经皮肤和黏膜接触含钩端螺旋体的疫水而感染。本病的特点是发热及出现多器官损害的临床表现。

诊断要点

1. **流行病学**　在流行地区、流行季节(6—10 月),易感者在近期(3周内)接触被钩端螺旋体污染的疫水,或有进食被鼠尿所污染的食物史。流行形式主要为 3 个类型:稻田型、雨水型和洪水型。

2. **临床表现**　潜伏期多为 7 ~ 14 天,可长至 28 天,短至 2 天。典型的临床经过可分为 3 期。

(1)早期(钩体血症期):起病后 1 ~ 3 天,急性起病,寒战、高热、头痛、乏力、眼结膜充血、肌痛(尤其是腓肠肌疼痛与压痛)、淋巴结肿大与压痛(尤以腹股沟淋巴结和腋窝淋巴结多见)。

(2)中期(器官损伤期):起病后 3 ~ 10 天,可分为以下 5 型。

1)流感伤寒型:主要表现为感染中毒症状,无明显器官损害,病程 5 ~ 10 天,此型最多见。

2)肺出血型:咳嗽、血痰或咯血,肺出血普通型胸部 X 线仅见肺点状或片状阴影,较易痊愈,肺弥漫性出血型以肺出血缺氧、窒息为特点,病情重,进展快,病死率高。

3)黄疸出血型:黄疸和出血是本型的主要特征,并有肝大、肝功能异常。病情严重者有腹水、昏迷,肾损害亦较明显。

4)脑膜脑炎型:出现头痛、烦躁、脑膜刺激征等脑膜炎表现,以及嗜睡、抽搐与昏迷等脑炎表现。

5)肾功能衰竭型:此型常与黄疸出血型合并出现。

(3)后期(恢复期或后发症期):多在起病 10 天后,表现为后发热、眼后发症、反应性脑膜炎、闭塞性脑动脉炎。

3. **实验室检查**

(1)周围血白细胞和中性粒细胞轻度增高或正常,核左移。

(2)尿液检查可有尿蛋白、红细胞、白细胞和管型。

(3)显微凝集试验(microscopic agglutination test,MAT)1 次凝集

效价 1 ：400，或早晚期双份血清效价增高 4 倍以上者有诊断意义。近年来已采用 ELISA 检测血清钩体 IgM。

（4）血培养、PCR 和暗视野镜检法有助于早期诊断。

4. 鉴别诊断　流行性感冒、疟疾、伤寒、病毒性肝炎、败血症、肾综合征出血热、病毒性脑炎等。

处理要点

1. 一般治疗　卧床休息，给予易消化、高热量饮食，补充液体和电解质。

2. 病原治疗　青霉素为首选的抗生素，常用剂量为 40 万 U/ 次，每 6～8 小时肌内注射 1 次，至退热后 3 天，一般疗程为 7 天。青霉素首剂后半小时至 4 小时易发生赫氏反应，由大量钩体被青霉素杀灭后释放毒素所致。还可选用头孢菌素、庆大霉素、链霉素、四环素、红霉素或氟喹诺酮类药物治疗。

3. 对症治疗　较重患者可常规给予镇静剂，赫氏反应和肺出血型患者可静脉滴注氢化可的松，黄疸出血型患者可加强护肝、解毒、止血等治疗，肾衰竭可参照急性肾衰竭治疗。

预防

1. 控制传染源　灭鼠，加强猪和犬的检疫。

2. 切断传播途径　改造疫源地，做好环境卫生和消毒，注意个人防护。

3. 保护易感人群　预防接种钩体疫苗，高危人群可给予药物预防。

（赵文文）

第二节　梅毒

梅毒（syphilis）是由梅毒螺旋体引起的一种慢性传染病，主要通过性接触传播。早期主要侵犯皮肤黏膜，晚期可侵犯血管、中枢神经系统及全身各器官，是一种复杂的全身性疾病。

诊断要点

1. 流行病学　梅毒呈世界性流行，是人类特有的疾病，显性和隐性梅毒患者均是传染源，感染者的皮肤分泌物、血液、精液、乳汁和唾液均含有梅毒螺旋体。性接触传染是主要的传染途径，还可通过垂直传播。

2. 临床表现　根据传播途径分为胎传（先天性）与获得性（后天）梅毒，又可根据病程发展分为早期和晚期梅毒。

(1)潜伏梅毒:症状消退,但未完全治愈,梅毒血清反应仍呈阳性。

(2)获得性梅毒:可分为3期。

1)一期梅毒:主要表现为硬下疳,为单个无痛性丘疹,可伴糜烂及溃疡,好发于龟头、冠状沟和包皮及女性阴唇、尿道和会阴。还可伴有腹股沟或近处硬化性淋巴结炎。

2)二期梅毒:通常发生在感染后3个月,梅毒螺旋体由淋巴系统进入血液循环形成菌血症播散全身,引起皮疹、骨关节病、眼部病变、神经系统病变及其他脏器病变等多系统表现。

3)三期(晚期)梅毒:发生在感染梅毒后2年,主要表现为皮肤黏膜的溃疡性损害或内脏器官的肉芽肿病变,包括梅毒性树胶肿、晚期心血管梅毒和晚期神经梅毒。

(3)先天梅毒:分为早期(2岁内诊断)和晚期(2岁之后),早期有传染性,表现为皮肤黏膜损害,晚期以骨骼、感觉器官(眼、耳)受累多见。

3. **实验室检查** 包括暗视野显微镜检查、非螺旋体抗原血清试验和螺旋体抗原血清试验。

4. **鉴别诊断** 杜克雷嗜血杆菌、固定性药疹以及生殖器疱疹。

处理要点

1. **一般原则** 早诊断、早治疗,疗程规则,剂量足够。

2. **治疗方案** 青霉素为首选药物,青霉素过敏者可优先选择头孢曲松。治疗后应定期随访,至少检查3年。如有血清复发或临床症状复发,应加倍剂量复治及进行脑脊液检查。

预防

杜绝不正当性行为。如有可疑接触史,应及时行梅毒血清试验,及时发现,及时治疗。发现梅毒患者必须隔离治疗。

(赵文文)

第三节 莱姆病

莱姆病(Lyme disease)是伯氏疏螺旋体(*Borrelia burgdorferi*)通过硬蜱虫叮咬人而传播的自然疫源性疾病。病程长,主要表现为发热、头痛、乏力、慢性游走性红斑、关节炎、心脏异常、神经系统等多脏器、多系统受损。

诊断要点

1. **流行病学** 全世界均有流行,6—10月高发。以青壮年、从事野外工作的人员为主。主要传染源和保存宿主是啮齿目小鼠。莱姆病为蜱媒传染病,硬蜱是主要传播媒介。人群普遍易感,以散发为主。

2. **临床表现**　表现为多器官、多系统受累的炎性综合征,主要特征为慢性游走性红斑。根据病程分为 3 期。

(1)第一期(局部皮肤损害期):三大特征是游走性红斑、慢性萎缩性肢端皮炎和淋巴细胞瘤。

(2)第二期(播散感染期):起病的 2 ~ 4 周,主要表现为神经和心血管系统损害。

(3)第三期(持续感染期):主要特点是关节损害,膝、踝和肘等大关节受累多见。晚期可出现慢性萎缩性肢端皮炎。

3. **实验室检查**

(1)白细胞正常,红细胞沉降率快。

(2)暗视野显微镜或银染色镜检发现伯氏疏螺旋体即可诊断。

(3)PCR 检测标本中的伯氏疏螺旋体 DNA。

(4)ELISA 和免疫印迹法检测特异性抗体 IgM 和 IgG。

4. **鉴别诊断**　鼠咬热、恙虫病、风湿病。

处理要点

1. **病原治疗**　尽早应用抗菌药物治疗,可应用多西环素、青霉素、红霉素、头孢菌素等。

2. **对症治疗**　卧床休息,维持热量及水电解质平衡,对症给予解热止痛、肾上腺皮质激素治疗。

预防

应采用环境防护、个体防护和预防注射相结合的综合措施。

(赵文文)

第四节　回归热

回归热(relapsing fever)是由回归热螺旋体(*Borrelia recurrentis*、包柔螺旋体)引起的急性虫媒性传染病。临床特点是阵发性高热伴全身疼痛、肝脾大,重症可出现黄疸和出血倾向。

诊断要点

1. **流行病学**　回归热分布于世界各地,冬、春季流行。我国流行的主要是虱传回归热,以人—体虱—人的方式传播。人被虱叮咬后因抓痒将虱体压碎,螺旋体自体腔内逸出,随皮肤创面进入人体,也可因污染手指接触眼结膜或鼻黏膜而感染。

2. **临床表现**　虱传回归热潜伏期为 7 ~ 8 天,个别可长达 3 周。蜱传回归热潜伏期 4 ~ 9 天,症状较前者为轻。可分为以下 4 期。

(1)前驱期:可有畏寒、头痛、关节肌肉疼痛及乏力。

(2)发热期:起病急骤,高热,伴有剧烈头痛及全身肌肉骨骼疼痛,腓肠肌为著。严重者可伴有神经系统、消化系统、心血管系统等症状。

(3)间歇期:高热 6 ~ 7 天后体温骤降,大量出汗,呈虚脱状态,症状逐渐消退。

(4)复发期:间歇期 7 ~ 9 天后,体温再次上升,症状重复出现。如此反复,发热期逐渐缩短而间歇期逐渐延长。

3. **实验室检查**

(1)虱传回归热患者白细胞、中性粒细胞增高,蜱传回归热白细胞多正常。

(2)尿中常有少量蛋白、红白细胞及管型。

(3)血清中 ALT、胆红素升高。

(4)暗视野检查、涂片染色检查、动物接种可检出螺旋体。

4. **鉴别诊断** 布鲁氏菌病、斑疹伤寒、钩端螺旋体病、疟疾、伤寒、登革热和肾综合征出血热等。

处理要点

1. **一般治疗** 卧床休息,高热量流质饮食。适当应用肾上腺皮质激素。

2. **病原治疗** 四环素为首选药物,还可用多西环素、红霉素或头孢菌素治疗。

预防

最有效的预防措施是消灭体虱、改善个人卫生条件、野外作业穿防蜱衣。

(赵文文)

第一节　阿米巴病

阿米巴病(amebiasis)是一种由溶组织内阿米巴感染引起的感染性疾病,其主要病变部位在结肠,少数可发展为侵袭性肠外疾病,最常见的肠外疾病是阿米巴肝脓肿。

诊断要点

1. **流行病学**　主要的传染源为患者粪便中排出的包囊,主要的传播途径是经口传染。人群对阿米巴包囊普遍易感,感染后特异性抗体虽高,但不具有保护作用,故可重复感染。

2. **临床表现**

(1)无症状型(包囊携带者):此型临床常不出现症状,仅在粪检时发现阿米巴包囊。

(2)急性阿米巴痢疾:症状轻重与病变程度有关,如病变局限于盲肠、升结肠,黏膜溃疡较轻时,仅有便次增多,偶有血便。溃疡明显时表现为典型阿米巴痢疾。

(3)慢性阿米巴痢疾:病程超过 2 个月以上,则为慢性,常表现为食欲缺乏、贫血、乏力、腹胀、腹泻,体格检查时肠鸣音亢进及右下腹压痛较常见。

(4)其他类型阿米巴病:可见泌尿道、生殖系统、皮肤等处感染,但极少见。

3. **实验室检查**

(1)血象:阿米巴病伴有细菌感染时,血白细胞总数和中性粒细胞比例增高,慢性阿米巴痢疾白细胞总数和分类均正常。

(2)粪便检查:粪便呈暗红色果酱样,腥臭、粪质多,含血及黏液。在粪便中可检到滋养体和包囊。

(3)血清学检查

1)检测特异性抗体:血清学检查 IgG 抗体阴性者,一般可排除本病。特异性 IgM 抗体阳性提示近期或现症感染,阴性者不排除本病。

2)检测特异性抗原:单克隆抗体、多克隆抗体检测患者粪便溶组织内阿米巴滋养体抗原灵敏度、特异度高,检测阳性可作为明确诊断的依据。

4. **结肠镜检查**　通过肠镜检查,可以发现肠黏膜出现大小不等的散在性溃疡,溃疡间黏膜正常,取溃疡边缘部分涂片及活检可查到滋养体。

5. **影像学检查** X线、B超及CT可了解肝脓肿的数目、部位、大小等。

6. **鉴别诊断** 肠阿米巴病需与细菌性痢疾、细菌性食物中毒、血吸虫病、肠结核、炎症性肠病和结肠癌等相鉴别。阿米巴肝脓肿应与细菌性肝脓肿、肝癌、肝囊肿、肝包虫病、胆囊炎胆石症和肝脏血管瘤等相鉴别。

处理要点

1. **一般治疗** 急性型患者需卧床休息,进食易消化的食物,维持水、电解质平衡,慢性型患者应补充营养;严重者可适当补液及纠正水电解质紊乱。

2. **病原治疗** 目前常用的抗溶组织内阿米巴药物有硝基咪唑类如甲硝唑、替硝唑、奥硝唑、塞克硝唑,二氯尼特是目前最有效的杀包囊药物。

3. **肝穿刺引流** B超提示肝脓肿直径3cm以上、靠近体表者,可行肝穿刺引流。

预防

包括管理传染源和切断传播途径。检查和治疗从事饮食业的排包囊者及慢性患者,治疗期间应调换工作。防止食物被污染,饮水应煮沸,不吃生的蔬菜。做好卫生宣教工作。

(郑惠玲)

第二节 疟疾

疟疾(malaria)是由人类疟原虫感染引起的寄生虫病,主要由雌性按蚊叮咬传播。疟原虫先侵入肝细胞发育繁殖,再侵入红细胞繁殖,引起红细胞成批破裂而发病。临床上以反复发作的间歇性寒战、高热,继之出大汗后缓解为特点。

诊断要点

1. **流行病学** 疟疾的主要传染源为疟疾患者和带疟原虫者,传播媒介为雌性按蚊。患者发病前有疟疾流行区生活史、蚊子叮咬史、近期有输血史等。

2. **临床表现** 疟疾的典型症状为突发寒战、高热和大量出汗。疟疾的两次发作之间有比较规律的间歇期,间日疟和卵形疟的间歇期约为48小时,三日疟约为72小时,恶性疟为36~48小时。

3. **实验室检查**　血液涂片、吖啶橙荧光染色法及免疫学方法均可用于检测,其中血液涂片寻找疟原虫最为常用。

4. **鉴别诊断**　疟疾应与多种发热性疾病相鉴别,如败血症、伤寒、钩端螺旋体病、肾综合征出血热、恙虫病、胆道感染和尿路感染等。脑型疟应与乙型脑炎、中毒性菌痢、散发病毒性脑炎等相鉴别。

处理要点

1. **一般及对症治疗**

(1)发作期间及退热后 24 小时应卧床休息;保持水、电解质平衡,可给予流质饮食。

(2)过高热时可给予物理降温。

(3)呕吐腹泻严重者,可口服或静脉补液。

2. **病原治疗**

(1)杀灭红细胞内裂体增殖期疟原虫的药物:青蒿素及其衍生物、氯喹、盐酸甲氟喹、磷酸咯萘啶、哌喹、盐酸氨酚喹啉等。

(2)杀灭红细胞内疟原虫配子体和肝细胞内迟发型子孢子的药物:磷酸伯氨喹、他非诺喹。

预防

包括管理传染源、切断传播途径和保护易感人群。消灭按蚊,防止被按蚊叮咬。个人防护可应用驱避剂或蚊帐等,避免被蚊叮咬。

(郑惠玲)

第三节　弓形虫病

弓形虫病(toxoplasmosis)是一种由刚地弓形虫感染引起的寄生虫,它广泛寄生在人和动物的有核细胞内,主要侵犯眼、脑、心、肝、淋巴结等。孕妇感染后,病原可通过胎盘感染胎儿,直接影响胎儿发育,致畸严重。

诊断要点

1. **流行病学**　感染弓形虫的猫科动物是本病最重要的传染源。主要传播途径包括摄食被感染的肉类、接触被感染的猫的粪便或土壤、血液传播等。弓形虫的传染力取决于本身的毒性以及被传染者的身体防御力,所以弓形虫的传染因素是多方面的。

2. **临床表现**

(1)先天性弓形虫病:主要发生在初次感染的孕妇,母体感染导致胎儿感染,继而可能导致胎儿死亡、出生缺陷和神经系统损害等。

(2)获得性弓形虫病:淋巴结肿大是获得性弓形虫病最常见的临床类型,多见于颌下和颈后淋巴结。其次常累及脑、眼部。

3. **实验室检查**

(1)病原学检查:包括直接涂片、动物接种、细胞培养、DNA 杂交技术。

(2)免疫学检查:通过检查血清中的抗虫体膜抗体、弓形虫循环抗原可进行弓形虫感染的初步筛查和诊断。

4. **鉴别诊断**　先天性弓形虫病应与 TORCH 综合征(风疹、巨细胞病毒感染、单纯疱疹和弓形虫病)中的其他疾病相鉴别。

处理要点

弓形虫病治疗药物的选择和持续时间取决于弓形虫病的临床表现和免疫状态。目前公认的药物有乙胺嘧啶、磺胺嘧啶、阿奇霉素、乙酰螺旋霉素、克林霉素等。乙胺嘧啶和磺胺嘧啶联合治疗有协同作用。

预防

开展卫生宣教,提高医务人员和群众对弓形虫病的认识。搞好环境卫生,做好水源、粪便及禽畜管理。不吃生肉及不熟的肉、蛋及乳类。不要与猫、狗等动物接触。妊娠前定期检查。

(郑惠玲)

第四节　黑热病

黑热病(kala-azar)是杜氏利什曼原虫感染引起的慢性地方性传染病,经白蛉叮咬传播。

诊断要点

1. **流行病学**　有白蛉叮咬史或于白蛉活动季节(5—9 月)在流行区居住或逗留史。

2. **临床表现**

(1)典型临床表现

1)发热:长期不规则发热居多,可伴畏寒、盗汗、食欲下降、乏力、头晕等症状。

2)脾、肝及淋巴结肿大。

3)贫血及营养不良。

4)病程呈反复发作:病程中症状缓解与加重可交替出现。

(2)特殊临床类型

1)皮肤型黑热病:皮损主要是结节、丘疹和红斑,偶见褪色斑,表面光滑,不破溃很少自愈,结节可连成片。皮损可见于身体任何部位,但面颈部多见。

2)淋巴结型黑热病:表现为浅表淋巴结大,尤以腹股沟部多见,其大小不一,无红肿或压痛。

3. 实验室检查

(1)血常规及血清蛋白:全血细胞减少,白细胞数减少最明显,一般为$(1.5～3)×10^9/L$,重者可少于$1×10^9/L$,主要是中性粒细胞减少甚至完全消失,嗜酸性粒细胞数减少。贫血常为中度。血小板数明显降低。血清白蛋白减少。

(2)病原学检查:涂片检查和培养法。

(3)血清免疫学检测:间接免疫荧光抗体试验、ELISA 及间接血凝等方法检测特异性抗体,单克隆抗体抗原斑点试验及单克隆抗体斑点 ELISA 检测循环抗原。

(4)分子生物学检测:用 PCR 技术从血液或骨髓穿刺标本中检测利什曼原虫 DNA。

4. 鉴别诊断　本病需与其他长期发热、脾大及白细胞减低的疾病相鉴别,如白血病、疟疾、慢性血吸虫病、恶性组织细胞病、结核病、伤寒、布鲁氏菌病、霍奇金病等。

处理要点

1. 病原治疗

(1)五价锑制剂葡萄糖酸锑钠:首选药物,一般成人1次6ml(1支,含五价锑0.6g),每日1次,连用6～10天;或总剂量按体重90～130mg/kg(以50kg为限),等分6～10次,每日1次。小儿总剂量按体重150～200mg/kg,分为6次,每日1次。对敏感性较差的虫株感染,可重复1～2个疗程,间隔10～14天。对全身情况较差者,可每周注射2次,疗程3周或更长。

(2)米替福新:成人总剂量按$2.5mg/(kg·d)$,最大剂量为150mg,28天为1个疗程。

(3)两性霉素 B 脂质体:每次剂量为1mg/kg,每2天用药1次,15次为1个疗程。

(4)巴龙霉素:成人按$15mg/(kg·d)$,21天为1个疗程。

2. 一般及对症治疗　卧床休息,进高热量、高蛋白、高维生素饮食。一般情况差者可给予输血、抗感染治疗等。

3. 脾切除　巨脾或伴脾功能亢进,或多种治疗无效时应考虑脾切除。

预防

采取综合措施,包括管理传染源、消灭传播媒介和加强个人防护。治疗患者,控制病犬,灭蛉,防蛉。

(廖献花)

第七章	蠕虫病

第一节　日本血吸虫病

日本血吸虫病(schistosomiasis japonica)是日本血吸虫寄生于门静脉系统所引起的疾病。

诊断要点

1. **流行病学**　曾到过血吸虫病流行区并有疫水接触史。

2. **临床表现**

(1)急性血吸虫病:发热、变态反应(皮炎、荨麻疹、血管神经性水肿)、消化系统症状(食欲减退、腹部不适、轻微腹痛、腹泻、呕吐)、肝大(左叶为主)、脾大。

(2)慢性血吸虫病:轻者可无症状,有症状者表现为慢性腹泻、黏液脓血便,后期出现肝硬化表现。

(3)晚期血吸虫病:分为巨脾型、腹水型、结肠肉芽肿型、侏儒型4型。

(4)异位血吸虫病:包括肺型血吸虫病、脑型血吸虫病。

3. **实验室检查**

(1)血常规:急性期白细胞总数在 10×10^9/L 以上,嗜酸性粒细胞占20% ~ 40%,最多可为90%以上。晚期常因脾功能亢进引起三系减少。

(2)粪便检查:可发现虫卵和孵出毛蚴。

(3)肝功能检查:急性患者血清中球蛋白增高,血清 ALT、AST 轻度增高。晚期患者血清白蛋白减少、球蛋白增高。

(4)免疫学检查:皮内试验、环卵沉淀试验、间接血凝试验、酶联免疫吸附试验等均可检测出血吸虫抗体,循环抗原酶免疫法可检测出血吸虫抗原。

(5)直肠黏膜活检:可见血吸虫卵。

(6)肝影像学检查:B 超或 CT 扫描可评估肝纤维化程度。

4. **鉴别诊断**　急性血吸虫病应与伤寒、阿米巴肝脓肿、粟粒性肺结核等相鉴别。慢性血吸虫病应与慢性病毒性肝炎、慢性结肠炎、慢性痢疾相鉴别。晚期血吸虫病应与肝炎后肝硬化、酒精性肝硬化等相鉴别。

处理要点

1. **病原治疗**　吡喹酮可用于各期各型血吸虫病患者。用法如下:

急性血吸虫病患者,总量按 120mg/kg,6 天分次服,其中 50% 必须在前 2 天服,体重超过 60kg 者仍按 60kg 计。慢性血吸虫病患者,成人总量按 60mg/kg,2 天内分 4 次服;儿童体重低于 30kg 者总量可按70mg/kg 计算,体重 30kg 以上者与成人相同剂量。晚期血吸虫病患者如一般情况较好,肝功能代偿,总量可按 40 ~ 60mg/kg,2 天分次服;年老、体弱、有其他并发症者可按总量 60mg/kg,3 天内分次服;感染严重者可按总量 90mg/kg,6 天内分次服。

2. **一般及对症治疗**　急性期血吸虫病高热、中毒症状严重者给予补液、维持电解质平衡,加强营养及全身支持疗法。慢性和晚期血吸虫病除一般治疗外,应及时治疗并发症,加强营养。巨脾、门静脉高压、上消化道出血等患者可选择适当时机考虑手术治疗。

预防

1. **控制传染源**　在流行区每年对患者、病畜进行普查普治。

2. **切断传播途径**　消灭钉螺是预防本病的关键,采用物理(土埋法)或化学(药物)灭螺法。粪便须经无害处理后方可使用。保护水源,改善用水。

3. **保护易感人群**　严禁在疫水中游泳、戏水。接触疫水时应穿着防护衣裤和使用防尾蚴剂等。

(廖献花)

第二节　并殖吸虫病

并殖吸虫病(paragonimiasis)是并殖吸虫寄生于人体各脏器所致的一种慢性人兽共患寄生虫病。我国以卫氏并殖吸虫、斯氏狸殖吸虫感染为主。

诊断要点

1. **流行病学**　生活在流行区或进入流行区的人员,有生食或半生食溪蟹、蝲蛄或饮用溪流生水史等。

2. **临床表现**

(1)急性并殖吸虫病:起病急,表现为腹痛、腹泻、稀便或黏液脓血便、食欲减退、低热、荨麻疹等。

(2)慢性并殖吸虫病:按被侵及的主要器官可分为以下几型。

1)胸肺型:最常见,主要表现为咳嗽、胸痛、气短、咳血痰。

2)腹型:表现为腹痛、腹泻、恶心、呕吐等。

3)皮肤型:主要为皮下结节或包块。

4)脑脊髓型:常有颅内压增高,伴颅内占位病变表现,癫痫发作、视幻觉及肢体感觉异常等。

5)其他类型:部分可无症状,部分可出现阴囊肿块。

3. 实验室检查

(1)血常规:白细胞总数增多,嗜酸性粒细胞比例明显增高,可占30% ~ 40%。

(2)病原检查

1)痰液:镜检可见虫卵以及夏科 - 莱登结晶。

2)粪便:15% ~ 40% 粪便中可见虫卵。

3)体液:脑脊液等各种体液可查见虫卵,嗜酸性粒细胞增高及夏科 - 莱登结晶。

4)活组织检查:皮下结节或包块病理检查可见虫卵、童虫或成虫。

(3)免疫学检查:皮内试验、后尾蚴膜试验、ELISA、免疫印迹试验等阳性可协助诊断。

(4)影像学检查:胸肺型胸部 X 线有阳性表现。CT 或 MRI 检查可显示胸膜、肺、腹部、脑、脊髓等部位病变。

4. 鉴别诊断　本病需要与结核病、颅内肿瘤、原发性癫痫、肝脓肿、肺肿瘤等相鉴别。

处理要点

1. 病原治疗

(1)吡喹酮:剂量为 25 ~ 30mg/kg,每天 3 次,疗程为 2 ~ 3 天。脑型患者 1 个疗程后,间隔 1 周,再重复 1 个疗程。

(2)硫氯酚:成人剂量每天 3g,儿童每天 50mg/kg,分 3 次服,连续用 10 ~ 15 天或间日服用,20 ~ 30 天为 1 个疗程,脑脊髓型患者常需 2 ~ 3 个疗程。

(3)三氯苯达唑:剂量为每天 5mg/kg,顿服,疗程 3 天。

2. 对症治疗　颅内高压者使用脱水剂;咳嗽、胸痛者酌情给予镇咳、镇痛剂;癫痫发作可给予苯妥英钠或地西泮治疗等。

3. 外科治疗　脑脊髓型患者出现压迫症状,经积极内科治疗无效,可行外科手术;皮下包块可手术切除;胸膜粘连明显时可行胸膜剥离术等。

预防

1. 管理传染源　彻底治疗患者、隐性感染者以及病猫、病犬等牲畜。不用生溪蟹、生蝲蛄喂猫和犬等,以防动物感染。

2. 切断传播途径　不吃生的或未煮熟透的溪蟹、蝲蛄等,不饮用生溪水,不随地吐痰。

3. **保护易感人群**　流行区人群及到深山密林、荒野地区等自然疫源地作业或旅行者,要警惕感染此病。

(廖献花)

第三节　华支睾吸虫病

华支睾吸虫病(clonorchiasis sinensis)是由华支睾吸虫寄生在人体肝内胆管引起的寄生虫病。

诊断要点

1. **流行病学**　居住或到过流行区,有生食或食未煮熟淡水鱼虾史。

2. **临床表现**

(1)轻度感染者:无症状或仅在进食后上腹饱胀、食欲减退或腹部隐痛,容易疲劳或乏力。

(2)普通感染者:常有乏力、食欲减退、腹胀、肝区隐痛、腹痛、腹泻。24% ~ 96% 的病例有肝大,部分患者伴有贫血、营养不良和水肿等全身症状。

(3)较重感染者:可伴有头晕、失眠、疲乏、精神不振、心悸、记忆力减退等神经衰弱症状。个别患者因大量成虫堵塞胆总管而出现梗阻性黄疸。

(4)严重感染者:常可突发寒战及高热,食欲减退、厌油、肝大伴压痛。数周后急性症状消失而进入慢性期,表现为疲乏、消化不良等。

(5)慢性重复感染:严重病例发展为肝硬化时可出现黄疸及门静脉高压表现。

3. **实验室检查**

(1)血常规:白细胞总数及嗜酸性粒细胞轻、中度增加,嗜酸性粒细胞一般为 10% ~ 40%。

(2)肝功能检查:多为轻至中度转氨酶升高,黄疸少见。

(3)虫卵检查:粪便和十二指肠引流液中可发现虫卵。

(4)免疫学检查:成虫纯 C 抗原皮内试验、间接细胞凝集试验、酶联免疫吸附试验阳性可协助诊断。

(5)影像学检查:超声、CT 和磁共振可显示肝内中小胆管多处扩张,胆管内有虫体及胆管炎症表现。

4. **鉴别诊断**　需要与异形吸虫病、病毒性肝炎、肝炎后肝硬化、单纯性消化不良、胆囊炎及胆石症等相鉴别。

处理要点

1. 病原治疗

(1)吡喹酮:剂量为每次 20mg/kg,每天 3 次,连服 2 ~ 3 天。

(2)阿苯达唑:每天 10 ~ 20mg/kg,分 2 次服,7 天为 1 个疗程。

2. 一般及对症治疗　对重症感染并伴有较重的营养不良和肝硬化患者,应先给予支持疗法,如加强营养、保护肝脏、纠正贫血等,待全身情况好转时再给予驱虫治疗。并发急性或慢性胆囊炎、胆石症或胆道梗阻时,应手术治疗。继发细菌感染者,同时加用抗菌药物。

预防

1. 管理传染源　应开展对本病的流行病学调查,及时治疗患者及病畜,控制或消灭传染源。

2. 切断传播途径　加强粪便及水源管理,不用未经处理的新鲜粪便施肥,不在鱼塘上或河旁建厕所。禁止用粪便喂鱼,防止虫卵污染水源。

3. 保护易感染人群　开展卫生宣教,改变不良饮食习惯,不食生的或未熟透的淡水鱼、虾。

(廖献花)

第四节　丝虫病

丝虫病(filariasis)是由丝虫寄生于人体淋巴组织、皮下组织或浆膜腔所引起的寄生虫病。

诊断要点

1. 流行病学　有蚊虫叮咬史。

2. 临床表现

(1)急性期

1)淋巴结炎和淋巴管炎:不定时周期性发作的腹股沟和腹部淋巴结肿大、疼痛,出现"逆行性淋巴管炎""丹毒样性皮炎"。

2)丝虫热:周期性发热,伴畏寒、寒战。

3)精囊炎、附睾炎、睾丸炎:一侧腹股沟疼痛,向下蔓延至阴囊,可向大腿内侧放射,有睾丸及附睾肿大、压痛。

4)肺嗜酸性粒细胞浸润综合征:畏寒、发热、咳嗽、哮喘、淋巴结肿大等。

(2)慢性期:可表现为淋巴结肿大和淋巴管曲张、鞘膜腔积液、乳糜尿、淋巴水肿与象皮肿、乳房丝虫性结节或丝虫性心包炎等。

3. **实验室检查**

(1)白细胞总数和分类:白细胞总数在$(10 \sim 20) \times 10^9$/L,嗜酸性粒细胞水平显著增高,占白细胞总数的20%以上。

(2)微丝蚴检查:在周围血、各种体液如鞘膜积液、淋巴液、乳糜尿、乳糜腹水、乳糜胸腔积液、心包积液及骨髓等标本中检查微丝蚴。

(3)活组织检查:皮下结节、浅表淋巴结、附睾结节等处均可进行活组织检查找成虫。

(4)免疫学检查:皮内试验、间接免疫荧光抗体检查、补体结合试验、酶联免疫吸附试验等阳性可协助诊断。

(5)分子生物学检查:DNA杂交试验及PCR等技术可用于丝虫病的诊断。

(6)淋巴管造影:常显示输入淋巴管扩张和输出淋巴管狭小,淋巴结实质缺损显影。

4. **鉴别诊断** 丝虫病所致的淋巴管炎及淋巴结炎应与细菌感染相鉴别。丝虫性附睾炎、鞘膜积液应与结核病相鉴别。

处理要点

1. **病原治疗**

(1)乙胺嗪:为首选药物,对微丝蚴及成虫有杀灭作用。①短程疗法:$1.0 \sim 1.5$g,1次顿服或以0.75g口服2次,$3 \sim 5$天为1个疗程。一般只适用于马来丝虫病的大规模治疗,对重症感染者疗效较差。②中程疗法:每次0.2g,每天3次,$7 \sim 12$天为1个疗程。用3个疗程,每个疗程间隔1个月以上,对微丝蚴未能转阴者,则继续治疗直至转阴。本法适用于微丝蚴数量大的重症感染者及班氏丝虫病。③长程疗法:每次0.5g,每周1次,连服7周。④间歇疗法:每次0.3g,每个月1次,12次为1个疗程。

(2)呋喃嘧酮:每天20mg/kg,分3次口服,连用7天为1个疗程。

(3)左旋咪唑:每天$4 \sim 8$mg/kg,3天为1个疗程,10天后用第2个疗程。

(4)伊维菌素:成人$100 \sim 200$μg/kg,单剂或连续服用2天。

(5)多西环素:200mg/d治疗8周可抑制班氏微丝蚴产生达14个月,可减少但不能清除成虫。

(6)阿苯达唑:成人单剂400mg/kg,常与乙胺嗪和伊维菌素联用。

2. **一般及对症治疗**

(1)淋巴管炎及淋巴结炎:可口服泼尼松、保泰松、阿司匹林,疗程$2 \sim 3$天。有细菌感染者加用抗菌药物。

(2)乳糜尿:发作期间应卧床休息,多饮水,少食脂肪类食物;可用中链脂肪酸的合成品;补充营养。

(3)淋巴水肿与象皮肿:可采用软化组织、肢体加压、药物治疗、手术治疗等方法。

(4)鞘膜积液:可注射硬化剂或手术治疗。

预防

消灭传染源(治愈微丝蚴血症者)、消灭传播媒介(灭蚊)和保护易感者(防蚊)。

（廖献花）

第五节　绦虫病

肠绦虫病(intestinal cestodiasis)是由寄生于人体小肠中的各种绦虫所引起的一类肠道寄生虫病。其中以猪带绦虫和牛带绦虫最为常见。

诊断要点

1. **流行病学**　有生食或半生食猪肉或牛肉史,尤其是来自流行地区者。

2. **临床表现**　可有肛门瘙痒,上腹或脐周疼痛、恶心、呕吐、消化不良、乏力、腹泻、食欲减退等消化系统症状,偶见神经过敏、失眠、磨牙、癫痫样发作与晕厥等神经精神系统症状。

3. **实验室检查**

(1)血象:白细胞总数大多正常,血嗜酸性粒细胞可轻度增高。

(2)虫卵检查:粪便或肛门拭纸检测阳性率较低。

(3)妊娠节片检查:以粪检见有排出绦虫节片为主要依据。

(4)头节检查:驱虫治疗后24小时后,留取全部粪便检查头节。

(5)免疫学检查:用皮内试验、环状沉淀试验、补体结合试验或乳胶凝集试验可检测出体内抗体,用酶联免疫吸附试验检测宿主粪便中的特异性抗原。

(6)分子生物学检查:环状介导等温 DNA 扩增技术是一种新的核酸扩增方法,它能够高特异性、高效、快速地进行虫卵或虫体核酸的扩增。

4. **鉴别诊断**　主要为各型绦虫病间的鉴别。

处理要点

1. **吡喹酮**　吡喹酮治疗猪或牛带绦虫病剂量为 15 ~ 20mg/kg,短膜壳绦虫按 25mg/kg,清晨空腹顿服。

2. **苯咪唑类药物**　甲苯达唑,剂量为 300mg/ 次,每天 2 次,疗程 3 天。阿苯达唑,疗效优于甲苯达唑,剂量为每天 8mg/kg,疗程 3 天。

3. **氯硝柳胺**　成人清晨空腹 1 次口服 2g,儿童 1g,嚼碎后小量开水送服用,服药后 2 ~ 3 小时服硫酸镁导泻,使死亡节片在未被消化前即迅速排出,连服 2 天。

4. **中医药治疗**　槟榔及南瓜子联合疗法可有效驱虫。

预防

1. **管理传染源**　在流行区开展普查普治,对绦虫病患者进行早期和彻底的驱虫治疗,加强人粪管理和猪牛管理,防止猪牛感染。

2. **切断传播途径**　严格进行肉类检疫,禁止带囊尾蚴的肉类上市。不进食生食或进食未熟肉类,生、熟砧板和厨具应分开。

(廖献花)

第六节　囊尾蚴病

囊尾蚴病(cysticercosis)由猪带绦虫幼虫寄生于人体各组织器官所致的疾病。临床症状常因寄生部位及感染程度不同而异,其中以脑囊尾蚴病最为严重,甚至危及生命。

诊断要点

1. **流行病学**　在流行区进食生的或未熟透的猪肉。

2. **临床表现**

(1)脑囊尾蚴病

1)皮质型:多无症状,部分以癫痫为突出症状,可出现局限性、全身性短暂抽搐或持续状态。严重者颅内压升高,出现恶心、呕吐、头痛等症状。

2)脑室型:早期表现为颅内压升高,患者在急转头时刻突发眩晕、呕吐或循环呼吸障碍而猝死,或发生小脑扁桃体疝。

3)蛛网膜下隙型或颅底型:初期低热、头痛、呕吐、颈强直等颅内压增高症,以及眩晕、听力减退、耳鸣及共济失调等。

4)混合型:以上 3 型混合存在。

(2)眼囊尾蚴病:症状轻者可有视力下降、视野改变、结膜损害、虹膜炎、角膜炎等,重者可致失明、严重视网膜炎、脉络膜炎、化脓性全眼炎等,发生视网膜脱离、白内障等。

(3)皮下组织和肌肉囊尾蚴病:有皮下或肌肉结节,多呈圆形或卵圆形,与周围组织无粘连和压痛。少数严重者可感觉肌肉酸痛、发胀,并引起假性肌肥大。

3. 实验室检查

(1)常规检查

1)血象:多数患者外周血象正常,少数患者嗜酸性粒细胞轻度升高。

2)脑脊液:脑囊尾蚴病颅内压升高型患者脑脊液压力明显升高,细胞数为$(10 \sim 100) \times 10^6/L$,以淋巴细胞增多为主,蛋白含量升高,糖和氯化物多正常。

(2)病原学检查

1)粪便检查:在合并猪带绦虫病的患者粪便中可找到虫卵或节片。

2)皮下结节活组织检查:皮下及肌肉囊尾蚴病患者可做皮下结节活检,找到猪囊尾蚴可直接确诊。

(3)免疫学检查:皮内试验、间接血凝试验、酶联免疫吸附试验、酶免疫测定、短程特异性 IgG4 抗体阳性有助于诊断。

(4)分子生物学检查:采用基因重组技术检测。

(5)影像学检查:头颅 CT 及 MRI 检查、X 线检查、脑室造影、检眼镜、裂隙灯或 B 超检查等有助于诊断。

(6)病理检查:皮下结节病理切片中发现囊腔中含囊尾蚴头节可确诊。

4. **鉴别诊断** 脑囊尾蚴病应与原发性癫痫、各种脑膜炎、脑血管疾病、神经性头痛等相鉴别。皮下组织和肌肉囊尾蚴病应与皮脂囊肿、多发性神经纤维瘤、并殖吸虫病皮下结节等相鉴别。眼囊尾蚴病应与眼内肿瘤、眼内异物、葡萄膜炎、视网膜炎等相鉴别。

处理要点

1. 病原治疗

(1)阿苯达唑:常用剂量与疗程为每天 $15 \sim 20mg/kg$,分2次口服,治疗 10 天为 1 个疗程。脑型患者间隔 $2 \sim 3$ 周后重复 1 个疗程,一般需要 $2 \sim 3$ 个疗程。

(2)吡喹酮:皮下肌肉型患者,成人总剂量为 120mg/kg,每天量分 3 次口服,连用 $3 \sim 5$ 天为 1 个疗程。囊尾蚴性假性肥大者,可重复 $1 \sim 2$ 个疗程。脑型患者,总剂量为 200mg/kg,每天量分 3 次口服,连用 10 天为 1 个疗程。

(3)甲氧达唑:对猪囊尾蚴的实验研究表明其疗效明显优于吡喹酮和阿苯达唑,且未见明显的不良反应。

2. 对症治疗 对颅内压增高者,常规使用地塞米松和降颅内压

药物甘露醇,必要时应行颅脑开窗减压术或脑室分流术降低颅内压。发生过敏性休克时可用 0.1% 肾上腺素 1mg 皮下注射,儿童酌减,同时用氢化可的松 200 ~ 300mg 加入葡萄糖液中静脉滴注。对癫痫发作频繁者,可酌量使用地西泮、异戊巴比妥钠及苯妥英钠等药物。

3. **手术治疗**　脑囊尾蚴病患者,尤其第三、第四脑室内囊尾蚴多为单个者应手术摘除。眼囊尾蚴病患者应手术摘除眼内囊尾蚴。皮下组织和肌肉囊尾蚴病发生部位表浅且数量不多时,也可手术摘除。

预防

1. **管理传染源**　在流行区开展普查普治,彻底治疗猪带绦虫病患者,并对感染绦虫病的猪尽早行驱虫治疗。

2. **切断传播途径**　猪带绦虫是本病的唯一传染源,因此,需彻底切断人与猪之间的传播途径。不吃生的或未熟透的猪肉,不喝生水,饭前便后勤洗手,相关部门应加强屠宰场的管理及卫生检疫制度,防止“米猪肉”流入市场,并加强粪便的无害化处理。

（廖献花）

第七节　附红细胞体病

附红细胞体病(eperythrozoonosis)是由附红细胞体寄生于多种动物和人的红细胞表面、血浆及骨髓等部位所引起的一种人畜共患传染病。

诊断要点

1. **流行病学**　发生于夏秋季湿度较大时,患者多有与家畜接触史。

2. **临床表现**　多数患者临床症状不明显,当受感染的红细胞达到一定水平时才表现为附红细胞体病。主要表现为发热、乏力、易出汗、嗜睡等症状,严重者可有贫血、黄染、肝脾大和不同部位的淋巴结肿大等。

3. **实验室检查**

(1)血象:白细胞计数大多正常,少数可升高,分类正常;红细胞数、血红蛋白降低,网织红细胞比例及绝对值升高;部分患者血小板减少。

(2)肝功能:转氨酶基本正常,血清总胆红素升高,间接胆红素升高。

(3)血涂片镜检:外周血涂片瑞氏染色,油镜下计数 100 个红细胞,染有附红细胞体的红细胞 < 30 个为轻度感染;30 ~ 60 个为中度

感染;>60个为重度感染。

(4)分子生物学:PCR方法检测附红细胞体DNA。

4. **鉴别诊断** 应与疟疾、黑热病及引起贫血、黄疸的血液系统疾病等相鉴别。

处理要点

1. **病原治疗** 有效抗生素为四环素、庆大霉素、土霉素和多西环素。

2. **对症治疗** 纠正水、电解质和酸碱平衡紊乱,纠正贫血。

预防

搞好畜舍环境和饲养用具的卫生,定期消毒。对于被感染的畜群,一方面要进行科学的饲养管理,尽量减少各种应激因素的影响,另一方面可进行药物预防。

(廖献花)

第八节　棘球蚴病

棘球蚴病(echinococcosis)是棘球绦虫的幼虫感染人体所致的寄生虫病,我国流行的人体棘球蚴病有2种,即囊型棘球蚴病和泡型棘球蚴病。

一、囊型棘球蚴病

囊型棘球蚴病是感染细粒棘球绦虫的幼虫所引起的疾病,又称囊型包虫病,多见于肝,其次是肺部、大脑、肾等。

诊断要点

1. **流行病学** 有与流行区的犬、狼和羊等的接触史。

2. **临床表现**

(1)肝囊型棘球蚴病:可有肝区不适、隐痛,肝大,表面隆起无痛囊性肿块,可发生梗阻性黄疸、门静脉高压、弥漫性腹膜炎、胸膜炎及变态反应。

(2)肺囊型棘球蚴病:可有胸隐痛或咳嗽,可咳出大量液体,并带粉皮样囊壁和囊砂。继发感染可有高热、胸痛、咳脓痰等。

(3)脑囊型棘球蚴病:表现为头痛、视盘水肿等颅内高压症,可有癫痫发作等。

(4)其他囊型棘球蚴病:肾、脾、心肌、心包、肠道系统等偶可寄生细粒棘球蚴。

3. **实验室检查**

(1)血常规:白细胞数大多正常。部分嗜酸性粒细胞轻度增高。继发细菌感染时白细胞及中性粒细胞增高。

(2)免疫学检查:皮内试验、琼脂扩散、对流免疫电泳、间接血凝、ELISA及斑点酶联免疫吸附试验等阳性可协助诊断。

(3)影像学检查:B超检查可见边缘明确的囊状液性暗区;CT、MRI检查对肝、肺、脑、肾囊型棘球蚴病诊断有重要意义,腹部X线平片见囊壁的圆形钙化阴影及骨X线片上囊性阴影有助于诊断。

4. **鉴别诊断**   应与先天性多囊肝、肝囊肿、多囊肾、肝脓肿、肺脓肿、肺结核、脑囊尾蚴病、肺转移癌及脑转移癌等相鉴别。

处理要点

1. **手术治疗**   手术治疗是根治棘球蚴病的最有效方法。手术方式首选根治性外囊剥除术或肝部分切除术,其他手术方式包括内囊摘除术、腹腔镜外囊完整剥除术等。

2. **药物治疗**   阿苯达唑 10 ~ 15mg/(kg·d) 或 0.8g/d,分早、晚餐后两次服用。

3. **对症治疗**   出现相应器官损害时,酌情治疗,维护器官功能;继发细菌感染时进行抗菌治疗;发生变态反应时对症处理等。

预防

1. **管理传染源**   对流行区的犬进行普查普治,可用吡喹酮驱除犬体内的细粒棘球蚴绦虫。

2. **加强健康知识宣传**   使广大群众了解棘球蚴病防治,避免与犬接触,注意饮食和个人防护。

二、泡型棘球蚴病

泡型棘球蚴病是多房棘球绦虫的幼虫感染人体引起的疾病,又称泡型包虫病。

诊断要点

1. **流行病学**   有在流行区接触犬、狐,或误食被虫卵污染的食物或水病史。

2. **临床表现**

(1)肝泡型棘球蚴病

1)单纯肝大型:以上腹隐痛或肿块为主,或食欲缺乏,腹胀,消瘦,肝大。

2)梗阻性黄疸型:以梗阻性黄疸为主要特点,也可有腹水、脾大、门静脉高压等。

　　3)巨肝结节型:表现为上腹隆起,肝左右叶均极度肿大,表面可有大小不等的结节,质硬。

　　(2)肺泡型棘球蚴病:可有小量咯血,少数可并发胸腔积液。

　　(3)脑泡型棘球蚴病:多发生局限性癫痫或偏瘫。

　　3. 实验室检查

　　(1)一般检查:可有轻至中度贫血,部分血嗜酸性粒细胞轻度增高。红细胞沉降率明显加快。部分患者 ALT、ALP 升高。

　　(2)免疫学检查:皮内试验常为阳性,IHA、ELISA 检测多房棘球蚴抗原 Em2 有高度灵敏度和特异度。

　　(3)影像学检查:超声与 CT 检查可见肝边缘不规则、结构不匀质的大块占位性病变,中央坏死时可见液性暗区。腹部 X 线检查可见肝区有局限或弥漫性无定型点状或多数细小环状钙化影。

　　4. 鉴别诊断　应与原发性肝细胞癌、结节性肝硬化、肺结核球、肺癌、脑肿瘤等相鉴别。

　　处理要点

　　1. 手术治疗　根治性肝切除术是目前治疗肝泡型棘球蚴病的首选方法。晚期肝泡型棘球蚴病无法行肝根治性切除术者,可选择内镜 ERCP、介入或肝移植等治疗方式。

　　2. 药物治疗　阿苯达唑 10 ～ 15mg/(kg·d),分早、晚餐后两次服用。

　　预防

　　与囊型棘球蚴病相同。

(廖献花)

第八章

其他感染性疾病

第一节　败血症

败血症(septicemia)是病原菌侵入血液循环并在其中生长繁殖产生大量毒素,从而诱发全身炎症反应综合征(systemic inflammatory response syndrome,SIRS)的急性全身性感染。常见的病原体为革兰氏阳性球菌、革兰氏阴性杆菌、厌氧菌与真菌等。

诊断要点

1. 临床表现

(1)原发感染灶:有些患者可找到原发病灶,致病菌的种类与原发感染病灶、入侵途径有密切关系。金黄色葡萄球菌败血症常有皮肤或外伤感染灶;大肠杆菌败血症可有胆道、泌尿道或肠道的感染病灶。

(2)毒血症症状:起病急、寒战、高热(弛张热及间歇热多见)、头痛、关节酸痛、多汗、脉速、全身不适、恶心、呕吐、腹痛、腹泻等。严重患者可出现中毒性脑病、感染性休克、心肌炎、中毒性肝炎、肾功能衰竭、心力衰竭、DIC 等。

(3)皮疹:皮肤、黏膜出现皮疹或瘀点。

(4)关节损害:大关节红肿、疼痛、活动受限。

(5)肝脾大:常为轻度大。

(6)迁徙性病灶:由细菌栓子播散至身体其他部位所致。可发生肺脓肿、肝脓肿、脑脓肿等。

2. 实验室检查

(1)血象:白细胞总数明显增多,一般在$(10 \sim 30) \times 10^9/L$,可有核左移及细胞内中毒颗粒。并发 DIC 时血小板减少。

(2)培养致病菌:血液或骨髓培养出致病菌是确诊的依据。皮肤瘀点挤出液、原发病灶或迁徙病灶的脓液培养可查出与血液或骨髓培养一致的病原体。

(3)其他检查:血清降钙素原(PCT)测定对败血症早期诊断、评估抗生素的疗效有参考意义。鲎试验有助于诊断革兰氏阴性细菌败血症。宏基因组二代测序(mNGS)可用于监测鉴定困难的病原体,也能对耐药基因进行检测。

3. **鉴别诊断**　伤寒、粟粒性肺结核、成人 Still 病、恶性淋巴瘤、肾综合征出血热等。

处理要点

1. **一般治疗与对症治疗**　良好的护理,卧床休息,给予高热量和易消化的饮食;高热时以物理降温为主,维持水、电解质与酸碱平衡,应用血制品(包括丙种球蛋白、白蛋白等),在足量有效抗菌药物治疗的同时,严重毒血症者可适量应用肾上腺皮质激素。

2. **局部病灶的处理**　化脓性病灶均应及时进行脓液引流,胆道或泌尿道梗阻者应手术治疗。

3. **病原治疗**　应尽早及时使用适当的抗菌药物,一般应以联合用药、静脉给药为宜。在临床诊断败血症并留取标本后,若考虑为社区获得性败血症,可经验性选择一种合适的广谱青霉素(如哌拉西林、哌拉西林/他唑巴坦)或第2～4代头孢菌素,再加用1种氨基糖苷类或氟喹诺酮类抗生素。若考虑为医院获得性败血症,可经验性选择β-内酰胺类/酶抑制剂联合氨基糖苷类或选择碳青霉烯类联合氨基糖苷类。由厌氧菌所致者,可选用甲硝唑或替硝唑;真菌败血症可选用棘白菌素、三唑类或两性霉素B脂质体等抗真菌药物治疗。一旦获得阳性培养及药敏结果,应根据药敏结果适当调整用药。足量用药,一般疗程为2周左右,如有原发性或转移性感染病灶者应适当延长,通常用至体温正常及感染症状、体征消失后5～10天,合并感染性心内膜炎者疗程应为4～6周。

4. **其他**　积极处理各种并发症。

预防

尽可能避免外伤,创伤者及时进行消毒处理;积极治疗局部感染;避免挤压疖疮;减少血管内装置和监护装置使用时间及频率;合理应用广谱抗菌药物、肾上腺糖皮质激素和免疫抑制剂;临床严格执行消毒隔离制度、无菌操作规程及手卫生。

(黄莹莹)

第二节　感染性休克

感染性休克(septic shock)也称脓毒性休克或败血症休克,是指病原微生物侵入血液循环繁殖并产生毒素等,激活宿主的细胞和体液免疫系统,导致一系列细胞因子和内源性炎症介质释放,引起全身炎症反应综合征(SIRS),造成组织缺氧、细胞损害及代谢和功能障碍,进而引起机体各个器官、系统损伤甚至多器官功能衰竭,主要以持续性低血压为突出表现的危重综合征。

诊断要点

1. **感染依据** 有原发感染灶的相关症状和体征。

2. **SIRS 及脓毒症**(sepsis)**表现** 早期有发热、心率增快、呼吸深快、烦躁、皮肤苍白。随着病情进展,出现低血压、神志改变、尿量减少、皮肤温度降低或花斑等休克表现,病情继续进展可出现 DIC、急性肾功能不全、急性心功能不全、急性呼吸窘迫综合征(ARDS)、脑功能障碍、肝衰竭等多器官功能衰竭。使用序贯器官衰竭评分(sequential organ failure assessment,SOFA)(表 3-8-1)对器官功能损害严重性进行评分,感染患者如 SOFA ≥ 2 分提示存在脓毒症。

非 ICU 场所,如急诊、普通病房等推荐快速 SOFA 评分(qSOFA)评估患者有无脓毒症可能,尽早提醒医务人员对可疑患者及时干预。qSOFA 由意识状态改变、收缩压 ≤ 100mmHg、呼吸频率 ≥ 22 次 /min 3 项指标组成,符合其 2 项即为可疑脓毒症。

在明确诊断脓毒症的基础上,伴有持续性低血压,在充分补充血容量的基础上仍需要升压药物以维持平均动脉压 ≥ 65mmHg 且血清乳酸水平 > 2mmol/L 者,即可诊断为感染性休克。

3. **辅助检查**

(1)病原学检查:在应用抗菌药物前留取血、骨髓、脑脊液、尿液、大便及化脓性病灶渗出物等标本进行细菌培养和药敏试验。

(2)内环境评估:行血气分析、血常规、血乳酸、降钙素原、C 反应蛋白、肝肾功能、出凝血功能、心肌酶谱、心肌标志物、脑钠肽前体(proBNP)、血糖、甲状腺功能等检查,对内环境及器官功能进行评估。乳酸水平对判断组织灌注具有良好的价值,乳酸水平 > 1mmol/L 提示组织低灌注,若 > 4mmol/L 则需要进行液体复苏。

(3)根据临床需要进行胸腹 X 线片、头胸腹部 CT/MRI、腹部 B 超等检查。

4. **鉴别诊断** 休克早期需与重症急性胰腺炎、严重创伤、重症自身免疫性疾病以及大型外科手术等非感染性疾病诱发的 SIRS 相鉴别。感染性休克还需与低血容量性休克、心源性休克、过敏性休克、神经源性休克等其他类型休克相鉴别。

处理要点

1. **抗感染** 一旦考虑脓毒症和 / 或感染性休克,应立即留取病原学标本,并尽快开始经验性广谱抗生素治疗(详见本章第一节)。一旦病原学诊断明确,应根据药敏结果更换为敏感抗生素或降阶梯治疗选择窄谱抗生素。

表 3-8-1 序贯器官衰竭评分 (SOFA)

器官系统	0分	1分	2分	3分	4分
呼吸系统 $PaO_2/FiO_2/mmHg$	≥400	<400	<300	<200+ 机械通气	<100+ 机械通气
神经系统 格拉斯哥昏迷评分	15	13～14	10～12	6～9	<6
凝血系统 血小板/(×10⁹/L)	≥150	<150	<100	<50	<20
心血管系统	平均动脉压 (MAP) <70mmHg	多巴胺≤5μg/ (kg·min) 或多巴酚丁胺 (任何剂量)	多巴胺 5.1～15μg/ (kg·min); 或去甲肾上腺素 >0.1μg/ (kg·min); 或肾上腺素≤0.1μg/ (kg·min)	多巴胺 >15μg/ (kg·min); 或去甲肾上腺素 >0.1μg/ (kg·min); 或肾上腺素 >0.1μg/ (kg·min)	
肝脏 胆红素/ (μmol/L)	<20	20～32	33～101	102～204	>204
肾脏 肌酐/ (μmol/L) 或尿量/ (ml/d)	<110	110～170	171～229	300～440 或尿量 <500	>440 或尿量 <200

2. 抗休克治疗

(1)充分液体复苏:补充血容量是抢救休克最基本的治疗手段,首选晶体液,但需要调整晶体液及胶体液平衡。初始液体复苏容量应在3小时内至少补充 30ml/kg,液体复苏的目标是 MAP ≥ 65mmHg,尿量 > 0.5ml/(kg·h),血乳酸 < 2.0mmol/L。

(2)血管活性药物:危及生命的低血压状态或经充分液体复苏仍未达复苏目标者,需给予血管活性药物。根据患者循环情况选用血管活性药物,包括去甲肾上腺素、肾上腺素、多巴胺、多巴酚丁胺等。目前认为去甲肾上腺素是纠正感染性休克的首选升压药。

(3)糖皮质激素的应用:经足够液体复苏治疗后仍需升压药维持血压的感染性休克患者,可给予氢化可的松 200mg/d 静脉输注,血压稳定后及时停用。

(4)纠正酸中毒。

3. 重要脏器功能的维护支持治疗

如急性呼吸窘迫综合征(ARDS)患者进行气道插管和机械通气;无抗凝禁忌证者给予低分子量肝素抗凝,预防 DIC 及深静脉血栓形成;控制血糖。

4. 一般治疗

营养支持,适当镇静、镇痛。

(黄莹莹)

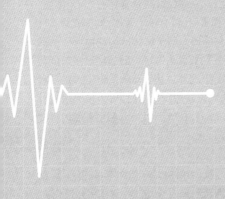

第四篇

神经病学

第一章

脑血管疾病

第一节 短暂性脑缺血发作

短暂性脑缺血发作(transient ischemic attack, TIA)是由于局部脑或视网膜缺血引起的短暂性神经功能缺损,临床症状一般不超过1小时,最长不超过24小时,且无责任病灶的证据。它的发病与动脉粥样硬化、动脉狭窄、心脏病、血液成分改变和血流动力学变化等多种病因有关,其发病机制主要包括血流动力学改变和微栓塞。

诊断要点

大多数TIA患者到诊时临床症状已缓解,诊断主要依靠病史。中老年患者突然出现局灶性脑功能损害症状,符合颈内动脉或椎基底动脉及其分支缺血表现,并在短时间内症状完全缓解,应高度怀疑为TIA,如果神经影像学检查没有发现神经功能缺损对应的病灶,临床即可诊断TIA。

1. **TIA的主要临床表现** 颈内动脉系统TIA表现为短暂性单瘫、轻偏瘫、舌面瘫或偏身麻木、同向偏盲、单眼一过性失明等单个症状或多个症状组合。发生在优势半球时可有失语、失读、失写。临床表现与受累血管分布有关。椎-基底动脉系统TIA常见眩晕、复视、平衡失调和吞咽困难等脑神经和小脑症状,眩晕常伴有恶心、呕吐,但一般无耳鸣。脑干不同部位损害时,可有单个肢体、偏侧或交叉性瘫痪,甚至双侧肢体无力或感觉障碍。脑干网状结构缺血所致的跌倒发作(drop attack),表现为突发四肢无力、跌倒,随后在极短时间内自行起立,患者未觉察到意识障碍,是椎-基底动脉系统TIA的一种特殊表现。大脑后动脉颞支缺血累及边缘系统时,可表现为短暂性全面性遗忘(transient global amnesia, TGA)。枕叶受累引起暂时性皮质盲,表现为双侧视力障碍发作。

2. **辅助检查**

(1)血液学检查:全血细胞计数、出凝血、D-二聚体、空腹血糖、糖化血红蛋白、肌酐与血脂,必要时进行血管炎、肿瘤、遗传学等检查。

(2)影像学检查:头颅MRI明确诊断,完善颅内外血管评价以协助病因评估,可进行TCD、颈部血管超声、头颅MRA及CTA等检查。进行心电图检查(必要时长程心电监测)以筛查心房颤动等心律失常。考虑病因可能为卵圆孔未闭的患者,推荐进行TCD发泡试验以筛查是否存在右向左分流的可能性。

3. **鉴别诊断** 本病注意与脑梗死、癫痫的部分性发作、晕厥和梅尼埃病相鉴别,也需要鉴别颅内肿瘤、慢性硬膜下血肿、低血糖等导致的类似 TIA 发作的症状。

处理要点

1. **抗血小板聚集治疗** 非心源性栓塞性 TIA 推荐抗血小板治疗。常用阿司匹林(50 ~ 325mg)或氯吡格雷(75mg)每日单药治疗,均可作为首选抗血小板药物。阿司匹林(25mg)+ 缓释型双嘧达莫(200mg)2 次/d 或西洛他唑(100mg)2 次/d,均可作为阿司匹林或氯吡格雷的替代治疗药物。可使用 TIA 的风险程度评分(ABCD^2 评分,具体方法见表 4-1-1)评估 TIA 发生后早期进展为脑梗死的风险。发病 24 小时内,ABCD^2 评分 ≥ 4 分的 TIA 患者,如无药物禁忌,推荐给予氯吡格雷(75mg)联合阿司匹林(75 ~ 100mg)抗血小板治疗 21 天(首次剂量给予氯吡格雷负荷剂量 300mg 和阿司匹林 75 ~ 300mg),后改为单药抗血小板治疗。

表 4-1-1 TIA 的 ABCD^2 评分

项目	TIA 的临床特征	得分
年龄(A)	> 60 岁	1
血压(B)	收缩压 > 140mmHg 或舒张压 > 90mmHg	1
临床表现(C)	单侧肢体无力	2
	有言语障碍而无肢体无力	1
症状持续时间(D)	> 60min	2
	10 ~ 59min	1
糖尿病(D)	有	1

注:ABCD^2 评分法总分为 7 分,< 4 分为低危,≥ 4 分为高危。

2. **抗凝治疗** 心源性栓塞性 TIA 一般推荐抗凝治疗。包括肝素、低分子量肝素、华法林及新型口服抗凝药(如达比加群、利伐沙班、阿哌沙班、依度沙班等)。若使用华法林,治疗目标为 INR 为 2 ~ 3,用药量根据结果调整。

3. **扩张血管治疗** 纠正低灌注,适用于血流动力型 TIA。

4. **其他治疗** 对有高纤维蛋白原血症的 TIA 患者,可选用降纤酶治疗。外科治疗和血管内治疗适合颈动脉内膜切除术或颈动脉血管成形和支架置入术者。

（李晶晶）

第二节　缺血性卒中

缺血性卒中（ischemic stroke）又称脑梗死（cerebral infarction），是指各种原因导致脑血流障碍，局部脑组织发生缺氧缺血性坏死，而立即出现相应神经功能缺损的一类临床综合征。目前国内外广泛采用TOAST分型来分析缺血性卒中的病因，包括大动脉粥样硬化、心源性栓塞、小动脉闭塞、其他原因的脑梗死和原因未明的脑梗死。

一、大动脉粥样硬化

动脉粥样硬化是缺血性卒中最常见的病因。但按照TOAST分型的标准，大动脉粥样硬化（large artery atherosclerosis, LAA）需具有颅内外责任动脉及其分支狭窄程度 > 50% 或闭塞，梗死直径 > 1.5cm，并排除心源性栓塞。

【诊断要点】

1. **流行病学**　多见于有高血压、糖尿病或冠心病史的中老年人。

2. **临床表现**　常在安静或睡眠中发病，一般无头痛、呕吐、昏迷等全脑症状，但脑干梗死或大脑半球大面积脑梗死可出现意识障碍。急性起病，局灶性体征多在数小时至3天内逐渐加重。临床表现取决于受累血管范围和侧支循环的代偿程度。按累及血管，分为颈内动脉系统（前循环）脑梗死和椎 - 基动脉系统（后循环）脑梗死两大类。前者主要表现为偏侧或单肢无力、麻木、同向偏盲、失语、体象障碍等大脑半球症状，后者主要有眩晕、呕吐、共济失调、复视、吞咽困难、交叉性或双侧肢体无力、麻木等脑干和小脑症状。

3. **影像学检查**　疑似卒中首选头部CT平扫。应立即行头部CT平扫检查，排除颅内出血。CT可显示梗死区为边界不清的低密度灶。但对发病6～12小时的急性缺血性卒中，CT相对不敏感。需要后续的头部MRI和弥散加权成像帮助确定梗死灶部位、范围，以及排除肿瘤等疾病。MRI能发现早期病灶以及脑干、小脑或其他部位CT不能显示的小病灶。对于发病6小时内的卒中，应行头部和颈部CT血管成像识别大血管闭塞患者，进一步行血管内治疗。对于发病6～24小时的卒中，除了头部和颈部CT血管成像，还应行CT灌注成像，识别核心梗死区和低灌注区存在不匹配的大血管闭塞患者，进行血管内治疗。B超多普勒断层扫描检查可发现颈部大动脉狭窄或闭塞;TCD 可发现颅内大动脉狭窄或闭塞所致的血流速度改变或中断。超声心动图可协助排除心脏瓣膜疾病、心脏内血栓和卵圆孔未闭。TCD 发泡试验可协助检查有无右向左分流,可提示是否存在卵圆孔未闭。

4. 实验室检查和其他检查 应行全血细胞计数、血糖、凝血酶原时间、国际标准化比值、活化部分凝血活酶时间、血脂和肝肾功能检查。部分患者可行梅毒、HIV 血清学检查、抗磷脂抗体、狼疮抗凝物等检查。应行心电图或 24 小时动态心电监测排除新近心肌梗死或心律失常导致的心源性栓塞。一般不需要做脑脊液检查,但影像学检查排除颅内占位效应并且怀疑脑血管炎或感染时可考虑采用。

处理要点

治疗分为急性期和恢复期,首要治疗目的为减少残疾,其次为预防卒中复发。患者应收入卒中单元病房进行综合管理,有利于早期康复和预防并发症。

1. 急性期治疗

(1)支持治疗:保持呼吸道通畅,必要时给予开放气道及辅助通气。评价吞咽功能,不能经口进食者可鼻饲。维持营养和水电解质平衡,血糖控制在 7.7 ~ 10mmol/L。摇高床头,避免误吸。加强护理,注意呼吸道、泌尿道感染和压疮等的防治。

(2)血压管理:除非为了静脉溶栓治疗,否则急性期(72 小时内)一般应避免降压治疗。如果收缩压超过 220mmHg,在排除血压升高诱因的基础上,可以使用拉贝洛尔或尼卡地平等静脉药物,维持血压在 170 ~ 200mmHg。72 小时后,可进一步将血压降为 140/90mmHg 以下。对卒中后低血压和低血容量,应查找原因,必要时给予扩容升压。

(3)静脉溶栓治疗:溶栓是目前最主要的恢复血流措施,应尽早实施。患者预后与脑卒中发病至溶栓的时间直接相关。发病 3 小时内应选用阿替普酶(0.9mg/kg,最大量 90mg,10% 在 1 分钟内静脉注射,其余持续滴注 1 小时)。发病 3 ~ 4.5 小时,阿替普酶治疗仍有效,但因时间延长,其疗效只有 3 小时内使用阿替普酶的一半。在我国,发病 6 小时内的急性缺血性卒中还可使用尿激酶(100 万 ~ 150 万 U,溶于生理盐水 100 ~ 200ml,持续静脉滴注 30 分钟)。对于收缩压大于 185mmHg 或舒张压大于 110mmHg 的患者,可使用拉贝洛尔或尼卡地平等静脉药物,血压降为 185/110mmHg 以下后溶栓。

(4)血管内介入治疗:发病 6 小时内的大血管闭塞(颈内动脉、大脑中动脉 M1 段)患者可行机械取栓术。对发病 6 ~ 24 小时的前循环大血管闭塞、CT 灌注成像或 MRI 灌注成像提示有大缺血半暗带的患者,也可行机械取栓术。

(5)抗血小板治疗:不溶栓的缺血性卒中应尽早使用阿司匹林(150 ~ 325mg/d)。对于溶栓患者,溶栓 24 小时后复查 CT 未见颅内出血可启动阿司匹林治疗。不能耐受阿司匹林的患者,可使用氯吡格雷(75mg/d)。对于发病 24 小时内的小卒中 [美国国立卫生研究院卒中量表(NIHSS)≤ 3 分],应给予阿司匹林和氯吡格雷双抗治疗21 天,之后继续单抗治疗,预防卒中早期复发。

(6)抗凝治疗:急性期一般不推荐应用抗凝治疗。但对于深静脉血栓和肺栓塞高风险患者,可以使用预防剂量抗凝治疗。对于合并房颤的患者,可在缺血性卒中发病后 4 ~ 14 天内启动口服抗凝治疗,预防卒中复发。

(7)脱水降颅内压:大面积脑梗死有明显颅内高压时,应使用降颅内压药物,常用 20% 甘露醇 125 ~ 250ml,快速静脉滴注,每 6 ~ 12小时 1 次;呋塞米 20 ~ 40mg,静脉注射,每 6 ~ 12 小时 1 次;或交替使用。

(8)外科治疗:大面积脑梗死导致颅内高压、脑疝,危及生命时,可行开颅去骨瓣减压术(发病 48 小时内)。对符合条件且无禁忌证的颈动脉狭窄患者,可在缺血性卒中发病 2 ~ 7 天行颈动脉内膜剥脱术或颈动脉支架置入术。

2. 康复治疗 脑水肿消退后尽早进行系统、规范及个体化的康复治疗,有助于神经功能恢复,降低致残率。

3. 其他 对于病情稳定的患者,应尽可能早期启动卒中的二级预防,包括治疗高血压、高脂血症、糖尿病、心房颤动,戒烟,调整饮食和适当运动锻炼等。抗血小板、降压和他汀药物是缺血性卒中二级预防的三大基石药物。阿司匹林(50 ~ 325mg/d)或氯吡格雷(75mg/d)均可以作为缺血性卒中二级预防的首选抗血小板药。

二、心源性脑栓塞

脑栓塞是指血液中的各种栓子进入脑动脉,阻塞脑血流,该动脉供血区脑组织缺血性坏死,从而迅速出现相应的神经功能障碍的一组临床综合征。栓子多来源于心脏疾病,尤其是风湿性心瓣膜病和心房颤动等;此外,还有减压病、长骨骨折和动脉内介入治疗等。心源性脑栓塞(cerebral embolism)约占全部脑梗死的 20%。

诊断要点

1. **临床表现**　可在安静或活动中起病,多发生于颈内动脉系统,椎-基底动脉系统栓塞相对少见。起病急骤,症状于数秒至数分钟内达最高峰。神经功能障碍取决于栓子的数目、范围和部位,可引起偏瘫、偏身感觉障碍、视野缺损、失语等(参见本节"大动脉粥样硬化")。少数患者有头痛、呕吐、癫痫发作。可有短时意识障碍,但椎-基底动脉或颈内动脉系统的大血管栓塞时患者可迅速昏迷,并有广泛性脑水肿及明显颅内高压表现。合并与栓子来源有关的原发病(房颤、风湿性心脏病、急性心肌梗死等),或同时有内脏或肢体动脉栓塞的表现,如腹痛、便血、下肢动脉搏动消失等。

2. **影像学检查**　头颅 CT 或 MRI 检查能明确病变部位(参见本节"大动脉粥样硬化"),绝大多数位于大脑中动脉供血区,易合并出血性梗死。经胸超声心动图、经食管超声心动图以及经颅多普勒超声发泡试验可用于检查心脏瓣膜病变、卵圆孔未闭等。心电图可检查心肌梗死、房颤等心律失常。动态心电图可检查阵发性房颤。如早期进行血管造影,10 日左右再复查,能发现一些患者的脑动脉闭塞征已消失,这种闭塞征消失现象,可作为血管造影诊断脑栓塞的指标之一。此外,如血管造影发现脑动脉结构正常、无动脉粥样硬化征象,也有助于诊断脑栓塞。合并发热和多发栓塞,怀疑感染性心内膜炎者,应进行血培养。

处理要点

1. 脑栓塞治疗与大动脉粥样硬化型脑梗死的治疗基本相同(参见本节"大动脉粥样硬化")。

2. 对于颈内动脉或大脑中动脉主干栓塞的患者,应争取在时间窗内实施溶栓和血管内介入治疗,但由于出血性梗死多见,溶栓适应证应更严格掌握。

3. 心源性脑栓塞急性期一般不推荐抗凝治疗,可增加脑出血和全身出血的风险。对于合并房颤的患者,可在发病 4 ~ 14 天启动口服抗凝治疗。感染性栓塞禁用溶栓或抗凝治疗,以免感染在颅内扩散,应加强抗感染治疗。

4. 心腔内有附壁血栓或瓣膜赘生物,或脑栓塞有复发可能者,应长期抗凝治疗,以防栓塞复发。有抗凝禁忌证者,可选用抗血小板治疗。

5. 补液、控制颅内压治疗过程中注意保护心功能。

6. 应根除栓子来源,治疗原发疾病,以预防栓塞复发。

三、小动脉闭塞

小动脉闭塞(small artery occlusion)型脑梗死又称腔隙性脑梗死(lacunar infarction),是指发生在大脑半球深部或脑干的小灶性梗死,主要由高血压所致的脑内细小动脉硬化引起,少数可能与动脉粥样硬化或心源性栓子有关。

诊断要点

1. **流行病学** 多见于有多年高血压病史的老年人。

2. **临床表现** 常在安静时急性或逐渐起病,无头痛、意识障碍等全脑症状,可表现为纯运动性轻偏瘫、纯感觉性卒中、感觉运动性卒中、共济失调性轻偏瘫、构音障碍 - 手笨拙综合征等腔隙综合征之一。多次发作后可出现假性延髓麻痹、认知功能下降、帕金森综合征表现或精神行为异常。

3. **影像学检查** 头颅 CT 或 MRI 检查可显示相应部位有最大直径 < 1.5cm 的小梗死灶。

处理要点

1. 与大动脉粥样硬化型脑梗死治疗基本相同。一般治疗后恢复良好,但必须避免过度降血压和脱水等不当治疗。

2. 对于发病 24 小时内的小卒中(NIHSS ≤ 3 分),应给予阿司匹林和氯吡格雷双抗治疗 21 天。

3. 恢复期在控制高血压的同时,可用阿司匹林等抗血小板聚集药物,以防复发。

四、其他明确病因的卒中

除了大动脉粥样硬化、心源性脑栓塞、小动脉闭塞这 3 种病因,由其他少见病因导致的缺血性卒中,称为其他明确病因的卒中(stroke of other determined cause)。这些病因包括颈动脉和脑动脉夹层、血管炎(大动脉炎、钩体病、梅毒、结核等)、凝血障碍性疾病、血液成分改变(红细胞增多症、血小板增多症)、血管畸形(烟雾病等)。

诊断要点

1. 可见于任何年龄,但青年卒中更应考虑有明确病因的卒中。

2. 临床表现和影像学表现为急性脑梗死,但合并其他疾病的临床表现。例如,颈动脉夹层多合并头痛和颈痛,感染性中枢神经系统血管炎合并颅内感染表现。烟雾病脑血管造影有特征性烟雾样血管形成合并大血管闭塞。

3. 需进行影像学和实验室检查,排除心源性脑栓塞和大动脉粥样硬化表现。

处理要点

本病与大动脉粥样硬化型脑梗死治疗基本相同,但更强调治疗原发病。

五、不明原因卒中

经全面检查仍未发现病因,或辅助检查不完全、存在两种或多种病因而不能确诊的卒中称为不明原因卒中(stroke of undetermined cause)。

诊断要点

1. 一般无高血压、动脉粥样硬化或心脏病等常见脑血管病危险因素。但对于发现两种及以上病因者,可存在常见脑血管病危险因素。例如,房颤合并同侧颅内动脉狭窄大于 50%。

2. 临床表现为急性发病的局灶性或全面性神经功能缺失,影像学表现为急性脑梗死。

3. 经全面规范检查未发现病因,或发现两种及以上病因但不能确定真正病因,或辅助检查不充分而未发现病因。

处理要点

本病与大动脉粥样硬化型脑梗死治疗基本相同。

(张　健)

第三节　出血性卒中

一、脑出血

脑出血(intracerebral hemorrhage)是指原发性非外伤性脑实质内出血,又称自发性脑出血,主要由高血压合并脑内细小动脉病变引起,也称高血压动脉硬化性脑出血或高血压性脑出血。

诊断要点

1. **临床表现**　多发生在 50 岁以上、血压控制不良的高血压患者。患者常在体力活动或情绪激动时突然发病,多有血压明显升高。症状在数分钟至数小时内达高峰,常有头痛、头晕、呕吐、肢体瘫痪、痫性发作、失语和意识障碍等。出血量大者,发病后立即昏迷,甚至出现脑疝继而死亡。

2. **分型**　最常见类型为壳核出血,其次为丘脑出血、脑叶出血、脑干出血、小脑出血、脑室出血等。临床表现因出血部位不同而各异。

3. 辅助检查 头颅 CT 检查是本病的首选检查方法,头颅 CT 可发现脑内相应部位高密度影。头颅 MRI 表现取决于血肿所含血红蛋白量的变化,MRI 对幕下出血检出率优于 CT,更易发现脑血管畸形、肿瘤及血管瘤等病变。DSA、MRA 或 CTA 可显示血管走行的移位,有时可发现动脉瘤、血管畸形。

4. 鉴别诊断 见表 4-1-2。

表 4-1-2 脑出血的鉴别诊断要点

比较项目	大动脉粥样硬化型脑梗死	心源性脑栓塞	脑出血	蛛网膜下腔出血
发病年龄	老年人多见	青壮年多见	中老年多见	各年龄组
常见病因	动脉粥样硬化	各种心脏病	高血压及动脉硬化	动脉瘤、血管畸形
起病状态	多静态,缓慢	静到动态,最急	动态,急	动态,急
头痛	多无	少见	多见	剧烈
偏瘫	多见	多见	多见	无
脑膜刺激征	无	无	可有	明显
脑脊液	多正常	多正常	压力增高,含血	压力增高,血性
CT 检查	脑内低密度灶	脑内低密度灶	脑内高密度灶	蛛网膜下腔高密度影

处理要点

1. 急性期治疗

(1)一般治疗:原则上就地诊治,避免长途搬运,尽量让患者安静卧床休息 2～4 周。保持呼吸道通畅、维持营养和水电解质平衡,加强护理,注意呼吸道和泌尿道感染、上消化道出血、压疮等的防治。

(2)脱水降颅内压:通常使用 20% 甘露醇或呋塞米或高渗盐水(见本章第二节"大动脉粥样硬化"治疗部分)。也可间用 20% 白蛋白 50～100ml 静脉滴注,或甘油果糖滴注,每日 1～2 次。

(3)调控血压:收缩压在 150～220mmHg 的患者,在没有禁忌证的情况下数小时内平稳降压至 130～140mmHg;对于收缩压 > 220mmHg 的患者,在密切监测血压的情况下可持续静脉输注药物控制血压,收缩压目标值为 160mmHg。

(4)病因治疗:使用抗栓药物发生脑出血时应立即停药。肝素相关脑出血可使用鱼精蛋白治疗;华法林相关脑出血可使用凝血酶原复合物同时维生素 K1 静脉注射;对新型口服抗凝药物(达比加群、利伐沙班、阿哌沙班)相关脑出血,有条件者可应用相应拮抗剂;溶栓药物相关脑出血,可选择输注凝血因子和血小板治疗;使用抗血小板药物相关脑出血,不推荐常规输注血小板治疗。

(5)手术治疗:小脑出血量 > 10ml,血肿直径 > 3cm,合并脑积水或神经功能恶化、脑干受压者应及时手术治疗,脑叶出血超过 30ml 且距皮质表面 1cm 内的患者,发病 72 小时内、血肿体积 20 ~ 40ml、格拉斯哥昏迷评分(Glasgow coma score,GCS)≥ 9 分的幕上脑出血患者或 40ml 以上重症脑出血有意识障碍恶化的患者,应及时行手术清除血肿。手术方法的选择应根据经验和具体情况决定,可选择开颅血肿清除术、微创血肿清除术、脑室引流术等。

2. 恢复期治疗 尽早加强康复训练,最初 3 个月内神经功能恢复最快。尤其注意控制高血压,预防复发。

二、原发性蛛网膜下腔出血

原发性蛛网膜下腔出血(subarachnoid hemorrhage)是指脑底部或脑表面血管破裂后,血液直接流入蛛网膜下腔引起临床症状的一种脑卒中,与外伤性蛛网膜下腔出血或脑实质出血破入蛛网膜下腔引起的继发性蛛网膜下腔出血不同。最常见的原因是颅内动脉瘤、脑动静脉畸形,其次为烟雾病、高血压脑动脉硬化、各种原因的脑动脉炎、颅内肿瘤、血液病、溶栓或抗凝治疗后等,部分病例出血原因不明。

诊断要点

1. 流行病学 各种年龄均可发病,青壮年更常见。先天性颅内动脉瘤和动静脉畸形常在青壮年发病。

2. 临床表现 少数发病前有头痛、头晕、视物模糊或长期间歇性慢性头痛史。突然起病,可有剧烈运动、情绪激动、咳嗽、用力等诱因,头部剧烈胀痛或炸裂样痛,常伴恶心、喷射状呕吐,或有短暂意识障碍或烦躁、谵妄等精神症状,少数有癫痫发作。动脉瘤破裂致大出血者,在剧烈头痛、呕吐后随即昏迷,出现去大脑强直,甚至呼吸、心跳立刻停止。脑膜刺激征明显,可有一侧动眼神经麻痹和眼底玻璃体后片状出血。

3. 辅助检查 头颅 CT 检查是本病的首选检查方法,可发现脑池、脑沟或脑室内有高密度的出血影,但出血量少时,可无异常发现,增强扫描时可发现较大的动脉瘤或血管畸形。头颅 MRI 在病后 1 ~ 2 周 CT 灵敏度降低时,可作为诊断蛛网膜下腔出血的重要方法。DSA、MRA 及 CTA 可明确动脉瘤或动静脉畸形的部位和供血动脉。腰椎穿刺脑脊液检查可见脑脊液呈均匀血性或黄变,出血后 2 ~ 3 周消失,对 CT 检查无异常发现者尤其有意义。

4. 常见并发症 包括再出血、脑积水、脑动脉痉挛等。

处理要点

1. 一般治疗 就地诊治,保持安静,避免搬动。必须绝对卧床休息 4 ~ 6 周,避免一切导致用力或情绪激动的诱因。

2. 对症治疗 严重头痛、躁动不安者给予适当镇痛、镇静或抗精神病药物。有肢体抽搐时,应及时用抗癫痫药物。

3. 抗纤溶药物治疗 需要推迟闭塞的动脉瘤,再出血风险较大且没有禁忌证的患者,可短期内(< 72 小时)使用;不明原因、不愿意手术的患者也可使用。

(1)6- 氨基己酸:初次剂量 4 ~ 6g,溶于 100ml 生理盐水或 5% ~ 10% 葡萄糖液,静脉滴注,15 ~ 30 分钟滴完,以后维持剂量为 1g/h,维持 12 ~ 24 小时,7 ~ 10 天后逐渐减量,可根据病情用 2 ~ 3 周。

(2)氨甲苯酸:剂量为 100 ~ 200mg,加入 5% 葡萄糖液或生理盐水 100ml 内静脉滴注,每天 2 ~ 3 次,持续 2 ~ 3 周。注意发生静脉血栓并发症的可能。

4. 脱水治疗 可选用甘露醇、呋塞米、白蛋白、高渗盐水或甘油果糖等(见本章第三节"脑出血"的治疗)。

5. 降压治疗 个体化、综合评估者病情,再确定具体控制血压方案。

6. 手术治疗 为降低颅内压、挽救生命或减少并发症,可行清除血肿、脑脊液引流及置换术等。动脉瘤或血管畸形破裂所致者,可做血管内介入栓塞治疗或开颅直接处理病变血管。

7. 防治并发症

(1)防治脑积水:治疗病因后,急性梗阻性脑积水应行脑室穿刺引流或脑室 - 腹腔分流术。交通性脑积水可口服乙酰唑胺 0.25g,每天 3 次,症状无缓解者必须行脑室 - 腹腔分流术。

(2)防治脑血管痉挛:早期手术处理动脉瘤、避免过度脱水、维持体液平衡和正常循环血容量可减少脑血管痉挛的发生。治疗病因后,尼莫地平 40 ～ 60mg 口服,每天 4 次,共服 21 天;或按 0.5 ～ 1mg/h 速度持续静脉滴注,连用 7 ～ 10 天,可能缓解脑血管痉挛。

(孙逊沙)

癫痫(epilepsy)是多种原因导致的脑部神经元异常过度同步化放电所致的一组临床综合征,具有发作性、短暂性、重复性、刻板性四大特点。根据最新的癫痫病因分类,主要包括结构性、遗传性、感染性、代谢性、免疫性和原因不明。

临床上每一次癫痫发作性事件称为痫性发作。痫性发作根据脑部神经元异常放电的范围不同分为两大类,起源于大脑半球局部神经元异常放电称为局灶性发作,起源于双侧大脑半球神经元异常放电称为全面性发作。

诊断要点

1. **临床表现**　详细准确的病史和发作时典型的临床表现是诊断的重要依据(图 4-2-1)。

(1)局灶性发作:根据发作时有无知觉障碍分为局灶起始发作不伴知觉障碍(简单部分性发作)和局灶起始发作伴知觉障碍(复杂部分性发作)。局灶性发作时脑部局灶性放电扩散至双侧大脑半球会进展为双侧强直-阵挛发作(继发全面性发作)。

局灶性发作还可根据起始症状分为运动症状起始和非运动症状起始两种。运动症状起始包括自动症、失张力、阵挛、癫痫样痉挛、过度运动、肌阵挛、强直,非运动症状起始包括自主神经性、行为中止、认知性、情感性、感觉性。

(2)全面性发作:需要重点掌握的是全面性强直-阵挛发作、失神发作和肌阵挛发作。

1)全面性强直-阵挛发作:临床上分为 3 个时期。①强直期:表现为全身骨骼肌持续收缩,双眼上翻,牙关紧闭,咽喉部痉挛、发出叫声,颈和躯干先屈曲、后反张,上肢上举后旋转为内收旋前,下肢先屈曲后猛烈伸直,此期可有舌咬伤,持续 10~20 秒后进入阵挛期。②阵挛期:表现为全身肌肉交替性收缩和松弛,阵挛频率逐渐变慢,松弛时间逐渐延长,在一次剧烈阵挛后发作停止进入发作后期,此期可有舌咬伤,持续 30~60 秒后进入发作后期。强直期和阵挛期常伴有呼吸停止、面唇发绀,血压升高,心率增快,瞳孔散大、对光反应消失,唾液及其他分泌物增多,布鲁津斯基征可为阳性。③发作后期:本期全身肌肉松弛,括约肌松弛,尿液自行流出,发生尿失禁。呼吸首先恢复,随后瞳孔、血压、心率逐渐恢复正常,意识逐渐恢复,从发作到意识恢复历时 5 ~ 15 分钟,醒后患者常感头痛、全身酸痛,对发生过程无法回忆。

2)失神发作:表现为发作性意识障碍。①典型失神发作:儿童期起病,青春期前停止发作。特征性表现是突发短暂的意识障碍和正在进行的动作中断,双眼茫然凝视,呼之不应,持续 5 ~ 10 秒缓解,事后对发作全无记忆,每日可发作数次至数百次。发作期脑电图呈双侧对称性 3Hz 棘 - 慢复合波。②不典型失神发作:发作起止均较典型失神发作缓慢,除意识障碍外常有肌张力降低,脑电图显示较慢的(2.0 ~ 2.5Hz)不规则棘 - 慢复合波或尖 - 慢复合波。

3)肌阵挛发作:表现为快速、短暂、触电样肌肉收缩,可遍及全身也可局限于某个肌群或某个肢体,成簇发生,声、光刺激可诱发,发作期脑电图改变为多棘 - 慢复合波。

(3)癫痫持续状态:可发生于任何一种痫性发作,根据有无运动症状分为惊厥性癫痫持续状态和非惊厥性癫痫持续状态。其中惊厥性癫痫持续状态中以全面性强直 - 阵挛发作持续状态最为常见。全面性强直 - 阵挛发作持续状态是临床最常见、最凶险的癫痫持续状态,属于神经科急症之一,定义为全面性强直 - 阵挛发作持续 5 分钟未能自行缓解或频繁发作且两次发作间隔意识未恢复到基线水平。

2. **辅助检查**

(1)脑电图:是诊断癫痫和鉴别发作性事件是否属于痫性发作最重要的辅助检查手段。

(2)神经影像学:是明确癫痫结构性病因重要的辅助检查手段,包括结构影像(高分辨薄层扫描 MRI)和功能影像(PET)以及 PET-MRI 的融合,一定程度提高了致痫病灶的检出率。

(3)实验室检查:是明确癫痫感染性病因、代谢性病因和免疫性病因重要的辅助检查手段,包括代谢物质检测、脑脊液宏基因组检测、自身免疫性脑炎抗体和副肿瘤抗体的检测。

(4)基因检测:是明确癫痫遗传性病因重要的辅助检查手段,包括全外显子测序和线粒体基因的检测等。

3. **鉴别诊断** 癫痫需要和其他发作性疾病相鉴别,包括晕厥、心因性非痫性发作、偏头痛、睡眠障碍、抽动障碍和短暂性脑缺血发作等。

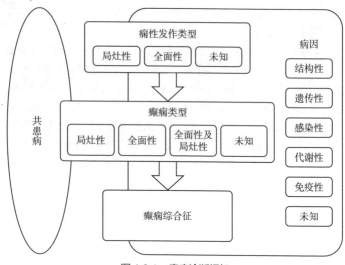

图 4-2-1　癫痫诊断框架

处理要点

1. **病因治疗**　积极寻找癫痫的病因,明确病因后尽可能给予对因治疗。

2. **抗癫痫发作药物**(anti-seizure medications,ASMs)**治疗**　ASMs是癫痫治疗的首选,根据癫痫发作类型选择合适的ASMs,选择ASMs的同时需要兼顾有效性、安全性、药物间相互作用以及患者的经济情况。60% ~ 70%的癫痫患者可以使用ASMs控制到无发作。

药物治疗原则:起始单药治疗,单药足剂量无效后选择联合药物治疗,联合治疗时应避免化学结构类似、作用机制相同以及不良反应相近的药物进行联合,芳香族类ASMs(卡马西平、苯巴比妥、奥卡西平、拉莫三嗪)使用时需注意皮肤过敏情况,建议从小剂量逐渐滴定。

不同的发作类型应选择不同的ASMs。①局灶性发作:卡马西平、拉莫三嗪、奥卡西平、左乙拉西坦可作为一线用药,用于新诊断局灶性发作的患者。②全面性强直-阵挛发作:丙戊酸是新诊断全面性强直-阵挛发作患者的一线用药,若丙戊酸不适用则使用拉莫三嗪或左乙拉西坦。③失神发作:乙琥胺或丙戊酸是治疗失神发作的一线用药。④肌阵挛发作:丙戊酸是新诊断肌阵挛发作患者的一线用药,如果丙戊酸不适用,可考虑使用左乙拉西坦或托吡酯。

目前认为正确选择两种可耐受的ASMs,经足够疗程、剂量的单药或联合治疗,无发作持续时间仍未能达到此前最长发作间隔时间的 3 倍或 1 年（取决于哪个更长）者，称为耐药性癫痫（drug resistant epilepsy，DRE）。

3. 外科手术治疗 对于 DRE 考虑结构性病因的患者，综合临床症状学、神经电生理检查、神经影像学检查（结构影像、功能影像）和神经心理学评估后可明确致痫病灶者，即可选择对致痫病灶进行切除性手术从而达到治疗目的。

除传统切除性手术外，还可以根据患者情况选择神经调控手术（迷走神经电刺激、脑深部电刺激和反应性神经电刺激）。对局限性病灶还可选择热凝毁损术和磁共振引导下实时激光间质消融术。

4. 生酮饮食 对于 DRE 的患儿，可选择生酮饮食改善癫痫发作情况。

（倪冠中）

认知障碍按严重程度分为痴呆（dementia）和轻度认知功能障碍（mild cognitive impairment，MCI）。痴呆是以认知功能障碍为核心表现的获得性智能损害综合征，认知损害可累及记忆、语言、运用、判断、计算、视空间等功能，其受损程度足以影响患者的正常生活、工作或社会功能，在病程的某些阶段常伴有精神、行为和人格异常。轻度认知功能障碍是指患者具有认知功能损害，但其日常生活能力并未受到明显影响，尚未达到痴呆的标准，是介于正常老化及痴呆之间的一种临床状态。轻度认知功能障碍通常不会引起患者或家属的重视，因此，到医院就诊的认知障碍患者以痴呆患者为主。痴呆是一种综合征，其诊断主要分以下 3 个步骤进行。

1. **明确是否为痴呆**　根据上述痴呆的定义，痴呆的诊断主要依据智能减退以及生活和社会功能障碍两方面的证据，量表可起到支持临床诊断的作用。常用的量表有简易精神状态检查量表（Mini Mental State Examination，MMSE）、蒙特利尔认知评估（Montreal Cognitive Assessment，MoCA）、日常生活活动量表（Activities of Daily Living Scale，ADL）等。此外，需排除谵妄或其他严重的精神疾病。

2. **明确痴呆的病因**　痴呆的诊断一旦确定，应依据详细的病史、体格检查（包括神经系统检查和精神状态检查）以及辅助检查，进一步确定痴呆的病因。痴呆按病因分类主要分为神经变性性痴呆和非神经变性性痴呆。神经变性性痴呆最常见的是阿尔茨海默病（AD），非神经变性性痴呆最常见的是血管性痴呆（vascular dementia，VaD）。此外，还有很多其他病因。不同病因，治疗效果和预后不同，临床上要注意识别可治性、可逆性痴呆。

3. **明确痴呆的严重程度**　临床上确定痴呆的严重程度，常用的量表除了上述的 MMSE，还有临床痴呆评定量表（Clinical Dementia Rating，CDR）等。

第一节　阿尔茨海默病

阿尔茨海默病（Alzheimer's disease，AD）是一种逐渐破坏记忆和思维能力，最终令患者丧失完成最简单任务能力的脑部疾病。病理特征是老年斑、神经原纤维缠结、海马锥体细胞颗粒空泡变性及神经元缺失。AD 是痴呆的最常见原因，占痴呆病因的 60% ~ 70%，也是老年人最常见的中枢神经系统变性疾病。根据家族聚集性，AD 可分为家族性 AD 和散发性 AD，后者占 90% 以上。AD 患者多数在几年内丧失独立生活能力，病程通常持续 5 ~ 20 年，患者常死于肺部感染、压疮、器官衰竭等并发症。

诊断要点

临床上根据下述的临床表现，再结合辅助检查排除其他疾病后，可诊断很可能的 AD 痴呆。

1. 隐匿起病，症状缓慢进展。

2. 症状可概括为 ABC（日常生活能力、精神及行为症状、认知功能，见表 4-3-1）；症状持续超过 6 个月。

3. 早期认知损害为最核心的症状，可呈以下表现。

（1）遗忘症状：即学习和回忆新近习得知识的功能受损。

（2）非遗忘症状

1）语言障碍：最突出的是找词困难。

2）视空间障碍：最突出的是空间认知障碍，包括物体失认、面孔失认、视觉图像组合失认及失读。

3）执行功能障碍：最突出的是推理、判断和解决问题的能力受损。

4. 通过病史采集、体格检查、血液化验、脑 MRI 排除血管性痴呆、路易体痴呆、额颞叶变性、其他影响认知功能的神经系统疾病及非神经系统疾病、药物产生的严重认知损害。

符合上述标准可诊断为很可能的 AD 痴呆，同时有下述体内 AD 病理改变的证据之一可确诊 AD：①脑脊液中 $A\beta_{42}$ 水平的下降以及 T-tau 或 P-tau 蛋白水平的上升；②淀粉样蛋白及 tau 蛋白 PET 成像，示踪剂滞留增加；③AD 常染色体显性遗传突变的存在（携有 *PSEN1*、*PSEN2*、*APP* 突变）。

表 4-3-1　AD 的 ABC 临床症状

项目	临床症状
日常生活能力（activities of daily living，A）	先出现购物、管理钱财、烹调、坐车等工具性生活能力下降，后期穿衣、吃饭、大小便、洗漱、步行等基本生活能力也下降
精神及行为症状（behavioral and psychological symptoms，B）	表现为幻觉、妄想、激越、攻击、脱抑制、强迫行为、退缩、食欲改变、睡眠节律紊乱等

续表

项目	临床症状
认知功能(cognitive function,C)	早期症状多为近记忆障碍,随后逐渐出现远记忆障碍、判断和解决问题能力下降、视空间功能障碍、计算能力下降、定向障碍、语言障碍,后期可出现失语、失用和失认

处理要点

虽然目前药物对治疗 AD 的效果欠佳,但药物治疗仍是 AD 最主要的治疗方法。AD 的治疗原则是:最大化地延缓痴呆的进程,提高患者和照料者的生活质量。

1. **药物治疗** 确诊为 AD 的患者,全程可使用胆碱酯酶抑制剂(cholinesterase inhibitors,ChEIs)治疗,如多奈哌齐、重酒石酸卡巴拉汀。多奈哌齐初始用量每天 1 次,一次 5mg,晚上睡前口服,每天 5mg 的剂量应至少维持 1 个月,做出临床评估后,可加至最大剂量 10mg,常见的副作用包括腹泻、恶心、睡眠障碍,较严重的副作用为心动过缓。卡巴拉汀起始剂量每次 1.5mg,每天 2 次,如耐受良好,可每两周将每次剂量增加 1.5mg,最大剂量每次 6mg,每天 2 次。目前卡巴拉汀的透皮贴剂已经上市,使该药物的使用更加方便。对于中 - 重度 AD 患者,尤其对出现明显精神行为症状的 AD 患者,可使用非竞争性 NMDA 受体拮抗剂美金刚与 ChEIs 联合治疗。美金刚每天服用 1 次,剂量第 1 周为每日 5mg,第 2 周每天 10mg,第 3 周每天 15mg,第 4 周开始推荐维持剂量每天 20mg。对于中重度肾功能不全患者,美金刚的剂量应为每天 10mg。对于轻中度 AD 患者,尚可联合使用甘露特钠治疗。甘露特钠每次 450mg,每天 2 次,可空腹服用或与食物同服。人源性单克隆抗 Aβ 抗体可清除引起 AD 的脑内 Aβ,目前阿杜那单抗和仑卡奈单抗已获得美国食品药品管理局批准上市。

2. **非药物治疗** 在药物治疗的同时,可采用运动疗法、认知训练、物理疗法(重复经颅磁刺激、经颅直流电刺激、深部脑刺激)、心理治疗、音乐疗法等,目的是减轻症状,提高患者及照料者的生活质量。

3. **针对精神行为症状的药物治疗**

(1)抗精神病药:主要用于控制严重的幻觉、妄想和兴奋冲动症状。抗精神病药使用应遵循"小剂量起始,根据治疗反应以及不良反应缓慢增量,症状控制后缓慢减量至停药"的原则。常用的药物包括利培酮、奥氮平、喹硫平等。

(2)抗抑郁药:主要用于治疗抑郁、轻度激越和焦虑。

(3)心境稳定剂:可缓解冲动和激越行为等症状。常用药物如丙戊酸钠(250 ~ 1 000mg)。

第二节 血管性痴呆

血管性痴呆(vascular dementia,VaD)是指脑血管病危险因素(如高血压、糖尿病和高血脂等)、明显(如脑梗死和脑出血等)或不明显的脑血管病(如白质疏松和慢性脑缺血)引起的痴呆,是老年期痴呆中第2位常见病因。常见的类型为多发梗死性痴呆、皮层下缺血性血管性痴呆、关键部位梗死性痴呆。VaD如能早期诊断治疗,预后相对较好。

诊断要点

1. **痴呆** 包括2个以上认知功能障碍,如执行功能、注意力、语言、视空间功能、记忆等,其严重程度已影响日常生活,并经神经心理学测试证实。

2. **脑血管病的特点** 认知功能障碍非均衡分布,部分功能受损,其他功能相对保留;临床检查有局灶性神经系统症状和体征,如偏瘫、中枢性面瘫、感觉障碍、偏盲等;病史、体征、检查提示脑血管病的证据,可有CT、MRI上的相应病灶,可有/无卒中史。

3. **痴呆与脑血管密切相关** 痴呆发生于卒中后3个月内并持续6个月以上;或认知功能障碍突然加重,或波动,或呈阶梯样进展。

处理要点

治疗主要包括病因治疗、改善认知功能及对症治疗。

1. **病因治疗** 预防和治疗脑血管病及其危险因素是血管性痴呆最根本的治疗方法,包括抗血小板聚集,抗凝,调脂,血管内治疗,防治高血压、糖尿病、心脏病,戒烟等。

2. **改善认知功能** 胆碱酯酶抑制剂(ChEIs)和/或非竞争性NMDA受体拮抗剂可用于改善患者的认知功能,银杏叶制剂、尼麦角林等改善脑部供血的药物可能有一定的辅助治疗作用。

3. **对症治疗** 若患者出现抑郁症状,可使用选择性5-羟色胺再摄取抑制药;若患者出现幻觉、妄想、激越等精神症状,可使用非典型抗精神病药物如奥氮平、利培酮等。

(郑一帆 崔立谦)

第四章

锥体外系疾病

第一节　帕金森病

帕金森病（Parkinson disease，PD）是锥体外系较常见的退行性疾病，病变主要累及中脑的黑质及其上行的黑质纹状体通路，导致纹状体上的神经末梢处多巴胺（dopamine，DA）不足，乙酰胆碱的作用相对增强而发病。本病患者多在 45 ～ 65 岁后起病，男女患病比例无明显差异。

帕金森病的主要病理改变为黑质多巴胺能神经元变性死亡，但其病因及发病机制尚未完全明了。目前认为本病与年龄因素、环境因素和遗传因素之间的相互作用有关，其他危险因素还包括持续的除草剂/农药暴露和严重的头部外伤。脑血管病、脑部感染、药物等继发原因造成的帕金森样表现，则称为帕金森综合征。帕金森样表现可与其他神经系统疾病合并发生，称为帕金森叠加综合征。

诊断要点

帕金森病主要的症状包括运动迟缓、震颤、肌强直等。症状多从一侧上肢或下肢开始，逐渐波及同侧上下肢，数月或数年后累及对侧肢体。

1. **运动迟缓**　随意动作缓慢和减少，是诊断帕金森病的必备条件。特征性症状为起床、翻身、步行、方向变换等动作缓慢；精细动作如扣纽扣、系鞋带等困难；字越写越小，呈现"写字过小征"；做快速重复性动作如拇指、示指对指时速度和幅度减小。运动迟缓常是帕金森病致残的原因。

2. **震颤**　是因肢体的主动肌与拮抗肌节律性（4 ～ 6Hz）交替收缩而引起。多从一侧开始，逐渐累及同侧上下肢、对侧肢体，后期可累及下颌、舌肌和头部。震颤于静止时明显，随意运动时减轻或停止，情绪激动时加重，入睡后消失。部分患者可不出现震颤，部分患者可合并轻度姿势性震颤。

3. **肌强直**　表现为肌张力增高，检查患肢时感到有均匀阻力（铅管样强直），如合并震颤则有"齿轮样强直"的特点。患者由于肌强直而呈特殊姿势，如头部前倾、躯干俯屈、上臂内收、肘关节屈曲、髋及膝关节屈曲。面肌强直使表情呆板、瞬目减少，貌如"面具脸"。

4. **姿势步态异常**　站立时呈屈曲体态，起步慢，行走时上肢前后摆动少,下肢拖曳,晚期患者步伐变小,越走越快,呈前冲碎步,称为"慌张步态",起步、转弯步态障碍尤为明显,自坐位、卧位起立时困难。

5. **非运动症状** 包括嗅觉减退,睡眠障碍,自主神经功能障碍如多汗、顽固性便秘、排尿障碍、性功能减退及直立性低血压,精神认知障碍如常见的抑郁、焦虑、认知障碍,晚期可出现痴呆、视幻觉。

6. **辅助检查** 血、脑脊液常规检查均无异常。头颅 CT 及 MRI 常规检查无异常。脑 PET/CT 检查显示突触前多巴胺能系统功能减退,头颅超声显示黑质异常高回声,心脏间碘苄胍闪烁显像法显示心脏去交感神经支配。

7. **鉴别诊断** 本病必须与帕金森综合征相鉴别,后者可由于服用吩噻嗪类药、一氧化碳中毒、锰中毒、脑血管病、脑炎、脑外伤、基底节区占位病变及弥漫性路易体脑病、肝豆状核变性、亨廷顿舞蹈病、多系统萎缩、进行性核上性麻痹等引起。

处理要点

本病尚无根治方法,目前的治疗方法虽能使症状在一定时间内好转,但均不能阻止疾病的自然进展。

1. **药物治疗** 当病情影响工作、生活时应进行药物治疗。

(1) 复方左旋多巴:由左旋多巴(L-dopa)与外周多巴脱羧酶抑制剂混合制成。L-dopa 为多巴胺合成前体,可通过血脑屏障,在黑质细胞内合成多巴胺而发挥替代治疗作用。L-dopa 口服吸收后 95% 在脑外脱羧成为多巴胺,而多巴胺不能透过血脑屏障。外周多巴脱羧酶抑制剂(苄丝肼、卡比多巴)抑制脑外 L-dopa 脱羧并使之入脑量增加,可明显减少 L-dopa 用量,减轻外周毒副反应。复方左旋多巴是目前治疗帕金森病最基本、最有效的药物,对震颤、肌强直和运动迟缓均有效。初始用量为每次 62.5 ~ 125mg,每天 2 ~ 3 次,每隔 3 ~ 5 天逐渐增量至疗效满意且副作用轻微为止,餐前 1 小时或餐后 1.5 小时服药疗效最佳。副作用常见有恶心、呕吐、口干、厌食、体位性低血压、胸闷、心律异常、舞蹈样多动、手足徐动、开 - 关现象及精神异常。所谓"开 - 关现象"是动(开)和不动(关)交替出现的双相现象。减量或停药后减轻或消失。

(2) 多巴胺受体激动剂:直接作用于多巴胺受体,帕金森病早期和晚期都可使用,可单独使用,也可与复发左旋多巴等其他帕金森病药物联用。因其半衰期较长,故能避免对纹状体突触后膜多巴胺受体产生"脉冲"样刺激,可减少或推迟症状波动、异动症等运动并发症的发生。副作用与复方左旋多巴相似，不同之处是症状波动和异动症发生率低，而体位性低血压、脚踝水肿和精神异常(幻觉、冲动控制障碍等)发生率较高。受体激动剂均应从小剂量开始，渐增至疗效满意且副作用轻微为止。常用的受体激动剂有普拉克索、罗匹尼罗、吡贝地尔、罗替高汀。这4种药物之间的剂量转换关系为：普拉克索：罗匹尼罗：吡贝地尔：罗替高汀 = 1 ： 5 ： 100 ： 3.3。

(3)单胺氧化酶B型抑制剂(MAO-BI)：其能阻止脑内多巴胺降解，增加多巴胺浓度，与复方左旋多巴合用可增强疗效，延缓开关现象的出现及改善运动波动；单用有轻度的症状改善作用。目前国内 MAO-BI 药物有司来吉兰和雷沙吉兰两种。司来吉兰的用法为每次 2.5 ~ 5mg，每天 2 次，应早、中午服用，勿在傍晚或晚上应用，以免引起失眠，严禁与 5- 羟色胺再摄取抑制药合用。雷沙吉兰的用法为 1mg，每天 1 次，早晨服用。有研究表明，雷沙吉兰可能减缓帕金森病的进展，故雷沙吉兰通常在疾病早期就开始使用，特别是对于年轻或病情轻微的患者。

(4) 儿茶酚 - 氧位 - 甲基转移酶抑制剂(COMT-I)：常用的 COMT-I 是恩他卡朋，通过抑制外周 L-dopa 代谢，增加 L-dopa 进脑量，必须与复方左旋多巴同时服用，单独服用无效，用法是每次 200mg，每天 3 ~ 4 次。副作用有腹泻、多汗、口干、转氨酶升高、尿色变黄等。

(5)抗胆碱能药物：苯海索，每次 1 ~ 2mg，每天 2 ~ 3 次。主要适用于有震颤的患者。常见的副作用是口干、汗少、便秘、尿潴留。闭角型青光眼及前列腺肥大患者禁用。长期使用影响认知功能，60 岁以上患者慎用。

(6)金刚烷胺：每次 50 ~ 100mg，每天 2 次，末次应在下午 4 时前服用，以减少对夜间睡眠的影响。对少动、强直、震颤均有改善作用，对伴异动症患者可能有帮助。副作用有恶心、失眠、精神异常、皮肤网状青斑、足踝水肿。肝肾功能不全、癫痫、胃溃疡、哺乳期患者慎用。

2. 外科治疗 早期药物治疗显效，而长期治疗疗效减退，经规范调药，仍有严重的症状波动或异动症者可考虑手术治疗。手术可明显改善运动症状，但不能根治疾病，术后仍需药物治疗。手术对肢体震颤和肌强直有较好疗效，但对中轴症状如姿势步态障碍无明显疗效。常用手术方法有丘脑底核或苍白球脑深部电刺激术。

3. 中医、康复治疗 中药及针灸等作为辅助手段对改善症状也可起到一定的作用。PD 患者多存在步态障碍、姿势平衡障碍、语言

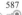

和 / 或吞咽障碍等,可进行相应的康复或运动训练。

(吴 蕾 刘金龙)

第二节 特发性震颤

特发性震颤(essential tremor)又称遗传性震颤或家族性震颤,是指不伴有其他神经症状的原因不明的震颤。任何年龄均可发病,部分患者有家族史,可表现为常染色体显性遗传。

诊断要点

1. 本病起病缓慢,震颤为本病的唯一临床表现,多累及一侧或双侧手部、头部,下肢一般不受累。

2. 当肢体处于某个位置时明显,静止放松位和睡眠时消失,疲劳、情绪激动时加重,适量饮酒可减轻症状但机制不明。

3. 随着病程的进展,震颤通常会变得更加明显,在少数情况下导致书写障碍。如果累及咽喉肌,言语功能也可能受到影响。

处理要点

1. 当未出现明显功能障碍时,特发性震颤通常可以不处理。

2. 当震颤导致明显功能障碍时,普萘洛尔可能可减轻震颤,从小剂量开始,逐渐增至有效剂量,一般为 60 ~ 240mg/d,可长期服用,也可按需间歇性服用。心率缓慢(< 55 次 /min)、心功能不全、慢性气道阻塞性疾病时慎用或禁用。

3. 如患者具有上述禁忌证或普萘洛尔无效时,可选用扑米酮,起始剂量为每天 50mg,根据患者的反应,每天剂量每 2 周增加 50mg;维持剂量为每天 3 次,每次 125mg,通常有效。

4. 上述药物无效时还可选用阿普唑仑(每天 3mg,分次口服)、托吡酯(滴定至每天 400mg,分次口服)或加巴喷丁(每天 1 800mg,分次口服)。A 型肉毒杆菌毒素可减少震颤,但不良反应包括注射肌肉的剂量依赖性无力。

5. 药物治疗无效的致残性震颤可以通过脑深部电刺激术或磁共振引导聚焦超声治疗术进行治疗。

第三节 肌张力障碍

肌张力障碍(dystonia)是一组由骨骼肌的促动肌和拮抗肌不协调、间歇持续的收缩造成重复的不自主运动和异常扭转姿势的症状群。常见的疾病有扭转痉挛、痉挛性斜颈和多巴反应性肌张力障碍等。原发性肌张力障碍多为散发,少数有家族史。

诊断要点

1. 全身型肌张力障碍　扭转痉挛多见,又称变形性肌张力障碍。主要表现为躯干和四肢的不自主痉挛和缓慢旋转运动,肌张力在扭转时增高,停止时正常,入睡后不自主动作消失。各种年龄均可发病,男女无差异。儿童期起病者多有阳性家族史,症状常从一侧或两侧下肢开始,逐渐进展至广泛、不自主的扭转运动和姿势异常,导致严重的功能障碍。成年起病者多为散发,症状常从上肢或躯干开始,大约 1/3 的患者最终可发展为全身型肌张力障碍,一般不会严重致残。继发性者还可有原发疾病的各种临床表现。本组疾病常伴手足徐动症。

2. 局灶型肌张力障碍　包括痉挛性斜颈、眼睑痉挛、口 - 下颌肌张力障碍 [梅热综合征(Meige syndrome)] 和书写痉挛等。

3. 多巴反应性肌张力障碍(dopa-responsive dystonia,DRD)　又称日间变异型肌张力不全或 Segawa 病,多于婴儿和儿童期起病,女性多见。临床主要表现为缓慢进展的四肢僵硬和活动困难,多数患儿出现怪异步态、马蹄内翻足。症状轻重有明显的昼间变化,晨轻暮重,小剂量多巴制剂疗效显著。

本病的诊断主要依据病史、不自主动作、异常的肌张力增高和 / 或特异的姿势等特点。对疑患继发性肌张力障碍者可给予如下辅助检查:头颅 CT 或 MRI(排除器质性损害),颈部 MRI(排除脊髓病变所致颈部肌张力障碍),血细胞涂片(排除神经棘红细胞增多症)、代谢筛查(排除遗传性代谢疾病)、铜代谢测定及裂隙灯检查(排除肝豆状核变性)。对儿童期起病的扭转痉挛可行 *DYT1* 基因突变检测。

处理要点

1. 治疗措施有药物、局部注射 A 型肉毒毒素和外科治疗。对局灶型或节段型肌张力障碍首选局部注射 A 型肉毒毒素,对全身型肌张力障碍宜采用口服药物加选择性局部注射 A 型肉毒毒素。药物或 A 型肉毒毒素治疗无效的严重病例可考虑外科治疗。继发性肌张力障碍的患者需同时治疗原发病。

2. 适用的药物有卡马西平、氯硝西泮、苯海索、巴氯芬、乙哌立松等。多巴反应性肌张力障碍者一般使用小剂量左旋多巴即可获得稳定而持久的疗效。丘脑毁损术或苍白球脑深部电刺激术对某些偏身或全身型肌张力障碍可能有效。

第四节 抽动秽语综合征

抽动秽语综合征（Gilles de la Tourette syndrome）病因未明，可能是多巴胺能和 5- 羟色胺能活动过度或多巴胺受体超敏所致。

诊断要点

1. 多于 2 ~ 15 岁起病，男孩多于女孩。

2. 主要表现为多部位、不自主、突发性的肌肉抽动，通常头面部肌肉先累及，表现为点头、眨眼、噘嘴、喷鼻、耸肩，逐渐发展至四肢和躯干，可出现一侧投掷运动、转圈、踢腿等。抽动发作频繁，一日十几次至百次。症状在精神松弛时减轻，睡眠时消失，紧张时加重。

3. 部分患儿因口喉部肌肉抽动而有爆发性异常喉音，如犬吠声、嚎叫声、咳嗽声等，部分患儿有秽亵言语，可伴有轻中度行为异常，表现为注意力不集中、焦躁不安、强迫行为、秽亵行为或破坏行为。约半数患儿可能同时伴注意力缺陷多动障碍。

4. 本病为慢性病程，症状可有波动，晚期智力可略减退。

5. 除抽动外，神经系统检查一般无其他阳性体征。

6. 应注意与舞蹈病、肝豆状核变性、习惯性多动等相鉴别。神经影像学、心理测试和实验室检查的结果可能显示非特异性异常，主要用于辅助共患病诊断或排除其他疾病。

处理要点

如抽动不影响日常学习和生活，可不进行干预。对于轻症者，可先行或仅给予医学教育和心理支持，随访观察。中重度者也可先尝试非药物干预，行为治疗可与药物治疗相结合。药物治疗应以最低有效剂量单药治疗开始，逐渐加量，控制症状且无明显不良反应后维持一定量和一段时间，整个疗程通常为 1 ~ 2 年。

（1）硫必利：起始剂量为 50 ~ 100mg/d，逐渐增加到治疗剂量 100 ~ 600mg/d，分每天 3 次服用。

（2）阿立哌唑：起始剂量为 1.25 ~ 5mg/d，逐渐增加到治疗剂量 2.5 ~ 20mg/d。

（3）可乐定：起始剂量为每周 1mg，逐渐增加到治疗剂量每周 1 ~ 2mg。

以上为一线治疗药物，二线治疗药物还有氟哌啶醇、利培酮、托吡酯等。

（吴　蕾）

偏头痛(migraine)是一种反复或周期性发作、表现为单侧或双侧搏动性头痛的疾病。头痛持续数分钟至数天,常伴恶心、呕吐,可有或无先兆。发病机制未明,三叉神经血管反射学说是目前偏头痛发病机制的主流学说。皮层扩散性抑制参与偏头痛的先兆发生,可能进一步激活三叉神经血管系统,并促进多种血管活性物质的释放,共同参与偏头痛发作。

诊断要点

1. 偏头痛多在青春期发病,好发年龄为 25 ~ 35 岁,男女患者比例为 1 : 4。

2. 诱因包括:①食物与饮食习惯,喜食奶酪、巧克力、亚硝酸盐、咖啡因、味精、坚果等;②气候和季节变化;③精神心理因素,不良情绪、压力、疲劳等;④吸烟与饮酒,吸烟包括被动吸烟,饮酒尤其是红酒;⑤感官刺激,光线、噪声、气味等;⑥药物作用,口服避孕药、硝酸甘油、西洛他唑、利血平、雷尼替丁等;⑦作息不规律,如误餐、睡眠不足、睡眠过多等;⑧其他因素,包括头部创伤、性生活、月经来潮、癫痫发作和从事强体力活动等。

3. 偏头痛发作可分为前驱期、先兆期、头痛期和恢复期,但并非所有患者或所有发作均具有上述 4 期。同一患者可有不同类型的偏头痛发作。

(1)前驱期:头痛发作前,患者可有激惹、疲乏、活动少、食欲改变、反复哈欠及颈部发硬等不适症状。

(2)先兆期:先兆指头痛发作之前出现的可逆局灶性脑功能异常症状。视觉先兆最常见,典型的表现为闪光性暗点。其次是感觉先兆,表现为以面部和上肢为主的针刺感、麻木感或蚁行感。先兆也可表现为言语障碍,但不常发生。不同先兆症状可以接连出现。先兆通常持续 5 ~ 30 分钟,不超过 60 分钟。

(3)头痛期:约 60% 的头痛发作以单侧为主,可左右交替发生。头痛程度多为中至重度,性质多样但以搏动性最具特点。简单活动可加重头痛,故患者多喜卧床休息。患者常伴有恶心、呕吐,为对光线、声音和气味敏感,喜欢黑暗、安静的环境。

(4)恢复期:头痛在持续 4 ~ 72 小时的发作后可自行缓解,但患者还可有疲乏、筋疲力尽、易怒、不安、注意力不集中、头皮触痛、欣快、抑郁或其他不适。

4. 不能归因于其他疾病。

5. 诊断偏头痛首先要排除继发性头痛，其次要与紧张性头痛、丛集性头痛等原发性头痛相鉴别。

处理要点

避免上述诱发因素。

1. 偏头痛急性发作期的药物治疗

(1)治疗目的：快速、持续地解除头痛及相关伴随症状，恢复生活、工作、学习及社会能力。

(2)偏头痛急性发作期治疗有效性标准：①2小时无疼痛；②2小时内最困扰的伴随症状(即恶心、呕吐、畏光或畏声)消失；③2小时后疼痛缓解，由中重度疼痛转为轻度或无痛；④在治疗成功后的24小时内无头痛再发或镇痛药的使用。

(3)药物种类：非甾体抗炎药(NSAIDs)(如布洛芬、萘普生、双氯芬酸等)、对乙酰氨基酚、曲坦类药物、麦角胺类药物、降钙素基因相关肽(calcitonin gene-related peptide,CGRP)受体拮抗剂、含咖啡因复方制剂。

(4)药物选择的方法：①头痛轻微时，患者应服用NSAIDs，并在1小时后反应不佳时添加曲普坦；②当头痛为中度或重度，患者应服用曲普坦，并在1小时后反应不佳时添加NSAIDs；③单独使用曲普坦类药物有抵抗力和/或复发很麻烦时，同时联合使用曲普坦和NSAIDs；④如效果不佳，把NSAIDs换成另一种NSAIDs，或把一种曲普坦类药物换成另一种曲普坦类药物。

(5)注意事项：①对于有先兆的偏头痛，患者应在先兆开始时服用NSAIDs，在头痛开始时服用曲普坦(目前没有药物治疗被证明能有效阻止先兆)；②急性治疗必须尽早(在头痛发作后1小时内)进行，并给予足够的剂量，和/或添加甲氧氯普胺，治疗严重恶心或呕吐的发作；③给药1次，如果反应不充分，可以选择在2小时后重复(使用相同或不同的治疗)；④急性治疗应限制为每月最多8天，因过度使用药物会带来药物过度使用头痛的风险；⑤避免使用阿片类药物。

2. 预防治疗

(1)目的：降低偏头痛发作的频率、持续时间及严重程度，改善偏头痛相关性失能，提高生活质量，减少频繁或慢性头痛引发的相关心理疾病，同时提高患者对急性期治疗的应答率并减少对急性期治疗的依赖，避免药物过度使用性头痛的发生。

(2)预防性药物治疗指征:①每月2次以上的偏头痛发作;②急性期治疗无效或不能耐受;③存在药物过度使用风险;④严重影响生活、工作或学习;⑤存在频繁、时间较长或令患者极度不适的先兆;⑥特殊类型的偏头痛,如偏头痛性脑梗死、偏瘫型偏头痛、脑干先兆偏头痛、偏头痛持续状态等;⑦患者的自我要求等。

(3)预防药物种类:①钙通道阻滞剂(氟桂利嗪,维拉帕米);②抗癫痫药物(托吡酯、丙戊酸);③β受体拮抗剂(普萘洛尔和美托洛尔);④抗抑郁药(阿米替林和文拉法辛);⑤吉泮类(瑞美吉泮和阿托吉泮);⑥钙通道调节剂(加巴喷丁和普瑞巴林);⑦A型肉毒毒素;⑧CGRP或其受体单克隆抗体(依瑞奈尤单抗、瑞玛奈珠单抗等);⑨抗高血压药物赖诺普利及坎地沙坦、大剂量核黄素及辅酶Q10、枸橼酸镁等。

(4)预防性治疗药物选择和使用原则:①根据患者个体情况进行选择。通常首先考虑证据确切的强推荐药物,若治疗失败、存在禁忌证或患者存在弱推荐药物可治疗的合并症时,方才考虑使用弱推荐药物。②避免使用偏头痛共病的禁忌药物,或可能加重偏头痛发作的药物。③药物治疗应从单药、小剂量开始,根据患者对药物的耐受程度,缓慢加量至推荐剂量或最大耐受剂量,对每种药物应给予足够的观察期以评估疗效,一般观察期为4～8周。④为避免回忆偏倚,患者需要记录头痛日记以评估治疗效果。⑤若达到最大可耐受剂量时仍无效,应试用其他预防性治疗药物。若数种药物单用均无效,或患者的病史提示其头痛难治或为慢性头痛,可考虑多种药物联合治疗,同样每种药物均需从小剂量开始。⑥有效的预防性治疗需要持续至少6个月,评估疗效后决定是否缓慢减量或停药。若再次出现发作频繁,可重新使用既往有效的药物。⑦对已确诊且病程较长的慢性偏头痛患者,或前期多次预防治疗失败的患者,减量或停药需谨慎,过早的停药可能导致病情反复,且在重新启用既往有效治疗药物时可能疗效欠佳。

(林健雯)

第六章

自身免疫性脑炎

脑炎是由脑实质的弥漫性或多发性炎性病变导致的神经功能障碍。其病理的改变以大脑灰质与神经元的受累为主,也可累及白质及血管。自身免疫性脑炎(autoimmune encephalitis,AE)泛指一类由自身免疫机制介导的脑炎。AE 合并相关肿瘤者,称为副肿瘤性 AE。

诊断要点

1. **临床分类** 根据不同的抗神经元抗体和相应的临床综合征,AE 可分为抗 N- 甲基 -D- 天冬氨酸受体(N-methyl-D-aspartate receptor,NMDAR)脑炎、边缘性脑炎、其他 AE 综合征。

2. **临床表现** 急性或亚急性起病(< 3 个月),具备以下 1 个或多个神经与精神症状或临床综合征。

(1)边缘系统症状:近事记忆减退、癫痫发作、精神行为异常,有 3 个症状中的 1 个或多个。

(2)脑炎综合征:弥漫性或多灶性脑损害的临床表现。

(3)基底节和 / 或间脑、下丘脑受累的临床表现。

(4)精神障碍,且精神心理专科认为不符合非器质性疾病。

3. **辅助检查** 具有以下 1 个或多个的辅助检查发现,或合并相关肿瘤。

(1)脑脊液异常:脑脊液白细胞增多($> 5 \times 10^6$/L);或脑脊液细胞学呈淋巴细胞性炎症;或特异性寡克隆区带阳性。

(2)神经影像学或电生理异常:MRI 边缘系统 T_2WI 或 FLAIR 异常信号,单侧或双侧,或其他区域的 T_2WI 或 FLAIR 异常信号(除外非特异性白质改变和卒中);PET 边缘系统高代谢改变,或多发的皮质和 / 或基底节的高代谢;脑电图异常:局灶性癫痫或癫痫样放电(位于颞叶或颞叶以外),弥漫或多灶分布的慢波节律。

(3)与 AE 相关的特定类型肿瘤,如边缘性脑炎合并小细胞肺癌、抗 NMDAR 脑炎合并畸胎瘤。

4. **确诊实验** 抗神经细胞抗体阳性。抗神经元表面抗原抗体和部分抗神经突触胞内抗原抗体(如 GAD 抗体)检测主要采用间接免疫荧光法。根据抗原底物分为基于细胞底物的实验(cell based assay,CBA)与基于组织底物的实验(tissue based assay,TBA)2 种。CBA 采用表达神经元细胞表面抗原的转染细胞,TBA 采用动物的脑组织切片为抗原底物。CBA 具有较高的特异度和灵敏度。应尽量对患者的配对的脑脊液与血清标本进行检测,脑脊液与血清的起始稀释滴度分别为 1∶1 与 1∶10。抗神经细胞胞内抗原抗体(多数为副肿瘤抗体)和部分抗神经突触胞内抗原抗体 [如双载蛋白(amphiphysin)抗体] 检测主要采用免疫印迹方法。

5. 合理地排除其他病因。

6. **诊断标准**　包括疑似 AE 与确诊的 AE。

(1)疑似 AE:符合上述"2、3、5"3 个诊断条件。

(2)确诊的 AE:符合上述"2、3、4、5"4 个诊断条件。

处理要点

AE 的治疗包括免疫治疗、对癫痫发作和精神症状等的症状治疗、支持治疗和康复治疗,以及对合并肿瘤者进行切除肿瘤等抗肿瘤治疗。

1. **免疫治疗**　分为一线免疫治疗、二线免疫治疗、长程(维持)免疫治疗、升级免疫治疗和添加免疫治疗等。一线免疫治疗包括糖皮质激素、静脉注射免疫球蛋白(IVIg)和血浆置换。所有首次发病的 AE 患者均应接受一线免疫治疗。静脉注射糖皮质激素(如甲泼尼龙)应作为首选的一线免疫治疗。二线免疫治疗包括利妥昔单抗等抗 CD20 单抗与静脉注射环磷酰胺,主要用于一线免疫治疗效果不佳的重症患者。长程(维持)免疫治疗方案包括吗替麦考酚酯、硫唑嘌呤和重复利妥昔单抗等。升级免疫治疗主要为静脉注射托珠单抗,仅针对难治性重症 AE 患者。添加免疫治疗包括甲氨蝶呤鞘内注射、硼替佐米和低剂量白细胞介素 -2(IL-2),仅针对难治性重症 AE 患者。

(1)糖皮质激素:一般采用糖皮质激素冲击治疗。方法为:甲泼尼龙 1 000mg/d,连续静脉滴注 3 天,然后改为 500mg/d,静脉滴注 3 天。而后可减量为甲泼尼龙 40 ~ 80mg/d,静脉滴注 2 周;或改为口服醋酸泼尼松 1mg/(kg·d),2 周(或口服甲泼尼龙,5mg 醋酸泼尼松 = 4mg 甲泼尼龙);之后每 2 周减 5mg。对于轻症患者,可以不采用冲击治疗而直接采用口服激素。口服激素总疗程一般为 6 个月。在减停激素的过程中需要评估脑炎的活动性,注意病情波动与复发。

(2)免疫球蛋白:根据患者体重按总量 2g/kg,分 3 ~ 5 天静脉滴注。对于重症患者,建议与激素联合使用,可每 2 ~ 4 周重复应用 IVIg。重复或多轮 IVIg 适用于重症 AE 患者和复发性 AE 患者。

(3)血浆交换:对于血清抗体阳性的重症 AE 患者,可考虑使用血浆置换。其中,免疫吸附是一种特殊的治疗性血浆置换技术,能够通过吸附柱较为特异地吸附并清除血液中的致病性抗体。血浆置换可与激素联合使用。若同时使用 IVIg，应先进行血浆置换，再给予 IVIg治疗。血浆置换可能难以作用于鞘内合成的自身抗体。

（4）利妥昔单抗：有常规剂量方案和减低剂量方案可供选择。常规方案：按 375mg/m²（体表面积）静脉滴注，每周 1 次，共给药 3～4 次。减量方案：总量 600mg（第 1 天 100mg 静脉滴注，第 2 天 500mg 静脉滴注），或总量 400mg（每次 100mg，每周 1 次，连用 4 次）。如果一线治疗无显著效果，可以考虑在其后 2 周左右使用利妥昔单抗。使用利妥昔单抗期间，可酌情监测外周血 CD20⁺ 淋巴细胞。

（5）静脉注射环磷酰胺：按 750mg/m²（体表面积），溶于 100ml 生理盐水，静脉滴注，时间超过 1 小时，每 4 周 1 次。连续应用 6 次或病情缓解后停用。

（6）吗替麦考酚酯：常规口服剂量 1 000～2 000mg/d，分 2～3次口服，至少 1 年。诱导期剂量可为 2 500～3 000mg/d；动态检测周围血淋巴细胞亚群与 IgG 水平有助于剂量的个体化。该药主要用于复发的患者，也可作为难治性 AE 的添加免疫治疗。该药致畸风险较高，孕妇慎用。

（7）硫唑嘌呤：口服剂量为 100mg/d，至少 1 年，用于预防复发。

2. **肿瘤的治疗**　抗 NMDAR 脑炎患者一经发现卵巢畸胎瘤应尽快切除。对于未发现肿瘤且年龄 ≥ 12 岁的女性抗 NMDAR 脑炎患者，建议病后 4 年内每 6～12 个月进行 1 次盆腔超声检查。AE患者如果合并恶性肿瘤，应由相关专科进行手术、化疗与放疗等综合抗肿瘤治疗；在抗肿瘤治疗期间一般需要维持对 AE 的免疫治疗，以一线免疫治疗为主。

3. **癫痫症状的控制**　AE 的癫痫发作一般对于抗癫痫药物反应较差。可选用广谱抗癫痫药物，如苯二氮䓬类、丙戊酸钠、左乙拉西坦、拉莫三嗪和托吡酯等。卡马西平、拉考沙胺等钠通道阻滞剂可能对抗 LGI1 抗体相关脑炎患者更有效。终止癫痫持续状态的一线抗癫痫药物包括地西泮静脉推注或咪达唑仑肌内注射；二线药物包括静脉注射丙戊酸钠；三线药物包括丙泊酚与咪达唑仑。丙泊酚可用于终止抗 NMDAR 脑炎患者的难治性癫痫持续状态。恢复期 AE 患者一般不需要长期维持抗癫痫药物治疗。需要注意的情况包括：奥卡西平可能诱发或加重低钠血症；抗 LGI1 抗体相关脑炎患者的特异质不良反应发生率较高，如果使用卡马西平、奥卡西平、拉莫三嗪等药物，需要特别注意不良反应。

4. **精神症状的控制**　可以选用药物包括奥氮平、氯硝西泮、丙戊酸钠、氟哌啶醇和喹硫平等。需要注意药物对意识水平的影响和锥体外系不良反应等;免疫治疗起效后应及时减停抗精神病药物。

(周鸿雁)

第七章

中枢神经系统感染

中枢神经系统感染是各种病原体,包括病毒、细菌、螺旋体、寄生虫、立克次体和朊蛋白等侵犯脑或脊髓被膜、实质、血管等,引起急、慢性炎症或非炎症性疾病。

中枢神经系统感染的临床症状缺乏特异性。脑脊液检测、PCR及宏基因组测序可辅助发现病原体。脑脊液、手术标本、手术切口分泌物培养阳性是诊断的金标准,但培养检测的阳性率低,因此培养阴性不能排除中枢神经系统感染的可能。

一旦临床医生考虑患者存在中枢神经系统感染的可能,须立即留取病原学标本送检,并经验性启动抗感染治疗。药物治疗推荐采用静脉途径。一般对症支持治疗包括:控制高热,维持电解质平衡,加强气道管理和皮肤护理,积极营养支持;出现癫痫时给予抗癫痫治疗,颅内压增高者及时给予脱水等降颅内压治疗。

第一节 病毒感染性疾病

病毒性中枢神经系统感染最常见单纯疱疹病毒性脑炎(herpes simplex virus encephalitis,HSE),也可见其他急性或慢性病毒性脑炎、脑膜炎或脑病。

诊断要点

1. HSE 患者常急性起病,前期常伴头痛、发热、咳嗽,多见额颞叶及边缘系统损伤症状,可伴精神行为异常、癫痫发作、意识障碍和颅内压增高表现,可早期出现局灶性神经系统损害体征。影像多见双侧不对称的额颞叶出血软化灶。脑电图可见弥漫性高波幅慢波,部分可见病灶区域尖波或棘波。脑脊液特点见表 4-7-1。

2. 多种肠道病毒亦可引起病毒性脑炎和脑膜炎,临床表现为非特异性病毒感染症状,如咽痛、发热、乏力等,部分可出现抽搐、意识障碍及局灶性脑损害表现。部分可伴发腮腺炎、卵巢炎、睾丸炎或皮肤疱疹。脑脊液特点见表 4-7-1,确诊需进行脑脊液病原学检查。

3. 麻疹病毒可引起亚急性硬化性全脑炎,常见于儿童,病程缓慢进展,无伴发热,早期表现为认知和行为改变,伴运动障碍。血清和脑脊液麻疹病毒抗体升高。脑电图可见 2 ~ 3 次 /s 慢波同步性暴发,肌阵挛期每 5 ~ 8 秒出现 1 次。影像学可见大脑皮层萎缩、脑室扩大、白质局灶或多灶性病变。

4. 乳头多瘤空泡病毒可引起进行性多灶性白质脑病(progressive multifocal leukoencephalopathy,PML),多见于免疫缺陷人群或那他珠单抗使用人群。患者亚急性或慢性起病,临床表现为人格改变和智能减退,可伴偏瘫、感觉异常、视野缺损、共济失调等。脑电图可见非特异的弥漫性或局灶性慢波。MRI 特征性改变为单个或多个不对称的白质病变,T_1WI 低信号,T_2WI 和 FLAIR 高信号,常无周围水肿。确诊依赖于脑组织活检。

表 4-7-1　中枢神经系统感染的脑脊液特点

项目	细菌性脑膜炎	病毒性脑膜炎	结核性脑膜炎	新型隐球菌性脑膜炎
腰椎穿刺压力	增高	正常或轻度升高	明显增高,可为 200 ～ 400mmH$_2$O 或以上	明显增高
脑脊液外观	混浊	多澄清	澄清或毛玻璃样	澄清或浑浊
脑脊液常规	细胞数明显升高,以中性粒细胞为主,通常 > 1 000 × 10^6/L	白细胞计数通常低于 1 000 × 10^6/L	白细胞计数通常为(100 ～ 500)× 10^6/L,以淋巴细胞占多数	白细胞计数通常为(20 ～ 200)× 10^6/L,以淋巴细胞为主
脑脊液生化	糖含量下降①,氯化物降低	糖及氯化物一般正常或稍低	糖含量下降,氯化物降低	糖含量下降,氯化物降低
脑脊液病原学	脑脊液涂片、细菌培养可阳性、血培养可阳性	脑脊液 PCR 或 mNGS 可有病原学提示	Xpert、抗酸染色、脑脊液培养可阳性	隐球菌荚膜抗原、墨汁染色、脑脊液培养可阳性

注:①脑脊液糖含量下降,即脑脊液糖 < 2.6mmol/L 或脑脊液糖/同期血清糖 < 0.50。

【处理要点】

1. 单纯疱疹病毒感染的抗病毒治疗首选阿昔洛韦(10mg/kg,每 8 小时 1 次),对临床疑诊又无条件做病原学检查的病例可先启动诊断性治疗;疗程 14 ～ 21 天。

2. 对肠道病毒引起的中枢神经系统感染、亚急性硬化性全脑炎、PML 以对症支持治疗为主。

第二节　细菌感染性疾病

细菌性中枢神经系统感染常见化脓性脑膜炎及结核性脑膜炎。最常见的致病菌为肺炎球菌、脑膜炎球菌及流感嗜血杆菌 B 型,其次为金黄色葡萄球菌、链球菌、大肠埃希菌、铜绿假单胞菌等。

诊断要点

1. 化脓性脑膜炎

(1)临床表现:临床症状不典型,常见感染中毒症状,如发热、寒战、伴头痛、呕吐、意识障碍等颅内压增高症状,部分可出现局灶性脑损害症状,如偏瘫、失语;流行性脑脊髓膜炎菌血症时可出现皮疹。体格检查常可见脑膜刺激征。

(2)脑脊液检查:化脓性脑膜炎的脑脊液特点见表 4-7-1。血培养阳性有一定辅助价值。出现皮肤瘀点时应行活检进行细菌染色检查。脑脊液乳酸升高(> 4.0mmol/L)对诊断医源性颅内感染有一定的参考价值。

(3)影像学检查:化脓性脑膜炎 MRI 早期可正常,随着病情进展,MRI 的 T_1WI 上可出现蛛网膜下腔高信号,伴不规则强化,T_2WI 脑膜呈高信号。后期可显示弥散性脑膜强化、脑水肿等。

2. 结核性脑膜炎

(1)临床表现:多隐匿性起病,也可急性或亚急性起病。常表现为头痛等颅内高压症状,也可出现精神异常、意识障碍及局灶性脑损害表现;引起颅底粘连时可出现急性或慢性脑积水合并脑神经损害表现;可有低热、盗汗等结核毒性症状,需注意收集有无其他系统结核感染证据或结核患者接触史。

(2)脑脊液检查:结核性脑膜炎的脑脊液特点见表 4-7-1,常伴低钠血症。Xpert 等结核相关检测有一定诊断价值。MRI 可见脑膜强化,以颅底为著,也可见脑梗死、结核瘤、脑积水等表现。

处理要点

1. 怀疑细菌性脑膜炎时应尽早开始抗菌治疗,理想状态是发现脑膜炎证据后 30 分钟内启动抗感染治疗,不需等待 CT 或腰椎穿刺药敏结果,经验性治疗首选头孢曲松或头孢噻肟。后期可根据病原学和药敏结果调整用药。

2. 调整抗感染方案的指征包括:①经验性治疗超过 72 小时疗

效不佳者;②脑脊液病原学检测结果提示未覆盖致病微生物;③原方案出现严重不良反应。中枢神经系统抗感染治疗需考虑抗生素是否易通过血脑屏障。常见抗感染药物透过血脑屏障的能力见表 4-7-2。

3 对病情较重且没有明显激素禁忌证的患者可考虑给予地塞米松 10mg 静脉滴注,连用 3 ~ 5 天。

4. 一般而言,脑膜炎球菌和流感嗜血杆菌感染的疗程为 7 ~ 10 天,肺炎链球菌感染的疗程为 10 ~ 14 天,李斯特菌感染的疗程为 21 天。神经外科相关中枢神经系统感染抗生素使用时间一般需 4 ~ 8 周,1 ~ 2 周连续 3 次 CSF 检测正常且细菌培养阴性可认为达到临床治愈,符合临床治愈标准后继续应用抗菌药物治疗 1 ~ 2 周。

5. 结核性脑膜炎的治疗应早期联合给药,抗结核治疗强化期不少于 2 个月,全疗程不少于 12 个月。重症患者以及抗结核治疗中出现矛盾反应、有脊髓压迫症状的患者可在充分抗结核的前提下,给予地塞米松 0.3 ~ 0.4mg/kg,每天 1 次起始,逐渐减停,通常疗程为 4 ~ 8 周。

6. 结核性脑膜炎患者疗程长,应注意维持营养及水、电解质的平衡,脑积水患者必要时可行脑室引流术。

表 4-7-2　常见抗生素血脑屏障穿透性比较 *

分类 特性	正常脑脊液穿透性			炎性脑脊液穿透性		
	差	较差	较好	差	较好	很好
青霉素 G	√				√	
氨苄西林		√			√	
阿莫西林		√				
哌拉西林		√			√	
头孢曲松		√			√	
头孢他啶		√			√	
头孢吡肟	√			√		
万古霉素	√					√
替考拉宁	√			√		
利奈唑胺		√			√	
亚胺培南		√				

分类	正常脑脊液穿透性			炎性脑脊液穿透性		
特性	差	较差	较好	差	较好	很好
美罗培南			√			√
喹诺酮类		√			√	
大环内酯类	√				√	
氨基糖苷类		√			√	
磺胺类		√				√
甲硝唑			√			√

注:＊亚胺培南易产生中枢神经系统不良反应,一般不用于中枢神经系统感染的治疗;氨基糖苷类中阿米卡星和庆大霉素能透过炎性脑脊液。

第三节 真菌感染性疾病

中枢神经系统真菌感染最常见新型隐球菌性脑膜炎,也可见曲霉菌、毛霉菌等感染,常见于免疫缺陷人群或罹患糖尿病人群。

诊断要点

1. 新型隐球菌性脑膜炎多起病隐匿,慢性进展,患者可出现精神异常、偏瘫等局灶性脑损害及脑神经损害表现,伴颅内高压表现,部分可有低热等全身表现。

2. 脑脊液墨汁染色阳性可确诊新型隐球菌性脑膜炎,隐球菌荚膜抗原检测快速、灵敏度及特异度均高,对诊断有较大帮助。

3. 颅脑影像学改变无特异性,可表现为脑积水、脑梗死、脑膜强化、脑水肿等。

4. 诊断可结合既往病史、接触史、临床表现及脑脊液病原学检查、影像特点进行。注意与结核性脑膜炎、化脓性脑膜炎及细菌性脑脓肿相鉴别。

处理要点

1. 新型隐球菌性脑膜炎首选两性霉素 B 与 5- 氟胞嘧啶联合治疗。

2. 氟康唑可作为两性霉素 B 诱导治疗后的巩固和维持治疗,巩固疗程一般至少 6 周,维持疗程至少 1 年。

3. 积极对症支持治疗,严重脑积水者可行脑室分流术。

第四节　其他感染性疾病

诊断要点

1. 人类朊蛋白病常见克 - 雅病、致死性家族性失眠。克 - 雅病临床表现为进行性加重的全脑症状，中期多见肌阵挛，脑电图特异性表现为三相波，晚期可消失。MRI 特征性表现为至少两个皮层区域（额、颞、顶、枕）和 / 或基底节区（尾状核和 / 或壳核）高信号。脑脊液 14-3-3 蛋白可呈阳性，脑脊液、皮肤活检行 PrPsc- 实时震动诱导蛋白扩增（RT-QuIC）诊断证据级别仅次于病理，确诊依赖于脑活检。

2. 致死性家族性失眠表现为顽固性失眠，伴神经精神症状、自主神经功能障碍，脑脊液和皮肤 RT-QuIC 阳性、多导睡眠监测、放射性核素检查可辅助诊断。本病确诊依赖于 *PRNP* 基因检测。

3. 神经梅毒可发生在梅毒感染后 1 年至数十年，可表现为脑膜炎、脊髓痨、麻痹性痴呆及血管损害继发的脑梗死等，阿 - 罗瞳孔为特征性体征。脑脊液特异性螺旋体抗原试验可帮助确诊。影像学表现无特殊。

4. 神经莱姆病可见于夏季蜱叮咬数周后，患者出现无菌性脑膜炎或脑膜脑炎，常同时出现双侧面神经麻痹，以及畏光、眼球活动疼痛等；常累及周围神经、单个或多数神经根，出现剧烈神经根痛或肢体无力；CSF 淋巴细胞增多。好发季节、蜱叮咬史、脑脊液和血清中伯氏疏螺旋体特异性抗体阳性可辅助诊断。

5. 神经系统寄生虫感染可出现无菌性脑膜炎或局灶性脑损伤表现。可结合流行病学接触史、脑脊液特异性寄生虫抗体、血清及脑脊液嗜酸性粒细胞数、血及脑脊液 NGS、颅脑影像学特点、其他器官系统寄生虫证据进行诊断。

6. 少见病原体引起的中枢神经系统感染注意与自身免疫性脑炎、神经系统退行性疾病、特发性面神经麻痹、无菌性脑膜炎、脑血管病、脑肿瘤、多发性硬化等相鉴别。

处理要点

1. 神经梅毒首选青霉素 G，10 ～ 14 天为 1 个疗程；或选用头孢曲松钠，连用 14 天；对 β- 内酰胺类抗生素过敏者可选多西环素。治疗后须在第 3、6、12 个月及第 2、3 年进行临床检查和血清、脑脊液梅毒试验。

2. 梅毒患者首次注射青霉素后可出现赫氏反应，表现为寒战、高热、头痛、呕吐、全身不适甚至休克。所以在抗生素治疗前 3 天需口服泼尼松 20mg/d,连用 3 天。

3. 神经莱姆病患者可给予青霉素或头孢曲松治疗,2 周为 1 个疗程。治疗 24 小时内近 15% 的患者可出现赫氏反应,处理同神经梅毒。

4. 药物驱虫治疗应根据寄生虫种类及生活史特点进行给药,常用药物为阿苯达唑和吡喹酮,必要时可请外科协助手术摘除。

5. 朊蛋白病目前尚无特异性治疗,以对症支持治疗为主。

(冯　黎)

第八章

缺氧缺血性脑病

缺氧缺血性脑病(hypoxic-ischemic encephalopathy, HIE)指脑急性缺氧导致氧的供应和利用达不到神经细胞代谢需求引起的弥漫性脑组织损害,常见于新生儿产前或产时窒息,以及成人因各种原因导致的低氧或脑血供不足,如心肺复苏、休克等。病理可见皮层、丘脑、纹状体、海马以及皮层下和脑室旁白质受累。本节仅介绍成人缺氧缺血性脑病的诊疗要点。

诊断要点

1. 患者存在缺氧、缺血过程,如心肺复苏、休克等致脑循环受损的情况。

2. 患者出现意识障碍,伴或不伴抽搐;部分患者可出现锥体外系症状,包括舞蹈样动作、肌张力增高、口舌不自主动作等;部分患者可表现为精神症状或智能减退。

3. HIE 患者早期 CT 检查可发现弥漫性脑水肿,灰白质模糊不清,呈毛玻璃样改变,脑沟脑回变窄甚至消失,脑室受压变窄。严重时可出现逆转现象,即正常灰白质 CT 值逆转。但 CT 对 HIE 早期或轻微病变的灵敏度欠佳,因细胞毒性水肿在起病 30 ~ 60 分钟可能暂时消退,故起病 2 ~ 4 小时内头部 CT 可能表现正常。

4. HIE 在 MRI 上可累及皮层、脑室旁白质及深部核团,急性期 DWI 是最敏感的成像序列,常表现为小脑半球、基底节核团或大脑皮层弥散受限,也可累及丘脑、脑干和海马。其损伤模式可分为中央沟周围皮质损伤、分水岭区损伤、脑室周围白质损伤、深部灰质损伤、混合型。亚急性期可表现为受累部位对称性 T_1WI 低信号, T_2WI 高信号, DWI 弥散受限。中晚期可出现选择性神经元坏死,包括皮层、基底节、脑干、小脑。慢性期可出现皮层层状坏死。

5. HIE 患者在水肿高峰期可并发假性蛛网膜下腔出血。此外,因颅内压升高可能出现影像对称或不对称的缺血性梗死灶。

6. HIE 主要与低血糖脑病、CO 中毒性脑病及克 - 雅病相鉴别,明确的缺血缺氧病史是鉴别的关键,收缩压 < 70mmHg、PaO_2 < 40mmHg 通常是必要条件。

处理要点

1. 保持正常的心肺功能,通过心肺复苏、补液、升压等保障脑氧供和脑灌注。

2. 亚低温治疗应在心肺复苏后尽早启动,维持体温 32 ~ 34℃ 并维持 12 ~ 24 小时。

3. 高压氧治疗对改善缺氧缺血性脑病的预后或有一定帮助,有条件时应请专科评估后尽早进行。

4. 对症支持治疗,包括脱水降颅内压,早期充分镇痛镇静,出现癫痫时及时给予抗癫痫治疗、纳洛酮促醒、康复锻炼等。

5. 尽早启动神经功能的评估。近年来多模态脑功能监测技术越来越多地被应用于缺氧缺血性脑病的评估,出现下列情况提示预后不良:脑干反射消失(任何时候)、肌阵挛或癫痫持续状态(起病 1 天内)、神经元烯醇化酶 > 60ng/ml(起病 3 天内),双侧体感诱发电位 N20 消失(起病 3 天内)、脑 CT 灰白质比 < 1.10 等。

(冯 黎)

第一节　急性脊髓炎

急性脊髓炎（acute myelitis）是指各种感染后引起自身免疫反应所致的急性横贯性脊髓炎症，青壮年多见，以病损平面以下肢体瘫痪、传导束型感觉障碍和尿便障碍为特征。

诊断要点

确诊需要典型的临床表现和辅助检查，并排除其他相关疾病。

1. **临床表现**　多有前驱的感染史或疫苗接种史，也可发生于受凉、过劳、外伤后。急性起病，以 $T_3 \sim T_5$ 节段受损最多，病变水平以下肢体瘫痪，感觉缺失和自主神经功能障碍，病变相应部位可出现背痛、束带感。一般起病 2 ～ 3 天达高峰。病初的 2 ～ 4 周为脊髓休克期，表现为瘫痪肢体肌张力低，腱反射消失，病理反射引不出，大小便障碍。瘫痪肢体尚有少汗、无汗、皮肤水肿或干燥脱屑等。3 ～ 4 周后进入恢复期，瘫痪肢体肌力好转，肌张力增高，腱反射逐渐增高至亢进，病理反射出现，感觉平面下降，括约肌功能逐渐恢复。急性上升性脊髓炎的感觉障碍在 1 ～ 2 天内甚至数小时内上升至高颈段，瘫痪可波及延髓支配的肌群，出现吞咽困难、构音不清，因呼吸肌瘫痪而危及生命。

2. **辅助检查**　脑脊液压力一般正常，白细胞数可正常或轻度增高，为（20 ～ 200）× 10^6/L，以淋巴细胞为主。蛋白含量可轻度增高。糖和氯正常。椎管一般通畅，少数脊髓水肿严重可有梗阻表现。MRI可见病变脊髓增粗，髓内有片状或较弥散的 T_2WI 高信号（图 4-9-1），可有强化。

3. **鉴别诊断**　急性脊髓炎应与吉兰 - 巴雷综合征、急性硬膜外脓肿、脊髓血管病、脊髓压迫症（脊柱结核、脊柱转移瘤）相鉴别。

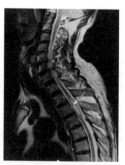

图 4-9-1　急性脊髓炎的 MRI 表现

T_2WI 可见上胸段脊髓内局部增粗，呈高信号。

处理要点

1. **药物治疗**　①糖皮质激素：急性期可给予激素冲击治疗。甲泼尼龙 0.5 ～ 1g 静脉滴注，每日 1 次，连用 3 ～ 5 天,或地塞米松 10 ～ 20mg 静脉滴注,每日 1 次,7 ～ 14 天为一个疗程。病情稳定可改为泼尼松口服,每日 60mg 或 1mg/kg 体重,随病情好转逐渐减停。②大剂量免疫球蛋白每日 0.4g/kg 体重静脉滴注,每日 1 次,连用 3 ～ 5 天为一个疗程。③B 族维生素、血管扩张剂、神经营养药等。④对症治疗,并及时治疗呼吸道和泌尿道感染。

2. 护理 对预防并发症(泌尿道和呼吸道感染、压疮、深静脉血栓)非常重要:①定期翻身,保持皮肤干燥清洁,骶部及足跟和骨隆起处加垫气圈;②排尿障碍者留置导尿管定期放尿;③注意保持呼吸道通畅,必要时气管切开加呼吸机辅助通气。

3. 康复治疗 早期肢体功能训练、理疗、针灸、按摩等,注意纠正足下垂,防止肢体痉挛及关节挛缩。

第二节 脊髓压迫症

脊髓压迫症(compressive myelopathy)是由于椎管内的占位性病变压迫脊髓、神经根及其供应血管,导致脊髓功能障碍的一组疾病。常见病因有肿瘤、炎症(脓肿、结核等)、椎间盘突出、脊柱骨折脱位等。

诊断要点

1. 急性脊髓压迫症 起病急,进展快,受压部位以下脊髓功能可在数小时至数天内完全丧失。早期表现为脊髓休克。

2. 慢性脊髓压迫症 起病较慢,症状进行性加重,通常可分为 3 个时期:①根痛期;②脊髓部分受压期,表现为脊髓半切综合征;③脊髓完全受压期,出现脊髓横贯性损害。常见临床表现如下。

(1)神经根症状:病变的后根支配区自发性疼痛,增加腹压加剧,可有束带样分布的痛觉过敏。

(2)感觉障碍:脊髓一侧受压时,病变水平以下深感觉减退或消失,对侧肢体痛温觉障碍;脊髓横贯性损害时,病变水平以下各种感觉缺失。髓外病变的感觉障碍自下肢远端向上发展到受压节段,髓内病变早期出现病变节段支配区分离性感觉障碍,累及脊髓丘脑束时感觉障碍自病变节段向下发展,鞍区(S_3 ～ S_5)感觉保留至最后受累,称"马鞍回避"。

(3)运动障碍:脊髓一侧受压时,同侧肢体中枢性瘫痪;脊髓横贯性损害时,病变平面以下中枢性瘫痪。脊髓前角和前根受压,可出现节段性的弛缓性瘫痪。

(4)反射异常:脊髓损害平面以下深反射亢进,浅反射消失,病理征阳性。

(5)自主神经功能障碍:尿潴留和便秘,瘫痪肢体皮肤干燥、脱屑、少汗等。马尾、圆锥受压时,早期出现大、小便失禁。

3. 辅助检查

(1)腰椎穿刺:椎管腔呈不完全或完全性阻塞,压颈试验提示梗阻。梗阻严重时蛋白含量明显增高,细胞数一般正常,炎症除外。阻塞完全或阻塞平面越低者,脑脊液蛋白的含量越高。

(2)脊髓CT及MRI:能显示占位性病变的位置、大小及与脊髓的关系。MRI可提供更有价值的图像(图4-9-2)。

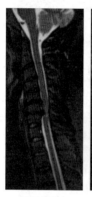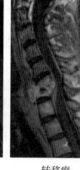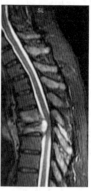

椎间盘突出　　　　转移瘤　　　　脊柱脓肿

图4-9-2　不同病因的脊髓压迫症MRI表现

(3)脊髓造影:可显示椎管内占位病变及梗阻界面,或显示蛛网膜粘连、脊髓表面的血管畸形等。

4. 诊断思路　首先要与非压迫性脊髓病变相鉴别,如急性脊髓炎、脊髓空洞、亚急性联合变性;其次是确定病变节段,并鉴别髓内、髓外硬膜内还是髓外硬膜外病变;最后要做出病因诊断。常见的病因有脊髓肿瘤、脊柱病变(外伤、结核、椎间盘脱出等多见)、粘连性蛛网膜炎。

处理要点

1. 首先去除脊髓压迫的病因,能手术者尽早进行手术解除压迫。

2. 积极防治压疮、呼吸道和泌尿道感染。

3. 尽早对瘫痪肢体进行康复治疗。

第三节　脊髓空洞症

脊髓空洞症（syringomyelia）是先天性慢性进行性脊髓变性病，多位于颈髓，如病变侵及脑干，称为延髓空洞症。

诊断要点

1. **流行病学**　常在 20 ～ 30 岁出现症状，男多于女。起病及进展缓慢。

2. **临床表现**

（1）分离性感觉障碍：痛温觉减退或缺失，深感觉相对保存，呈节段性分布。累及侧索可引起传导束型感觉障碍。

（2）营养障碍：皮肤青紫，过度角化及增厚，手指易受伤形成顽固性溃疡，可有神经源性关节病，即沙尔科关节（Charcot joint），是本病的特征之一。

（3）运动障碍：空洞侵及前角引起手指肌肉萎缩，侵及侧索引起锥体束征。

（4）畸形：常伴有颈枕区畸形、小脑扁桃体下疝、颈肋、脊柱裂和弓形足等。

3. **辅助检查**　MRI 是确诊的首选方法，可显示脊髓空洞征影像（图 4-9-3）。

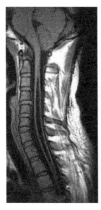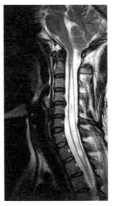

图 4-9-3　脊髓空洞症的 MRI 表现

髓内 T_1WI 低信号，T_2WI 高信号。

4. **鉴别诊断**　本病应与脊髓和脑干肿瘤、颈椎病、肌萎缩侧索硬化等相鉴别。

处理要点

1. **对症治疗** 给予 B 族维生素营养神经,疼痛可给予镇痛药。痛觉缺失者要防烫伤、冻伤及外伤。康复防止关节挛缩。

2. **手术治疗** 空洞较大引起椎管梗阻可行椎板切除减压,也可用空洞 - 蛛网膜下腔或空洞 - 腹膜腔分流术治疗。有畸形者可进行手术矫治。

第四节 脊髓血管疾病

脊髓血管疾病(vascular disease of the spinal cord)分为缺血性脊髓血管病、出血性脊髓血管病和脊髓血管畸形 3 大类。

诊断要点

1. **缺血性脊髓血管病**

(1)脊髓短暂性缺血:主要表现为间歇性跛行和下肢远端发作性无力,24 小时内可完全恢复。

(2)脊髓梗死:突然起病,也可在数小时或 1 ~ 2 天发生,可分为脊髓前动脉综合征、脊髓后动脉综合征和中央动脉综合征,以脊髓前动脉综合征多见,表现为突然出现病变节段的根性痛(中、下胸段多见),病变水平以下瘫痪,痛温觉缺失而深感觉保留,二便障碍明显。腰椎穿刺压力不高,脑脊液改变不明显。

2. **出血性脊髓血管病** 骤然出现剧烈背痛及病变平面以下脊髓横贯性损害。脊髓 CT 或 MRI 可协助诊断。血肿形成时椎管有不同程度梗阻,脑脊液蛋白增高。

3. **脊髓血管畸形** 多为动静脉畸形,常在胸腰段,多在 45 岁前发病,男多于女。大多缓慢起病,有症状缓解期,畸形血管破裂时的症状同脊髓出血,也可表现单纯蛛网膜下腔出血,脑脊液呈血性。MRI 可显示脊髓局部增粗、出血、梗死,增强可见畸形血管或流空影增多。选择性脊髓血管造影有确诊价值。

4. **鉴别诊断** 诊断主要依据突然起病的脊髓损伤表现及脑脊液和脊髓影像学特点,注意与急性脊髓炎、脊髓出血、脊髓转移癌相鉴别。

处理要点

1. 缺血性脊髓血管病可应用血管扩张药、神经营养药,有低血压者要及时纠正。

2. 硬膜外或硬膜下血肿应立即手术清除,以解除对脊髓的压迫。

3. 脊髓血管畸形可根据情况行血管结扎、切除和介入栓塞。

4. 瘫痪患者应防治压疮及呼吸道、泌尿道感染,尽早康复治疗。

(欧紫琳)

第五节　脊髓亚急性联合变性

脊髓亚急性联合变性(subacute combined degeneration of the spinal cord)是由于维生素 B_{12} 摄入、吸收、结合、转运障碍导致体内含量缺乏而产生的神经系统变性疾病,主要累及侧索、脊髓后索及周围神经,引起痉挛性瘫痪、深感觉丧失、感觉性共济失调、肢体麻木等,常伴有恶性贫血。

诊断要点

1. **流行病学**　中年起病,亚急性或慢性病程。

2. **临床表现**　脊髓后索受侵犯引起走路不稳,如踩棉花感、步态蹒跚、深感觉缺失。脊髓侧索受累引起下肢无力、僵硬感。周围神经受累多见四肢末端麻木、刺痛、手套袜套样感觉减退。少数可出现淡漠、痴呆、精神症状。

3. **辅助检查**　血清维生素 B_{12} 明显降低,甲基丙二酸和同型半胱氨酸水平升高。血常规及骨髓涂片可表现为不同程度的巨幼细胞贫血。血清抗内因子抗体、抗壁细胞抗体测定有助于明确维生素 B_{12} 缺乏的原因。脊髓 MRI 典型表现为颈、胸段后索或侧索对称性 T_2WI 高信号,呈"反兔耳征"或"倒 V 征"。肌电图、诱发电位、腰椎穿刺、血清铜锌检测有助于诊断及鉴别诊断。

4. **鉴别诊断**　本病需要与多种累及脊髓后索和侧索的疾病相鉴别,如非恶性贫血型联合系统变性、铜缺乏性脊髓病、多发性硬化、笑气吸入等。

处理要点

1. **维生素 B_{12} 补充治疗**　一旦确诊,立即给予维生素 B_{12} 肌内注射,初始剂量为 $1\,000\mu g/d$,连续 4 周或病情不再进展之后可调整为 $1\,000\mu g/$ 次,$2\sim3$ 次 / 周,$2\sim3$ 个月后,$1\,000\mu g/$ 月维持或改为口服治疗。如不能耐受肌内注射治疗,则给予口服治疗,初始剂量为 $1\,000\sim2\,000\mu g/d$,4 周后改为 $50\sim150\mu g/d$。部分患者需终身治疗。

2. **病因治疗**　伴恶性贫血者应积极排查肿瘤及自身免疫性疾病。

3. **辅助治疗**　联合其他维生素及营养神经药物治疗。肢体瘫痪或共济失调者可给予康复、针灸治疗。

(姚晓黎)

第十章

周围神经疾病

第一节　三叉神经痛

三叉神经痛(trigeminal neuralgia)指三叉神经分布区内短暂且反复发作的疼痛,可为三叉神经受异常动脉或静脉的影响所致。

诊断要点

1. 多于中年后发病,女性略多于男性。

2. 短暂、剧烈的面部疼痛,多分布于三叉神经第二、三支所支配区域,呈电击样、刀割样、撕裂样、烧灼样、针刺样剧痛。

3. 突然、反复发作,持续数秒至 2 分钟,间期正常。

4. 疼痛可因讲话、洗脸、刷牙、进食等诱发,触摸可加重疼痛。触动鼻翼、颊部、口角、舌等处常诱发疼痛,称为扳机点。

5. 神经系统查体无阳性体征。

6. 如有阳性体征,或疼痛呈持续性,应考虑为继发性三叉神经痛,如颅内肿瘤、转移癌、炎症等所致。

7. MRI 血管成像可显示三叉神经周围的血管和压迫责任血管。

处理要点

1. **药物治疗**　均从小剂量开始,逐渐增加至有效剂量。①卡马西平,0.2 ~ 1.2g/d,每日 2 ~ 3 次;②奥卡西平,300 ~ 1 200mg/d,每日 2 次;③普瑞巴林 150 ~ 450mg/d,每日 2 ~ 3 次,或加巴喷丁 300 ~ 1 800mg/d,每日 3 次;④苯妥英钠,300mg/d,每日 3 次。

2. **药物治疗无效者**　①微血管解压术,是目前首选的手术治疗方法,适用于药物控制疼痛不充分、寿命期望超过 5 年且能够耐受小开颅手术的患者,75% 患者获得长期缓解;②以下 3 种手段会破坏三叉神经伤害感受性纤维,在止痛的同时导致感觉缺失:射频神经根切断术(60% 长期缓解)、经皮三叉神经半月节球囊压迫术(67% 长期缓解)、三叉神经根的立体定向放射线治疗(45% 长期缓解)。

第二节　特发性面神经麻痹

特发性面神经麻痹(idiopathic facial palsy)又称贝尔麻痹(Bell palsy),是非特异性炎症所致的周围性面神经瘫痪。

诊断要点

1. 任何年龄可发病,男性略多。

2. 急性起病,数小时至数日达高峰。

3. 临床表现为一侧面部下运动神经元性瘫痪,即抬眉无力、闭眼不全、口角歪斜,食物可滞留于齿颊间;可伴同侧舌前 2/3 味觉障碍(鼓索神经受累)、听觉过敏、乳突和外耳道及耳郭疼痛。如同时出现外耳道或鼓膜疱疹,称为亨特综合征(Hunt syndrome)。

4. 神经系统查体可见患侧额纹、鼻唇沟变浅,眼裂增大、眼睑闭合不全或无力,鼓腮、吹哨等动作漏气,耳后、乳突前方可有压痛。

5. 本病需与中枢性面瘫相鉴别。

处理要点

1. 泼尼松 30 ~ 50mg 顿服,5 ~ 7 天后减量,此后 7 ~ 10 天减停;口服或肌内注射维生素 B_1、B_6、B_{12}/ 甲钴胺;外耳道或鼓膜疱疹的患者给予阿昔洛韦或伐昔洛韦抗病毒治疗。

2. 急性期采用红外线、超短波疗法;恢复期可进行针灸治疗。

3. 保护暴露的角膜。

第三节　坐骨神经痛

坐骨神经痛(sciatica)指坐骨神经通路及其分布区的疼痛。

诊断要点

1. 青壮年、老年人多见。

2. 临床表现为沿坐骨神经分布区的放射性疼痛,从臀、大腿后侧向小腿后外侧、足跟或足背外侧放射,持续性或阵发性刀割样、烧灼样疼痛。

3. 患者可有减痛姿势,喜卧向健侧,患肢微屈;坐下时以健侧臀部先着椅;站立时重心落于健侧。

4. 神经系统查体可见患侧臀肌、腓肠肌松弛或轻度萎缩,严重者足背屈或跖屈肌力减退(取决于受累的神经范围);患侧小腿外侧、足背可有感觉减退;跟腱反射减弱或消失;直腿抬高试验(拉塞格征)和交叉性直腿抬高试验可阳性;压痛点包括棘突旁、臀点、腘点、腓肠肌点(根性与干性坐骨神经痛压痛点不同)。

5. 根性坐骨神经痛的损害部位是椎管内的神经根,最常见原因包括椎间盘突出、腰椎关节病,可伴腰背部疼痛,腹压增加时(如打喷嚏、咳嗽等)疼痛加剧,棘突旁有压痛点,直腿抬高试验和交叉性直腿抬高试验阳性。干性坐骨神经痛的损害部位是坐骨神经干,臀部以下疼痛,可有臀点、腘点、腓肠肌点压痛。

6. 必要时行腰椎 MRI、CT、X 射线检查。

处理要点

1. 针对病因处理。

2. 急性期患者应多休息，椎间盘突出患者卧硬板床。

3. 药物治疗使用非甾体抗炎药，神经病理性疼痛药物如普瑞巴林、加巴喷丁等，肌肉松弛药如乙哌立松等。

4. 封闭治疗采用 1% ~ 2% 普鲁卡因加泼尼松椎旁注射。

5. 物理治疗。

6. 椎间盘突出患者，如运动功能缺损进行性加重，保守治疗 4 ~ 6 周仍严重疼痛者，可考虑手术治疗。

第四节　吉兰 - 巴雷综合征

吉兰 - 巴雷综合征（Guillain Barré syndrome，GBS）是一类免疫介导的急性炎性周围神经病，包括多种亚型。

诊断要点

1. 病前 1 ~ 4 周可有上呼吸道、消化道感染，或免疫接种史。

2. 急性起病，单相病程为主，4 周内（多数 2 周内）达高峰。

3. 不同亚型具有不同的临床特征。

（1）急性炎症性脱髓鞘性多发性神经病（acute inflammatory demyelinating polyneuropathy，AIDP）：四肢对称性弛缓性瘫痪，部分伴脑神经受累，以面肌瘫痪或延髓麻痹常见，严重者呼吸肌无力，伴四肢远端感觉障碍，电生理为感觉、运动纤维脱髓鞘损害。

（2）急性运动轴索性神经病（acute motor axonal neuropathy，AMAN）：运动症状可类似于 AIDP，无感觉受累，电生理为纯运动纤维轴索损害。

（3）急性运动感觉轴索性神经病（acute motor-sensory axonal neuropathy，AMSAN）：临床表现可类似于 AIDP，但通常病情重，电生理提示为轴索损害；AMAN 和 AMSAN 可见神经节苷脂抗体如 GM1、GM1b、GD1b 或 GalNAc-GD1a 抗体。

（4）米勒 - 费希尔综合征（Miller-Fisher syndrome，MFS）：眼外肌麻痹、共济失调和腱反射减弱或消失，可见 GQ1b 抗体。

4. 脑脊液蛋白细胞分离，即蛋白水平增高而细胞数正常，起病后 2 ~ 3 周最明显。

5. 本病需与急性脊髓炎、脊髓灰质炎、全身型重症肌无力、周期性瘫痪等相鉴别。

处理要点

1. **血浆置换** 尽早进行,最好在起病数日内,尤其适用于临床症状重、进展迅速或累及呼吸肌的患者。每次置换 30 ~ 50ml/kg,1 ~ 2 周内进行 3 ~ 5 次。

2. **免疫球蛋白治疗** 静脉滴注免疫球蛋白冲击治疗,0.4g/(kg·d),总疗程 5 日。

3. **对症、支持治疗** 尤其注意呼吸道管理,警惕呼吸肌无力,如有明显呼吸困难、二氧化碳潴留或血氧分压显著下降,应尽早行气管插管、机械辅助通气。

4. **营养神经** B 族维生素治疗。

5. **康复治疗** 病情稳定时早期进行康复治疗。

(廖松洁　刘金龙)

第十一章

神经-肌肉接头疾病及肌肉疾病

第一节　重症肌无力

　　重症肌无力(myasthenia gravis, MG)是一种由自身免疫性抗体介导、细胞免疫依赖、补体参与、累及神经肌肉接头突触后膜,引起神经肌肉接头传递障碍,出现骨骼肌收缩无力的获得性自身免疫性疾病。约 70% MG 患者合并胸腺异常,其中 85% ~ 90% 合并胸腺增生,10% ~ 15% 合并胸腺瘤。在白种人中,20 ~ 40 岁和 60 ~ 80 岁为两个发病高峰,而中国儿童及青少年 MG 患者高达 50%,以眼肌型为主,构成我国第三个发病高峰。

诊断要点

　　MG 的确诊依赖典型的临床表现和辅助检查。典型的临床表现为必备条件,辅助检查包括新斯的明试验阳性、神经电生理检查异常和自身免疫性抗体的检出。只有满足典型的临床表现和其中 1 项辅助检查阳性,排除其他疾病方可确诊。

　　1. **典型的临床表现**　全身骨骼肌均可受累,症状呈"晨轻暮重"的特点。肌无力症状早上轻微,晚上严重,持续活动后加重,休息后缓解。通常眼外肌最常受累,可见于 80% 以上的患者,表现为眼睑下垂和视物重影。其次常见受累的肌群包括咽喉肌、咀嚼肌、肩胛带肌、躯干肌和呼吸肌等。本病最严重时会累及呼吸肌,引起呼吸衰竭,称为重症肌无力危象。常见的加重诱因有感染、过度疲劳、胸腺切除术、分娩及应用神经肌肉接头阻滞药物等。根据受累的肌群不同,MG 可分为眼肌型 MG 和全身型 MG。

　　2. **药理学表现**　给予 1 ~ 1.5mg 新斯的明肌内注射,然后观察患者的肌无力改善情况,一般注射 10 ~ 15 分钟后症状开始改善,20 ~ 30 分钟达高峰,作用可持续 1 小时以上。若患者改善明显,即为新斯的明试验阳性。

　　3. **神经电生理检查**　低频重复神经电刺激周围神经,引起支配肌肉动作电位迅速降低 10% 为阳性,单纤维肌电图测定的"颤抖"增宽、伴或不伴有阻滞为阴性,检出率为 91% ~ 94%。

　　4. **血清自身免疫性抗体**　MG 最常见的致病抗体包括乙酰胆碱受体抗体(acetylcholine receptor antibody, AChR-Ab),其阳性率为 70% ~ 80%。肌肉特异性酪氨酸激酶抗体(muscle-specific tyrosine

kinase antibody, Musk-Ab) 和低密度脂蛋白受体相关蛋白 4 (low-density lipoprotein receptor-related protein 4, LRP4-Ab) 存在于某些类型的 MG 中。

5. **鉴别诊断** 需与眼肌型 MG 相鉴别的疾病包括眼睑痉挛和梅热综合征 (Meige syndrome)、动眼神经麻痹、痛性眼肌麻痹、眼肌型肌营养不良症、脑干病变、先天性眼睑下垂和老年性睑下垂、霍纳综合征 (Horner syndrome)。需与全身型 MG 相鉴别的疾病包括面神经炎、吉兰 - 巴雷综合征、多发性肌炎、脊髓病变和周期性麻痹等。除此之外，MG 需与兰伯特 - 伊顿综合征 (Lambert-Eaton syndrome) 相鉴别。后者男性居多，约 2/3 患者伴发癌肿，表现为下肢近端肌无力为主，活动后即疲劳，但短暂用力收缩后肌力反而增强，而持续收缩后又呈疲劳状态，脑神经支配的肌肉很少受累，常伴有自主神经症状；重复神经刺激 (repetitive nerve stimulation, RNS) 可见低频刺激时波幅降低而高频刺激波幅增高，血清 AChR-Ab 阴性，抗胆碱酯酶药物治疗无效。

处理要点

1. **治疗目标** 症状达到临床最小状态 (不会因 MG 症状导致功能受限但检查时能发现肌无力)，同时达到治疗的相关副作用最小。

2. **症状性治疗** 胆碱酯酶抑制剂是常用的药物，可改善绝大部分 MG 患者的临床症状，为所有类型 MG 治疗的首选。

3. **免疫抑制治疗** 包括糖皮质激素、非激素类免疫抑制剂和生物制剂。

(1) 糖皮质激素：为 MG 的一线治疗药物，可使 70% ~ 80% 患者症状明显改善，主要为口服醋酸泼尼松及甲泼尼龙。醋酸泼尼松按体重 0.5 ~ 1mg/(kg·d) 清晨顿服，最大剂量不超过 100mg/d，一般 2 周内起效，6 ~ 8 周效果最好。75% 轻 - 中度 MG 对每天 20mg 泼尼松具有很好的反应，以每天 20mg 起始，每 5 ~ 7 天递增 10mg 至目标剂量，达到治疗目标维持 6 ~ 8 周逐渐减量，每 2 ~ 4 周减量 5 ~ 10mg，至每天 20mg 后每 4 ~ 8 周减 5mg，直到酌情隔日口服最低有效剂量，过快减量会导致病情复发。使用糖皮质激素需严密观察病情变化及激素相关副作用，约 50% 患者在服用激素 2 ~ 3 周内或会出现症状一过性加重。

(2) 非激素类免疫抑制剂：当糖皮质激素疗效不佳或不能耐受其副作用时可联合应用。常用的药物剂量与副作用见表 4-11-1。

表 4-11-1　常用免疫抑制剂的用法

药物	初始剂量	维持剂量	起效时间	备注
硫唑嘌呤	50mg/d	每 1～2 周增加 50mg/d 直至目标剂量 2.5～3mg/(kg·d)	2～10 个月起效,最大疗效 24 个月才出现	10% 的患者因流感样症状无法耐受;建议查硫嘌呤甲基转移酶(TPMT)以发现骨髓抑制高风险的患者
环孢素 A	100mg,2 次/d	缓慢增加剂量到 3～6mg/(kg·d),分成每天两次	1～3 个月	不同制剂的生物等效性不同,避免不同商品名药物换用
霉酚酸酯	500mg,2 次/d	1 000～1 500mg,2 次/d	2～12 个月	腹泻者改为 3 次/d 可缓解
环磷酰胺	口服:50mg/d 静脉注射:500mg/m², 每月 1 次	口服:每周增加 50mg/d 到维持剂量 2～3mg/(kg·d)	2～6 个月	静脉冲击疗法的不良反应少,原因是累积剂量低
他克莫司	3～5mg/d 或 0.1mg/(kg·d)	根据谷浓度增加到有效剂量	1～3 个月	有效的谷浓度为 8～9ng/ml

（3）靶向生物制剂:目前在中国上市并获得治疗 AChR 抗体阳性的全身型 MG 适应证的靶向生物制剂包括靶向 C5 补体的依库珠单抗和靶向新生儿 Fc 受体(FcRn)的艾加莫德。难治性 MG 或 Musk-Ab 阳性者可选择抗靶向 CD20 的药物,如利妥昔单抗。

4. 急性加重期治疗　静脉甲泼尼龙冲击治疗、静脉免疫球蛋白冲击治疗和血浆置换属于挽救治疗的方法,主要用于病情迅速进展、危及生命的情况,如 MG 危象、严重的延髓麻痹所致吞咽困难、胸腺切除术的围手术期治疗等。因大剂量的糖皮质激素可引起一过性病情加重,甚至诱发肌无力危象,因此建议与免疫球蛋白和血浆置换联合应用。免疫球蛋白 400mg/(kg·d)冲击,静脉滴注,连用 5 天,多在使用后 5～10 天起效,作用可持续 2 个月左右。血浆置换多在首次或第二次置换后 2 天起效,作用可持续 1～2 个月。

5. 胸腺切除术　伴有胸腺瘤的 MG 应尽早行胸腺切除手术,非胸腺瘤 AChR-Ab 阳性的全身型 MG 患者推荐在疾病早期行胸腺切除。其他类型的 MG 患者胸腺切除术获益未明，不作为常规推荐。

6. **其他** MG 患者慎用的药物包括部分激素类药物、部分抗感染药物（如氨基糖苷类、喹诺酮类、两性霉素等）、部分心血管药物（如利多卡因、奎尼丁、β 受体拮抗剂等）、部分麻醉药（如吗啡、哌替啶等）。

第二节 低钾型周期性瘫痪

低钾型周期性瘫痪（hypokalemic periodic paralysis）是周期性瘫痪中最常见的类型，以反复突然发作的骨骼肌弛缓性瘫痪为特征，发作时伴有血清钾含量的降低，为常染色体显性遗传性离子通道病。同一家族中数代均有发病，故又称为家族性周期性瘫痪。除此之外，还有少见的高钾型和正常血钾型周期性瘫痪。

诊断要点

1. 任何年龄均可发病，青壮年居多，男性多见。

2. 发病诱因多为疲劳、饱餐、酗酒、寒冷、感染、精神刺激等。

3. 发病多在夜晚睡眠或晨醒时，表现为对称性肢体无力或完全瘫痪，且下肢重于上肢，近端重于远端，数小时至 1 ～ 2 天达高峰。头面部肌肉很少受累，二便功能正常，无感觉障碍。严重时可出现呼吸肌麻痹、心动过速或过缓、室性心律失常，甚至窒颤而死亡。

4. 发作期血钾常低于 3.5mmol/L，心电图呈低钾性改变，肌电图显示动作电位波幅降低或消失。补钾后瘫痪缓解，发作间期无症状。

5. 既往有类似发作或家族史阳性有助于诊断。

6. 尚需排除的其他疾病有原发性醛固酮增多症、肾小管性酸中毒、吉兰 - 巴雷综合征、重症肌无力、癔症性瘫痪等。

处理要点

1. 发作时顿服 10% 氯化钾或 10% 枸橼酸钾 40 ～ 50ml，24 小时内再分次口服，总量为每日 10g，病情较重时可静脉给药。

2. 如出现呼吸肌麻痹，应积极使用呼吸机辅助呼吸，严重心律失常者应积极救治。伴有甲亢或肾小管酸中毒者应对症处理，以防止复发。

3. 发作频繁的患者在发作间期可长期给予口服钾盐，每日 3g，也可以口服乙酰唑胺 250mg，每日 4 次。采用高钾低钠饮食有助于减少发作。

4. 避免上述诱因，平时少食多餐，避免浓缩高碳水化合物饮食。

(冯慧宇)

第十二章

中枢神经系统脱髓鞘疾病

第一节 多发性硬化

多发性硬化(multiple sclerosis,MS)是一种免疫介导的中枢神经系统慢性炎性脱髓鞘性疾病。本病最常累及的部位为脑室周围、近皮层、视神经、脊髓、脑干和小脑。主要的临床特点为病灶的时间多发性和空间多发性。

诊断要点

1. 本病多在 20 ~ 40 岁发病,男女患者比例约为 1 : 2。

2. 本病以急性 / 亚急性起病多见。

3. 临床症状和体征多种多样,可以表现为视力减退,复视,单肢或多肢肌无力,感觉异常,共济失调,尿失禁,智能、情绪改变等。绝大多数患者在临床上表现为空间和时间多发性。

4. 临床分型包括复发缓解型 MS(relapsing remitting MS,RRMS)(最多见,80% ~ 85%)、继发进展型 M(secondary progressive MS,SPMS)、原发进展型 M(primary progressive MS,PPMS)、进展复发型 M(progressive-relapsing MS,PRMS)。

5. 多发性硬化的诊断标准见表 4-12-1。3 项辅助检查对诊断多发性硬化具有重要意义。

(1)脑脊液:CSF 单个核细胞数轻度增高或正常,一般在 $15 \times 10^6/L$ 以内,约 40% 的 MS 病例 CSF 蛋白轻度增高。70% 以上的 MS 患者 CSF-IgG 指数增高,CSF-IgG 寡克隆区带(OB)阳性率可为 95% 以上。

(2)MRI 检查:头颅及脊髓 MRI 可见大小不一类圆形的 T_1WI 低信号、T_2WI 高信号,视神经可见水肿、增粗。病程长的患者多数可伴脑室系统扩张、脑沟增宽等脑白质萎缩征象。

(3)诱发电位:视觉诱发电位、脑干听觉诱发电位、体感诱发电位。

表 4-12-1 MS 诊断标准(2017 年 McDonald 标准)

临床发作次数	有客观临床证据的病变数目 / 个	诊断为 MS 需要的额外证据
≥ 2	≥ 2	无

续表

临床发作次数	有客观临床证据的病变数目 / 个	诊断为 MS 需要的额外证据
≥ 2	1(并且有明确的历史证据证明以往的发作涉及特定解剖部位的 1 个病灶)	无
≥ 2	1	通过不同中枢神经系统部位的临床发作或 MRI 检查证明了空间多发性
1	≥ 2	通过额外的临床发作或 MRI 检查证明了时间多发性或具有脑脊液 OB(+)的证据
1	1	通过不同中枢神经系统部位的临床发作或 MRI 检查证明了空间多发性并且通过额外的临床发作或 MRI 检查证明了时间多发性或具有脑脊液 OB(+)的证据

6. **鉴别诊断** MS 在确诊前还需要与其他症状、体征或影像学上同样具有时间多发性和空间多发性的疾病进行鉴别诊断。其中包括其他 CNS 特发性炎性脱髓鞘疾病(idiopathic inflammatory-demyelinating disease,IIDD)、脑血管病、感染性疾病、结缔组织病、肉芽肿性疾病、肿瘤、遗传代谢性病等。其中,需要与 MS 重点鉴别的疾病是其他 IIDD,尤其是视神经脊髓炎谱系疾病(neuromyelitis optica spectrum disorder,NMOSD)和髓鞘少突胶质细胞糖蛋白抗体相关疾病(myelin-oligodendrocyte glycoprotein antibody-associated disease,MOGAD),具体鉴别要点详见表 4-12-2。同时,MS 还需要与急性播散性脑脊髓炎、视神经炎、脊髓炎、脑干脑炎、脱髓鞘假瘤等疾病相鉴别,详见表 4-12-2。

表 4-12-2 MS 与 NMOSD 和 MOGAD 的鉴别诊断要点

鉴别要点	MS	水通道蛋白 4(AQP4)IgG 阳性 NMOSD	MOGAD
生物学标记物	脑脊液寡克隆区带阳性	血清 AQP4-IgG 阳性	血清髓鞘少突胶质细胞糖蛋白(MOG)-IgG 阳性

续表

鉴别要点	MS	水通道蛋白 4(AQP4)IgG 阳性 NMOSD	MOGAD
性别比例(女:男)	3:1	8:1~9:1	1:1~2:1
好发年龄	20~30 岁	20~40 岁	儿童较成人常见
病程	复发缓解期或慢性进展期	单相型;复发型(多见)	单相型;复发型
临床表现	视神经炎、脊髓炎、脑干或小脑症状,认知功能障碍和累及其他 MS 典型脑区的症状	视神经炎、脊髓炎、极后区综合征、脑干综合征、嗜睡或急性间脑综合征,伴 NMOSD 典型脑部病灶的脑部症状	急性播散性脑脊髓炎样表现(儿童多见),或视神经-脊髓表现(成人多见)或脑干脑炎
头颅MRI	脑室旁、皮质/近皮质、幕下圆形或类圆形病变	延髓最后区、第三和第四脑室周围、下丘脑、丘脑病变,皮质下或深部较大融合的白质病变,胼胝体病变较长较弥散、沿锥体束走行对称较长病变	多发或单发白质病灶,斑片状,可伴有丘脑、海马、皮质/近皮质病灶,肿瘤样大病灶,可见软脑膜受累
脊髓MRI	短节段病灶;偏侧	长节段病灶;中央	长或短节段病灶,横断面可见于中央或周边,累及腰髓/圆锥为相对特异性表现
视神经MRI	短节段病灶	长病灶,视神经后段或视交叉病灶	长病灶,视神经前段病灶
脑脊液白细胞增多	中度	常见	常见

处理要点

1. **急性期治疗** 减轻症状,尽快减轻神经功能缺失、残疾程度。

(1)大剂量甲泼尼龙:是急性期的首选治疗方案。①病情较轻者,甲泼尼龙 1g 加入生理盐水 500ml 静脉滴注,3 ~ 5 天停药;②病情严重者,从 1g/d 开始,共冲击 3 ~ 5 天,以后剂量阶梯依次减半,每个剂量使用 2 ~ 3 天,直至停药,原则上总疗程不超过 3 周。

(2)对于激素治疗无效和处于妊娠或产后阶段的患者,静脉注射大剂量免疫球蛋白 [0.4g/(kg·d),连用 5 天] 或血浆置换。

2. **缓解期治疗(疾病修正治疗)** 目的是控制疾病进展。

(1)复发型 MS:一线疾病修正治疗药物包括 β 干扰素、醋酸格拉替雷,二线疾病修正治疗药物包括那他珠单抗、米托蒽醌、芬戈莫德、特立氟胺、富马酸二甲酯(表 4-12-3)。其他药物包括硫唑嘌呤、IVIg。

(2)继发进展型 MS:米托蒽醌。

(3)原发进展型 MS:目前尚无有效治疗药物,主要以对症治疗和康复治疗为主。

3. **对症治疗** 包括对痛性痉挛、慢性感觉异常、震颤、乏力、焦虑抑郁、认知障碍、二便障碍及性功能障碍等给予对症处理。

4. **康复治疗** 针对运动、语言、吞咽等功能障碍给予专业康复治疗和指导。

表 4-12-3 MS 的疾病修正治疗药物使用一览

药物	适应证	给药途径	推荐剂量和频率
干扰素 β-1b	RRMS 和 有 MRI 证 据 提 示 MS 的 CIS	皮下注射	250μg,隔日 1 次
干扰素 β-1a	RRMS 和 有 MRI 证 据 提 示 MS 的 CIS	肌内注射	30μg,每周 1 次
聚乙二醇干扰素 β-1a	RRMS	皮下注射	125μg,每两周 1 次
醋酸格拉替雷	RRMS	皮下注射	20mg,1 次 /d;40mg,每周 3 次
那他珠单抗	RRMS	静脉注射	300mg,每 4 周 1 次
阿仑单抗	RRMS 和复发的 SPMS	静脉注射	第 1 周期:12mg,1 次 /d,连续 5d;第 2 周期:第 1 周期结束 1 年后,12mg,1 次 /d,连续 3d;以后,150mg,每月 1 次

续表

药物	适应证	给药途径	推荐剂量和频率
奥瑞珠单抗	RRMS、PPMS	静脉注射	首剂:300mg(第 1 天)+300mg(第 15 天)。以后:600mg,每 6 个月 1 次
米托蒽醌	RRMS、恶化的 RRMS 和 SPMS	静脉注射	12mg/m²,每 3 个月 1 次
DMT 口服制剂			
芬戈莫德	RRMS	口服	0.5mg,1 次 /d
特立氟胺	RRMS 和复发的 SPMS	口服	7mg 或 14mg,1 次 /d
富马酸二甲酯	RRMS	口服	240mg,2 次 /d

注:CIS 为临床孤立综合征(clinically isolated syndrome)。

第二节 视神经脊髓炎谱系疾病

视神经脊髓炎谱系疾病(neuromyelitis optica spectrum disorders,NMOSD)是免疫介导的主要累及视神经和脊髓的原发性中枢神经系统炎性脱髓鞘病。

诊断要点

1. 本病多在 5 ~ 50 岁之间发病,女性多发,女男比例为(5 ~ 10):1。

2. 单侧或双侧视神经炎以及急性脊髓炎是本病的主要表现,初期可为单纯的视神经炎或脊髓炎,亦可两者同时发病,但多数先后出现,间隔时间不定。

3. 视神经炎可单眼、双眼间隔或同时发病。多起病急,进展快,视力下降可至失明,伴眶内疼痛。眼底可见视盘水肿,晚期可见视神经萎缩。

4. 横贯性脊髓炎,表现为双下肢瘫痪、感觉障碍和尿潴留。

5. 部分 NMOSD 患者可伴其他自身免疫性疾病,如 SLE、干燥综合征等。

6. 辅助检查包括:①脑脊液检查细胞数正常或轻中度增高。②血清 AQP4 抗体多为阳性。③脊髓 MRI 的特征性表现为脊髓长节段炎性脱髓鞘病灶,连续长度一般 ≥ 3 个锥体节段。视神经 MRI

提示受累视神经肿胀增粗。脑 MRI 也可见脑内脱髓鞘病灶。④视觉诱发电位。⑤血清其他自身免疫抗体。

成人 NMOSD 的诊断标准见表 4-12-4。

表 4-12-4 成人 NMOSD 诊断标准(IPND,2015)

AQP4-IgG 阳性的 NMOSD 诊断标准

(1)至少 1 项核心临床特征

(2)用可靠的方法检测 AQP4-IgG 阳性 [推荐细胞分析法(CBA)]

(3)排除其他诊断

AQP4-IgG 阴性或 AQP4-IgG 未知状态的 NMOSD 诊断标准

(1)在 1 次或多次临床发作中,有至少 2 项核心临床特征并满足下列全部条件

1)至少 1 项核心临床特征为视神经炎、急性长节段横贯性脊髓炎或延髓最后区综合征

2)空间多发(两个或以上不同的核心临床特征)

3)满足 MRI 附加条件

(2)用可靠的方法检测 AQP4-IgG 阴性或未检测

(3)排除其他诊断

核心临床特征

(1)视神经炎

(2)急性脊髓炎

(3)最后区综合征,无其他原因能解释的发作性呃逆、恶心、呕吐

(4)急性脑干综合征

(5)症状性发作性睡病、间脑综合征,同时 MRI 伴有 NMOSD 特征性间脑病变

(6)大脑综合征伴有 NMOSD 特征性大脑病变

AQP4-IgG 阴性或未知状态下的 NMOSD MRI 附加条件

(1)急性视神经炎:需脑 MRI 有下列表现之一

1)脑 MRI 正常或仅有非特异性白质病变

2)视神经长 T_2 或 T_1 增强信号 > 1/2 视神经长度,或病变累及视交叉

(2)急性脊髓炎:长脊髓病变 > 3 个连续锥体节段,或有脊髓炎病史的患者相应脊髓萎缩 > 3 个连续锥体节段

(3)最后区综合征:延髓背侧 / 最后区病变

(4)急性脑干综合征:脑干室管膜周围病变

7. 鉴别诊断

(1)CNS 炎性脱髓鞘病:MOGAD、MS、急性播散性脑脊髓炎(acute disseminated encephalomyelitis,ADEM)、瘤样脱髓鞘病变

(tumefactive demyelinating lesions，TDLs) 等。

(2) 系统性疾病：系统性红斑狼疮、白塞综合征、干燥综合征、结节病、系统性血管炎等。

(3) 血管性疾病：缺血性视神经病、脑小血管病、脊髓硬脊膜动静脉瘘、脊髓血管畸形、亚急性坏死性脊髓病等。

(4) 感染性疾病：结核病、艾滋病、梅毒、布氏菌感染、热带痉挛性截瘫等。

(5) 代谢中毒性疾病：中毒性视神经病、亚急性联合变性、肝性脊髓病、韦尼克脑病、缺氧缺血性脑病等。

(6) 遗传性疾病：莱伯遗传性视神经病变、遗传性痉挛性截瘫、肾上腺脑白质营养不良等。

(7) 肿瘤及副肿瘤相关疾病：脊髓胶质瘤、室管膜瘤、淋巴瘤、淋巴瘤样肉芽肿、脊髓副肿瘤综合征等。

(8) 其他：颅底畸形、脊髓压迫症等。

处理要点

1. 急性发作期治疗

(1) 糖皮质激素：首选大剂量甲泼尼龙冲击治疗，1g/d 开始，共 3 天，后改为 500mg/d，250mg/d，直至减量至 60mg 时改为口服，酌情逐渐减量，激素减量过程要慢，减至维持量（15 ～ 20mg/d）。

(2) 血浆置换：对大剂量甲泼尼龙冲击治疗反应较差的患者可使用血浆置换。

(3) IVIg：无血浆置换条件的患者，可使用 IVIg 治疗，用量 0.4g/（kg·d）。

2. 缓解期治疗

一线药物：硫唑嘌呤、吗替麦考酚酯、利妥昔单抗、甲氨蝶呤。二线药物：环磷酰胺、米托蒽醌、那他珠单抗。

3. 对症治疗

包括对痛性痉挛、慢性疼痛、顽固性呃逆、乏力、焦虑抑郁、膀胱直肠功能障碍及性功能障碍等给予对症处理。

（黄　鑫）

第十三章

遗传性疾病

第一节　肝豆状核变性

　　肝豆状核变性（hepatolenticular degeneration，HLD），又称威尔逊病（Wilson disease，WD），属于常染色体隐性遗传病，是因编码铜转运ATP 酶 β（ATPase copper transporting beta，ATP7B）的基因突变而导致的铜代谢障碍，铜在器官内沉积，导致肝脏和神经系统等器官损害。

诊断要点

　　WD 可在任何年龄发病，以儿童、青少年多见，发病年龄 < 10 岁的患者多以肝病症状首发，青少年时期起病的患者常见神经症状表现。

　　1. **临床表现**

　　（1）肝损害：轻者可表现为转氨酶增高、肝脾大或脂肪肝，急性肝炎表现为转氨酶升高、黄疸和肝区不适等，少部分患者可以在短时间内出现肝功能失代偿，病情进展迅速，病死率高。慢性肝炎患者可表现为乏力、食欲减退等症状，随着病情发展至肝纤维化、代偿或失代偿期肝硬化，可出现脾增大、脾功能亢进、腹水、食管 - 胃底静脉曲张、肝性脑病等并发症。

　　（2）神经症状：WD 神经系统表现多种多样，大多为锥体外系功能障碍，包括肌张力障碍、震颤、肢体僵硬迟缓等表现。局灶性肌张力障碍表现包括眼睑痉挛、颈部肌张力障碍（斜颈）、书写痉挛，口咽部或声带肌肉的肌张力障碍可导致构音障碍或吞咽困难和流涎，可发展为全身性，严重影响患者的日常活动能力，晚期常并发肢体严重痉挛。震颤表现为意向性或姿势性，典型者呈"扑翼样震颤"。部分WD 患者可出现肢体僵硬、运动迟缓、写字过小，易被误诊为帕金森病。

　　（3）精神症状：较常见情感障碍，可有人格改变、抑郁、认知变化和焦虑等表现。青少年患者可表现为学习能力下降、情绪波动等，老年患者可表现为类偏执妄想、精神分裂症样表现、抑郁状态甚至自杀等精神行为异常。

　　（4）眼部表现：最常见为角膜 K-F 环，是铜沉着于角膜后弹力层而形成的绿褐色或暗棕色环；少数患者可见葵花样白内障，为铜沉积于晶状体所致。

(5)肾损害:以肾小管损伤为主,可表现为镜下血尿和肾结石,肾小球损伤更多见于螯合剂治疗的并发症。

(6)其他:少数患者可出现 Coombs 试验阴性的溶血性贫血,以及骨关节损害,包括骨质疏松症、骨软化症、退行性关节炎等。

2. 辅助检查 血清铜蓝蛋白显著降低,血清铜降低,24 小时尿铜升高,肝铜含量升高,肝脏损害时可出现血清转氨酶、胆红素升高和 / 或白蛋白降低。肝硬化伴脾功能亢进时,可出现血小板、白细胞和 / 或红细胞减少;可见镜下血尿、微量蛋白尿等。肝脏 B 超显示肝回声增粗、肝硬化、脾大,脑部 MRI 可发现壳核、苍白球、尾状核,丘脑、中脑、脑桥、小脑齿状核等部位异常信号。临床怀疑 WD 患者可进行 *ATP7B* 基因测序。

3. 鉴别诊断 各种病毒性肝炎、酒精性肝病、自身免疫性肝病、药物性肝损伤等其他原因引起的急慢性肝损害;以神经精神系统为主要表现者,应与帕金森病或其他原因所致帕金森综合征、各种原因的肌张力障碍、舞蹈症、原发性震颤、精神分裂症、情感障碍等相鉴别。以溶血性贫血为主要表现者,应与其他原因导致的溶血和贫血进行鉴别,以关节炎为主要表现者应与类风湿关节炎等疾病进行鉴别;以肾损伤为主要表现者应与其他常见原因导致的肾炎或肾病进行鉴别。

处理要点

1. 药物治疗 需终身治疗。

(1)增加尿铜排泄的药物

1)D- 青霉胺:青霉素皮试阴性方可服用。成人初始剂量为 125 ~ 250mg/d,每 4 ~ 7 天增加 250mg/d,至最大剂量 1 000 ~ 1 500mg/d,维持剂量为 750 ~ 1 000mg/d,或 10 ~ 15mg/(kg·d),分 2 ~ 4 次服用。儿童剂量为 20 ~ 30mg/(kg·d)。食物可影响 D- 青霉胺的吸收,应餐前 1 小时或餐后 2 小时服用。D- 青霉胺可干扰维生素 B_6 的代谢,治疗同时应补充维生素 B_6 10 ~ 30mg/d。不良反应包括变态反应,表现为发热、皮疹、淋巴结肿大,中性粒细胞或血小板减少、蛋白尿等。治疗初期部分患者出现神经系统症状加重,有严重神经症状的患者应谨慎使用。

2)二巯丙磺钠(sodium dimercaptosulphonate,DMPS):可显著促进重金属的排泄。用法及剂量:成人剂量为 500 ~ 750mg,溶于 5% 葡萄糖注射液 500ml 中缓慢静脉滴注,每天 1 次,连续 5 天为 1 个疗

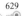

程;间隔 2 天,可重复多个疗程。儿童剂量为 10 ~ 20mg/(kg·d)。DMPS 不良反应少于 D- 青霉胺。

3)二巯丁二酸(dimercaptosuccinic acid,DMSA):可与铜形成稳定的水溶性螯合物由尿中排出。用法及剂量:成人 750 ~ 1 000mg/d,儿童为 10 ~ 20mg/(kg·d),分 2 次口服。可长期维持治疗。不良反应包括恶心、呕吐、腹胀、食欲减退、口臭等。少数可出现皮疹、瘙痒、一过性血小板数量减少、转氨酶升高等。

(2)减少铜吸收的药物:锌剂可减少铜的吸收,作用缓慢,长期疗效可靠。用法和剂量:剂量以元素锌计算,成人为 150mg/d,分 3 次口服。5 ~ 15 岁及体重低于 50kg 的儿童,锌剂治疗剂量为 75mg/d,分 3 次口服;5 岁以下锌剂治疗剂量为 50mg/d,分 2 次口服。为避免螯合剂中和锌的治疗效果,两者需在不同时间给药。不同锌剂的疗效无显著差异。

2. 对症治疗　肝损害患者需护肝治疗,肢体僵硬或震颤者可使用苯海索、多巴类制剂、氯硝西泮等;舞蹈样动作和手足徐动症可选用氯硝西泮、氟哌啶醇;精神症状明显者可使用抗精神病药物。

3. 饮食治疗　WD 患者需低铜饮食。建议 WD 患者避免进食铜含量高的食物(如动物内脏、贝壳类、坚果、豆类、巧克力等),不用铜制的餐具及用具。

4. 肝移植　WD 导致急性肝衰竭或失代偿期肝硬化经抗铜治疗效果不佳的患者,可以考虑肝移植治疗。脾大合并脾功能亢进者,可考虑行脾切除手术。

第二节　线粒体脑肌病

线粒体脑肌病泛指一组由线粒体基因或细胞核基因发生突变导致线粒体结构和功能异常,以脑和肌肉损害为主的多系统受累的疾病。线粒体脑肌病是一种遗传性疾病,包括母系遗传、常染色体显性遗传、常染色体隐性遗传、X 染色体伴性遗传等。

线粒体脑肌病在出生后至老年均可起病,可急性或隐袭起病。几乎任何系统或器官均可受累,以能量需求旺盛的脑、心、肾、眼、耳、肌肉、胃肠道等多见。患者可以表现为某种临床综合征,也可仅表现出单个症状或多种症状组合。

诊断要点

1. 临床表现

(1)卡恩斯 - 塞尔综合征(Kearns-Sayre syndrome,KSS):20 岁以

前发病,表现为慢性进行性眼肌麻痹和色素视网膜病。具备以下中的一项或多项:心脏传导异常、脑脊液蛋白 > 100mg/dl、小脑功能异常。

(2)线粒体脑肌病伴高乳酸血症和卒中样发作(mitochondrial encephalomyopathy with lactic acidosis and stroke-like episodes, MELAS):儿童期和青少年期发病最多,临床表现有癫痫发作、卒中样发作及其造成的亚急性脑功能障碍,病变范围和主要脑血管分布区不一致,可伴肌病、听力下降、糖尿病、心肌病变或心律失常、身材矮小、高乳酸血症。MELAS 呈母系遗传。

(3)肌阵挛癫痫伴破碎红纤维(myoclonic epilepsy with ragged-red fibers, MERRF):儿童期或青少年期发病的肌阵挛样癫痫发作、小脑性共济失调、肌病,CT 和 MRI 可表现为小脑萎缩,也可呈现白质脑病。肌活检可见破碎红纤维(ragged red fibers, RRF)。

(4)线粒体神经胃肠型脑肌病(mitochondrial neurogastrointestinal encephalopathy disease, MNGIE):也称作线粒体脑肌病伴多发性周围神经病、眼肌麻痹和假性肠梗阻(MEPOP),见于儿童期,临床表现为上睑下垂和 / 或眼肌麻痹,周围神经病,胃肠道动力异常,后期可出现胃肠道假性梗阻和营养不良,可伴听力下降,肌活检可见 RRF,头 MRI 可见白质异常信号。

(5)周围神经病、共济失调、色素变性视网膜炎(neuropathy, ataxia and retinitis pigmentosa, NARP):表现为肌病、周围神经病、色素性视网膜炎、共济失调、癫痫、痴呆,也可出现偏头痛和精神发育迟滞。

(6)利氏病(Leigh disease):可呈常染色体隐性性连锁或母系遗传,可于生后数月或婴儿期早期发病,喂食困难、哭声微弱、呼吸困难是早期症状,随后可出现听力障碍、共济失调、肢体无力、智力衰退,脑干功能障碍和癫痫发作,眼球震颤很常见。年长发病可有眼外肌麻痹或共济失调。

(7)慢性进行性眼外肌麻痹(chronic progressive external ophthalmoplegia, CPEO):慢性进行性眼睑下垂和眼外肌麻痹,一般不出现复视。部分患者可出现延髓麻痹和四肢无力。

2. **辅助检查** 线粒体脑肌病可有的异常包括:骨骼肌活检中可见破碎红纤维,血清和脑脊液中乳酸水平增高,肌电图肌性损害表现,神经传导可见轴突性和脱髓鞘性神经病。听力图检查示感觉神经性耳聋,基底节钙化或 MRI 局限性信号异常,如利氏病常见双侧壳核、苍白球和尾状核高信号,MELAS 急性发作期可见大脑半球卒中样病变。

3. **鉴别诊断** 进行性眼外肌麻痹者应与眼肌型进行性肌营养不良相鉴别;肌病应与进行性肌营养不良、脂质沉积性肌病等相鉴别;MELAS与脑血管疾病、MERRF与肌阵挛癫痫相鉴别。合并身材矮小、智力损害、耳聋、糖尿病、乳酸性酸中毒症、破碎红纤维等需考虑线粒体脑肌病的可能。

处理要点

目前没有特异性治疗方法,经验性的线粒体脑肌病药物治疗可以在临床试用。

1. **药物治疗** 可合用改善线粒体代谢、清除自由基、能量替代的药物:艾地苯醌、辅酶Q10、维生素E、硫辛酸、硫胺素、维生素B_2、烟酰胺、维生素C、硒、β胡萝卜素、三磷酸腺苷,可合并左卡尼汀补充肉碱。推荐MELAS急性发作期使用左旋精氨酸静脉滴注,发作间期给予口服。

2. **综合治疗** 保证营养摄入,避免饥饿,轻中等的需氧运动可以增加肌肉组织线粒体酶活性,提高患者的生活质量评分。

3. **对症治疗** 癫痫患者应积极抗癫痫治疗,心脏传导阻滞的患者安装起搏器,糖尿病患者积极控制血糖,耳聋患者考虑植入人工耳蜗或佩戴助听器改善听力。

4. **其他** 避免或谨慎使用影响线粒体代谢的药物,包括丙戊酸,他汀类,二甲双胍,某些抗生素如氨基糖苷类、利奈唑胺、四环素、阿奇霉素、红霉素。

第三节 脊髓小脑性共济失调

脊髓小脑性共济失调(spinocerebellar ataxia,SCA)是一组由基因突变导致小脑、脑干、脊髓退行性变,以进行性运动协调功能和平衡功能减退为主要临床表现的神经系统遗传性疾病。遗传方式以常染色体显性遗传为主,部分呈常染色体隐性遗传、X连锁遗传和线粒体遗传,散发性患者亦不少见。目前已发现数十种SCA致病基因。SCA3是最常见的经典型常染色体显性遗传SCA亚型,是由于*AXTN3*基因编码序列中(CAG)三核苷酸重复数异常扩增,导致相应编码蛋白多聚谷氨酰胺链(polyQ)异常增多而致病。下文以SCA3为代表介绍SCA的共性特点。

诊断要点

1. **临床表现**

(1)共济失调:行走不稳是最常见的表现,表现为宽基步态或醉酒步态,易跌倒,随着疾病进展可出现起坐不稳或不能,直至卧床。构音障碍:小脑性语言,爆发性或吟诗样语言、音量高低不等,时断时续。书写等精细运动障碍:是上肢共济失调的代表性症状,表现为写字及持筷等动作不协调。

(2)眼震和眼动障碍:眼震可有水平性、垂直性、旋转性或混合性等。眼动障碍可表现为方波急跳、平滑追踪障碍、慢眼动、核上性凝视麻痹等。

(3)锥体束受累:躯干及四肢的肌张力增高、腱反射亢进、踝阵挛阳性、病理征阳性等,可出现痉挛性或剪刀样步态。

(4)锥体外系受累:包括帕金森病样症状,如肌张力障碍、强直等。

(5)非运动障碍:包括注意力下降、记忆力受损、执行功能下降等;精神行为异常,包括焦虑、抑郁、睡眠障碍、冲动及强迫行为等。

(6)疾病进展情况:疾病逐渐进展,起病 10 ~ 15 年后丧失行走能力。长期吞咽困难致营养不良或误吸是导致死亡的主要原因。

2. **家族史**   有家族遗传史,呈常染色体显性遗传。

3. **辅助检查**   头 MRI 或头 CT 示小脑及脑干萎缩。基因检测可发现致病基因突变。

治疗要点

1. **药物治疗**   目前尚无特效药物,有报道显示部分患者使用丁螺环酮可改善步态,目前未在国内上市的药物他替瑞林也有改善步态的作用。左旋多巴或多巴胺受体激动剂有助于改善帕金森类症状。肢体痉挛可以通过左旋多巴、金刚烷胺、巴氯芬等药物改善,或注射肉毒杆菌毒素治疗。抑郁情绪可通过选择性 5- 羟色胺再摄取抑制药等治疗。

2. **康复训练**   包括运动、语言、心理等康复训练。

第四节   亨廷顿病

亨廷顿病(Huntington disease,HD)又称亨廷顿舞蹈病,是一种以舞蹈样动作、精神和认知障碍为特征的遗传性神经系统变性病,为常染色体显性遗传。其致病是由位于 4 号染色体短臂的亨廷顿基因 *IT15*(interesting transcript 15)上的 CAG 三核苷酸异常扩增突变所致。

诊断要点

亨廷顿病通常隐匿起病,缓慢进展。发病年龄从儿童期至 79 岁不等,最常见于 30 ~ 50 岁。

1. 临床表现

(1)运动障碍:表现为舞蹈症,即累及面部、躯干和肢体的快速、不自主、无节律运动。随着疾病进展,舞蹈症的范围和程度常逐渐加重;在病程中晚期和青少年起病患者中还可出现颈部肌张力障碍,如斜颈、颈后仰等,也可累及躯干表现为扭转痉挛,或累及面部致面部表情怪异和扭曲、口下颌肌张力障碍等表现。疾病晚期舞蹈症表现为以僵直、少动为主的帕金森症样症状,最后常导致卧床。

(2)精神障碍:抑郁、易激惹及淡漠是最常见的表现,其他还包括躁狂、攻击性行为、强迫、焦虑、幻觉和妄想等。抑郁易伴随自杀企图或行为。

(3)认知障碍:主要特征是执行功能障碍,表现为执行多重任务和转换认知目标的能力下降。记忆减退或丧失多出现在病程晚期,随着疾病进展,最终可发展为痴呆。

2. **辅助检查**　早期脑影像学检查可无异常。磁共振可发现尾状核萎缩。可通过基因检测 *HTT* 基因 1 号外显子上的 CAG 重复次数是否异常进行确诊,正常人 CAG 重复次数 ≤ 26 次;当 CAG 重复次数为 27 ~ 35 次时,不会发病但传递给子代时可出现 CAG 重复次数扩增,子代可能因此发病;当 CAG 重复次数为 36 ~ 39 次时,不完全外显,部分携带者发病;当 CAG 重复次数 ≥ 40 次时,完全外显,所有携带者均会发病。

3. **鉴别诊断**　需与其他表现为舞蹈症的疾病进行鉴别,包括神经棘红细胞增多症、遗传性共济失调、小舞蹈病、糖尿病性非酮症偏侧舞蹈症。

处理要点

目前尚无延缓 HD 病程进展的疾病修正治疗药物,常采用药物对症治疗,协同康复及心理治疗,在疾病的不同阶段各有侧重。

1. **舞蹈样动作的治疗**　丁苯那嗪和氘丁苯那嗪是舞蹈样动作的一线治疗药物,为选择性囊泡单胺类转运体 2 抑制剂,可降低突触前多巴胺水平,控制舞蹈样动作,改善患者的运动能力。抑郁和有自杀倾向的患者谨慎使用。推荐起始剂量为每天 6mg,根据症状改善情况可每周增加 6mg,每日剂量不超过 48mg,每日剂量超过 12mg 时分 2 次服用。还可使用非典型抗精神病药作为初始治疗,包括奥氮平、利培酮,非典型抗精神病药无效者可使用第一代抗精神病药物,如氟哌啶醇和舒必利,应从小剂量开始口服,滴定治疗。

2. **肌强直的治疗**　可口服抗帕金森病药物如金刚烷胺和左旋多

巴,也可以口服苯二氮䓬类药物如氯硝西泮,或口服巴氯芬。

3. 肌张力障碍的治疗 可口服金刚烷胺、巴氯芬或注射肉毒杆菌毒素治疗。

4. 精神行为异常的治疗 抑郁常使用选择性 5-羟色胺再摄取抑制药。抑郁会增加 HD 患者的自杀率,临床上应尽早甄别并及时治疗。初始合并妄想、幻觉时,可联合小剂量抗精神病药物,如奥氮平、喹硫平以及劳拉西泮等短效苯二氮䓬类药物。伴有躁狂的 HD 患者常用情感稳定剂治疗,如丙戊酸钠。

5. 认知障碍的治疗 目前尚无针对 HD 相关痴呆的有效疗法。

6. 并发症的治疗 严重的吞咽障碍及体重减轻需胃管鼻饲或经皮胃造瘘手术治疗。疾病晚期或卧床患者可并发肺部感染、压疮等,需进行相应的抗感染治疗和护理支持。

第五节 进行性肌营养不良症

进行性肌营养不良症(progressive muscular dystrophy,PMD)是一组遗传性原发性肌肉疾病,其临床主要表现为缓慢进行的对称性肌无力和肌肉萎缩,遗传方式主要为常染色体显性、隐性和 X 连锁隐性遗传。其临床表现各具有不同的特点。PMD 根据遗传方式、起病年龄、萎缩肌肉分布、疾病进展和预后分为不同类型。

诊断要点

1. 假肥大型肌营养不良症 包括进行性假肥大性肌营养不良(Duchenne muscular dystrophy,DMD)和贝克肌营养不良(Becker muscular dystrophy,BMD),属 X 连锁隐性遗传,因基因缺陷导致肌细胞内缺乏抗肌萎缩蛋白,造成肌细胞膜不稳定并导致肌细胞坏死和功能缺失而发病。DMD 好发于 2~6 岁儿童,通常见于男性。患儿因骨盆及股四头肌等无力,行走缓慢,上楼困难,下蹲或跌倒后起立费劲;站立时腰椎过度前凸,步行时挺腹和骨盆摆动呈"鸭步"样步态。随病情发展累及肩带及上臂肌时,双臂上举无力,呈翼状肩胛。因肌纤维被结缔组织和脂肪所取代,变得假性肥大而坚韧,常见于双侧腓肠肌。在 12 岁左右不能站立和行走,不少患儿伴心肌病变,部分患儿智力低下。患者多于 20 余岁因呼吸衰竭、肺部感染或心力衰竭等原因而死亡。BMD 起病年龄稍迟(5~15 岁起病),进展速度缓慢,病情较轻,12 岁以后尚能行走,心脏很少受累,存活期接近正常生命年限。

2. 面肩肱型肌营养不良症(facioscapulo-humeral muscular dystrophy,

FSHD）常染色体显性遗传，多在青少年期起病。主要累及面部和肩胛带肌肉，患者眼睑闭合无力，吹口哨、鼓腮困难，逐渐延至肩胛带和上臂肌肉。因口轮匝肌假性肥大，嘴唇增厚而微翘，呈"鱼嘴形"。病情缓慢进展，生命年限接近正常。

3. 肢带型肌营养不良症　是一类具有高度遗传异质性和表型异质性的常染色体遗传性肌病，大部分是常染色体隐性遗传，部分呈常染色体显性遗传，也有不少散发病例。10～20岁起病，首发症状多为骨盆带肌肉萎缩，腰椎前凸、鸭步，下肢近端无力，出现上楼困难，部分可有腓肠肌假性肥大。逐渐累及肩胛带肌肉后出现抬臂、梳头困难，翼状肩胛。病情缓慢发展，大部分患者会在20年内丧失劳动能力。

4. 辅助检查　血清肌酸激酶（CK）、乳酸脱氢酶（LDH）和肌酸激酶同工酶（CK-MB）异常，DMD、BMD可显著升高（正常值的20～100倍）。肌电图一般具有典型的肌源性损害表现，神经传导速度正常。肌肉活检的主要特征主要为肌纤维坏死、再生和脂肪及纤维结缔组织增生，也可采用免疫组织化学法通过特异性抗体检测肌细胞中的特定蛋白缺乏来鉴别各种类型的肌营养不良症，如使用抗肌萎缩蛋白抗体检测DMD和BMD。心电图、超声心动图可发现PMD患者的心脏受累。还可以通过基因检测进行不同PMD的诊断。

处理要点

1. PMD无有效的根治方法，一般以对症治疗及支持治疗为主。

2. 糖皮质激素可以延长患者独立行走的时间，可使用泼尼松0.75mg/(kg·d)，长期使用的不良反应包括肥胖、骨质疏松、血压血糖升高等。不能行走的患者，激素的剂量应减量为0.3～0.6mg/(kg·d)。注意补充钙片、维生素D和钾。

3. 患者需增加营养，适当锻炼，预防营养不良和肥胖。

4. 物理疗法和矫形治疗可预防及改善脊柱畸形和关节挛缩，应鼓励患者尽可能从事日常活动，避免长期卧床。

5. 最近有针对DMD的基因治疗药物于国外获批，有望成为有效的治疗方法。

（陈定邦）

第五篇

精神病学

第一章

精神分裂症

精神分裂症(schizophrenia)是一组常见的病因未明的严重精神疾病,多起病于青壮年,常有知觉、思维、情感和行为等方面的障碍,一般无意识及智能障碍。病程多迁延,约一半的患者最终结局为出现精神残疾,给社会及患者和家属带来严重的负担。目前认为该病是脑功能失调的一种神经发育性障碍,复杂的遗传因素、生物及环境因素的相互作用导致了精神分裂症的发生。

美国 2013 年发布的第 5 版《精神疾病诊断与统计手册》(DSM-5)精神障碍诊断分类与标准中,将精神分裂症等疾病以谱系障碍进行分类,称为精神分裂症谱系及其他精神病性障碍,并取消了临床亚型。2022 年世界卫生组织发布的第 11 版《国际疾病分类》(ICD-11)也取消了精神分裂症的临床亚型。

诊断要点

根据 ICD-11 诊断标准,诊断的要点如下。

1. 在 1 个月或更长时间的大部分时间里,必须至少存在以下症状中的两个(通过个人报告、临床医生或其他知情者的观察)。至少有一个符合条件的症状应来自以下项目的(1)至(4)项。

(1)持续性妄想(如夸大妄想、关系妄想、被害妄想)。

(2)持续性幻觉(最常见的是听觉幻觉,尽管它们可能以任何感觉方式呈现)。

(3)思维紊乱(思维形式障碍)(如离题和松散的联想、答非所问、词语新作)。严重时言语可能非常不连贯以至于无法理解("单词沙拉")。

(4)影响、被动或控制的体验(即认为本人的感觉、冲动、行为或思想不是由自己产生的,被他人放在自己的头脑中或被他人从自己的头脑中撤出,或自己的想法正在被广播给他人)。

(5)阴性症状,如情感平淡、言语贫乏或匮乏、意志减退、孤僻和快感缺失。

(6)严重紊乱的行为,阻碍了目标导向的活动(如看起来怪异或无目的行为、不可预测或不恰当的情绪反应),干扰了规划行为的能力。

(7)精神运动性障碍,如紧张性躁动或激越、作态、蜡样屈曲、违拗、缄默症或木僵。注意:如果在精神分裂症的背景下存在紧张症的完整症状群,则还应做出与其他精神障碍相关的紧张症的诊断。

2. 这些症状不是其他躯体疾病(如脑肿瘤)的表现,也不是由于物质或药物(如皮质类固醇)对中枢神经系统的影响,包括戒断效应(如酒精)。

处理要点

1. **治疗原则** 精神分裂症的治疗原则是应当早期、综合和全程治疗。精神分裂症患者需要尽早地进行足剂量、足疗程的抗精神病药物治疗,可结合心理干预和物理治疗的手段。精神分裂症的药物全程治疗可分为急性期、巩固期、维持期治疗 3 个阶段。

(1)急性期治疗:精神分裂症急性期是指精神症状非常明显和严重的时期。急性期治疗的目标是尽快缓解精神分裂症的症状,包括阳性症状、阴性症状、激越兴奋、抑郁焦虑和认知功能减退,争取最佳预后。预防自杀及防止危害自身或他人的冲动行为。在急性期就需要为患者考虑维持治疗的计划,以减少复发风险,监测并降低不良反应的程度。

(2)巩固期治疗:目标是防止已缓解的症状复燃或波动;巩固疗效;控制和预防精神分裂症后抑郁和强迫症状,预防自杀;促进患者社会功能的恢复,为回归社会做准备;控制和预防长期用药带来的常见药物不良反应,如迟发性运动障碍、闭经、溢乳、体重增加、糖脂代谢异常、心脏及肾功能损害等。

(3)维持期治疗:此期治疗的目的是预防和延缓精神症状复发,以及帮助患者改善功能状态。维持期治疗能有效降低复发率。维持治疗在药物治疗的基础上要加强社会心理治疗,减少患者的"病耻感",提高治疗依从性,加强社会技能训练。

2. **药物治疗**

(1)治疗原则:①一旦确定精神分裂症的诊断,应尽早开始抗精神病药物治疗。根据评估,权衡疗效和安全性,选择适合患者个体化的抗精神病药单一用药治疗。②急性发作病例,包括复发和病情恶化的患者,根据既往用药情况继续使用原有效药物,剂量低于有效治疗剂量者,可增加至治疗剂量继续观察。如果已达治疗剂量仍无效者,酌情加量或考虑换用另一种化学结构的非典型药物或典型药物。疗效不佳者也可以考虑使用氯氮平,但应定期监测白细胞与中性粒细胞数量。③定期评价疗效,指导治疗方案,定期评定药物不良反应,并对症处理。

(2)常用药物:常用口服抗精神病药物的给药剂量见表 5-1-1。

1)第一代抗精神病药物:指主要作用于中枢 D_2 受体的抗精神病药物,包括氯丙嗪、奋乃静、舒必利、氟哌啶醇及长效制剂五氟利多等,其治疗精神分裂症阳性症状有效。第一代抗精神病药物的主要不足包括:对患者的认知损害与对阴性症状的疗效有限,约有30%患者的阳性症状不能有效缓解;锥体外系不良反应和迟发性运动障碍风险较高等,导致患者的治疗依从性差。

2)第二代抗精神病药物:包括一系列药理机制或化学结构不同的化合物,如氯氮平、利培酮、奥氮平、喹硫平、齐拉西酮、阿立哌唑、氨磺必利、帕利哌酮、布南色林、哌罗匹隆和鲁拉西酮等。第二代抗精神病药物可有效改善阳性症状、部分阴性症状与认知损害,治疗中断率低于第一代抗精神病药物。第二代抗精神病药物的常见不良反应包括:①锥体外系不良反应较少,但利培酮、氨磺必利和帕利哌酮等药物仍存在与药物剂量相关的锥体外系症状,长期服药应注意发生迟发性运动障碍;②过度镇静,氯氮平、奥氮平和喹硫平多见,可将每日剂量的大部分在睡前服用,避免或减轻白天的过度镇静;③体位性低血压,多见于低效价药物快速加量或剂量偏大时,此时应让患者平卧,头低位,监测血压;④流涎,睡眠时常见,以氯氮平最多见,建议患者侧卧位,以便于口涎流出,防止吸入气管,必要时减量或换药;⑤催乳素水平升高,以利培酮、氨磺必利和帕利哌酮多见,可根据病情,进行药物减量、换用其他药物或联合低剂量阿立哌唑;⑥代谢综合征,包括体重增加、高血糖、高血脂和高血压,以氯氮平和奥氮平多见,不少体重增加患者食欲增加,建议患者适当节制饮食,酌情增加活动;⑦心电图改变,根据患者情况监测心电图,尤其注意用高剂量齐拉西酮和氨磺必利治疗时其他少见的严重不良反应;⑧其他少见的严重不良反应,如患者可出现神经阻滞剂恶性综合征(neuroleptic malignant syndrome,NMS),故应尽量避免联合大剂量抗精神病药治疗;诱发癫痫发作和血液系统改变,以高剂量氯氮平多见,应掌握氯氮平治疗的适应证,治疗中应进行监测。

表5-1-1 常用抗精神病药(口服)推荐的给药剂量

抗精神病药	起始剂量/(mg/d)	服药次数	首发患者给药剂量/(mg/d)	反复发作患者给药剂量/(mg/d)	最大剂量/(mg/d)
第二代抗精神病药					
氨磺必利	100～200	1～2	100～300	400～800	1 200

抗精神病药	起始剂量/(mg/d)	服药次数	首发患者给药剂量/(mg/d)	反复发作患者给药剂量/(mg/d)	最大剂量/(mg/d)
阿立哌唑	5 ~ 10	1	15 ~ 30	15 ~ 30	30
阿塞那平	5	1	5 ~ 10	5 ~ 20	20
氯氮平	25	2 ~ 4	100 ~ 250	300 ~ 800	900
伊潘立酮	1 ~ 2	2	4 ~ 16	4 ~ 24	32
鲁拉西酮	20 ~ 40	1	40 ~ 80	40 ~ 120	120
奥氮平	5 ~ 10	1	5 ~ 20	5 ~ 20	30
帕利哌酮	3 ~ 6	1	3 ~ 9	3 ~ 12	12
喹硫平	50 ~ 100	1 ~ 2	300 ~ 600	400 ~ 750	750
舍吲哚	4	1	12 ~ 20	12 ~ 24	24
利培酮	1 ~ 2	1 ~ 2	1 ~ 4	3 ~ 10	16
齐拉西酮	40 ~ 80	2	40 ~ 120	80 ~ 160	160
佐替平	25 ~ 50	2 ~ 4	50 ~ 150	100 ~ 250	450
第一代抗精神病药					
舒必利	100 ~ 200	1 ~ 3	300 ~ 600	300 ~ 1 000	1 000
氯丙嗪	50 ~ 150	2 ~ 4	300 ~ 500	300 ~ 1 000	1 000
氟奋乃静	4 ~ 10	2 ~ 3	2.4 ~ 10	10 ~ 20	20 ~ 40
氟哌噻吨	4 ~ 10	2 ~ 3	2 ~ 10	10 ~ 20	60
氟哌啶醇	2 ~ 8	1 ~ 2	1 ~ 4	3 ~ 15	100
奋乃静	4 ~ 12	1 ~ 3	6 ~ 36	13 ~ 42	56
匹莫齐特	1 ~ 4	2	1 ~ 4	2 ~ 12	16
珠氯噻醇	2 ~ 50	1 ~ 3	2 ~ 10	25 ~ 50	75

3. 非药物治疗

(1)心理治疗包括支持性治疗、认知行为疗法、认知矫正治疗、家庭治疗、社交技能训练、心理健康教育、艺术治疗等一系列的心理治疗技术,有助于提高患者的治疗依从性,针对患者个体的特征帮助其提高社会功能和回归社会。

(2)物理治疗包括改良电休克治疗(modified electroconvulsive

therapy, MECT) 和重复经颅磁刺激 (repeated transcranial magnetic stimulation, rTMS)。对于伴有紧张综合征、严重兴奋躁动、冲动行为、自杀企图、严重拒食的患者,可首选电休克治疗 (electroconvulsive therapy, ECT)。rTMS 可尝试用于增效治疗顽固性幻听和阴性症状。

(崔立谦)

心境障碍是双相及抑郁障碍的统称。心境障碍的类型根据特殊的心境发作类型及随时间变化的模式来定义。心境发作的主要类型有抑郁发作、躁狂发作、混合发作、轻躁狂发作。心境发作不是独立的诊断名称，但心境发作是大部分抑郁和双相障碍的主要组成部分。

心境发作的表现

(一)抑郁发作

在持续至少2周的时间内，每天大部分时间同时出现下列特征症状中的至少5种，必须至少1个症状来自情感症状群。

1. 情感症状群

(1)个人报告的抑郁情绪(如情绪低落、悲伤)或观察到的抑郁情绪(如流泪、挫败的外表)。在儿童和青少年中，抑郁情绪可能表现为易激惹。

(2)对活动的兴趣或愉快感明显减少，尤其是那些通常使人愉快的活动，包括性欲减退。

2. 认知行为集群

(1)集中注意力和持续关注任务的能力下降，或明显的犹豫不决。

(2)低自我价值或过度和不适当的内疚信念，可能达到妄想程度。但如果内疚或自责仅仅是关于患有抑郁，则此条不予考虑。

(3)对未来感到绝望。

(4)反复出现死亡的想法(不仅是对死亡的恐惧)、反复出现的自杀意念(有或没有具体计划)或自杀未遂的证据。

3. 自主神经系统症状群

(1)显著的睡眠紊乱(入睡延迟、夜间醒来频率增加或早醒)或睡眠过度。

(2)食欲显著变化(减少或增加)或体重显著变化(增加或减少)。

(3)精神运动性激越或迟缓(其他人可以观察到，而不仅仅是坐立不安或迟钝的主观感觉)。

(4)花费一点力气就感觉精力差，疲劳或明显的倦怠。

丧亲之痛并不能更好地解释这些症状。这些症状不是其他疾病(如脑肿瘤)的表现，也不是由于物质或药物对中枢神经系统的影响(如苯二氮䓬类药物)，包括戒断效应(如兴奋剂)。临床表现不符合混合发作的诊断要求。心境障碍导致患者个人、家庭、社会、教育、工作或其他重要功能领域的严重损害。如果维持功能,只能通过大量的额外努力。

(二)躁狂发作

1. 以下两种特征同时发生,并在至少1周内持续一天中的大部分时间,几乎每天持续,除非通过治疗干预缩短。

(1)患者出现一种极端的情绪状态,其特征是欣快、易激惹或自高自大,表现为个人一贯情绪的重大变化。个体通常在不同的情绪状态(即情绪不稳定)之间表现出快速变化。

(2)活动增加或精力增加的主观体验,表现为个人一贯情绪的重大变化。

2. 以下几种症状,表示个人惯常行为或主观状态的重大变化。

(1)健谈性增加或说话的强制感(一种更健谈的内部压力感)。

(2)思维奔逸、思维迅速或飞快体验(如思想流动迅速,在某些情况下,不合逻辑地从一个想法到下一个想法;个体报告思维迅速,甚至飞快前进,难以保持主题)。

(3)自尊心增强或自大(如个人认为可以完成远远超出其技能水平的任务,或即将成名)。在躁狂症的精神病性表现中,这可能表现为夸大妄想。

(4)睡眠需求减少(如个体报告仅睡眠2或3小时即可正常工作),这与失眠不同,失眠是个体想睡觉但不能。

(5)分心(个体不能专注于任务,因为注意力被吸引到不相关或轻微的环境刺激上,如在谈话中被外界噪声过度分散注意力)。

(6)冲动鲁莽的行为(如个人冲动地追求愉快的活动而不考虑其潜在的负面后果,或在缺乏充分计划的情况下冲动地做出重大决定)。

(7)性欲增强、社交或目标导向活动增加。

3. 这些症状不是其他疾病(如脑肿瘤)的表现,也不是由于某种物质或药物对中枢神经系统的影响(如可卡因、苯丙胺),包括戒断效应。

4. 临床表现不符合混合发作的诊断要求。

5. 心境障碍导致患者个人、家庭、社会、教育、工作或其他重要功能领域的严重损害,需要强化治疗(如住院)以防止对自己或他人造成伤害,或伴有妄想或幻觉。

(三)混合发作

1. 存在几种突出的躁狂症状和几种突出的抑郁症状,与躁狂发作和抑郁发作中观察到的症状一致,这些症状要么同时出现,要么非常迅速地交替出现(从一天到另一天或在同一天内)。症状必须包括与躁狂和/或抑郁发作一致的情绪状态改变(即抑郁、烦躁、欣快或膨胀性情绪),并且在至少2周的时间内几乎每天大部分时间都存在,除非通过治疗干预缩短。

2. 当躁狂症状在混合发作中占主导地位时,常见的抑郁(反相)症状是烦躁情绪,产生无价值的信念、绝望和自杀意念。

3. 当抑郁症状在混合发作中占主导地位时,常见的躁狂(反相)症状是易怒、思维奔逸或思维云集、健谈增加和活动增加。

4. 当抑郁和躁狂症状在混合发作期间迅速交替出现时,可能会观察到心境(如欣快与悲伤或烦躁不安之间)、情绪反应性(如对情绪刺激的平淡、强烈或夸张的反应)、驱动(如活动增加和减少,言语表达、性欲或食欲的交替改变)和认知功能(如思维的激活和抑制或减慢,注意力和记忆力的改变)的波动。

5. 这些症状不是其他疾病(如脑肿瘤)的表现,也不是由于物质或药物对中枢神经系统的影响(如苯二氮草类药物),包括戒断效应(如可卡因)。

6. 心境障碍导致患者个人、家庭、社会、教育、工作或其他重要领域功能的显著损害,或伴有妄想、幻觉。

(四)轻躁狂发作

1. 以下两种症状同时发生并持续一天中的大部分时间,几乎每天,至少持续数天。

(1)情绪持续高涨或易激惹增加,显示与个体通常的心境范围相比有显著变化(如这种变化对于了解个体的人来说显而易见)。这不包括在适当的情景中的情绪高涨或易激惹(如从学校毕业后情绪高涨或与坠入爱河有关)。通常会出现不同情绪状态之间的快速变化(即情绪易变)。

(2)活动增加或精力增加的主观体验,表现为个体一贯情绪的重大变化。

2. 此外,以下几种症状,表现为个体一贯行为(如这种变化对于熟悉个体的其他人来说显而易见)或主观状态的显著变化。

(1)健谈增加或说话的强制感(一种更健谈的内部压力感)。

(2)思维奔逸、思维迅速或飞快的体验(如思想迅速从一个想法转到下一个,个体报告思想很快甚至加速,并且难以保持在某个主题上)。

（3）自尊心增强或自大（如个人比平时更自信）。

（4）睡眠需求减少（如患者报告需要的睡眠比平时少，但仍感觉休息良好）。这与失眠不同，在失眠中，一个人想睡觉但不能。

（5）分心（如不能专注于任务，因为注意力被吸引到不相关或轻微的环境刺激上，如在谈话中被外界噪声过度分散注意力）。

（6）冲动鲁莽的行为（如个人冲动地追求愉快的活动而很少考虑其潜在的负面后果，或在缺乏充分计划的情况下冲动地做出重大决定）。

（7）性欲增强、社交或目标导向活动增加。

3. 这些症状不是其他疾病（如脑肿瘤）的表现，也不是由于物质或药物对中枢神经系统（如可卡因、苯丙胺）的影响，包括戒断效应（如兴奋剂）。

4. 临床表现不符合混合发作的诊断要求。

5. 情绪障碍不够严重，不足以导致职业功能、日常社交活动或与他人关系的明显损害，并且不伴有妄想或幻觉。

第一节　双相或相关障碍

双相或相关障碍（bipolar or related disorders）是由躁狂发作、混合性发作、轻躁狂发作或症状的发生所定义的发作性情绪障碍。这些发作或症状通常在病程中与抑郁发作或抑郁症状交替发生。典型表现为心境高涨、精力旺盛和活动增加（躁狂或轻躁狂）与心境低落、兴趣减少、精力降低和活动减少（抑郁）反复或交替发作，可伴有幻觉、妄想或紧张症等精神病性症状及强迫、焦虑症状，也可与代谢综合征、甲状腺功能异常、多囊卵巢综合征以及物质使用障碍、焦虑障碍、强迫障碍和人格障碍等共病。双相或相关障碍具有高患病率、高复发率、高致残率、高自杀率、高共病率、低龄化和慢性化等特点，首次发作常在 20 岁之前。ICD-11 将双相障碍主要分为双相障碍Ⅰ型（bipolar disorder type Ⅰ，BD-Ⅰ）、双相障碍Ⅱ型（bipolar disorder type Ⅱ，BD-Ⅱ）和环性心境障碍（cyclothymic disorder）。

诊断要点

双相障碍Ⅰ型的诊断要点为至少符合 1 次躁狂发作或混合发作标准之要件。双相障碍Ⅱ型的诊断要点包括：①病程中至少出现 1 次轻躁狂发作和 1 次抑郁发作；②不符合躁狂或混合发作的诊断标准。环性心境障碍的诊断要点包括：长期（≥ 2 年）心境不稳定，表现为大量轻躁狂期和抑郁期；轻躁狂期的严重程度或病程可能满足或不满足诊断要求,抑郁期的严重程度和病程不满足诊断要求;从未出现稳定的缓解期(持续时间≥2个月);无躁狂发作或混合发作史。

处理要点

1. **急性期治疗** 须遵循充分评估与量化监测、综合治疗、积极处理共病及患者共同参与的原则。急性期的治疗目标是控制症状和缩短病程,一般治疗时间为6~8周。

(1)躁狂/轻躁狂发作

1)药物治疗:用于躁狂发作或轻躁狂治疗的药物包括锂盐、丙戊酸盐、第二代抗精神病药(喹硫平、奥氮平、阿立哌唑、帕利哌酮、利培酮、齐拉西酮和氯氮平等)。第一代抗精神病药(氟哌啶醇、氯丙嗪、奋乃静等)可作为二线选择。若患者拒绝服药、激越症状严重或口服治疗无法安全可靠给药,可以考虑短期肌内注射抗精神病药或苯二氮䓬类药物。碳酸锂一般起效时间为7~10天,治疗剂量500~2 000mg/d,一般从小剂量开始,3~5天加到治疗剂量,饭后服。丙戊酸盐成人用量800~1 200mg/d。使用锂盐和丙戊酸盐,应监测血药浓度,急性期治疗建议有效血锂浓度为0.8~1.2mmol/L、丙戊酸浓度为50~100μg/ml。

2)非药物治疗:对于躁狂症状严重、存在高度自杀风险及攻击风险、伴有明显精神病性症状者,可以考虑电休克治疗。

(2)抑郁发作

1)药物治疗:药物治疗对于双相障碍抑郁发作患者不可或缺。锂盐、抗惊厥药物(拉莫三嗪、丙戊酸盐)、第二代抗精神病药(喹硫平、鲁拉西酮、奥氮平等)可用于双相抑郁急性期治疗。喹硫平推荐用于双相障碍Ⅱ型抑郁发作急性期的一线治疗。血锂浓度建议0.6~1.2mmol/L。若单药疗效不佳,可以考虑上述药物联合治疗,也可以在锂盐/丙戊酸盐/第二代抗精神病药充分治疗的基础上添加抗抑郁药,如选择性5-羟色胺再摄取抑制药、安非他酮、阿戈美拉汀。使用抗抑郁药需监测转躁及快速循环的风险,以下情况应避免使用或慎用:既往有抗抑郁药诱发躁狂/轻躁狂发作史、混合发作或以混合状态为主要表现、近期出现快速循环特征等。务必强调,双相障碍患者不应采用抗抑郁药单药治疗。

2)非药物治疗:对于难治性及需要快速起效的患者,如严重伴显著自杀风险、紧张症、伴精神病性症状和需快速起效以控制精神症状,以及妊娠期严重抑郁发作(系统评估,权衡利弊),可以考虑使用电休克治疗。联合社会心理干预对双相抑郁患者有益,其中有证据表明认知行为疗法、家庭治疗和人际与社会节律治疗对双相抑郁有效,选择时应基于个体情况及需求。

(3)混合发作

1)药物治疗:双相障碍混合发作的治疗尚缺乏充分的循证证据。抗惊厥药(丙戊酸盐、卡马西平等)、锂盐和第二代抗精神病药(喹硫平、奥氮平、利培酮、帕利哌酮、阿立哌唑等)可用于双相障碍混合发作的初始治疗,若疗效不佳建议使用丙戊酸盐/锂盐联合第二代抗精神病药。第一代抗精神病药物可恶化抑郁症状,抗抑郁药或可加剧激越与易激惹,这两类药物不建议用于混合发作治疗。

2)非药物治疗:电休克治疗能够有效缓解混合发作患者的情感症状,尤其适用于药物治疗不佳的严重患者。联合认知行为疗法、家庭治疗、人际与社会节律治疗等社会心理干预对混合发作患者有一定获益。

2. **巩固维持期治疗** 双相障碍Ⅰ型患者需巩固治疗以减少残留症状,预防复燃复发。巩固治疗时间:抑郁发作为4~6个月、躁狂或混合发作为2~3个月。然后进入维持治疗期,以防止复发,维持良好社会功能,提高生活质量。巩固维持期一般延续急性期有效的治疗方案。随着治疗的继续,在患者心境稳定的情况下,可以逐渐减少药物的剂量或减少药物种类,改变急性期常用的药物联合治疗方案。若患者对药物耐受性好,不宜过快减量以防止引起患者复燃或复发。可以通过监测血药浓度来辅助确定维持治疗剂量,同时充分考虑患者的耐受性。巩固维持治疗期间,应定期观察患者甲状腺功能、肝肾功能、血脂、血糖、催乳素及体重等指标变化,积极处理药物不良反应,提高患者依从性。

(1)药物治疗:巩固维持治疗可以单用心境稳定剂(锂盐、丙戊酸盐、拉莫三嗪、卡马西平或奥卡西平等),也可以单用第二代抗精神病药,或上述两类药物合用。在疗效方面,心境稳定剂及第二代抗精神病药各有特点。锂盐对典型心境发作、有明显缓解期的双相障碍Ⅰ型患者疗效更佳;丙戊酸盐对具有混合特征、快速循环特征的患者疗效较佳;拉莫三嗪对双相障碍抑郁发作的治疗及预防效果较好,被推荐用于抑郁发作严重且以抑郁发作为主的双相障碍Ⅰ型患者的维持治疗。双相障碍Ⅱ型巩固维持期治疗的重点在于预防抑郁发作。喹硫平、锂盐和拉莫三嗪单药治疗可作为一线选择。第二代抗精神病药具有明确的心境稳定作用而被推荐于维持治疗。联合用药通常疗效更佳,但在合用药物时,通常某种药物剂量需要小于单一用药的剂量。不推荐第一代抗精神病药物长期用于双相障碍的维持治疗。

（2）非药物治疗：电休克治疗能有效用于双相障碍Ⅰ型患者的维持治疗，但需注意不要合并抗惊厥药治疗。对双相障碍Ⅱ型巩固维持期给予物理治疗的临床证据不充分。针对具有快速循环特征的双相障碍Ⅱ型患者可尝试电休克治疗巩固维持治疗。心理治疗可用于有需求的双相障碍患者的维持治疗，治疗技术以正念治疗、人际与社会节律治疗、认知行为疗法等为宜，良好的心理治疗及心理健康教育对稳定患者情绪、提高依从性等有帮助。

3. **环性心境障碍的治疗**　药物治疗主要以锂盐和抗惊厥药（丙戊酸盐、拉莫三嗪）等心境稳定剂为主，应避免使用抗抑郁药。常需结合心理教育和心理治疗帮助改善症状，如认知行为疗法。

第二节　抑郁障碍

抑郁障碍是指由各种原因引起的以显著而持久的心境低落为主要临床特征的一类心境障碍，伴有不同程度的认知和行为改变，部分患者存在自伤、自杀行为，甚至因此死亡。抑郁障碍是一种高发病率、高复发率及高致残率的慢性精神疾病。

经过规范治疗，多数患者的病情可以缓解，部分可有残留症状或趋向慢性化，造成病程迁延。患者可存在严重的社会功能损害。在整个临床相中，不应出现符合躁狂、轻躁狂发作诊断标准的症状群，一旦出现，应诊断为双相障碍。ICD-11中抑郁障碍包括单次发作抑郁障碍、复发性抑郁障碍、恶劣心境障碍、混合性焦虑抑郁障碍等。

诊断要点

抑郁障碍的诊断标准为存在或有单次抑郁发作史（单次发作的抑郁障碍）或至少有两次抑郁发作史（复发性抑郁障碍），没有躁狂、混合或轻躁狂发作的病史。抑郁障碍根据发作的严重程度或缓解程度进行分类。中度和重度发作也应根据精神病症状的存在与否进行分类。同时使用说明语来描述抑郁发作的表现和特征，包括：伴有明显的焦虑症状、伴有惊恐发作、当前抑郁发作持续、当前抑郁发作伴忧郁症。

恶劣心境障碍的诊断是持续性抑郁情绪（即持续2年或更长），持续一天中大部分时间，而且持续的天数较多；完全缓解期不超过2个月；在发病的前2年，从未有2周的时间症状数量和持续时间足以满足抑郁发作的诊断要求。

混合性抑郁焦虑障碍的特征是在2周或更长时间内同时出现焦

虑和抑郁的症状。抑郁症症状包括情绪低落或对活动的兴趣、乐趣明显减弱。有多种焦虑症状,可能包括感到紧张、焦虑或紧张,无法控制担忧的想法,担心可怕的事情发生,难以放松,肌肉紧张或出现交感神经自主症状。单独考虑这两组症状,其严重程度、数量或持续时间都无法满足另一种抑郁障碍、焦虑或恐惧相关障碍的诊断要求。

处理要点

1. **治疗原则**　抑郁障碍需要全病程治疗,治疗阶段分为急性期、巩固期和维持期治疗。

急性期治疗时间需 6 ～ 12 周。目的是控制症状,尽量达到临床治愈,最大限度减少病残率和自杀率,尽量使患者功能恢复到病前水平,提高生活质量。

巩固期需 4 ～ 9 个月,原则上应继续使用急性期治疗有效的药物,并强调治疗方案、药物剂量和使用方法保持不变,以预防复燃,提高生存质量,恢复社会功能。维持期至少 2 年,多次复发或有明显残留症状者应长期治疗。持续、规范的治疗能有效降低抑郁障碍的复燃、复发率。维持治疗结束后,病情稳定,可缓慢减药直至终止治疗,一旦发现有复发的早期征象,应迅速复原治疗。

2. **药物治疗**

(1)治疗策略:首先对疾病特点及影响用药的生理、心理社会因素进行充分评估,定期进行疗效、耐受性、安全性的量化监测;在评估的基础上尽快用药;进行充分治疗,即充分的剂量和充分的疗程。充分剂量通常指不低于剂量范围下限的药物剂量。急性期充分疗程的最低标准是 6 周。根据临床因素进行个体化用药选择,如药物疗效或不良反应的性别差异、代谢差异、躯体情况、既往用药史及患者的意愿等。选择适宜起始剂量,通常在 1 ～ 2 周加量至有效剂量。服药 2 ～ 4 周根据疗效和耐受性决定是否进行剂量调整。足量治疗 6 周无效可考虑换药,抗抑郁药应尽可能单一使用。当换药无效时,可以考虑联合用药。可选择 2 种作用机制不同的抗抑郁药联合使用。其他联用方式包括合并第二代抗精神病药物、附加锂盐等。伴有精神病性症状时,可使用抗抑郁药和抗精神病药物联合用药。对于复发风险很低的患者,维持期治疗结束后可在数周内逐渐停药,如果存在残留症状,最好不停药。停药期间建议随访,密切观察停药反应或复发迹象,必要时尽快恢复原有药物的有效剂量。停用抗抑郁药期间应关注可能出现的撤药反应。所有抗抑郁药都有可能出现撤药反应,半衰期越短的抗抑郁药发生撤药反应的可能性越大,需要的撤药时间越长。应重视患者教育,积极治疗躯体与精神共病。

(2)常用药物选择:抗抑郁药首选安全性高、疗效好的药物,《中国抑郁障碍防治指南(第二版)》根据循证证据推荐的药物见表 5-2-1。

1)选择性 5- 羟色胺再摄取抑制药(SSRI):代表药物包括氟西汀、舍曲林、帕罗西汀、氟伏沙明、西酞普兰和艾司西酞普兰。整体疗效和可接受度良好,是一线抗抑郁药。

2)5- 羟色胺去甲肾上腺素再摄取抑制剂(serotonin-noradrenalin reuptake inhibitor,SNRI):代表药物包括文拉法辛、度洛西汀和米那普仑。SNRI 也是一线抗抑郁药,尤其对伴有明显焦虑或躯体症状的抑郁障碍患者,SNRI 具有一定优势。

3)去甲肾上腺素能和 5- 羟色胺能抗抑郁剂(noradrenergic and specific serotonergic antidepressant,NaSSA):代表药物为米氮平,属于一线抗抑郁药,对快感缺乏、精神运动性抑制、睡眠欠佳(早醒)以及体重减轻均有疗效。

4)去甲肾上腺素与多巴胺再摄取抑制剂(noradrenaline and dopamine reuptake inhibitor,NDRI):代表药物为安非他酮。对提升正性情感的效应更佳,属于一线抗抑郁药。与 SSRI 相比,安非他酮更可能导致体重下降,且可以改善抑郁障碍患者的性功能。

5)褪黑素受体激动剂(agonist of the melatonin receptor,AMR):代表药物为阿戈美拉汀,属于一线抗抑郁药,可调节睡眠觉醒周期,增进睡眠。不良反应较少,对性功能无不良影响,使用前和使用期间需监测肝功能。

6)多模式抗抑郁药(multimodal antidepressants):代表药物为伏硫西汀,可通过提高脑内与抑郁障碍相关的 5- 羟色胺、去甲肾上腺素、多巴胺、乙酰胆碱、组胺、谷氨酸能神经元的神经传递功能,从而产生抗抑郁疗效,对认知症状有一定改善作用。

7)三环及四环类抗抑郁药(tricyclic and tetracyclic antidepressant,TCA/Tetra):三环类抗抑郁药的代表药物为阿米替林、氯米帕明、多塞平、丙米嗪;四环类抗抑郁药的代表药物为马普替林和米安色林。三环及四环类抗抑郁药均属于传统抗抑郁药,其疗效强,但因抗胆碱能副作用、心脏毒性及较高的转躁率,故可接受度较差,属于二线抗抑郁药。

8)植物药与中药:获得国家药品监督管理局(National Medical Products Administration,NMPA)批准用于治疗抑郁障碍的植物药和中药包括圣·约翰草提取物片、舒肝解郁胶囊和巴戟天寡糖胶囊,主要用于治疗轻中度抑郁障碍。

9)复方制剂:如氟哌噻吨美利曲辛片,主要用于治疗轻中度焦虑抑郁障碍。

表 5-2-1　常用抗抑郁药推荐

抗抑郁药	药理机制	日剂量范围（中国）/mg	U.S.FDA 批准适应证	NMPA 批准适应证
A 级推荐药物				
氟西汀	SSRI	20 ～ 60	是	是
帕罗西汀	SSRI	20 ～ 50	是	是
氟伏沙明	SSRI	100 ～ 300	是	是
舍曲林	SSRI	50 ～ 200	是	是
西酞普兰	SSRI	20 ～ 60	是	是
艾司西酞普兰	SSRI	10 ～ 20	是	是
文拉法辛	SNRI	75 ～ 225	是	是
度洛西汀	SNRI	60 ～ 120	是	是
米氮平	NaSSA	15 ～ 45	是	是
米那普仑	SNRI	100 ～ 200	是	是
安非他酮	NDRI	150 ～ 450	是	是
阿戈美拉汀	AMR	25 ～ 50	是	是
伏硫西汀	多模式	10 ～ 20	是	是
B 级推荐药物				
阿米替林	TCA	50 ～ 250	是	是
氯米帕明	TCA	50 ～ 250	是	是
多塞平	TCA	50 ～ 250	是	是
丙米嗪	TCA	50 ～ 250	是	是
马普替林	四环类	50 ～ 225	是	是
米安色林	四环类	30 ～ 90	是	是
曲唑酮	SMA	50 ～ 400	是	是
瑞波西汀	NRI	8 ～ 12	是	是
噻奈普汀	SARI	25 ～ 37.5	是	是

续表

抗抑郁药	药理机制	日剂量范围 (中国)/mg	U.S.FDA 批准适应证	NMPA 批准适应证
C级推荐药物				
吗氯贝胺	RIMA	150 ~ 600	是	是

注:NRI 为选择性去甲肾上腺素再摄取抑制剂;SARI 为选择性 5-羟色胺拮抗 / 再摄取抑制剂;RIMA 为可逆性单胺氧化酶抑制剂;TCA 为三环类抗抑郁药;SMA 为 5- 羟色胺平衡抗抑郁药;MAOI 为单胺氧化酶抑制剂;U.S.FDA 为美国食品药品监督管理局;NMPA 为国家食品药品监督管理局。

3. **心理治疗** 有关抑郁障碍急性期的有效治疗,目前循证证据较多、疗效肯定的心理治疗方法包括认知行为疗法、人际心理治疗和行为心理治疗(如行为激活),这些治疗对轻中度抑郁障碍的疗效与抗抑郁药疗效相仿,但严重或内源性抑郁障碍往往不能单独使用心理治疗,须在药物治疗的基础上联合使用。

4. **物理治疗** 物理治疗是抑郁障碍的综合治疗手段之一,包括改良电休克治疗(modified electro-convulsive therapy,MECT)、重复经颅磁刺激(repeated transcranial magnetic stimulation,rTMS)、迷走神经刺激(vagus nerve stimulation,VNS)、深部脑刺激(deep brain stimulation,DBS)、经颅直流电刺激(transcranial direct current stimulation,tDCS)、磁惊厥治疗(magnetic seizure therapy,MST)等。MECT 是全球各大指南推荐最为一致的物理治疗方法,尤其是在急性期治疗中用于症状严重或伴精神病性特征的患者,有助于迅速缓解其自杀相关症状。

(崔立谦)

| 第三章 | 焦虑及恐惧相关障碍 |

焦虑或恐惧相关障碍的特点是过度的恐惧和焦虑以及相关的行为障碍,其症状严重到足以导致个人、家庭、社会、教育、工作或其他重要功能领域的严重痛苦或严重损害。恐惧和焦虑是密切相关的现象;恐惧代表了对当前感知到的迫在眉睫的威胁的反应,而焦虑则更加面向未来,指的是感知到的预期威胁。

根据 ICD-11 疾病分类,焦虑或恐惧相关障碍包括:①广泛性焦虑障碍;②惊恐障碍;③场所恐惧症;④社交焦虑障碍;⑤特定恐惧症;⑥分离性焦虑障碍;⑦选择性缄默;⑧其他特定的焦虑或恐惧相关障碍。本章的焦虑障碍包括广泛性焦虑障碍、惊恐障碍、场所恐惧症、特定恐惧症和社交焦虑障碍这 5 种常见类型。

第一节　广泛性焦虑障碍

广泛性焦虑障碍(generalized anxiety disorder, GAD)是以广泛且持续的焦虑和担忧为基本特征,伴有运动性紧张和自主神经活动亢进表现的一种慢性焦虑障碍。广泛性焦虑障碍患者常伴有多种躯体症状,共患躯体疾病,约 72% 的患者首诊于非精神科。

诊断要点

1. 表现为下列任何一条明显的焦虑症状。

(1)不限于任何特定环境的普遍忧虑(即"自由浮动的焦虑")。

(2)对日常生活中几个不同方面(如工作、财务、健康、家庭)中发生的负面事件过度担心(忧虑期望)。

2. 焦虑和普遍忧虑或担忧伴有其他特征性症状,例如:①肌肉紧张或运动不安;②交感神经自主神经过度活跃,表现为常见的胃肠道症状,如恶心和 / 或腹部不适、心悸、出汗、震颤、发抖和 / 或口干;③紧张、不安或烦躁不安的主观体验;④难以集中注意力;⑤易激惹;⑥睡眠障碍(难以入睡或容易醒,或无法睡眠,不满意的睡眠)。

3. 症状不是短暂的,至少持续几个月,连续很多天都这样。

4. 不能用其他精神障碍(如抑郁症)更好地解释这些症状。

5. 这些症状不是其他疾病(如甲状腺功能亢进)的表现,也不是由于某种物质或药物对中枢神经系统的影响(如咖啡因、可卡因),包括戒断效应(如酒精、苯二氮䓬类药物)。

6. 这些症状导致经历持续性焦虑症状相关的显著痛苦或个人、

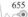

家庭、社会、教育、工作或其他重要领域的功能显著损害。如果需保持功能，只能通过大量的额外努力。

处理要点

1. **治疗原则**　广泛性焦虑障碍是一种慢性、高复发性精神障碍，治疗倡导全病程治疗，包括急性期治疗、巩固期治疗和维持期治疗3个时期。急性期治疗主要是控制焦虑症状，应尽量达到临床痊愈，时间一般为12周。巩固期治疗主要是预防复燃，一般2～6个月，在此期间患者病情容易波动，复燃风险较大。维持期治疗主要是防止复发，一般至少12个月。维持期治疗结束后，如果病情稳定，可以缓慢减少药物剂量，直至终止治疗。

2. **药物治疗**　对于广泛性焦虑障碍，提倡综合性治疗。综合药物治疗、心理治疗、物理治疗等方法，全面改善患者的预后。新型抗抑郁药如 SNRI、SSRI 以及 5-羟色胺 1A 受体部分激动剂（丁螺环酮、坦度螺酮）被推荐作为广泛性焦虑障碍的一线治疗药物。三环类抗抑郁药、抗惊厥药、非典型抗精神病药、普瑞巴林等其他药物虽然抗焦虑疗效肯定，但因为不良反应、耐受性以及长期使用的安全性等问题，被列为广泛性焦虑障碍的二线治疗药物。苯二氮䓬类药物起效快，治疗初期可以短期联合使用，以快速控制焦虑症状。待其他抗焦虑药起效后，缓慢减少苯二氮䓬类药物剂量，以免产生苯二氮䓬类药依赖，一种苯二氮䓬类药物连续使用时间通常不宜超过4周。

3. **心理治疗**　能显著减轻广泛性焦虑障碍的症状（尤其是认知行为疗法），疗效与药物相仿。国外开展的基于网络和电脑的认知行为疗法显示有效。其他心理治疗方法包括精神分析治疗、催眠治疗、正念治疗等。

4. **物理治疗**　包括重复经颅磁刺激、针灸治疗等，对于广泛性焦虑障碍可能有效。

第二节　惊恐障碍

惊恐障碍（panic disorder，PD）又称急性焦虑发作，是指反复出现不可预期的惊恐发作的一种焦虑障碍。惊恐发作的临床特点是反复突然出现强烈的害怕、恐惧或不适，可有濒死感或失控感；发作时伴有明显的心血管和呼吸系统症状，如心悸、呼吸困难、窒息感等。

诊断要点

1. 复发性惊恐发作是强烈恐惧或忧虑的间断发作，其特征是几种特征性症状的快速和同时发作。这些症状可能包括但不限于以下内容:①心悸或心率加快;②出汗;③颤抖;④呼吸急促的感觉;⑤窒息感;⑥胸痛;⑦恶心或腹部不适;⑧头晕或头重脚轻的感觉;⑨寒战或潮热;⑩四肢刺痛或麻木(感觉异常);⑪人格解体或现实解体;⑫害怕失去控制或发疯;⑬濒死感。

2. 部分惊恐发作并不局限于特定的刺激或情况,而是似乎"突然"出现。

3. 惊恐发作后,持续关注或担心(持续数周)其再发或其感知的负面意义(如生理症状可能是心肌梗死的症状),或旨在避免其再发的行为(如仅与可信赖的同伴一起出门)。

4. 惊恐发作不局限于其他精神障碍的背景下引起焦虑的情况。

5. 这些症状不是其他疾病(如嗜铬细胞瘤)的表现,也不是由于某种物质或药物对中枢神经系统的直接影响(如咖啡、可卡因),包括戒断效应(如酒精、苯二氮䓬类药物)。

6. 这些症状导致个人、家庭、社会、教育、工作或其他重要领域功能的严重损害。如果需保持功能,只能通过大量的额外努力。

注意:惊恐发作可能发生在其他焦虑或恐惧相关障碍以及其他精神障碍中,因此惊恐发作的存在本身不足以诊断为惊恐障碍。

处理要点

1. 治疗原则

(1)综合治疗:联合药物治疗和心理治疗,预防惊恐再次发作。

(2)长期治疗:急性期治疗通常持续 12 周;维持期治疗通常维持 1 年。

(3)个体化治疗:根据患者的疗效和耐受性,调整药物剂量。

2. 治疗方法

(1)心理治疗:惊恐障碍的心理治疗有支持性心理治疗、认知治疗、行为治疗、认知行为疗法等。认知行为疗法是目前惊恐障碍的一线心理治疗,常用的治疗技术包括针对疾病的心理教育、错误信念的认知矫正、躯体不适症状的内感性暴露及呼吸控制技术等。

(2)药物治疗:惊恐障碍的药物治疗包括抗抑郁药、抗焦虑药、其他辅助用药。

1)抗抑郁药:SNRI 和 SSRI 类抗抑郁药是治疗惊恐障碍最常用的药物,包括文拉法辛、度洛西汀、氟西汀、帕罗西汀、舍曲林、氟伏沙明、西酞普兰、艾司西酞普兰等。

2)抗焦虑药:常用的抗焦虑药物包括苯二氮䓬类和 5-HT1A 受体部分激动剂。苯二氮䓬类抗焦虑作用起效快,常在发作初期合并使用,5-HT1A 受体部分激动剂通常起效较慢。常用的苯二氮䓬类药物有劳拉西泮、阿普唑仑、氯硝西泮等。常用的 5-HT1A 受体部分激动剂有丁螺环酮和坦度螺酮。

3)其他辅助用药:β 受体拮抗剂,如普萘洛尔等。

第三节　场所恐惧症

场所恐惧症(agoraphobia)是指患者在多种场景(如乘坐公共交通、人多时或空旷场所等)中出现明显的不合理的恐惧或焦虑反应,因担心自己难以脱离或得不到及时救助而采取主动回避这些场景的行为,或在有人陪伴和忍耐着强烈的恐惧焦虑的状况下置身这些场景,症状持续数月,从而使患者感到极度痛苦,或个人、家庭、社交、教育、工作和其他重要领域功能明显受损的一种焦虑障碍。场所恐惧症可在童年发病,发病高峰多在青少年和成年早期,平均发病年龄是17 岁,2/3 的患者发病在 35 岁之前,女性是男性的 2 倍,城乡患病率相近。

诊断要点

1. 在可能难以逃脱或可能无法获得帮助的多种情境下发生或预期发生的明显和过度的恐惧或焦虑,如使用公共交通工具、在人群中、独自在外面、在商店、剧院或排队。

2. 由于害怕特定的不良后果,如惊恐发作、惊恐症状或其他能力丧失(如跌倒)或令人尴尬的身体症状(如尿失禁),个体对这些情境始终感到恐惧或焦虑。

3. 这些情境被主动回避,只在特定的情况下才会出现(如在有同伴的情况下),或带着强烈的恐惧或焦虑忍受。

4. 症状不是短暂的,会持续很长一段时间(如至少几个月)。

5. 这些症状不能用其他精神障碍(如妄想障碍中的偏执观念,抑郁症的社交退缩症)更好地解释。

6. 这些症状导致感受持续性焦虑的显著痛苦或个人、家庭、社会、教育、工作或其他重要领域的功能显著损害。如果需保持功能,只能通过大量的额外努力。

处理要点

1. **治疗原则**　场所恐惧症的治疗要遵循焦虑障碍的治疗原则,强调全病程和综合治疗。主要治疗包括心理治疗与药物治疗,二者可以分别单独使用或联合使用。场所恐惧症应以认知行为疗法与药物联合治疗为主。

2. 治疗方法

(1)心理治疗:认知行为疗法是临床指南中推荐的一线心理治疗。在认知行为疗法中,基于治疗关系基础上采取疾病教育、认知重组、暴露与反应行为阻止、放松训练等方法。对伴有惊恐发作的场所恐惧症患者在进行暴露的同时,需要使用基于认知心理生理模型的惊恐控制治疗技术(呼吸控制技术、认知重建技术和焦虑、惊恐教育)。一般每周进行 1 次,连续治疗 12 ~ 18 次,往往至少需要持续 3 个月。在认知行为疗法无效或不能提供时,可选用其他心理治疗,如精神动力性治疗等。

(2)药物治疗:具体用药的一线推荐和原则方法,可参见惊恐障碍的药物治疗原则和推荐。

第四节　特定恐惧症

特定恐惧症(specific phobia)是一种对某种特定物体或场景产生强烈、持久且不合理的恐惧,害怕随之而来的后果,并对恐惧的物体或场景主动回避,或带着强烈的害怕和焦虑去忍受的焦虑障碍。恐惧的对象包括动物(如狗、蜘蛛、昆虫)、自然环境(如高处、雷鸣、水)、情境(如飞机、电梯、封闭空间),其他对象包括血液、疾病、窒息等,患者害怕的物体或场景可能是一种,也可能是几种合并出现。

诊断要点

1. 在暴露于或预期暴露于一种或多种特定物体或情况(如接近某些种类的动物、高度、封闭空间、看到血液或伤害)时,持续发生明显和过度的恐惧或焦虑,与特定物体或情况构成的实际危险不成比例。

2. 主动避免恐惧的对象或情况,或带着强烈的恐惧或焦虑忍受。

3. 与特定对象或情况相关的恐惧、焦虑或回避模式不是短暂的,会持续很长时间(如至少几个月)。

4. 这些症状不能用其他精神障碍(如社交焦虑障碍,一种原发性精神障碍)更好地解释。

5. 这些症状导致感受持续性焦虑的显著痛苦或个人、家庭、社会、教育、工作或其他重要领域的功能显著损害。如果需保持功能,只能通过大量的额外努力。

处理要点

1. **心理治疗**　主要是行为治疗、认知行为疗法,包括暴露疗法、系统脱敏疗法、放松训练、认知矫正等。暴露疗法针对不同的刺激源,将患者多次直接暴露于诱发恐惧的情境中,并逐渐提高暴露等级,体验恐惧情境,进行放松训练而逐步减轻症状。虚拟现实(virtual reality,VR)技术的脱敏和暴露疗法也开始应用,通过虚拟情境将患者暴露于刺激中,帮助患者识别诱发和维持恐惧的适应不良性认知,对抗回避反应,使个体产生更为现实的评价和想法。

2. 药物治疗　短期使用苯二氮䓬类药物可减少急性期的焦虑行为、缓解预期焦虑。苯二氮䓬类药物可能对某些类型的恐惧症(如飞行恐惧症)有效,但需要考虑苯二氮䓬类药物的副作用,适用于无物质滥用史的患者。

苯二氮䓬类药物治疗无效时可选用 SSRI,其起效时间较长,适用于预期在较长时间内会重复暴露于恐惧刺激情景下的患者。β 受体拮抗剂如普萘洛尔、美托洛尔可能对公共场所发表演讲的恐惧有效。

第五节　社交焦虑障碍

社交焦虑障碍(social anxiety disorder,SAD),又称社交恐惧症(social phobia),是指在一种或多种社交、公共场合中表现出与环境实际威胁不相称的强烈恐惧和 / 或焦虑及回避行为。典型场合包括公开演讲、会见陌生人、在他人注视下操作,或使用公共卫生间等。社交焦虑障碍患者往往在公共场合中承受极大痛苦,精神和躯体上的焦虑症状极易使患者竭尽全力避免社交场合,严重影响其社交关系、生活质量和职业前景。

诊断要点

1. 在一个或多个社交场合中持续发生明显和过度的恐惧或焦虑,如交谈等社交互动,在感觉被观察的情况下做某事(如在他人面前用餐),或在他人面前表演(如演讲)。

2. 个体担心其行为方式或表现出的焦虑症状会被他人负面评价(即羞辱、尴尬、导致拒绝或冒犯)。

3. 总是带着强烈的恐惧或焦虑避免或忍受相关的社交场合。

4. 症状持续较长时间(如至少几个月)。

5. 其他精神障碍(如场所恐惧症、躯体变形障碍、嗅觉牵连障碍)并不能更好地解释这些症状。

6. 这些症状导致感受持续性焦虑的显著痛苦或个人、家庭、社会、教育、工作或其他重要领域的功能显著损害。如果需保持功能,只能通过大量的额外努力。

处理要点

1. 成人

(1)药物联合心理治疗：药物首选 SSRI 或 SNRI，能有效缓解社交焦虑障碍患者的焦虑、恐惧症状，也有助于心理治疗的顺利开展。心理治疗首选认知行为疗法，对消除患者的社交恐惧症状，改善社会功能、树立治疗信心和确定治疗目标有重要作用。药物治疗和心理治疗不能互相取代，在治疗开始即可同时应用，以求最大治疗效果。

(2)全病程治疗：急性期治疗立足改善患者症状，长程治疗致力于减少残留症状、恢复患者社会功能、预防复发。无论是药物治疗还是心理治疗都需要维持至少 12 个月。症状稳定半年后，可适当减少药物剂量及延长心理治疗间隔时间，使患者全面回归社会。

2. 儿童及青少年

目前尚无批准用于儿童社交焦虑障碍的药物，国外指南推荐儿童及青少年治疗首选个体认知行为疗法或团体认知行为疗法，次选短程精神动力学治疗。《中国焦虑障碍防治指南》认为对患者父母及本人的健康教育尤其重要，父母、学校教育方式的调整或阳性强化其社交行为等心理治疗方法效果更好。如果合并严重的抑郁障碍或物质依赖，则需要使用药物治疗。

（崔立谦）

第四章

强迫症及相关障碍

强迫症及相关障碍是一组以重复的想法和行为为特征的障碍,它们在病因和核心诊断的确认因素上有相似之处。根据 ICD-11 疾病分类,该组障碍包括:①强迫症;②躯体变形障碍;③嗅觉牵连障碍;④疑病症;⑤囤积障碍;⑥聚焦于躯体的重复行为障碍;⑦其他特定的强迫症或相关障碍。认知现象,如强迫意念、侵入性思想和先占观念是这些障碍的部分障碍(即强迫症、躯体变形障碍、疑病症和嗅觉牵连障碍)的核心,并伴有相关的重复行为。该组障碍中的囤积障碍与侵入性的多余想法无关,而是一种强迫性的积累财产的需求,以及与丢弃它们相关的痛苦。该组障碍还包括聚焦于躯体的重复行为障碍,其主要特征是针对皮肤外皮的反复和习惯性动作(如拔头发、抠皮肤),缺乏突出的认知方面。这些症状导致个人、家庭、社会、教育、工作或其他重要领域功能的显著痛苦或显著损害。

第一节　强迫症

强迫症(obsessive-compulsive disorder,OCD)是一种以反复、持久出现的强迫思维和 / 或强迫行为为基本特征的精神障碍。强迫思维是以刻板的形式反复进入患者意识领域的表象或意向,强迫行为则是反复出现的刻板行为或仪式动作。患者明知这些思维和 / 或动作没有现实意义、没有必要、多余;患者有强烈的摆脱欲望,但却无法控制,因而感到十分苦恼。这类疾病在精神障碍中以病因复杂、表现形式多样、病程迁延为突出特点。

诊断要点

1. 存在持续的强迫思维和 / 或强迫行为。

(1)强迫思维是重复和持续的想法(如污染)、想象(如暴力场景)或冲动 / 急迫(如刺伤某人),被体验为侵入性的和不想要的,并且通常与焦虑有关。个人通常试图忽视或抑制强迫思维,或通过执行强迫行为来中和它们。

(2)强迫行为是重复的行为或仪式,包括重复的精神活动,个人根据严格的规则或获得"完整"感而感到被驱使去回应强迫想法。明显的行为包括重复清洗、检查和物品排序。类似精神活动的例子包括在心理上重复特定的短语以防止负面结果,回顾记忆以确保没有造成伤害,以及内心数物体。强迫行为要么没有以现实的方式与恐惧事件联系起来(如对称地安排物品以防止对亲人的伤害),要么明显过度(如每天淋浴数小时以防止疾病)。

2. 强迫思维和强迫行为非常耗时(如每天花费超过 1 小时),或导致显著的痛苦,或导致个人、家庭、社会、教育、工作或其他重要领域的功能显著损害。如果维持功能,只能通过大量的额外努力。

3. 症状或行为不是其他疾病(如基底神经节缺血性卒中)的表现,也不是由于某种物质或药物对中枢神经系统的影响(如苯丙胺),包括戒断效应。

处理要点

强迫症的治疗原则包括:创建治疗联盟,提高治疗依从性;药物和 / 或心理治疗的综合长期治疗;个体化原则;定期评估患者疾病和共病;创建合适的治疗环境;协调患者医疗与其他社会机构的关系。

1. **药物治疗** 原则是足量、足疗程、选择适合药物,及时处理药物治疗的不良反应,停止治疗需要评估,每次治疗前需要再次充分评估,定期随访。建议急性期治疗 10 ~ 12 周,维持期为 1 ~ 2 年。严重和难治性病例需要更长时间。

(1)一线药物首选舍曲林、氟西汀、氟伏沙明和帕罗西汀,耐受性好。

(2)二线药物为氯米帕明。从睡前服用 25mg 开始,逐日增加 25mg,一周内日剂量达 150mg,可分 2 ~ 3 次服。日剂量为 150 ~ 200mg,最大剂量为 250 ~ 300mg。

(3)联合应用药物:主张单一用药原则,当足量、足疗程的单药治疗方案效果不佳时,可以考虑联合用药。非典型抗精神病药是最常用且增效作用最确切的药物。常用药物包括氟哌啶醇、利培酮、喹硫平、奥氮平、阿立哌唑(这些抗精神病药物尚未获得 U.S.FDA 和 NMPA 的适应证批准),疗程应为 4 ~ 6 周,对伴有抽动障碍及有冲动障碍或分裂样人格障碍的患者尤为适用。

2. **心理治疗** 心理治疗是强迫治疗康复的重要方法和措施。强迫症的心理治疗有很多方法,其中认知行为疗法是一线的心理治疗,主要包括暴露和反应预防(exposure and response prevention,ERP)。治疗原理包括认识评价模型、识别闯入性想法、认知重构策略等。

实施认知行为疗法有以下要素。①教育阶段:明确强迫症的症状及应对方案,解释治疗重点、合理治疗程序。②暴露阶段:按照引发焦虑程度从最小到最大排列症状清单,帮助患者暴露在诱发焦虑及强迫行为的情境中,学习忍耐焦虑体验。③反应预防:逐渐减少、消除强迫行为。④认知干预:重新评估涉及情境中诱发强迫症状的危险观念。

第二节　躯体变形障碍

躯体变形障碍(body dysmorphic disorder,BDD)是一种强迫相关障碍,其临床特征是患者对轻微的或自己想象出的外表缺陷给予过分关注,这种先占观念给患者造成巨大的痛苦和不同程度的心理社会能力损害。躯体变形障碍大多起病于青春期或成年早期,但在确诊和获得恰当治疗之前可能已有 10 年或更长的时间。

诊断要点

1. 患者有持续的先占观念,认为外表存在一处或多处缺陷或瑕疵,或整体外貌丑陋,而他人不能观察到或觉得微不足道。

2. 患者因这些自认为的缺陷或瑕疵而过分地感到害羞,可出现牵连观念(如坚信别人会议论这些缺陷)。

3. 先占观念可能伴有重复或过度行为(如反复检查外貌)、过度伪装或试图改变自认为的缺陷(如穿特定的服装),也可出现回避社交或能使自认为的缺陷更明显的场景。

4. 先占观念及相伴随的行为反应使患者每天耗费大量时间,且引起明显的痛苦,或导致重要功能的损害。

处理要点

1. **治疗原则**　①早期干预:可有助于改善预后。②长程治疗:症状缓解后患者应继续服药相对较长的时间,以减少复发的可能性。

2. **药物治疗**

(1)抗抑郁药

1)SSRI:SSRI 是治疗躯体变形障碍的一线药物,治疗效果好,且耐受性较好,但需要高剂量(与治疗强迫症相似)、长疗程服药,且该药物本身需要 6 ～ 9 周的药物反应期。

2)其他抗抑郁药:三环类抗抑郁药也有一定的效果,且氯米帕明的疗效优于地昔帕明;开放研究显示,文拉法辛对躯体变形障碍也有一定疗效。抗抑郁药物使用初期可增加青少年的自杀意念,应注意评估其自杀风险。

(2)其他药物:非典型抗精神病药。虽然研究提示非典型抗精神病药对躯体变形障碍妄想性症状的治疗与安慰剂并无明显差异,但在治疗难治性病例时,SSRI 联合应用非典型抗精神病药物(利培酮、喹硫平、奥氮平等)对治疗可能有增效作用,其中利培酮增效作用较为明显。

3. **心理治疗** 在躯体变形障碍的临床治疗中,心理治疗具有不可替代的作用。认知行为疗法可以改变潜藏在躯体变形障碍和适应行为不良模式下的特殊观念和假设,联合药物治疗躯体变形障碍的效果较为理想。认知行为疗法对青少年躯体变形障碍患者的疗效较好。

第三节 嗅觉牵连障碍

嗅觉牵连障碍(olfactory reference disorder,ORD)是 ICD-11 中的一个新的诊断名词,是一种精神障碍。患者有一种持久但错误的信念,认为自己会散发出令他人不悦的身体异味。患者往往将他人的一些行为,如吸鼻子、摸鼻子或开窗等作为参考,从而推断出所谓异味的存在。这种精神障碍往往伴随着心理上的羞耻、尴尬、严重抑郁、回避行为、社交恐惧和社会隔离。

诊断要点

1. 患者表现出一种持久的先占观念,相信自己散发着一种臭味或令人讨厌的体味或气味,实际上这种体味或气味对其他人来说不明显或仅是轻微的。

2. 患者对自己的体味或气味的体验过度,通常带有牵连观念(即相信其他人正在注意、评判或谈论自己的体味或气味)。

3. 为了应对自己的关注,个人会进行重复性和过度的行为,如反复检查体味或检查感觉到的气味来源,频繁地寻求无大碍的保证,过度尝试遮掩、改变、防止或清除这种体味或气味。

4. 严重回避可导致或触发有关自己体味或气味的痛苦的社会场景。

5. 症状不是另一种医疗状况的表现,也不是由于物质或药物对中枢神经系统的影响,包括戒断效应。

6. 症状严重到足以导致显著痛苦或个人、家庭、社会、教育、工作或其他重要领域功能显著损害。

处理要点

目前尝试的治疗方法是服用抗抑郁药,其次是抗精神病药和各种心理治疗。药物治疗包括抗抑郁药(如选择性 5- 羟色胺再摄取抑制药、三环类抗抑郁药包括氯米帕明、单胺氧化酶抑制剂),抗精神病药(如布南色林、氯丙嗪等)和苯二氮䓬类药物。心理疗法包括认知行为疗法、眼动脱敏与再处理法。

第四节　疑病症

疑病症(hypochondriasis)的特征是患者担心或相信患有一种或多种严重躯体疾病的持久的先占观念,患者诉躯体症状(患者的注意通常集中在身体的一或两个器官或系统),反复就医,且各种医学检查阴性结果、医生的解释均不能打消其疑虑,经常造成过度医疗,常伴有焦虑或抑郁,患者体验痛苦,心理社会能力严重受损。

ICD-11认为疑病症的症状符合强迫相关障碍中的核心特征,即反复出现的认知及行为特征。此外,疑病症与"强迫症及相关障碍"之间在任务相关的神经激活类型方面存在相似之处,因此将其归入其中。

诊断要点

1. 患者表现为对可能患上一种或多种严重、进行性或危及生命的疾病的持续关注或恐惧。

2. 关注伴随着以下任一方面。

(1)重复和过度的与健康有关的行为,如反复检查身体以寻找疾病证据,花费过多时间查找有关所担心疾病的信息,反复寻求安慰,安排多次医疗咨询。

(2)与健康相关的适应不良回避行为(如避免就诊)。

3. 这些症状或导致显著的痛苦,或导致个人、家庭、社会、教育、工作或其他重要领域的功能显著损害。若要维持功能,只能通过大量的额外努力。

处理要点

1. **治疗原则**　包括:①早期识别患者,建立有效的医患治疗联盟,进行早期干预;②以心理治疗为主,药物辅助对症治疗;③全病程管理。

2. **治疗方案**

(1)心理治疗:目前一线治疗方法主要是认知行为疗法。认知行为疗法是将认知疗法与行为疗法结合起来,其中认知组成部分主要采用认知重组等技术来解决其不合理的认知过程(如关于健康的错误观念和对信息的选择性注意的问题),行为组成部分主要是使用暴露和反应预防之类的技术来解决不合理行为(如过度检查自己的疾病迹象或寻求医生的保证)。

(2)药物治疗:疑病症患者常用的治疗药物主要是抗焦虑药和抗抑郁药,必要时部分患者可辅以小剂量抗精神病药物治疗。

1）抗抑郁药：主要适用于伴有抑郁、焦虑症状的患者。目前较常用 SSRI 或 SNRI。用药原则为小剂量起始，逐渐加至治疗量，对抗抑郁药有反应的患者通常接受巩固治疗和维持治疗，持续 6 ～ 12 个月；治疗前病情严重的患者可进行为期数年（至少 2 年）的维持治疗。

2）抗焦虑药：主要适用于伴有焦虑、紧张、害怕、失眠以及伴有自主神经功能紊乱的患者。目前较为常用的抗焦虑药有苯二氮䓬类药物。

3）抗精神病药物：主要适用于伴有精神病性症状的患者，目前较为常用的是第二代抗精神病药。使用原则遵循小剂量起始，逐渐加至治疗量，给予最低有效剂量进行治疗。

第五节　囤积障碍

囤积障碍（hoarding disorder，HD）是一类以持续的难以丢弃大量看似无用或没有价值的物品为主要表现的精神障碍。近几年因其在情绪体验、认知行为特点以及神经生物学等方面与强迫症存在显著差异，因此将其从强迫症中独立出来。囤积症状常于 11 ～ 15 岁首次出现，病程具有慢性迁延性的特点，且症状一旦开始就会逐渐加重。

诊断要点

1. 物品的积累导致生活空间变得杂乱无章，以至于它们的使用或安全受到损害。如果生活区域不杂乱，可能只是由于第三方的干预（如家庭成员、清洁工等的清理）。积累物品的原因如下。

（1）与积累物品相关的重复性冲动或行为可能是被动的（如积累收到的传单或邮件），也可能是主动的（如过度获取免费、购买或偷来的物品）。

（2）由于需要保存物品而难以丢弃物品，以及因丢弃物品而产生痛苦。

2. 症状引起明显的痛苦，或导致个体、家庭、社交、教育、工作或其他重要功能方面的损害。

处理要点

1. **治疗原则**　囤积障碍的治疗原则主要以心理治疗为主，药物治疗为辅。囤积障碍常因患者自知力不足及缺乏治疗动机而被视为一种难治性的疾病，因此早期识别、早期干预、全病程管理尤为重要。

2. **治疗方案**

（1）心理治疗：目前建议将认知行为疗法作为囤积障碍的一线疗

法。心理治疗原则包括教育、目标设定、动机激励技术、组织与决策技巧训练、物品的归类与放弃、抵制获取,以及改变"物品很重要"之类不良信念的认知技术。

(2)药物治疗:目前较为常用的药物是抗抑郁药。用药原则为小剂量起始,逐渐加至治疗量,观察临床疗效。

第六节　聚焦于躯体的重复行为障碍

聚焦于躯体的重复行为障碍可特征性地表现为针对皮肤及其附属器的反复性和习惯性动作(如拔毛、抠皮、咬唇),通常患者伴有减少或停止相关行为尝试,但通常不成功,且这种行为会导致皮肤后遗症(如脱发、皮肤损伤、唇部擦伤)。这些行为可以在分散的时间内短暂发作或是以频率更低但持续时间更久的方式发作。该类障碍主要包括拔毛癖和抠皮障碍。

诊断要点

1. **拔毛癖的诊断要点** ①反复拔除毛发;②尝试停止或减少拔毛不成功;③由于拔毛行为导致明显脱发;④症状引起明显的痛苦,或导致个体、家庭、社交、教育、工作或其他重要功能方面的损害。

2. **抠皮障碍的诊断要点** ①反复抠除皮肤;②尝试停止或减少抠皮不成功;③因抠皮行为造成明显的皮肤损伤;④症状引起明显的痛苦,或导致个体、家庭、社交、教育、工作或其他重要功能方面的损害。

处理要点

1. **治疗原则** ①学龄前儿童的拔毛行为多为短期行为,无需特殊处理,定期随访;②全面定期评估疾病进展、安全风险、治疗效应、不良反应及依从性;③进行全面的医学评估及诊疗,多学科联合制定治疗方案,同时治疗因吞下毛发所致胃肠道不适等躯体症状,治疗皮肤破损、感染等躯体症状。

2. **药物治疗**

(1)抗抑郁药 SSRI 及 SNRI 为常用治疗药物。

(2)N- 乙酰半胱氨酸(NAC):是一种半胱氨酸衍生物,可用于抗氧化、抗炎及调节神经递质。研究显示,NAC 1 200mg/d 连续使用 3 个月可改善拔毛行为,是目前最有希望的治疗方案,且其副作用较轻,通常为水肿和胀气。

(3)多巴胺能药物:奥氮平、喹硫平及阿立哌唑均对多巴胺受体有亲和力,已有研究表明这些药物均能改善拔毛行为,且有小样本研究显示,SSRI与能阻断多巴胺的抗精神病药联用治疗拔毛癖似乎更为有效。

(4)抗惊厥药及心境稳定剂:抗惊厥药(托吡酯、拉莫三嗪及奥卡西平)及心境稳定剂锂盐均被认为可能是治疗拔毛癖的有效药物。

3. **心理治疗**　常用的心理治疗方法包括认知行为疗法、习惯逆转疗法、接纳承诺疗法、辩证行为疗法等。

(崔立谦)

第五章

与压力特别相关的障碍

与压力特别相关的障碍(disorders specifically associated with stress)指一组主要由心理、社会(环境)因素引起异常心理反应而导致的精神障碍。

此类障碍与暴露于压力、创伤事件或一系列此类事件或不良经历直接相关。对于该组中的每种疾病,可识别的压力源是必要(尽管不是充分)的致病因素。虽然并非所有暴露于已识别压力源的个体都会患上疾病,但如果没有经历压力源,该组中的疾病就不会发生。该组中某些疾病的应激事件在正常的生活经历范围内(如离婚、社会经济问题、丧亲之痛)。其他疾病需要经历具有极端威胁性或恐怖性质的压力源(即潜在的创伤性事件)。在这组疾病中,由应激事件引起的症状的性质、模式和持续时间(连同相关的功能损伤)是区分这些疾病的特征。

DSM-5 将与压力特别相关的障碍归类到创伤及应激相关障碍(trauma and stress related disorders)。在 ICD-11 中与压力特别相关的障碍主要包括创伤后应激障碍、复杂创伤后应激障碍、延长哀伤障碍、适应障碍、反应性依恋障碍、去抑制性社会参与障碍、其他特定的与压力特别相关的障碍。ICD-11 中不再包含急性应激反应或急性应激障碍,这主要考虑到其预后一般良好,症状缓解完全,因此 ICD-11 中将其归类于"影响健康状态的因素和需要健康服务的非疾病现象"。本章主要介绍创伤后应激障碍和适应障碍。

第一节 创伤后应激障碍

创伤后应激障碍(post-traumatic stress disorder,PTSD)是指个体经历、目睹或遭遇一个或多个涉及自身或他人的实际死亡,或受到死亡的威胁,或严重的受伤,或躯体完整性受到威胁后,所导致的个体延迟出现和持续存在的一类精神障碍。

诊断要点

1. 患者曾暴露于极具威胁性、恐怖性质的事件或情况下(短期或长期)。这些事件包括但不限于直接经历自然或人为灾害、战争、严重事故、酷刑、性暴力、恐怖主义、攻击或严重危及生命的疾病(如心脏病发作);以突然、意外或激烈的方式目睹他人受到威胁或实际伤害或死亡;以及得知所爱的人突然、意外或因暴力死亡。

2. 在创伤事件或情况发生后,出现持续至少数周的特征性综合征,包括以下 3 个核心要素。

(1)在当下重新体验创伤事件,事件不仅被记住,而且在此时此地再次发生。这通常以生动的侵入性记忆或图像的形式发生;闪回可以从轻度(对事件在当下再次发生的短暂感觉)到严重(完全失去对当前环境的意识),或与创伤事件主题相关的重复梦境或噩梦。重新体验通常伴随着强烈或压倒性的情绪,如害怕或恐惧,以及强烈的身体感觉。在当下重新体验也可能涉及被淹没或沉浸在创伤事件期间经历的同样强烈的情绪中的感觉,并且可能发生在对事件提醒的反应中。反思或反刍事件并记住当时所经历的感受不足以满足重新体验的要求。

(2)患者会刻意避免可能重新体验创伤事件的提醒。这可能表现为积极的内在回避与事件相关的思想和记忆,或外在回避与事件相关的人、对话、活动或情景。在极端情况下,人们可能会通过改变他们的环境(如搬到另一个城市或换工作)来避免被提醒。

(3)患者表现为对当前威胁的持续感知,如对意外噪声等刺激的高度警觉或增强的惊吓反应。高度警惕的人不断地保护自己免受危险,无论是在特定情况下还是在更普遍的情况下,他们都感到自己或身边的人处于直接威胁之下,可能会采取旨在确保安全的新行为(如不背对着门坐,反复检查车辆后视镜)。

3. 这种紊乱导致显著痛苦,或个人、家庭、社会、教育、工作或其他重要领域功能的显著损害。若要维持功能,只能通过大量的额外努力。

处理要点

创伤后应激障碍的治疗原则是在保护患者安全的前提下进行个体化治疗,以良好的医患关系和尽早的支持性心理治疗为基础,重视社会支持系统的建立和维持,采用心理治疗与药物治疗相结合的综合模式。

1. **心理行为治疗**

(1)针对创伤的认知行为疗法(trauma focused cognitive behavior therapy,TF-CBT):至少包括 4 种缓解的治疗方法,其中的技术包括暴露、系统脱敏、应激接种训练、认知加工治疗、自信心训练、生物反馈和放松治疗等。

(2)延长暴露疗法(prolonged exposure therapy,PET):通过对创伤事件的想象或情境接触,增加对创伤事件的适应和耐受能力,直至消退恐惧记忆,也可与虚拟现实技术相结合。常采用暴露和反应预防(ERP)、叙述性暴露疗法(narrative exposure therapy,NET)、想象暴露疗法(imaginary exposure therapy,IET)。

(3)认知加工治疗(cognitive process therapy,CPT):是一种由12节治疗组成的心理治疗体系,包括识别思想和感受、回忆创伤事件、创伤事件复述、安全、尊重等治疗内容。

(4)眼动脱敏和再加工(eye movement desensitization and reprocessing,EMDR):让患者想象一个创伤场景,同时让受试者的眼睛追踪治疗师快速移动的手指,然后集中调节其认知和警觉反应。反复多次,直至在移动眼球过程中,产生的正性冥想与恐怖场景联系起来,使警觉性反应逐渐减弱。

2. **药物治疗**　创伤后应激障碍的药物使用均为对症治疗,包括抗抑郁药、抗焦虑药、抗惊厥药和非典型抗精神病药等。

(1)抗抑郁药:SSRI是创伤后应激障碍治疗的一线药物,可以改善创伤后应激障碍的症状与总体功能。

(2)抗焦虑药:苯二氮䓬类药物可以降低创伤后应激障碍患者的警觉程度,抑制创伤记忆的再现,但是对创伤后应激障碍核心症状的改善不明显,且会增加药物滥用或依赖的风险,通常不作为首选药物。即使患者合并睡眠障碍,也优先考虑使用具有镇静作用的抗抑郁药物曲唑酮、米氮平,或合并小剂量具有镇静作用的非典型抗精神病药物。

非苯二氮䓬类抗焦虑药物如丁螺环酮、坦度螺酮,可改善创伤后应激障碍患者的核心症状和认知功能,且不影响精神运动功能,也没有过度镇静、肌肉松弛或停药综合征。

(3)抗惊厥药:抗惊厥药对创伤后应激障碍的治疗也有一定疗效。拉莫三嗪治疗伴冲动、激越及双相抑郁的创伤后应激障碍有效。加巴喷丁常首选用于改善创伤后应激障碍患者的睡眠、减少梦魇及与创伤后应激障碍相关的其他症状。托吡酯对创伤后应激障碍的梦魇和闪回症状均有效。卡马西平、丙戊酸盐对情感爆发、过度兴奋、持续的闪回体验可能有效。

(4)非典型抗精神病药:非典型抗精神病药物通常不作为创伤后应激障碍的首选药物,但用于控制行为紊乱、情感爆发、冲动自伤等症状。喹硫平、奥氮平可用于改善创伤后应激障碍患者的睡眠、兴奋冲动,小剂量利培酮、阿立哌唑有助于改善创伤后应激障碍的精神病性症状,如妄想或类妄想观念,也有利于改善创伤后应激障碍的核心症状,如创伤性闪回。

(5)其他药物:β受体拮抗剂(如普萘洛尔)可降低创伤再暴露时的不良应激生理反应,在创伤早期使用可能降低创伤后应激障碍发病的风险。甲状腺素可作为 SSRI 治疗的增效剂。

第二节 适应障碍

适应障碍(adjustment disorder,AD)是指在明显的生活改变或环境变化时所产生的短期和轻度的烦恼状态和情绪失调,常有一定程度的行为变化等,但并不出现精神病性症状。常见的生活事件包括居丧、离婚、失业、搬迁、转学、患重病、退休等。

诊断要点

1. 对一种可识别的社会心理应激源或多种应激源(如单个应激事件、持续的心理社会困难或压力性生活状况的组合)的适应不良反应,通常在应激源出现后一个月内出现。例如,离婚或失去一段关系、失业、诊断出疾病、最近出现残疾以及家庭或工作中的冲突。

2. 对应激源的反应特征是专注于应激源或其后果,包括过度担心、对应激源的反复和痛苦的想法,或对其含义的不断反思。

3. 这些症状不能用另一种精神障碍(如心境障碍,另一种与压力特别相关的障碍)来更好地解释。

4. 一旦应激源及其后果结束,症状会在 6 个月内消退。

5. 未能适应应激源会导致个人、家庭、社会、教育、工作或其他重要领域功能的显著损害。如果要维持功能,只能通过大量的额外努力。

处理要点

采用心理治疗措施,减少或脱离应激源是适应障碍的治疗原则,必要时可采用药物对症治疗。

1. **心理治疗** 一般来说,适应障碍是对应激生活事件的过度反应,并损害患者的日常功能或学习生活。最好的治疗方法是以解决问题为导向,也就是说,治疗应有助于患者认识和理解应激源背后的含义,即消除或减少潜在的应激源,减轻症状,培养应对和解决问题的技能,增强适应能力和自我管理压力的能力。

2. **药物治疗** 适应障碍一般不首选药物治疗,但针对某些特定的症状,如焦虑、抑郁、失眠等,造成患者主观痛苦和社会功能损害,可酌情采用药物对症治疗,以低剂量、短疗程为宜。曲唑酮(50 ~ 150mg/d)可有效改善睡眠、焦虑及抑郁症状。严重的抑郁情绪影响功能时可酌情考虑 SSRI 治疗。

3. **自我调节治疗**　无论是离婚、失业、职业变迁还是重大疾病等,自我调节治疗都有助于提高自信,应对压力。支持小组提供一个表达并处理自己感受和经历的平台,有助于获取额外的应对方法。此外,自助手册和基于网络的自助干预也是有益的。患者应养成健康的生活节律,保证充足的睡眠,参加有趣的娱乐和体育活动。其他治疗方法还包括写日记、肌肉和呼吸放松练习、冥想等。

神经认知障碍的特征是神经认知功能的主要临床缺陷是获得性的，而不是发育性的。也就是说，神经认知障碍不包括以出生时存在的认知功能缺陷为特征的障碍或通常在发育期间出现的障碍，这些障碍被归类为神经发育障碍。相反，神经认知障碍代表了先前达到的功能水平的下降。尽管认知缺陷存在于许多精神障碍中（如精神分裂症、双相情感障碍），但只有以认知缺陷为核心特征的障碍才包括在神经认知障碍组中。

在 ICD-11 的诊断标准中，神经认知障碍包括谵妄、轻度神经认知障碍、遗忘障碍及各种疾病引起的痴呆。本章主要介绍谵妄和痴呆。

第一节　谵妄

谵妄（delirium）是急性或亚急性起病的注意障碍（即指向、聚焦、维持和转移注意的能力减弱）和意识障碍（即对环境的定向力减弱），在 1 天内症状常出现波动，并伴其他认知障碍（如记忆、语言、视空间功能或感知觉障碍等），可影响睡眠觉醒周期，其病因常为非精神行为障碍类疾病、物质、某种药物中毒或戒断。

谵妄可发生于任何年龄，但多见于老年人群，尤其是伴有严重躯体疾病的患者。在重症监护病房中大于 65 岁伴内科疾病或手术后的患者谵妄发病率可为 70% ~ 87%。老年人、患有痴呆或躯体疾病的患者预后较差。谵妄可能带来较高的病死率，导致住院时间延长、医疗消耗增加，以及更加持续严重的认知功能损害。

谵妄可能是由未归类为精神、行为或神经发育障碍的身体状况的直接生理效应、物质或药物的直接生理效应（包括戒断效应）、多种或未知的病因因素引起的。病因可分为易患因素和触发因素。高龄、认知障碍、衰弱、药物和酒精依赖、听力或视力障碍、罹患多种躯体疾病等是常见的易患因素。触发因素包括脑部疾病、其他系统性疾病及疾病状态、环境因素及药物因素等。

谵妄可以分为 5 种临床类型：活动亢进型、活动抑制型、混合型、亚综合征型及迁延型或持续型谵妄。活动亢进型通常表现为活动水平增高，兴奋，丧失对行为的控制，警觉性增强，言语量多，多见幻觉妄想。活动抑制型通常表现为活动水平降低，反应迟缓、淡漠，言语量少,嗜睡,此类型容易被忽视。混合型谵妄以上两种类型交替出现或混合表现。亚综合征型谵妄只符合部分诊断标准,而迁延型或持续型谵妄相对较少,多见于既往存在认知功能障碍的患者,或谵妄继发于颅内新发病变者。

诊断要点

1. 谵妄的核心表现为在短时间内(如数小时或数天内)出现注意力、定向和意识障碍,可伴有认知障碍、生物节律或情绪调节障碍。

2. 对未经精神科培训的医护人员,推荐采用"4A"测试对警觉性、定向力、注意力、急性改变和波动性病程 4 个方面进行评估;也可采用简明意识模糊评估法(brief confusion review method,BCAM)评估是否存在以下 4 个征象:①意识状态急性改变或波动;②注意力不集中;③意识水平改变;④思维紊乱。如果患者同时存在征象①和征象②,且征象③或征象④存在任一项,则认为该患者存在谵妄。

推荐经过相关培训的人员使用意识模糊评估量表(confusion assessment method,CAM)或 ICU 意识模糊评估法(the confusion assessment method for the intensive care unit,CAM-ICU)对谵妄患者进行评估和治疗监测。

3. 目前推荐 DSM-5 的谵妄诊断标准可作为诊断谵妄的金标准(表 5-6-1),符合 5 项可诊断为谵妄。

表 5-6-1 DSM-5 谵妄诊断标准

编号	内容
A	注意(指向、聚焦、维持和转移注意力的能力减弱)和意识(对环境的定向力减弱)障碍
B	该障碍在较短的时间内发生(通常为数小时至数天),表现为与基线相比注意和意识状态发生变化,以及在 1 天内的病程中严重程度的波动
C	伴有认知障碍(如记忆力、定向障碍、语言、视空间能力或知觉障碍)
D	诊断标准 A 和 C 的障碍不能用其他已患、已确诊或逐渐进展的神经认知障碍来更好地解释,也不是出现在觉醒水平严重降低的背景下(如昏迷)
E	病史、体格检查或实验室发现的证据表明,该障碍是其他躯体疾病、物质中毒或戒断效应(滥用毒品或药物)、接触毒素或多种病因的直接生理结果

处理要点

谵妄的治疗涉及病因学的处理、精神症状治疗以及危险因素控制等多个方面,治疗措施包括非药物和药物干预。应在治疗后2小时对谵妄患者进行复评,之后每次间隔4小时进行评估,病情变化时随时评估。

1. **病因治疗** 病因治疗是谵妄的根本性治疗措施。在支持治疗的基础上,积极寻找病因学因素和诱发因素,针对这些因素采取处理措施非常重要,如电解质紊乱的纠正、感染性疾病的控制、药源性谵妄的药物减停、中毒时的解毒处理、失血的纠正、疼痛管理等,并防止新的诱发因素出现。

2. **非药物干预** 谵妄患者首选非药物干预,包括减少环境声光刺激、睡眠管理、减少不必要的束缚、合理补液、营养支持、早期活动、家人参与等。如果谵妄状态与心理社会因素有关,应去除心理及环境等因素,加强心理干预。

3. **对症治疗** 行为紊乱突出的活动亢进型谵妄患者,非药物干预无效时可应用抗精神病药改善谵妄症状。明显兴奋激越、睡眠周期紊乱或伴有精神病性症状的患者,可给予右美托咪定控制谵妄症状,或短暂使用抗精神病药物,如喹硫平(起始剂量12.5mg,一般不超过400mg)或奥氮平(奥氮平口崩片起始剂量1.25mg,一般不超过15mg),氯氮平因其较强的抗胆碱能作用不推荐使用。拒绝服药患者可以考虑奥氮平口崩片或利培酮口服液(起始剂量0.5ml,一般不超过2ml);对于明显兴奋激越的患者,可以采用氟哌啶醇肌内注射(日剂量1.5~10mg),但要注意防范尖端扭转型室性心动过速及锥体外系不良反应。癫痫发作相关的谵妄需慎用抗精神病药物,以免增加癫痫发作的风险。苯二氮䓬类药物是对酒精戒断产生的震颤谵妄的标准治疗。活动抑制型谵妄的治疗以病因治疗和支持治疗为主。

(崔立谦 冯 黎)

第二节 痴呆

痴呆的特征是慢性和选择性精神功能的恶化。相对于个体的年龄和一般病前认知功能水平,在两个或多个认知领域存在明显的损害,这表明个体以前的功能水平有所下降。记忆障碍存在于大多数形式的痴呆中,但认知障碍不仅限于记忆(即其他领域存在损害,如执行功能、注意力、语言、社会认知和判断、精神运动速度、视觉感知或视觉空间能力)。神经行为变化也可能存在于某些形式的痴呆中,可能是首发症状。认知损害不能归因于正常衰老,其严重程度足以显著干扰个人日常生活活动的独立性。认知损害是由于潜在的神经系统获得性疾病、创伤、感染或影响大脑的其他疾病过程,或使用特定物质或药物、营养缺乏或接触毒素所引起,或病因可能不确定。损害不是由于当前物质中毒或戒断。根据 ICD-11 诊断标准,痴呆包括阿尔茨海默病引起的痴呆症、脑血管疾病引起的痴呆、路易体病引起的痴呆、额颞叶痴呆、精神活性物质(包括药物)引起的痴呆、由其他分类的疾病引起的痴呆等。详见第四篇第三章"认知障碍"。

(崔立谦)

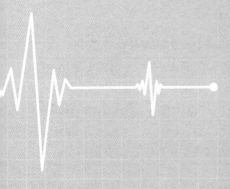

第六篇

儿科学

第一章

儿科学基础

第一节 生长发育

生长和发育是儿童不同于成人的重要特点。

1. 生长发育规律

(1)生长发育是连续的、有阶段性的过程。

(2)各系统、器官生长发育不平衡:神经系统发育最早,生殖系统发育最晚。

(3)生长发育有个体差异。

(4)生长发育的一般规律:由上到下,由近到远,由粗到细,由低级到高级,由简单到复杂。

2. 影响生长发育的因素

(1)遗传因素:占 70% ~ 80%。遗传身高 =(父亲身高 + 母亲身高)/2 ± 6.5cm(男孩 + 6.5cm,女孩 − 6.5cm)。

(2)环境因素:营养、疾病、母亲情况、家庭和社会环境。

3. 体格发育 主要判断指标是身长(身高)、体重、头围及胸围等。

(1)身长(身高):出生时平均 50cm,前 3 个月约等于后 9 个月的增长值;1 岁约 75cm,2 岁约 87cm;2 岁以后每年长 6 ~ 7cm,若每年低于 5cm,为生长速度下降(表 6-1-1)。

表 6-1-1 正常儿童体重、身高估算公式

年龄	体重 /kg	年龄	身长(身高)/cm
出生	3.25kg	出生	50
3 ~ 12 月龄	[年龄(月)+ 9]/2	12 月龄	75
1 ~ 6 岁	年龄(岁)×2 + 8	2 ~ 6 岁	年龄(岁)×7 + 75
7 ~ 12 岁	[年龄(岁)×7−5]/2	7 ~ 10 岁	年龄(岁)×6 + 80

(2)体重:出生平均体重男 3.3kg,女 3.2kg,3 个月体重翻倍,12 个月约 3 倍(10kg),2 岁后每年增长约 2kg(表 6-1-1)。

(3)头围:出生 33 ~ 34cm,3 个月约 40cm,1 岁约 46cm,2 岁约 48cm,5 岁约 50cm。

(4)胸围:出生时 32cm,1 岁胸围与头围相等,其后约为头围 + 年

龄 −1cm。

(5)囟门:后囟出生时很小或已闭合,最迟 6 ~ 8 周闭合。前囟 1 ~ 1.5 岁闭合,最迟于 2 岁闭合。

(6)牙齿:4 ~ 10 个月乳牙开始萌出,13 个月后未萌出为乳牙萌出延迟。乳牙共 20 个,于 3 岁前出齐。6 岁左右萌出第一颗恒牙。

(7)脊柱:3 个月抬头,出现颈椎前凸;6 个月会坐,出现胸椎后凸;1 岁会走,出现腰椎前凸。

(8)身体比例与匀称性:①头与身长比例,新生儿为 1/4,成人为 1/8;②体形匀称,常用指标为身高别体重和体重指数(body mass index,BMI);③身材匀称,坐高(顶臀长)占身高(身长)的比例从出生时的 0.67 下降到 14 岁的 0.53;④指距与身高,指距略小于身高,若指距大于身高 1 ~ 2cm 考虑马方综合征可能。

4. **运动的发育** 3 个月抬头,6 个月独坐,11 个月独站,15 个月独走,24 个月双脚跳,30 个月独脚跳。

5. **语言的发育** 7 个月会发"爸爸妈妈"等复音,12 个月会叫物品名字,15 个月会说自己名字,2 岁会说短句,3 岁会唱短歌谣,4 岁会唱歌,5 岁会识字,6 岁能讲故事。

(陈秋莉)

第二节 儿童常用药物的应用

儿童在体格发育和器官成熟方面都处于不断变化的过程,具有独特的生理特点,对药物有特殊的反应性。对不同年龄儿童慎重选择药物和合适的剂量十分重要,掌握药物的性能、作用机制、毒副作用、适应证和禁忌证,以及精确的剂量计算和适当的用药途径,是儿科用药的重要环节。

1. **儿童药物治疗的特点**

(1)药物在组织内的分布因年龄而异。

(2)儿童对药物的反应因年龄而异。

(3)肝解毒功能不足。

(4)肾排泄功能不足。

(5)先天遗传因素。

2. **药物选择注意事项**

(1)抗菌药物:氨基糖苷类因其有听神经和肾毒性,儿童慎用;喹诺酮类会影响幼年动物软骨细胞代谢及生长,故 18 岁以下儿童原则上不用。广谱抗菌药物滥用可致菌群失调以及药物直接干扰人体代谢而影响生长发育。

(2)肾上腺皮质激素:短疗程用于过敏性疾病、重症感染性疾病等;中长疗程用于治疗肾病综合征、某些血液病、自身免疫性疾病等。哮喘、某些皮肤病提倡局部用药。但须注意短期及长期副作用。

(3)退热药:一般使用对乙酰氨基酚和布洛芬,不宜使用阿司匹林,以免发生瑞氏综合征。

(4)镇静止惊药:苯巴比妥、水合氯醛、地西泮可用于镇静止惊,但应注意呼吸中枢抑制。婴儿禁用吗啡类制剂以防呼吸抑制,包括禁用镇咳剂可待因。

(5)止泻药与泻药:对腹泻患儿慎用止泻药,小儿便秘不用泻药。

3. 给药方法　口服法是最常用的给药方法,幼儿用糖浆、水剂、冲剂或药片捣碎,年长儿用片剂和药丸。静脉推注多在抢救时应用,静脉滴注可使药物迅速达到有效血浓度,住院患者常用。外用药以软膏为多,雾化吸入常用于哮喘患者,年长患儿可用含剂和漱剂。

4. 剂量计算　按体重计算是最常用、最基本的计算方法,按体表面积计算更为准确,按年龄计算和从成人剂量折算相对不精确。所算剂量均不能超过成人量。

(陈秋莉)

第三节　婴儿喂养

2岁以内体格发育的主要影响因素是营养,合理的均衡营养是婴儿体格和智能发育基础。

1. 儿童能量代谢　包括基础代谢率、食物特殊动力作用(蛋白质30%、碳水化合物6%、脂肪4%)、活动消耗、排泄消耗、生长所需(儿童特有,与生长速度成正比)。

2. 营养素

(1)蛋白质是构成机体组织和器官的重要成分,占总能量的8% ~ 15%。

(2)脂肪在6个月以下占总能量的45% ~ 50%,4岁以上占20% ~ 30%。

(3)糖类为供能的主要来源,2岁以上占总能量的55% ~ 65%,主要来源为谷类。

(4)微量营养素包括常量元素(钙、钠、磷、钾等)、微量元素(碘、锌、铁、镁等)以及维生素(维生素A、C、D、E、K,叶酸)等。

(5)其他膳食成分包括膳食纤维(来源于谷类、蔬菜、水果)和水。

婴儿水需求量较高，为 110 ~ 155ml/(kg·d)，以后每 3 岁减少约 25ml/(kg·d)。

3. 母乳喂养

(1)优点：母乳营养丰富、易消化，有利于婴儿生长发育、提高抵抗力；同时利于婴儿心理健康，加快母亲产后子宫复原。

(2)不宜哺乳的情况：母亲患有急慢性传染病或严重心、肝、肾等器质性疾病。婴儿有先天代谢缺陷病，如苯丙酮尿症等。

4. 婴儿食物转换

开始添加辅食的年龄多为 4 ~ 6 月龄。辅助食物添加的原则(表 6-1-2)：①从少到多；②从一种到多种；③从细到粗，从泥状过渡到碎末状；④从软到硬；⑤注意进食技能培养，让孩子主动参与进食，培养进食兴趣。

表 6-1-2　转乳期食物的添加

月龄	食物形状	种类	次数
4 ~ 6 月	泥状食物	菜泥、水果泥、含铁配方米粉，配方奶	6 次奶，1 次辅食
7 ~ 9 月	末状食物	稀(软)饭、配方奶、肉末、菜末、蛋、鱼泥、豆腐、水果	4 次奶，1 餐饭
10 ~ 12 月	碎食物	软饭、配方奶、碎肉、碎菜、蛋、鱼肉、豆制品、水果	3 次奶，2 餐饭

(陈秋莉)

第四节　计划免疫

预防接种是根据小儿的免疫特点和传染病发生的情况而制定的免疫接种程序，以提高人群的免疫水平、达到控制和消灭传染病的目的。我国规定必须在 1 岁内完成卡介苗、乙型肝炎病毒疫苗、脊髓灰质炎疫苗、百白破混合疫苗、麻疹减毒疫苗的基础免疫(表 6-1-3)。注意观察预防接种的不良反应。

表 6-1-3 国家免疫规划疫苗儿童免疫程序表（2021 年版）

可预防疾病	疫苗种类	接种途径	剂量	英文缩写	接种年龄														
					出生时	1月	2月	3月	4月	5月	6月	8月	9月	18月	2岁	3岁	4岁	5岁	6岁
乙型病毒性肝炎	乙肝疫苗	肌内注射	10或20μg	HepB	1	2					3								
结核病[1]	卡介苗	皮内注射	0.1ml	BCG	1														
脊髓灰质炎	脊灰灭活疫苗	肌内注射	0.5ml	IPV			1	2											
	脊灰减毒活疫苗	口服	1粒或2滴	bOPV					3								4		
百日咳、白喉、破伤风	百白破疫苗	肌内注射	0.5ml	DTaP				1	2	3				4					
	白破疫苗	肌内注射	0.5ml	DT															5

续表

可预防疾病	疫苗种类	接种途径	剂量	英文缩写	接种年龄															
					出生时	1月	2月	3月	4月	5月	6月	8月	9月	18月	2岁	3岁	4岁	5岁	6岁
麻疹、风疹、流行性腮腺炎	麻腮风疫苗	皮下注射	0.5ml	MMR								1		2					
流行性乙型脑炎[2]	乙脑减毒活疫苗	皮下注射	0.5ml	JE-L								1			2				
	乙脑灭活疫苗	肌内注射	0.5ml	JE-I								1,2			3				4
流行性脑脊髓膜炎	A群流脑多糖疫苗	皮下注射	0.5ml	MPSV-A							1		2						
	A群C群流脑多糖疫苗	皮下注射	0.5ml	MPSV-AC												3			4

续表

可预防疾病	疫苗种类	接种途径	剂量	英文缩写	接种年龄														
					出生时	1月	2月	3月	4月	5月	6月	8月	9月	18月	2岁	3岁	4岁	5岁	6岁
病毒性肝炎[3]	甲肝减毒活疫苗	皮下注射	0.5或1.0ml	HepA-L										1					
	甲肝灭活疫苗	肌内注射	0.5ml	HepA-I										1	2				

注:1. 主要指结核性脑膜炎、粟粒性肺结核等。

2. 选择乙脑减毒活疫苗接种时,采用两剂次接种程序。选择乙脑灭活疫苗接种时,采用四剂次接种程序;乙脑灭活疫苗第1,2剂间隔7～10天。

3. 选择甲肝减毒活疫苗接种时,采用一剂次接种程序。选择甲肝灭活疫苗接种时,采用两剂次接种程序。

(陈秋莉)

第一节 早产儿

早产儿又称未成熟儿(premature infant),指胎龄不足37周的活产婴儿。根据出生体重,可将早产儿分为低出生体重儿(体重 < 2 500g)、极低出生体重儿(体重 < 1 500g)、超低出生体重儿(体重 < 1 000g);根据出生胎龄,可将早产儿分为晚期早产儿(34 ~ 36^{+6}周)、中期早产儿(32 ~ 33^{+6}周)、极早早产儿(28 ~ 31^{+6}周)和超早早产儿(< 28周)。早产儿的体格发育及生理功能均未成熟。

诊断要点

1. **外观特点** 皮下脂肪少,皮肤红嫩,毳毛多,头发乱如绒线头,指(趾)甲软而未过指(趾)端,耳壳软、缺乏软骨而可折叠,乳腺结节 < 0.4cm,男性睾丸未降入阴囊,阴囊少皱裂,女性大阴唇未盖过小阴唇,足底纹理少,肌张力低下。

2. **生理功能特点**

(1)哭声低弱、体温偏低或不升。

(2)呼吸不规则、浅,易出现呼吸暂停。

(3)安静时心率较快,平均为每分钟120 ~ 140次。

(4)因消化力弱、吞咽反射弱而易呛奶。

(5)生理性黄疸较重且持续时间长。

(6)易发生代谢紊乱。

(7)免疫力、肾功能不成熟。

处理要点

1. **出生前和出生时处理**

(1)了解孕期母亲和胎儿病史。

(2)积极规范复苏。

2. **保暖。**

3. **呼吸管理** 根据患儿呼吸、血氧饱和度和临床情况予以氧疗及呼吸支持;诊断或疑诊为新生儿呼吸窘迫综合征(neonatal respiratory distress syndrome of newborn,NRDS)患儿可予以肺表面活性物质(pulmonary surfactant,PS)替代治疗。

4. **早产儿脑损伤的防治** 生后常规予维生素 K$_1$,尽量减少操作和搬动,定期床旁头颅 B 超检查,必要时行颅脑 MRI 检查。

5. **感染的防治**　胎膜早破 > 18 小时、产前母亲有感染或出生时需呼吸支持者,应选用抗菌药物预防。

6. **保持血糖稳定**　注意监测血糖及每日所需热卡。

7. **消化问题的处理**　包括胃食管反流、坏死性小肠结肠炎的防治。

8. **营养支持**　营养需求(三大营养物质,同时补充维生素、微量元素及矿物质)、喂养途径和方法、乳类选择及母乳强化剂使用、肠外营养支持。

9. 保持液体平衡。

10. **早产儿贫血的防治**　减少医源性失血、药物治疗(铁剂、叶酸、促红素)、输血。

11. **早产儿黄疸、胆汁淤积的治疗**　光疗、换血、利胆。

12. **早产儿视网膜病**(retinopathy of prematurity,ROP)的防治

(1)积极预防:减少用氧,合理用氧(用氧时间及吸氧浓度),监测血氧。

(2)早期诊断:定期进行 ROP 筛查。

13. **听力筛查**　耳声发射检查、脑干诱发电位检查。

14. **出院后的随访**　神经系统和生长发育的评估等。

(郭楚怡　李晓瑜)

第二节　新生儿窒息与复苏

新生儿窒息(neonatal asphyxia)是指分娩过程中的各种原因使新生儿出生后不能建立正常呼吸,引起缺氧、高碳酸血症、酸中毒,严重时可导致全身多脏器损害的一种病理生理状况,是围产期新生儿死亡和致残的主要原因之一,正确复苏是降低新生儿窒息死亡率和伤残率的主要手段。

诊断要点

1. 产前具有可能导致窒息的高危因素。

2. 1 分钟或 5 分钟阿普加评分(Apgar score)≤ 7 分,仍未建立有效自主呼吸。

3. 脐动脉血 pH < 7.15。

4. 排除其他引起低 Apgar 评分的病因。

以上 2、3、4 为必要条件,1 为参考指标。

窒息分度

Apgar 评分 8 ~ 10 分为正常,4 ~ 7 分为轻度窒息,0 ~ 3 分为

重度窒息。

处理要点

生后应立即进行复苏及评估,而不应延迟至 1 分钟 Apgar 评分后进行,并由产、儿科医师及助产士共同进行。ABCDE 复苏方案:① A(airway),清理呼吸道;② B(breathing),建立呼吸;③ C(circulation),维持正常循环;④ D(drugs),药物治疗;⑤ E(evaluation),评估。前三项最重要,其中 A 是根本,B 是关键,评估贯穿于整个复苏过程中。呼吸、心率和血氧饱和度是窒息复苏评估的三大指标,应遵循"评估→决策→措施"的顺序,如此循环往复,直到完成复苏。

(李晓瑜 郭楚怡)

第三节 新生儿缺氧缺血性脑病

新生儿缺氧缺血性脑病(hypoxic-ischemic encephalopathy,HIE)是指围生期窒息引起部分或完全缺氧、脑血流减少或暂停而致胎儿或新生儿脑损伤,是导致儿童神经系统伤残的常见原因之一,发生率为活产儿的 3‰ ~ 6‰,多见于足月儿。

诊断要点

1. 有明确的可导致胎儿宫内窘迫的异常产科病史,以及严重的胎儿宫内窘迫表现(胎心 < 100 次 /min,持续 5 分钟以上和 / 或羊水 Ⅲ 度污染,或者在分娩过程中有明显窒息史)。

2. 出生时有重度窒息,Apgar 评分 1 分钟 ≤ 3 分,并延续至 5 分钟时仍 ≤ 5 分和 / 或出生时脐动脉血气 pH ≤ 7.00。

3. 出生后不久出现神经系统症状,并持续至 24 小时以上。

4. **鉴别诊断** 与电解质紊乱、颅内出血和产伤等原因引起的抽搐,以及宫内感染、遗传代谢性疾病和其他先天性疾病所引起的脑损伤进行鉴别。

处理要点

1. **支持疗法**

(1)维持良好的通气功能:保持 PaO_2 > 60 ~ 80mmHg,$PaCO_2$ 和 pH 正常。

(2)维持正常血压:低血压时用多巴胺 2 ~ 5μg/(kg·min),可合用同等剂量的多巴酚丁胺。

(3)纠正电解质代谢紊乱和维持血糖正常高值。

2. **控制惊厥** 见新生儿颅内出血。

3. **脑水肿治疗** 控制液体入量,每日 60 ~ 80ml/kg。有颅内高压症状时可先用呋塞米;严重者可用甘露醇。一般不主张用糖皮质激素。

4. 亚低温治疗　出生胎龄 ≥ 35 周且体重 > 2kg 的中重度 HIE 患儿,于发病 6 小时内治疗,持续 48 ~ 72 小时。

5. 新生儿期后治疗　尽早进行智力和体能的康复训练。

(郭楚怡　李晓瑜)

第四节　新生儿颅内出血

新生儿颅内出血(intracranial hemorrhage)病死率高,严重者常留有神经系统后遗症。

诊断要点

1. 有产伤和 / 或围产期缺氧史,后者多见于早产儿。

2. 症状和体征与出血量及出血部位有关。生后不久即出现兴奋症状如激惹、烦躁不安、脑性尖叫和惊厥等,或出现抑制症状如淡漠、嗜睡、昏迷等。

3. **呼吸改变**　增快、减慢、不规则或暂停、发绀等。

4. **肌张力**　增高、减弱或消失。

5. **眼征**　凝视、斜视、眼球震颤,重则瞳孔不等大,对光反射消失等。

6. **颅内压力增高**　前囟紧张或隆起,血压增高,抽搐,角弓反张。

7. 不明原因的苍白、贫血和黄疸。

8. 头颅 B 超、CT 和 MRI 检查可显示出血部位及范围,有助于诊断和预后判断。

9. **鉴别诊断**　注意与中枢神经系统感染、HIE、败血症等疾病进行鉴别。

分类

根据颅内出血部位不同,可分为脑室周围 - 脑室内出血、原发性蛛网膜下腔出血、脑实质出血、硬膜下出血、小脑出血。

处理要点

1. **支持疗法**　保持安静、静卧、保暖、供氧、鼻饲或静脉营养支持。

2. **止血剂**　维生素 K$_1$、酚磺乙胺,必要时输新鲜冰冻血浆。

3. **控制惊厥**　首选苯巴比妥钠,负荷量 20mg/kg 肌内注射 1 次,用维持量每日 5mg/kg 肌内注射维持。

4. **降低颅内压**　呋塞米、甘露醇。

5. **恢复脑细胞功能**　出血停止后用胞二磷胆碱。

6. **硬脑膜穿刺** 硬脑膜下出血者可行硬膜下穿刺;脑积水治疗无效者可手术行脑室 - 腹腔分流术。

7. **预防感染** 选用抗菌药物。

(郭楚怡　李晓瑜)

第五节　新生儿黄疸

一、生理性黄疸

诊断要点

1. 生理性黄疸(physiological jaundice)的婴儿一般情况良好。

2. 黄疸于生后 2 ~ 3 天出现,足月儿在 14 天内消退,早产儿可延迟至 3 ~ 4 周消退。

3. 每日血清胆红素升高 < 85μmol/L(5mg/L)或每小时 < 8.5μmol/L(0.5mg/L)。

4. 血清总胆红素足月儿 < 221μmol/L(12.9mg/dl),早产儿 < 256μmol/L(15mg/dl)。

二、病理性黄疸

诊断要点

1. 病理性黄疸(pathologic jaundice)的婴儿生后 24 小时内出现黄疸。

2. 血清总胆红素值已达到相应日龄及相应危险因素下的光疗干预标准,或超过小时龄胆红素风险曲线的第 95 百分位数;或胆红素每日上升超过 85μmol/L(5mg/dl)或每小时 > 8.5μmol/L(0.5mg/dl)。

3. 黄疸持续时间长,足月儿 > 2 周,早产儿 > 4 周。

4. 黄疸退而复现。

5. 血清结合胆红素 > 34μmol/L(2mg/dl)。

具备其中任何一项者即可诊断为病理性黄疸。

新生儿黄疸风险评估与管理

高胆红素血症风险评估方法采用小时龄胆红素值分区曲线,又称 Bhutani 曲线(图 6-2-1);根据不同胎龄和生后时龄以及是否存在高危因素来评估和判断胆红素水平是否正常或安全,以及是否需要治疗(光疗)(图 6-2-2)。

高危因素有新生儿溶血、头颅血肿、皮下淤血、窒息、缺氧、酸中毒、败血症、高热、低体温、低蛋白血症、低血糖等。

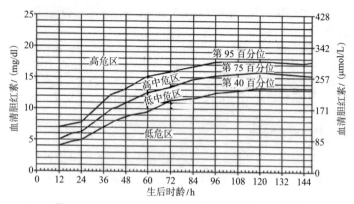

图 6-2-1　生后时龄胆红素风险评估曲线（Bhutani 曲线）

（资料来源：Pediatrics，2004，114:297-316）

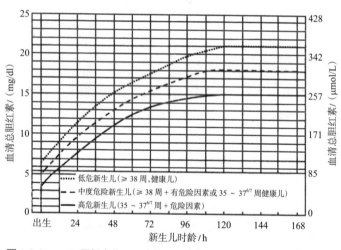

图 6-2-2　> 35 周新生儿不同胎龄及不同高危因素的生后小时龄光疗标准

（资料来源：Pediatrics，2004，114:297-316）

三、新生儿溶血病

新生儿溶血病（hemolytic disease of newborn，HDN）指因母婴血型不合，母血中对胎儿红细胞的免疫抗体 IgG 通过胎盘进入胎儿循环而引起同种免疫性溶血，严重病例可合并胆红素脑病。新生儿溶血病以 ABO 血型不合最为常见，其次为 Rh 血型不合。

诊断要点

1. **母亲不良孕产史** 流产或分娩过重症黄疸的新生儿。

2. **溶血表现** 黄疸出现时间早(通常生后 24 小时内出现),进行性加重;伴贫血、肝脾肿大。

3. **母婴血型不合**

(1)ABO 血型不合:母亲多为 O 型,婴儿为 A 或 B 型。

(2)Rh 型不合:母亲为 Rh 阴性,婴儿为 Rh 阳性;以 RhD 最常见,RhE 次之。

4. 胆红素脑病多于生后 1 周内发生。

5. **辅助检查**

(1)溶血表现:红细胞、血红蛋白降低,网织红细胞增高(> 6%)及有核红细胞增多(> 10/100 个白细胞),血清总胆红素和未结合胆红素明显增加。

(2)直接抗人球蛋白试验阳性或抗体释放试验阳性即可确诊。

(3)头颅 MRI:对胆红素脑病的诊断有重要价值。

(4)脑干听觉诱发电位(brainstem auditory evoked potential,BAEP):常用于筛查胆红素脑病所致的听神经损伤。

处理要点

1. **光照疗法** 双面光疗优于单面光疗,须遮盖眼部和外生殖器。

2. **光疗标准** 出生胎龄 35 周以上的晚期早产儿和足月儿可参照 2004 年美国儿科学会推荐的光疗参考标准(图 6-2-2)或将血清总胆红素超过 Bhutani 曲线(图 6-2-1)95 百分位数作为光疗干预标准。早产儿光疗标准应放宽。

3. **换血疗法** 符合下列条件之一者即应换血:①出生胎龄 35 周以上的早产儿和足月儿可参照标准(图 6-2-3),在准备换血的同时先给予患儿强光疗 4 ~ 6 小时,若光疗后经皮胆红素下降幅度未达到 2 ~ 3mg/dl(34 ~ 50μmol/L)立即给予换血;②严重溶血,出生时脐血胆红素 > 4.5mg/dl(76mmol/L),血红蛋白 < 110g/L,伴有水肿、肝脾肿大和心力衰竭;③已有急性胆红素脑病的临床表现者。

Rh 溶血病选用 Rh 系统与母亲同型、ABO 系统与患儿同型血液;ABO 溶血病输血最好选用 AB 型血浆和 O 型红细胞。

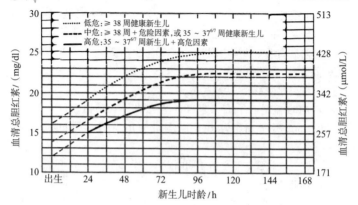

图 6-2-3　胎龄 35 周以上早产儿及足月儿换血参考标准

4. 输血浆或白蛋白。

5. 静脉用丙种球蛋白(IVIG):0.5 ～ 1g/kg。

6. **肝酶诱导疗法**　苯巴比妥 5mg/(kg·d)。

7. **其他**　纠正酸中毒,维持水电解质平衡,预防低血糖,保暖。

四、红细胞葡萄糖 6- 磷酸脱氢酶缺乏症

诊断要点

1. **家族史**　红细胞葡萄糖 6- 磷酸脱氢酶缺乏症(glucose-6-phosphate dehydrogenase deficiency,G6PD 缺乏症)患儿家族有 G6PD 缺乏症患者。

2. 新生儿黄疸、溶血临床表现。

3. **实验室检查**　贫血,血清未结合胆红素升高,G6PD/6GPD 比值 < 1.0。

处理要点

同上一节(除外 IVIG)。

(郭楚怡　李晓瑜)

第六节　新生儿败血症

新生儿败血症(neonatal septicemia)是指病原体侵入新生儿血液循环,并在其中生长、繁殖、产生毒素而造成的全身性炎症反应。根据发病时间可分为早发型(≤ 3 日龄)和晚发型(> 3 日龄)。

诊断要点

1. **临床表现**　早期症状、体征常不典型,无特异性,尤其是早产

儿,常累及多器官系统。

2. 辅助检查

(1)病原学检查:①血培养应在使用抗菌药物前进行;②脑脊液、尿培养;③胃液、外耳道分泌物、咽拭子、痰液培养,阳性仅证实定植;④病原菌抗原及 DNA 检测。

(2)非特异性检查:①周围血象,白细胞计数 $< 5 \times 10^9$/L 或增多($\leq$ 3 天者白细胞计数 $> 25 \times 10^9$/L, > 3 天者白细胞计数 $> 20 \times 10^9$/L);②细胞分类,杆状核细胞/中性粒细胞数 ≥ 0.16;③血小板计数 $< 100 \times 10^9$/L;④ CRP,6 小时龄内 CRP > 3mg/L,6 ~ 24 小时龄 CRP ≥ 5mg/L, > 24 小时龄 CRP ≥ 10mg/L 为异常;⑤ PCT,较 CRP 特异度和灵敏度更高,根据时龄截断值评估;⑥ IL-6,阴性预测值 $> 95\%$,反应较 CRP 早,炎症控制后 24 小时恢复正常。

(3)脑脊液检查:足月正常新生儿脑脊液白细胞计数 $< 20 \times 10^6$/L;正常新生儿脑脊液蛋白 < 1.7g/L,糖 > 400mg/L(2.3mmol/L)或 $>$ 当时血糖的 40%,与年长儿童类似。腰椎穿刺指征(下列 3 项任意 1 项):①血培养阳性;②有临床表现且非特异性感染指标 ≥ 2 项阳性;③抗感染治疗效果不佳。

3. 根据患儿临床表现及辅助检查结果,新生儿败血症可分为以下两种情况。

(1)确诊败血症:具有临床表现并符合下列任意一条。①血培养或无菌体腔液培养出致病菌。②如果血培养出机会致病菌,则必须于另次(份)血或无菌体腔内、导管头培养出同种细菌。

(2)临床诊断败血症:具有临床表现且具备以下任意一条。①非特异性检查结果异常项目 ≥ 2 条。②血标本病原菌抗原或 DNA 检测阳性。

处理要点

1. **抗感染**　早用药、静脉给药、联合给药。病原未明时,经验性选用广谱抗菌药物组合,尽早针对革兰氏阳性和阴性菌,用氨苄西林(或青霉素)+ 第三代头孢菌素。血培养阳性则根据药敏试验结果选用抗菌药物。用药 3 天后无效则改用其他抗菌药物。血培养阳性,疗程 10 ~ 14 天。

2. **严重并发症治疗**　治疗休克及 DIC,纠正酸中毒及低氧血症,减轻脑水肿等。

3. **支持疗法**　保暖,供给足够热量和液体,纠正酸中毒与电解质紊乱。

4. 免疫治疗　①静脉注射 IVIG 400mg/kg,每日 1 次,共 3 ~ 5 次;②重症患儿可行换血治疗。

5. 清除局部感染灶。

（李晓瑜　郭楚怡）

第七节　新生儿呼吸窘迫综合征

新生儿呼吸窘迫综合征(neonatal respiratory distress syndrome, NRDS)是由于肺表面活性物质缺乏,于生后不久出现呼吸窘迫并进行性加重的临床综合征。病理特征为肺泡壁至终末细支气管壁上附有嗜伊红透明膜,故又称肺透明膜病。多见于早产儿,胎龄越小,发病率越高。

诊断要点

1. 多见于早产儿、围产期窒息及糖尿病母亲的婴儿。

2. 一般生后立即或生后 6 小时内出现呼吸窘迫,并呈进行性加重。

3. 双肺呼吸音减低,有细湿啰音,早期可无啰音。

4. 血气分析 pH 和动脉氧分压降低,二氧化碳增高,碳酸氢根减少。

5. 床边肺部 B 超提示 A- 线消失,较多融合 B- 线,甚至可见雪花征(图 6-2-4)。

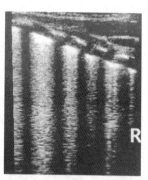

图 6-2-4　融合 B 线(B 线起源于胸膜线并与之垂直、呈放射状发散至肺野深部、直达扫描屏幕的边缘,且回声无衰减的线性高回声)

6. 胸部 X 线示两肺内有均匀的细小颗粒和网状影,以及支气管充气征。

7. 胃液振荡试验(泡沫稳定试验)阴性。

处理要点

1. 一般治疗

(1)保温。

(2)监测体温、呼吸、心率、血压和动脉血气。

(3)保证液体和营养供应。

(4)纠正酸中毒和电解质紊乱。

(5)抗菌药物:用青霉素或头孢菌素预防感染。

2. 氧疗和机械通气

(1)吸氧:轻症可选用鼻导管、面罩、头罩或鼻塞吸氧。早产儿吸氧时经皮血氧饱和度维持在 90% ~ 94%。

(2)CPAP:多适用于轻中度 NRDS 患儿。

(3)机械通气:适用于使用 CPAP 后症状仍加重,存在二氧化碳潴留、氧分压降低的患儿。

3. PS 的应用

PS 早期治疗。早产儿诊断或疑诊为 NRDS 者,可先使用 CPAP,若患儿生后 2 小时内 $FiO_2 > 0.30$、CPAP 压力 $\geqslant 6cmH_2O$,建议给予 PS 治疗,首剂 200mg/kg,可经气管插管注入、微创给药或雾化吸入。重症病例可能需要多次给药,间隔时间一般为 6 ~ 12 小时。

4. 关闭动脉导管

限液利尿,出现流量大的左向右分流时用布洛芬或对乙酰氨基酚关闭动脉导管。无效时手术结扎动脉导管。

(郭楚怡　李晓瑜)

第一节　蛋白质 - 能量营养不良

蛋白质 - 能量营养不良(protein-energy malnutrition,PEM)是各种原因引起的蛋白质和 / 或热能摄入不足、消耗增多导致的营养缺乏病。

诊断要点

1. **病因**

(1)原发性:喂养不当是原发性营养不良的最主要原因。

(2)继发性:消化系统疾病、长期发热、各种急慢性传染病及慢性消耗性疾病等。

2. **临床表现**　早期表现为活动减少,精神较差,体重生长速度不增。皮下脂肪消耗的顺序先是腹部,其次是躯干、臀部、四肢,最后是面颊。

PEM 常见并发症有营养性贫血,以小细胞低色素性贫血最常见。多种维生素缺乏以维生素 A 缺乏常见。大部分有锌缺乏。免疫功能低下,易患感染,加重营养不良。自发性低血糖可危及生命。

3. **实验室检查**　白蛋白降低是特征性改变,但不灵敏。前白蛋白、视黄醇结合蛋白较灵敏,胰岛素样生长因子 1 是早期诊断灵敏可靠的指标。

4. **分型**　5 岁以下儿童营养不良的分型和分度如下。

(1)体重低下(underweight):体重低于同年龄、同性别参照人群值的均值(X)减 2 个标准差(S)为体重低下,体重为 $X-(2S \sim 3S)$为中度,体重 $< X-3S$ 为重度。

(2)生长迟缓(stunting):身高(身长)低于同年龄、同性别参照人群值的 X 减 2S 为生长迟缓,身高为 $X-(2S \sim 3S)$为中度,身高 $< X-3S$为重度。

(3)消瘦(wasting):体重低于同性别、同身高参照人群值的均值减 2 个标准差为消瘦,体重为 $X-(2S \sim 3S)$为中度,体重 $< X-3S$ 为重度。

处理要点

1. **一般治疗**

(1)祛除病因,治疗原发病。

(2)调整饮食、补充营养。

2. **基本药物治疗**

(1)消化酶。

(2)补充各种维生素及微量元素。

(3)补锌治疗。

(4)蛋白质同化类固醇制剂。

(5)对进食极少或拒绝进食者可肌内注射普通胰岛素,肌内注射胰岛素之前要先用葡萄糖。

3. **其他治疗**

(1)针灸、推拿、捏脊。

(2)病情重可予要素饮食或胃肠道外营养。

(3)对症治疗,纠正脱水、酸中毒、电解质紊乱、休克、肾衰竭、自发性低血糖等。

(4)加强护理,健康教育,防压疮,注意保暖,预防呼吸道感染,注意食物和食具的清洁卫生,避免感染性腹泻。

(刘王凯)

第二节 营养性维生素 D 缺乏性佝偻病

营养性维生素 D 缺乏性佝偻病(rickets of vitamin D deficiency)是婴幼儿的常见病,主要是维生素 D 缺乏引起体内钙、磷代谢失常,生长中的骨骼矿化不全,导致以骨骼病变为主的慢性营养性疾病。

诊断要点

1. **高危因素** 6 个月以下婴儿好发,冬春季多见。常见诱因包括早产儿、缺少户外活动、未预防性补充维生素 D、慢性腹泻、梗阻性黄疸及起病前有急性感染等。

2. **临床表现** 分为以下 4 期。

(1)初期(早期):多见于 6 个月内(特别是 3 个月内)。有夜惊、多汗、烦躁不安等非特异的神经兴奋性增高的症状。常见枕秃,可有病理性颅骨软化。

(2)活动期(激期):常见于 3 个月至 2 岁的小儿。有明显的夜惊、多汗、烦躁不安等症状。骨骼改变可见颅骨软化(6 个月内婴儿)、方颅(7 ~ 8 个月)、手(足)镯、肋串珠、肋软骨沟、鸡胸(1 岁后)、O 形腿或 X 形腿(站立或行走后)、脊柱畸形等。可出现全身肌肉松弛、肌张力减低和肌力减弱。

(3)恢复期:维生素 D 治疗或晒太阳后症状消失,体征逐渐减轻、恢复。

(4)后遗症期:经治疗或自然恢复,症状消失,骨骼改变不再进展,可留有不同程度的骨骼畸形。多见于 2 岁以后的儿童。

3. 血生化改变 活动期血钙、血磷均降低,碱性磷酸酶增高,血 25-(OH)D_3 显著降低,低于 20ng/ml。恢复期后各指标逐渐恢复正常。

4. 影像学改变 X 线片可见临时钙化带模糊消失,干骺端增宽或呈杯口状,边缘不整,呈云絮状、毛刷状,骨骺软骨增宽。恢复期可见临时钙化带重现、增宽、密度加厚,直至正常。

5. 鉴别诊断 注意与黏多糖病、软骨营养不良、肾性佝偻病、肝性佝偻病等进行鉴别。

处理要点

治疗目的在于提高血清维生素 D 的水平,控制病情,防止骨骼畸形。

1. 一般疗法 合理饮食,每天户外活动 1 ~ 2 小时晒太阳(避免直晒)。

2. 药物疗法 活动期口服维生素 D 2 000 ~ 4 000IU/d(50 ~ 100μg/d)或 25-(OH)D_3 0.5 ~ 2.0μg/d,连服 1 个月后,改为 400 ~ 800IU/d。口服困难或慢性腹泻等影响吸收者,可采用大剂量突击疗法,每次维生素 D 15 万 ~ 30 万 IU(3.75 ~ 7.5mg)肌内注射,1 个月后再以维生素 D 400 ~ 800IU/d 维持口服。

3. 定期监测 监测血清钙、磷、碱性磷酸酶及血 25-(OH)D_3 水平。

4. 补充营养素 及时适量补充钙、铁、锌等相应微量元素,有利于骨骼健康成长。

5. 外科治疗 严重的骨骼畸形可采取外科手术矫正。

(刘王凯)

第三节　维生素 D 缺乏性手足搐搦症

维生素 D 缺乏性手足搐搦症(tetany of vitamin D deficiency)主要是维生素 D 缺乏导致低钙,出现低钙惊厥、喉痉挛等症状。

诊断要点

1. 高危因素 见上节"营养性维生素 D 缺乏性佝偻病"。

2. 临床表现 分为以下两型。

(1)隐匿型:总血钙 1.75 ~ 1.88mmol/L。可出现面神经征或腓反射、陶瑟征阳性。

(2)典型发作:总血钙 < 1.75mmol/L。可有以下典型症状:①无

热惊厥,数日 1 次到 1 日数十次,发作间期无异常;②手足搐搦,多见于较大儿童,手足痉挛、呈弓状、腕部屈曲,手指伸直,拇指内收,足踝关节伸直,足趾向下弯曲;③喉痉挛,婴儿多见,最危险,可突发呼吸困难,窒息导致死亡。

3. **鉴别诊断** 与其他无热惊厥性疾病如低血糖症、低镁血症、婴儿痉挛症等,以及中枢神经系统感染、急性喉炎进行鉴别。

处理要点

1. **惊厥的处理** 首先是急救,解除喉痉挛和惊厥。注意保持呼吸道通畅,喉痉挛者须立即将舌头拉出口外,行人工呼吸,必要时气管插管,并予吸氧、吸痰等。控制惊厥还可用 10% 水合氯醛保留灌肠;地西泮肌内注射或静脉注射。

2. **钙剂治疗** 惊厥发作时尽快予 10% 葡萄糖酸钙 5 ~ 10ml 加入等量 10% 葡萄糖液缓慢静脉注射。注射过程应监测心率,如心率下降超过 20 次 /min 或心率低于 100 次 /min,应停止注射。本品禁用于肌内注射或皮下注射。惊厥控制后改为口服钙剂。

3. 按照营养性维生素 D 缺乏性佝偻病的治疗方案补充维生素 D。

4. 对多次补钙难以纠正的惊厥,应注意排查低镁血症并及时补充镁剂。

(刘王凯)

第四节 儿童单纯性肥胖

儿童单纯性肥胖(obesity)是由多因素导致长期能量摄入超过人体的消耗,使体内脂肪过度积聚,体重超过参考值范围的一种营养障碍性疾病。

诊断要点

1. **病因** 能量摄入过多、活动量过少、遗传因素、心理因素等。

2. **临床表现** 常见于婴儿期、5 ~ 6 岁儿童和青春期。表现为疲劳感,用力时气短或腿痛,呼吸受限,自卑、抑郁等。严重肥胖者可有皮克威克综合征(Pickwickian syndrome)。肥胖相关综合征者可能存在外貌异常、视力或听力异常、第二性征发育异常、智力低下等。

体检可见皮下脂肪丰满,胸腹、臀部及大腿皮肤可出现皮纹,颈后、腋窝及腹股沟可出现黑棘皮,膝外翻,扁平足,男性乳房发育、阴茎隐匿。

3. **实验室检查** 血压、腰围、血糖、胰岛素、糖耐量、血脂、肝脏超声等。

4. **诊断**　判断儿童肥胖的标准有两种。

(1) BMI：当儿童的 BMI 在同性别、同年龄段参考值的 $P_{85} \sim P_{95}$ 为超重，$> P_{95}$ 为肥胖。

(2) 身高（长）的体重：在同年龄、同性别的 $P_{85} \sim P_{97}$ 为超重，$> P_{97}$ 肥胖。

5. **鉴别诊断**

(1) 伴遗传性肥胖综合征：如普拉德 - 威利综合征（Prader-Willi syndrome）、劳 - 穆 - 比综合征（Laurence-Moon-Biedl syndrome）、阿尔斯特伦综合征（Alstrom syndrome）等。

(2) 伴肥胖的内分泌疾病：库欣综合征、甲状腺功能减退症、生长激素缺乏症、肥胖生殖无能症等。

处理要点

饮食疗法和运动疗法是两项最主要的措施。

1. **饮食疗法**　低脂、低糖、高蛋白、高微量营养素、适量纤维素食谱。培养良好的饮食习惯。

2. **运动疗法**　鼓励患儿运动，选择患儿喜欢、有效、易坚持的运动。

3. 心理行为治疗。

4. **药物治疗**　FDA 批准用于 BMI ≥ 30kg/m²，或 BMI ≥ 27kg/m² 且患有至少一种与体重相关的并发症（如高血压或 2 型糖尿病）的 ≥ 16 岁青少年。FDA 批准奥利司他和利拉鲁肽用于治疗 12 ~ 16 岁青少年的肥胖症；二甲双胍用于治疗 10 岁及以上儿童的 2 型糖尿病。

5. **代谢减重手术**　用于生活方式及药物干预失败的儿童重度肥胖人群。

6. **预防**　尽早发现超重并及早干预，有利于预防肥胖的发生，对于有肥胖家族遗传史的儿童尤为重要。

（郭　松　陈秋莉）

第一节　急性上呼吸道感染

急性上呼吸道感染(acute upper respiratory infection)是儿童最常见疾病,90%以上病原体为病毒,鼻病毒多见。包括急性鼻咽炎、咽炎和扁桃体炎。

诊断要点

1. 临床表现

(1)一般类型:起病急,年长儿以鼻塞、流涕、咳嗽、咽痛等局部症状为主。婴幼儿可伴热性惊厥、烦躁、头痛、乏力等全身症状,部分患儿出现消化道症状。病变蔓延可引起周围器官感染。上呼吸道感染后的变态反应可致急性肾炎和风湿热。体检见咽充血、扁桃体肿大。部分有皮疹、下颌及颈部淋巴结肿大。

(2)特殊类型

1)疱疹性咽峡炎:病原体为柯萨奇病毒 A 组。夏秋多见。表现为急起高热、咽痛、流涎、拒食。咽充血,腭咽弓、软腭可见疱疹、溃疡,病程约 1 周。如手、足、口、臀等部位可见散发性的皮疹和疱疹,则诊断为手足口病。

2)咽结膜热:病原体为腺病毒 3、7 型。多见于春夏季。表现为高热、咽痛、眼部刺痛等;体征有咽充血,见白色分泌物,一侧或双侧滤泡性眼结膜炎,颈及耳后淋巴结肿大。病程为 1～2 周。

2. 辅助检查　病毒感染者血白细胞计数多正常或偏低,淋巴细胞计数相对增高;细菌感染者白细胞计数可增高,中性粒细胞增高,多数 CRP 和 PCT 增高。病原抗原检测、鼻咽分泌物病毒分离和咽拭子细菌培养有助于明确感染病原体。

3. 鉴别诊断　与急性传染病早期、流行性感冒及变应性鼻炎等鉴别。

处理要点

1. 一般治疗　休息,多饮水,呼吸道隔离。

2. 抗感染治疗　普通感冒目前无特效药物。部分中药有一定抗病毒作用。流感病毒可用磷酸奥司他韦。细菌感染可选用青霉素类、头孢菌素类或大环内酯类抗菌药。

3. 对症治疗　高热时可予对乙酰氨基酚或布洛芬;热性惊厥时

予镇静、止惊等处理。

（岳智慧　黄柳一）

第二节　毛细支气管炎

毛细支气管炎（bronchiolitis）是累及细支气管和终末细支气管的下呼吸道感染，婴幼儿多见。50% 以上的致病原为 RSV，主要临床特点为喘息、三凹征和气促。

诊断要点

1. **高危因素**　早产、年龄小、特应性体质、基础病、非母乳喂养及居住拥挤。

2. **临床表现**　2 岁以下尤其是 6 个月以内婴幼儿出现首次喘息发作、气促及呼气性呼吸困难。三凹征阳性，肺部可闻及呼气相哮鸣音及中细湿啰音，心率加快。全身中毒症状较轻，高热少见。症状高峰期常见于呼吸困难后的 48 ～ 72 小时，病程一般为 1 ～ 2 周。

3. **辅助检查**　外周血白细胞总数及分类多数正常。动脉血气分析可以明确患者缺氧和二氧化碳潴留的程度。胸部 X 线检查可见肺纹理增粗、肺充气过度、斑片状浸润影、局部肺不张等表现。

4. **鉴别诊断**　与支气管哮喘、肺结核、先天性气管支气管畸形、支气管肺发育不良、气道异物、先天性心血管疾病、胃食管反流等疾病鉴别。

处理要点

治疗目的为预防缺氧、控制喘息及病原治疗等。有以下表现之一者须住院治疗：烦躁、易激惹或嗜睡；缺氧（经皮血氧饱和度 < 92%）；纳差（喂养量下降一半或以上）；呼吸急促（呼吸 > 60 次 /min）；吸气时三凹征明显。

1. **氧疗**　缺氧时予吸氧。吸氧指征：①6 周龄及以上的儿童经皮血氧饱和度持续 < 90%；②小于 6 周龄的婴儿或任何年龄的有潜在健康状况的儿童经皮血氧饱和度持续 < 92%。

2. **治疗喘息**　①支气管舒张剂：雾化吸入 β_2 受体激动剂如沙丁胺醇，或联合应用 M 受体阻滞剂如异丙托溴铵等。②糖皮质激素：雾化吸入糖皮质激素如布地奈德等，严重喘憋时静脉滴注甲泼尼龙 1 ～ 2mg/（kg·d）。

3. **抗感染**　利巴韦林的使用有争议。继发细菌感染者予抗生素；肺炎支原体感染者予大环内酯类抗生素。

4. **对症支持治疗**　保持呼吸道通畅；维持水电解质酸碱平衡；及

时发现和处理呼吸衰竭及其他危重情况。

5. 预防 母乳喂养,避免被动吸烟,增强婴幼儿体质。高危婴儿(如早产儿、支气管肺发育不良、先天性心脏病、免疫缺陷病等)予抗呼吸道合胞病毒单克隆抗体帕利珠单抗(palivizumab)减少RSV感染。

(岳智慧 黄柳一)

第三节 支气管肺炎

支气管肺炎(bronchopneumonia)为累及支气管壁和肺泡的炎症,2岁以下多见。

诊断要点

1. 症状 发热、咳嗽、气促、烦躁、嗜睡、食欲减退、吐泻等。

2. 体征 呼吸增快(小于2月龄≥60次/min;2月龄~1岁≥50次/min;1~5岁≥40次/min;5岁以上≥30次/min);重症见鼻翼扇动、吸气性凹陷、呻吟和发绀;肺部闻及固定中细湿啰音;病灶融合时有肺实变体征。

3. 重症肺炎表现

(1)心血管系统:心力衰竭、心肌炎、心包炎等。心力衰竭的诊断:①安静状态下呼吸突然加快,大于60次/min;②心率突然增快,大于180次/min;③突然极度烦躁,发绀明显,面色苍白或发灰,毛细血管再充盈时间延长;④心音低钝、奔马律、颈静脉怒张;⑤肝脏迅速增大;⑥水肿、少尿或无尿。

(2)神经系统:缺氧中毒性脑病。

(3)消化系统:缺氧中毒性肠麻痹或消化道出血。

(4)抗利尿激素分泌失调综合征(syndrome of inappropriate secretion of antidiuretic hormone,SIADH)。

(5)DIC。

4. 肺炎严重度评估 2月龄~5岁患儿可依据有无胸壁吸气性凹陷、鼻翼扇动或呻吟诊断重度肺炎;有中心性发绀、严重呼吸窘迫、拒食或脱水征、意识障碍之一者诊断极重度肺炎。有条件者可依据肺部病变范围、有无低氧血症以及有无肺内外并发症表现等,进一步判断社区获得性肺炎严重程度。

5. 实验室检查

(1)外周血:细菌性肺炎白细胞计数多升高,中性粒细胞增多,核左移;CRP、PCT升高。病毒性肺炎白细胞计数多数正常或偏低。

(2)病原学检查:尽量在应用抗生素前留取血液及体液标本。常规检查未明确病原体的疑难、危重病例可应用 NGS。

6. 影像学检查 典型表现为两肺下野、中内带出现大小不等的点状或小斑片状影,沿肺纹理分布,可融合成大片状阴影,部分患儿见肺炎并发症相应影像学改变。

7. 鉴别诊断 与急性支气管炎、支气管异物、支气管哮喘、肺结核等疾病进行鉴别。

处理要点

1. 一般治疗 室内空气流通。少量多餐,进食营养丰富、易消化食物。保持体内环境稳定。常更换体位。

2. 抗感染治疗

(1)细菌感染者予抗生素:致病原未明确前经验性应用抗生素;病原体明确后根据不同病原体选择抗菌药物。①肺炎链球菌:青霉素敏感者首选青霉素或阿莫西林;耐药者首选头孢曲松、万古霉素等;青霉素过敏者选大环内酯类抗生素。②金黄色葡萄球菌:MSSA 首选苯唑西林,MRSA 选用万古霉素或联用利福平。③流感嗜血杆菌或卡他莫拉菌:首选阿莫西林 / 克拉维酸等。④大肠埃希菌和肺炎克雷伯菌:不产超广谱 β 内酰胺酶细菌首选第三代或第四代头孢菌素等;产超广谱 β 内酰胺酶细菌首选碳青霉烯类。⑤铜绿假单胞菌首选替卡西林 / 克拉维酸。⑥肺炎支原体和衣原体:首选大环内酯类抗生素。

疗程:一般用至热退且平稳、全身症状明显改善、呼吸道症状部分改善后 3 ~ 5 天。肺炎链球菌肺炎总疗程 7 ~ 10 天;流感嗜血杆菌肺炎、MSSA 肺炎 14 天左右;MRSA 肺炎 21 ~ 28 天;肺炎支原体、肺炎衣原体肺炎疗程平均 10 ~ 14 天,重者可适当延长。

(2)抗病毒治疗:流感病毒感染可用磷酸奥司他韦或玛巴洛沙韦;巨细胞病毒感染可用更昔洛韦或缬更昔洛韦。新冠病毒感染、12 岁以上且体重大于 40kg 的患儿可用奈玛特韦 / 利托那韦片(paxlovid)。部分中药制剂亦有一定抗病毒疗效。

3. 对症治疗

(1)氧疗指征:缺氧者出现烦躁、发绀、$SaO_2 \leqslant 92\%$ 或 $PaO_2 \leqslant 60mmHg$。重者须机械通气。

(2)保持呼吸道通畅:吸痰、祛痰、使用支气管扩张剂及保证足够液体入量。雾化吸入可解痉及减轻气道水肿。

(3)腹胀:低钾血症时补钾;缺氧中毒性肠麻痹时禁食及胃肠减压,亦可用酚妥拉明。

(4)高热:对乙酰氨基酚或布洛芬退热。

4. 糖皮质激素治疗 使用指征:①严重喘憋或呼吸衰竭;②全身中毒症状重,或伴感染中毒性休克、脑水肿等其中之一;③短期出现大量胸腔积液。疗程一般 3 ~ 5 天。

5. 治疗并发症及并存症

(1)心力衰竭:吸氧、镇静、利尿(呋塞米等)、强心(地高辛等)及使用血管活性药(酚妥拉明等)。

(2)缺氧中毒性脑病:①脱水,可用甘露醇;②改善通气;③扩血管,可用酚妥拉明、山莨菪碱;④止痉,可用地西泮;⑤糖皮质激素,可用地塞米松,2 ~ 3 天后减量或停药;⑥促进脑细胞恢复,可用三磷酸腺苷、胞磷胆碱、维生素 B_1 和 B_6 等。

(3)SIADH:血钠 120 ~ 130mmol/L、无明显症状时,限制水摄入;血钠 < 120mmol/L 伴明显低钠血症症状时,可予 3% 氯化钠 6ml/kg 在 2 ~ 4 小时静脉滴注,必要时 4 小时后再重复 1 次。

(4)脓胸和脓气胸:及时穿刺引流或胸腔闭式引流。

(5)并存症的处理:治疗营养不良、贫血、佝偻病等并存症。

6. 免疫治疗 重症予静脉用 IVIG,400mg/(kg·d),3 ~ 5 天。

(岳智慧 黄柳一)

第五章

心血管系统疾病

第一节　先天性心脏病

一、房间隔缺损

诊断要点

1. **症状**　房间隔缺损(atrial septal defect, ASD)患者分流量大者会因体循环血量少而体格发育落后;因肺循环血量多而易患呼吸道感染,并有气促、汗多、喂养困难、活动耐力下降等心功能不全表现。未经治疗的大型缺损在成年期可导致肺动脉高压,甚至出现艾森门格综合征(Eisenmenger syndrome)。

2. **体征**　典型者心前区隆起,心界扩大,第二心音固定分裂,肺动脉瓣区第二心音(P_2)增强,胸骨左缘第 2～3 肋间可闻及 2～3 级收缩期喷射性杂音。

3. **X 线检查**　肺血增多、肺动脉段膨隆;心胸比增大,右心房、右心室增大。晚期肺动脉段瘤样膨隆,肺门血管扩大、外周血管变细,呈残根状。

4. **心电图**　电轴右偏、右心房大、右心室肥厚、右束支传导阻滞。原发孔型 ASD 可出现电轴左偏、一度房室传导阻滞。

5. **超声心动图**　诊断 ASD 的主要手段。二维超声显示房间隔回声失落(位置、大小),右心房、右心室增大,肺动脉扩张;M 型超声显示室间隔与左室后壁呈 AB 运动或同向运动;彩色多普勒显示分流的位置、方向,估测分流的大小;频谱多普勒可通过三尖瓣反流估测肺动脉压力。

6. **心导管检查**　合并中、重度肺动脉高压者,往往需要进行心导管检查,评估肺循环压力与阻力。

处理要点

发生充血性心力衰竭者,须予药物治疗。继发孔型 ASD 可根据情况选择介入封堵或外科修补术。合并肺动脉高压者,可选择降肺压靶向药物治疗。艾森门格综合征为手术关闭 ASD 的禁忌证。

(彭慧敏　李淑娟)

二、室间隔缺损

室间隔缺损（ventricular septal defect, VSD）是儿童最常见的先天性心脏病。

诊断要点

1. **症状** 分流量小者常无症状,分流量大者常有体重增长迟缓、喂养困难、多汗、呼吸急促、活动后乏力,易患呼吸道感染及心力衰竭。合并严重肺动脉高压者可出现艾森门格综合征。

2. **体征** 典型表现为心前区隆起,心界增大,胸骨左缘第 3、4 肋间可扪及收缩期震颤,并可闻及 3 ~ 4 级收缩期喷射样杂音,P_2增强。分流量大者心尖部可闻及舒张期二尖瓣高流量杂音。VSD 合并艾森门格综合征,表现为发绀、心脏杂音减轻、P_2亢进。

3. **X 线检查** 肺血增多,肺动脉段饱满或膨隆;心胸比增大,以左心房、左心室扩大为主,合并肺动脉高压者右心室扩大;艾森门格综合征时,肺动脉段显著膨隆,肺外周血管影呈残根状。

4. **心电图** 左心房、左心室肥大。肺动脉高压显著、右心室负荷过重时则右心室肥大。

5. **超声心动图** 可显示缺损部位、形态,测量缺损大小与分流压差,并估测肺动脉压力。

6. **心导管检查** 合并肺动脉高压须了解肺循环压力与阻力时,需要行心导管检查。

处理要点

内科治疗控制心衰;大分流量者一般须尽早进行手术修补;个体化选择手术方式:介入封堵或外科修补;小分流量或有愈合倾向者,可予随访观察,但须注意预防感染性心内膜炎。VSD 合并艾森门格综合征为手术禁忌证。

（张力力　李淑娟）

三、动脉导管未闭

诊断要点

1. **症状** 动脉导管未闭（patent ductus arteriosus, PDA）分流量大者常有体重增长迟缓、喂养困难、多汗、呼吸急促、活动后乏力,易患呼吸道感染及心力衰竭。合并严重肺动脉高压者可出现艾森门格综合征。

2. **体征** 典型表现为心前区隆起,心界增大,胸骨左缘第 2 肋间可扪及震颤,并可闻及机器样连续性杂音,P₂增强。周围血管征阳性:有水冲脉、股动脉枪击音、毛细血管搏动征。艾森门格综合征者表现为差异性发绀。

3. X 线检查 肺血增多,肺动脉段膨隆;左心房、左心室增大,降主动脉可见漏斗征;艾森门格综合征时,肺动脉段显著膨隆,肺外周血管影呈残根状。

4. 心电图 左心房、左心室肥大。肺动脉高压显著、右心室负荷过重时则右心室肥大。

5. 超声心动图 可显示动脉导管位置、形态,测量导管大小与分流压差,并估测肺动脉压力。

6. 心导管检查 合并肺动脉高压者须了解肺循环压力与阻力时,需要行心导管检查。

处理要点

内科治疗控制心衰;早产儿 PDA 可尝试药物关闭动脉导管;绝大多数病例可进行介入封堵手术治疗;小分流量者(沉默型 PDA)可予随访观察,但须注意预防感染性心内膜炎。PDA 合并艾森门格综合征为手术禁忌证。

(张力力　李淑娟)

四、法洛四联症

法洛四联症(tetralogy of Fallot,TOF)是最常见的青紫型先天性心脏病,由右室流出道梗阻(肺动脉狭窄)、室间隔缺损、主动脉骑跨、右心室肥厚 4 种解剖畸形构成。

诊断要点

1. 症状 出生后逐渐出现口唇、指(趾)甲床发绀,活动后气促伴发绀加重。婴儿喜胸膝位姿势,年长儿有蹲踞现象。可出现缺氧发作,表现为突然发绀加重、呼吸困难,甚至昏厥、抽搐。

2. 体征 发育落后,有不同程度的发绀、杵状指(趾)。心前区隆起,第二心音单一,P₂减弱。胸骨左缘第 2 ~ 4 肋间可闻及 2 ~ 3 级收缩期喷射样杂音,肺动脉狭窄越重,杂音越轻。

3. 血常规 长期低氧刺激红细胞增生,红细胞数、血红蛋白及血细胞比容增高。

4. X 线检查 肺血减少,肺野透亮度增加。心尖圆钝上翘,肺动脉段凹陷,呈"靴形心"。

5. 心电图 电轴右偏,右心室肥厚。

6. **超声心动图** 可显示4种解剖畸形,测量室间隔缺损大小、主动脉骑跨程度、右室流出道狭窄程度、肺动脉主干与左右肺动脉分支发育情况、右心室壁厚度,并可评估左心室发育情况与功能。

7. **心脏血管 CT 或 MRI** 可更直观显示、评估肺动脉发育与体-肺侧支情况,作为超声心动图检查的补充,目前基本取代心导管检查。

8. **心导管检查** 目前基本不需要在术前进行心导管检查来辅助诊断。

处理要点

1. **内科处理** 根据发绀程度选择不同方式氧疗。患者多合并代谢性酸中毒,可予静脉补碱治疗。患者在新生儿期依赖动脉导管的循环,应用前列腺素 E1 持续静脉泵入以维持动脉导管开放是重要的治疗手段。可稀释血液,严重者须放血治疗。发生缺氧发作时多可通过胸膝位、吸氧、纠酸与 β 受体拮抗剂来缓解,预防缺氧发作可用普萘洛尔口服。

2. **外科处理** 均须外科手术治疗,根据肺动脉发育情况选择姑息或根治手术。

(朱文根　杨达雅　彭慧敏　李淑娟)

第二节　心力衰竭

儿童心力衰竭(heart failure,HF)简称心衰,是指多种原因导致的心脏结构和/或功能的异常改变,使心室收缩和/或舒张功能发生障碍,心排血量不能满足机体的需求,同时引起神经内分泌调节障碍,对心脏及全身各器官造成影响的一组复杂临床综合征。

诊断要点

1. **心衰的类型** 根据心衰进程分为急性心衰和慢性心衰,根据心衰部位分为左心衰、右心衰和全心衰,根据心衰的心室功能分为收缩性心衰和舒张性心衰,根据心排血量分为低心排血量型心衰和高心排血量型心衰。

2. **临床表现**

(1)心脏功能障碍表现:心脏扩大、心动过速、第一心音低钝,重者可出现舒张期奔马律、外周灌注不良、血压低、脉压窄、尿量减少等。

(2)肺循环淤血表现:呼吸急促,重者有呼吸困难与发绀,咯泡沫血痰,听诊可闻及湿啰音及哮鸣音。

(3)体循环淤血表现:肝肿大伴触痛(短时间内进行性增大更有

意义),颈静脉怒张,肝颈静脉回流征阳性,水肿。

3. 辅助检查

(1)血清生物学标志物:B 型利钠肽或 N 末端 B 型利钠肽原(N-terminal proBNP,NT-proBNP);肌酸激酶同工酶 CK-MB;肌钙蛋白 I 或 T。

(2)胸部 X 线片:儿童心胸比例超过 0.50,婴儿心胸比例超过 0.55 常提示心脏增大。

(3)心电图:常见表现包括窦性心动过速、ST-T 异常,其他可见心室肥大、低电压、心律失常等。

(4)超声心动图;方便操作的无创手段,可显示心脏结构、大小、心肌与瓣膜情况,并可评估心脏收缩与舒张功能。

(5)其他特殊检查:对于不明原因或特殊类型的小儿心力衰竭,还可考虑采用代谢筛查、基因检测、心脏磁共振成像、核素心室造影及心肌灌注显像、心导管检查等手段进一步评估。

4. 儿童心衰的诊断及鉴别诊断　儿童心力衰竭的诊断主要依据病因、病史、临床表现及辅助检查结果综合判断,根据心脏功能障碍、肺循环淤血、体循环淤血等表现判断是否存在心衰。积极寻找心衰病因如病毒性心肌炎、风湿性心脏病、严重感染、心律失常等。

5. 儿童心衰严重程度的评估　心衰诊断成立后须进一步评估严重程度,目前临床常用的评估患儿心衰严重程度和心功能分级的主要依据包括纽约心脏协会(NYHA)和改良 Ross 心功能分级法。

处理要点

1. 病因及诱因治疗　积极处理原发病;及时纠正诱因,避免感染、酸中毒、电解质紊乱、使用心肌损伤药物等诱发心衰的因素。

2. 一般治疗　包括休息和饮食、体位、镇静、供氧、容量管理、维持水电解质平衡。心衰患儿须卧床休息,年长儿建议半卧体位,小婴儿可抱起,均衡饮食以易消化食物为主,烦躁不安者须适当镇静。急性心衰患儿短期内维持每天出入量的负平衡,并控制输液速度。

3. 药物治疗

(1)急性心衰的治疗:急性心力衰竭的治疗原则是限制入量、给予正性肌力药物增强心肌收缩、利尿剂减轻心脏前负荷、血管扩张减轻心脏后负荷。①正性肌力药:常用的正性肌力药物主要包括洋地黄制剂和肾上腺素能受体激动剂等。洋地黄化量(饱和量)为 0.02 ～ 0.04mg/kg,首剂给予洋地黄化量的 1/2,其余分 2 次给予,每次间隔 6 ～ 8 小时。常用肾上腺素能受体激动剂有多巴胺、多巴酚丁胺、肾上腺素、去甲肾上腺素、异丙肾上腺素。磷酸二酯酶抑制剂(如米力农)、钙增敏剂(如左西孟旦)也是临床常用正性肌力药物。②利尿剂:急性心衰患儿首选静脉袢利尿剂。③血管扩张剂:常用硝酸甘油、硝普钠、酚妥拉明、哌唑嗪。④心肌能量代谢药物:用于改善心肌细胞能量代谢,常用的包括辅酶 Q10、左卡尼汀、磷酸肌酸钠、1,6- 二磷酸果糖。⑤急性肺水肿的治疗:及时氧疗,应用利尿剂、正性肌力药物,烦躁不安者应使用地西泮、苯巴比妥镇静,严重者可使用吗啡镇静(0.1 ~ 0.2mg/kg 静脉或肌内注射),并使用硝普钠、硝酸甘油等血管扩张药减轻心脏负荷。当有明显 $PaCO_2$ 升高及 PaO_2 下降,可选用机械通气支持。

(2)慢性心衰的治疗:常用药物主要包括洋地黄类制剂、血管紧张素转换酶抑制剂(如卡托普利、依那普利)、β 受体拮抗剂(如美托洛尔)和利尿剂。

4. **非药物治疗** 经药物治疗后心衰仍难以控制者可考虑机械循环支持,包括 ECMO、心室辅助装置、主动脉内球囊反搏等。超滤治疗主要用于临床出现严重肺水肿、严重外周组织水肿、严重电解质紊乱和肾功能进行性下降的急性心衰患儿。

(林约瑟)

第一节　腹泻病

腹泻病(diarrhea)是指由多种病原、多种因素引起的以大便次数增多和大便性状改变为特点的一组消化道疾病,好发于婴幼儿。感染所致腹泻以病毒感染较多见,非感染性腹泻以食饵性腹泻、症状性腹泻、过敏性腹泻较多见。

诊断要点

1. 胃肠及全身症状

(1)大便次数增多:每日排便次数 ≥ 3 次,甚至十余次至数十次,结肠炎者可有里急后重表现。

(2)大便性状改变:粪便性状与病原种类有关。①脓血便:常为侵袭性细菌(侵袭性大肠埃希菌、空肠弯曲菌、沙门菌等)所致。②非脓血便:如水样便、蛋花汤样便、稀糊便、黏液便等,常为病毒及非侵袭性细菌、寄生虫等所致。③黄色稀便、带泡沫及豆腐渣样物:为白色念珠菌所致。

(3)其他胃肠症状:可有呕吐、恶心、腹痛、腹胀、食欲低下等。轮状病毒肠炎者呕吐常先于腹泻。

(4)全身症状:发热或体温不升、精神烦躁或萎靡、嗜睡、面色苍白,甚至惊厥、意识模糊、昏迷、休克。

(5)水、电解质紊乱及酸碱平衡失衡:包括不同程度的脱水、代谢性酸中毒、电解质紊乱。

(6)发病季节与病原种类:发生在秋冬季节,以轮状病毒肠炎(秋季腹泻)、诺如病毒肠炎常见;发生在夏季,以产毒性细菌引起的肠炎常见。

2. 辅助检查

(1)大便常规:较多白细胞提示肠道侵蚀性炎症病变。

(2)病原学诊断:病毒感染可做大便病毒分离。细菌感染可做大便细菌培养和药物敏感试验。原虫及白色念珠菌感染可做大便涂片镜检。酶免疫分析、直接免疫荧光分析、核酸扩增技术、血清学相应免疫抗体测定可帮助诊断。

(3)血生化检查:判断患儿有无电解质、酸碱平衡紊乱。

3. **临床分型**

(1)轻型:常由饮食因素及肠道外感染引起,以胃肠道症状为主,每日排便少于 10 次,无脱水及全身中毒症状。

(2)重型:常由肠道内感染引起,胃肠道症状较重,每日排便超过 10 次,有较明显的脱水、电解质紊乱及酸碱平衡失衡和全身中毒症状。

4. **临床分期**

(1)急性腹泻病:病程 < 2 周。

(2)迁延性腹泻病:病程为 2 周到 2 个月。

(3)慢性腹泻病:病程 > 2 个月。

5. **诊断及鉴别诊断**　根据患儿临床表现及大便性状做出临床诊断。结合大便常规、大便病原学等检查积极查找腹泻病原因,特别是迁延性腹泻、慢性腹泻的病因诊断。

处理要点

1. **急性腹泻**

(1)饮食:除严重呕吐者外,不予禁食。母乳喂养儿继续母乳喂养。人工喂养儿应予低脂或无脂、不含蔗糖的流质或半流质食物。疑为乳糖酶缺乏者不宜食含乳糖食物。腹泻好转时,尽快恢复原来已经熟悉的饮食,由少到多,由稀到稠。

(2)纠正水、电解质紊乱及酸碱失衡:见本章第二节"液体疗法"。

(3)对症处理:①肠道微生态疗法;②肠黏膜保护剂,如蒙脱石散;③抗分泌治疗,消旋卡多曲可用于治疗分泌性腹泻;④补锌,每日给予元素锌 10mg(< 6 个月)或 20mg(> 6 个月),疗程 10 ~ 14 天;⑤避免使用止泻剂。

(4)控制感染:病毒性肠炎一般不用抗病毒药物。伴明显中毒症状且不能完全用脱水解释者,尤其是重症患儿、早产儿、小婴儿及免疫功能低下者,应使用抗菌药物。寄生虫所致腹泻病少见,如阿米巴感染可使用甲硝唑。真菌性肠炎应根据病情酌情停用抗菌药物,并结合临床情况考虑是否应用抗真菌药物。

2. **迁延性和慢性腹泻治疗原则**　查明病因,对因治疗,慎用抗菌药物;调整饮食;补充微量元素和维生素;应用微生态调节剂;积极预防治疗并发症。

(张　娜　沈振宇)

第二节　液体疗法

液体疗法(fluid therapy)常用的有口服补液、静脉补液 2 种途径。

一、脱水和代谢性酸中毒诊断及处理要点

诊断要点

1. 脱水

(1)脱水程度:①轻度脱水,体液丢失 30 ~ 50ml/kg 或体重的 3% ~ 5%。此时眼窝及囟门稍凹陷,尿量略减。②中度脱水,体液丢失 50 ~ 100ml/kg 或体重的 5% ~ 10%。前囟及眼窝下降明显,唇及皮肤干燥,尿少。③重度脱水,体液丢失 100 ~ 120ml/kg 或超过体重的 10%。症状较前者重,尿极少或无尿,血容量明显减少,可致休克。

(2)脱水性质:①低渗性脱水,血清钠 < 130mmol/L;②等渗性脱水,血清钠在 130 ~ 150mmol/L;③高渗性脱水,血清钠 > 150mmol/L。临床上以等渗性脱水最为常见,高渗性脱水少见。

2. 代谢性酸中毒(代酸)

(1)血气 pH < 7.35,BE < −3mmol/L,HCO_3^- < 21mmol/L。

(2)临床表现:精神萎靡或烦躁不安,呼吸深快,唇、口腔黏膜呈樱桃红色,呼出气体带酸味或烂苹果味。

处理要点

1. 脱水的处理

(1)口服补液:适用于轻、中度脱水者。目前推荐选择低渗透压口服补液盐,轻度脱水按 50ml/kg,中度脱水按 100ml/kg,于 4 小时内用完。4 小时后再次评估脱水情况。

(2)静脉补液:适用于重度脱水、中度脱水但无法口服补液或口服补液无效者。补液原则为"先快后慢、先浓后淡、先盐后糖、见尿补钾"。

1)常用补液溶液:①不计算张力,用 5% 或 10% 葡萄糖;②等张溶液,用 0.9% 氯化钠、1.4% 碳酸氢钠、1.87% 乳酸钠、2∶1 等张含钠液(0.9% 氯化钠 2 份加 1.4% 碳酸氢钠 1 份);③ 1/2 张溶液,用 1∶1 含钠液(0.9% 氯化钠 1 份加 5% 或 10% 葡萄糖液 1 份)、2∶3∶1 含钠液(0.9% 氯化钠 2 份加 5% 或 10% 葡萄糖液 3 份加 1.4% 碳酸氢钠 1 份);④ 2/3 张溶液,用 4∶3∶2 液(0.9% 氯化钠 4 份加 5% 或 10% 葡萄糖液 3 份加 1.4% 碳酸氢钠 2 份)。

2)第一个 24 小时的补液:①确定补液量,包括生理需要量、累计损失量及继续丢失量 3 个方面。补液总量:轻度脱水 90 ~ 120ml/kg,中度脱水 120 ~ 150ml/kg,重度脱水 150 ~ 180ml/kg。②确定补液性质,低渗性脱水予 2/3 张含钠液;等渗性脱水予 1/2 张含钠液;高

渗性脱水予 1/5 ～ 1/3 张含钠液。如脱水性质判断困难,先按等渗性脱水处理。③确定补液速度,中度脱水无休克表现者,补液总量的 1/2 在前 8 ～ 10 小时输入,输液速度为 8 ～ 12ml/(kg·h);余 1/2 在第 14 ～ 16 小时输入,输液速度为 4 ～ 6ml/(kg·h)。重度脱水有休克者首先扩容,可选择生理盐水或 2 ∶ 1 等张含钠液 20ml/kg,于 30 ～ 60 分钟快速静脉输入后评估脱水程度,以确定后续补液方案。补液过程中须密切观察患儿病情变化,随时调整补液方案。脱水程度减轻、能耐受口服者尽早改为口服补液。

3)24 小时后的补液:补充继续丢失量和生理需要量。补充继续丢失量的原则是"丢多少补多少,随时丢随时补",常用 1/3 ～ 1/2 张含钠液;补充生理需要量用 1/5 ～ 1/4 张含钠液。

2. 代谢性酸中毒的处理 轻度代酸者经上述补液多能恢复正常,无须另行补碱。一般当 pH < 7.3 时须补碱,常选用 5% 碳酸氢钠,剂量(ml)为 $(-BE) \times 0.5 \times$ 体重(kg),稀释至 1.4% 输入。先予计算量的 1/2,复查血气后根据结果调整补碱剂量。纠酸后应注意是否需要补钾、补钙。

二、几种特殊情况液体疗法

1. 新生儿

(1)新生儿每日生理需要量:日龄 < 3 天者,60 ～ 120ml/kg; > 7 天者,120 ～ 180ml/kg。

(2)除重度脱水须紧急扩容外,宜匀速滴入,有脱水症状时速度 < 10ml/(kg·h),反之 < 6ml/(kg·h)。

2. 营养不良

(1)重度营养不良者补液量为上述补液方案计算量的 2/3。

(2)补液速度宜稍慢,按 3 ～ 5ml/(kg·h)速度输入,总液量在 24 小时内匀速输入。

(3)补液过程中易发生缺钾、缺钙、缺镁,应及时补给。

(4)热量应持续供给,以防出现低血糖。

(张　娜　沈振宇)

第一节　急性肾炎

急性肾小球肾炎(acute glomerulonephritis, AGN)简称急性肾炎，是指一组病因不一，临床表现为急性起病，多有前驱感染，以血尿为主，伴不同程度蛋白尿，可有水肿、高血压、肾功能异常的肾小球疾病。可分为急性链球菌感染后肾小球肾炎(acute poststreptococcal glomerulonephritis, APSGN)和非链球菌感染后肾小球肾炎。儿童急性肾炎主要指 APSGN。

诊断要点

1. **前驱感染**　发病前 1 ~ 3 周有链球菌感染史，表现为扁桃体炎、咽炎和皮肤化脓性感染等。

2. **典型表现**　有水肿、尿改变和高血压三大表现。水肿呈非凹陷性，尿量减少，50% ~ 70% 病例可有肉眼血尿，可有不同程度蛋白尿。33% ~ 67% 病例有高血压。

3. **严重表现**　严重循环充血、高血压脑病、急性肾损伤。

4. **非典型表现**　包括无症状性、肾外症状性和肾病综合征表现的 AGN。

5. **实验室检查**

(1)尿液检查:尿镜检见多少不等的红细胞，尿蛋白(+) ~ (+++)，可有白细胞和上皮细胞，也可见透明管型、颗粒管型或红细胞管型。

(2)血液检查:ASO 升高。血清 C_3 降低，至病程第 8 周 94% 患儿血 C_3 恢复正常。血沉增快，抗链球菌 DNA 酶 B 抗体、抗双磷酸吡啶核苷酸酶抗体滴度增高。急性肾损伤病例可有血尿素氮和肌酐升高、内生肌酐清除率降低、高钾血症、低钠血症、高磷血症和代谢性酸中毒。

6. **鉴别诊断**　与 IgA 肾病、慢性肾炎急性发作、原发性肾病综合征、急进性肾炎等疾病进行鉴别。

处理要点

1. **休息**　应卧床休息至水肿消退、肉眼血尿消失、血压正常。血沉正常可上学，但应避免重体力活动。尿沉渣细胞计数正常后方可恢复体力活动。

2. **饮食**　对有水肿、高血压者应限制水、钠摄入。有氮质血症者应限制蛋白质摄入。对严重病例应"量出为入",每日液体量控制为"尿量 + 显性失水（呕吐、大便、引流量）+ 不显性失水 – 内生水"。

3. 抗感染治疗 予青霉素类抗菌药物 10 ～ 14 天,清除感染灶,青霉素过敏者改用其他敏感抗菌药物。

4. 利尿 控制水、盐摄入,仍水肿、少尿者可用口服氢氯噻嗪。水肿严重、肌酐清除率降低（低于正常 50%）者可用呋塞米。

5. 降压 经休息,控制水、盐摄入,利尿,仍血压升高者应予降压药,可根据病情选择钙通道阻滞剂或血管紧张素转化酶抑制剂如硝苯地平、卡托普利等。

6. 严重症状的处理

(1)高血压脑病:原则是选用降血压效力强而迅速的药物,首选硝普钠。有惊厥者及时止痉,首选地西泮,同时静脉注射呋塞米利尿。

(2)严重循环充血、急性肾损伤的处理可参阅有关章节。

（陈丽植　蒋小云）

第二节　肾病综合征

肾病综合征（nephrotic syndrome,NS）是一组由多种原因引起的肾小球滤过膜通透性增加,导致血清内大量蛋白质从尿中丢失的临床综合征。原发性肾病综合征（primary nephrotic syndrome,PNS）约占儿童时期肾病综合征总数的 90%。

诊断要点

1. 诊断标准 ①大量蛋白尿:1 周内 3 次尿蛋白定性（+++）～（++++）;晨尿或随机尿尿蛋白 / 肌酐（mg/mg）≥ 2.0 或 24 小时尿蛋白定量≥ 50mg/kg。②低蛋白血症:血清白蛋白 < 25g/L。③高脂血症:血清胆固醇 > 5.7mmol/L。④不同程度的水肿。其中大量蛋白尿和低蛋白血症是必备条件。

2. 临床分型

(1)单纯型肾病（simple type NS）:仅有上述表现者。

(2)肾炎型肾病（nephritic type NS）:除以上表现外,尚具有以下四项之一或多项者。①血尿,并证实为肾小球源性血尿;②反复或持续出现高血压,并除外糖皮质激素等原因所致;③肾功能下降,除外由血容量不足等所致;④持续或反复低补体血症。

3. 按糖皮质激素（简称激素）反应分型 激素敏感型 NS、激素耐药型 NS、激素依赖型 NS。

4. 按复发情况分型 复发（relapse）、非频复发（non-frequently

relapse)、频复发(FR)。

5. 评估并发症　主要有感染、电解质紊乱(低钠血症,低钾血症和低钙血症等)、低血容量和低血容量性休克、血栓形成、急性肾损伤和肾小管功能障碍等,注意肾上腺皮质功能不全或危象。

6. 经皮肾穿刺组织病理学检查　肾穿刺活检指征:①年龄＜1岁;②临床分型为肾炎型;③初治或迟发激素耐药;④激素依赖或频复发,虽非必须指征,但对治疗方案选择有帮助;⑤长时间使用钙调磷酸酶抑制剂或治疗中出现肾功能下降。

7. 鉴别诊断　原发性肾病综合征须与继发于全身性疾病的肾病综合征鉴别。部分非典型链球菌感染后肾炎、狼疮性肾炎、IgA 血管炎肾炎(也称紫癜性肾炎)、乙型肝炎病毒相关性肾炎及药物性肾损害等,均可有肾病综合征样表现。临床上须排除继发性和遗传性肾病综合征后方可诊断为原发性肾病综合征。

处理要点

1. 休息　除严重水肿、并发感染或严重高血压外,一般不需要卧床休息。病情缓解后逐渐增加活动量。

2. 饮食　明显水肿和严重高血压时应短期限制水、钠摄入。蛋白质摄入量为 1.5 ～ 2g/(kg·d),以高生物效价的动物蛋白(乳、鱼、蛋、禽、牛肉等)为宜。

3. 防治感染。

4. 在应用糖皮质激素过程中每日应给予维生素 D 400IU 及适量钙剂。

5. 抗凝及纤溶药物疗法　①肝素、低分子肝素或其他抗凝药;②尿激酶;③双嘧达莫。

6. 利尿　对水肿较重伴尿少者,可使用利尿剂,但须密切观察出入量、体重变化及电解质情况。

7. 糖皮质激素治疗

(1)初治病例

1)短程疗法:复发率高,国内少用。

2)中长程疗法:分以下两阶段治疗。①诱导缓解阶段:共 4 ～ 6周。②巩固维持阶段:激素总疗程达 6 个月为中疗程,总疗程达 9 个月为长疗程。注意激素相关副作用。

(2)非频复发病例:①积极寻找复发诱因,及时控制感染,部分患儿控制感染后可缓解;②重新激素诱导缓解;③在感染时增加激素维持量,改隔日口服激素为同剂量每日口服,连用 7 天。

(3)频复发或激素依赖病例:上述诱导缓解后,可采用激素拖尾疗法;若隔日激素治疗时复发,可用能维持缓解的最小有效激素量,每日口服;也可更换激素种类,如用泼尼松者可换为等剂量甲泼尼龙。

(4)激素耐药病例:建议尽早行肾活检,根据不同病理类型选择免疫抑制剂。

8. 免疫抑制剂　主要用于频复发、激素依赖、激素耐药、出现激素严重副作用或存在使用激素禁忌证的患儿。可选用以下免疫抑制剂:环磷酰胺、他克莫司、环孢素 A、霉酚酸类药物(包括吗替麦考酚酯和麦考酚钠肠溶片)等。

9. 生物制剂　利妥昔单抗能有效诱导 NS 缓解和减少复发次数,主要用于激素依赖、频复发或出现激素严重副作用的病例。

10. 免疫调节剂　左旋咪唑适用于常伴感染的激素依赖或频复发患儿,一般作为激素的辅助治疗。

(陈丽植　蒋小云)

第三节　狼疮性肾炎

狼疮性肾炎(lupus nephritis,LN)是系统性红斑狼疮最常见和最重要的肾脏并发症,其临床表现多样。

诊断要点

1. 诊断标准　在确诊为 SLE 的基础上,患儿有下列任一项肾受累表现者即可诊断 LN。①尿蛋白检查满足以下任一项者:1 周内 3 次尿蛋白定性检查阳性;24 小时尿蛋白定量 > 150mg;尿蛋白 / 尿肌酐 > 0.2mg/mg;或 1 周内 3 次尿微量白蛋白高于正常值。②离心尿每高倍镜视野红细胞 > 5 个。③肾小球和 / 或肾小管功能异常。④肾活检异常,符合狼疮性肾炎病理改变。

2. LN 的临床分型　①孤立性血尿和 / 或蛋白尿型;②急性肾炎型;③肾病综合征型;④急进性肾炎型;⑤慢性肾炎型;⑥小管间质损害型;⑦亚临床型。

3. LN 的病理分型　按 ISN/RPS 2003 LN 病理分型标准,分为以下六型。

(1) Ⅰ 型:轻微系膜性 LN。

(2) Ⅱ 型:系膜增生性 LN。

(3) Ⅲ 型:局灶性 LN,分活动性或非活动性病变。

(4) Ⅳ 型:弥漫性 LN。

(5) Ⅴ 型:膜性 LN。Ⅴ 型膜性 LN 可合并 Ⅲ 型或 Ⅳ 型病变。

(6) Ⅵ型:严重硬化型 LN。

4. **鉴别诊断**　与其他全身性疾病的肾脏病变如 IgA 血管炎肾炎(也称紫癜性肾炎)、乙型肝炎病毒相关性肾炎、ANCA 相关性肾炎等进行鉴别。

处理要点

1. 尽早行肾活检,依据不同肾活检病理制订治疗方案。

2. 积极控制 SLE 活动性。

3. 坚持长期、正规、合理药物治疗,加强随访。

4. 尽可能恢复肾功能或保护残存肾功能,避免 LN 复发,避免或减少药物不良反应。

5. **LN 的辅助性治疗**　羟氯喹、ACEI 和 ARB。

6. **LN 的免疫抑制治疗策略**　不同病理类型的 LN,免疫损伤性质不同,治疗方法不一,必须依据肾活检病理检查结果制订个体化治疗方案。

(1) Ⅰ型 LN:伴有肾外症状者,予 SLE 常规治疗。

(2) Ⅱ型 LN:伴有肾外症状者,予 SLE 常规治疗。伴蛋白尿且病理表现为轻微病变或局灶增生硬化者,可用泼尼松或加用钙调神经磷酸酶抑制剂(calcineurin inhibitor,CNI)如环孢素(CsA)或他克莫司(FK506)。

(3) Ⅲ型和Ⅳ型 LN:予 GC 加免疫抑制剂联合治疗,分诱导缓解和维持治疗两阶段。

(4) Ⅴ型 LN:①单纯Ⅴ型、非肾病综合征范围蛋白尿且肾功能正常者,予一般治疗和辅助治疗,并根据肾外狼疮的症状使用 GC 和 /或免疫抑制剂;②持续存在肾病综合征范围蛋白尿的单纯Ⅴ型,予 GC 加免疫抑制剂,即吗替麦考酚酯(mycophenolate mofetil,MMF)、硫唑嘌呤(azathioprine,AZA)、CTX 或 CNI;③Ⅴ+Ⅲ型和Ⅴ+Ⅳ型 LN,治疗方案同Ⅲ型和Ⅳ型 LN 患儿。Ⅴ+Ⅳ型 LN 可采用 GC+MMF+FK506 或 GC+CTX+FK506 的多靶点治疗。

(5) Ⅵ型 LN:如有肾外狼疮活动性病变,仍须根据活动情况给予 GC 和免疫抑制剂。如无肾外狼疮活动,不用免疫抑制剂,予降压、降蛋白治疗以保护残存肾功能,尽可能延缓进入终末期肾病。终末期肾病患儿予肾替代治疗(透析或肾移植)。

(姜梦婕　蒋小云)

第四节　IgA 血管炎肾炎

免疫球蛋白 A 血管炎肾炎（IgA vasculitis glomerulonephritis，IgAVN），既往称之为紫癜性肾炎，是指 IgA 血管炎（旧称过敏性紫癜）时肾实质受累，多发生于病程 6 个月之内，是儿童全身性疾病累及肾脏的常见原因之一。

诊断要点

1. **病史**　IgA 血管炎病程 6 个月内，出现过血尿和 / 或蛋白尿。

2. **临床表现**

（1）肾脏受累表现：临床分型为孤立性血尿、孤立性蛋白尿、血尿和蛋白尿型、急性肾炎型、肾病综合征型、急进型肾炎型。血尿为肉眼血尿或镜下血尿。满足以下任一项者可诊断蛋白尿：1 周内 3 次尿常规蛋白阳性；24 小时尿蛋白定量 > 150mg；1 周内 3 次尿微量白蛋白高于正常值。

（2）肾外症状：皮肤紫癜为最常见首发症状，其次为腹痛、胃肠出血等胃肠道表现以及关节痛，部分患儿可有神经、呼吸、心血管等器官系统受累表现。

3. **实验室检查**　缺少特异性。部分患儿血中 IgA 水平可增高。

4. **肾活检**　伴蛋白尿患儿无禁忌证时，应尽可能早期行肾活检，根据病理分级Ⅰ～Ⅵ级，选择不同的治疗方案。

5. **鉴别诊断**　应与兼有皮疹及肾脏受累的疾病相鉴别，如狼疮性肾炎、结节性多动脉炎等。

处理要点

IgAVN 患儿的临床表现与肾病理损伤程度并不完全一致，后者能更准确地反映病变程度。没有条件获得病理学诊断时，可根据其临床分型选择相应的治疗方案。注意个体化处理，应进行长期随访，定期监测血压、尿常规和肾功能。

1. **孤立性血尿或病理Ⅰ级**　仅对 IgA 血管炎进行相应治疗，密切监测患儿病情变化，至少随访 3 年。

2. **孤立性蛋白尿、血尿和蛋白尿或病理Ⅱa 级**　用 ACEI 和 / 或 ARB。必要时可加用泼尼松口服，根据尿蛋白情况调整剂量和疗程。

3. **非肾病水平蛋白尿或病理Ⅱb、Ⅲa 级**　可参照上一级的用药，必要时采用激素联合免疫抑制剂治疗，如激素联合 CTX 或 CsA 治疗。

4. **肾病水平蛋白尿、肾病综合征或病理Ⅲb、Ⅳ级**　首选糖皮质激素联合 CTX 冲击治疗,当 CTX 治疗效果欠佳或患儿不能耐受时,可更换其他免疫抑制剂(如 AZA、CsA、MMF)。可加用抗凝剂和 / 或抗血小板聚集药。

5. **急进性肾炎型或病理Ⅳ、Ⅴ级** 甲泼尼松龙冲击治疗 +CTX+肝素 + 双嘧达莫四联疗法,必要时可行血液灌流或血浆置换治疗。

(裴瑜馨 蒋小云)

第五节 泌尿道感染

泌尿道感染(urinary tract infection,UTI)是指病原体直接侵入尿路,在尿液中生长繁殖,并侵犯尿路黏膜或组织,引起损伤。根据侵袭部位不同分为上泌尿道感染(肾盂肾炎)和下泌尿道感染(膀胱炎和尿道炎)。

诊断要点

1. **临床表现** 年长儿常有尿路刺激症状(尿频、尿急、尿痛),婴幼儿 UTI 临床症状缺乏特异性,可以全身症状为主。

2. **尿常规检查** 清洁中段尿离心沉渣中白细胞 ≥ 5 个 / 高倍视野,即可怀疑为 UTI。

3. 尿细菌培养及菌落计数是诊断 UTI 的主要依据。清洁中段尿培养菌落数女童 ≥ 1×10^5/ml、男童 ≥ 1×10^4/ml 或球菌 ≥ 1×10^3/ml 可确诊;耻骨上膀胱穿刺尿定性培养有细菌生长即可确诊。

4. **判断是初发还是复发型** UTI 复发型 UTI 包括:① UTI 发作 2 次及以上,且均为急性肾盂肾炎;② 1 次急性肾盂肾炎,且伴有 1 次及以上的下泌尿道感染;③ 3 次及以上的下泌尿道感染。

5. **判断上泌尿道感染或下泌尿道感染** 上泌尿道感染主要指菌尿并有发热(≥ 38℃),伴有腰酸、易激惹等不适;下泌尿道感染患儿通常无全身症状和体征。

6. **结合影像学检查,判断有无尿路畸形** 核素肾静态扫描(DMSA)是诊断急性肾盂肾炎的金标准。

(1)≤ 2 岁患儿:首次发热性 UTI,建议完善泌尿系超声及 DMSA 检查。如果泌尿系超声或 DMSA 检查结果异常,或是不典型泌尿道感染表现,建议在急性感染控制后进一步进行排泄性膀胱输尿管造影检查。

(2)> 2 岁患儿:首次发热性 UTI,可视病情而定。一般患儿完善泌尿系超声即可;若超声异常,临床表现不典型,或抗菌药物治疗 48 小时无明显好转,完善相关影像学检查。

7. **鉴别诊断**　泌尿道感染须与肾小球肾炎、肾结核、急性尿道综合征等进行鉴别。

处理要点

1. **急性期**　多休息,鼓励患儿多饮水以增加尿量,女童还应注意外阴部的清洁卫生。

2. **急性肾盂肾炎的治疗**　在做尿培养后即经验性予两种抗菌药联合用药,宜选用肾毒性小,在肾组织、尿液和血液中浓度较高的广谱、强效杀菌剂。培养出结果后根据药敏结果同时结合临床疗效,选用抗生素。若没有药敏结果,对急性肾盂肾炎推荐使用二代以上头孢菌素、氨苄西林 - 棒酸盐复合物。

(1)≤ 3 月龄:全程静脉敏感抗菌药物治疗 10 ～ 14 天。

(2)> 3 月龄:若患儿有中毒、脱水等症状或不能耐受口服抗菌药物治疗,可先静脉使用敏感抗菌药物治疗 2 ～ 4 天后改用口服敏感抗菌药物治疗,总疗程 10 ～ 14 天。在抗菌药物治疗 48 小时后须评估效果,包括临床症状、尿检指标等。若抗菌药物治疗 48 小时后未达预期的治疗效果,须重新留取尿液进行尿培养细菌学检查。

3. **下泌尿道感染的治疗**　口服抗菌药物 2 ～ 4 天,首选复方新诺明和呋喃妥英,其他可选用氨苄西林、第三代头孢菌素。膀胱刺激症状明显者,可用普鲁本辛、阿托品或苯巴比妥等。

4. **无症状菌尿的治疗**　单纯无症状菌尿一般无须治疗。若合并尿路梗阻、膀胱输尿管反流或其他尿路畸形,则应积极选用上述抗菌药物治疗,疗程 7 ～ 14 天,继之予以预防剂量(1/4 ～ 1/3 治疗量)的抗菌药物口服治疗,直至尿路畸形矫正为止。

(姜梦婕　蒋小云)

第六节　急性肾损伤

急性肾损伤(acute kidney injury,AKI)是指多种原因引起的 7 天或更短时间内发生的肾功能急剧下降或丧失,从而导致以水、电解质和酸碱平衡紊乱为主要特征的一组临床综合征。

诊断要点

1. 通过详细询问病史、既往肾病史或用药史、仔细的体格检查,初步确定病因。病因包括以下 3 种。

(1)肾前性:任何原因引起血容量减少,如呕吐、腹泻、脱水、大量失血等。

(2)肾性:肾小球疾病、肾小管间质炎症、药物、毒物、肿瘤、脓毒症等。

(3)肾后性:尿路梗阻、先天尿路畸形等。

2. 临床表现

(1)尿量减少:可出现少尿,甚至无尿,严重者可出现全身水肿、胸腔积液、腹水、心力衰竭、肺水肿、脑水肿等,部分患者尿量可正常。

(2)电解质紊乱:常表现为三高三低,即高钾、高磷、高镁和低钠、低钙、低氯血症,患儿可出现相应临床表现,如胸闷、头痛、抽搐等,严重高钾血症可致猝死。

(3)代谢性酸中毒、氮质血症:恶心、呕吐、食欲下降等。

3. 辅助检查

(1)血液检查:血常规、血生化、肾功能,怀疑肾性 AKI 者应考虑行下列检查以明确诊断。① ASO、抗脱氧核糖核酸酶 B;②补体 C3 和 C4 浓度;③抗双链 DNA 抗体;④抗中性粒细胞胞浆抗体;⑤抗肾小球基底膜抗体;⑥乙型肝炎、丙型肝炎和 HIV 血清学检查;⑦血氨基酸、尿有机酸;⑧合并感染者应行感染相关检查。

(2)尿液检查:尿常规、尿渗透压、尿沉渣镜检。

(3)泌尿系统超声。

(4)对原因不明的 AKI,无肾活检禁忌证时可行肾活检以帮助诊断和评估预后。

4. 诊断和分期 目前应用最广泛的是 2012 改善全球肾脏疾病预后组织(KDIGO)标准(表 6-7-1、表 6-7-2)。

表 6-7-1　2012 KDIGO AKI 诊断

诊断	须符合以下 3 项中的任 1 项
	(1)48h 内血清肌酐(Scr)升高 ≥ 26.5μmol/L
	(2)在 7d 之内 Scr 升高为基础值的 1.5 倍及以上
	(3)尿量减少 < 0.5ml/(kg·h)且持续 6h 以上

表 6-7-2　2012 KDIGO AKI 分期

分期	血清肌酐	尿量
1	Scr 为基础值的 1.5 ~ 1.9 倍或上升 ≥ 0.3mg/dl(≥ 26.5μmol/L)	< 0.5ml/(kg·h),持续 6 ~ 12h
2	Scr 为基础值的 2.0 ~ 2.9 倍	< 0.5ml/(kg·h),持续 ≥ 12h

续表

分期	血清肌酐	尿量
3	Scr 为基础值的 3.0 倍及以上或上升 ≥ 4.0mg/dl（≥ 353.6μmol/L）；或开始肾替代治疗；或小于 18 岁的患者 eGFR 降为 35ml/(min·1.73m^2) 以下	< 0.3ml/(kg·h)，超过 24h；或无尿超过 12h

处理要点

治疗原则是祛除病因、积极治疗原发病、减轻症状、改善肾功能、维持水和电解质的平衡、防止并发症的发生。

1. 应积极寻找并治疗可能导致急性肾损伤的原因。

2. **营养和饮食** 低盐、低磷、低钾、优质低蛋白饮食。

3. **防治水潴留** ①严格限制入液量：每天入液量为不显性失水 + 显性失水 + 尿量 − 内生水。发热患儿每日不显性失水为 400ml/m^2，体温每升高 1℃，不显性失水增加 75ml/m^2；内生水在非高分解代谢状态约为 75ml/m^2。②利尿剂：呋塞米。③当出现严重循环充血、心力衰竭、肺水肿、脑水肿时，及时予以血液净化治疗。

4. **纠正电解质紊乱** 包括高钾血症、低钠血症、低钙血症和高磷血症。

5. **代谢性酸中毒的处理** 严重酸中毒，血 pH < 7.20，血浆 HCO$_3^-$ < 12mmol/L 时，给予 5% 碳酸氢钠 5ml/kg，补碱速度宜慢且须密切观察病情。

6. **透析治疗** 保守治疗无效者，应尽早进行透析。指征为：①严重水钠潴留，有肺水肿、脑水肿倾向；②有明显的尿毒症症状，如频繁呕吐、心包炎、神经病变或无法解释的精神恶化；③血钾 ≥ 6.5mmol/L；④ BUN > 40mmol/L 或每天升高 > 10mmol/L；⑤持续难以纠正的酸中毒；⑥须除去可透析的有害物质，如引起中毒的药物、毒素和毒物。

（裴瑜馨 蒋小云）

第一节　儿童血象特点

儿童各年龄组血象不同。2021 年国家卫生健康委员会发布《儿童血细胞分析参考区间》，给出 28 天 ~ 18 岁中国儿童血细胞的参考区间。

1. **RBC 计数和 Hb 浓度**　出生时 RBC 为 $(5.0 ~ 7.0)\times10^{12}$/L，Hb 为 150 ~ 220g/L。出生后 6 ~ 12 小时两者稍升高，此后逐渐下降，至第 10 天时两者约下降 20%，2 ~ 3 个月时降至最低点，RBC 为 3.0×10^{12}/L，Hb 为 100g/L，称为"生理性贫血"。3 个月后逐渐升高，约 12 岁时达成人水平。初生时末梢血可见少量有核红细胞，1 周内消失。

2. **网织红细胞**　在初生 3 天为 0.04 ~ 0.06，4 ~ 7 天降为 0.02 以下，并维持在较低水平，约 0.003。此后随着生理性贫血恢复而短暂回升，婴儿期以后大约与成人相同。

3. **Hb 分类**　正常 Hb 有 3 种，包括成人的 HbA、HbA2、胎儿 Hb（HbF）。出生时 HbF 约占 0.70，HbA 约占 0.30，HbA2 < 0.01。1 岁时 HbF < 0.05，2 岁时 < 0.02。小儿贫血与年龄有关：新生儿 Hb < 145g/L 为贫血；1 ~ 4 个月 Hb < 90g/L；4 ~ 6 个月 Hb < 100g/L；6 ~ 59 个月 Hb < 110g/L，HCT < 0.33；5 ~ 11 岁 Hb < 115g/L，HCT < 0.34；12 ~ 14 岁 Hb < 120g/L，HCT < 0.35。海拔每升高 1 000 米，血红蛋白下限须增加 4%。

4. **WBC 计数与分类**　出生时 WBC 为 $(15 ~ 20)\times10^{9}$/L，生后 6 ~ 12 小时增为 $(21 ~ 28)\times10^{9}$/L，然后逐渐下降，1 周时为 12×10^{9}/L，婴儿期在 10×10^{9}/L 左右，8 岁以后接近成人水平。分类主要是中性粒细胞（N）与淋巴细胞（L）比例的变化。出生时 N 为 0.65，L 为 0.30；生后 4 ~ 6 天两者比例相等；随后 L 约占 0.60，N 约占 0.35；4 ~ 6 岁时两者再次相等；7 岁以后与成人相近。初生时末梢血有少量幼稚中性粒细胞，数天后消失。

5. **血小板数**　$(100 ~ 300)\times10^{9}$/L。

6. **髓外造血**　是小儿特有的病理生理现象。指婴幼儿发生感染、营养性贫血或溶血性贫血，需要增加造血，超过骨髓代偿能力，肝、脾、淋巴结大，恢复到胎儿期造血状态，外周血中出现有核红细胞和／或幼稚中性粒细胞。贫血纠正后恢复。

（黄礼彬）

第二节　缺铁性贫血

缺铁性贫血（iron deficiency anemia，IDA）是由于体内缺铁，导致血红蛋白合成减少而引起的贫血，临床上以小细胞低色素性贫血、血清铁蛋白减少、铁剂治疗有效为特点。

诊断要点

1. 可见于任何年龄，以 6 个月至 2 岁为多。低出生体重儿、未成熟儿、双胎或多胎儿较易发病。

2. 有引起缺铁的病因，如先天储铁不足、铁摄入量不足、未及时添加含铁的辅食、吸收障碍、生长发育快需要量增多或丢失过多（慢性失血）等。

3. **临床表现**　面、唇色苍白，易疲乏，食欲差，头晕（年长儿），易激惹，注意力不集中。长期严重贫血者出现心脏扩大，心脏听诊有杂音，常合并感染、生长发育迟缓。偶见舌炎、吞咽困难、异食癖、行为异常、反甲、颅内压增高等特殊表现。

4. **实验室检查**

(1) 血象：小细胞低色素性贫血，MCV < 80fl，MCH < 26pg，MCHC < 0.31（310g/L），血涂片红细胞大小不等，中央浅染。

(2) 铁代谢指标：血清铁蛋白（SF）< 12μg/L 提示缺铁。血清铁（SI）< 9.0 ～ 10.7μmol/L，总铁结合力（TIBC）> 62.7μmol/L，红细胞游离原卟啉（FEP）升高（> 0.9μmol/L）。

(3) 骨髓铁染色：一般不必做骨髓检查。细胞外铁明显减少（0 ～ +），铁粒幼细胞 < 0.15。

5. 铁剂治疗有效，可印证诊断。

6. **鉴别诊断**　与地中海贫血、异常血红蛋白病、维生素 B_6 缺乏性贫血、铁粒幼细胞贫血、铅中毒等进行鉴别。

处理要点

1. **一般治疗**　保证休息，避免劳累和感染，给予含丰富蛋白质的食物（如肉类、动物血、肝、豆类等），并注意饮食搭配。做好卫生宣教。

2. **病因治疗**

(1) 积极寻找病因，对因治疗，如治疗钩虫病、肠道畸形、胃十二指肠溃疡等。

(2) 铁剂：口服铁剂，按元素铁每日 4 ～ 6mg/kg 计算，分次口服。

首选二价铁,如硫酸亚铁、蛋白琥珀酸铁口服溶液、多糖铁复合物胶囊等。口服铁剂应注意:①在两餐中间服;②同时服维生素C;③不宜与牛奶同服;④服药前1小时禁喝茶;⑤溃疡病服抗酸药者须与铁剂错开服用。口服铁剂疗效不佳或有严重胃肠反应者,可肌内注射铁剂或静脉用铁剂,注意适应证。

如铁剂治疗有效,12～24小时精神症状减轻,食欲好转。网织红细胞于2～3天后开始升高,5～7天达高峰,2～3周后下降至正常;Hb也相应增加,通常3～4周可达正常。Hb正常后继续服铁剂6～8周。

3. **输注红细胞**　一般不必输注红细胞,仅用于严重贫血者。

(黄礼彬)

第三节　地中海贫血

地中海贫血(thalassemia),又称海洋性贫血或珠蛋白生成障碍性贫血,是一组常染色体不完全显性遗传性溶血性贫血,珠蛋白基因缺失或点突变,造成珠蛋白的肽链合成障碍。本病分为α、β、γ和δ4种类型,前2种类型常见。

诊断要点

1. **共同特点**　有家族史,贫血为小细胞低色素性,血涂片示红细胞畸形、中央浅染、呈靶形或碎片,网织红细胞升高,红细胞渗透脆性降低。中间型及重型者呈慢性溶血性贫血、黄疸、肝脾肿大。

2. **各类型地中海贫血特点**

(1)β地中海贫血

1)轻型:无症状或轻度贫血,红细胞体积小,脾轻度肿大或不肿大,HbA2含量增高(0.035～0.06)。不需要治疗。

2)重型:多在婴儿期出现症状,呈慢性进行性贫血,数月即可呈重度贫血;肝脾肿大,尤以脾为著,常致腹部膨隆;巩膜轻度至中度黄染;骨髓腔过度增宽而致特殊外貌(头大、额、顶、枕骨圆突、颧骨略高、鼻梁低平、两眼距增宽),发育障碍致体形矮小。HbF明显增高(0.40～0.99)。骨骼X线检查示骨质疏松,骨皮质变薄,骨髓腔增宽。

3)中间型:多于幼童期出现症状,其严重程度介于轻型和重型之间。HbF含量增高,HbA2正常或增高。骨骼改变较轻。

(2)α地中海贫血

1)静止型:无症状,红细胞形态正常。出生时脐带血Hb Bart含量为0.01～0.02,3个月后消失。

2) 轻型:无临床症状,红细胞形态有轻度改变,红细胞渗透脆性降低,变性球蛋白小体阳性,HbA2 和 HbF 含量正常或稍低。

3) 中间型:婴儿期以后逐渐出现症状,可表现为轻度至重度贫血,肝脾肿大但较重型 β 地中海贫血轻,常反复出现黄疸,可因感染致急性溶血危象。红细胞 HbH 包涵体阳性,Hb 电泳可见 HbH (0.024 ~ 0.44),可伴有 Hb Bart。

4) 重型:又称 Hb Bart 胎儿水肿综合征。常在妊娠 30 ~ 40 周时死胎或娩出即死亡,胎儿娩出时即有明显贫血、黄疸、水肿、肝脾肿大、浆膜腔积液,Hb 电泳见大量 Hb Bart 或同时伴有少量 HbH。

3. 根据临床严重程度和是否需要定期输血,将地中海贫血分为输血依赖型地中海贫血和非输血依赖型地中海贫血。

4. **鉴别诊断** 应与其他小细胞低色素性贫血鉴别,如缺铁性贫血和遗传性球形红细胞增多症、铁粒幼细胞贫血等。

处理要点

1. **一般处理** 注意预防感染,适当补充叶酸和维生素 E。

2. **红细胞输注** ①少量输红细胞:仅适用于中间型非输血依赖型地中海贫血。②高量输血:适用于重型 β 地中海贫血。

3. **铁螯合剂** 常用去铁胺(deferoxamine)。6 岁以上儿童使用口服剂型去铁酮。两岁以上儿童服用地拉罗司。

4. **脾切除** 适应证:①输血需要量增加,超过每年 250ml/kg 者;②脾功能亢进者;③巨脾引起压迫症状者。

5. **造血干细胞移植** 异基因造血干细胞移植治疗重型 β 珠蛋白生成障碍性贫血的治愈率为 90% 以上,首选是同胞相合异基因造血干细胞移植。

6. **基因活化治疗** 羟基脲、沙利度胺等可活化 γ 基因表达,部分代偿 β 肽链不足,从而改善部分 β 珠蛋白生成障碍性贫血症状,长期疗效及安全性仍在探索之中。

(黄礼彬)

第四节 红细胞葡萄糖-6-磷酸脱氢酶缺乏症

红细胞葡萄糖-6-磷酸脱氢酶缺乏症(G6PD 缺乏症)是一种 X 连锁不完全显性红细胞酶缺陷病。本病按临床表现分为 5 型:①伯氨喹型药物性溶血性贫血;②蚕豆病;③新生儿黄疸;④感染诱发的溶血性贫血(这 4 型通常均无溶血情况,但在服用蚕豆、氧化性药物、感染时发生急性溶血,本节将以上 4 型综合介绍);⑤先天性非球形细胞溶血性贫血,呈慢性溶血性贫血过程。

诊断要点

1. **发病时间** 多在儿童期发病,新生儿期发病可致重度高胆红素血症。

2. **家族史** 有家族史或既往类似发作史。

3. **诱发因素** 发病前 2 小时至 15 天有进食蚕豆制品、服用氧化性药物(如伯氨喹、奎宁、磺胺类、呋喃类、水杨酸制剂、维生素 K 等)、与含萘制品接触史,或感染病史。新生儿还可因缺氧、母亲服用上述食物或药物后哺乳而致发病。

4. **急性溶血的表现** 起病急、畏寒、发热、出现血红蛋白尿(红、暗红或酱油色尿)、黏膜和皮肤苍白、黄疸、肝脾肿大,严重者神志不清、循环衰竭和急性肾损伤。新生儿黄疸多于生后 2 ~ 4 天达到高峰,严重者可发展为胆红素脑病。

5. **实验室检查**

(1)有关急性溶血的主要检查项目:①血清间接胆红素升高,新生儿尤甚;②尿潜血试验和 / 或尿胆原阳性;③变性珠蛋白小体(Heinz body)生成试验阳性。

(2)有关 G6PD 活性降低的检查:①高铁血红蛋白还原试验,0.74 ~ 0.31 为中间型,< 0.30 为显著缺陷;②荧光斑点试验,NADPH 减少致荧光减弱或不发生荧光;③ G6PD 活性测定,G6PD 缺陷者活性降低。

6. **鉴别诊断** 须与其他溶血性贫血如遗传性球形红细胞增多症、自身免疫性溶血等进行鉴别。

处理要点

1. 去除引起急性溶血的诱因。

2. **急性溶血期** 水化、碱化尿液,纠正水电解质失衡。

3. 严重贫血者可输注无 G6PD 缺陷的同型浓缩红细胞 1 ~ 2 次,每次 10 ~ 15ml/kg。

4. 急性肾损伤时,按急性肾损伤处理。

(黄礼彬)

第五节 急性白血病

急性白血病(acute leukemia)是儿童期最常见恶性肿瘤,为造血细胞恶性增殖,侵袭、累及正常组织器官所致,分急性淋巴细胞白血病(ALL)和急性髓系白血病(AML)。儿童白血病细胞生物学特征、治疗和预后均与成人大不相同。目前儿童 ALL 的总体治愈率已超过 80%,儿童 AML 的总体治愈率接近 70%,而急性早幼粒细胞白血病(APL)通过全反式维 A 酸和砷剂联合化疗,治愈率为 95% 以上。

诊断要点

1. **临床表现** 主要是发热、面色苍白、皮肤瘀斑瘀点、骨关节疼痛、肝脾淋巴结肿大,也可表现为纵隔肿块压迫气管造成的呼吸困难,腹腔巨大占位病变导致的腹胀、腹痛、肠梗阻等,累及中枢神经系统导致的头痛、抽搐、昏迷、偏瘫、截瘫等,以及局部肿块、睾丸肿大等。

2. **血象改变** 白细胞计数可以增多、正常或减少,多数有粒细胞和淋巴细胞比例不正常,亦可见幼稚细胞;常伴贫血、血小板减少。

3. **血生化** 出凝血功能紊乱;血 LDH 升高;要注意血钙、磷、尿酸、肌酐等生化指标。

4. **骨髓涂片形态学检查** 骨髓检查可确诊 ALL 或 AML,AML 又分为 M0 ~ M7。

5. **免疫分型** 通过白血病细胞表面抗原(CD)可以区分 ALL 和 AML。ALL 可分为 B 细胞(儿童常见)和 T 细胞来源的 ALL;B 细胞来源的 ALL 又可分为早期前 B 细胞型、前 B 细胞型、和成熟 B 细胞型等亚型。其中成熟 B 细胞型 ALL 须用淋巴瘤方案化疗。

6. **细胞遗传学改变** 染色体数目异常,如超二倍体、低二倍体等;染色体核型异常,如 t(9;22)、t(8;21)等。

7. **分子遗传学异常** ALL 绝大多数会发生免疫球蛋白(Ig)重链或 T 细胞受体(TCR)基因单克隆重排;以及白血病常见分子突变或异常融合基因,如 *TEL-AML1* 融合基因(见于 ALL)、*BCR/ABL* 融合基因(见于 ALL)、*PML/RARa* 融合基因(见于 APL)、*AML/ETO* 融合基因(见于 AML)、*MLL* 重排(见于 ALL、AML)等。这些基因异常可以作为 MRD 追踪指标,与治疗及预后相关。

8. **临床预后分型** 根据年龄、初诊 WBC 计数、MICM 分型以及早期治疗反应,将 ALL 分为低危、中危、高危三组。根据 MICM 分型和治疗反应,将 AML 分为低危、中危、高危三组。

9. **鉴别诊断** 与再生障碍性贫血、传染性单核细胞增多症、类白血病反应、风湿性关节炎等进行鉴别。

处理要点

1. **一般治疗** 注意护理,避免感染、外伤,注意个人卫生和陪人卫生,大儿童需要注意心理创伤。

2. **抗白血病治疗** 多药联合的根据危险度分层治疗是当代儿童白血病治疗的基本原则。根据 ALL 的不同危险度给予相应治疗方案，分为诱导缓解、巩固治疗、再诱导和维持治疗 4 个阶段，包括髓外白血病的防治，如定期腰椎穿刺鞘内注射化疗药等；仅少数超高危 ALL 需要造血干细胞移植。AML 异质性较大，其中 *PML/RARa* 阳性 APL 尤为特殊，维 A 酸和砷剂 ± 化疗是其治疗基石，预后好；其余类型 AML 一般采用以大剂量阿糖胞苷和蒽环类化疗药为主的强化疗，高危组 AML 需要造血干细胞移植才可能治愈。

3. **对症支持治疗**

(1)输血支持：严重者需要输注红细胞悬液(Hb ＜ 70g/L)、机采血小板 [PLT ＜(10 ～ 20)×10^9/L]，有凝血功能紊乱者，根据病因可考虑输新鲜冰冻血浆、纤维蛋白原等。

(2)肿瘤溶解综合征防治：口服或静脉大量补液，以水化尿液，维持电解质平衡，采用别嘌醇、非布司他或拉布立海降低尿酸，必要时采用连续性肾脏替代治疗(continuous renal replacement therapy, CRRT)。

(3)防治粒缺性发热：中性粒细胞绝对数＜ 0.5×10^9/L 且出现发热者，容易发展为严重的中毒性休克而致死亡，需要高度警惕。应积极寻找感染病灶和病原体，尽快使用含酶抑制剂的广谱抗菌药物，并密切观察病情变化，及时、动态调整治疗方案。

(4)防治其他各种治疗相关并发症。

(黄礼彬)

第九章

神经系统疾病

第一节　细菌性脑膜炎

细菌性脑膜炎(bacterial meningitis)指各种细菌感染所致的脑膜炎,好发于婴幼儿。

诊断要点

1. 临床表现

(1)多急性起病,出现发热、头痛、呕吐、烦躁、嗜睡,甚至昏迷、抽搐。

(2)出现脑膜刺激征,如颈抵抗、克尼格征和布鲁津斯基征阳性;颅内高压征(库欣三联征),如心率慢、呼吸慢、血压升高,婴儿颅内高压可表现为婴儿前囟隆起和张力升高、骨缝裂开。如出现瞳孔大小不等、对光反射迟钝或消失,提示脑疝形成。

(3)存在化脓感染证据,如败血症、化脓性中耳炎等。

(4)暴发型脑膜炎是由流行性脑膜炎双球菌所致。患儿有流行病学史,突发高热、皮肤黏膜有出血点甚至瘀斑,进而迅速发展至休克、意识障碍和 DIC 等。

(5)新生儿脑膜炎可只表现为呼吸暂停、呼吸减慢、青紫、心率慢、高声尖叫。

2. 实验室检查

(1)血象:白细胞数增高,中性粒细胞比值升高。

(2)脑脊液:压力升高,白细胞增多,多大于 $1\,000\times10^6/L$,以中性粒细胞为主;糖常低于 1.1mmol/L;蛋白多在 1.0g/L 以上。涂片革兰氏染色找到细菌可帮助诊断;细菌培养和药敏试验可明确病原菌并指导抗菌药物治疗,尽可能在抗菌药物使用前采集脑脊液,提高细菌检出率;mNGS 也有助于提高病原菌的检出率。

(3)其他实验室检查方法:血培养。皮肤瘀斑涂片找菌是脑膜炎双球菌脑膜炎病因诊断的方法之一。脑脊液特殊检查对流免疫电泳法、乳胶颗粒凝集法等可快速确定脑脊液中的病原菌。

3. 影像学检查　头颅影像检查有助并发症诊断。常见颅内并发症有硬膜下积液、脑室管膜炎、脑积水和脑实质病变。

4. 鉴别诊断　与结核性脑膜炎、病毒性脑膜炎、真菌性脑膜炎、肿瘤性脑膜炎等进行鉴别。

处理要点

1. **抗菌药物治疗**　疑似细菌性脑膜炎者,应及时完善血和脑脊液培养;入院后 1 小时内静脉应用足量、易透血脑屏障的杀菌抗菌药物。对脑脊液或血培养阳性的患儿,根据细菌的药敏结果调整用药。对不同病原菌的抗菌药选择见表 6-9-1。

表 6-9-1　不同病原菌的化脓性脑膜炎的抗菌药选择

病原菌	抗菌药物
脑膜炎双球菌	磺胺嘧啶、青霉素 G(钠盐);青霉素耐药者可选用三代头孢如头孢噻肟、头孢曲松钠
金黄色葡萄球菌	万古霉素、利奈唑胺、利福平
流感嗜血杆菌	氨苄西林、头孢呋辛、头孢曲松钠
肺炎链球菌	头孢曲松钠、头孢噻肟、万古霉素
革兰氏阴性菌	头孢噻肟、头孢曲松钠、头孢他啶、美罗培南

注:新生儿化脓性脑膜炎可选用头孢呋辛、头孢曲松钠、氨苄西林等。

有效抗菌药物疗程:脑膜炎双球菌者为 7 天;流感嗜血杆菌 7～10 天;肺炎链球菌 10～14 天;金黄色葡萄球菌和大肠埃希菌至少 21 天。有并发症者或经过不规则治疗的患儿适当延长疗程。

2. **其他对症及支持疗法**

(1)肾上腺皮质激素:用于休克、中毒症状严重,或显著脑水肿者。常用地塞米松每日 0.2～0.6mg/kg,分 4 次静脉注射,连用 2～3 天。

(2)脱水剂治疗:严重颅内高压、脑水肿者,可选用 20% 甘露醇、高渗盐水和呋塞米等。

(3)抗休克治疗:参照有关章节。

(4)对症治疗:如高热者予降温治疗,抽搐者给予止惊治疗。

3. **并发症治疗**

(1)硬膜下积液:积液量多者,反复穿刺抽液,每侧小于 15ml。

(2)脑室管膜炎:侧脑室穿刺引流,并注入抗菌药物。

(3)抗利尿激素异常分泌综合征:限制入水量,对低钠血症症状严重者可酌情补钠。

(李易娟)

第二节 病毒性脑炎

病毒性脑炎(viral encephalitis)是由各种病毒引起的脑实质炎症,统称为病毒性脑炎。

诊断要点

1. 急性发病,可有上呼吸道炎或病毒性传染病的前驱症状,如流行性腮腺炎、麻疹、带状疱疹、水痘、单纯性疱疹等。

2. **脑膜受累症状和体征** 头痛,呕吐、可呈喷射性,表情淡漠或烦躁;脑膜刺激征阳性。

3. **脑实质受累症状和体征** 有不同程度的神志改变,重者昏迷、抽搐。可出现广泛或局部上运动神经元受损害的体征。

4. 可伴皮疹、心肌炎和心包炎。

5. **脑脊液改变** 脑脊液清或微浊,压力多增高,白细胞 $< 300 \times 10^6/L$,蛋白正常或轻度增加,糖和氯化物正常。病毒分离或相关抗体、PCR、mNGS 检查阳性者有利于明确病原学诊断。

6. **头颅影像学检查** 可进行 MRI 或 CT 检查,了解脑炎损害部位及程度。

7. **鉴别诊断** 与结核性脑膜炎、细菌性脑膜炎、真菌性脑膜炎、肿瘤性脑膜炎等进行鉴别。

处理要点

处理主要是针对高热、惊厥、呼吸衰竭等的对症支持疗法。

1. 降温,维持水电解质和营养平衡,重症者在 ICU 监护治疗。

2. **控制脑水肿和颅内高压** 严格限制液体入量,一般为 $50 \sim 80ml/(kg \cdot d)$;静脉注射脱水剂,可用 20% 甘露醇,每次 $0.2 \sim 0.5g/kg$,每天 $4 \sim 6$ 次;早期加用糖皮质激素,地塞米松 $0.2 \sim 0.6mg/(kg \cdot d)$ 等。

3. **控制惊厥发作** 予以止惊剂如地西泮、咪达唑仑、苯巴比妥、左乙拉西坦等。

4. 疱疹病毒感染者,给予阿昔洛韦 10mg/kg,每 8 小时静脉滴注 1 次(在 1 小时内滴完),疗程 $1 \sim 2$ 周。

5. 恢复期行康复治疗。

(李易娟)

第一节　麻疹

麻疹(measles)是由麻疹病毒引起的传染性极强的疾病,尽管已有安全有效的疫苗,但麻疹仍是造成儿童死亡的主要原因之一。

【诊断要点】

1. 易感儿在发病前 6 ~ 18 天(潜伏期)有与麻疹患者接触史。

2. 典型麻疹的临床表现依次序分为 3 期(热 3 天、出 3 天、退 3 天)。

(1)前驱期:约 3 天,可有发热、流涕、喷嚏、咳嗽等上呼吸道炎症症状及流泪、畏光、眼结膜充血等眼部炎症症状。发热的第 2 ~ 3 天起在颊黏膜(第 2 磨牙处)及眼结膜出现麻疹黏膜斑,持续 1 ~ 2 天。

(2)出疹期:3 ~ 5 天,体温可高达 40℃,上述症状加重,皮疹先见于耳后、发际,很快波及面、颈部,24 小时内延及躯干,2 ~ 3 天后遍及四肢、手掌和足底。皮疹为淡红色斑丘疹,由稀逐渐变密,可融合成片,疹间有正常皮肤。

(3)恢复期:体温于 3 ~ 4 天逐渐下降至正常。皮疹转为暗红色,按出疹先后顺序隐退,留下色素沉着,表皮有糠麸样脱屑。

3. 其他类型麻疹的临床表现

(1)轻型麻疹:多见于幼婴(< 8 月),尚有来自母体的麻疹抗体或潜伏期内接受被动免疫者,发热低,上呼吸道炎症症状轻,麻疹黏膜斑不明显,皮疹稀疏,病程较短。

(2)重症麻疹:发热高,中毒症状重,伴惊厥或昏迷。皮疹融合、呈紫蓝色者,常有黏膜出血、血小板减少,称为黑麻疹;如皮疹少、色暗淡,常为循环不良表现。此型病死率高。

(3)无疹型麻疹:见于注射过减毒活疫苗者,或由于同时患白血病等疾病抑制了正常反应,可无典型黏膜斑和皮疹,甚至病程中无皮疹。依据前驱症状和血清中麻疹抗体滴度增高才能确诊。

(4)异型麻疹:为接种灭活疫苗后引起,表现为高热、头痛、肌痛,无口腔黏膜斑,皮疹从四肢远端开始延及躯干、面部,皮疹呈多形性,常伴水肿与肺炎。

(5)成人麻疹:此型肝损害发生率高,胃肠道症状(恶心、呕吐、腹泻、腹痛)多见,骨骼肌痛,关节和腰背痛,麻疹黏膜斑存在时间长(7

天),眼部疼痛多见。

4. 如遇下列情况应注意并发症的发生 如出疹期面色灰白、肢冷、精神萎靡;皮疹尚未出齐而骤退;疹已出齐而体温不降;烦躁、抽搐等神经系统的表现。常见的并发症有支气管肺炎、急性喉炎、心脏及循环功能不全、脑炎、口腔炎及各种维生素缺乏症。原有结核病在麻疹后可恶化。麻疹感染后数月或数年可发生亚急性硬化性全脑炎。

5. 出疹前 2 天至出疹后 1 天取患者鼻、眼分泌物可找到多核巨细胞。

6. 出疹 1 ~ 2 天可测出麻疹抗体。

7. 鉴别诊断 须与其他出疹性传染病如风疹、幼儿急疹、猩红热等进行鉴别。

处理要点

1. 对患儿及家属宣教。

2. 护理 注意住室的保暖和空气新鲜,保持皮肤及黏膜的清洁,眼分泌物多可用等渗氯化钠或 2% 硼酸液清洗。

3. 饮食 注意水分、维生素尤其是维生素 A 的补充,出疹期给清淡易消化食物,恢复期添加营养丰富的食物。

4. 对症处理 高热者可用温水擦浴,酌情使用退热药,出疹期避免急骤退热。咳嗽剧烈给祛痰剂,烦躁不安时可给予镇静剂。

5. 防治并发症 继发细菌感染者给予抗生素。如发生并发症,给予相应治疗。

6. 中药 可根据辨证施治给予相应的中药治疗。

预防

1. 及时隔离患者直至出疹后 5 天,合并肺炎者至出疹后 10 天。

2. 保护易感儿。

(1)主动免疫:8 个月以上而未患过麻疹的儿童应接种麻疹减毒活疫苗。

(2)被动免疫:易感儿与麻疹患者接触 5 天内可肌内注射免疫血清球蛋白 0.25ml/kg,以预防发病。

(李易娟)

第二节 儿童结核病

儿童结核病(tuberculosis,TB)为结核分枝杆菌引起的儿童慢性感染性疾病,可累及全身各个脏器,肺结核最常见。

诊断要点

1. 病史

(1)结核病接触史。

(2)是否成功接种卡介苗。

(3)结核感染中毒症状:长期低热、轻咳、盗汗、乏力、食欲减退、消瘦。

(4)结核过敏症状:结节性红斑、一过性关节炎及疱疹性结膜炎。

(5)急性传染病史。

2. 临床表现

(1)原发性肺结核(primary pulmonary tuberculosis):包括原发综合征及支气管淋巴结结核,起病多缓慢,可无症状或有结核感染中毒症状。肺部多无阳性体征,重者肺部听诊呼吸音减弱,闻及少量干湿啰音。肺门淋巴结明显肿大时出现局部受压症状。

(2)急性粟粒性肺结核(acute miliary tuberculosis of the lungs):婴幼儿多见,起病多急骤,突起高热、乏力、烦躁、气促、面色苍白、青紫、盗汗、食欲减退等,肺部听诊闻及干湿啰音,伴贫血和肝脾肿大。约一半有脑膜炎征象。眼底检查可见脉络膜结核结节。

(3)潜伏结核感染(latent tuberculosis infection):仅有结核菌素试验阳性,排除卡介苗接种后反应,胸部X线或临床无活动性结核病证据。

3. 实验室检查

(1)从体液或病灶抽取物中找到结核分枝杆菌可确诊活动性结核。

(2)免疫学诊断及分子生物学诊断:① IGRAs,阳性仅表示结核感染;②分子生物学方法,如核酸杂交、PCR、GeneXpert 等;③免疫学诊断,抗结核抗体(PPD-IgG)目前已逐渐被更敏感更特异的方法取代;④血沉,升高反映结核活动性。

4. 影像学检查

(1)胸部X线:①原发性肺结核,原发综合征表现为肺部原发灶,以及淋巴管阴影和肿大的肺门淋巴结影构成哑铃状的"双极影";肺门淋巴结结核可见肺门淋巴结肿大阴影;②粟粒性肺结核可见双肺野密布大小一致、分布均匀的粟粒状阴影。

(2)胸部CT:可发现小的原发灶、淋巴结肿大、胸膜改变和空洞。

5. 结核菌素试验

以 PPD 为抗原,取 5U(0.1ml)注入前臂掌侧中、下 1/3 交界处皮内,形成 6 ~ 10mm 皮丘,48 ~ 72 小时之间观察局部硬结平均直径,如 < 5mm 为阴性;5 ~ 9mm 为阳性(+);10 ~ 19mm 为中度阳性(++);≥ 20mm 为强阳性(+++);局部除硬结外还有水肿、破溃、淋巴管炎及双圈反应等为极强阳性(++++)。

临床意义

1)阳性:①接种卡介苗后;②年长儿仅呈一般阳性反应而无临床症状,为曾感染过结核分枝杆菌;③婴幼儿(尤其未接种卡介苗者)阳性反应多提示体内新结核灶;④强阳性反应提示体内活动性结核病;⑤由阴性转为阳性反应,或反应强度由小于 10mm 增为大于 10mm,且增幅超过 6mm 时提示新近感染。

2)阴性:①未感染过结核;②感染在 4 ~ 8 周内;③原发或继发免疫缺陷;④技术误差或结核菌素效价不足。

6. **鉴别诊断** 须与风湿热、伤寒、淋巴瘤等疾病进行鉴别。

处理要点

1. 患儿及家属宣教。

2. **一般治疗** 休息,充足营养,居室空气流通,阳光充足,防止交叉感染。

3. **抗结核治疗**

(1)治疗目的:杀灭结核分枝杆菌,防止血行播散。

(2)治疗原则:早期、适量、联合、规律、全程、分段。

常用抗结核药物有 INH、RFP、PZA 及 EMB、SM 等(表 6-10-1)。

表 6-10-1 常用抗结核药物

药物	剂量 / [mg/(kg·d)]	给药途径	主要副作用
异烟肼(INH 或 H)	10 ~ 15 (最大 300mg/d)	口服、静脉滴注	肝毒性、皮疹、末梢神经炎
利福平(RFP 或 R)	10 ~ 20 (最大 450mg/d)	口服	肝毒性、胃肠道反应、流感综合征
吡嗪酰胺(PZA 或 Z)	20 ~ 30 (最大 750mg/d)	口服	肝毒性、高尿酸血症、关节痛、皮疹
乙胺丁醇(EMB 或 E)	15 ~ 25	口服	视神经炎、皮疹
链霉素(SM 或 S)	20 ~ 30 (最大 750mg/d)	肌内注射	耳毒性、肾毒性、皮疹
乙硫异烟胺(ETH) /丙硫异烟胺	10 ~ 15	口服	胃肠道反应、肝毒性、神经毒性、皮疹

药物	剂量 / [mg/(kg·d)]	给药途径	主要副作用
阿米卡星	10 ~ 15	肌内注射、 静脉滴注	耳毒性、肾毒性

(3)治疗方案

1)潜伏结核感染:符合预防性抗结核感染标准者用 INH,疗程 6 ~ 9 个月,或 INH+RFP 3 个月。

2)原发性肺结核:①无明显自觉症状者用标准疗法,每日服用 INH、RFP 和 / 或 EMB,9 ~ 12 个月;②活动性原发性肺结核可选择两阶段长程疗法,强化治疗联用 3 ~ 4 种杀菌药物 3 ~ 4 个月,巩固治疗联用 2 种抗结核药物 12 ~ 18 个月;亦可选择直接督导下短程化疗(DOTS),如 2EHRZ/4HR。

3)急性粟粒性肺结核:同活动性原发性肺结核两阶段疗法,其中强化治疗予 4 联杀菌药如 INH+RFP+PZA+SM。有严重中毒症状及呼吸困难者,在应用足量抗结核药物的同时,加泼尼松 1 ~ 2mg/(kg·d),1 ~ 2 个月。

(岳智慧　黄柳一)

第三节　手足口病

手足口病(hand,foot and mouth disease,HFMD)是由肠道病毒感染引起的急性发热出疹性疾病,发病人群以 5 岁以下儿童为主。大部分患儿症状轻微,少数患儿病情进展迅速甚至死亡。

诊断要点

1. 根据流行病学资料,婴幼儿和儿童普遍易感,以 5 岁以下儿童为主。

2. **临床表现**　手足口病临床表现复杂多样,根据病情严重程度,分为普通病例和重症病例。

(1)普通病例:急性起病,发热(部分病例可无发热)伴手、足、口、臀部皮疹。皮疹特点为斑丘疹、丘疹、疱疹,不痛不痒,恢复期不结痂、不留疤。某些型别肠道病毒如所致皮损严重,皮疹可表现为大疱样改变,伴疼痛及痒感,且不限于手、足、口部位。

(2)**重症病例**:除了手足口病的临床表现外,病情进展迅速,可引起脑水肿、心力衰竭、神经源性肺水肿等严重并发症。重症病例皮疹不典型,临床诊断困难,须结合病原学或血清学检查做出诊断。

具有以下表现者(尤其 3 岁以下的患儿),有可能在短期内发展为危重病例:①持续高热不退;②精神差、呕吐、易惊、肢体抖动、无力;③呼吸、心率增快;④出冷汗、末梢循环不良;⑤高血压;⑥外周血白细胞计数、血小板计数明显增高;⑦高血糖。

3. 鉴别诊断　与其他发热、出疹性疾病如水痘、猩红热、麻疹等进行鉴别;重症手足口病与肺炎、暴发性心肌炎等进行鉴别。

处理要点

1. 对患儿及家属宣教。

2. **普通病例**　目前尚无特效抗病毒药物和特异性治疗手段。主要是对症治疗。注意隔离,避免交叉感染。适当休息,清淡饮食,做好口腔和皮肤护理。

3. **重症病例**

(1)神经系统受累的治疗

1)控制颅内高压:限制入量,积极给予甘露醇降颅内压治疗,每次 0.5 ~ 1.0g/kg,每 4 ~ 8 小时 1 次,20 ~ 30 分钟快速静脉注射,根据病情调整给药间隔时间及剂量。必要时加呋塞米。

2)酌情应用糖皮质激素治疗。参考剂量:甲泼尼龙 1 ~ 2mg/(kg·d);氢化可的松 3 ~ 5mg/(kg·d);地塞米松 0.2 ~ 0.5mg/(kg·d),病情稳定后,尽早减量或停用。

3)酌情应用 IVIG,总量 2g/kg,分 2 ~ 5 天给予。

4)对症治疗:降温、镇静、止惊。密切监护,严密观察病情变化。

(2)呼吸、循环衰竭的治疗

1)监测呼吸、心率、血压和血氧饱和度。

2)保持呼吸道通畅,出现低氧血症、呼吸困难等呼吸衰竭征象者,及早进行机械通气治疗。

3)保护重要脏器功能,维持内环境的稳定。

(3)恢复期治疗:促进各脏器功能恢复;功能康复治疗;中西医结合治疗。

(李易娟)

第四节　流行性感冒

流行性感冒(influenza)简称流感,是一种由流感病毒引起的、具有高度传染性的急性呼吸道疾病,以甲型、乙型流感多见,每年在全球范围内都会引起季节性疫情,并能引发不可预测的大流行,对人类健康构成巨大的威胁。

诊断要点

1. 流行病学史

(1)流感季节发病。

(2)发病前 7 天内曾到过流感暴发疫区。

(3)有与确诊或疑似流感病例密切接触史。

(4)有禽类动物接触史。

2. 临床表现

(1)主要以发热、头痛、肌痛和全身不适起病,体温可为 39 ~ 40℃,可有畏寒、寒战,多伴全身肌肉关节酸痛、乏力、食欲减退等;儿童的发热程度通常高于成人,患乙型流感时恶心、呕吐、腹泻等消化道症状也较成人多见。

(2)常有咽喉痛、干咳,可有鼻塞、流涕、胸骨后不适,颜面潮红,眼结膜充血等。部分患者症状轻微或无症状。

(3)新生儿可仅表现为嗜睡、拒奶、呼吸暂停等。

(4)无并发症者病程呈自限性,多于发病 3 ~ 5 天后发热逐渐消退,全身症状好转,但咳嗽、发力恢复常需较长时间。

(5)并发症:肺炎是最常见的并发症,其他如神经系统损伤、心脏损伤、肌炎、横纹肌溶解、休克等。儿童流感并发喉炎、中耳炎、支气管炎较成人多见。

3. 实验室检查

(1)血常规:白细胞总数一般不高或降低,重症病例淋巴细胞计数明显降低。

(2)血生化:可有 AST、ALT、乳酸脱氢酶、肌酐等升高。少数病例肌酸激酶升高;部分病例出现低钾血症等电解质紊乱,休克病例血乳酸可升高。

(3)动脉血气分析:重症患者可有氧分压、血氧饱和度、氧合指数下降,酸碱失衡。

(4)脑脊液:中枢神经系统受累者细胞数和蛋白可正常或升高;急性坏死性脑病典型表现为细胞数大致正常,蛋白增高。

(5)病毒检测:包括病毒抗原检测、病毒核酸检测、病毒培养分离、病毒抗体检测。

4. 影像学检查
原发性病毒性肺炎者肺部影像学表现为肺内斑片状、磨玻璃影,以及多叶段渗出性病灶,进展迅速者可发展为双肺弥漫渗出性病变或实变,个别病例可见胸腔积液;急性坏死性脑病头颅 CT 或 MRI 可见对称性、多灶性脑损伤,包括双侧丘脑、脑室周围白质、内囊、壳核、脑干被盖上部(第四脑室、中脑水管腹侧)和小脑髓质等。

5. **重症病例** 出现以下情况之一者,为重症病例。

(1)持续高热 > 3 天,伴有剧烈咳嗽,咳脓痰、血痰,或胸痛。

(2)呼吸频率快,呼吸困难,口唇发绀。

(3)反应迟钝、嗜睡、躁动等神志改变或惊厥。

(4)严重呕吐、腹泻,出现脱水表现。

(5)合并肺炎。

(6)原有基础疾病明显加重。

(7)须住院治疗的其他临床情况。

6. **危重病例** 出现以下情况之一者为危重病例。

(1)呼吸衰竭。

(2)急性坏死性脑病。

(3)休克。

(4)多器官功能不全。

(5)其他须进行监护治疗的严重临床情况。

7. **重症病例高危人群** 年龄 < 5 岁(年龄 < 2 岁更易发生严重并发症);伴有以下疾病或状况者,如慢性呼吸系统疾病、心血管系统疾病(高血压除外)、肾病、肝病、血液系统疾病、神经系统及神经肌肉疾病、代谢及内分泌系统疾病、恶性肿瘤、免疫功能抑制等;肥胖者(BMI > 30kg/m²)。

8. **临床诊断病例** 有流行病学史(发病前 7 天内在无有效个人防护的情况下与疑似或确诊流感患者有密切接触,或属于流感样病例聚集发病者之一,或有明确传染他人的证据)和上述流感临床表现,且排除其他引起流感样症状的疾病。

9. **确诊病例** 有上述流感临床表现,具有以下一种或以上病原学检测结果阳性:①流感病毒核酸检测阳性;②流感抗原检测阳性;③流感病毒培养分离阳性;④急性期和恢复期双份血清的流感病毒特异性 IgG 抗体水平呈 4 倍或以上升高。

10. **鉴别诊断** 须与急性咽炎、扁桃体炎、鼻炎和鼻窦炎、气管 - 支气管炎相鉴别;合并肺炎时需要与其他病原体(其他病毒、支原体、衣原体、细菌、真菌、结核分枝杆菌等)导致的肺炎相鉴别。

处理要点

基本原则:早发现、早报告、早诊断、早治疗,重视对重症及危重症患者的积极救治;中西医并重,辨证论治。

1. 对患儿及家属宣教。

2. **抗病毒治疗**　神经氨酸酶抑制剂对甲型、乙型流感均有效。

(1)奥司他韦:每天 2 次。①0 ~ 8 月龄,每次 3.0mg/kg;9 ~ 11 月龄,每次 3.5mg/kg。②体重不足 15kg,每次 30mg;体重 15 ~ 23kg,每次 45mg;体重 23 ~ 40kg,每次 60mg;体重 > 40kg,每次 75mg。疗程 5 天,重症患者疗程可适当延长。肾功能损伤者要根据肾功能调整剂量。

(2)玛巴洛沙韦片:国家药品监督管理局(NMPA)批准适用于 5 岁及以上儿童。推荐单次剂量:体重 < 20kg,口服 2mg/kg;20 ~ 80kg,口服 40mg。

(3)扎那米韦(吸入喷雾剂):适用于成人及 7 岁以上青少年。不推荐原有哮喘或其他慢性呼吸道疾病患者使用吸入性扎那米韦。不推荐扎那米韦吸入粉剂用雾化器或机械通气装置给药。

(4)帕拉米韦。

3. **对症治疗**　高热者可进行物理降温、应用解热药物。咳嗽、咳痰严重者给予止咳祛痰药物。根据缺氧程度采用适当的方式进行氧疗。

4. **重症病例治疗原则**　积极治疗原发病,防治并发症,并进行有效的器官保护和功能支持。

(1)低氧血症或呼吸衰竭是重症和危重症患者的主要表现,需要密切监护,及时给予相应的治疗,包括常规氧疗、鼻导管高流量氧疗、无创通气或有创机械通气等。对难治性低氧血症患者,可考虑使用 ECMO。

(2)合并神经系统并发症时应当给予降颅内压(甘露醇等)、镇静止惊(咪达唑仑等)对症处理。急性坏死性脑病无特效治疗,可给予糖皮质激素和丙种球蛋白、血浆置换等治疗。

(3)重症流感患者可合并细菌或真菌感染,须密切关注病情变化,积极留取标本送检病原学,及时、合理应用抗细菌或抗真菌药物。

(4)出现其他脏器功能损害时,给予相应支持治疗。

(梁玉坚)

第一节 风湿热

风湿热(rheumatic fever,RF),与 A 组乙型溶血性链球菌感染有关,好发于 5～15 岁儿童,反复发作可导致风湿性心脏病。

诊断要点

1. 在链球菌感染的前提下,具备 2 项主要表现或 1 项主要表现与 2 项次要表现可考虑诊断风湿热。

(1)主要表现:心炎、多发性关节炎、环形红斑、皮下小结、舞蹈病。

(2)次要表现:既往风湿热病史、心电图改变(PR 间期延长)、关节痛、风湿活动指标增高(如 C 反应蛋白、血沉)、发热。

若关节炎作为主要表现,关节痛不能同时作为次要表现;若心炎作为主要表现,心电图改变不能同时作为次要表现。

2. 风湿性心脏病是急性风湿热反复发作后发展而成的,病变可累及心内膜、心肌及心包膜,多见二尖瓣和主动脉瓣受累。诊断时应常规行心电图、胸部 X 线、超声心动图检查。

3. **鉴别诊断** 与幼年特发性关节炎、急性白血病、感染性心内膜炎、病毒性心肌炎等进行鉴别。

处理要点

1. **清除链球菌感染** 风湿热活动期一般应用静脉滴注青霉素 10 天,剂量 5 万～20 万 U/(kg·d),分 2～4 次给药。此后每 3～4 周肌内注射长效青霉素 1 次,体重 < 27kg 予 60 万 U/次,≥ 27kg 予 120 万 U/次。青霉素过敏患儿可改用红霉素类或其他敏感抗菌药物口服,每月 1 个疗程。

2. **抗风湿治疗** 单纯关节炎可用水杨酸制剂,常用阿司匹林 80～100mg/(kg·d),最大量为 3g/d,分次口服,疗程 6～8 周。心炎时宜早期应用糖皮质激素,如泼尼松 1～2mg/(kg·d),最大量为 60mg/d,分次口服,心力衰竭控制、实验室指标正常后,须缓慢减量,总疗程 8～12 周。

3. **对症治疗** 合并心力衰竭者应给予强心、利尿、扩血管的抗心衰治疗。舞蹈病时应予镇静。关节肿痛时应予制动。

4. **预防** 一级预防为有效识别和阻断链球菌感染的传播,彻底治疗链球菌引起的咽炎和其他急慢性感染灶。二级预防为预防风湿热复发或发展为风湿性心脏病。建议每 3 ~ 4 周肌内注射长效青霉素，至少 5 年，最好至 25 岁；有风湿性心脏病者，终身预防。青霉素过敏者可用红霉素口服。

（李淑娟）

第二节　川崎病

川崎病（Kawasaki disease，KD）又称为皮肤黏膜淋巴结综合征（mucocutaneous lymph node syndrome）。本病好发于 5 岁以下儿童，是一种病因不明的血管炎综合征，累及冠状动脉为主的中小动脉，也称为"小儿冠心病"。

诊断要点

1. 发热，并具有以下 5 项主要临床特征中的 4 项可诊断川崎病：①双侧球结膜充血；②口唇及口腔的变化，口唇干红，草莓舌，口咽部黏膜弥漫性充血；③皮疹，包括单独出现的卡疤处红肿；④四肢末梢改变，急性期手足发红、肿胀，恢复期指（趾）端膜状脱皮；⑤非化脓性颈部淋巴肿大。如果不足 4 项，但有冠状动脉病变，也可诊断川崎病。

2. **辅助检查**　炎症指标增高（白细胞、C 反应蛋白、血沉等），血小板早期正常、2 ~ 3 周时增高；超声心动图可见冠状动脉扩张甚至冠状动脉瘤形成，也可见左心室收缩功能减低、二尖瓣反流、心包积液；其他可合并贫血、血白蛋白降低、血谷丙转氨酶升高等。

3. **鉴别诊断**　与渗出性多形红斑、败血症、猩红热、幼年特发性关节炎全身型等发热出疹性疾病相鉴别。

处理要点

1. **大剂量 IVIG**　宜于发病早期（10 天内）应用，推荐单次静脉滴注 2g/kg，8 ~ 12 小时 1 次。

2. **阿司匹林**　急性期剂量为 30 ~ 50mg/(kg·d)，分 2 ~ 3 次口服，热退 48 ~ 72 小时改为 3 ~ 5mg/(kg·d)，一次顿服。若无冠状动脉病变，服药至症状消失，血沉、血小板恢复正常，共 6 ~ 8 周；若合并冠状动脉瘤，则应长期服用直到冠状动脉瘤消失。

3. **双嘧达莫**　适用于血小板升高及有冠状动脉病变的患儿，剂量为 3 ~ 5mg/(kg·d)，分 3 次口服。治疗后复查血小板正常者可停药。

4. **糖皮质激素**　使用有争议，不宜单独应用。一般用于以下情况：IVIG 耐药、川崎病休克综合征（Kawasaki disease shock syndrome，KDSS）、川崎病合并巨噬细胞活化综合征（Macrophage activation

syndrome,MAS)、炎性指标持续升高且合并冠状动脉瘤或外周血管瘤患儿。

　　5. **对症处理**　发生心力衰竭、心源性休克、心律失常者予以相应的治疗。

（李淑娟　何秀芳）

第一节　生长激素缺乏症

生长激素缺乏症(growth hormone deficiency,GHD)是由腺垂体合成和分泌生长激素(GH)部分或完全缺乏,或 GH 分子结构异常等所致的生长发育障碍性疾病。患儿身高处于同年龄、同性别正常健康儿童生长曲线第 3 百分位数以下或低于平均数减 2 个标准差,符合矮身材标准。

诊断要点

1. 病因分类

(1)原发性:下丘脑 - 垂体功能障碍(垂体发育异常)和遗传性 GH 缺乏。

(2)继发性:常继发于下丘脑、垂体或其他颅内肿瘤、感染、细胞浸润、放射性损伤和头颅创伤等。

(3)暂时性:体质性生长及青春期延迟、社会心理性生长抑制、原发性甲状腺功能减退等均可造成暂时性 GH 分泌功能低下。

2. **诊断标准**　①匀称性身材矮小,身高低于同年龄、同性别正常健康儿童身高的第 3 百分位数或平均数减 2 个标准差(−2SD);②生长缓慢,身高年增长 < 5cm;③骨龄落后于实际年龄 2 岁或 2 岁以上;④两种不同药物 GH 激发试验 GH 峰值均 < 10μg/L(峰值均 < 5μg/L 为完全性生长激素缺乏,是目前临床诊断 GHD 的重要依据,但不是金标准);⑤智能正常;⑥排除其他影响生长的疾病。

GHD 诊断的过程中,还须评价下丘脑 - 垂体 - 其他内分泌轴功能,进行(女孩)染色体核型分析。对已确诊 GHD 的患儿,均须行垂体 MRI,明确是否为器质性 GHD。

3. **鉴别诊断**　①家族性矮身材;②体质性生长及青春期延迟;③特发性矮身材;④先天性卵巢发育不全综合征(Turner 综合征);⑤先天性甲状腺功能减退症;⑥骨骼发育障碍性疾病;⑦其他内分泌及遗传代谢病引起的生长落后,如先天性肾上腺皮质增生症、性早熟、皮质醇增多症、黏多糖病、糖原贮积病等。

处理要点

1. **生长激素替代治疗**　重组人生长激素(recombinant human growth hormone,rhGH)治疗,起始剂量为 0.1U/(kg·d),最大不超过

0.2U/(kg·d)，每晚临睡前皮下注射 1 次（或每周总剂量分 6 ~ 7 次注射）。rhGH 疗程宜长，可持续至身高满意或骨骺融合。rhGH 治疗过程中须常规监测 IGF-1 水平、甲状腺功能、糖代谢指标等，监测 rhGH 的副作用。

2. 同时伴有性腺轴功能障碍的生长激素缺乏症的患儿骨龄达 12 岁时可开始用性激素治疗，并监测骨龄。

（郑如江　陈秋莉）

第二节　性早熟

性早熟（precocious puberty）原指女孩 8 岁、男孩 9 岁前呈现第二性征。2023 年，《中枢性性早熟诊断与治疗专家共识（2022）》更改为女孩 7.5 岁前第二性征发育或 10 岁前初潮，男孩 9 岁前出现第二性征。

诊断要点

1. **病因和分类**

（1）中枢性性早熟（central precocious puberty，CPP）：下丘脑 - 垂体 - 性腺轴启动过早，性发育过程和正常青春期发育顺序一致，只是年龄提前，分为特发性 CPP（体质性性腺轴启动过早，占 CPP 的 80%）和继发性 CPP（中枢神经系统异常如下丘脑肿瘤或占位、感染、外伤、手术或发育异常、未治疗的原发性甲状腺功能减退）。

（2）外周性性早熟：无性腺轴启动，无性腺发育，但有性激素水平升高及第二性征发育。如性腺肿瘤、肾上腺疾病、分泌 hCG 的生殖细胞肿瘤、服用外源性激素，以及其他疾病如麦丘恩 - 奥尔布赖特综合征（McCune-Albright syndrome）、家族性男性性早熟等。

（3）部分性性早熟：单纯乳房早发育、单纯阴毛早现、单纯早初潮。

2. **临床表现**

（1）中枢性性早熟：性征提早发育，身高、体重过快增长，骨骼成熟加速，部分患儿最终因骨骺过早融合导致成年身材矮小。部分患者有心理社会问题。

（2）外周性性早熟：有性征发育但无性腺增大，如男孩睾丸不增大。颅内肿瘤者可有占位表现，如颅内高压、头痛、视野缺损。

（3）体格检查：注意面容有无畸形、皮肤有无咖啡牛奶斑、痤疮、多毛，注意喉结、腋毛、阴毛、睾丸有无增大，有无阴茎增长增粗，有无颅内、性腺占位表现及体征。

3. **实验室检查**

（1）促性腺激素释放激素（gonadotropin-releasing hormone，GnRH）

激发试验:鉴别 CPP 和外周性性早熟的重要依据。

(2)B 超:盆腔 B 超示女童子宫、卵巢容积增大,且卵巢内可见多个直径 ≥ 4mm 的卵泡,男童睾丸容积 ≥ 4ml。

(3)骨龄:手和腕部 X 线片(单手正位片)显示骨龄超过实际年龄。

(4)MRI 检查:所有男童及 6 岁以下女童诊断 CPP 时应进行垂体 MRI 平扫 + 增强,以排除颅内病变;6 岁以上的 CPP 女童如出现性发育快速进展征象或神经精神异常表现时,也应该考虑行垂体影像学检查。

(5)其他:甲状腺素、TSH、17- 羟孕酮、雄烯二酮、脱氢表雄酮等。

4. **诊断和鉴别诊断**　性早熟诊断包括 3 个步骤:①首先确定是否性早熟;②判断性早熟属于中枢性或外周性;③寻找病因。

女孩特发性性早熟的鉴别诊断:①单纯乳房早发育;②外周性性早熟;③ McCune-Albright 综合征;④中枢神经系统异常所致 CPP。

处理要点

治疗目的:有效控制 CPP 患儿性发育进程,延迟初潮,延迟骨骼成熟,改善最终成年身高,避免心理行为问题。

1. **病因治疗**　外周性性早熟往往需要病因治疗。

2. **CPP 药物治疗**　促性腺激素释放激素类似物(gonadotropin-releasing hormone analogue,GnRHa)为 CPP 治疗标准药物。目前常用的 GnRHa 缓释剂有曲普瑞林、亮丙瑞林等。

(郭　松　陈秋莉)

第三节　先天性甲状腺功能减退症

先天性甲状腺功能减退症(congenital hypothyroidism)简称"先天性甲低",是一种由甲状腺激素合成不足或其受体缺陷所造成的疾病,是引起儿童智力及体格发育落后的常见内分泌疾病之一。

诊断要点

1. **病因分类**

(1)按病变部位可分为原发性甲减、继发性甲减和外周性甲减。

1)原发性甲减:为甲状腺本身的疾病所致,特点为 TSH 升高和 FT_4 降低。目前地方性甲减发病率已明显下降,最常见的是甲状腺先天性发育异常。

2)继发性甲减:病变部位在下丘脑和 / 或垂体,称为中枢性甲减或下丘脑 - 垂体性甲减,特点为 FT_4 降低,TSH 正常或者下降。

3)外周性甲减:因甲状腺激素受体功能缺陷,甲状腺或靶器官分别对 TSH 或甲状腺激素反应低下,较为罕见。

(2)按疾病转归又可分为持续性甲减及暂时性甲减。

2. 临床表现

(1)新生儿期:常为过期产,胎粪排出延迟,生后可出现黄疸较重或黄疸消退延迟、嗜睡、少哭、哭声低下、食欲减退、吸吮力差、皮肤花纹、面部黏液性水肿、前后囟较大、便秘、腹胀、脐疝、心率缓慢、心音低钝等。如果中枢性甲减合并其他垂体促激素缺乏,可表现为低血糖、小阴茎、隐睾以及面中线发育异常,如唇裂、腭裂、视神经发育不良等。

(2)婴幼儿及儿童期:临床主要表现为智力及体格发育落后、特殊面容和体态、生理功能低下。患者常有严重的短肢型身材矮小,可有特殊面容(眼距宽、塌鼻梁、唇厚舌大、面色苍黄、皮肤粗糙、黏液性水肿)、反应迟钝、脐疝、腹胀、便秘、心率慢、呼吸慢、怕冷以及心功能及消化功能低下、贫血等表现。

3. 实验室检查

(1)新生儿筛查:生后 2 ～ 3 天进行新生儿足跟血干血滴纸片检测,TSH 结果大于 15 ～ 20mU/L,须再检测血清 TSH 和 FT_4 以确诊。

(2)血清 FT_4、FT_3、TSH 测定:任何新生儿筛查结果可疑或临床可疑的儿童都应检测血清 FT_4、TSH 浓度。如 T_4 降低、TSH 明显升高可以确诊原发性甲减。

(3)甲状腺 B 超:评估甲状腺发育情况。

(4)核素检查:甲状腺放射性核素显像可判断甲状腺的位置、大小、发育情况及摄取功能。

(5)甲状腺球蛋白(Tg)测定:Tg 可反映甲状腺组织存在和活性。

(6)其他检查:中枢性甲减应做其他垂体激素检查,如 ACTH、皮质醇、促性腺激素等,以及下丘脑 - 垂体部位 MRI 平扫。

4. 鉴别诊断 年长儿须与先天性巨结肠、21- 三体综合征、佝偻病相鉴别。

处理要点

无论是先天性原发性甲减还是继发性甲减,一旦确定诊断都应该立即治疗。新生儿筛查发现的阳性患者应早期诊断,尽早治疗,以避免先天性甲减对脑发育的影响。

1. 首选 *L*- 甲状腺素钠,新生儿期初始治疗剂量 8 ～ 9μg/(kg·d),每天 1 次口服,根据血 FT_4、TSH 浓度个体化调整治疗剂量。

2. 伴有肾上腺皮质功能不足者,须同时给予生理需要量糖皮质激素治疗,防止突发性肾上腺危象。如发现有其他内分泌激素缺乏,应给予相应替代治疗。

3. 对于 TSH 大于 10mU/L,而 T_4 正常的高 TSH 血症,复查 TSH 仍持续增高应予 L-甲状腺素钠治疗,起始剂量可酌减。

4. **预防** ①新生儿筛查;②患甲状腺疾病的孕妇维持甲状腺功能正常水平,防止甲减对胎儿的影响;③防治碘缺乏和碘过量;④伴有生长发育迟缓等症状的患儿及时进行甲状腺功能检测。

(郑如江　陈秋莉)

第十三章

儿童急症

第一节 热性惊厥

热性惊厥(febrile seizures,FS)是婴幼儿时期最常见的惊厥性疾病,指发生在生后 3 个月 ~ 6 岁,发热初期或体温快速上升期出现的惊厥,排除了中枢神经系统感染以及导致惊厥的其他原因。对首发年龄小或发作频繁者可行基因检测。

诊断要点

1. **好发年龄** 发生于 3 个月 ~ 6 岁,多数发生于 6 个月 ~ 3 岁。

2. 发热初期或体温快速上升期出现惊厥。

3. 神经系统体格检查无阳性体征。

4. **分型**

(1)单纯性热性惊厥:占 70% ~ 80%,表现为全面性发作,持续时间 < 15 分钟,1 次热性病程中发作 1 次。

(2)复杂性热性惊厥:占 20% ~ 30%,表现为局灶性发作或全面性发作,发作持续时间 ≥ 15 分钟或 1 次热程中发作 ≥ 2 次。

(3)热性惊厥持续状态:指 1 次惊厥发作时间为 30 分钟以上或反复多次发作、持续超过 30 分钟且发作间期意识未恢复。

5. **鉴别诊断** 与引起发热、惊厥的疾病如中枢神经系统感染、热性感染相关性癫痫综合征等进行鉴别。

处理要点

1. **护理** 保持气道通畅,避免窒息和误吸。监测生命体征,保证正常心肺功能,必要时吸氧,建立静脉通路。

2. **急性发作期的治疗** 若惊厥发作持续 > 5 分钟,则须尽快药物止惊。静脉注射地西泮简单快速、安全有效,是一线止惊药物。如难以立即建立静脉通路,也可咪达唑仑肌内注射或水合氯醛灌肠。

(1)地西泮:首选药物。每次 0.3 ~ 0.5mg/kg(≤ 10mg/ 次),静脉注射,速度为 1 ~ 2mg/min。根据病情,10 ~ 15 分钟后可重复应用 1 次,24 小时可重复应用 2 ~ 4 次。

(2)咪达唑仑:肌内注射或静脉推注 0.3mg/kg(≤ 10mg/ 次),若惊厥持续,可改为持续静脉输注。

(3)苯巴比妥:用于维持性治疗,在地西泮止惊后给予 15 ~ 20mg/(kg·d)的负荷量,分 2 次肌内注射,2 次间隔 2 ~ 4 小时,负荷量给药 12 ~ 24 小时后给予 3 ~ 5mg/(kg·d)维持量。

(4)10% 水合氯醛:每次 0.5ml/kg(50mg/kg),稀释至 3% 灌肠。

3. 热性惊厥持续状态 惊厥持续≥ 30 分钟,须静脉用药,积极止惊,积极退热,寻找并处理发热和惊厥的原因。按癫痫持续状态处理。

4. 病因治疗 ①治疗感染;②控制原发病。

5. 对症支持治疗 退热,纠正低氧、低血糖、电解质紊乱等。

6. 预防

(1)间歇性预防:适用于短时间内频繁惊厥发作(6 个月内≥ 3 次或 1 年内≥ 4 次)或既往有惊厥持续状态者。发热性疾病初期用药至热退,可用地西泮口服 0.3mg/(kg·次),发热 24 小时内,8 小时 1 次,24 小时≤ 3 次;氯硝西泮口服 0.1 ~ 0.3mg/(kg·d),每日 1 次;左乙拉西坦口服 15 ~ 30mg/(kg·d),分 2 次;水合氯醛灌肠, < 3 岁 250mg/ 次, > 3 岁 500mg/ 次。

(2)长期预防:间歇性预防无效或 1 年内发作≥ 5 次或热性惊厥持续状态、复杂性热性惊厥等预测癫痫高风险的患儿,持续治疗 1 ~ 2 年,可用丙戊酸 20mg/(kg·d),分 2 次;左乙拉西坦 15 ~ 30mg/(kg·d),分 2 次。

(徐玲玲)

第七篇

外科学

第一节 无菌技术

在临床诊疗操作过程中,微生物能够通过直接或间接途径进入体内引起感染。无菌(技)术则是针对感染来源所实施的一种预防保护措施。无菌术由灭菌法、消毒法及无菌操作原则和管理制度所组成。

一、灭菌法

灭菌(sterilization)是指杀灭一切活的微生物,包括芽孢。

1. **高压蒸汽灭菌法** 最为普遍,适用于大多数医用物品的灭菌。常用方法:①下排气式压力蒸汽灭菌器,压力为 102.8 ~ 122.9kPa 时,温度为 121 ~ 126℃,维持 20 ~ 30 分钟;②预真空式压力蒸汽灭菌器,蒸汽压力为 184.4 ~ 229.3kPa 时,温度为 132 ~ 134℃,维持 4 ~ 10 分钟。已灭菌物品必须注明有效日期。

2. **煮沸灭菌法** 对金属器械、玻璃、搪瓷制品及橡胶类物品,可使用此法。在水中煮沸至 100℃并持续 15 ~ 20 分钟,可杀灭一般细菌;带芽孢的细菌,如破伤风梭菌、气性坏疽杆菌,必须至少煮沸 1 小时才能被杀灭。若在水中加入碳酸氢钠,使之成 2% 的碱性溶液,温度可提高到 105℃,灭菌时间可缩短至 10 分钟,有增强灭菌效果和除污防锈的作用。

3. **低温灭菌法** 适用于不耐热、不耐湿的器械、器具和物品的灭菌,如电子仪器、光学仪器、关节镜、软式内镜等。较常用的方法主要有过氧化氢低温等离子体灭菌、环氧乙烷灭菌、低温甲醛蒸汽灭菌。

4. **火烧法** 只适用于在紧急情况下金属器械的灭菌。使用 95% 乙醇溶液燃烧杀灭细菌,但对器械损害较大。

二、消毒法

消毒(disinfection)是指杀灭病原微生物和其他有害微生物,不要求清除或杀灭所有微生物。

1. **药液浸泡消毒法** 用于不耐高温灭菌物品的消毒,如锐利手术器械、内窥镜等。目前常用的化学消毒剂有 2% 戊二醛消毒液、70% 乙醇溶液、0.1% 苯扎溴铵溶液、0.1% 氯己定溶液。

2. **熏蒸法** 适用于室内物品及空气消毒,以及精密贵重仪器和不能蒸、煮、浸泡的物品的灭菌,也用于特殊感染手术(如气性坏疽、破伤风患者)术后手术室的空气消毒。使用 0.2% 过氧乙酸或 3% 过氧化氢按 $10 \sim 20ml/m^3$($1g/m^3$)配比进行加热熏蒸 / 喷雾,产生蒸汽,熏蒸 1 小时,即可达到满意的消毒效果。

3. **紫外线** 适用于手术室、治疗室、隔离病房或必须进行消毒清洁的病房。它可以杀灭悬浮在空气中和依附于物体表面的微生物。

三、手术人员和患者手术区域的准备及术中无菌原则

(一)手术人员术前准备

1. **一般准备** 换穿手术室准备的清洁鞋和洗手衣裤,戴好手术帽,遮盖全部头发。剪短指甲,去除甲缘下积垢。手臂皮肤破损或有化脓性感染时,不能参加手术。戴外科口罩或医用防护口罩。

2. **外科手消毒**

(1)洗手:使用流动清水和洗手液彻底清洗双手、前臂至上臂下1/3,这个过程中需要注意清洗手指、指缝、指甲缝、手腕部、肘部等部位。

(2)消毒:使用外科手消毒剂(如异丙醇、氯己定、聚维酮碘等)对上述部位进行消毒,消毒剂应涂抹均匀。

3. **穿无菌手术衣和戴手套方法** 常见的手术衣有两种:背绑式和包裹式。在穿衣时需要辨认手术衣的种类和注意穿手术衣、戴无菌手套方法。

4. **脱手术衣** 手术后清洗手套上的污渍,解开胸前腰带结,由巡回护士解开衣领带,将手术衣后襟向前反折牵拉,脱去手术衣,最后脱去手套,手术衣和手套放回黄色医疗垃圾袋内。

(二)患者手术区域的准备

1. **操作前准备** 患者应在术前一天沐浴,手术区域皮肤上的油脂或胶布残痕可用汽油、松节油或 70% 乙醇溶液擦拭,术前剃除较浓密毛发(细小毛发可不剃)。麻醉后根据手术需要摆好患者体位,充分暴露手术区域,标示手术切口位置。手术者穿洗手衣,戴好口罩帽子,外科洗手。

2. **手术区域消毒** 目的是清除手术切口处及其周围皮肤上的暂居菌,并抑制常居菌的移动,防止细菌进入创口内,最大限度减少手术部位相关感染。所有准备接受手术患者均需要进行手术区域的消毒。消毒过程中注意消毒范围要包括手术切口周围 15cm 的区域。

清洁伤口消毒顺序由中央向四周涂擦,感染伤口或肛门处手术则由手术区外周开始向感染伤口或肛门处消毒。消毒时根据消毒部位选择正确的消毒液(一般皮肤消毒用 0.5% 聚维酮碘 2 次或 2% 碘酊 1 次 +70% 乙醇溶液脱碘 2 次,面部、黏膜、婴儿皮肤、外阴部用 0.1% 聚维酮碘或 0.1% 苯扎溴铵)。

3. 铺无菌巾　消毒完毕,除显露切口所需皮肤区域外,其余部位均要用无菌巾遮盖。手术区域铺巾的目的是遮盖手术区域外的身体其他部位,只显露手术切口所必需的皮肤区域,以避免或尽量减少术中污染。

(三)手术进行中的无菌原则

1. 手术人员一经外科洗手,不能再接触非无菌的物品。穿无菌手术衣和戴无菌手套后,背部、腰部以下和肩部以上都应认为是有菌区域,不能接触。手术台边缘以下的布单也不可以接触。

2. 不能在手术人员背后传递器械及手术用品,坠落到无菌巾或手术台边以外的器械、物品,应视为有菌物品,不能拾回再用。

3. 手术中手套破损或碰到了有菌的地方,应立即更换手套。无菌巾、布单如湿透,其无菌隔离作用不再完整,要加盖干的无菌单。

4. 为防止污染,手术中同侧人员调换位置时,应先退后一步,转过身,背对背地转向另一位置。

5. 做皮肤切口以及缝合皮肤前,须用 70% 乙醇溶液再消毒皮肤一次。

6. 切开空腔脏器前,先用纱布垫保护周围组织,以防止和减少污染。

7. 对于没有粘贴无菌塑料薄膜的手术切口,其边缘也应以布垫遮盖,并用布巾钳或缝线固定,仅显露手术切口,以利于防止和减少污染。

四、手术室的管理

凡进入手术室人员必须遵守手术室的各项管理制度。同一手术间同一天内应先行无菌手术,后行污染或感染手术。一般感染手术的患者手术后,手术室内物品清洁用 0.05% 三氯异氰尿酸溶液抹拭物面和地面,特殊感染手术按特殊感染手术处理。手术室每周应彻底大扫除一次,室内空气消毒包括紫外线消毒、空气过滤除菌和化学药品蒸熏消毒。层流洁净手术室装有空气过滤器,按其效能分为 4 个等级,为百级、千级、万级、十万级层流净化装置,用于空气净化消毒。其中百级为最高效,主要用于心外科、脑外科、关节置换等对空气洁净要求较高的手术。

(赖佳明)

第二节　水、电解质和酸碱平衡失调

一、分类与诊断

(一)分类

1. **容量失调**　细胞外液(extracellular fluid,ECF)改变,细胞内液(intracellular fluid,ICF)不变或变化较小。

2. **浓度失调**　渗透压改变,钠离子(Na^+)浓度改变。

3. **成分失调**　K^+、Ca^{2+}、Mg^{2+} 浓度改变及血浆 / 动脉血气分析 pH 改变。

(二)诊断要点

1. 有无脱水。

2. 脱水程度。

3. 脱水的性质。

4. 电解质紊乱情况。

5. 有无酸碱平衡失衡。

(三)正常参考值

正常体液渗透压取决于电解质浓度,以 Na^+ 为主;ECF 与 ICF 渗透压相等,正常参考值为 280 ~ 330mOsm/L;正常成人尿比重为 1.015 ~ 1.025;正常血浆 pH 为 7.35 ~ 7.45。

二、水、钠代谢紊乱

脱水程度分为三类,轻度脱水、中度脱水和重度脱水。

1. **轻度脱水**　失水量为体重 2% ~ 4%(约 4%),一般出现口渴。

2. **中度脱水**　失水量为体重 4% ~ 6%(约 6%),除出现口渴以外,还伴尿少和尿比重升高,唇舌干燥,皮肤弹性差,眼窝凹陷。

3. **重度脱水**　失水量大于体重 6%(约 7%),除上述症状外,还伴中枢神经系统抑制或循环血容量不足的症状或体征。

按照血浆渗透压和血清 Na^+ 浓度,可将脱水分为等渗性脱水、低渗性脱水和高渗性脱水。

(一)等渗性脱水

等渗性脱水(isotonic dehydration)临床上最常见。血清 Na^+ 浓度

为 135 ~ 145mmol/L,血浆渗透压为 280 ~ 310mOsm/L。

诊断要点

(1)病因:大量呕吐、腹泻、肠瘘等导致急性消化液丧失、液体积聚在感染病灶或肠梗阻肠腔内、大面积烧伤等。

(2)口渴感不明显,出现厌食、恶心、呕吐、黏膜干燥、皮肤弹性降低、眼窝凹陷及尿量减少等。

(3)血常规红细胞计数、血红蛋白及血细胞比容显著升高。

(4)尿比重升高,尿 Na^+ 及血 Cl^- 正常或偏低。

治疗要点

根据脱水程度估算体液损失量。例如,患者体重 50kg,脱水程度评估为中度,失水量约为 50 000ml × 4% = 2 000ml;这属于已损失量,当日补液量按计算的失水量 1/2,即 1 000ml 来补充,以 5% 葡萄糖盐水或平衡盐溶液补充。

(二)低渗性脱水或低钠血症

低渗性脱水或低钠血症(hyponatremia)的患者血清 Na^+ 浓度 < 135mmol/L,血浆渗透压 < 280mOsm/L。严重程度可根据血清 Na^+ 浓度分为:①轻度,血清 Na^+ 浓度 > 130mmol/L;②中度,120 ~ 130mmol/L;③重度,< 120mmol/L。

诊断要点

(1)病因:消化液的持续丢失,反复呕吐、长期胃肠减压等;大面积慢性渗液;肾排钠过多,使用利尿剂未及时补充钠盐;等渗缺水时补水过多。

(2)容易出现休克是本型脱水的主要特点。口渴感不明显,轻度低渗性脱水可出现疲乏、头晕、尿比重低于 1.015;中度低渗性脱水出现厌食、恶心呕吐、视力模糊、心率快、脉搏细速、皮肤弹性降低;重度者出现表情淡漠、木僵乃至昏迷。

(3)血尿素氮、血常规红细胞计数、血红蛋白及血细胞比容可见升高。

治疗要点

轻度:按体重每 1kg 补充氯化钠 0.5g。

中度:按体重每 1kg 补充氯化钠 0.5 ~ 0.75g。

重度:按以下公式计算。

补钠量(mmol)= [正常值(142mmol/L) – 测量值]× 体重(kg)× 0.6(女性 0.5)。按 1g NaCl = 17mmol Na^+ 进行换算;这属于已损失量,当日补液量按计算总量的 1/2 补充,以 5% 葡萄糖盐水或生理盐水补充。

治疗中应动态监测血清 Na^+ 浓度的变化,避免过快补钠而诱发渗透性脱髓鞘综合征(24 小时内,血清 Na^+ 浓度升高的幅度应 < 8mmol/L;重度者血清 Na^+ 浓度升高的幅度应 < 4 ～ 6mmol/L)。

(三)高渗性脱水或高钠血症

高渗性脱水或高钠血症(hypernatremia)的患者血清 Na^+ 浓度 > 150mmol/L,渗透压 > 310mOsm/L。ECF 渗透压增高使脑细胞脱水,引起中枢神经系统功能障碍(嗜睡、肌肉抽搐或昏迷);脑细胞脱水后脑体积缩小,导致颅骨与脑皮质之间血管张力增大,可引起局部脑内出血和蛛网膜下腔出血。

诊断要点

(1)病因:昏迷或极度衰弱时摄水不足(成人禁食一天,失水量约占体重 2%);高热伴大量出汗或大面积烧伤进行暴露疗法,未及时补液。

(2)尿比重升高,尿 Na^+ 及血 Cl^- 正常或偏低。

(3)血常规检查红细胞计数、血红蛋白及血细胞比容可见升高。

治疗要点

根据脱水程度估算丢失体液量进行补充(属于已损失量,当日补充溶液量按计算容量的 1/2 进行,以 5% 葡萄糖溶液或 10% 葡萄糖溶液补充)。

三、钾代谢紊乱

(一)低钾血症

低钾血症(hypokalemia)患者血清 K^+ 浓度 < 3.5mmol/L。

诊断要点

(1)病因:长期禁食或进食减少,未及时补充;经肾脏排泄过多;K^+ 过多进入细胞内液;大量使用胰岛素、代谢性碱中毒或呼吸性碱中毒等。

(2)出现神经肌肉兴奋性下降的症状:肌无力(最早出现,逐步从四肢发展到躯干),严重者可抑制呼吸;腹胀伴肠蠕动减弱;腱反射减弱伴弛缓性瘫痪。

(3)心电图可出现 T 波降低、变平或倒置,ST 段降低,出现 U 波(V_3 导联)等表现;重度者(血清 K^+ 浓度 < 2.5mmol/L)可出现横纹肌溶解及急性肾功能衰竭。

治疗要点

治疗上应积极治疗原发病,尽量通过口服途径补钾,静脉补钾切忌推注,同时应严格遵循以下原则。

(1)尿少不补钾:成人 24 小时尿量应 > 700ml(或每小时尿量 > 30ml)。

(2)补钾不过量:补钾无可靠计算公式,成人每天补钾总量 < 8g,小儿每天按 0.1 ~ 0.15g/kg,分次补给。

(3)浓度不过高:浓度 < 0.3%,即每 1 000ml 补液中氯化钾质量 < 3g(10% 氯化钾溶液 30ml)。

(4)滴速不过快:成人 < 80 滴 /min,小儿滴注时间 > 4 小时。

(二)高钾血症

高钾血症(hyperkalemia)患者血清 K^+ 浓度 > 5.5mmol/L。

诊断要点

(1)病因:摄入过多,如输入大量库存血;肾排泄减少,肾功能不全;K^+ 从细胞内移出增多,代谢性酸中毒。

(2)出现神志淡漠,感觉异常,肢体软弱,严重者可导致循环障碍;心率变慢伴心律不齐,甚至心搏骤停。

(3)心电图可出现 T 波高尖,QT 间期延长,QRS 波增宽,PR 间期延长。

治疗要点

应立即停用含钾药物或补液,停用 ACEI/ARB 类降压药或保钾类利尿药。尽快采用以下措施降低血钾。

(1)促进钾进入细胞内:5% 碳酸氢钠溶液 100 ~ 200ml 快速静脉滴注;胰岛素 +10% 葡萄糖溶液(胰岛素与葡萄糖比例为 1U 胰岛素 : 4g 葡萄糖)100ml 快速静脉滴注;10% 葡萄糖酸钙溶液 10 ~ 20ml 缓慢静脉注射。

(2)促进肠道排钾:环硅酸锆钠或阳离子交换树脂口服或灌肠。

(3)血液透析:用于血清 K^+ > 6.5mmol/L 或病情危重者。

四、镁及钙磷代谢紊乱

(一)低镁血症

低镁血症(hypomagnesemia)患者血清 Mg^{2+} 浓度 < 0.75mmol/L。

诊断要点

(1)病因:摄入减少,长期禁食或未及时补充;排泄增多,严重腹泻、胃肠减压、肠瘘、短肠综合征、大量利尿等;肾脏重吸收减少,高钙血症、糖尿病酮症酸中毒、甲亢、严重甲状旁腺功能减退等。

(2)临床表现与低钙血症类似:肌震颤、手足抽搐、Chvostek 征阳性;眩晕、共济失调、肌无力和肌萎缩。

(3)心电图出现 PR 间期和 QT 间期延长。

治疗要点

(1)轻症可口服补充含镁溶液。

(2)严重者静脉补镁:25% 硫酸镁溶液 5 ~ 10ml+ 5% 葡萄糖溶液 100ml,缓慢静脉滴注。

(二)高镁血症

高镁血症(hypermagnesemia)者血清 Mg^{2+} 浓度 > 5.5mmol/L。

诊断要点

(1)病因:排泄减少,肾衰竭(最常见)、肾上腺皮质功能减退、甲减;糖尿病酮症酸中毒等分解代谢亢进疾病。

(2)神经、肌肉兴奋性下降:嗳气、呕吐、便秘、尿潴留;乏力、腱反射减退、嗜睡。

(3)心电图可出现窦性心动过缓。

治疗要点

(1)肾功能正常的轻症患者无须治疗。

(2)严重者静脉注射钙剂进行拮抗:10% 葡萄糖酸钙(或氯化钙)10 ~ 20ml 缓慢静脉注射。

(3)充分扩容后使用利尿剂治疗。

(4)上述治疗无效时采用血液透析。

(三)低钙血症

低钙血症(hypocalcemia)者血清 Ca^{2+} 浓度 < 2.25mmol/L。

诊断要点

(1)病因:维生素 D 缺乏、摄入减少,缺乏户外活动或阳光照射,胆道梗阻,肝硬化,慢性腹泻,急性重症胰腺炎,甲状旁腺功能减退,慢性肾衰竭。

(2)神经肌肉兴奋性升高:口周 / 指(趾)尖麻木及针刺感、手足抽搐、腱反射亢进、Chvostek 征阳性;喉、气管痉挛,癫痫发作,呼吸骤停。

(3)心电图可出现 QT 间期和 ST 段延长。

治疗要点

(1)轻症患者可予 10% 葡萄糖酸钙 10 ~ 20ml 缓慢静脉注射。

(2)伴低镁血症患者,须补充镁剂。

(3) 慢性低钙血症须治疗原发疾病:骨化三醇 + 葡萄糖酸钙。

(四)高钙血症

高钙血症(hypercalcemia)者血清 Ca^{2+} 浓度 > 2.75mmol/L。

诊断要点

(1) 病因:甲状旁腺功能亢进;骨质破坏,如白血病、多发性骨髓瘤、恶性肿瘤骨转移;维生素 D 中毒。

(2) 神经肌肉兴奋性下降、心肌兴奋性增加:恶心、呕吐、便秘;疲乏无力、腱反射迟钝、抑郁。

(3) 心电图可出现 QT 间期缩短。

治疗要点

(1) 治疗原发疾病:如因甲状旁腺腺瘤或增生导致高钙血症,须进行手术治疗。

(2) 增加钙离子经尿液排出,采用利尿剂。

(3) 抑制骨质吸收:降钙素、唑来膦酸。

(4) 减少肠道吸收钙:糖皮质激素、口服磷制剂。

(5) 血液透析:适用于肾功能或心功能不全患者。

(五)低磷血症

低磷血症(hypophosphatemia)者血清磷浓度 < 0.96mmol/L。

诊断要点

(1) 病因:甲状旁腺功能亢进症、严重烧伤或感染;大量葡萄糖及胰岛素输注;长期禁食及胃肠外营养,未及时补充磷制剂。

(2) 神经肌肉兴奋性下降:头晕、厌食、肌无力等;严重者可出现抽搐、精神错乱、昏迷或呼吸抑制。

治疗要点

(1) 长期静脉营养患者需要注意预防:在营养液中补充磷10mmol/d(10% 甘油磷酸钠溶液 10ml)。

(2) 若患者同时存在甲状旁腺功能亢进,须进行手术治疗。

(六)高磷血症

高磷血症(hyperphosphatemia)临床上少见。血清无机磷浓度 > 1.62mmol/L。

诊断要点

(1) 病因:急性肾衰竭、甲状旁腺功能减退。

(2) 临床上高磷血症常伴继发性低钙血症,可出现上述低钙血症的临床表现;另外,还可因异位钙化导致肾功能不全。

治疗要点

(1)治疗原发疾病,同时纠正低钙血症。

(2)血液透析:适用于伴有急性肾功能不全患者。

五、酸碱平衡失调

HCO_3^- 正常范围为 22 ~ 27mmol/L,平均值为 24mmol/L,H_2CO_3 正常值为 1.2mmol/L;血浆 pH 平均值为 7.40(正常范围为 7.35 ~ 7.45),$PaCO_2$ 平均值为 40mmHg(正常范围为 35 ~ 45mmHg)。

酸碱平衡失调可分为代谢性酸中毒、代谢性碱中毒、呼吸性酸中毒、呼吸性碱中毒。

(一)代谢性酸中毒

代谢性酸中毒(metabolic acidosis)临床上最常见。

诊断要点

(1)病因:腹泻、肠瘘、胆漏等;药物,如碳酸酐酶抑制剂、氯化铵、盐酸精氨酸或盐酸的使用;休克;糖尿病或长期禁食;肾功能不全。

(2)轻症者可无明显症状,重症者可出现:呼吸深快,频率 > 40 次/min,呼气带有酮味;疲乏、眩晕、嗜睡、感觉迟钝或烦躁;面颊潮红,心率加快,血压常偏低;心肌收缩力及周围血管对儿茶酚胺的敏感性均下降,出现心律不齐、急性肾功能不全甚至休克,腱反射减弱或消失,神志不清或昏迷。

(3)血浆 pH、HCO_3^-、BE、PCO_2、CO_2CP 下降。

(4)尿少或无尿,尿液呈酸性。

治疗要点

(1)首先治疗原发病,辅以补充液体、纠正脱水。

(2)轻症患者(血浆 HCO_3^- > 18mmol/L)常可代偿纠正,不需要补充碱性药物。

(3)重症患者(血浆 HCO_3^- < 10mmol/L)应立即静脉补充碱性药物:5% 碳酸氢钠溶液 125 ~ 250ml 静脉滴注,每 2 ~ 4 小时复查动脉血气及血清生化,根据检验结果调整补液量。

患者血浆 HCO_3^- > 10mmol/L 但 < 18mmol/L 时,可根据公式计算补充量。

5% 碳酸氢钠溶液体积(ml)= [27(mmol/L)−TCO_2 实际测量值]×体重(kg)×0.5÷0.6(1ml 5% 碳酸氢钠溶液含有 0.6mmol HCO_3^-)。

计算所得 5% 碳酸氢钠溶液量的 1/2 应在 2 ~ 4 小时补充,复查动脉血气及血清生化,根据结果调整补液量。补充 5% 碳酸氢钠溶液时须注意在补液总量中扣除相应体积的含 Na^+ 的 5% 葡萄糖盐水或生理盐水;每补充 100ml 5% 碳酸氢钠溶液应在总补液量中扣除 400ml 5% 葡萄糖盐水或生理盐水;每 100ml 5% 碳酸氢钠溶液含 Na^+ 和 HCO_3^- 各 60mmol。

(4)酸中毒时,血清游离 K^+ 及 Ca^{2+} 增多,若同时存在低钾血症或低钙血症,可不出现症状;纠正酸中毒后,应及时复查动脉血气分析及血清生化检验 K^+ 及 Ca^{2+} 浓度,根据结果及时补充。

(二)代谢性碱中毒(metabolic alkalosis)

诊断要点

(1)病因:胃液丢失过多是外科患者发生代谢性碱中毒最常见的原因;长期服用碱性药物;大量输入含枸橼酸钠的库存血;低钾血症;呋塞米等利尿剂的使用可引起低氯性碱中毒。

(2)轻症者无明显症状,严重者可出现呼吸变浅变慢或嗜睡、谵妄等;可伴低钾血症和脱水症状。

(3)血浆 pH、BE、PCO_2、CO_2CP 升高;血钾、血氯下降。尿液呈碱性;低钾性碱中毒时,尿液呈酸性。

治疗要点

(1)首先治疗原发疾病,辅以补液(5% 葡萄糖盐水或生理盐水),对轻症者常可纠正;同时注意补充氯化钾溶液。

(2)对于重症患者(血浆 HCO_3^- 为 40 ~ 50mmol/L,pH > 7.65),可使用稀盐酸溶液(0.1mol/L)经中心静脉缓慢滴注治疗(25ml/h)。需要注意,稀盐酸溶液不能通过外周静脉滴注,避免渗漏导致软组织坏死;使用后每 4 ~ 6 小时复查动脉血气分析及血清生化,根据结果调整补液。

(三)呼吸性酸中毒(respiratory acidosis)

诊断要点

(1)病因:肺通气不足,如呼吸肌麻痹、镇静剂过量、中枢神经系统损伤、气胸、急性肺水肿、肺不张、胸腔积液等;二氧化碳潴留,如肺纤维化、重度肺气肿、肺换气功能障碍等。

(2)可出现胸闷、呼吸困难、躁动不安等,可因换气不足出现缺氧、头痛及发绀;重症者可出现血压下降、谵妄或昏迷;脑部缺氧可导致脑水肿、脑疝甚至呼吸骤停等。

(3)血浆 pH 降低,PCO_2、HCO_3^- 升高。

治疗要点

(1)首先治疗原发疾病,积极改善患者的通气功能,纠正缺氧;进行气管插管或气管切开,并采用呼吸机辅助通气;吸入氧浓度宜调节在 0.6 ～ 0.7,既提供足够氧气,亦可避免氧中毒。

(2)对于慢性呼吸性酸中毒患者,原发疾病多数难以治愈,应采用控制感染、扩张小支气管、促进排痰等措施,改善通气及换气功能。此类患者手术耐受性降低,术后容易出现呼吸衰竭。

(四)呼吸性碱中毒(respiratory alkalosis)

诊断要点

(1)病因:发热、疼痛创伤、癔症、中枢神经系统疾病、低氧血症或肝衰竭等;呼吸机辅助过度通气。

(2)呼吸急促,心率增快,眩晕,四肢末梢/口周有麻木和针刺感,肌震颤及手足搐搦等。危重症患者如合并急性呼吸性碱中毒,提示预后不良或将发生急性呼吸窘迫综合征。

(3)血浆 pH 升高,PCO_2、HCO_3^- 下降。

治疗要点

(1)首先治疗原发疾病,同时可用纸袋覆盖口鼻以增加呼吸道无效腔,减少二氧化碳排出,提高 $PaCO_2$。

(2)对于危重症患者或中枢神经系统疾病影响呼吸者,予气管插管或气管切开,并采用呼吸机辅助通气。

(3)由呼吸机辅助通气导致者,应重新调整呼吸频率及潮气量。

(黄　力)

第三节　出血与输血

一、出血

血液自血管腔向外流出,称为出血。流出的血液溢入体腔或组织内者,称为内出血,血液流出体外称为外出血。

诊断要点

1. **明确病因**　有外伤、手术或出血倾向的病史,外伤者须检查伤口及排除内脏损伤引起的内出血。注意出血疾病如溃疡病、门静脉高压、异位妊娠,以及凝血机制异常如血友病、特发性血小板减少性紫癜等。

2. **出血性质**　动脉出血呈鲜红喷射状搏动性出血;静脉出血为暗红持续性流血;毛细血管出血则呈渗出性。

3. **判断出血量和速度**　急性大量出血可出现失血性休克;慢性多次少量出血则多为进行性贫血。

4. 从血常规检验结果中血红蛋白浓度、血细胞比容等指标可以初步判断患者出血的程度。

处理要点

1. 局部出血可紧急止血。方法有指压法、加压包扎法、填塞法和止血带法等。有内出血时应及时进行内镜检查、介入治疗或手术探查,施行止血、修复或切除受伤的组织或脏器。

2. 出血量大,如短时间内丢失全身血量 1/3,或虽未丢失 1/3,但伴有失血性休克表现,收缩压下降为 90mmHg 以下,应紧急补充血容量和输血。慢性出血伴有严重贫血者,应治疗原发病和必要时少量多次输血。

3. 有出血倾向的疾病应给予治疗,防止出血的发生。

二、输血

适应证

1. **大出血**　一次出血量为 500 ~ 1 000ml 者,考虑输入晶体液、胶体液或少量血浆代用品。超过 1 000ml 的大出血应适当输全血或浓缩红细胞。

2. 贫血可输浓缩红细胞,低蛋白血症可补充血浆或白蛋白。

3. 重症感染且粒细胞减少可输入浓缩粒细胞和使用针对性抗生素。

4. **凝血异常**　针对引发异常的原因可输入新鲜冰冻血浆、抗血友病因子、纤维蛋白原、冷沉淀、血小板等。

5. 国家卫生健康委员会颁布的 WS/T 796—2022《围手术期患者血液管理指南》建议,对于红细胞成分输注,Hb > 100g/L 可不输注;Hb < 70g/L 可输注;Hb 为 70 ~ 100g/L 时应根据患者的年龄、心肺功能、出血速度及量等因素决定是否输注。

处理要点

1. **建立输血途径**　一般用外周静脉输血,输血量大或时间长可用深静脉途径,紧急情况急救输血可用动脉输血。

2. **输血速度**　一般情况下每分钟 4 ~ 6ml,老年或心脏患者1ml/min,小儿 10 滴 /min;血容量正常的贫血患者每次以 200 ~ 400ml 为宜。

3. **注意事项**　①输血前必须仔细核对患者和供血者姓名、血型和交叉配血单、血袋有无渗漏、血液颜色有无异常及保存时间;②输血过程要严密观察患者有无不良反应;③输血完毕后,血袋应保留 1

天,以备必要时进行化验复查;④如输血过程出现不良反应,应中止输血并将血袋内剩余血做直接涂片检查细菌,同时进行患者血和血袋内血的细菌培养。

4. 输血的并发症及其防治

(1)发热反应:立即减慢输血速度,严重者应停止输血并对症治疗。

(2)过敏反应:立即中止或停止输血,可口服抗组胺药物如苯海拉明、异丙嗪等,严密观察病情。严重者肌内注射肾上腺素(1∶1 000,0.5～1ml)和/或静脉滴注糖皮质激素。合并呼吸困难者应进行气管插管或切开,以防窒息。

(3)溶血反应:①抗休克,立即停止输血,扩容,纠正低血容量性休克,重新配、输新鲜同型血液、浓缩血小板或凝血因子和糖皮质激素,以控制溶血性贫血;②保护肾功能,用5%碳酸氢钠250ml静脉滴注,碱化尿液和促使血红蛋白结晶溶解,防止肾小管阻塞;当血容量稳定后可用甘露醇等药物利尿;若出现尿少、无尿、氮质血症或高钾血症时,应考虑行血液透析;③防治DIC;④进行血浆置换治疗,以彻底清除人体内的异形红细胞及有害的抗原抗体复合物。

(4)循环超负荷:停止输血,半卧位,吸氧、强心、利尿,必要时四肢轮流扎止血带以减少回心血量。

(5)输血相关的急性肺损伤:支持治疗(输氧、插管、机械通气等)。

(6)输血相关移植物抗宿主病:主要是预防,骨髓抑制、加强化疗或放疗的患者所输注的含淋巴细胞的血液成分,应经γ射线辐射等,去除免疫活性淋巴细胞。

(7)疾病传播:严格掌握输血适应证,鼓励自体输血,严格进行献血者体检,在血制品生产过程中灭活病毒。

(8)免疫抑制:减少输血,≤3个单位的红细胞成分血对肿瘤复发影响较小。

(9)大量输血的影响:大量输血后(24小时内用库存血细胞置换患者全血或数小时内输入超过4 000ml),可出现低体温、碱中毒、低钙血症、高钾血症及凝血异常等变化。当临床上有出血倾向及DIC时,及时补充新鲜冰冻血浆或冷沉淀及浓缩血小板,监测血钙并补充钙剂,首选10%葡萄糖酸钙,监控水电解质酸碱平衡。

三、自体输血

目前有3种自体输血方法。

1. **回收式**　将创伤后体腔内积血或手术过程中的失血经抗凝、过滤后回输给本人。

2. **稀释式**　手术前自体采血,用血浆增量剂去交换失血,采出的血可在手术中或手术后回输给本人。

3. **预存式**　在择期手术前一个月内,每隔 3 ~ 4 天采血 300 ~ 400ml,总量不超过 1 000ml,贮存备用,在手术时或急需时回输。

处理要点

1. 手术前采血一次量不超过总血量的 12%;如达到 12% 时要适当补充晶体液。每日须补充铁剂、维生素 C、叶酸和给予营养支持。

2. **自体输血禁忌证**　①血液受胃肠道内容物污染者;②血液可能有癌细胞者;③有脓毒血症或菌血症者;④有心功能不全、阻塞性肺部疾病、肝肾功能不全或原有贫血者;⑤胸腹腔开放性损伤超过 4 小时者;⑥凝血因子缺乏者。

四、成分输血及血浆增量剂

将血液不同有效成分分开,根据患者病情需要,分别输入有关成分,以提高疗效、节约用血和减少并发症。血浆增量剂又称血浆代用品,可以代替血浆以扩充血容量。

1. **血细胞成分**

(1)红细胞:①浓缩红细胞,用于各种急性失血、慢性贫血及心功能不全者输血;②去白细胞红细胞,用于多次输血后产生白细胞抗体的患者,以及预期需要长期或反复输血的患者;③洗涤红细胞,用于对白细胞凝集素有发热反应及肾功能不全、不能耐受库存血中高钾的患者;④冰冻红细胞,同洗涤红细胞及用于自身红细胞的储存。

(2)浓缩白细胞:由于输注后并发症多,现已较少应用。

(3)血小板:用于再生障碍性贫血和各种血小板低下的患者,以及大量输库存血或体外循环手术后血小板锐减的患者。成人输注 1 个治疗量机采血小板可使血小板数量增加$(20 ~ 30)×10^9/L$。成人输入 2 袋(2U)血小板 1 小时后血小板数量至少增加 $5×10^9/L$。

2. **血浆成分**　新鲜冰冻血浆和普通冰冻血浆均用于多种凝血因子缺乏症、肝胆疾病引起的凝血障碍和大量输库存血后的出血倾向。冷沉淀用于血友病 A、先天性或获得性纤维蛋白原缺乏症等。

3. **血浆蛋白成分**　①白蛋白,用于营养不良性水肿、肝硬化或其他原因所致的低蛋白血症。②免疫球蛋白,用于低球蛋白血症引起的重症感染。③各种凝血因子制品,用于治疗血友病及各种凝血因子缺乏症。

4. 血浆增量剂 ①右旋糖酐,常用血中存留时间较长的中分子(平均 75 000)及存留时间短但有利尿作用的低分子(40 000),用于低血容量性休克、输血准备阶段以替代血浆。一般应小于 1 500ml/d,避免导致出血倾向。②代血浆,主要是羟乙基淀粉代血浆和明胶类代血浆等,用于治疗低血容量性休克及手术中扩容。

(陈　伟)

第四节　休克

休克是多种病因引起的以机体代谢及循环功能紊乱为主的一种综合征,全身组织器官低灌注是休克的特征,组织器官细胞缺氧及氧利用障碍是休克的本质。按照血流动力学特征,休克分为低血容量性休克、分布性休克、心源性休克及梗阻性休克。按照病因分为低血容量性休克、感染性休克、心源性休克、过敏性休克、神经源性休克。

诊断要点

1. 病史　存在引起休克的病因,低血容量性休克如创伤、围手术期失血、产后大出血等疾病引起的急性大失血;感染性休克有高度可疑或明确感染病灶;心源性休克有急性心肌梗死、急性弥漫性心肌炎、严重心律失常等病史;梗阻性休克可由腔静脉梗阻、心脏压塞、肺动脉栓塞、张力性气胸等引起。

2. 临床表现

(1)低血压:成人收缩压 < 90mmHg 或较基础值下降 ≥ 40mmHg 或平均动脉压 < 65mmHg,伴有心动过速;但部分患者单纯血压数值可能并不低,尤其是合并慢性高血压的患者。

组织低灌注的临床征象:意识改变,尤其表现为反应迟钝、定向力障碍和言语混乱、意识混乱;尿量减少, < 0.5ml/(kg·h);皮肤湿冷、血管收缩及苍白,在低灌注状态下尤其明显。

(2)不同休克类型的表现:低血容量性休克伴有皮肤苍白等失血表现。感染性休克可伴有高热、寒战及相关感染的表现。心源性休克伴有心率快、呼吸困难等心衰表现。梗阻性休克可伴有胸壁穿透性损伤的病史,张力性气胸者可有胸闷、呼吸困难症状,胸部叩诊呈鼓音,听诊患侧呼吸音消失,纵隔向健侧移位等;肺动脉栓塞可有胸痛、咯血、呼吸急促等症状。

3. 检验及检查　细胞氧代谢异常表现:主要表现为高乳酸血症(> 2mmol/L);乳酸水平及乳酸清除率与预后密切相关。

血流动力学监测指标异常:中心静脉压(central venous pressure, CVP)、肺动脉楔压(pulmonary arterial wedge pressure,PAWP)、心排血量(cardiac output,CO)、体循环阻力(systemic vascular resistance, SVR)变化见表 7-1-1。

表 7-1-1　休克血流动力学监测指标变化

休克类型	CO	CVP	PAWP	SVR
低血容量性休克	↓	↓	↓	↑
感染性休克	↓	↓或正常	↓或正常	↓
心源性休克	↓	↑	↑	↑
梗阻性休克	↓	↑	↑或正常	↑

床旁超声快速筛查:可准确迅速判断休克患者的原因,可通过下腔静脉内径及变异度、左心室舒张末面积大小等判断是否存在低血容量性休克;通过评价左、右心室收缩、舒张功能判断是否存在心源性休克;通过评价是否有深静脉血栓、右心室大小、室间隔运动、肺动脉压及心包积液等判断是否存在梗阻性休克。

【处理要点】

基本原则包括维持最佳的组织灌注和氧输送,减少进一步的细胞损伤,保护器官功能。治疗方法可分为病因治疗和支持治疗。

1. 病因治疗

(1)低血容量性休克:活动性出血患者给予控制性液体复苏,同时做早期止血处理,迅速联系专科医生,视情况进行介入栓塞止血、内镜下止血、手术探查止血等。

(2)分布性休克:感染性休克应及时清除感染病灶,早期经验性抗生素治疗。过敏性休克及时排查变应原,停用可疑过敏药物,并给予肾上腺素静脉注射,出现心搏骤停者立刻进行心肺复苏。

(3)心源性休克:急性心肌梗死患者无禁忌证应尽早进行再灌注治疗,急性心脏压塞者应立即心包穿刺减压;乳头肌断裂或室间隔穿孔者应尽早进行外科修补手术等。

(4)梗阻性休克:解除导致梗阻的原因(如心包穿刺、胸腔穿刺/引流、肺栓塞治疗等)是重要的治疗措施。

2. 支持治疗

(1)尽快改善组织灌注,纠正组织细胞缺血缺氧,恢复器官的正常功能。遵循 VIP 三要素原则,即通气(ventilate,供氧)、补液(infuse,

液体复苏)、维持泵功能(pump,血管活性药物)。

(2)供氧:维持良好的呼吸功能是保证氧输送的基本条件之一,根据低氧程度,序贯性选择恰当的氧疗方案,如鼻导管、面罩、储氧面罩、高流量氧疗、无创机械通气、有创机械通气。保证气道通畅,降低氧耗,改善组织缺氧。

(3)液体复苏:恰当的前负荷水平是维持心排血量的基础,应尽快恢复最佳的容量负荷。

胶体溶液或者晶体溶液均可用于液体复苏。血红蛋白 ≤ 70g/L 者必要时补充红细胞;血小板计数 < 50×10^9/L,或确定血小板功能低下可考虑输注血小板;凝血功能障碍需新鲜冰冻血浆、冷沉淀(内含纤维蛋白原、凝血因子 V、凝血因子 Ⅷ、凝血因子 Ⅻ 等);创伤大失血时按照比例成分输血,一般浓缩红细胞:新鲜冰冻血浆 = 2:1。液体复苏时应该早期、快速和适量,复苏过程必须严密监测各项血流动力学指标(包括 CVP、CO、心率、肺部啰音、氧合指数、组织水肿程度、床旁超声等)变化,避免容量过负荷。

(4)血管活性药物:积极液体复苏的同时,血压水平不足以维持组织灌注压时,选择缩血管药物如去甲肾上腺素、肾上腺素、多巴胺等提高血压,维持组织灌注压。心源性休克者给予正性肌力药物,如洋地黄类(毛花苷 C、地高辛)或非洋地黄类(多巴酚丁胺、磷酸二酯酶抑制剂、钙增敏剂等)增强心肌收缩力,提高心排血量。

(5)糖皮质激素:过敏性休克、感染性休克在液体复苏后仍低血压者,可给予小剂量氢化可的松改善血管张力。

(6)纠正内环境紊乱:包括纠正酸中毒、低钾血症、低钙血症等。

(7)防治继发性器官功能障碍。

(陈敏英)

第五节　重症监测治疗

呼吸系统和循环系统的监测与治疗是重症监护治疗室(intensive care unit,ICU)内最重要的诊治技术。

一、呼吸功能监测与治疗

监测要点

1. 通气功能监测指标

(1)潮气量(tidal volume,TV):每次呼吸所吸入的气体量,正常值为 8 ~ 10ml/kg。

(2)呼吸频率(respiratory rate,RR):每分钟的呼吸次数,正常值为12 ~ 20 次 /min。

(3)分钟通气量(minute ventilation,MV):每分钟呼吸所吸入的气体量,为潮气量与呼吸频率的乘积,正常值为 6 ~ 8L/min。

(4)呼气末二氧化碳分压(end-tidal carbon dioxide partial pressure,$PetCO_2$):呼气终末部分气体中的二氧化碳分压,正常值为 35 ~ 45mmHg。

(5)动脉血二氧化碳分压(partial pressure of carbon dioxide in arterial blood,$PaCO_2$):血浆中物理溶解的二氧化碳分子所产生的压力,正常值为 35 ~ 45mmHg。

2. **氧合及换气功能监测指标**

(1)脉搏血氧饱和度(saturate pulse oxygen,SpO_2):经皮脉搏仪无创连续监测,正常值为≥ 95%。

(2)动脉血氧饱和度(arterial oxygen saturation,SaO_2):动脉血液中氧合血红蛋白占总血红蛋白的百分数,正常值为 93% ~ 98%。

(3)动脉血氧分压(arterial partial pressure of oxygen,PaO_2):血浆中物理溶解的氧分子所产生的压力,在标准条件下(海平面、平静下、吸空气时),正常值为 80 ~ 100mmHg。

(4)氧合指数(PaO_2/FiO_2):PaO_2 与吸入氧浓度(fraction of inspired oxygen,FiO_2)的比率(P/F),正常值为 > 300。

(5)SpO_2/FiO_2:脉搏血氧饱和度与吸入氧浓度的比率(S/F),正常值为 > 315。

呼吸治疗要点

1. **低流量系统** 所提供的氧流量低于 10L/min,常用方法有鼻导管吸氧、面罩吸氧、带贮气囊面罩吸氧。

2. **经鼻高流量湿化氧疗**(high-flow nasal cannula,HFNC) 通过高流量鼻塞持续提供可调控并且吸氧浓度(21% ~ 100%)相对恒定的高流量(8 ~ 80L/min)吸入气体的治疗方式。

3. **无创通气**(non-invasive ventilation,NIV) 通过面罩、鼻罩或喉罩等方式连接无创呼吸机,给予患者辅助人工通气,非侵入性。

4. **有创机械通气**(mechanical ventilation,MV) 通过气管插管或气管切开的方式连接呼吸机,给予患者辅助人工通气,侵入性。常用机械通气模式有控制通气(control mode ventilation,CMV)、辅助 / 控制通气(assist/control ventilation,A/C)、同步间歇指令通气(synchronized intermittent mandatory ventilation,SIMV)、压力支持通气(pressure

support ventilation,PSV)、持续气道正压通气(continuous positive airway pressure,CPAP)。

5. ECMO　将患者的静脉血引流至体外,经氧合器气体交换后,再回输至患者的动脉或静脉,替代或部分替代心、肺功能。

二、循环系统监测与治疗

监测要点

1. **血流动力学监测指标**

(1)心电监测:监测心率和心律。

(2)动脉血压(blood pressure,BP):主要有无创血压监测和有创血压监测。重症患者血流动力学不稳定,应使用有创动脉血压监测。

(3)CVP:靠近右心房的胸腔内大静脉的压力,可反映右心功能和有效循环血容量的情况。CVP 正常范围为 5 ~ 10cmH$_2$O。

(4)肺动脉漂浮导管(Swan-Ganz 导管):可对左、右心脏的前负荷、后负荷、心肌的收缩舒张功能进行量化、客观测定,还可进行全身氧代谢的监测。监测的指标包括 CVP、右心房压(right atrial pressure,RAP)、右心室压(right ventricular pressure,RVP)、肺动脉压(pulmonary artery pressure,PAP)、肺动脉楔压(pulmonary arteriolar wedge pressure,PAWP)、心排血量(cardiac output,CO)、心指数(cardiac index,CI)、体循环阻力(systemic vascular resistance,SVR)、肺循环阻力(pulmonary vascular resistance,PVR)等。

(5)脉搏指示剂连续心排血量(pulse indicator continuous cardiac output,PiCCO):可连续、动态监测心排血量、胸腔内血容量(intrathoracic blood volume,ITBV)、血管外肺水(extravascular lung water,EVLW)以及每搏量变异度(stroke volume variation,SVV)、脉压变异率(pulse pressure variation,PPV)等功能性血流动力学参数,反映心脏前负荷、心功能、容量反应性及肺水肿情况。

(6)重症超声:可以监测心脏功能、容量状况及容量反应性,监测参数包括左室射血分数(left ventricle ejection fraction,LVEF)、最大主动脉血流速和流速时间积分(VTI)、下腔静脉直径(IVC)及下腔静脉吸气塌陷率等指标。

2. **组织灌注的监测指标**

(1)血乳酸(lactic acid,Lac):正常乳酸水平 ≤ 2mmol/L。乳酸升高常常反映组织低灌注、细胞缺氧。

(2)混合静脉血氧饱和度(mixed venous oxygen saturation,SvO$_2$)

和中心静脉血氧饱和度(central venous blood oxygen saturation, ScvO$_2$):SvO$_2$ 是肺动脉血中的血氧饱和度,正常范围为 70% ~ 75%;ScvO$_2$ 是上腔静脉或右心房血氧饱和度,正常范围是 70% ~ 80%;两者均反映全身组织灌注情况和氧合状态。

(3)动静脉血二氧化碳分压差(Pv-aCO$_2$):动脉血与中心静脉血的二氧化碳分压的差值,正常值 < 6mmHg,反映全身血流的直接指标,不直接代表组织缺氧。

(4)毛细血管再充盈时间(capillary refilling time,CRT):CRT 反映外周灌注状况,CRT 大于 3 秒视作延长,表示存在外周低灌注。

(5)舌下微循环:使用正交广谱成像技术和侧流暗视野显微镜技术,床旁直视下对舌下微循环监测,可反映内脏器官灌注情况。

循环治疗要点

1. **病因治疗** 针对引起循环衰竭的病因处理,如活动性出血的尽快止血,严重感染引起的积极控制感染,存在心功能不全的予强心、控制心律失常等心脏方面处理。

2. **液体复苏** 尽快恢复最佳容量负荷,晶体液(如平衡盐溶液或生理盐水)和胶体液(如白蛋白)均可用于液体复苏,失血的还可以输注血制品,不断严密监测血流动力学指标和组织灌注指标,指导液体复苏。

3. **血管活性药物使用** 在液体复苏同时,可选择血管活性药物,包括去甲肾上腺素、多巴胺、肾上腺素、血管升压素等升压治疗,改善组织灌注。

(黎丽芬)

第六节 脓毒症

脓毒症是感染引起的宿主反应失调导致危及生命的器官功能障碍,是导致多器官功能衰竭的常见原因。

诊断要点

1. 有怀疑感染的临床表现,如发热、气促、心率增快、意识变化、白细胞升高等,或者存在怀疑感染部位的相关症状,如咳嗽、痰多、腹胀、腹痛、腹泻等,或有相应的影像学变化(胸部 X 线、CT、超声等)。

2. 序贯器官衰竭评分(sequential organ failure assessment,SOFA)急性改变 ≥ 2 分(对于基础器官功能障碍未知的患者,可以假设基线 SOFA 为 0 分),即脓毒症 = 感染 +ΔSOFA ≥ 2 分。

3. SOFA 采用了 6 个主要器官系统的功能指标(呼吸系统、血液系统、肝脏系统、心血管系统、神经系统和肾脏系统)，并将每项设定为 0 ~ 4 分(见表 7-1-2)，分值越高，器官功能损害越严重。评分不仅可以反映患者各个器官功能障碍的程度，而且与患者的病死率密切相关。

4. 应与非感染性疾病导致的器官功能损害进行鉴别，如各种结缔组织病、血液肿瘤病等。

处理要点

1. **控制感染** ①使用抗菌药物之前应尽快针对性留取体液标本(血液、尿液、腹腔引流液、脑脊液等)，送病原微生物进行需氧、厌氧或其他特殊的培养；②采取干预措施清除感染源；③立即使用静脉抗感染药物，最好在识别后 1 小时内应用。

2. **血流动力学支持** ①脓毒症引起低灌注的患者，在最初 3 小时内至少静脉输注 30ml/kg 晶体液进行复苏。推荐晶体液作为脓毒症和感染性休克的首选复苏液体，不建议使用羟乙基淀粉和明胶等人工胶体；②经过初始的积极目标指导性液体复苏，仍然不能维持循环，或者不能达到复苏目标，可加用血管活性药物和 / 或正性肌力药物，以提高和保持组织器官的灌注压，去甲肾上腺素是目前首选的缩血管药物，不要使用多巴胺；③若去甲肾上腺素 ≥ 0.25μg/(kg·min) 且维持 4 小时以上，可使用氢化可的松 200mg 持续泵入。

3. **其他器官支持治疗** ①对脓毒症诱发急性呼吸窘迫综合征(acute respiratory distress syndrome，ARDS)患者进行机械通气；②血流动力学稳定者尽早开始营养支持(48 小时内)，首选肠内营养，小剂量血管活性药物不是使用早期肠内营养的禁忌证；③血流动力学不稳定的脓毒症合并急性肾损伤(acute kidney injury，AKI)患者使用连续性肾脏替代治疗(continuous renal replacement therapy，CRRT)，优化液体管理。

4. 因为脓毒症合并器官功能损害的致残率和致死率高，应尽快转入 ICU 治疗。

表 7-1-2 SOFA 评分表

器官系统	指标	分值				
		0分	1分	2分	3分	4分
呼吸系统	氧合指数 PaO_2/FiO_2	≥ 400mmHg (53.3kPa)	< 400mmHg (53.3kPa)	< 300mmHg (40kPa)	< 200mmHg (26.7kPa)，需机械通气	< 100mmHg (13.3kPa)，需机械通气
凝血系统	血小板/ (×10⁹/L)	≥ 150	< 150	< 100	< 50	< 20
肝脏系统	总胆红素	< 1.2mg/dl (20μmol/L)	1.2 ~ 1.9mg/dl (20 ~ 32μmol/L)	2.0 ~ 5.9mg/dl (33 ~ 101μmol/L)	6.0 ~ 11.9mg/dl (102 ~ 204μmol/L)	> 12.0mg/dl (204μmol/L)
心血管系统	血压和药物剂量	MAP ≥ 70mmHg	MAP < 70mmHg	多巴胺 ≤ 5μg/ (kg·min) 或多巴酚丁胺 (任何剂量)	多巴胺 5.1 ~ 15μg/(kg·min)，或肾上腺素 ≤ 0.1μg/(kg·min) 或去甲肾上腺素 ≤ 0.1μg/(kg·min)	多巴胺 > 15μg/(kg·min)，或肾上腺素 > 0.1μg/(kg·min) 或去甲肾上腺素 > 0.1μg/(kg·min)
中枢神经系统	Glasgow 昏迷评分	15	13 ~ 14	10 ~ 12	6 ~ 9	< 6
肾脏系统	肌酐	< 1.2mg/dl (110μmol/L)	1.2 ~ 1.9mg/dl (110 ~ 170μmol/L)	2.0 ~ 3.4mg/dl (171 ~ 299μmol/L)	3.5 ~ 4.9mg/dl (300 ~ 440μmol/L)	> 5.0mg/dl (440μmol/L)
	或尿量	—	—	—	或 < 500ml/d	或 < 200ml/d

（吴健锋）

第七节　围手术期处理

围手术期是指从决定手术治疗时起,到与本次手术有关的治疗基本结束为止的一段时间,包括手术前、手术中和手术后 3 个阶段。围手术期处理(perioperative management)目的是为手术做准备并促进术后尽快康复。

加速康复外科(enhanced recovery after surgery, ERAS)是指采用有循证医学证据的围手术期(术前、术中和术后)处理的一系列优化措施,其核心是减少手术和麻醉对患者生理和心理的创伤应激,减少并发症,促进术后快速康复。

一、手术前准备

完善对疾病详尽的诊断是术前准备(preoperative preparation)的首要内容。通常将手术分成三类:择期手术(selective operation)、限期手术(confined operation)、急症手术(emergency operation)。

患者对手术的耐受力分为两类:第一类是耐受力良好,指患者全身情况较好,重要器官无器质性病变,或其功能处于代偿状态,这类患者只需要进行一般性准备后便可施行各种手术;第二类是耐受力不良,指患者全身情况欠佳,或重要器官有器质性病变,功能濒于或已处于失代偿状态,这类患者须作积极而细致的特殊准备后才能施行手术。

(一)一般准备

包括心理准备和生理准备两方面。

1. 征得患者及其家属的知情同意。

2. **生理准备**　旨在将患者机体调整至接近生理状态,为手术提供方便以及合适的术中条件,使患者安全渡过手术关。

(1)手术后变化的适应性锻炼:包括术前练习在床上大小便,训练正确的咳嗽和咳痰方法,同时鼓励患者(尤其是高龄患者)进行体力和呼吸功能锻炼等。

(2)纠正术前水、电解质及酸碱平衡紊乱。

(3)备血:做好血型和交叉配血试验,备好一定数量的全血或浓缩红细胞。

(4)饮食管理:一般手术前 2 小时才开始禁饮,6 小时才禁食。

(5)留置鼻胃管或胃肠减压:限期或择期的胃肠手术(特别是结直肠手术)前不放置鼻胃管。存在幽门梗阻的患者须在术前放置鼻胃管减压,并进行洗胃。

(6)放置导尿管:一般情况下大手术,尤其是腹部或盆腔大手术的患者,都需要放置导尿管引流尿液,使膀胱处于空虚状态,同时有利于术中观察病情。

(7)肠道准备:累及结直肠的胃切除术,横结肠切除,左半结肠、乙状结肠和/或保肛的直肠手术者,须做机械性肠道准备(口服泻药),即没有肠梗阻的患者在术前1天给予流质饮食,同时予口服泻药联合口服肠道抗生素,作为术前肠道准备。

(8)预防感染。

(二)特殊准备

1. **营养不良与贫血** 可以增加术后并发症(如术后吻合口瘘或各种感染等)的发生率与手术死亡率。如存在营养不良风险,需要术前营养支持,应首选肠内营养,必要时辅助肠外营养。贫血患者可输浓缩红细胞,术前血红蛋白应为80g/L以上。

2. **心血管疾病** 合并心血管疾病患者的手术死亡率比无心血管疾病患者高25%~50%。因此,术前一定要正确评估心血管病患者手术危险性,尽量降低心血管疾病风险及并发症,保证手术患者安全和术后快速康复。

3. **呼吸功能障碍** 术后肺部并发症和相关的死亡率仅次于心血管系统,居第二位。手术患者术前应对呼吸系统、肺功能进行评估,以确保安全。

4. **糖尿病** 糖尿病患者在整个围手术期都处于应激状态,其并发症发生率和死亡率较无糖尿病者上升50%。因此,围手术期要积极控制血糖。

5. **肝脏疾病** 肝硬化患者术后并发症与死亡率明显高于非肝硬化者。肝功能不全患者术前应给予充分的准备,使肝功能得到改善;增加蛋白质的供应;补充多种维生素,特别是维生素K。血清白蛋白应达到35g/L,凝血酶原时间延长的情况得到纠正。

6. **肾脏疾病** 麻醉、手术创伤都会加重肾的负担。术前最大限度地改善肾功能。

7. **凝血功能障碍** 如果临床确定有凝血功能障碍,择期手术前应做相应的治疗处理。

8. **肾上腺皮质功能不足** 除慢性肾上腺皮质功能不全的患者外,凡是正在用激素治疗或近期内曾用激素治疗1~2周者,肾上腺皮质功能可能有不同程度抑制。应在术前2日开始用氢化可的松,每日 100mg;第 3 日即手术当天,给 300mg。

9. **下肢深静脉血栓形成的预防** 血栓常发生在下肢深静脉,一旦血栓脱落可发生致命的肺动脉栓塞,应重视其防治。

(三)确立手术方案

对疾病确切、详尽的诊断是制订手术方案的基础。复杂、疑难或合并基础疾病多的病例尚须进行多学科病例讨论,为患者制订合理的、最佳的诊治方案。根据各种可变因素,拟定几种手术方案,包括最佳方案和备用方案。

(四)手术人员的配备

任何外科手术都是由一个团队来完成的,大手术可包括主刀医生、第一助手、第二助手、第三助手。

(五)某些患者的特殊术前准备

有些外科疾病在术前须做特殊的准备,不可忽视。例如,肾上腺嗜铬细胞瘤患者在术前必须先采取措施(如口服酚苄明)以控制血压,同时须补充血容量,这些措施将有利于对术中血压和血容量变化的控制。

(六)特殊手术器械的准备

各类手术常有其专用的器械和材料,必须提前备好,如手术机器人或腹腔镜手术专用器械、胸腹腔手术的伤口撑开器、消化道手术的吻合器、缝合血管专用的针线、疝修补术的填充物或用于组织缺损的补片等。

二、术中加速康复外科措施管理

术中以下各项 ERAS 措施的科学管理也是术后患者快速康复的重要环节,对减少手术创伤应激、促进术后康复也起到关键性的作用。

(一)优化麻醉

麻醉能使患者术中无痛,最大限度维护患者的脏器功能,肌肉松弛使手术野易于显露,以及按手术的需要控制血压、保温等。成功的麻醉是顺利完成手术的重要保证。

1. **麻醉方式的选择** 全身麻醉、区域阻滞及两者的联合使用等,均为 ERAS 理念下可选的麻醉方式,既能满足镇静、镇痛、提供良好的手术条件等基本要求,亦能有效减少手术应激。

2. **麻醉药物的选择** 无论何种麻醉方式,都应优化麻醉药物配伍,应尽可能选择短效麻醉药物,以利于患者术后康复。应用椎管麻醉及精准外周神经阻滞可减少全麻药物用量及提供优质的术后镇痛。

(二)围手术期液体管理

保持围手术期液体平衡对术后恢复至关重要。术中以目标导向为基础的限制性容量治疗策略是减少围手术期液体过负荷、心肺过负荷的最佳方法,补充麻醉期间生理需要量及术中失血即可。

(三)术中保温

术中多种原因导致的体温降低可引起严重并发症,如影响凝血功能,改变药物的药代动力学,增加感染概率,破坏免疫和心血管系统功能,增加机体耗氧及代谢需求等。因此,在术中应常规监测体温及采用必要的保温措施,患者中心体温不能低于 36℃。

(四)术中保证手术质量,微创优先

减少创伤应激是 ERAS 的核心理念,是促进术后患者快速康复的基础。外科手术方式的选择应贯彻微创、精准和损伤控制性外科的基本原则,达到减少创伤应激的目的。因此,对具有微创手术指征的外科疾病患者鼓励应用微创技术治疗。

三、加速康复外科理念下的术后监测和术后处理

术后患者监测和处理的方式和项目根据患者的手术种类、病情严重程度而有所不同,在手术后应采取必要的治疗措施,最大限度地减轻患者痛苦和不适,预防并发症发生,使患者能顺利地恢复健康。监测方式可分为复苏室监测、病房监测和重症监护室(ICU)监测。

监测和处理措施可分为两种:①一种是各种疾病、各类手术都需要监测和处理的项目,如生命体征的监测、术后止痛的处理、常用导管和引流物的管理等。②另一种监测和处理的内容是某些疾病和手术所特需的项目,如颈部手术后应监测患者的呼吸情况;脑外伤手术后应重点观察患者的神志变化、瞳孔对光反射和肢体活动情况等。具有共性的监测和处理项目分列如下。

(一)生命体征监测

1. **基本的生命体征检测**　包括神志、体温、血压、心率和心律、呼吸率和尿量等,这些项目在病房内都能完成。

2. **重要脏器功能的监测**　① CVP 测定;② PAWP 和 CO 测定;③呼吸功能监测;④肾功能监测;⑤体液平衡的监测。

(二)体位

全麻未清醒的患者,取平卧位,头转向一侧。全麻清醒后、蛛网膜下腔麻醉 12 小时后、硬脊膜外腔麻醉、局麻等患者,可根据实际需

要确定体位。

(三)活动

在有效镇痛下,应鼓励患者术后尽早开始活动,循序渐进地增加活动量。

(四)预防性镇痛和术后有效的多模式镇痛

目前主张围手术期采用多模式、预防性、按时的全程疼痛管理,即术前预防性镇痛和术后多模式镇痛。使用镇痛药时应该按时镇痛,而不是按需镇痛。

(五)饮食和静脉输液

在局部浸润麻醉或小范围神经阻滞下手术的患者,术后一般都可自然饮食,无特殊限制。但在其他麻醉形式下手术的患者则不同,须待神志清醒、麻醉药物作用消退后,酌情给予半流质饮食或正常饮食。

1. **非腹部手术** 视手术大小、麻醉方法和患者的反应,来决定开始饮食的时间。小手术后即可进食。蛛网膜下腔麻醉和硬脊膜外腔麻醉在手术后 3 ~ 6 小时可以少量进食。全麻者应待麻醉清醒,无恶心、呕吐时方可进食。

2. **腹部手术** 腹部手术后小肠消化吸收功能 12 小时内可恢复,胃动力在 24 小时内恢复,结肠功能则在 2 ~ 3 天恢复。ERAS 理念鼓励术后早期进食,至于进食量的多少并不是重点。

3. **静脉输液** 凡术后尚不能立即进食的患者,或进食不足的患者,均应给予静脉输液,生理用量一般是 2 500ml/d,此外,还要补充额外损失量和累计损失量。

(六)常用导管与引流物的管理

在提高大手术技术和质量的基础上,个体化、选择性、恰当地放置引流管,既能确保手术患者的医疗安全,避免或减少手术并发症,又能促进患者的术后康复。

(七)抗生素的应用

围手术期抗生素的应用可分为两种,即预防性和治疗性。前者是指在可能污染手术应用广谱抗生素 1 ~ 2 次(从术前半小时开始),以预防感染的发生。后者是针对已有感染的手术患者,选用敏感的抗生素并持续使用到感染被控制为止。

(八)给氧和祛痰

术前合并呼吸道慢性疾病的患者应给氧和祛痰,对预防术后肺部感染、肺不张等并发症非常重要。

(九)营养支持

术后无法正常进食超过 1 周者,也应给予营养支持,以保证伤口的愈合和器官功能的恢复。术后营养支持有肠内营养和肠外营养两种方式。

(十)常见各种术后不适的处理

1. **发热** 发热是术后最常见的症状,一般在术后 3 天内出现,体温升高幅度在 1.0℃左右。术后发热一般不一定表示伴发感染,可以分为非感染性发热和感染性发热两种,除了给予降温措施,还要针对发热原因进行处理。

2. **低体温** 轻度低体温也是术后常见的症状,因此,术后应监测体温并做好保温措施。

3. **恶心、呕吐** 患者术后早期发生恶心、呕吐最常见的原因是麻醉反应,可应用镇静、镇吐药物(非苯甲酰胺类 5-HT$_3$ 受体拮抗剂、氟哌利多等)减轻症状。

4. **腹胀** 患者术后早期腹胀一般是由于胃肠蠕动受抑制,肠内积气所致。术后腹胀一般不需要处理,鼓励患者早期多活动,可自然恢复,但腹胀较重、无肛门排气时,应检查其原因并予相应处理。

5. **呃逆** 部分患者因神经中枢和膈肌直接受到刺激而发生呃逆,可采取压迫眶上缘,短时间吸入二氧化碳,抽吸胃内积气积液,给予镇静解痉药物,针灸等综合措施。上腹部手术后出现顽固性呃逆,要特别警惕吻合口瘘或十二指肠残端瘘导致膈下积液和感染的可能。

(陈创奇)

第八节 伤口的评估与处理

伤口是指各种原因导致的皮肤完整性的破坏,机体往往感觉到疼痛,并容易合并感染。一般伤口的愈合都会遵循止血、炎症、增殖和重塑的流程进行。对伤口准确评估和判断将有助于伤口的处理和愈合。

一、伤口的分类

1. **按照伤口形成的时间及原因分类**

(1)急性伤口:突然发生的伤口,并按预期的愈合阶段进行。

(2)慢性伤口:不愈合或愈合延迟的伤口,愈合时间超过 4 周。

(3)外科性伤口:继发于外科手术的伤口,如手术刀切开、手术引流等。

(4)非手术性伤口:非继发于手术的急性或慢性伤口。

2. 按照伤口的清洁程度分类

(1)清洁伤口:伤口为正常组织。

(2)清洁被污染的伤口:被污染的正常组织的伤口。

(3)污染伤口:伤口含有异物和/或感染物质。

(4)感染伤口:伤口有脓液。

二、伤口的评估

伤口评估的内容包括时间、软组织情况、感染和污染情况、气味、渗出、边界、疼痛及影响因素。

1. **时间** 包括伤口出现的时间以及延续的时间,同时还需要关注目前伤口处于的愈合阶段。

2. **软组织情况** 通过颜色来分辨伤口内及周围的软组织情况,包括肉芽组织、上皮组织、坏死组织、蜕皮组织及老化的肉芽组织。

3. **感染和污染情况** 鉴别污染、定植、局部感染、扩散性感染、生物膜等情况。

4. **气味** 分为无气味、轻度气味(取下敷料后的味道)、中度气味(取下敷料,进入房间即可闻到)和重度气味(未取下敷料,进入房间即可闻到)。

5. **渗出** 渗出液分为清亮的、血性的、血色的、脓性的和脓血性的。

6. **边界** 需要观察伤口边界的深度、长度和宽度,并了解进展情况。同时还需要评估伤口周围的皮肤有无蜂窝织炎、水肿、渗出等。

7. **疼痛** 疼痛是伤口愈合不良的重要指标,特别是在更换敷料、检查伤口的过程中,需要认真评估。

8. **影响因素** 分为外部/局部影响因素和内部/全身影响因素。外部/局部影响因素包括伤口渗出、温度、pH、感染、伤口的位置、机械应力和异物等。内部/全身影响因素包括营养、潜在和慢性疾病、活动、药物、心理健康、患者认知和年龄等。

三、伤口处理的一般原则

伤口处理的一般原则包括止血、消毒、清创、镇痛、缝合、包扎及随访建议。

1. **止血** 包括按压止血、抬高止血、止血带止血或者缝合止血。

2. 消毒 常用的伤口清洗消毒剂包括肥皂水、生理盐水、过氧化氢、聚维酮碘、碘酒、酒精等。清洁伤口和污染伤口通常选用生理盐水和聚维酮碘进行冲洗和消毒。有油污或污染严重的伤口，通常先采用肥皂水清洗伤口周边。在消毒时，对伤口内的异物进行手工清除。

3. 清创 高度污染的伤口通常采用高压水进行冲洗和清创。创面边缘不整齐或坏死组织较多的伤口需要手工进行清创，必要时需要扩大伤口进行清创。也可在局麻或全麻后进行清创，减少患者的不适感。

4. 镇痛 局部浸润麻醉是常用的伤口镇痛方式，通常采用2%利多卡因局部注射。但对于较大的创面或在患者不能耐受的情况下，也可以采用全身镇痛的方式作为辅助。

5. 缝合 伤口的缝合分为一期缝合和二期缝合。清洁伤口和轻度污染伤口，在6小时以内进行清洗和彻底消毒之后，可以进行一期缝合，包括皮肤胶条（较浅的清洁伤口）、组织胶（儿童、清洁、渗出少的伤口）、缝合（较深，需要分层缝合的伤口）和缝合钉（较宽的清洁伤口）。超过6小时的伤口、严重污染的伤口等可在彻底清洗消毒之后进行旷置，待48小时之后，根据伤口情况决定是否行二期缝合，并根据伤口和渗出情况决定是否放置引流条。

6. 包扎 采用6～8层的干洁纱布对清洁、渗出少的伤口进行覆盖并固定。渗出较多的污染伤口，特别是放置了引流管或引流条的伤口，可适当采用棉垫等敷料进行包扎。根据伤口的情况，也可选择银离子敷料、泡沫敷料、水凝胶敷料等特殊敷料进行包扎。

7. 随访建议 需要告知患者保持伤口干燥，每2～3天进行换药并观察伤口情况，有任何渗出加重、疼痛加剧或感染的迹象都需要及时复诊。头面部清洁伤口的拆线时间为5～7天，四肢、关节、背部等伤口拆线的时间为10天左右，其余伤口的拆线时间一般为1周。若缝合伤口周围有明显渗出、红肿等感染征象，可能需要早期拆线并扩创引流，进行引流液的病原学检查。污染严重的伤口需要口服抗生素进行全身治疗。

四、特殊伤口的处理

烧伤、压疮、放疗后创面、动物/人咬伤等特殊伤口，需要及时调整诊治方案，并采用特殊治疗手段，比如封闭式负压引流术等。

（刘江辉）

第九节　创伤

狭义的创伤是指机械性致伤因素作用于人体所造成的组织结构完整性破坏或功能障碍。

诊断要点

1. **创伤分类**　创伤可以根据发生地点、受伤部位、受伤组织、致伤因素及皮肤完整程度进行分类。其中,应用最普遍的是按照皮肤完整程度分为闭合性创伤和开放性创伤。

2. **创伤反应**　在致伤因素的作用下,机体迅速产生各种局部和全身性防御性反应,目的是维持机体自身内环境的稳定。不同的损伤,机体的反应也不相同。如局部软组织轻微损伤,一般以局部反应为主,全身反应较轻或持续时间短;而严重的局部损伤,特别是战伤,局部组织损伤较重,往往有坏死组织存在,此时,不仅局部反应重,全身反应也较明显,且持续时间长,两者可相互加重,形成恶性循环。

3. **创伤评估**

(1)初次评估:按照"ABCDEF"的顺序进行检查。

"A"(airway)指判断气道是否通畅,按"听—看—检"法进行,"听"指通过听判断是否有异常呼吸音(如听到鼾声则提示有舌后坠);"看"指查看头面颈部是否有开放伤;"检"指检查伤员是否有呼吸困难、急促和烦躁不安等。

"B"(breathing)指评估呼吸是否正常,是否有张力性气胸和开放性气胸。

"C"(circulation)指判断有无致命性大出血和失血性休克等。

"D"(disability)指评估中枢神经系统有无障碍。

"E"(exposure/environment)指暴露患者身体,以利于全面充分评估病情,并评估现场救治环境是否安全。

"F"(fracture)指评估有无骨折。

(2)二次评估:可按"CRASH PLAN"的检诊程序,即按心脏、呼吸、腹部、脊柱、头部、骨盆、肢体、动脉和神经的顺序检查。其中,头部伤须检查头皮、颅骨、瞳孔、耳道、鼻腔、神经反射、肢体运动和肌张力等;腹部伤须检查触痛、腹肌紧张、反跳痛、移动性浊音、肝区浊音和肠鸣音等;胸部伤须注意肋骨叩痛、双侧呼吸音是否对称等;四肢伤须检查肿胀、畸形或异常活动、骨擦音或骨导音、肢端脉搏、感觉及运动等。

4. **创伤愈合**　创伤愈合是一个连续的过程,可以分为三期:①炎性反应期,持续 4 ~ 5 日;②细胞增殖分化和肉芽组织生成期,持续 6 ~ 14 日;③组织塑形期,持续 2 周至半年。

开放性创伤的愈合有 2 种。①一期愈合:伤口经过清创缝合以后,伤口的各层次组织对合良好,并能在无感染情况下愈合,瘢痕组织轻微。②二期愈合:由于较重的污染及组织破坏,伤口无法一期愈合,通过肉芽组织不断增生达到愈合,二期愈合的瘢痕组织较多。

5. 创伤并发症 常见的并发症包括休克、脂肪栓塞综合征、应激性溃疡、凝血功能障碍、感染、器官功能障碍和创伤后应激障碍。其中,凝血功能障碍、低体温和酸中毒被称为"死亡三联征",是重症创伤死亡的重要原因之一。

处理要点

1. 创伤救治策略 基本原则是先救命,后治伤。一般按照"SSDD"两阶段策略进行救治,即"speed-simple-detail-definitive"。早期患者生命体征不稳定,遵循快速评估、简单有效救治原则;后期生命体征稳定期,遵循详细评估、确定性治疗原则。该策略也称为损伤控制外科策略。

2. 批量伤员救治原则 危重患者第一优先,重症患者第二优先,轻症患者第三优先,死亡或濒死者第四优先。

3. 急救程序 可分为 5 个步骤进行:①把握呼吸、血压、心率、意识和瞳孔等生命体征,检查伤部,迅速评估伤情;②对生命体征的重要改变迅速作出反应,如心肺复苏、抗休克及外出血的紧急止血等;③重点询问受伤史,分析受伤情况,仔细体格检查;④实施各种诊断性穿刺或安排必要的辅助检查;⑤进行确定性治疗,如各种手术等。

4. 急救技术

(1)复苏:心跳、呼吸骤停时,应立即行体外心脏按压及口对口人工呼吸;有条件时用呼吸面罩及手法加压给氧或气管插管接呼吸机支持呼吸;在心电监测下电除颤,紧急时可开胸心脏按压并兼顾脑复苏。

(2)通气:根据呼吸道阻塞原因,果断以最简单、最迅速有效的方式予以通气,常用的方法有手指掏出法、吸管吸出法、下颌抬起头侧偏法、环甲膜穿刺法、气管切开法以及气管插管法。

(3)止血:常用的止血方法有指压法、加压包扎法、填塞法和止血带法。

(4)包扎:最常用的材料是清洁敷料、绷带、三角巾等。无上述物品时,可就地取材,用干净丝织物替代。包扎松紧要适宜,既要保证敷料固定和压迫止血,又不影响肢体血液循环。遇有外露污染的骨折断端或腹内脏器,不可轻易还纳。若为腹腔组织脱出,应先用干净器皿保护后再包扎,不要将敷料直接包扎在脱出的组织上面。眼部损伤的伤员需要首先用硬质眼罩保护眼睛,然后再行包扎。

(5)固定:骨关节损伤时必须固定制动,以减轻疼痛,避免骨折端损伤血管和神经,并有利于防治休克和搬运后送。较重的软组织损伤,也应局部固定制动。固定前应尽可能牵引伤肢和矫正畸形,然后将伤肢放在适当位置,固定于夹板或其他支持物上(可就地取材,如用木板、竹竿、树枝等)。固定范围一般应包括骨折处远和近端的两个关节,既要牢靠,又不可过紧。急救中如缺乏固定材料,可采用自体固定法,如将上肢固定于胸廓上,受伤的下肢固定于健肢上。开放性骨折固定时,外露的骨折端不要还纳伤口内,以免造成污染扩散。固定的夹板不可与皮肤直接接触,须垫以衬物,尤其是夹板两端、骨凸出部和悬空部位,以防止组织受压损伤。另外,急救时的固定多为临时固定,在到达救治机构经处理后,应及时行治疗性固定。

(6)搬运:伤员经过初步处理后,须从现场送到医院进一步检查和治疗。正确的搬运可减少伤员痛苦,避免继发损伤。多采用担架或徒手搬运。骨折伤员,特别是脊柱损伤者,搬运时必须保持伤处稳定,切勿弯曲或扭动,以免加重损伤。搬运昏迷伤员时,应将头偏向一侧,或采用半卧位或侧卧位,以保持呼吸道通畅。

(戚 剑)

第十节 外科营养评估及治疗

营养治疗是外科患者围手术期管理的重要组成部分,是指通过肠内或肠外途径补充患者所需的营养,包括氨基酸、脂肪、糖类、维生素及微量元素等。

一、营养评估

(一)外科患者的代谢变化

手术创伤/感染可引起机体的应激反应,表现为静息能量消耗增高,糖原分解和糖异生增加,导致血糖升高,蛋白质分解增加,机体处于负氮平衡状态。

(二)营养风险筛查与营养状况评估

1. 营养风险评估 是指现存或潜在的与营养因素相关的导致不良临床结局的风险,目前国际营养学会推荐营养风险筛查2002

(nutritional risk screening 2002,NRS 2002)作为营养风险筛查首选工具。

2. **营养评估** 通过主观或客观手段判定机体营养状况,预测营养不良风险,并监测营养治疗效果,常用的评价指标包括主观全面评定(subjective global assessment,SGA)、微型营养评定(mini-nutritional assessment,MNA)、营养不良通用筛查工具(malnutrition universal screening tool,MUST)。

(三)能量和营养底物的需要量

健康成年人正常状态下每日所需要的热量为 25 ~ 30kcal/kg,蛋白质 1.0 ~ 1.5g/kg,热氮比为 125 ~ 150kcal : 1g。外科患者处于应激状态时,其能量代谢不同于健康人,计算能量时须根据患者具体情况个体化加以校正。

二、营养治疗要点

(一)肠内营养

1. **肠内营养的优点** 营养物质能更好地被机体利用,可以维持肠道黏膜的机械屏障、免疫屏障、生物屏障、化学屏障功能。此外,肠内营养技术设备要求较低,临床易于管理,费用低廉。

2. **肠内营养的适应证** 存在营养风险或营养不良的患者,若胃肠道有功能并且能够耐受肠内营养制剂,应首选肠内营养治疗。能经口进食的患者,首选口服营养补充;无法经口进食或饮食联合口服营养补充无法达到 60% 能量目标的患者,可选择管饲肠内营养。

3. **肠内营养制剂的选择** 根据患者的疾病、需要、接受程度,选择不同制剂。

4. **肠内营养的并发症** 主要有导管引起的不适、呼吸道感染、导管机械刺激、消化道症状、水电解质平衡及代谢紊乱等。

(二)肠外营养

1. **适应证** 肠外营养可通过中心静脉或外周静脉途径实施,对于营养风险较高的患者,若肠内营养治疗48 ~ 72 小时无法提供机体所需能量及蛋白质目标量的 60% 时,应给予肠外营养;对于低营养风险的患者,肠内营养治疗 7 天后仍未能达到 60% 目标喂养量时,应启动肠外营养。

2. **肠外营养实施** 主张采用全营养混合液(total nutrient admixture,TNA)。脂肪乳占总热量30% ~ 40%;葡萄糖占 50% 以上;氨基酸为 1.2 ~ 2.0g/(kg·d),但作为氮源而不是热量供给;尚须加入水、电解质、维生素、微量元素等。

3. **常见并发症** 包括导管相关的感染或非感染并发症、代谢性并发症、脏器功能损害等。

（蔡常洁）

第十一节 软组织急性化脓性感染

一、疖与痈

疖与痈（furuncle and carbuncle）是常见的皮肤深部毛囊感染，区别在于程度不同，未经规范治疗有导致脓毒症的风险。

诊断要点

疖是一种界限分明、疼痛的结节，涉及毛囊，经常发生在摩擦部位（颈部、腋窝、大腿、臀部）。多个相邻的疖融合成痈，表面常形成脓栓。最常见的致病菌是 A 群链球菌和金黄色葡萄球菌。诱发因素包括皮肤擦伤、撕裂、烧伤、皮肤湿疹、水痘等，但通常看不到病原体的入口。常好发于免疫力低下人群，如糖尿病患者、器官移植后患者等。需要同痤疮、天疱疮、蜂窝织炎等鉴别。

处理要点

1. **局部处理** 包括热敷、理疗和局部药物应用。

2. 位于面部"危险三角"的疖，切忌用手挤压，以免引起颅内海绵窦炎。

3. 局部张力过大或已经形成脓肿的痈，需要切开排脓并清除坏死组织，放置引流。

4. 口服有效的抗生素控制感染。若已经引发血源性的全身感染，可静脉使用抗生素。

二、急性蜂窝织炎

急性蜂窝织炎（acute cellulitis）是皮肤和皮下组织的急性、弥漫性细菌性感染，常表现为红、肿、热、痛，严重时伴有功能障碍。

诊断要点

1. 常有皮肤或软组织损伤的病史。

2. 常见致病菌为溶血性链球菌和金黄色葡萄球菌。

3. 局部表现为红、肿、热、痛，当感染蔓延至全身时，常有畏寒、发热、乏力、头痛等症状，甚至出现脓毒症、感染性休克。

4. 由产气性细菌感染引起的急性蜂窝织炎，常有皮下捻发音和捻发感。实验室检查可见白细胞升高和炎症指标升高,伤口渗液和血培养可能发现致病菌。

5. 辅助检查有助于早期诊断以及判断病变的范围。超声可发现局部组织肿胀,甚至渗出或液化。CT 有助于判断深部病变范围以及产气性蜂窝织炎。

处理要点

1. **局部处理** 50% 硫酸镁适用于早期蜂窝织炎的消肿止痛。鱼石脂膏可以减轻局部创面的炎症反应。感染性创面破损或产气性创面,可使用过氧化氢进行消毒。

2. 若感染范围加大并形成脓肿,可行手术切开排脓,彻底清理脓腔并放置引流。

3. 口服有效的抗生素控制感染,首选青霉素,也可以用头孢类广谱抗生素。若已经引发血源性的全身感染,可静脉使用抗生素。

4. 注意休息,加强营养,维持体液平衡和水电解质稳定。

三、丹毒

丹毒(erysipelas)是一种相对常见的皮肤浅层细菌感染,延伸到皮肤内的浅表淋巴管,特征是凸起、界限分明、柔软、鲜红色皮疹。主要致病菌为乙型溶血性链球菌。

诊断要点

1. 仅累及真皮浅层淋巴管的感染。

2. 多数出现在腿部,也常见于面部、躯干和四肢。

3. 常在 2 ~ 5 天的潜伏期后出现发热、寒战、恶心等症状,接下来短时间内会出现局部皮肤水肿、发红,边界清晰的花斑,甚至出现水疱,逐渐加重后可能发紫或变成黑色。

4. 部分患者查血白细胞水平升高,炎症指标升高。血培养阳性可作为参考。

处理要点

1. 注意休息,患肢抬高可以减轻水肿。

2. 首选青霉素口服,疗程 10 ~ 14 天。全身症状严重者可采用静脉注射青霉素。对青霉素过敏的患者可使用大环内酯类抗生素。

四、急性淋巴管炎和急性淋巴结炎

急性淋巴管炎和急性淋巴结炎(acute lymphangitis and acute lymphadenitis)是累及周围淋巴通道和淋巴结的急性细菌感染,症状包括四肢出现红斑、不规则的条纹和肿大的淋巴结,诊断主要靠临床诊断。常见致病菌为金黄色葡萄球菌和溶血性链球菌。

诊断要点

1. 皮肤感染是急性淋巴管炎和急性淋巴结炎的常见原因。

2. 急性淋巴管炎可见沿淋巴管走行的一条"红线",有红肿和压痛,同时可伴有发热、寒战、全身乏力等症状。急性淋巴结炎可触及肿大、压痛的单个或多个淋巴结。

3. 部分患者查血白细胞升高。血培养及渗液培养有助于确定致病菌。

4. 须同急性静脉炎、猫抓病等鉴别。

处理要点

1. 通常采用广谱抗生素,静脉注射 7 ~ 12 天。

2. 局部伤口可采用消肿、止痛等治疗。

3. 若淋巴结感染已经形成脓肿,可切开排脓。

五、急性坏死性筋膜炎

急性坏死性筋膜炎(acute necrotizing fasciitis)也被称为腐肉性疾病,是细菌感染导致的身体部分软组织死亡,是一种突然发作、传播迅速的严重疾病。通常由各种革兰氏阳性球菌(金黄色葡萄球菌、化脓性链球菌和肠球菌)、革兰氏阴性杆状菌(大肠埃希菌、铜绿假单胞菌)和厌氧菌(拟杆菌和梭菌)引起,也可单纯由创伤弧菌引起。

诊断要点

1. 急性坏死性筋膜炎由多重微生物感染引起,以皮下组织和筋膜广泛而迅速坏死,但不累及肌肉组织为主要特征,在几小时至几天迅速发展,且常伴有感染性休克,病死率为 25% ~ 35%。

2. 可发生在身体的任何部位,但更常见于四肢、会阴和生殖器。

3. 发病危险因素包括免疫功能低下,如糖尿病或癌症、肥胖、酗酒、静脉吸毒和外周动脉疾病。

4. 疾病早期类似普通皮肤感染,局部表现为红、肿、热、痛,坏死皮肤逐渐出现紫黑色血疱,全身出现发热、头痛、呕吐等表现。

5. 部分患者查血白细胞升高和炎症指标升高。坏死组织培养可能发现致病菌。

6. 影像学检查提示皮下组织及筋膜坏死,有助于早期诊断以及判断病变范围。

处理要点

1. 尽早进行手术,彻底清除坏死组织是治疗急性坏死性筋膜炎的主要手段。必要时行截肢手术以保存生命。

2. 尽快使用广谱类抗生素控制感染,在组织培养出致病菌后,再进行针对性抗感染治疗。

3. 注意休息,加强营养,维持体液平衡和水电解质稳定。

(刘江辉)

第十二节 急性全身化脓性感染

急性全身化脓性感染的基本概念如下。

1. **全身化脓性感染** 病原菌侵入血液循环,并在其内生长繁殖或产生毒素,引起严重的全身感染症状和中毒症状,可继发于污染或损伤严重的创伤和各种化脓性感染如大面积烧伤、开放性骨折、弥漫性腹膜炎、胆道或尿路感染等。

2. **脓毒症**(sepsis) 一种以感染引起全身炎症为特征的临床综合征。脓毒症的严重程度不一,轻则为感染和菌血症,重则脓毒症和感染性休克,可致多器官功能障碍综合征和死亡。

3. **全身炎症反应综合征**(systemic inflammatory response syndrome, SIRS) 诊断标准包括:①体温 > 38℃或 < 36℃;②心率 > 90 次/min;③呼吸 > 20 次/min 或过度通气,$PaCO_2$ < 4.3kPa;④白细胞计数 > 12×10^9/L 或 < 4×10^9/L,或未成熟白细胞 > 10%;由于 SIRS 不一定是由感染所致,所以脓毒症的诊断仍然需要细菌感染的微生物学证据或临床证据。

4. **感染性休克**(septic shock) 感染性休克是一种血管扩张性/分布性休克,是指循环、细胞和代谢异常的脓毒症,比单纯脓毒症的死亡风险更大。感染性休克具有以下标准:①符合脓毒症标准;②进行了充分液体复苏后仍需要血管加压药来使平均动脉压 ≥ 65mmHg;③乳酸 > 2mmol/L。

5. **qSOFA**(quick sequential organ failure assessment) 是用来评估预后的评分工具,评分 ≥ 2 提示预后不良。评分仅包含 3 个项目,易于计算且在床旁可测定,各 1 分:呼吸频率 ≥ 22 次/min,精神状态改变,收缩压 ≤ 100mmHg。

诊断要点

急性全身性感染性休克或脓毒症通常需要结合临床表现、实验室检查、影像学检查、生理学和微生物学证据进行诊断。临床通常在床旁依据表现做出经验性诊断。注意部分患者可能因为正在接受抗生素治疗而无法取得阳性血培养结果。

(一)临床表现

1. **感染源特有的症状和体征** 例如,咳嗽和呼吸困难可能提示肺炎,手术伤口疼痛和脓性渗出物可能提示潜在脓肿。

2. **血流动力学改变** 动脉血压下降,如收缩压 < 90mmHg,平均动脉压 < 70mmHg,收缩压降低 > 40mmHg,或低于年龄正常值之下 2 个标准差。

3. **体温** 体温 > 38.3℃或 < 36℃。

4. **心率** 心率 > 90 次/min 或超过年龄正常值之上 2 个标准差。

5. **呼吸** 呼吸过速,呼吸频率 > 20 次/min。

6. **终末器官灌注不足的体征** 感染早期可能出现皮温升高、皮肤潮红。进展加重为休克,血液流向核心器官,皮肤可能变冷。毛细血管再充盈减少、发绀或斑点可能提示休克。灌注不足的其他体征包括精神状态改变、意识混沌或躁动、少尿或无尿、肠蠕动消失或肠鸣音消失。

(二)实验室检查

异常结果可由感染的基础病因或感染性休克导致组织灌注不足,以及器官功能障碍引起。

1. **白细胞计数异常** 增多(白细胞计数 > 12 000/μL)或减少(白细胞计数 < 4 000/μL)。

2. 白细胞计数正常但超过 10% 为未成熟形式。

3. **无糖尿病却高血糖** 血糖 > 7.7mmol/L。

4. **血浆 C 反应蛋白升高** 高于正常值 2 个标准差。

5. **动脉低氧血症** PaO_2/FiO_2 < 300mmHg。

6. **急性少尿** 尽管给予充足液体复苏,但尿量 < 0.5ml/(kg·h),持续至少 2 小时。

7. **肌酐** 升高 > 44.2μmol/L。

8. **凝血功能异常** INR > 1.5 或 APTT > 60s。

9. **血小板减少** 血小板计数 < 100 000/μL。

10. **高胆红素血症** 血浆总胆红素 > 70μmol/L。

11. **高乳酸血症** 血清乳酸升高(如 > 2mmol/L)既是器官灌注不足的表现(无论是否伴有低血压),也是初始评估的重要内容,因为乳酸升高与预后不良相关。血清乳酸水平 ≥ 4mmol/L 符合感染性休克,但没有诊断意义。

12. 血浆降钙素原水平　超过正常值 2 个标准差的升高与细菌感染和脓毒症有关。

处理要点

1. 纠正低氧血症,必要时开放气道。早期建立静脉通路,给予液体和抗生素是治疗急性感染性休克患者的首要措施。

2. 组织灌注主要通过积极给予液体复苏来实现,通常是晶体溶液(平衡晶体液或生理盐水),用量为 30ml/kg(实际体重),在发病后 1 小时内开始,发病后 3 小时内完成。

3. **以疑似感染源为目标经验性应用抗生素**　针对疑似感染病原体和部位,进行经验性抗生素治疗,最好在第 1 小时内给予。疑似感染源通常可通过病史采集、体格检查及初步的实验室检查和影像学检查来确定。然而,可能还需要其他的诊断性检查或干预来明确感染的解剖部位。除给予抗生素外,封闭间隙的感染尤其还需要立即引流或清创,以有效控制感染。

4. **纠正酸碱平衡**　存在酸中毒的患者,需要及时纠正。在补充纠正血容量的同时,可经静脉通路予以 5% 碳酸氢钠,根据血气分析结果调整。

5. **其他**　使用改善心脏功能的药物(如强心苷、多巴酚丁胺)、糖皮质激素治疗,缓解全身炎症反应综合征;营养支持;处理并发的 DIC 和重要器官功能障碍。

(张　毅　邓　聿)

第十三节　手部感染

一、甲沟炎

甲沟炎(paronychia)是一种甲周组织的急性或慢性感染,急性多见,致病菌多为金黄色葡萄球菌。

诊断要点

1. 常有甲周表皮破损史,如倒刺、嵌甲、创伤(如修剪指甲所致)等。

2. 甲周软组织有红、肿、热、痛。多无全身症状。

3. 甲根、甲床下或指甲一侧可形成脓肿。

处理要点

1. 未形成脓肿时,用 20% 鱼石脂软膏或聚维酮碘乳膏外敷、75% 酒精湿敷或温热的高锰酸钾溶液(1 : 5 000)浸泡。必要时需要全身性抗生素治疗。

2. 脓肿形成时,可在脓肿集聚最明显部位切开引流,如甲下积脓,须拔甲引流。

二、化脓性指头炎

化脓性指头炎(felon)是一种手指末节指腹部软组织的急性感染。如治疗不及时,可发展至骨髓炎。

诊断要点

1. 指尖轻微外伤史,如夹伤、针刺伤等。

2. 指头红、肿、热、痛明显。早期指尖有针刺样疼痛,后呈搏动性跳痛,患肢下垂时加剧。

3. 可有发热伴寒战。

处理要点

1. 初期用药治疗与甲沟炎相同。

2. 出现搏动性跳痛即应在指尖一侧切开引流,分离纤维间隔,保证引流充分,脓腔大者,宜做对口切开引流。

三、化脓性腱鞘炎

化脓性腱鞘炎(suppurative tenosynovitis)是一种手指屈肌腱鞘内的急性感染。

诊断要点

1. 患指常有穿通伤史或鱼刺扎伤史。

2. 患指剧痛、肿胀明显,关节弯曲,活动受限。被动伸指时,常引起剧痛。

3. 有高热等全身症状。

处理要点

1. 早期治疗与化脓性指头炎相似。

2. 如经积极保守疗法仍然无效,应切开引流。

3. 经指侧切口,纵行开放腱鞘,在鞘外放置胶片引流。

(戚 剑)

第十四节 破伤风

破伤风是由破伤风梭菌引起的感染,其分泌的破伤风毒素,即破伤风痉挛蛋白,为主要致病因素。感染病死率约10%,是一种可以使用疫苗预防的疾病。

诊断要点

1. 多有外伤史,常为深而污染的伤口。潜伏期通常为 7 ~ 8 天,也有数小时至数月、数年不等。潜伏期越短,预后越差。

2. 前驱症状可为全身乏力、头晕、头痛、咀嚼无力、局部肌肉痉挛及反射亢进等。典型症状为首先受累的咀嚼肌和表情肌痉挛导致的"苦笑面容"。随后颈部、背部、腹部、四肢肌肉依次受累,出现肌肉痉挛和肌强直,表现为张口困难、牙关紧闭、腹部僵硬及角弓反张。颈部和呼吸肌痉挛可导致喉头梗阻、吞咽困难和呛咳,容易诱发呼吸骤停。轻微刺激如声音、光、接触、饮水等可诱发症状。

3. 诊断依据临床表现,而不是依赖于辅助检查。只有30%的病例可以从伤口渗液中培养出破伤风梭菌。"抹刀实验"是破伤风的一种临床试验,用软头的仪器触摸咽后壁,观察患者表现,若下颌不自主收缩,则为阳性。

4. 需要同中枢性感染、狂犬病、颞颌关节炎等相鉴别。

处理要点

1. 患者应相对隔离治疗,置于安静环境中,避免声、光等刺激。

2. **伤口的评估与处理**　对于小而深的伤口,需要彻底清创,清除坏死组织,放置引流。可采用 3% 过氧化氢溶液清洗创面,打开死腔,避免厌氧菌感染。

3. **抗毒素的应用**　对于伤口污染严重、免疫接种史不详、免疫功能低下等患者,可采用加强被动免疫以预防。一般采用破伤风抗毒素(tetanus antitoxin, TAT)1 500 ~ 3 000IU/ 次,肌内注射。若有过敏,可采用脱敏疗法。或给予破伤风免疫球蛋白(tetanus immunoglobulin, HTIG)250U 肌内注射。若伤口污染严重,可适当加量。

4. 对于已经发病的破伤风患者,HTIG 是首选制剂,应当尽快一次性使用 HTIG 在臀部及其他大块肌肉处多点肌内注射,推荐剂量为 3 000 ~ 6 000IU。不能获得 HTIG 时,可于 F(ab')$_2$ 或 TAT 皮试阴性后,以 10 000 ~ 60 000IU 一次性多点肌内注射,或者以 100ml 0.9% 氯化钠稀释,缓慢输注,时间不低于 15 分钟。

5. **控制肌肉痉挛**　常用苯二氮䓬类镇静。如果患者已进行机械通气,可使用肌肉松弛药维持。

6. **加强抗感染**　可使用甲硝唑或奥硝唑以消除厌氧菌,同时辅以青霉素或广谱抗菌药物,预防肺部感染。

7. **气道管理**　是治疗破伤风的关键措施。对于中重度的患者,肌肉痉挛控制不理想,需要尽早进行气管切开,以免咽喉肌肉痉挛引起窒息。

8. **一般支持治疗** 维持水电解质稳定。加强营养。

9. **免疫预防** 当日在使用 HTIG 或 F（ab'）₂/TAT 治疗的同时，如果患者既往未完成含破伤风类毒素疫苗（tetanus toxoid-containing vaccine，TTCV）全程免疫（3 剂及以上）或免疫接种史不详，应按完成 TTCV 全程免疫接种。如果患者既往完成了 TTCV 全程免疫，则此次加强 1 剂 TTCV。如在使用 HTIG 或 F（ab'）₂/TAT 治疗的当日无法接种 TTCV，应当 4 周以后开始接种。

（刘江辉）

第十五节 气性坏疽

气性坏疽以肌肉感染性坏死为主要特征，常见于土壤传播的细菌性感染、战伤和医源性感染等，病死率为 20% ~ 30%。主要致病菌是产气荚膜梭菌，也可以由 A 群链球菌、金黄色葡萄球菌和创伤弧菌引起。

诊断要点

1. 在几小时到几天的感染潜伏期后，局部皮肤迅速出现肿胀、疼痛，伤口内出现脓性液体并含有气泡，伴有恶臭。后期肢体高度肿胀，皮肤出现水疱，皮下组织和肌肉大片坏死，整个创面呈黑色腐肉状。

2. 患者常出现心率快、口唇发白、神情不安。后期则出现表情淡漠、大汗淋漓、体温升高等感染性休克症状，最终可致循环衰竭。

3. 诊断多以临床表现为主。血常规可提示白细胞升高，炎症指标升高。渗液及组织培养可能发现致病菌。

处理要点

1. 一旦诊断明确应尽早进行手术治疗，对创面及坏死组织进行彻底清除，打开死腔，必要时进行截肢手术。

2. 积极抗休克，输血、输液，维持水电解质平衡。

3. 全身支持治疗，积极抗感染，加强营养支持。

4. 高压氧治疗有助于气性坏疽患者的恢复。用 2 ~ 3 个绝对大气压，每天 2 ~ 4 小时。

（刘江辉）

第十六节　体表肿瘤

一、脂肪瘤

诊断要点

1. 脂肪瘤(lipoma)可以发生在身体各个部位,常见位于皮下脂肪组织内。

2. 脂肪瘤表面有薄层包膜,边界清楚,质软,无压痛,与皮肤和皮下组织无粘连,可推动。

3. 脂肪瘤可单发或多发,体积大小不一,发病诱因与遗传因素、全身脂代谢异常、慢性炎症等有关。

处理要点

脂肪瘤绝大多数是良性肿瘤,生长缓慢,一般不需要治疗。但深部脂肪瘤和皮下浅表增长迅速或疼痛的脂肪瘤有恶变风险,应及时手术切除。

二、纤维瘤

诊断要点

1. 纤维瘤(fibroma)是位于身体各处皮下的质硬肿瘤,边缘清楚、活动,无痛,通常为良性。可有家族史。纤维瘤如明显增大,呈侵袭性生长则可能恶变为纤维肉瘤。

2. 突出于体表的纤维瘤叫软纤维瘤,又名皮赘,通常有蒂,大小不等,柔软无弹性,多见于颈、腋窝及腹股沟。

3. 硬纤维瘤属于良性病变,可发生于全身各处,好发于腹壁,质地坚硬,常浸润生长于肌肉、腱膜和深筋膜处,缺包膜。体检表现为局部硬块,可有压痛。

4. 隆突性皮肤纤维肉瘤是起源于真皮层的局部侵袭性肉瘤,可浸润至皮下脂肪组织,常见于躯干和四肢近端。表现为皮肤表浅的结节,表面可呈紫红色,似菲薄的瘢痕疙瘩样隆突于皮面,呈惰性生长,浸润能力低,极少发生转移,属于交界性肿瘤。

处理要点

1. 早期手术切除。

2. 硬纤维瘤、纤维肉瘤或隆突性皮肤纤维肉瘤应行局部广泛切除,扩大切除范围,至少离肿瘤边缘 4cm,深度达深筋膜层,减少术后复发机会。

三、神经纤维瘤和神经纤维瘤病

诊断要点

1. 神经纤维瘤（neurofibroma）是位于皮肤及皮下组织的良性肿瘤。肿瘤源于神经干的称为神经鞘瘤。肿瘤沿神经干分布，单发或多发，呈梭形，边缘清楚，与皮肤不粘连，可移动，有包膜，可完整剥出不损伤神经，压之有酸麻或触电感，极少恶变。肿瘤源于神经末梢者称为神经纤维瘤。肿瘤呈多发，无包膜，与皮肤常有粘连，神经纤维贯穿瘤体，手术难以剥离。神经纤维瘤有恶变风险。

2. 皮肤有咖啡牛奶斑沉着的多发性神经纤维瘤称为神经纤维瘤病（neurofibromatosis）。皮肤咖啡牛奶斑、腋窝和腹股沟区雀斑是本病特征之一。本病可伴脑神经症状。

处理要点

1. 神经鞘瘤、神经纤维瘤可手术切除。

2. 神经纤维瘤病目前无法彻底治愈。

四、黑痣与黑色素瘤

诊断要点

1. **黑痣**（naevus）　有先天获得也有后天获得的。紫外线和皮肤新老角质交替迟慢是后天获得黑痣的重要原因。黑痣包括：①皮内痣，痣细胞位于表皮下、真皮层，生长后高出皮面，表面光滑，很少恶变；②交界痣，痣细胞位于基底细胞层，向表皮下延伸，局部扁平，色素较深，易因外伤和摩擦而恶变；③混合痣，皮内痣和交界痣同时存在。黑痣一般为良性，不需要处理。但以下情况有恶变风险，需要就医看诊。

（1）色素加深、黑痣变大。

（2）黑痣伴有瘙痒、疼痛、破溃、出血或卫星小灶。

（3）黑痣内色素分布不均，深浅不一。

（4）黑痣位于足底、手指末端等常受摩擦的部位。

（5）特殊部位的痣，如甲下色素痣。

2. **黑色素瘤**（melanoma）　多由交界痣恶变而来的高度恶性肿瘤。边界不清，颜色不均匀，易破溃出血，细胞有异型性。

处理要点

1. 有变化、有症状或常摩擦的痣建议手术局部切除。

2. 黑色素瘤关键是要早期切除，一经发现则应扩大范围切除病灶及周围组织。

五、血管瘤

血管瘤（hemangioma）分为毛细血管瘤、海绵状血管瘤和蔓状血管瘤。

诊断要点

1. **毛细血管瘤** 多见于婴幼儿，由血管内皮细胞异常增生所致，体表各部位均可发生，以头面颈部较为常见，呈鲜红或紫红色，一般无自觉症状，大部分患儿在7岁前肿瘤会逐渐变淡、消退。

2. **海绵状血管瘤** 由大量薄壁血管组成的海绵状血管团，肿瘤可发生在皮肤、皮下，甚至肌肉、骨或内脏。以颅内的海绵状血管瘤对人体影响最大，表现为癫痫、颅内出血、神经功能障碍和头疼等。体表皮肤的海绵状血管瘤是触之质软、境界欠清的血管团块，按压肿瘤可稍变小。CT、MRI有助于体内血管瘤的诊断。

3. **蔓状血管瘤** 主要是小静脉曲张、蜿蜒形成团块。外观常见蜿蜒的血管，有明显的压缩性和膨胀性，一般并有小动静脉瘘，故用手摸可及波动感，且皮温较高。瘤体较小时一般没有明显症状，如瘤体较大则压迫周围组织，可引起肢体麻木、肿胀、缺血、溃疡、疼痛等表现。

处理要点

1. **小剂量多次放疗** 可促进血管瘤萎缩。

2. **液态二氧化碳冷冻疗法** 适用于病变范围较小的毛细血管瘤，愈后可不遗留瘢痕。

3. **激素治疗** 适用于范围较广泛的毛细血管瘤或婴幼儿头颈部大型海绵状血管瘤。

4. **硬化剂注射** 适用于范围较大、又不能切除或切除不彻底的海绵状血管瘤的辅助治疗。也用于瘤体较小的毛细血管瘤和蔓状血管瘤的治疗。

5. **激光治疗** 可以凝固血管瘤组织，使瘤体萎缩。

6. **伽马刀治疗** 适用于颅内海绵状血管瘤有出血或癫痫史者。

7. **手术治疗** 适用于各型可切除的血管瘤。

六、皮脂腺囊肿（粉瘤）

诊断要点

1. 皮脂腺囊肿（粉瘤）（sebaceous cyst）是皮脂腺导管堵塞，导致皮脂逐渐淤积而形成的潴留性囊肿,好发于头面、耳后、背、臀等部位。

2. 圆形囊性,有包膜,边界清,囊肿中央常有黑色的皮脂腺管口穿过皮肤,与皮肤多有粘连,但与深层组织无粘连,故可推动。挤压部分患者的皮脂腺囊肿,可以从导管口排出糊状物。

3. 皮脂腺囊肿会缓慢生长,长得很大,且易继发感染形成脓肿,故建议早日手术切除。

处理要点

手术完整切除囊肿。若合并感染者则须先切开引流,控制感染后择期手术。

七、皮样囊肿

诊断要点

1. 皮样囊肿(dermoid cyst)是位于皮下的一种错构瘤,常发生于眼睑、眉弓外侧、枕部或颅骨骨缝处,可与颅内交通。多数患者以颅内压增高为常见症状。

2. 瘤体质软,与皮肤无粘连,但基底部常粘连固定。内含皮脂、毛发、上皮和黏稠液体等组织。

处理要点

手术切除整个囊肿和粘连的骨膜。

八、表皮样囊肿

诊断要点

1. 表皮样囊肿(epidermoid cyst)多为外伤或蚊虫叮咬所致,表皮组织进入皮下生长而形成。

2. 可发生在皮肤任何部位,面部、躯干、臀部等部位多见,一般症状轻微。

3. 肿物质较硬而有囊性感,基底可移动,与皮肤粘连。

处理要点

手术切除整个囊肿。

九、腱鞘或腘窝囊肿

诊断要点

1. 腱鞘囊肿是由关节囊、韧带或肌腱中的结缔组织退变引起的疾病。多见于手腕、足背肌腱或关节附近,为囊性肿块,圆形,突起于皮肤,表面光滑,不与皮肤粘连。囊内充满胶冻状物,触之囊性,坚韧或柔软,可有局部酸胀感。

2. 腘窝囊肿(Baker cyst)是腘窝深部滑膜肿大或膝关节滑膜囊向后膨出的统称,可在腘窝扪及囊性肿块。较大的腘窝囊肿可引起膝后部疼痛、发胀。

处理要点

1. 加压击碎或抽出囊液后注入糖皮质激素,加压包扎,对细小的腱鞘囊肿有效。

2. 小的腘窝囊肿无症状不需要治疗,大的有症状的腘窝囊肿可以手术治疗,同时须治疗关节内病变,否则易复发。

3. 手术治疗的腱鞘囊肿或腘窝囊肿应完整切除囊肿及部分相连的腱鞘,否则易复发。

十、皮肤癌

诊断要点

1. 皮肤癌(epidermal cancer)多发生在阳光暴露部位的皮肤或慢性炎症刺激的皮肤。

2. 基底细胞癌常见,生长缓慢,好发于面颊、鼻梁及鼻两旁。呈淡黑色肿块或鼠咬状溃疡,肿物边缘有珍珠样隆起是特征性表现。晚期可侵蚀周边组织及器官,极少转移。

3. 鳞状上皮癌生长较快,早期即形成溃疡,边缘隆起,呈菜花状或火山口状,常因合并感染有黏稠脓液和臭味且易出血,经淋巴管转移。

4. 湿疹样癌常发生在女性单侧乳房,皮肤呈红色的鳞屑斑片或糜烂湿疹样改变,表面有渗液,难以自愈,但无明显瘙痒。

处理要点

1. **病灶广泛切除** 鳞状上皮癌应于病灶切除同时行区域淋巴结清扫术。湿疹样癌须做乳房切除术。

2. **放射治疗** 不能耐受手术,或肿瘤浸润神经、不能完全切除癌组织的患者。

3. **化学疗法** 不能手术切除的晚期患者或术后有转移的患者。

(李 强)

第十七节　器官移植

移植是指将一个个体有活力的细胞、组织或器官用手术或介入等方法植入自体或另一个体的体内,以替代或增强原有细胞、组织或器官功能的医学技术。

一、类型

1. 按供、受体是否为同一个体分类

(1)自体移植:不产生排斥反应。

(2)异体移植:①同卵双生移植,术后不发生排斥反应;②同种异体移植,术后发生排斥反应;③异种异体移植,术后引起强烈的排斥反应,目前限于动物实验。

2. 按移植方法分类　可分为游离移植、带蒂移植、吻合移植、输注移植。

3. 按植入部位分类　可分为原位移植和异位移植。

二、细胞移植和组织移植

1. 细胞移植　包括全血输血、骨髓移植、造血干细胞移植、同种胰岛移植、脾细胞移植等。

2. 组织移植　包括角膜、皮肤、筋膜、肌腱、软骨、骨、血管等,或整体联合几种组织如皮瓣等。

三、器官移植

器官移植包括肾、肝、心脏、胰腺、肺、小肠、脾移植,以及联合或多器官移植等。近期国内已有单位完成了"不中断血流"肝移植,解决了移植技术中器官缺血损伤的难题。随后,无缺血、不停跳心脏移植及无缺血肾脏移植等手术也被成功实施。

器官移植成败,取决于以下几点。

1. 供者和受者之间的组织相容性　① ABO 血型配合;② HLA 配型;③群体反应性抗体检测;④淋巴细胞毒交叉配型。

2. 免疫抑制药的应用。

四、器官移植的适应证和禁忌证

1. 适应证　原则上是各类进行性、不可逆性的器官损伤或衰竭。

(1)肾移植适应证:各种肾病进展到慢性肾衰竭(尿毒症)期。

(2)肝移植适应证:进行性、不可逆性的终末期肝病,且无其他有效治疗方法,患者预期生存期低于一年的肝脏良恶性病变。

(3)肺移植适应证:各类无法继续内科治疗的终末期肺部疾病。

(4)心脏移植适应证:经内科治疗无效的广泛心肌不可逆性损害,或先天性复杂性心脏畸形,不适合外科手术矫正或矫正手术无效者。

2. **禁忌证**　包括绝对禁忌证和相对禁忌证。

(1)绝对禁忌证:在一定的临床条件下,患者移植的疗效或预后极差,不应成为治疗选择方式。

(2)相对禁忌证:在一定的临床条件下,患者移植有较高概率出现严重并发症,但某些情况下可取得一定的长期生存率,治疗选择时应极其谨慎,避免浪费宝贵的供体资源。

五、同种异体移植术后的排斥反应

1. **超急性排斥**　通常是由于受体预先存在抗供体抗原的抗体(如 ABO 血型不符,或妊娠、输血和曾接受过器官移植而致敏)。移植物再灌注后数分钟或数小时内,预存抗体迅速与移植物内皮细胞结合,激活补体和凝血反应,导致溶解反应,移植物微血管系统广泛微血栓形成。

2. **急性排斥**　临床最常见的一种排斥反应,细胞免疫和体液免疫均发挥重要作用,可见于移植后任何时间。

3. **慢性排斥**　发生机制不完全清楚,可导致移植物慢性失功,缺乏有效的免疫抑制剂。

4. **移植物抗宿主反应**　移植物中的特异性淋巴细胞识别宿主抗原所致,可导致移植失败。

六、常用免疫抑制剂

1. **抗淋巴细胞抑制剂**　包括多克隆和单克隆抗体。

2. **静脉注射用免疫球蛋白**　用于 ABO 血型不相容及交叉试验阳性受者。

3. **钙调磷酸酶抑制剂**　以环孢素及他克莫司为代表。目前大多数肝、肾移植患者主要使用他克莫司。

4. **抗增殖类药物**　包括硫唑嘌呤和霉酚酸类药物。

5. **哺乳动物雷帕霉素靶蛋白**(mammalian target of rapamycin, mTOR)**抑制剂**　主要包括西罗莫司和依维莫司。

6. **糖皮质激素**　常用的有琥珀酸钠氢化可的松、甲泼尼龙琥珀酸钠、泼尼松和地塞米松等。

七、器官移植术后常见并发症及处理要点

1. **感染** 包括细菌、真菌、病毒感染。应关注主要危险因素，密切监测，完善免疫状态评价，及时给予积极抗感染治疗。

2. **出血** 一旦出现器官移植术后出血，除积极扩容、输血等处理外，应立即查找出血原因，必要时再次手术探查。

3. **排斥反应** 应首先明确是否为排斥反应。大剂量静脉注射甲泼尼龙是治疗急性排斥反应的标准方案，但应注意防范激素的不良副反应。

4. **血管并发症** 包括动脉并发症和静脉并发症。应注意早期发现，针对成因及时干预治疗。

5. **移植物功能异常** 包括移植物功能延迟恢复和慢性移植物失功等。应在明确诊断后积极对因治疗，后者必要时应考虑再次移植。

此外，肝移植术后常见并发症还有胆道并发症；肾移植术后常见并发症还有尿道并发症。

（马　毅）

第一节　烧伤

一、烧伤

烧伤是一种由于热力、电流、化学物质、放射线等作用于机体,导致皮肤组织结构与完整性受损、屏障功能破坏,并以此为始发因素引起机体局部甚至全身一系列病理与生理学改变的特殊类型创伤。

诊断要点

1. **烧伤面积的计算**　目前国内通常使用中国九分法和手掌法来计算烧伤面积占体表面积的百分率。

(1)中国新九分法:根据中国人的实测数据所得(表 7-2-1,图 7-2-1)。

表 7-2-1　中国新九分法

部位		占成人体表面积 /%		占儿童体表面积 /%
头面颈	发部	3		
	面部	3	9	9 +(12 - 年龄)
	颈部	3		
双上肢	双上臂	7		
	双前臂	6	9 × 2	9 × 2
	双手	5		
躯干	躯干前	13		
	躯干后	13	9 × 3	9 × 3
	会阴	1		
双下肢	双臀	5		
	双大腿	21		
	双小腿	13	9 × 5 + 1	9 × 5 + 1 -(12 - 年龄)
	双足	7		

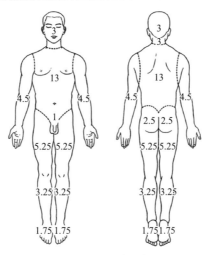

图 7-2-1 九分法示意图

（2）手掌法：患者的手五指并拢，手掌加手指的面积为该患者体表面积的1%。用于计算小面积烧伤或大面积烧伤患者的无烧伤区域面积（图 7-2-2）。

2. **烧伤深度的估计** 目前国内对于烧伤采用三度四分法，将烧伤深度分为Ⅰ度、浅Ⅱ度、深Ⅱ度、Ⅲ度（图 7-2-3，表 7-2-2）。

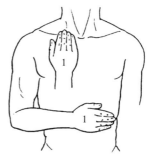

图 7-2-2 手掌法示意图

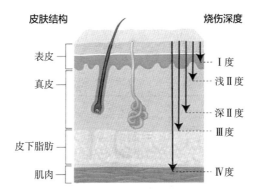

图 7-2-3 三度四分法的组织学分度示意图

表 7-2-2　不同烧伤深度鉴别要点

	Ⅰ度	浅Ⅱ度	深Ⅱ度	Ⅲ度
组织学分度	伤及表皮的角质层、透明层、颗粒层,偶及棘层,但基底层健在	伤及表皮和真皮乳头层	伤及真皮深层,尚有部分网状层和皮肤附件残留	全层皮肤损伤,甚至伤及皮下
皮肤改变	皮肤充血发红,表皮干燥,局部可有轻度肿胀和疼痛	皮温增高,水疱大而疱皮薄,基底潮红	皮温稍低,水疱小而疱皮厚,基底红白相间	皮温凉,无水疱,基底呈蜡白、焦黄或炭化改变,皮革样焦痂,可见树枝状栓塞血管
感觉	有明显烧灼感及"蚁走感"	疼痛明显	痛觉减退,拔毛实验阳性	感觉消失
愈合时间	3～5天	2周左右	3～4周	需要植皮修复
瘢痕形成	无	无	瘢痕形成	瘢痕增生明显

注意事项:①人体手背、肢体内侧以及腹部皮肤薄,损伤深度易估计过浅;背部与足底皮肤厚,损伤深度易估计偏深;②小儿与老人皮肤较薄,烧伤深度易估计偏深;③烧伤早期创面深度呈动态变化,例如,深Ⅱ度创面由于治疗不恰当可能加深为Ⅲ度创面,故要反复核实其深度。

3. **烧伤的严重程度分度**　为了给治疗方案提供参考,必须对烧伤严重程度做基本估计。主要评价内容为烧伤面积(total burn surface area,TBSA)、烧伤深度及合并症状(烧伤休克、中重度吸入性损伤和复合伤)(表 7-2-3)。

表 7-2-3　烧伤程度诊断标准

	轻度	中度	重度	特重度
成人标准	小于10%TBSA	11%～30%TBSA,或不足10%Ⅲ度TBSA	31%～50%TBSA,或11%～20%Ⅲ度TBSA,或面积不足上述条件,但存在并发症	超过50%TBSA,或超过20%Ⅲ度TBSA

续表

	轻度	中度	重度	特重度
儿童标准	小于5% TBSA	6%～15% TBSA，或不足5%Ⅲ度 TBSA	16%～25%TBSA，5%～10% Ⅲ度 TBSA，或不满足上述条件但存在并发症，或婴儿头面部烧伤面积超过5%者	超过26%TBSA，或超过11%Ⅲ度 TBSA

处理要点

烧伤现场急救的原则是使患者迅速去除致伤因素，脱离现场，及时给予适当的处理，并为转送做好准备。

1. **脱离致伤源** 立即卧倒在地，翻滚身体；跳入清洁水池；避免奔跑和呼喊；使用大量清水或潮湿衣物等物品扑灭火源。

2. **急救处理** 检查危及生命的情况，对合并大出血、窒息、开放性气胸、急性中毒等的患者要迅速进行紧急救治。对于电接触烧伤患者，如发现呼吸或心跳停止，应立即进行人工呼吸和心脏按压。如果患者出现心室颤动，应进行电复律。

3. **物理降温** 推荐大量清水持续冲洗，通常以局部皮肤疼痛明显缓解为终点指标。

4. **镇静止痛** 烧伤后患者有不同程度的疼痛和烦躁，应予以镇静止痛。轻度烧伤患者，可口服、肌内注射或静脉注射药物止痛。大面积烧伤患者，由于外周循环较差和组织水肿，一般多采取静脉注射药物止痛。老年患者、婴幼儿、合并吸入性损伤或颅脑损伤者应慎用镇痛镇静药物，以免抑制呼吸。

5. **保持呼吸道通畅** 如有吸入性损伤，应注意保持呼吸道通畅，必要时行气管插管或气管切开。合并一氧化碳中毒者应转移至通风处，有条件者应吸入氧气。

6. **创面处理** 急诊简单包扎或覆盖，保护创面，防止污染和再受伤。

7. **补液治疗** 若为大面积烧伤患者，宜立即建立静脉通路进行静脉补液，或口服淡盐水，但不宜大量饮用，以免发生呕吐和急性胃扩张，更不宜饮用大量纯水，以免发生水中毒。

8. **入院后急诊处理** 抽血检查血常规、生化电解质、出凝血功能等。留置尿管。检测心率、脉搏、血压、呼吸等生命体征。根据患者伤情，判断是否需要进一步转入专科治疗。

二、烧伤休克

烧伤休克(burn shock)是指大面积烧伤所导致的体液渗出、心血管功能异常,引起有效循环容量锐减,并进一步影响器官灌注的严重紊乱状态。烧伤休克的特点是低血容量性休克。

诊断要点

1. **口渴** 为烧伤休克早期常见的临床表现之一,也是烧伤患者的常见主诉。其发生机制除与血容量不足有关外,还受血液浓缩、血浆渗透压、内分泌激素变化的影响。临床上不能单凭口渴症状来判断休克是否纠正。

2. **神志改变** 中重度烧伤患者伤后早期表现为烦躁不安,与烧伤后脑组织缺血缺氧相关,如不能得到及时有效的补液复苏,中枢神经系统损害会进一步加重,由烦躁不安转为反应迟钝,甚至呈昏迷状态。延迟复苏患者在入院时多存在此类情况。

3. **循环指标变化** ①低血压是诊断烧伤休克的一个重要指标,但不是早期指标,因为烧伤引起的应激反应可以使血压维持在正常范围。此时舒张压增高较明显,突出变化是脉压变小。应抓住时机积极补液抗休克。大面积烧伤患者因肢体肿胀或焦痂形成,不易测得准确的血压参数,应注意鉴别或留置有创动脉血压监测。②心率的变化可作为诊断烧伤休克的早期指标之一。烧伤后体液丢失和血管活性物质增多,会使心肌收缩力增强和心率加快,大面积烧伤患者早期心率常超过 120 次/min。

4. **尿量变化** 烧伤后肾血流量减少以及抗利尿激素和醛固酮分泌增多,患者早期即可表现为少尿或无尿。单位时间尿量的变化能客观反映烧伤休克存在的严重程度,也是判断液体复苏效果较为敏感的指标之一。

5. **血流动力学紊乱** 血流动力学指标是早期诊断休克及判断其严重程度的敏感指标,对危重烧伤或并发心、肺功能不全者,通过 PiCCO 监测血流动力学变化,可以更加精准有效地指导补液复苏。

6. **其他** 成人烧伤面积超过 30%TBSA,小儿烧伤面积超过 10%TBSA,应给予抗休克处理。注意烧伤休克的发生受烧伤面积、烧伤深度、有无合并伤、年龄和健康状况的影响,也取决于患者早期是否接受合理充分的补液治疗。

处理要点

1. **液体复苏** 大面积烧伤患者,必须及时建立稳定通畅的静脉通道进行补液。

2. **补液计算** 目前国内主要根据第三军医大学公式进行计算。伤后第一个 24 小时补液公式:总量 = 生理需要量 + 丢失量。丢失量(ml) = 1.5(1ml 晶体液 +0.5ml 胶体液)× 体重(kg)× 面积(%TBSA)。特重度深度烧伤可将晶体与胶体比例调整为 1 : 1。生理需要量按 60kg 成人为 2 000ml 基础水分(葡萄糖溶液)计算。特殊说明:面积仅计算Ⅱ和Ⅲ度烧伤面积。

3. **补液计划** 总量的一半在伤后前 8 小时输入,另一半在后 16 小时补入。伤后第 2 个 24 小时补液量:胶体液及晶体液均为第 1 个 24 小时实际输入量的一半,5% 葡萄糖溶液补充水分 2 000ml(小儿另按年龄、体重计算)。晶、胶体应交替均匀输入。

4. **复苏监测** 由于患者伤情和个体的差异,液体复苏治疗时应该严密观察患者生命体征变化,并根据患者对治疗的反应,随时调整输液的速度和成分。常用的几项观察指标:①尿量,每小时每千克体重不低于 1ml;②精神状态,患者安静,无烦躁不安,无明显口渴;③循环系统,脉搏、心跳有力,脉率在 120 次 /min 以下,收缩压维持在 90mmHg 以上,脉压维持在 20mmHg 以上;④呼吸系统,呼吸平稳;监测指标包括 CVP、血气、血乳酸等;⑤如出现血压低、尿量少、烦躁不安等现象,则应加快输液速度;同时,应特别注意保持呼吸道通畅。

5. **常用复苏液体选择** ①胶体溶液,包括全血、血浆、人血白蛋白和代血浆。其中新鲜冰冻血浆是首选胶体。②电解质溶液,包括生理盐水、平衡盐溶液、碳酸氢钠溶液,首选平衡盐溶液。③水分,常用 5% 或 10% 葡萄糖溶液作为基础水分补充。

三、吸入性损伤

吸入性损伤(inhalation injury)是指热力或烟雾引起的呼吸道甚至肺实质的损伤,临床根据严重性分为轻、中、重度,其中重度吸入性损伤是烧伤死亡的重要独立危险因素。

诊断要点

1. 大面积烧伤,特别是头面部烧伤患者,常伴有吸入性损伤。

2. 烧伤现场相对密闭。

3. 呼吸道刺激,咳出炭末痰,部分伴有咯血性泡沫样痰,肺部可闻及呼吸音低、粗糙或干湿啰音等。

4. 进行性呼吸困难。

5. 头面颈部深度烧伤或颈部环形深度烧伤,鼻毛烧焦,口腔、咽部黏膜充血、水肿,有水疱形成。

6. 声音嘶哑及咽部异物感。

7. 纤维支气管镜是确诊吸入性损伤最直接有效的方法,不但能判断损伤部位和程度,而且可以通过连续观察,了解病程变化和判断预后。

处理要点

1. 吸入性损伤程度不同,其处理方法也相差悬殊。轻、中度吸入性损伤一般可以喷喉、雾化吸入、氧疗等,密切观察患者的呼吸情况。

2. 重度的吸入性损伤,由于气道充血、水肿,易并发气道梗阻,伤后 6 ~ 72 小时是组织水肿高峰期,也是上呼吸道梗阻的高发期。有下列情况者,须建立人工气道,预防或解除上呼吸道梗阻:①临床表现为进行性呼吸困难,出现明显三凹征;动脉血气分析提示 $PaCO_2$ 持续低于 25mmHg 或高于 45mmHg,氧合指数持续低于 300mmHg,呼吸频率持续超过 35 次 /min;②面颈部深度烧伤伴中度吸入性损伤,特别是大面积烧伤患者应早期应用翻身床或行切痂手术;③重度吸入性损伤并发呼吸功能障碍,须机械通气者;通常机械通气的指征包括已经或即将出现呼吸衰竭,肺实质损伤引起换气功能障碍,肺顺应性降低导致呼吸衰竭;④气道分泌物多,须反复吸引或灌洗者;⑤昏迷、伴有胃潴留者。

四、烧伤感染

严重烧伤患者由于体表生理防御屏障的破坏,全身免疫功能的下降,广泛坏死组织的存在和外界、自身菌群的侵袭,感染的发生率增加。感染是造成烧伤患者死亡的主要原因。

诊断要点

1. 烧伤感染的途径包括创面、呼吸道、导管相关、肠道等。

2. 临床上符合以下前 10 条中的 6 条,即可拟诊为烧伤创面脓毒症;符合前 10 条中的 6 条加上血培养阳性,或组织、血微生物鉴定阳性,或抗生素治疗有效,即可确诊为烧伤创面脓毒症。①精神兴奋、多语,有幻觉、定向障碍或精神抑郁;②腹胀、肠鸣音减弱或消失;③烧伤创面急剧恶化,表现为潮湿、坏死斑、创面加深等;④中心体温 > 39℃或 < 36.5℃;进行性心率增加,成人 > 130 次 /min,儿童 >各年龄段正常值 2 个标准差;⑤进行性呼吸急促,成人 > 30 次 /min(无机械通气),儿童 >各年龄段正常值 2 个标准差;⑥血小板减少(休克期后),成人 < $100×10^9$/L,儿童 <各年龄段正常值 2 个标准差;⑦外

周血白细胞计数 $> 20 \times 10^9/L$ 或 $< 4 \times 10^9/L$；⑧血钠 $> 155mmol/L$，血氯 $> 125mmol/L$；⑨高血糖(无糖尿病史)，血糖 $> 14mmol/L$。

3. 烧伤创面脓毒症是创面源性侵袭性感染的弥散或发展，已超过一般局部感染的范畴。临床表现：①创面感染严重，可出现出血点、坏死斑等；②全身感染症状明显，而血培养结果多为阴性；③烧伤创面邻近活组织内，有大量的细菌侵入，每克感染组织的菌量超过 10 万。

处理要点

1. **感染预防** 预防是减少感染的最佳方式。烧伤患者应尽可能在独立病房里接受治疗，通过病房门与其他病房隔离。对所有患者使用接触隔离措施，包括穿隔离衣和戴手套。

2. **积极处理创面** 创面是全身感染的主要来源，焦痂下水肿液中的炎症介质及内毒素含量均明显高于血液及脏器。在患者全身条件允许的情况下，伤后应尽早并尽可能一次性切除焦痂，立即用异体皮(或异种皮)和自体皮严密覆盖创面。定时翻身或使用悬浮床，避免创面长期受压，积极更换敷料。正确使用创面外用药物，避免滥用抗生素。

3. **抗生素的应用** 抗生素的应用必须有针对性，应根据创面和全身情况合理选择抗生素，并进行积极的病原学监测，及时调整药物的使用(表 7-2-4)。在临床上疑似或确诊烧伤感染时，应进行经验性抗感染治疗，广泛覆盖病原体。在确保疗效的情况下，根据细菌培养结果进行降阶梯治疗。注意根据烧伤病理生理变化调整抗生素使用，密切检测药物有效浓度，确保药物浓度在最低抑菌浓度之上。

表 7-2-4 不同类型抗菌药物特点

抗生素	敏感微生物	注意事项
利福平	结核菌	避免单独使用，易耐药
利奈唑胺	革兰氏阳性菌(含 MRSA)	注意骨髓抑制和肠道菌群紊乱
万古霉素	革兰氏阳性菌	注意监测药物浓度
碳青霉烯	革兰氏阴性菌	注意预防机会致病菌，及时调整使用方案
第三代或第四代头孢菌素 超广谱青霉素	广谱抗菌，用于革兰氏阴性菌的经验性治疗	注意药物过敏

续表

抗生素	敏感微生物	注意事项
氨基糖苷类	部分革兰氏阴性菌	肾毒性及药物有效浓度
多黏菌素	多重耐药及泛耐药阴性菌	肝肾毒性及神经毒性
抗真菌药	真菌	药物毒性

4. 外用抗菌药 合理有效地应用外用抗菌药物,可以有效减少创面和创周组织的病菌数量,显著降低烧伤患者的病死率(表 7-2-5)。

表 7-2-5 不同类型外用抗菌药特点

品名	抗菌谱	移植物毒性	系统毒性
肥皂	广谱 + 生物膜	低	无
0.025% 次氯酸钠	广谱 + 生物膜	低	无
聚维酮碘	广谱	高	高
磺胺嘧啶银	广谱	无	低
含银敷料	广谱	无	低
硫酸庆大霉素	广谱	低	低
多黏菌素	广谱	无	低
莫匹罗星	广谱,不覆盖假单胞菌	中	中

五、创面处理

烧伤的整个治疗过程中都存在创面处理的问题。烧伤创面处理的主要目的包括:①清洁并保护创面;②避免或减少创面的污染和感染风险;③缩短创面愈合时间;④提高创面愈合质量,减轻后期瘢痕的形成;⑤及早清除坏死组织并封闭创面,减少渗出及热量丢失。Ⅰ度烧伤创面无须特别处理,仅须保护创面,防止污染和再受伤。浅Ⅱ度烧伤创面可以清创后使用生物敷料或者功能性敷料覆盖。深Ⅱ度和Ⅲ度烧伤创面可以考虑手术治疗。

1. 切痂术 切痂术是将深度烧伤皮肤连同皮下脂肪组织一起切除,一般适用于Ⅲ度烧伤。通常至深筋膜层面,如有坏死的肌肉、肌腱,应一起切除,如创面基底不理想,难以植皮,可以先以异种皮或异体皮覆盖。

2. 磨 / 削痂术 只是清除坏死皮肤组织,同时尽量保留深层健康组织的手术方式。与切痂术相比,磨 / 削痂术能更好地保留皮下脂肪,创面愈合后有更好的外观。主要适用于Ⅱ度烧伤的治疗，尤其是深Ⅱ度烧伤。通常手术进行时须清除坏死组织至瓷白色伴点状出血的真皮层。使用的手术器械主要包括辊轴刀、清创水刀系统以及磨削仪。

3. **创面临时替代物**　创面的临时覆盖可以防止水分和电解质的丢失，保持湿润的环境，促进表皮细胞的迁移和增殖；还可以减少创面疼痛，形成屏障，降低感染发生的风险。临床使用的创面临时替代物主要包括同种异体皮、异种猪皮、羊膜，以及人工制备的覆盖物。

4. **创面修复**　包括皮片移植和皮瓣移植。绝大部分烧伤创面都可采用皮片移植修复，可依据需要修复的面积大小选择不同的方式移植。小面积创面可以直接使用大张皮片修复。皮片移植后可以使用打包的方法将其固定，以减少对皮片的剪切力和错位。大面积烧伤患者可以选择网状皮移植，以扩大自体皮覆盖面积，常用的扩展比例是 1∶2 和 1∶4。缺少供皮区的特重度烧伤患者可以选择微粒皮或者自体微粒皮联合异体皮的移植。Meek 植皮也是覆盖大面积烧伤创面的方法，可选择的扩展比例为 1∶3 至 1∶9。皮瓣移植是将由特定血管营养皮肤和皮下组织构成的组织块(皮瓣)，通过带蒂或游离吻合血管的方式，从身体的一处转移到另一处，以达到修复创面的目的。主要适用于伴有骨骼、肌腱、血管等深部组织外露的创面。

六、特殊烧伤

(一)电烧伤

因电引起的烧伤有两类，由电火花引起的烧伤称为电弧烧伤，其性质和处理同火焰烧伤；由电流通过人体所引起的烧伤称为电烧伤。其严重程度取决于电流强度和性质、电压、接触部位的电阻、接触时间长短和电流在体内径路等因素。本部分着重介绍后者。

诊断要点

1. **全身性损害**　轻者有恶心、心悸、头晕或短暂的意识障碍；重者昏迷，呼吸、心搏骤停，但若及时抢救多可恢复。电休克恢复后，患者在短期内尚可遗留头晕、心悸、耳鸣、听觉或视力障碍等症状，但多能自行恢复。

2. **局部损害**　电流通过人体有"入口"和"出口"，入口处较出口处重。入口处常炭化，形成裂口或洞穴。烧伤常深达肌肉、肌腱、骨骼，损伤范围常外小内大，呈夹心样坏死的特征。局部渗出较一般火焰烧伤严重，包括筋膜腔内水肿。由于邻近血管的损伤，经常出现进行性坏死，伤口坏死范围可扩大数倍。

处理要点

1. **现场急救处理** 使患者迅速脱离电源,用干木棒等不导电的物体将电源拨开,或立即关闭电闸等。如患者呼吸、心跳已停止,应立即采取心肺复苏等措施。

2. **液体复苏** 早期补液量应多于一般烧伤,对深部组织损伤应充分估计,以预防由肌肉和红细胞广泛损害导致的急性肾衰竭。为此,在多补充液体的同时,应补充碳酸氢钠以碱化尿液,还可用甘露醇利尿,每小时尿量应高于一般烧伤的标准。

3. **创面处理** 清创时应注意切开减张,包括早期深筋膜切减压。尽管高压电烧伤早期坏死范围不易确定,仍应尽早做彻底的探查,切除坏死组织。组织缺损多、深部结构暴露者,在彻底清创后应用皮瓣修复。在观察过程中,应密切注意继发性出血。床旁常备止血带与止血包,预防血管破裂出血引起休克,一旦出现出血,应尽快找到破裂血管,在其近心端高位正常血管处结扎。

(二)化学烧伤

化学烧伤的特点是部分化学物质接触人体后,除立即损伤外,还可继续侵入或被吸收,导致进行性局部损害或全身性中毒。损害程度除与化学物质的性质有关外,还取决于剂量、浓度和接触时间的长短。处理时应了解致伤物质的性质,采取相应的措施。本部分主要介绍一般处理原则与常见的酸、碱烧伤。

诊断要点

1. **酸烧伤** 酸烧伤种类较多,重点关注强酸烧伤。高浓度酸能使皮肤蛋白变性,呈界限明显的皮肤烧伤,并可引起局部疼痛及凝固性坏死。由于酸烧伤后迅速形成一层薄膜,因此创面干燥,痂下很少有感染,自然脱痂时间长。

2. **碱烧伤** 常见的碱性药物有苛性碱、石灰和氨水等。碱烧伤的机制:①碱有吸水作用,使局部细胞脱水;②氢氧根离子与组织蛋白形成变性蛋白复合物;③碱可以皂化脂肪组织,皂化时产生的热使深部组织继续损伤。

处理要点

1. **酸烧伤** 酸烧伤后立即用水冲洗是最为重要的急救措施。伤后痂皮完整,可采用暴露疗法,若确定为Ⅲ度烧伤,宜早期切痂植皮。

2. **碱烧伤** 伤后应立即用大量清水冲洗创面,冲洗时间越长,效果越好。创面冲洗干净后,最好采用暴露疗法,以便观察创面的变化。深度烧伤应及早进行切痂植皮。

第二节 冻伤

冻伤是寒冷引起的人体组织损伤,分为两类。一类称为非冻结性冻伤,由 10℃ 至冰点的低温加潮湿条件造成;另一类称为冻结性冻伤,由冰点以下的低温(一般在 −5℃ 以下)造成,分为局部冻伤(又称冻伤)和全身冻伤(又称冻僵)。

诊断要点

非冻结性损伤常见于足、手等部位,先有寒冷感和针刺样疼痛,皮肤苍白,可起水疱;去除水疱皮后见创面发红、有渗液;并发感染后形成糜烂或溃疡。冻结性损伤在冻融以前,伤处皮肤苍白、温度低、麻木刺痛,不易区分其深度。复温后不同深度的创面表现有所不同。根据损害程度一般分为四度。

Ⅰ度(红斑性冻伤):损伤在表皮层。受冻皮肤红肿、充血,自觉热、痒或灼痛。症状多在数日后消失。愈合后除表皮脱落外,不留瘢痕。

Ⅱ度(水疱性冻伤):损伤达真皮层。除上述症状外,红肿更显著,伴有水疱,疱内为血清样液,有时可为血性。1 ~ 2 天后疱内液体吸收,形成痂皮。如无感染,2 ~ 3 周后脱痂痊愈,一般少有瘢痕。

Ⅲ度(焦痂性冻伤):损伤达全层皮肤,严重者可深至皮下组织、肌肉、骨骼,甚至使整个肢体坏死。开始复温后,可表现为Ⅱ度冻伤,但水疱为血性,随后皮肤逐渐变黑,以至坏死。一般多为干性坏死,但如有广泛血栓形成、水肿和感染,也可为湿性坏死。

Ⅳ度(坏疽性冻伤):损伤深达肌肉、骨骼,甚至肢体坏死,表面呈死灰色、无水疱,坏死组织与健康组织的分界在 20 日左右明显,通常呈干性坏疽,也可并发感染而呈湿性坏疽,治愈后多留有功能障碍或残疾。

处理要点

1. **急救与复温** 迅速离开寒冷环境和解除寒冷衣物,注意身体保暖,进行快速复温和治疗。复温方法:可用 40 ~ 42℃ 恒温温水浸泡肢体或浸浴全身,水量要足够,要求在 15 ~ 30 分钟使体温迅速提高至接近正常,使肢体末梢皮肤红润、皮温为 36℃ 左右。

2. **治疗** 非冻结性损伤主要以外涂药膏为主,如莫匹罗星、聚维酮碘软膏等。冻结性损伤局部应注意保持干燥。Ⅰ度冻伤创面保持干洁,数日后可治愈。Ⅱ度冻伤经复温、消毒后,创面干燥者可加软干纱布包扎,较大水疱可抽液处理,局部感染创面可外用抗感染药物,采用包扎或半暴露疗法。Ⅲ度冻伤多用暴露疗法,保持创面清洁干燥,待坏死组织边界清楚时予以切除及植皮修复。Ⅲ度和广泛Ⅱ度冻伤还需要全身治疗,包括注射 TAT 或 HTIG;冻伤常继发肢体血管的改变,可选用改善血液循环的药物;使用抗生素防治感染;补充高热量、高蛋白和高维生素的饮食。

第三节　慢性创面

慢性创面又称皮肤溃疡,是创伤部位和宿主有关的创面在期望时间内不能正常愈合,或长期不愈合伤口的统称。其定义目前尚未得到统一界定,临床多习惯将超过 1 个月正规治疗未能愈合,也无明显愈合倾向的创面称为慢性创面。

诊断要点

1. **创伤性创面**　有明确的外伤史,如车祸、枪伤、挤压或热力所致的烧(烫)伤。晚期可形成残余溃疡创面,深及皮肤层,或达深层的肌肉、肌腱、关节与骨组织。烧伤后形成广泛性不稳定性瘢痕,可因局部张力或感染导致创面愈合时破溃。

2. **自身免疫性创面**　因患者自身免疫状态异常(自身免疫疾病或免疫调控药物),对自身正常组织或伤口分泌物产生免疫反应,创面形成后逐渐扩大、加深,迁延不愈。

3. **结核性创面**　属于特殊性感染。好发于淋巴组织聚集丰富的部位,如颈部、腹股沟及骨关节处。其特点是增殖与坏死同时存在,迁延数年乃至数十年。

4. **压力性创面**　压疮是其中之一,临床上较为常见。局部受压造成皮肤或皮下组织缺血坏死,而形成溃疡。常发生在卧床老年患者的骨性突出部位,如骶尾部、枕部、足跟部。临床表现一般分为3期:第一期为红斑期;第二期为水疱期;第三期为溃疡期。

5. **肿瘤性创面**　指原发或继发的体表癌性溃疡,久治不愈,创面组织细胞处于无序和不可控制的增殖与分化过程中。

6. **放射性溃疡**　多在乳腺癌、鼻咽癌和口腔癌放射线治疗过程中并发,在头、颈及躯干部位多发。

7. **血管性溃疡**　是由下肢静脉曲张、脉管炎引起的下肢溃疡,以小腿远端及踝部多见,是下肢慢性功能不全晚期并发症。静脉性创面发病机制是静脉回流严重受阻,局部静脉压增高、水肿,导致氧弥散障碍、皮肤营养缺乏。患者有长期的静脉原发病史,创面一般为单个,较为表浅,创基暗,创周皮肤粗糙且有明显的色素沉着,局部皮温很低。常规创面换药疗效很差,须行皮片移植覆盖创面,同时结合病因干预,才可能达到临床治愈。

8. 糖尿病性创面(溃疡) 是糖尿病患者的严重并发症之一。主要发病机制为下肢血管闭塞改变合并周围神经组织病变,引起组织神经营养不良,导致抗感染能力下降,轻微损伤即易导致组织坏死。由于足部末梢血管更易受累而产生溃疡,因此足部创面发生率更高,称之为糖尿病足。

9. 神经源性创面 又称神经营养不良性溃疡,是因感觉神经功能受损或缺失,不能正常释放感觉神经肽 P 物质而产生的创面。缺乏 P 物质,新生组织就会形成脂质化,直接影响创面内肉芽组织的形成和愈合。

10. 感染性创面 大部分慢性创面都合并感染,这里特指排除以上致病因素后以创面反复感染为表现的慢性创面,一般为细菌感染,尤以金黄色葡萄球菌和铜绿假单胞菌为主。

处理要点

1. **病因治疗** 是慢性创面最重要的治疗措施,也是慢性创面修复的基础。糖尿病引起的慢性溃疡首先要控制好血糖水平。一般要求空腹血糖稳定在 10mmol/L 以下。血管因素造成的慢性创面应改善局部循环和氧供应,包括卧床休息、抬高患肢、使用改善微循环药物以及血管外科专科治疗。压力性创面要缓解局部压力、注意变化体位。自身免疫性创面应寻求风湿免疫科或皮肤科专科治疗。药物引起的免疫功能紊乱应调整相关药物用法用量。进行合理有效的多学科治疗,为创面修复提供合适的基础条件。

2. **正确的伤口评估** 包括伤口的部位、大小、深度、颜色、分泌物和渗液量多少、异味、基底肉芽情况、有无水肿、有无窦道或潜腔形成等。

3. **清创** 使用外科手术干预慢性创面,实现由污染创面(黄色、黑色或二者混合型)向相对清洁创面(红色创面)、慢性创面向急性创面的转变。慢性创面由于局部血运差,肉芽老化,往往需要多次实施清创。

4. **创面床准备** 在有效清创的基础上,应用各种外用药物、功能敷料以及创面封闭负压引流技术,达到预防和控制感染、改善局部组织血运及营养状态、促进肉芽生长的目的。

5. **封闭创面** 在上述处理的基础上,部分创面可自行完成上皮化封闭,但是仍有部分创面由于组织缺损较多或创面较大,需要通过组织移植覆盖创面。移植主要包括自体皮片移植及各种皮瓣、肌皮瓣技术。皮片移植对于感染控制、肉芽生长良好的普通创面是一种简单有效的措施，但是其物理性能较差、抗摩擦及抗压能力弱，部分创面皮片覆盖后易复发。对于骨、肌腱外露、关节功能部位的深度难修复创面，利用各种皮瓣、肌皮瓣进行修复在目前仍然是一个十分有效的手段。这种方法可以使皮瓣、肌皮瓣丰富的血运和良好的抗感染能力以及在耐压、耐摩擦方面的优势得以发挥。

6. 创面治疗技术

（1）负压辅助创面愈合（vacuum-assisted closure，VAC）技术：VAC技术使用由聚乙烯醇-明胶海绵组成的医用高分子复合材料来修复和覆盖软组织创面。其原理是以此材料作为引流管与引流面的中介，使引流由点到面，变开放创面为相对闭合创面，防止感染和继发感染。VAC技术在慢性创面治疗中有较明显的优点：①持续高负压吸引彻底清除创面及腔隙内的渗液，保证了创面洁净，引流彻底，避免局部渗液积聚，加速组织消肿，改善局部循环，刺激肉芽组织健康、快速地生长，促进病变组织修复，有利于感染创面早期修复；②与早期采用常规换药和引流治疗的同类患者相比，需要二期处理的时间、总住院时间明显缩短，换药次数及材料消耗大为降低；③在引流渗液的同时使引流腔壁内陷，材料逐渐退出后，腔壁紧密闭合，防治脓肿及死腔形成；④生物透性薄膜具有良好的透氧透湿性，防水隔菌，能有效地避免交叉感染；⑤可保持5～10天，不需要频繁更换敷料，减轻了换药给患者带来的痛苦及医护人员的工作量；⑥在局部创面或腔隙冲洗和清创后使用VAC治疗，能缩小缺损面积，缩短修复时间，消除已有的感染，为游离组织移植等后期处理创造了条件；⑦与皮片移植相结合可以有效提高皮片存活率。

（2）高压氧治疗：高压氧对抗生素有协同和增效作用，通过增加氧弥散，使创面血氧含量增加，氧分压提高，纠正病灶组织的氧供；高压氧能降低全血黏度、血浆黏度和血小板聚集率，改善微循环；高压氧能促进侧支循环的建立，改善毛细血管通透性，有效阻止血浆水分外渗，减轻创面水肿。

（3）新型功能性敷料：创面敷料的目的是营造与皮肤相近的环境，促进创面愈合。除了传统的纱布、棉垫、凡士林油纱等敷料，目前临床上常用的新型敷料有泡沫类敷料、藻酸盐敷料、水胶体敷料、水凝胶敷料、亲水纤维敷料、银离子敷料、生物活性敷料等。它们具有不同的优缺点。因此，临床上需要正确评估创面，并对创面敷料的分类、产品特点、临床应用等正确理解，才能科学正确地处理创面。

（谢举临　周　飞）

第三章 心脏外科

第一节 房间隔缺损

房间隔缺损（atrial septal defect, ASD）是指在胚胎发育过程中房间隔发育异常导致左右心房之间残留未闭的缺损。

诊断要点

1. **症状** 儿童时期常无明显症状。成年人 ASD 症状通常出现于 40 岁后，常见症状为活动后胸闷、气促、心悸、下肢水肿等。

2. **典型体征** ①胸骨左缘第 2 肋间收缩期杂音；②第二心音固定分裂。

3. **辅助检查** 超声心动图为首选辅助检查，可评估 ASD 类型、位置、大小及有无合并其他心内畸形。其他辅助检查：胸部 X 线常见右心扩大，肺动脉隆起；心电图具有特征性的不完全右束支传导阻滞及电轴右偏表现。超过 40 岁的成年人 ASD 建议行心导管检查，评估肺动脉压力水平。

处理要点

手术治疗是 ASD 的主要治疗方式。

1. **手术时机** 小于 5mm 的 ASD 在幼儿时有可能自行关闭，4岁以后仍未自行关闭者须手术关闭。成人 ASD 不管有无症状，如检查发现右室容量负荷增加的证据，均有手术指征。

2. **术前药物准备** 合并气促、下肢水肿等心衰症状者，术前须采用强心利尿治疗。成人口服地高辛 0.125～0.25mg，每日 1 次；呋塞米 20mg，每日 2 次，或氢氯噻嗪 25mg，每日 2 次。儿童口服地高辛 0.02mg/kg，每日 1 次；呋塞米 1mg/kg，每日 1 次。合并肺动脉高压者须应用降肺动脉压力靶向药物治疗。

3. **手术治疗** 手术方式分为介入封堵和外科手术。

(1)介入封堵：介入封堵一般仅用于解剖位置适宜、有足够封堵器锚定边缘、不合并其他心内畸形的 ASD。封堵方式有经股静脉、经右颈内静脉、经右胸肋间小切口入路置入记忆合金封堵伞封堵。

(2)外科手术：体外循环下补片修补术，适用于各种解剖类型的 ASD。切口入路有胸骨正中切口与右侧肋间微创小切口。补片一般选择自体心包或牛心包补片。

（吴钟凯　陈鉴涛）

第二节 室间隔缺损

室间隔缺损(ventricular septal defect,VSD)是指室间隔上存在异常的通道,连通了左右心室的先天性心脏病。

诊断要点

1. **症状** 症状及体征取决于 VSD 大小、左向右分流程度及肺血管阻力。小直径的 VSD 多数无症状。分流量过大时出现两组症状:①肺充血症状,包括气促、呼吸困难和反复肺炎;②体循环低容量症状,包括劳力性心悸、喂养困难和生长发育迟缓。

2. **特征性体征** 胸骨左缘第 2 ～ 4 肋间收缩期杂音,分流量大的 VSD 可合并第二心音亢进及分裂。合并严重肺动脉高压会出现发绀。合并三尖瓣反流肝脏会增大,颈静脉会充盈扩张。

3. **辅助检查** 超声心动图是首选的辅助检查手段,能评估 VSD 位置、大小、边缘等信息(彩图 7-3-1)。其他辅助检查:胸部 X 线常表现为肺血管纹理增多,肺动脉段突出,心影增大,合并严重肺动脉高压时会有肺门残根征;心电图常表现为左心室肥大或双心室肥大。合并肺动脉高压者可行心导管检查,评估肺动脉压力水平。

彩图 7-3-1
彩色多普勒于室间隔缺损处探及收缩期五彩斑斓血流信号由左室进入右室

处理要点

手术治疗是 VSD 的主要治疗手段。

1. **手术时机** 直径小的 VSD(小于 5mm)在 3 岁前有自然闭合的可能性,甚至可以选择观察至 5 岁;中等直径(2 ～ 10mm)的 VSD,建议在学龄前手术;大分流量、合并中度以上肺动脉高压的 VSD 应尽快手术。提示尽早手术的征象:①合并肺血管高压;②合并感染性心内膜炎;③合并主动脉瓣关闭不全。出现阻力性肺动脉高压和艾森门格综合征为手术禁忌。

2. **术前药物准备** 合并气促、下肢水肿等心衰症状的强心利尿治疗方案:成人口服地高辛 0.125 ～ 0.25mg,每日 1 次;呋塞米 20mg,每日 2 次,或氢氯噻嗪 25mg,每日 2 次;儿童口服地高辛 0.02mg/kg,每日 1 次;呋塞米 1mg/kg,每日 1 次。合并肺动脉高压者须应用降肺动脉压力靶向药物治疗。

3. **手术方式**

(1)体外循环下心内直视修补:适用于各种解剖位置的 VSD。

(2) 微创介入封堵：主要适用于直径不超过 10mm 的膜周部 VSD，常用径路包括经股静脉、经胸小切口或 / 和剑突下小切口。由于介入封堵有发生三尖瓣关闭不全和Ⅲ度房室传导阻滞等迟发并发症的可能，应严格选择病例。

（陈光献　冯康倪）

第三节　动脉导管未闭

动脉导管是连接左肺动脉和主动脉之间的管道，靠近左锁骨下动脉的起源，通常在出生后 6 个月以内完成闭合，如未能如期闭合，即称为动脉导管未闭（patent ductus arteriosus，PDA）。

诊断要点

1. **症状**　较小的 PDA（< 5mm）通常没有症状。大的 PDA（≥ 5mm）合并肺动脉高压的患者可出现活动后胸闷、气促、心悸、下肢水肿等。

2. **体征**　脉压增大，肺动脉瓣听诊区可闻及特征性的双期连续性杂音，伴有震颤。

3. **辅助检查**　超声心动图多可以明确诊断，必要时行 CT 或心导管检查。

处理要点

手术治疗是 PDA 的主要治疗手段。

1. **手术时机**　确诊新生儿可使用环氧合酶抑制剂（如吲哚美辛 2mg/kg），促进动脉导管闭合。超过 6 个月仍未闭合的 PDA 应手术治疗。部分合并重度肺动脉高压或者下身循环依赖 PDA 供血的特殊病例，应结合右心导管检查及影像学检查结果确定手术指征与手术时机。如合并心内膜炎，应常规进行血培养及药敏试验，待感染控制后 2 ~ 3 个月手术。

2. **手术方式**　分为介入封堵和外科手术。

(1) 介入封堵：①经股封堵，常规穿刺右侧股动静脉，建立股静脉—肺动脉—动脉导管—主动脉路径，采用蘑菇伞封堵器进行封堵。②经胸封堵，经胸骨左侧第 2 肋间切口，在超声引导下进行封堵。

(2) 外科手术：①导管结扎术，经左后外侧第 4 肋间入路，采用两根粗线分别在导管的两端结扎，结扎前要确认喉返神经完好，确认震颤消失及下肢血压存在后，提示结扎手术成功。②导管切断缝合术，分离暴露动脉导管后，两把阻断钳距离 1cm 以上，切断动脉导管，以无损伤缝线双侧缝合。③体外循环经肺动脉切口封闭术，动脉导管粗大、管壁钙化、合并有赘生物或再通的患者,可采用体外循环下切开肺动脉主干加用心包补片修补的方法。

(殷胜利　林伟斌)

第四节　法洛四联症

法洛四联症(tetralogy of Fallot)一般指四种解剖畸形组合在一起的一种先天性心脏病,通常包括对位不良的室间隔缺损、右室流出道梗阻(肺动脉狭窄)、主动脉骑跨及继发的右心室肥厚。

诊断要点

1. **症状**　①呼吸困难,常表现为呼吸急促和喂养困难;②发绀,生后 3 ~ 6 个月开始出现发绀,哭闹和活动后加重;③蹲踞;④长期缺氧的成年患者可并发脑脓肿。

2. **体征**　杵状指(趾);胸部触诊心前区有较为明显的收缩期震颤;听诊发现肺动脉瓣区第二心音减弱,胸骨左缘第 3 ~ 4 肋间收缩期杂音。

3. **实验室检查**　红细胞计数、血细胞比容、血红蛋白升高;血液黏滞度增加;动脉血气提示氧分压下降,氧合指数低。

4. **辅助检查**　心脏超声与心电门控心脏CT是首选的辅助检查,可明确诊断,重点评估左心室发育情况(左心室舒张末期容量指数)、肺动脉发育情况(McGoon 比值、Nakata 指数),辅助手术决策。其他辅助检查:胸部 X 线呈现“靴型心”,肺部肺纹理减少;心电图呈现电轴右偏、右心室肥大等特征。

处理要点

手术治疗是法洛四联症的主要治疗手段。

1. **手术时机**　多数患者可在 1 ~ 2 岁行矫治手术;国内部分中心建议右心负荷过重无明显手术禁忌的患儿可 6 个月 ~ 1 岁提前进行手术;出现明显发绀应尽早手术,甚至在新生儿时期手术。

2. **手术方式**　手术分为姑息手术和矫治手术。姑息手术常采用体 - 肺分流术,主要用于肺动脉发育不良、发绀显著的患儿。矫治手术则行室间隔缺损修补、流出道疏通及流出道补片扩大术。目前多数肺动脉发育良好的患者采用一期心内修复术效果满意。

(姚尖平　简字鹏)

第五节　二尖瓣狭窄

二尖瓣狭窄是指由风湿性病变或退行性病变等原因导致的二尖

瓣开放受限、瓣口面积缩小、血流经左心房流入左心室受阻所引起的病理生理改变，以及其引发的一系列临床表现。

诊断要点

1. **症状** 轻度狭窄患者常有疲劳、心悸症状。狭窄程度加重时会出现劳力性呼吸困难、端坐呼吸甚至肺水肿症状。心房颤动或妊娠可使症状加重。

2. **体征** 部分患者可有"二尖瓣面容"。心脏听诊特征：①第一心音亢进；②舒张中晚期隆隆样杂音；③二尖瓣开瓣音。合并心房颤动患者可闻及心房颤动心音特征。

3. **辅助检查** 超声心动图是首选辅助检查手段，超声诊断应具备以下四个条件中的两个或以上：①二尖瓣瓣叶增厚，运动受限；②腱索增厚；③二尖瓣瓣口面积小于 $2.5cm^2$；④收缩期瓣叶尖端过度活动。心电图常有左心房增大、心房颤动或心房扑动的表现。胸部 X 线可见左房增大或双房增大表现。

处理要点

手术治疗是二尖瓣狭窄的主要治疗措施。

1. **术前药物准备** ①华法林抗凝，用于合并心房颤动患者，推荐的抗凝强度是 INR 维持于 2.0 ~ 3.0。②洋地黄类药物或 β 受体拮抗剂，用于心房颤动合并快速性心室率的患者，要求心室率控制为 ≤ 80 次 /min。③利尿剂，用于伴随下肢水肿与三尖瓣关闭不全的患者。

2. **手术治疗**

(1) 手术指征：① NYHA 心功能分级为Ⅲ级以上；②超声提示二尖瓣瓣口面积 ≤ $1.5cm^2$；③心房直径 ≥ 50mm，且合并心房颤动或左心房血栓。风湿活动是介入或外科手术的禁忌证。

(2) 手术方式：包括介入手术和体外循环下开胸手术。

1) 介入手术：经皮介入球囊瓣膜扩张术，适用于狭窄程度中度以下的单纯风湿性二尖瓣狭窄患者。以下患者不适用经皮介入球囊瓣膜扩张术：①伴有左房血栓者；②伴有二尖瓣中度或重度反流者；③伴有严重钙化或二尖瓣前后瓣交界区钙化者；④合并其他瓣膜病变或冠心病，需要同期手术处理者。

2) 开胸手术：中度以上狭窄、不适用介入手术的患者，应选择体外循环下开胸二尖瓣置换手术。二尖瓣置换术时须根据患者的年龄、基础情况、合并症、是否有抗凝禁忌证等因素，选择人工机械瓣或人工生物瓣。瓣膜置换术后须服用华法林抗凝，置换机械瓣膜者须终身抗凝,生物瓣术后抗凝3～6个月。抗凝强度:INR维持于1.8～2.5。

3. **妊娠期治疗**   女性患者妊娠期因容量负荷加重容易诱发心衰,中至重度二尖瓣狭窄妇女怀孕前应首先进行手术治疗。有症状的中度至重度二尖瓣狭窄孕妇可在妊娠晚期选择行介入手术缓解症状。

(陈光献   许   哲)

第六节   二尖瓣关闭不全

二尖瓣关闭不全是指退行性病变或风湿性病变等原因导致二尖瓣关闭功能不全,造成心脏收缩期血液由左心室反流回左心房的病理现象。

诊断要点

1. **症状**   轻度关闭不全常无明显症状。中度关闭不全常见心悸气促、活动耐量下降等症状,随病情进展可出现夜间阵发性呼吸困难、端坐呼吸、腹胀、下肢水肿等症状。急性腱索断裂造成二尖瓣关闭不全,可出现急性左心衰表现。

2. **体征**   心尖区收缩期吹风样杂音,伴有腱索断裂者可闻及鸥鸣样杂音。

3. **辅助检查**   超声心动图是首选辅助检查手段,可明确部位、程度、反流的定量或半定量数据。心电图可表现为左心室高电压。胸部X线提示左心房、心室扩大。

处理要点

手术治疗是二尖瓣关闭不全的主要治疗措施,优先选择瓣膜成形术。

1. **手术指征**   ①中度以上的关闭不全,出现临床症状并进展;②左室射血分数≤60%;③左心室收缩末内径大于40mm,紧缩口≥0.7cm,有效反流口面积≥0.4cm^2,反流容量≥60ml,反流比≥50%;④感染性心内膜炎继发关闭不全;⑤冠心病缺血性因素导致的关闭不全,须在处理冠状动脉病变同时对二尖瓣进行处理。

2. **手术方式**   分为体外循环下开胸手术与介入手术,体外循环下开胸手术包括二尖瓣成形术与二尖瓣置换术。

(1)二尖瓣成形术:目前主流术式,适用于瓣叶结构良好的单纯二尖瓣反流。常用技术包括"缘对缘"修复、瓣叶切除重建、人工腱索及二尖瓣成形环植入等。

(2)二尖瓣置换术:用于合并感染与瓣膜钙化等因素,无法进行成形术的患者。

(3)经导管介入二尖瓣成形术:通过导管装置进行瓣叶的"缘对缘"修复,适用于高龄、有外科高危因素、无法实施开胸手术的患者。

(熊　迈)

第七节　主动脉瓣狭窄

主动脉瓣狭窄是由风湿热、退行性变或二瓣化畸形等原因造成主动脉瓣膜开口狭窄,进而导致心力衰竭与心源性猝死的心脏瓣膜病。

诊断要点

1. **症状**　早期轻度狭窄可无明显症状,重度狭窄患者出现心悸气促、活动耐量下降等症状。有心绞痛、心力衰竭和晕厥症状,通常提示狭窄严重,预后不佳。

2. **体征**　主动脉听诊区收缩期杂音,常向颈部放射,胸骨左缘可触及震颤。

3. **辅助检查**　超声心动图是首选辅助检查手段。重度狭窄超声诊断标准:①主动脉瓣血流速度 > 4m/s;②压差峰值 > 50mmHg;③瓣口面积 < $1cm^2$。心电图提示左心室高电压。NT-proBNP 可作为判断心衰程度与预后的可靠指标。

处理要点

手术治疗是主动脉瓣狭窄的主要治疗措施。

1. **手术指征**　①出现左室射血分数显著下降(< 50%);②主动脉瓣平均压差 > 55mmHg,或峰值流速 > 5m/s,或压差峰值增加迅速(每年 > 0.3m/s);③出现胸痛、心力衰竭和晕厥症状;④活动耐力下降或运动后血压下降超过 10mmHg;⑤ NT-proBNP 超过正常值三倍。术前可口服 β 受体拮抗剂缓解症状,为手术争取时间。

2. **手术方式**　包括常规开胸瓣膜置换手术和经导管主动脉瓣置换手术(transcatheter aortic valve replacement,TAVI)。对于年龄较大(≥ 80 岁)及外科手术风险较高的患者,TAVI 是优先选择的手术方式。对于较为年轻(≤ 65 岁)的外科手术低危患者(STS 评分≤ 4%),常规开胸手术能提供满意的治疗效果。对于年龄介于 65 ~ 80 岁的患者,手术方式应由心脏评估团队根据手术风险、基本情况、合并疾病及本人意愿等因素综合考虑决定。

(梁孟亚)

第八节　主动脉瓣关闭不全

主动脉瓣关闭不全是由于舒张期主动脉瓣叶不能完全对合,导致血液反流回左心室,心室负荷增加进而导致心力衰竭的心脏瓣膜病。

诊断要点

1. 症状　轻度至中度主动脉瓣关闭不全早期多数无症状,重度以上病程较长的关闭不全可有左心功能不全和胸痛表现。急性主动脉瓣关闭不全可在短期内出现急性左心衰和肺水肿表现。

2. 体征　①特征性脉压增大表现,如水冲脉、枪击音等;②主动脉瓣听诊区可闻及舒张期杂音。

3. 辅助检查　超声心动图是首选辅助检查手段,合并主动脉根部病变或主动脉夹层者须行主动脉 CTA 检查明确诊断。心电图、胸部 X 线提示左心室扩大。

处理要点

手术治疗是主动脉瓣关闭不全的主要治疗措施。

1. 手术指征　①中度以上反流且有明显临床症状者;②超声检查提示左心室舒张末内径 > 65mm,左心室收缩末内径 > 50mm 或左室射血分数 < 55%;③急性重度关闭不全合并左心衰、肺水肿症状;④合并感染性心内膜炎;⑤主动脉根部瘤或主动脉夹层。

2. 手术方式

(1)人工主动脉瓣置换术:为主要手术治疗方式。人工瓣膜包括机械瓣及生物瓣。

(2)主动脉瓣成形术:适用于瓣叶病变程度轻、适合成形的病例。

(3)TAVI:适用于高龄及外科风险较高的患者。

(吴钟凯　周　立)

第九节　体外循环与心肌保护

一、体外循环

体外循环(extracorporeal circulation)又称心肺转流,是指将人体静脉血由体内引至体外进行气体交换和循环,成为富氧动脉血再回灌体内,从而代替或辅助循环和呼吸功能。

体外循环根据循环的血液比例可分为完全性或部分性。完全性体外循环指心脏停止跳动,全部静脉血引流至体外,经氧合后再注入体内,目前主要应用于心脏手术中,目的是形成良好的手术视野。部分性体外循环指心脏跳动时,一部分血液引流至体外再注入体内,主要用于心肺功能支持,目的是减轻心肺负担,促进其功能恢复。体外循环机可提供有效的循环和呼吸支持,暂时代替整个或部分心肺功能,为外科医生创造必需和良好的手术条件,使心肺得以充分休息,促进其功能的恢复。

二、心肌保护

心肌保护涉及整个围手术期,术前主要为改善心脏功能和增加心肌能量储备;术中保证心肌氧供和氧耗的平衡、减轻心肌缺血损伤和维护心脏功能;术后维持血流动力学稳定和促进心肌功能的恢复。

心脏手术时的心肌保护主要是心脏停搏液对心肌的保护,目前最常使用的心脏停搏液是低温高钾停跳液,其基本特点是使心脏的电机械活动完全停止,并处于低温状态。冠脉循环恢复后的心肌保护以减少心肌再灌注损伤,促进心肌功能恢复为重点。心肌再灌注损伤的主要临床表现是心律失常、心脏收缩无力。此时心肌面临能供和能耗严重失衡的情况。保证心肌有充分的血液灌注,并使心脏空跳,有利于心功能的恢复。

造成心脏手术后心功能不全的原因是多方面的,不要一味地使用正性肌力药和血管活性药。此类药物长时间大量地使用可加重心肌损伤。应该及时查找心功能不全的原因,并针对原因进行不同的处理。

(梁孟亚)

第十节 心脏外科术前与术后常规

心脏外科术前常规是在针对基础心脏病用药的基础上及时完善心脏相关检查,以指导是否有手术指征、手术禁忌证,并明确手术时机。术后常规在于循环系统的逐渐稳定,以及术后伤口和引流管的护理。

术前常规

1. **病史采集** 患者入院后医疗小组应及时完成病史采集工作。重点采集与本次疾病发生、演变、诊疗等方面有关的详细情况。

2. **体格检查** 一般检查包括全身情况的评估、有针对性的全身查体。心脏专科体检尤其注重心脏听诊,注意心脏节律是否整齐,是否有心脏杂音与心音低钝。特殊检查:静息状态血氧饱和度、四肢血压测定、外周静脉压、艾伦试验（Allen test）、大隐静脉功能试验及深静脉通畅试验。

3. **实验室检查**　一般检查：血、尿、粪常规，肝、肾功能，电解质，血脂，血糖，糖化红蛋白，凝血组合，甲状腺功能组合，心肌损伤标志物（CK、CK-MB、NT-proBNP、cTnT），炎症指标（PCT、CRP、ESR、ASO）。其他特殊检查包括血培养、血气分析、风湿组合、HLA-B27 等，具体按照病种而定。

4. **辅助检查**　心电图与心脏超声为常用检查手段。复杂病变可采用心电门控心脏 CT 与心脏核磁共振辅助诊断。须评估肺动脉压力与肺血管阻力的病例常采用右心导管检查。

诊断要点

1. **病因诊断**　如遗传性结缔组织病、冠状动脉粥样硬化、老年性退行性心瓣膜病、感染性心内膜炎、风湿性心脏病等。

2. **病理解剖诊断**　如冠脉左主干血管病变及三支血管病变、二尖瓣腱索断裂、后叶连枷脱垂、主动脉瓣赘生物、房间隔缺损、缩窄性心包炎等。

3. **病理生理诊断**　如不稳定型心绞痛、主动脉瓣关闭不全、急性左心衰竭。

4. **疾病的分型与分期**　如 Stanford A 型等。

5. **心律诊断**　如窦性心律、室性期前收缩、长程持续性心房颤动等。

6. **心功能诊断**　按 NYHA 心功能分级可分为 Ⅰ～Ⅴ级，心肌梗死采用 Killip 分级法。

7. **并发症诊断**　如心包积液、左侧胸腔积液、下肢灌注不良等。

8. **合并症诊断**　如原发性高血压、2 型糖尿病肾病、脑梗死后遗症等。

处理要点

1. **术前评估**　EuroScore Ⅰ 评分（1～2 分为低危，手术病死率为 0.8%；3～5 分为中危，手术病死率为 3.0%；≥6 分为高危，手术病死率为 11.2%）。

2. **初步治疗**　包括一般治疗、氧疗、加强呼吸道管理、降脂药物治疗、降压药物治疗、血糖管理等。

3. **强心利尿药物治疗**　心脏术前强心利尿准备方案一般选择口服地高辛 0.125～0.25mg，每日 1 次；呋塞米 20mg，每日 2 次，或氢氯噻嗪，每日 2 次。注意口服利尿药后要补充钾剂，一般采用氯化钾

1g,每日 2 次,口服。

4. 抗凝治疗 术前合并心房纤颤的患者须口服华法林或利伐沙班抗凝。如患者既往行人工机械瓣膜置换术,也需要口服华法林或皮下注射低分子肝素抗凝。

5. 多模式镇痛 口服镇痛药物、自控静脉镇痛、神经阻滞或切口局部阻滞结合使用,麻醉科急性疼痛管理团队每日随访,根据患者情况调整镇痛泵设置。

6. 体温管理 避免术后持续低体温,目标体温 > 36℃。

7. 尽早拔除气管导管 争取在术后 6 小时以内拔除气管导管。尽量减少机械通气时间,可降低并发症发生率和医疗费用。拔管指征:患者清醒合作,体温正常,血流动力学稳定,引流少且无外科出血,低浓度吸氧情况下无低氧血症和二氧化碳潴留。

8. 目标导向的液体治疗 可使用 CI、混合静脉血氧饱和度、尿量、乳酸等定量指标评估血容量,指导液体管理,维持适宜的容量状态。

9. 早期活动 引流管未拔除前鼓励患者在床上进行下肢活动,协助患者翻身和坐起;引流管拔除后尽早下床活动,每天进行床边站立、床边活动及病房内步行。

10. 尽早饮食 拔除气管导管后可少量多次饮水,尽早进半流质饮食,若患者恢复情况良好应尽早进普食。早期口服摄入可改善伤口愈合、减少感染、改善胰岛素抵抗并加快肌肉功能恢复。

11. 积极预防血栓形成 术后应鼓励患者早期活动下肢、下床活动。在排除手术相关出血可能性后,尽早开始抗栓药物治疗。

12. 预防感染 医护人员接触患者前洗手,每 48 小时进行术后伤口护理。

13. 保持引流管通畅 检查并确认引流管通畅,每 6 小时挤压胸管,观察引流液性状,保持引流管通畅。成人心包纵隔引流液少于50ml/d 或 1ml/(kg·d)可拔除引流管,儿童心包纵隔引流液少于2ml/(kg·d)可拔除引流管。

14. 减少术后急性肾损伤 避免使用肾毒性药物,减少使用造影剂,优化容量状态与血流动力学参数。

15. 预防术后心房颤动 采用多种措施预防心房颤动,无禁忌证患者围手术期可使用 β 受体拮抗剂,新发心房颤动者应积极复律。

(吴钟凯 黄穗青)

第一节　胸部损伤

根据暴力性质不同和是否造成胸膜腔与外界相通,胸部损伤可分为闭合性(钝性)和开放性(穿透性)两大类。常见的胸部损伤包括肋骨骨折、损伤性气胸、血胸、创伤性窒息、心脏压塞以及胸腹联合伤。

诊断要点

1. **肋骨骨折**　表现为局部疼痛,深呼吸及咳嗽时加重。直接和间接压痛阳性。多根多处肋骨骨折可出现胸壁软化、连枷胸及反常呼吸。胸部 X 线、CT 可明确。

2. **损伤性气胸**　分为闭合性、开放性和张力性气胸。闭合性气胸是指肺组织、气管、支气管、食管破裂,空气逸入胸膜腔,导致胸膜腔内积气;开放性气胸是指外界空气经胸壁伤口或软组织缺损处,随呼吸自由进出胸膜腔;张力性气胸是指气管、支气管或肺损伤处形成活瓣,气体随每次吸气进入胸膜腔并积累增多,导致胸膜腔压力高于大气压。临床表现为胸闷气促、呼吸困难、发绀、气管移位、伤侧呼吸音减弱或消失。张力性气胸常有明显皮下气肿。胸部 X 线、CT 及胸腔穿刺可明确诊断。

3. **血胸**　胸膜腔积血与气胸同时存在称为血气胸,主要来源于心脏、胸内大血管及其分支、胸壁、肺组织、膈肌和心包血管出血。患者出现不同程度的面色苍白、脉搏细速、血压下降和末梢血管充盈不良等低血容量性休克表现;并有呼吸急促、肋间隙饱满、气管向健侧移位、伤侧叩诊浊音和呼吸音减低等临床表现。胸部 X 线、CT 及超声检查可显示胸腔积液,胸腔穿刺抽出血液可明确诊断。

4. **创伤性窒息**　是钝性暴力作用于胸部所致的上半身广泛皮肤、黏膜、末梢毛细血管淤血及出血性损害。表现为发绀,头面部、前胸及上肢点状出血。爆震伤可以引起肺挫裂伤或咯血、呼吸困难甚至呼吸功能衰竭。

5. **心脏压塞**　致伤物和致伤动能较小时,心包与心脏裂口较小。心包裂口易被血凝块阻塞而出现引流不畅,导致心脏压塞。表现为静脉压升高、颈静脉怒张、心音遥远、心搏微弱,脉压窄、动脉压降低的 Beck 三联征。经超声引导心包穿刺可确诊。

6. 胸腹联合伤 指同一致伤因素导致胸腹腔脏器的连续性损伤,同时伴有膈肌损伤。表现为胸痛、呼吸困难及血气胸等胸部症状,以及腹痛、腹肌紧张、腹胀等腹部症状。腹腔穿刺抽出血性或混浊液(腹腔出血或消化道穿孔破裂)。X 线检查可能发现膈下游离气体或膈疝。

处理要点

1. 闭合性单处肋骨骨折的治疗重点是止痛、固定和防治并发症。

2. 闭合性多根多处肋骨骨折应用包扎固定法、牵引固定法或内固定法,以解除反常呼吸,必要时采用正压通气辅助呼吸。

3. 开放性肋骨骨折应行清创缝合固定或钢丝内固定术。

4. 气胸压缩超过 30%,须穿刺抽气或者行闭式引流。开放性气胸应及时转为闭合性气胸,再按照闭合性气胸处理。

5. 张力性气胸的急救处理是立即排气,降低胸腔内压力。随后行闭式引流或加用负压吸引,促进肺复张。若肺损伤严重或支气管裂伤,应及早开胸探查。

6. 非进行性血胸可行胸腔穿刺或胸腔闭式引流。进行性血胸应及时手术探查止血(微创或开放手术)。

7. 心脏破裂或胸腹联合伤立即行手术抢救。

8. 胸外伤后应及时排除呼吸道分泌物,保持呼吸道通畅。必要时行气管插管或气管切开术,以促进排痰及辅助呼吸。防治休克,预防感染。

(程 超 曾 博)

第二节 脓胸

脓胸即脓性胸膜腔积液,是由化脓性细菌、真菌、寄生虫或分枝杆菌侵袭胸膜腔而产生的,常继发于肺炎、肺脓肿、胸部损伤、肝脓肿穿破、肾周脓肿、败血症或脓毒血症等。按病程可分为急性和慢性脓胸,按范围可分为全脓胸和局限性脓胸。

诊断要点

1. **全身中毒症状** 急性脓胸有发热、胸膜炎性胸痛、呼吸急促和急性全身中毒症状。慢性脓胸有长期低热、消瘦、贫血等慢性全身中毒症状。

2. **影像学检查** X 线和 CT 在脓胸的评估和治疗中均起到关键作用;超声可评估积液性质、取样或引流。

3. **胸膜腔穿刺术和积液分析** 包括生化、微生物学及细胞学检查等。

处理要点

1. **急性脓胸**　抗生素治疗;胸腔穿刺;胸腔闭式或开放式引流彻底排脓,使肺复张;全身支持疗法。

2. **慢性脓胸**　应用支持疗法改善全身情况,通过手术消灭脓腔使肺复张,恢复肺功能(胸廓造口开窗引流术、胸膜剥脱术等)。

3. 治疗原发病灶。

(雷艺炎　陈婷斐)

第三节　食管疾病

一、食管癌

食管癌(esophageal carcinoma)是全球第 7 大常见恶性肿瘤。按发生部位可分为颈段,胸上、中、下段和腹段食管癌。按病理形态分为髓质型、缩窄型、蕈伞型和溃疡型。按病情可分为早、中、晚期。

诊断要点

1. 典型症状为进行性吞咽困难。

2. 肿瘤侵犯至食管外组织可出现持续性胸背痛、声嘶、呛咳或呕血。

3. 食管吞钡 X 线检查可发现癌肿部位与病变程度。

4. 食管镜检查与活检可确诊食管癌。

5. 超声内镜、CT 及 PET-CT 检查有助于了解局部肿瘤扩散、淋巴结转移及远处转移情况。

6. 应与食管炎、贲门失弛缓症、良性食管狭窄及食管良性肿瘤相鉴别。

处理要点

1. 对于非晚期食管癌,手术治疗是首选方法。病变局限于黏膜固有层的食管癌(T_{1a})或原位癌(Tis),可考虑行内镜下黏膜切除术。

2. 颈段食管癌或不宜手术治疗的早中期食管癌,首选根治性放化疗。

3. 晚期食管癌可行全身治疗。常用方案包括紫杉醇联合卡铂、氟尿嘧啶联合奥沙利铂,根据情况考虑联合放射治疗,常用技术包括三维适形放疗或调强放疗,推荐放射剂量为 50 ～ 50.4Gy(1.8 ～ 2.0Gy/ 次,共 25 ～ 28 次)。

二、腐蚀性食管狭窄

腐蚀性食管狭窄（corrosive stricture of esophagus）是指因误服强酸、强碱导致腐蚀性食管灼伤，并可伤及口、咽及胃，引起食管急、慢性炎症及瘢痕狭窄改变。

诊断要点

1. 有误服腐蚀剂史，有胸骨后剧烈灼痛、呕吐、流涎、高热或其他中毒症状。

2. 食管形成瘢痕狭窄后，有吞咽困难、营养不良及贫血症状。小儿可影响发育。

3. 食管吞钡 X 线检查可明确狭窄部位及程度。

4. 喉镜和食管镜检查有助于评估口咽及食管黏膜的损伤程度。

处理要点

1. 保持呼吸道通畅，必要时行气管切开。

2. 静脉应用质子泵抑制剂，防止胃应激性溃疡。可选择应用解痉镇痛剂。

3. 全身支持疗法。

4. 早期食管狭窄可反复行食管扩张术。

5. 瘢痕性食管狭窄或扩张术失败者，可行食管重建术或转流术。

三、贲门失弛缓症

贲门失弛缓症（achalasia）为病因不明的食管壁肌层间神经丛变性或数目减少，导致食管蠕动减弱或消失，贲门不能松弛，最终发生梗阻。

诊断要点

1. 多见于青壮年。主要症状为间歇性吞咽困难，可伴反流、胸骨后疼痛，重者可呕吐隔宿食。

2. 食管吞钡 X 线检查见食管高度扩大，可屈曲成"S"形，蠕动丧失，贲门呈鸟嘴状。

3. 食管镜检查可排除癌肿。

4. 食管压力测定可显示吞咽后正常蠕动消失，以及食管胃连接处的松弛受损。

处理要点

1. 病情轻者应用抗胆碱类药物或钙通道阻滞剂，可缓解症状。

2. 可应用食管气囊扩张法，可解除食管梗阻，缓解症状。

3. 手术治疗可采用食管下段贲门肌层切开术,如 Heller 手术或经口内镜食管下括约肌切开术(peroral endoscopic myotomy,POEM)。

(程　超　张水深)

第四节　纵隔肿瘤

纵隔内组织和器官较多,胎生结构来源复杂,所以纵隔内的肿瘤种类繁多。按好发部位分类:①前纵隔包括胸腺肿瘤、胸腺囊肿、畸胎瘤、胸骨后甲状腺肿等;②中纵隔包括主动脉瘤、发育性囊肿(支气管囊肿、肠囊肿、胸膜心包囊肿)等;③后纵隔包括食管裂孔疝、神经源性肿瘤、食管肿瘤和胸椎疾病等。

诊断要点

1. 良性肿瘤早期多无症状,只在胸部影像检查时发现。

2. 常见症状有胸闷、胸痛、呼吸或吞咽困难。

3. 肿瘤压迫、侵犯邻近组织或器官出现相应的症状,如声嘶、颈胸交感神经麻痹综合征、膈肌麻痹、吞咽困难、上腔静脉综合征或重症肌无力等。

4. 影像学检查可确定肿瘤的部位、大小及与邻近组织的关系。MRI 能更好地描绘肺门结构和区分血管与肿块。

5. 恶性肿瘤须通过穿刺或切除活检明确。

治疗要点

1. 治疗方法和预后取决于纵隔肿瘤类型。

2. 可手术完全切除的纵隔肿瘤经多学科评估后应尽早切除。

3. 恶性肿瘤术后根据分期可行辅助化疗或放疗。

4. 淋巴组织恶性肿瘤采用化疗或放疗。

(苏春华　张　昕)

第五节　原发性支气管肺癌

原发性支气管肺癌(primary bronchogenic carcinoma)简称肺癌,是源于支气管黏膜上皮或肺泡上皮的恶性肿瘤。病因至今不完全明确,其危险因素包括大气污染、吸烟、特殊职业接触、遗传易感性、基因突变等。根据肿瘤位置的不同,分为中央型肺癌和周围型肺癌。按病理形态,分为小细胞肺癌和非小细胞肺癌两大类。

诊断要点

1. **病史**　男性肺癌患者多见于中老年、重度吸烟者;女性肺癌患者可能有二手烟暴露和厨房等环境油烟暴露史。

2. **症状和体征** 临床表现与肿瘤所在部位、大小、类型、转移部位和有无并发症密切相关。中央型肺癌多为鳞癌和小细胞肺癌,临床表现可有咳嗽、痰血或咯血、气短或喘鸣、胸痛、声音嘶哑、吞咽困难、上腔静脉阻塞综合征、霍纳综合征(Horner syndrome)等。小细胞肺癌还可有副肿瘤综合征,表现为内分泌综合征、骨髓-结缔组织综合征等。周围型肺癌多为腺癌,早期可无明显症状,后期可出现呼吸道症状、胸腔积液和心包积液等。晚期肺癌转移至淋巴结、中枢神经系、骨骼、肝脏、肾上腺等可出现相应的症状和体征。

3. **肺癌的影像学检查** 主要包括胸部X线、CT、MRI、骨γ闪烁显像、PET/CT和超声等。CT尤其是增强CT可明确肺癌的所在部位、累及范围、病灶的血供情况和肺门及纵隔淋巴结的肿大情况等,是肺癌诊断、分期、疗效评价和随诊的主要影像学检查手段。全身PET/CT是发现早期肺癌和判断肺癌的转移部位的最佳检测方法,但是对于判断有无脑实质或脑膜转移,则头部增强MRI更加敏感。对肺癌患者进行分期诊断时,有条件者应尽量完善全身PET/CT和头部增强MRI检查。

4. **肺癌的病理学标本** 可以是来自痰液或胸腔积液的细胞学标本,但更推荐尽可能获取足够的组织学标本用于明确病理诊断和后续可能需要进行的分子病理学检测。组织病理学活检的方法包括支气管镜检查、胸部CT或超声引导下的经胸壁肺穿刺术、浅表淋巴结或皮下转移病灶活检术、胸腔镜、纵隔镜等。临床上高度怀疑I期或II期肺癌时手术前可不进行活检,可使用手术切除标本,明确肿瘤的性质和组织学类型。纤维支气管镜用于判断肿瘤累及气管情况、进行病理活检、检查是否存在气管内原发癌等。

5. **肺癌的血清肿瘤标志物** 包括癌胚抗原(CEA)、神经元特异性烯醇化酶(NSE)、细胞角蛋白19片段抗原21-1(CYFRA21-1)、鳞状上皮细胞癌抗原(SCCA)、促胃液素释放肽前体(proGRP)等。NSE和proGRP明显升高对小细胞肺癌,CEA升高对腺癌和大细胞癌,SCCA明显升高对鳞癌诊断分别有一定的提示作用,但需要注意这些肿瘤标志物的灵敏度和特异度都有限。

6. **分子病理学检测** 结果可以指导肺癌的分子靶向治疗,推荐用于晚期非小细胞肺癌(NSCLC)患者,尤其是含有腺癌成分的NSCLC,检测的基因应包括 *EGFR*、*ALK*、*ROS1*、*BRAF*、*KRAS*、*NTRK*、*MET*、*RET* 和 *ERBB2*(*HER2*)等。首选的检测标本是组织活检标本,当组织有限或不可及时可考虑利用血浆循环肿瘤DNA(ctDNA)进行检测。ⅠB～Ⅲ期患者手术后病理标本推荐进行 *EGFR* 突变检测以指导术后辅助靶向治疗。免疫组化检测程序性死亡配体1(PD-L1)的表达情况可以筛选对免疫检查点抑制剂可能获益的 NSCLC 患者。

7. 肺癌的临床分期 采用国际肺癌研究学会(IASLC)公布的第8版肺癌 TNM 分期系统。小细胞肺癌(small cell lung cancer,SCLC)亦可分为局限期和广泛期。

8. 鉴别诊断 应与肺结核、肺脓肿、肺部良性肿瘤、炎性假瘤等鉴别。

处理要点

1. NSCLC

(1)Ⅰ期和Ⅱ期 NSCLC 首选的治疗手段是根治性外科手术切除,即解剖性肺切除和纵隔淋巴结清扫或采样术。Ⅲ期 NSCLC 是否可外科手术切除需要多学科团队综合评估。大部分ⅢA期和小部分ⅢB期被认为是可手术切除或潜在可切除的Ⅲ期 NSCLC。Ⅲ期患者的手术原则是在完全切除肿瘤的基础上尽可能保留肺组织。在技术可行的前提下推荐胸腔镜下手术。对于肿瘤直径≥4cm 或淋巴结阳性的ⅠB～Ⅲ期驱动基因阴性、可切除的 NSCLC 患者,术前可使用化疗或纳武利尤单抗联合含铂双药化疗进行新辅助治疗。Ⅱ、ⅢA或ⅢB(N₂)期驱动基因阴性、可切除的 NSCLC 患者,也可使用术前帕博利珠单抗联合含铂双药化疗新辅助治疗并术后帕博利珠单抗辅助治疗的围手术期治疗方式。可直接手术的患者中,有高危因素的ⅡA期患者和Ⅱ期、Ⅲ期 NSCLC 患者在完全切除术后应给予含铂双药术后辅助化疗,然后可给予阿替利珠单抗或帕博利珠单抗免疫辅助治疗1年。术后检测有 *EGFR* 敏感突变的患者可行埃克替尼(ⅡA～Ⅲ期)或奥希替尼(ⅠB～Ⅲ期)的辅助靶向治疗。

(2)不可切除类Ⅲ期 NSCLC 推荐根治性同步放化疗,若不可耐受同步放化疗,可采取序贯放化疗或单纯放疗。同步放化疗后推荐免疫检查点抑制剂度伐利尤单抗进行巩固治疗;同步或序贯放化疗后推荐用舒格利单抗进行巩固治疗。

(3)Ⅳ期 NSCLC 具有可以靶向的驱动基因突变的患者推荐靶向治疗,如 *EGFR* 敏感基因突变患者可使用奥希替尼、阿美替尼、伏美替尼、达可替尼等;*ALK* 融合基因阳性的患者可使用洛拉替尼、阿来替尼、布格替尼、塞瑞替尼、恩沙替尼等;*ROS1* 融合基因阳性的患者可使用克唑替尼或恩曲替尼;*BRAF*^(V600E) 突变患者可使用达拉非尼联合曲美替尼。如果患者靶向药物不可及则可使用含铂双药化疗的治疗方案；对于非鳞状 NSCLC 可选择含铂双药化疗联合贝伐珠单抗治疗。

(4) Ⅳ期驱动基因阴性的 NSCLC 患者可根据 PD-L1 表达水平选择免疫检查点抑制剂单药治疗（推荐用于 PD-L1 ≥ 50% 的患者）或免疫检查点抑制剂联合含铂双药治疗方案。免疫检查点抑制剂不可及时可使用含铂双药化疗的治疗方案；对于非鳞状 NSCLC 可选择含铂双药化疗联合贝伐珠单抗治疗。

2. SCLC 可手术局限期 SCLC 患者（$T_{1\sim2}N_0$）推荐根治性手术（肺叶切除术 + 肺门、纵隔淋巴结清扫术）。术后行辅助化疗（依托泊苷 + 顺铂 / 卡铂）或辅助化疗联合胸部放疗。可根据患者的实际情况决定是否行预防性脑放疗（prophylactic cranial irradiation, PCI）。

不可手术局限期 SCLC 患者的标准治疗方案为化疗同步胸部放疗。放化疗后疗效达到完全缓解或部分缓解的患者可考虑 PCI。

广泛期 SCLC 患者推荐免疫检查点抑制剂（阿替利珠单抗、度伐利尤单抗、阿得贝利单抗或斯鲁利单抗）联合依托泊苷和铂类的治疗方案。免疫检查点抑制剂不可及时可使用依托泊苷 + 铂类化疗。有脑转移或伴有上腔静脉综合征、脊髓压迫等严重局部症状的患者需要增加放疗，同时给予支持、对症治疗。

（唐可京　程　超　刘振国）

第五章

普通外科

第一节　胃十二指肠溃疡的外科治疗

　　胃十二指肠溃疡统称为"消化性溃疡",绝大多数患者属于内科治疗范畴,因此外科干预主要是针对溃疡所产生的并发症,如急性穿孔、大出血、瘢痕性幽门梗阻等。

一、急性胃十二指肠溃疡穿孔

诊断要点

　　1. 既往有溃疡病史或有服用非甾体抗炎药及皮质激素病史。

　　2. 发病前常有溃疡症状加重或有过度疲劳、精神紧张等诱发因素。

　　3. 突发上腹部"刀割样"剧痛,迅速蔓延至全腹,常伴有恶心呕吐。

　　4. 轻度休克症状(面色苍白、出冷汗,可伴有血压下降)。

　　5. 腹膜刺激征明显,呈"板状腹"。

　　6. 肝浊音界缩小或消失,移动性浊音阳性。

　　7. 立位 X 线检查膈下可见新月状游离气体影。

　　8. 注意与急性胆囊炎、急性胰腺炎、急性阑尾炎鉴别诊断。

处理要点

通常不选择非手术治疗,以急诊手术治疗为主。

　　1. **穿孔缝合术**　常采用腹腔镜下穿孔修补术,但是对于穿孔 > 1.5cm 者或高龄患者,建议开腹修补。胃溃疡穿孔需要取溃疡边缘组织做病理检查,明确有无癌变。术后需要规范的抗溃疡药物治疗。

　　2. **胃大部切除术**　适用于一般情况良好的患者,可以一次性解决穿孔和溃疡两个问题。穿孔时间短、腹腔污染轻微者可选择腹腔镜方式。

二、胃十二指肠溃疡大出血

诊断要点

1. 通常有溃疡病史。

2. 柏油样便或呕血(取决于出血量和速度)。

3. 急性失血症状,甚至出现休克症状和体征。

4. 通常腹部体征不明显，偶表现为上腹部轻压痛、肠鸣音亢进。

5. 红细胞计数、血红蛋白值和血细胞比容下降。连续检测可评估出血量和速度。

6. 胃镜检查可明确出血部位和原因，选择性动脉造影对确定出血部位有一定帮助。

7. 注意与食管胃底静脉曲张破裂、胃癌和应激性溃疡引起的出血相鉴别。

处理要点

1. **非手术治疗** 如补充血容量、放置胃管、药物治疗等。凡临床评估保守治疗出血不易停止者，均应尽快手术干预。

2. **内镜下治疗** 内镜明确出血部位后，可通过电凝、喷洒止血粉、上血管夹等措施止血。

3. **手术治疗** 约 10% 胃十二指肠溃疡出血患者经保守治疗无效，须行手术，手术方式可选择胃大部分切除术或旷置溃疡病灶。手术指征包括：①保守治疗无效；②短期内出现休克症状；③高龄患者伴有动脉硬化，出血自行停止可能性小；④保守治疗出血已停止，但短期内再次出血。

三、瘢痕性幽门梗阻

诊断要点

1. 通常伴有长期的溃疡病史。

2. 反复上腹部胀痛和呕吐，呕吐物带宿食酸臭味，不含胆汁，吐后缓解。

3. 体检上腹部可见胃型，可闻及"振水音"。

4. 病程长、呕吐严重者可出现脱水及代谢性碱中毒症状。

5. 胃肠造影检查一般选用水溶性造影剂，因为钡剂很难通过胃管吸出体外。

6. 胃镜和 / 或 CT 检查有助于明确诊断。

7. 注意与幽门痉挛和水肿、胃十二指肠降部或胰头部肿瘤压迫鉴别。

处理要点

1. **充分术前准备** 放置胃管进行减压引流；用高渗温盐水洗胃，以改善胃壁水肿；补液，纠正水电解质平衡失调；营养不良者给予营养支持。术前准备 1 ~ 2 周。

2. **手术目的** 解除梗阻、消除病因。

3. **手术方式** 首选胃大部分切除术。

(宋 武)

第二节 胃癌

胃癌是最常见的恶性肿瘤之一,发病率在消化道恶性肿瘤中居第二位。临床分为早期胃癌(病变限于黏膜或黏膜下层)和进展期胃癌(癌组织浸润超过黏膜下层)。

诊断要点

1. 胃癌好发于 40 ~ 60 岁,男女发病率约为 2∶1。

2. 早期症状、体征无特异性。随病情进展可出现类似慢性胃炎、胃溃疡的症状,如上腹隐痛、食欲减退、呕血或黑便、不明原因消瘦或贫血。

3. 体检触及腹部包块,直肠指检扪及直肠前窝肿块,左锁骨上淋巴结(Virchow 淋巴结)肿大,以及腹水、黄疸、营养不良等,为胃癌晚期表现。

4. 胃镜是确诊胃癌的必需检查,可确定肿瘤部位和范围,同时行病变部位活检病理检查。

5. 胃癌常用的肿瘤标志物有 CEA、CA19-9、CA125、AFP、CA724等,但特异性均不强,一般作为判断预后和治疗效果的指标。

6. 胃癌术前分期诊断主要依据影像学检查评估浸润深度(T)、淋巴结转移情况(N)及是否存在远处转移(M)。胸腹盆腔增强 CT 扫描是首选检查。补充性检查如上腹部 MRI、超声胃镜对于判断浸润深度准确性高,全身 PET-CT 可排除远处转移。诊断性腹腔镜探查有助于发现隐匿型腹腔转移,提高分期准确率。

7. 胃癌须与胃溃疡、胃淋巴瘤、胃肠间质瘤、胃神经内分泌肿瘤、胃良性肿瘤(腺瘤、平滑肌瘤等)等鉴别。

8. 胃癌病理诊断须包括组织学分型(推荐采用 WHO 和 Lauren分型)、组织学分级(高 / 中 / 低分化)、病理分期(TNM 分期)。除常规病理检查外,*HER2* 表达状态、错配修复(mismatch repair,MMR)基因蛋白(MLH1、PMS2、MSH2、MSH6)和微卫星不稳定性(microsatellite instability,MSI)检测,以及 PD-L1 检测有助于了解患者是否适合靶向治疗或免疫治疗。

处理要点

1. **内镜治疗** 术前评估没有淋巴结转移的早期胃癌,可行内镜下黏膜切除术(endoscopic mucosal resection,EMR)或内镜黏膜下剥离术（endoscopic submucosal dissection, ESD）。

2. 手术治疗 根治性手术切除是治疗胃癌的主要手段，进展期胃癌标准术式是 D_2 淋巴结清扫的胃切除术（清扫至胃癌淋巴引流区域的第 2 站淋巴结）；早期胃癌（T_1N_0）不适合内镜治疗者可行 D_1 淋巴结清扫（清扫至胃癌淋巴引流区域的第 1 站淋巴结）。胃切除术包括全胃切除术、远端胃切除术、近端胃切除术。如肿瘤导致梗阻、出血或穿孔，可考虑行胃姑息性切除、胃空肠吻合短路、空肠造口等姑息性手术。

3. 化学治疗 胃癌常用的系统化疗药物包括氟尿嘧啶类、铂类、紫杉醇、多西他赛、伊立替康等。辅助化疗适用于根治术后病理分期为 Ⅱ 期和 Ⅲ 期的患者；新辅助化疗适用于无远处转移的局部进展期胃癌（T_3/T_4 或伴淋巴结转移）术前降期治疗。

4. 靶向治疗和免疫治疗 晚期 HER2 阳性胃癌患者可一线使用曲妥珠单抗（抗 HER2 抗体）联合化疗，其他靶向治疗包括贝伐珠单抗（抗 VEGFR 抗体）和西妥昔单抗（抗 EGFR 抗体）。针对微卫星高度不稳定（microsatellite instability-high, MSI-H）、错配修复缺陷（different mismatch repair, dMMR）或 PD-L1 表达阳性的患者，可一线使用化疗联合免疫治疗。

5. 姑息性治疗 晚期不可根治的胃癌采取全身性药物治疗为主的综合治疗手段，如姑息性手术、内镜支架植入、放射治疗、射频消融、腹腔热灌注化疗、动脉介入栓塞治疗等治疗手段，以延长患者生存期，提高生存质量。

（蔡世荣）

第三节 结直肠癌

结直肠癌是起源于结直肠黏膜上皮的恶性肿瘤，是临床最常见的恶性肿瘤之一。

诊断要点

1. 症状 排便习惯与粪便性状的改变；腹痛；腹部肿块；肠梗阻症状；全身症状如贫血、消瘦、乏力和低热。右半结肠癌以全身症状、贫血、腹部肿块为主要表现；左半结肠癌或直肠癌以肠梗阻、便秘、腹泻、便血等为显著症状。

2. 体征 直肠指检是简易又极其重要的检查方法，80% 的直肠癌可触及肿物，还可评估有无盆底侵犯。

3. 辅助检查 结肠镜活检是确诊结直肠癌的首选方法。钡灌肠检查可发现结肠充盈缺损、黏膜破坏、肠壁僵硬、肠腔狭窄或梗阻现象。

4. 影像学检查　胸腹盆腔增强 CT 扫描是评估癌肿临床分期及系统治疗疗效的重要方法。MRI 作为直肠癌常规检查项目,可显示肿瘤大小、浸润深度以及与周围组织的关系。如超声或 CT 检查考虑有肝转移,推荐进行肝脏增强 MRI 检查。PET-CT 适用于了解有无远处转移。

5. 鉴别诊断　右半结肠癌应与肠阿米巴病、肠结核、肠血吸虫病、阑尾病变、克罗恩病相鉴别;左半结肠癌应与痔、功能性便秘、慢性细菌性痢疾、溃疡性结肠炎、克罗恩病、结肠息肉、憩室炎等鉴别;直肠癌应与痔、直肠息肉、炎症性肉芽肿、慢性结肠炎、痢疾等鉴别。

6. 其他　*RAS*、*BRAF* 基因检测是结直肠癌患者转化治疗或姑息化疗的重要依据,建议 *KRAS* 野生型患者接受 EGFR 抑制剂治疗;MSI 或 MMR 检测同样重要,dMMR/MSI-H 是预后良好的指标,也是使用 PD-1 免疫治疗的重要指标。

处理要点

采用以手术切除为主的综合治疗。

1. 手术治疗　切除范围包括病变肠袢及系膜区淋巴结。手术方式包括微创手术或开腹手术。

(1)内镜下治疗:适用于早期黏膜结直肠癌($T_1N_0M_0$)。

(2)右半结肠癌根治术:适用于盲肠至结肠右曲癌。

(3)左半结肠癌根治术:适用于结肠左曲和降结肠癌。

(4)横结肠癌根治术:适用于横结肠癌。

(5)乙状结肠癌根治术:适用于乙状结肠癌。

(6)直肠癌根治术:视直肠癌的术前分期和病情选择合适的手术方式,包括局部切除术、经腹直肠前切除术(直肠低位前切除术或Dixon 手术)、腹会阴直肠癌根治术(Miles 手术)、Hartmann 手术和直肠癌扩大根治术。

2. 放疗　局部进展期直肠癌患者可行新辅助放疗,使肿瘤降期,提高保肛率,改善预后。

3. 化疗　方案主要有以氟尿嘧啶为基础的单药方案、CapeOX方案、FOLFOX 方案、FOLFIRI 方案、FOLFOXIRI 方案。可根治切除的肿瘤术前使用新辅助化疗,根治切除术后使用辅助化疗,晚期肿瘤使用姑息化疗。

4. 靶向药物治疗　不可切除的转移性结直肠癌,可在以上化疗方案中根据基因检测结果加入西妥昔单抗(抗 VEGF)或贝伐珠单抗(抗 EGFR)。

5. **免疫治疗** PD-1、PD-L1 或 CTLA-4 抑制剂,目前只推荐在 dMMR/MSI-H 患者中使用。

6. **微小残留病**(minimal residual disease,MRD)**检测** 通过血液,检测影像学检查无法发现的微小肿瘤病灶,可用于指导结直肠癌术后辅助化疗或随访。

(陈创奇)

第四节 胃肠间质瘤

胃肠间质瘤(gastrointestinal stromal tumor,GIST)是胃肠道最常见的间叶源性肿瘤,常见于胃和小肠,伴 *c-KIT* 基因或 *PDGFRA* 基因突变。

诊断要点

1. 消化道出血是最常见的症状,也可表现为腹部包块或非特异性消化道症状。大约20%的患者无症状或者在胃镜检查时偶然发现。小于 1cm 的微小胃间质瘤常见,一般无症状,绝大多数终生不进展。

2. 早期无明显体征,少数患者触诊可扪及腹部包块。

3. 胃镜可发现胃和十二指肠黏膜下隆起肿物。超声胃镜可以判断肿瘤起源层次、测量大小,并有助于预测 2cm 以下胃间质瘤的生物学行为。内镜超声引导下穿刺活检是胃十二指肠和直肠间质瘤的首选活检方法。

4. **CT 扫描** 胸腹盆腔增强 CT 扫描是评估胃肠间质瘤临床分期、术后随访以及系统治疗效果判断的首选方法。

5. **MRI 检查** 增强 MRI 扫描可用于有增强 CT 扫描禁忌证的患者,以及作为肝转移、直肠间质瘤患者的补充检查。

6. **PET-CT** 对胃肠间质瘤远处转移具有良好特异度和灵敏度,也可用于早期判断药物治疗效果。

7. 注意与腹部其他软组织肉瘤、淋巴瘤、神经内分泌肿瘤等鉴别。

8. 病理免疫组化 CD117 和 DOG-1 染色阳性是诊断胃肠间质瘤的重要依据。接受靶向药物治疗前需进行基因检测,以确定药物种类和剂量。原发局限性胃肠间质瘤术后的复发风险因素主要包括是否破溃(向游离腹腔)、病理核分裂象、肿瘤大小和肿瘤部位。

处理要点

1. **手术治疗** 切缘阴性的肿瘤完整切除(R₀切除)是治疗局限

性胃肠间质瘤的主要方法。术中应尽量避免肿瘤破溃,一般无须进行区域淋巴结清扫。

2. 围手术期治疗 贲门、十二指肠、直肠下段等特殊部位的间质瘤以及大于 10cm 的巨大间质瘤,可以考虑进行伊马替尼新辅助治疗,肿瘤退缩后再进行手术。中高危胃肠间质瘤术后建议服用伊马替尼辅助治疗。

3. 靶向药物治疗 以伊马替尼为代表的酪氨酸激酶抑制剂是复发转移性间质瘤的首选治疗方法。靶向治疗能显著延长晚期胃肠间质瘤患者的生存期。

4. 晚期胃肠间质瘤的局部治疗 对于晚期胃肠间质瘤,系统治疗总体有效的情况下,可以结合手术、消融等局部治疗方法,达到无瘤状态,有助于延长患者生存期。

(张信华)

第五节 直肠与肛管疾病

一、痔

传统意义上的痔(hemorrhoid)指直肠下端黏膜下或肛管皮肤下静脉丛迂曲、扩张所形成的静脉团。近代观点认为,痔是由内衬于下段直肠黏膜下及肛管皮下的"肛垫"(由曲张血管、平滑肌、弹性纤维和结缔组织构成)下移所致。位于齿状线以上者为内痔(internal hemorrhoid),位于齿状线以下者为外痔(external hemorrhoid),内痔和相应部位的外痔融合即为混合痔(mixed hemorrhoid)。此外,肛缘皮肤皱襞形成的皮赘称为结缔组织性外痔,外痔合并血栓形成称为血栓性外痔。

诊断要点

1. 便血 为鲜红色血便,以内痔或混合痔多见,发生于排便时或排便后,呈滴血或喷射状,不与大便相混,便后出血自行停止,并且便纸带血。长期便血可致贫血。

2. 肛门肿物脱出 主要发生于外痔和混合痔,表现为排便时肿物脱出肛门外,轻者可自行复位,中者须用手推回,重者无法复位。

3. 疼痛 当痔核表面皮肤、黏膜发生糜烂,或痔核发生充血水肿、嵌顿绞窄、坏死感染、血栓形成等并发症时,可出现肛门持续疼痛。

4. 体检 包括肛门视诊、指检及肛镜检查。内痔视诊肛门外观正常,指检无异常,肛镜检查可见齿状线上紫红色曲张静脉团,多发生在截石位 3、7、11 点钟处,出血期间可见痔核表面黏膜渗血。外痔及混合痔视诊及肛镜检查可见花瓣样痔核。混合痔发生嵌顿时表现为局部皮肤、黏膜高度水肿、触痛。血栓性外痔表现为局部痔核高张、呈暗紫色,触痛明显。

5. **鉴别诊断**　痔应与直肠息肉、肛乳头肥大、直肠肛管癌、肛裂、直肠脱垂等鉴别,注意痔也可与上述疾病同时发生。

处理要点

1. **无症状痔**　无须治疗。

2. **一般治疗**　保持大便通畅,采用坐浴、肛管直肠栓剂,脱出后自行手法复位等。

3. **硬化剂注射疗法**　适用于无脱垂的内痔并发出血者,常用硬化剂有 5% 石炭酸甘油及复方明矾注射液。

4. **冷冻疗法**　适用于较小的出血性痔。

5. **吻合器痔上黏膜环切术**(procedure for prolapse and hemorrhoid,PPH)　目前临床最常用。主要用于治疗脱垂的混合痔、非手术治疗失败的内痔和环状痔。

6. **其他手术疗法**　包括结扎法、胶圈套扎疗法、痔切除或环形痔切除、血栓清除等,适用于痔块脱出较重者或环状痔。

7. **术后并发症**　主要包括出血、肛门狭窄、肛门失禁、感染和尿潴留等。

二、肛裂

肛管皮肤全层裂开并形成急、慢性溃疡即为肛裂(anal fissure),分别称为新鲜肛裂、陈旧性肛裂。

诊断要点

1. 节律性肛门疼痛为肛裂显著特点,典型者表现为排便时肛门剧痛,便后加剧,休息后疼痛缓解或消失,如此循环。疼痛常使患者恐惧排便,导致便秘、大便干硬,进而加剧肛裂及疼痛,恶性循环。

2. 排鲜血便,常表现为便时滴血及大便表面覆盖鲜血。

3. 体检可见肛裂多位于肛管后正中线处,少数在前正中线。新鲜肛裂的裂口平浅,边缘整齐,色鲜红而软。陈旧性肛裂则表现为裂口深、边缘潜行、底部及周边呈灰白、质坚硬,常伴有对应部位肛乳头肥大、裂口尾端皮垂,与肛裂一起称为肛裂"三联症"。

4. 肛裂须与痔疮、肛门皲裂、克罗恩病、传染性疾病相鉴别。

处理要点

1. **一般治疗**　主要包括软化大便、保持大便通畅,便后用 1∶5 000 高锰酸钾温溶液坐浴,应用止痛药。

2. **局部封闭**　用 0.5%～1% 普鲁卡因 10～20ml 在肛裂底部和两侧括约肌内浸润注射,隔日 1 次。

3. **局部烧灼**　用 20% 硝酸银溶液烧灼创面,后用生理盐水洗去残留硝酸银,每日 1 次。

4. **扩肛**　适用于陈旧性肛裂。

5. **手术切除**　适用于陈旧性肛裂,切除范围包括肥大肛乳头、肛裂本身及前哨痔(皮垂),同时垂直切断皮下部外括约肌,创面敞开,该术式可较为彻底治疗肛裂,但有肛门失禁的风险。

三、肛瘘

肛瘘(anal fistula)指肛周皮肤与肛管、直肠相通的慢性瘘管。

诊断要点

1. **症状**　肛周胀痛不适伴肛周皮肤反复溢脓为其症状特点,并且疼痛常于溢脓后好转。脓液多黏稠且带臭味。肛周疼痛明显和/或合并发热等中毒症状,提示合并肛周脓肿或肛瘘急性期。

2. **体检**　包括肛门视诊、直肠指检、肛镜及瘘管探查。视诊可见肛周皮肤小结样隆起,局部破溃或坏死组织覆盖,挤压可见脓液渗出,此为肛瘘外口。有时外口可有多个,为复杂性肛瘘。直肠指检于外口附近肛周皮肤可触及硬结,并可于外口与肛管、直肠之间触及条索状、质硬瘘管。于外口置入质软探针、肛门置入肛镜,循瘘管方向探查,可发现内口,或自外口注入亚甲蓝可见其自内口溢出。

3. **辅助检查**　包括肛管或盆腔 MRI、X 线瘘管造影等,可明确瘘管走行及内口位置。目前 MRI 较为常用。

4. **鉴别诊断**　包括皮下软组织化脓感染、毛囊窦或囊肿感染、骶尾椎骨结核所致慢性窦道等。

处理要点

1. 急性期可全身使用抗生素,用 1∶5 000 高锰酸钾温溶液坐浴。

2. 挂线疗法适用于瘘管穿过肛管直肠环的慢性肛瘘,同时外口距肛门 3cm 以内者。

3. 手术切除或瘘管切开术适用于不经过括约肌的皮下瘘管,或结合挂线疗法同时施行。术后伤口不宜缝合。

4. 术后并发症包括肛门失禁、尿潴留、出血、复发。

四、肛管直肠周围脓肿

肛管直肠周围脓肿（perianal and perirectal abscess）指肛管、直肠与盆侧壁或肛周组织之间解剖间隙发生的急性化脓性感染，并形成脓肿，包括肛门旁皮下脓肿、坐骨直肠窝脓肿、骨盆直肠间脓肿、直肠后间隙脓肿、黏膜下脓肿等。

诊断要点

1. 肛门或肛周持续性疼痛，以排便或局部受压时尤甚。

2. 肛门直肠刺激症状，如直肠坠胀、里急后重感及排尿不适。

3. 体检可见肛周皮肤红肿、触痛、局部皮肤硬结（肛门旁皮下脓肿明显）。直肠指检可发现肛管或直肠壁隆起，有压痛及波动感。

4. 全身中毒症状，如畏寒、高热、头痛、白细胞计数升高及核左移。以深部脓肿多见。

5. 辅助检查，包括超声、CT、MRI 等检查，可发现脓肿大小、部位，试验穿刺或 B 超引导穿刺有利于确诊，穿刺液培养有助于指导抗生素使用。

处理要点

1. 早期经验性用药可选用 1～2 种对大肠埃希菌、金黄色葡萄球菌、链球菌有效的抗生素，待穿刺液培养结果出来后根据药敏结果调整。

2. 如超声证实未形成明显脓肿，可局部热敷、温水坐浴、理疗等。

3. B 超引导下穿刺引流，术后引流不畅时可反复冲洗，保持引流通畅。

4. 脓肿切开引流，穿刺证实脓肿形成后可行脓肿切开引流，局部脓肿清洗干净后放置引流条，逐日换药至伤口干洁，改成坐浴。

5. 术后并发症主要为肛瘘形成，也有观点认为肛瘘及肛周脓肿是同一疾病的不同时期。

（吴　晖）

第六节　腹外疝

腹外疝是由腹腔内的脏器或组织连同腹膜壁层，经腹壁薄弱点或孔隙向体表突出而形成的。腹外疝按缺损所处的解剖部位命名，如腹股沟疝（腹股沟管）、股疝（股管）等。除婴幼儿疝，腹外疝不能自愈，须手术修补。如疝内容物发生嵌顿或绞窄，须急诊手术处理。

诊断要点

1. 疝形成部位有突出肿块,其大小可随体位与腹压增减而改变(难复性疝除外)。

2. 可出现局部坠胀感、隐痛,腹痛,消化不良和便秘等症状。

3. 把手置于肿块表面,患者咳嗽时有冲击感,有时可扪及疝缺损(如切口疝),听诊时若疝内容物为肠管则可闻及肠鸣音。

4. 按照疝内容是否可回纳及血运情况可分为可复性、难复性、嵌顿性和绞窄性疝:①可复性疝的疝内容物容易回纳入腹腔;②难复性疝的疝内容物不能回纳或不能完全回纳入腹腔,多由疝内容物与疝囊粘连所致,但无严重症状;③嵌顿性疝是由于疝内容物突然突出过多导致疝内容物无法还纳,疝环卡压住疝内容物而引起静脉回流受阻;④绞窄性疝是嵌顿性疝发展而来的,静脉回流障碍后继发动脉血运障碍甚至完全阻断,可导致疝内容物坏死、穿孔。

处理要点

1. **腹股沟疝非手术治疗** 适用于 1 岁以下的婴幼儿可复性疝,以及年老体弱伴有其他严重疾病而有手术禁忌证或不愿意接受手术的成年患者。可使用疝带压闭疝环,防止疝内容物突出。

2. **腹股沟疝手术治疗** 腹股沟疝均建议手术治疗。有多种式式可选择,可行开放手术或腹腔镜手术。婴幼儿腹股沟斜疝行单纯疝囊高位缝扎术。传统开放的腹股沟疝修补手术包括疝囊高位结扎,把腹股沟镰(和腹横筋膜)与腹股沟韧带缝合以加强或修补腹股沟管后壁,常用的方法有 Bassini 法和 Shouldice 法。无张力疝修补术是在疝囊高位结扎的基础上采用补片对腹股沟后壁进行加强或修补,而不是缝合腹股沟镰与腹股沟韧带。无张力疝修补术较传统疝修补术具有疼痛轻、恢复快和复发率低等优点。腹腔镜疝修补术可用于大部分腹股沟疝手术,术中也须使用补片进行修补。腹腔镜疝修补术具有切口小、创伤小、疼痛轻、恢复快和复发率低等优点。嵌顿性疝则须紧急手术,一般选择开放手术,亦可选择腹腔镜手术。

3. **其他腹外疝的处理** 有症状的腹外疝一般须手术治疗。可行开放或腹腔镜修补手术,常须使用补片加强修补,以降低复发率。

(谭进富)

第七节　急性腹膜炎

急性腹膜炎是腹膜壁层和 / 或脏层的急性炎性反应,是常见的外科急腹症。腹腔脏器感染、坏死穿孔及外伤等是最常见的原因。按病因分为细菌性和非细菌性;按发病机制分为原发性和继发性;按累及范围分为局限性和弥漫性;按临床经过分为急性、亚急性和慢性。

诊断要点

1. **腹痛** 剧烈,呈持续性,逐渐加重。

2. **恶心、呕吐** 多为胃内容物,麻痹性肠梗阻呕吐物多含有黄绿色胆汁,甚至棕褐色粪样内容物。

3. **发热** 初期体温可正常,后逐渐升高甚至出现高热。体温不升者常提示病情危重。

4. **有效循环血容量改变** 因肠管高度充血、水肿,麻痹的肠腔积聚大量液体,加上呕吐失水等原因,有效循环血容量急骤下降,出现水电解质紊乱及器官功能损害,常有低血压休克表现。

5. **典型体征** 包括腹式呼吸减弱或消失,并伴有明显腹胀、腹肌紧张、压痛及反跳痛。

6. **直肠指诊** 道格拉斯窝饱满、触痛。

7. **腹腔穿刺** 抽出浑浊或带臭味液体,含胆汁或血性液体,根据穿刺液的生化检验、涂片检查及细菌培养结果进一步明确诊断。

8. **血常规** 白细胞计数、中性粒细胞比例、C反应蛋白升高。

9. **影像学检查** X线检查发现液气平面提示肠梗阻,膈下游离气体提示消化道穿孔。超声检查可以显示腹腔积液,超声引导下穿刺抽液兼具诊断和治疗的作用。CT检查的灵敏度和特异度最高,应用越来越广泛。

10. **鉴别诊断** 应与肺炎、胸膜炎、心绞痛、心肌梗死、急性胃肠炎、肾盂肾炎、肾绞痛、异位妊娠、盆腔炎及带状疱疹等鉴别。

处理要点

1. **非手术治疗** 病情较轻者、症状有减轻趋势者、伴有严重心肺疾病无法耐受手术者可采取非手术治疗。予以半卧位、禁食、补液,早期采用广谱抗生素或联合用药,后期根据细菌培养药敏结果调整用药。

2. **外科治疗** 原则是清除感染源、通畅引流。腹腔引流可在超声或CT引导下采用经皮穿刺、内镜、经皮肾镜、腹腔镜及开腹手术等方式完成,其中腹腔镜技术的应用越来越普遍。医生根据自身经验及患者病情合理选择手术方式,术中需要秉持损伤控制外科理念。手术指征包括:①非手术治疗6~8小时症状及体征不缓解反而加重;②腹腔内原发病严重,如胆囊坏疽、消化道穿孔、绞窄性肠梗阻、脏器缺血坏死、实质性器官破裂出血等;③腹腔炎症严重,出现严重肠麻痹、中毒休克症状;④腹膜炎病因不明,无局限趋势。

(陈志辉)

第八节　急性阑尾炎

急性阑尾炎是由各种原因引起的阑尾炎症急性发作,常见临床病理分型包括急性单纯性阑尾炎、急性化脓性阑尾炎、坏疽及穿孔性阑尾炎和阑尾周围脓肿。

诊断要点

1. **转移性右下腹痛**　开始表现为上腹部或脐周疼痛,数小时后疼痛转移至右下腹。少数开始表现为右下腹痛。

2. 常有胃肠道症状,如恶心、呕吐、食欲缺乏、腹泻等。

3. 急性化脓性阑尾炎或坏疽及穿孔性阑尾炎全身中毒症状明显,伴有发热、寒战。若合并门静脉炎可出现黄疸。

4. 右下腹麦氏点有固定压痛及反跳痛,伴有腹肌紧张(衰弱患者、老年人、小儿、孕妇可不明显)。阑尾周围脓肿形成时,右下腹可触及包块。合并穿孔时可出现弥漫性腹膜炎表现。

5. 结肠充气试验、腰大肌试验、闭孔内肌试验有助于判断阑尾位置。

6. 血白细胞计数不同程度升高,中性粒细胞核左移。

7. 超声、腹部 CT 检查可发现肿大阑尾及周围炎症改变。

8. 注意与急性胃肠炎、右侧输尿管结石、急性肠系膜淋巴结炎、胃十二指肠溃疡穿孔、Meckel 憩室炎、异位妊娠破裂、急性输卵管炎等疾病鉴别。

处理要点

1. **非手术治疗**　适用于初发病且发病时间较短的急性单纯性阑尾炎,静脉应用抗生素,若伴有水电解质平衡失调须通过补液纠正。

2. **手术治疗**　适用于非手术治疗过程中症状加重而起病时间不超过 72 小时者,急性化脓性阑尾炎、坏疽或穿孔性阑尾炎,多次反复急性发作者。小儿、老年人及孕妇以手术治疗为主。手术治疗可行开腹或腹腔镜下阑尾切除术。若有阑尾周围脓肿形成,可在超声引导下行穿刺置管引流术,择期再行阑尾切除手术。

3. **术后并发症**　包括腹腔内出血、切口感染、腹腔脓肿、粘连性肠梗阻、阑尾残株炎、粪瘘。

(徐建波)

第九节　肠梗阻

肠梗阻是指任何原因引起的肠内容物通过障碍，临床表现为腹痛、呕吐、腹胀和停止肛门排气排便（概括为痛、吐、胀、闭）。

诊断要点

1. 首先确定是否为肠梗阻，进一步确定梗阻的类型和性质，最后确认梗阻的部位和原因。肠梗阻诊断六问：①是否有肠梗阻；②机械性还是动力性；③单纯性还是绞窄性；④高位还是低位；⑤完全性还是不完全性；⑥梗阻病因。

2. 出现下列表现应考虑存在肠绞窄，须尽早手术：①腹痛发作急剧，初始即为持续性剧烈疼痛，或阵发性加重之间仍有持续性疼痛；②病情进展迅速，早期发生休克，抗休克治疗后改善不明显；③有腹膜炎表现，如发热、心率快、白细胞计数升高；④腹胀不对称，腹部有局部隆起或触及有压痛的包块；⑤呕吐出现早而频繁，呕吐物、胃肠减压抽出液、肛门排出物为血性，腹腔穿刺抽出血性液；⑥腹部 X 线或 CT 见孤立扩大的肠袢；⑦经积极的非手术治疗，症状及体征无明显改善；⑧闭袢性肠梗阻（等同于绞窄性肠梗阻）；⑨腹外疝（是绞窄性肠梗阻的重要原因之一）。

处理要点

基本治疗原则是纠正肠梗阻导致的全身病理生理紊乱和解除梗阻。

1. **非手术治疗**　胃肠减压、纠正水/电解质紊乱、纠正酸碱失衡、预防感染、及时止痛。

2. **手术治疗**　手术目的是解除梗阻、去除病因。手术方式须根据梗阻的具体病因、性质和部位再结合患者的全身情况而定，包括：①单纯解除梗阻的手术，如粘连松解；②肠切除肠吻合术；③短路手术；④肠造口或外置术。常规选择开腹手术，难度不大的病例可尝试腹腔镜手术，如小肠梗阻初次发作者，腹部膨隆不严重者，全身情况稳定、能耐受长时间气腹的患者。

（李　引）

第十节　腹部闭合性损伤

腹部闭合性损伤大多由交通事故造成。因体表无伤口，病情具有隐蔽性，容易漏诊而延误治疗，危重程度高。早期诊断和及时处理是降低腹部闭合性损伤患者病死率的关键。

诊断要点

1. 除腹部外伤史,还须注意非腹部外伤也会造成腹部闭合性损伤,如下位肋骨或骨盆骨折。

2. 腹痛是最常见的症状。

3. 如损伤累及实质脏器或造成血管破裂,可出现腹痛伴腹腔内/腹膜后出血,甚至引起低血容量性休克的症状。红细胞计数、血红蛋白和血细胞比容进行性下降,诊断性腹腔穿刺或腹腔灌洗抽出不凝血即可确诊。B 超或腹部 CT 有助于了解出血的部位及积血程度。

4. 如腹部损伤累及空腔脏器,可出现腹痛或腹胀并伴有腹膜炎体征,表现为压痛及反跳痛、腹肌紧张。白细胞、C 反应蛋白等炎症指标升高,X 线或 CT 见膈下游离气体,诊断性腹腔穿刺或腹腔灌洗抽出消化液可协助诊断。

5. **腹部闭合性损伤的诊断思路** ①评估是否有腹部闭合性损伤;②是否涉及内脏脏器;③损伤哪种类型的脏器;④哪个脏器损伤;⑤是否涉及多器官受损。如仍无法诊断腹部损伤,必要时可考虑行诊断性腹腔镜探查或剖腹探查。

6. 诊断时须注意肝或脾包膜下破裂及空腔脏器破裂(穿孔不大)者,症状或体征在伤后早期可不明显。

处理要点

腹部损伤的处理和治疗应根据损伤的性质和严重程度进行个体化处理。

1. **保守治疗**

(1)严密的病情观察:①注意生命体征变化,每 15 ～ 30 分钟测呼吸、脉搏和血压;每半小时行腹部查体,注意有无腹膜刺激征及其程度和范围的变化。②短时间内(每隔 60 分钟)复查血常规,必要时可重复进行诊断性腹腔穿刺。③留置尿管观察尿色及尿量。

(2)液体治疗:开放深静脉通道保持输液通畅;补充晶体和胶体扩容;严重出血性休克的患者在抗休克的同时,立即配同型血及输血,尽快手术,解决出血原因。

(3)抗感染治疗:可先经验性选择广谱抗生素,积极抗感染治疗,如考虑空腔脏器穿孔则尽快手术治疗。

(4)饮食:禁食。如考虑消化道穿孔,应同时留置鼻胃管行胃肠减压。

(5)观察期间慎用吗啡类镇痛药物,以免掩盖伤情。

2. **手术治疗指征** 已确诊腹腔内脏器破裂,非手术治疗观察期间未能排除腹腔脏器损伤,或观察期间出现以下情况时,应终止观察,进行腹腔探查(开腹 / 腹腔镜),包括:①腹痛和腹膜刺激征进行性加重或范围扩大;②肠鸣音逐渐减弱、消失或出现明显腹胀;③全身情况有恶化趋势,出现口渴、烦躁、脉率增快或体温升高、白细胞计数升高;④有膈下游离气体;⑤红细胞计数进行性下降;⑥血压由稳定转为不稳定,甚至休克;⑦腹腔穿刺吸出气体、不凝血或胃肠道内容物、胆汁等;⑧积极救治休克而情况不见好转或继续恶化。

(马晋平)

第十一节　消化道大出血

消化道大出血定义为一次失血超过全身总血量的 20%(1 000ml 以上),并引起休克症状和体征。消化道出血(gastrointestinal bleeding,GIB)可根据解剖部位细分为上消化道出血(涵盖食管、胃、十二指肠、空肠上段及胆道)和下消化道出血(包括近段空肠以下的小肠、盲肠、阑尾、结肠和直肠)。上消化道大出血的病因主要包括胃十二指肠溃疡、门静脉高压症、应激性溃疡或急性糜烂性胃炎、胃癌、胆道出血;下消化道大出血病因主要有大肠癌、肠息肉、炎性肠病、肠憩室、肠壁血管性疾病等。

诊断要点

1. 上消化道大出血常表现为呕血和黑便;而下消化道大出血常见症状是便血。大量出血时,患者可出现头晕、视物模糊、面色苍白、心跳加速和血压下降等循环不稳定表现。

2. 当血容量降低、收缩压减小、血细胞比容下降时,考虑出血。休克指数(心率 / 收缩压)是判断失血量的关键指标,正常值为 0.5。

3. 胃肠镜检查有助于明确出血部位和性质。

4. 选择性动脉造影有助于确定出血部位,并可同时进行栓塞等介入止血治疗。

5. 放射性核素显像可发现出血(5ml 出血量)部位的放射性浓集区。

6. 如有需要,进行 CTA 检查以更精确地评估出血部位。

处理要点

1. **支持性治疗**　迅速建立静脉通道,维持血容量,持续监测生命体征,记录中心静脉压和尿量,并纠正水、电解质及酸碱平衡紊乱。给予静脉注射止血药物,以便有足够时间进行进一步的检查,确定病因和出血位置。

2. 药物治疗　常用的抑酸剂包括质子泵抑制剂和组胺 H_2 受体拮抗剂。止血药物有维生素 K_1、纤维蛋白原和凝血酶等。生长抑素及其类似物在急性消化道出血中常短期应用，而在处理胃肠道毛细血管扩张等引发的慢性消化道出血时，长期应用效果显著。

3. 内镜治疗　内镜检查不仅有助于确定出血部位和评估风险，还可以同时进行止血处理，如在食管镜下对曲张静脉注射硬化剂、内镜套扎；结肠镜下注射肾上腺素、烧灼或使用止血药粉。

4. 血管栓塞治疗　该方法适用于下消化道活动性出血，特别是常规止血治疗效果不佳的患者。目前，常用的技术是使用微小线圈、聚乙烯醇颗粒或水溶性明胶进行超选择性栓塞。

5. 手术治疗　根据出血原因选择手术方法。例如，胃和十二指肠溃疡的大出血，建议进行胃大部分切除术或旷置溃疡病灶；门静脉高压症患者可以首先采用三腔二囊管压迫止血，后期进行脾切除、分流或断流手术；肿瘤患者应在全面评估后进行手术治疗。若诊断不明确的消化道出血在初步处理后仍存在循环不稳定，应考虑尽快进行剖腹探查。

（宋新明）

第十二节　肝脏疾病

一、细菌性肝脓肿

细菌可经胆道、门静脉、肝动脉、相邻器官或开放性肝损伤等途径侵入肝脏，诱发细菌性肝脓肿（bacterial liver abscess）。

诊断要点

1. **临床表现**　寒战、高热、肝区疼痛是肝脓肿的典型症状。

2. **体格检查**　肝大、肝区叩击痛。

3. **实验室检查**　血常规可见白细胞计数、中性粒细胞百分比、CRP 增高。肝功能检查提示转氨酶和碱性磷酸酶升高。

4. **影像学检查**　超声检查是肝脓肿诊断的首选方法，诊断及鉴别诊断困难者可进一步行增强 CT/MRI。

5. **鉴别诊断**　应与阿米巴肝脓肿、右膈下脓肿、胆道感染、肝内胆管癌等鉴别诊断。注意有无糖尿病等基础疾病。

处理要点

1. **抗感染治疗**　致病菌多为大肠埃希菌或金黄色葡萄球菌，应早期给予广谱抗生素，比如三代头孢抗感染，后根据细菌培养和药敏结果调整用药。

2. 经皮肝穿刺脓肿置管引流术 脓肿直径在 3cm 以上且有液化者,可行经皮肝穿刺脓肿置管引流术。

3. 脓肿切开引流或切除术 脓肿较大、分隔较多、引流不畅者,脓肿已穿破胸腔或腹腔者,或长期无法愈合的慢性脓肿,可行脓肿切开引流术或包括脓肿的部分肝切除术。

4. 营养支持治疗 纠正低蛋白血症、水电解质平衡失调。

二、肝细胞癌

肝细胞癌(hepatocellular carcinoma)是最常见的肝脏恶性肿瘤。

〔诊断要点〕

1. 肝病病史 乙型或丙型肝炎病毒感染、肝硬化、饮酒、脂肪肝等病史。

2. 临床表现 早期缺乏典型临床表现,随病情进展可表现为肝区疼痛、肝大、右上腹肿块,或消瘦、腹胀等全身症状。

3. 肝癌标志物 AFP ≥ 400ng/ml,应注意约 30% 患者 AFP 正常。异常凝血酶原(PIVKA-Ⅱ)检测亦有助于诊断。

4. 影像学检查 超声、CT 或 MRI 发现肝脏实性肿块,且增强扫描时具有"快进快退"的典型表现。

5. 鉴别诊断 应与肝硬化、继发性肝癌、肝血管瘤及肝脓肿等进行鉴别。

〔处理要点〕

1. 肿瘤分期 依据患者体力活动状态(performance status,PS)、肝肿瘤及肝功能情况,按中国肝癌临床分期标准(China liver cancer staging,CNLC)确定肿瘤分期,根据分期选择治疗方式(图 7-5-1)。

2. 部分肝切除 主要适用于 CNLC Ⅰa 期、Ⅰb 期和Ⅱa 期,及部分Ⅱb 期、Ⅲa 期,肝脏功能 Child-Pugh A/B 级者。

3. 消融治疗 主要适用于 CNLC Ⅰa 期及部分Ⅰb 期,肿瘤直径 3cm 以下,肝功能 Child-Pugh A/B 级者。具体治疗手段包括射频消融(radiofrequency ablation,RFA)、微波消融(microwave ablation,MWA)、无水酒精注射(percutaneous ethanol injection,PEI)等。

4. 肝移植 适用于肝功能失代偿 Child-Pugh C 级、不适合手术切除及消融治疗的小肝癌患者。适应证大多采用米兰(Milan)标准。

5. 经肝动脉化疗栓塞术(transhepatic arterial chemoembolization,TACE)和经肝动脉灌注化疗(transcatheter arterial infusion chemotherapy,

HAIC）适用于部分Ⅰb期、Ⅱa期、Ⅱb期、Ⅲa期、Ⅲb期,不适合手术切除患者的局部治疗。

6. 系统抗肿瘤治疗　如免疫及靶向治疗,主要适用于CNLCⅢa期、Ⅲb期肝癌。常用靶向药物为各种激酶抑制剂、VEGFR抑制剂等。免疫治疗药物为免疫检查点抑制剂,如PD-1、PDL-1。

7. 其他治疗方法　包括体内或体外放射治疗、全身化疗等。

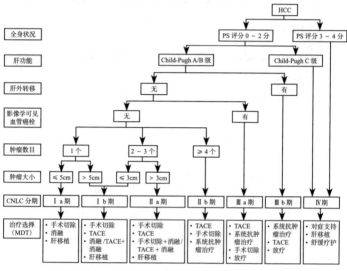

图 7-5-1　中国肝癌临床分期与治疗路线(2024版)

三、肝内胆管癌

肝内胆管癌(intrahepatic cholangiocarcinoma)多源于肝内胆管上皮细胞,多为腺癌。同时源于肝内胆管和肝细胞的恶性肿瘤,称为混合型癌,较为少见。

诊断要点

1. **肝病病史**　乙型或丙型肝炎病毒感染、HIV感染、肝硬化等。

2. **临床表现**　早期缺乏典型临床表现,随病情进展可出现右上腹痛和体重减轻,约25%患者出现黄疸。

3. **肿瘤标志物**　部分患者可出现CEA或CA19-9水平升高。

4. **影像学检查**　超声、CT或MRI显示肝脏实性肿块,增强检查一般呈不均匀强化,以边缘不规则环形强化为主。

处理要点

1. **肿瘤分期** 按肝内胆管癌分期标准 [美国癌症联合会（AJCC）/国际抗癌联盟 (UICC) 第 8 版] 对肿瘤进行 TNM 分期（表 7-5-1）。

2. **手术治疗** 根治性手术切除是目前可能治愈肝内胆管癌的唯一方式，适用于肿瘤可根治切除、肝功能代偿良好患者。

3. **化疗** 晚期胆道恶性肿瘤一线治疗的主要手段，如 GC 方案（吉西他滨联合顺铂）。用法：吉西他滨 1 000mg/m²，第 1、第 8 天；顺铂 25mg/m²，第 1、第 8 天，每 3 周重复。术后辅助化疗可采用卡培他滨单药治疗。用法：卡培他滨 1 250mg/m²，每日 2 次，口服两周，每 3 周重复。

表 7-5-1 肝内胆管癌 TNM 分期（AJCC/UICC 第 8 版）

分期项目	内容
T 分期	
T_x	原发肿瘤无法评估
T_0	无原发肿瘤的证据
T_{is}	原位癌（导管内肿瘤）
T_1	单个肿瘤，无血管侵犯，≤ 5cm 或 > 5cm
T_{1a}	单个肿瘤 ≤ 5cm，无血管侵犯
T_{1b}	单个肿瘤 > 5cm，无血管侵犯
T_2	单发肿瘤伴肝内血管侵犯，或多发肿瘤、伴或不伴血管侵犯
T_3	肿瘤穿透脏层腹膜
T_4	肿瘤直接侵犯肝外结构
N 分期	
N_x	区域淋巴结不能评价
N_0	无区域淋巴结转移
N_1	有区域淋巴结转移
M 分期	
M_0	无远处转移
M_1	有远处转移
TNM 分期	
0 期	$T_{is}N_0M_0$

续表

分期项目	内容
Ⅰ A 期	$T_{1a}N_0N_0$
Ⅰ B 期	$T_{1b}N_0M_0$
Ⅱ 期	$T_2N_0M_0$
Ⅲ A 期	$T_3N_0M_0$
Ⅲ B 期	$T_4N_0M_0$；或任何 T，N_1，M_0
Ⅳ 期	任何 T，任何 N，M_1

四、肝海绵状血管瘤

肝海绵状血管瘤（cavernous hemangioma of liver）是最常见的肝良性肿瘤。本病发展缓慢，病程可达数十年。

诊断要点

1. **中年女性多见** 多为单发，瘤体生长缓慢。

2. **临床表现** 瘤体较小时可无症状，瘤体增大压迫胃、十二指肠等邻近器官时，可引起腹胀、嗳气等上腹部不适症状。体格检查可触及与肝相连、质地柔软的囊性肿块。

3. **影像学检查** 超声、CT 或 MRI 发现肝脏实性肿块，增强扫描时肿块有"慢进慢退"典型表现。

处理要点

1. 对于瘤体较小、无症状者不需要治疗，可每隔 6 ~ 12 个月复查超声。

2. 手术切除是治疗肝血管瘤的最有效方法，主要适用于肿瘤巨大且出现症状者。

五、肝囊肿

肝囊肿（cyst of liver）分为非寄生虫性和寄生虫性（如肝棘球蚴病）。前者可分为先天性、创伤性、炎症性和肿瘤性。

诊断要点

1. 临床多见的是先天性肝囊肿，可分为单发性和多发性两种。

2. **肝囊肿生长缓慢** 小的肝囊肿常无临床症状。囊肿增大可压迫周围器官，引起腹胀、恶心、呕吐、右上腹不适等症状。

3. 超声检查是诊断肝囊肿的首选方法。注意与先天性肝内胆管扩张鉴别。

处理要点

1. 小的、无症状的肝囊肿不需要治疗,可每隔 6 ～ 12 个月复查超声。

2. 囊肿巨大且出现症状者,可行手术治疗。手术方式包括囊肿"开窗术"或"去顶术"。

3. 对并发感染、囊内出血者,可在"开窗"或"去顶"后放置引流。囊液含有胆汁者应寻找胆管瘘口并予以缝合,必要时可行肝切除术。

(匡　铭)

第十三节　门静脉高压症

门静脉的血流受阻,血液淤滞时,门静脉系统压力增高。临床表现为脾大和脾功能亢进、食管胃底静脉曲张和出血、腹水等,具有这些症状的疾病称为门静脉高压症。门静脉正常压力为 13 ～ 24cmH$_2$O。

门静脉与腔静脉之间有四个交通支:①胃底、食管下段交通支;②直肠下端、肛管交通支;③前腹壁交通支;④腹膜后交通支。

诊断要点

1. **病史与体征**　多有病毒性肝炎、自身免疫性肝炎和血吸虫病等肝病病史或长期酗酒史。体格检查可见肝掌、蜘蛛痣、脾大、身目黄染、移动性浊音阳性等。

2. **实验室检查**　血常规检查可见"三系减少",白细胞及血小板计数减少,血红蛋白下降。肝功能检查常见白蛋白降低、球蛋白增高,白、球蛋白比例倒置,凝血酶原时间延长。

3. **影像学检查**　腹部超声提示门静脉增宽、腹水、肝硬化影像。X 线钡餐或内镜检查显示食管下段胃底静脉曲张。CT 或 MRI 检查提示有肝硬化、腹水、门静脉管径增粗、食管胃底静脉曲张。

4. **鉴别诊断**　当出现急性消化道大出血时,应与胃十二指肠溃疡出血、胃癌合并出血和胆道出血等疾病鉴别。

处理要点

1. 食管胃底曲张静脉破裂出血

(1)非手术治疗:适用于肝功能差(Child-Pugh C 级)、难以耐受手术的患者,具体包括下面几种情况。

1)尽快建立有效的静脉通道进行扩容、输血,血红蛋白维持在 80g/L 以上,监测患者生命体征。

2)药物治疗:①血管升压素,特利加压素首剂 2mg 静脉输注,然后 2mg/4h,出血控制后逐渐减至 1mg/4h。②生长抑素及其衍生物,生长抑素首次剂量 250μg 静脉注射,然后 250μg/h 静脉滴注,奥曲肽首次剂量 50μg 静脉注射,以后 25 ~ 50μg/h 静脉滴注。③预防感染,使用头孢类广谱抗生素。④质子泵抑制剂,抑制胃酸分泌。⑤护肝治疗。

3)内镜治疗:包括内镜下食管静脉曲张套扎术和硬化剂治疗,血管套扎是控制急性出血的首选方法。

4)三腔二囊管压迫止血:注意气囊应 8 ~ 24 小时放气 1 次,充气压迫一般不超过 24 小时,避免食管缺血坏死。

5)经颈静脉肝内门体静脉分流术(transjugular intrahepatic portosystemic shunt, TIPS):适用于经药物治疗和内镜治疗无效,外科手术后再出血以及等待肝移植的患者。

(2)手术治疗:一般情况良好、肝功能 Child Pugh A/B 级、既往或现在发生消化道出血、静脉曲张明显、出血风险大、能耐受手术的患者,采取手术治疗。目前最为常用的手术为脾切除联合贲门周围血管离断术。

2. 食管胃底曲张静脉出血的预防 轻度静脉曲张者伴有红色征,中、重度静脉曲张推荐使用非选择性 β 受体拮抗剂治疗。

(李绍强)

第十四节　胆道疾病

一、胆石症

胆石症(cholelithiasis)是指胆道系统(包括胆囊和胆管)发生结石的疾病。其临床表现取决于胆结石的部位(胆囊、肝外胆管、肝内胆管),以及是否造成胆道梗阻和感染等因素。

诊断要点

1. **胆道位置** 明确结石发生的胆道位置。

2. **胆囊结石** 平时多无明显症状或偶有上腹部不适。急性发作的典型症状为胆绞痛,多在饱餐、进食油腻食物后或睡眠体位改变时发生,表现为右上腹或上腹部持续疼痛伴阵发性加剧,可向右肩背放射,严重时伴恶心、呕吐等症状。急性胆囊炎发作的体征为 Murphy 征阳性。

3. **肝外胆管结石** 可无症状或偶有上腹部不适,急性期表现为反复发作的腹痛、寒战高热和黄疸(Charcot 三联征)。若病情加重,继而会出现低血压和神志改变 [雷诺(Reynolds)五联征],这是诊断急性梗阻性化脓性胆管炎（acute obstructive suppurative cholangitis, AOSC）的必要依据。

4. **肝内胆管结石** 位于外周胆管的结石可无症状,如发生胆管炎则表现为腹痛、寒战、高热;如结石位于肝门部也可出现黄疸,严重时出现全身化脓性感染。

5. **鉴别诊断** 急性发作须和其他急腹症鉴别。

处理要点

根据结石发生的位置,处理原则有所差异。

1. **有症状和/或并发症的胆囊结石** 首选腹腔镜胆囊切除术（laparoscopic cholecystectomy, LC）,若临床判断胆囊炎症水肿较严重,为保证手术安全和减少术后并发症,可先行药物治疗,必要时先行超声/影像引导下胆囊穿刺置管引流术（percutaneous transhepatic gallbladder drainage, PTGBD）,再择期手术。

2. **肝外胆管结石** 应积极处理,治疗原则包括解除胆道梗阻、取尽结石、畅通引流胆道、合理应用抗生素。具体操作包括胆总管切开取石T管引流术、经内镜逆行性胰胆管造影术（endoscopic retrograde cholangiopancreatography, ERCP）取石、胆肠吻合术等。部分急性严重感染病例无法立即进行手术治疗,可酌情考虑超声/影像引导下胆管穿刺置管引流术（percutaneous transhepatic cholangiodrainage, PTCD）,解除胆道梗阻,再择期手术治疗。

3. **无症状、无局限性胆管扩张的三级胆管以上的结石** 一般可不作治疗。反复发作胆管炎的肝内胆管结石,主要采取手术,原则是取尽结石,去除病灶,通畅引流,预防复发。具体手术方式需要根据不同部位、有无合并胆管狭窄及肝萎缩等因素来决定。手术方式包括肝切除术、胆管切开取石、胆肠吻合术、肝移植术等。

二、胆道感染

胆道感染（cholecystitis）按发病部位可分为胆囊炎和胆管炎两类。

诊断要点

1. **急性胆囊炎** 是一种常见的急腹症,占3%～10%,女性居多,根据胆囊内有无结石可分为结石性和非结石性胆囊炎。诊断标准见表7-5-2。

表 7-5-2　急性胆囊炎的诊断标准

诊断标准	内容
A. 局部炎症表现	① Murphy 征;②右上腹包块、疼痛和 / 或压痛
B. 全身炎症表现	①发热;②C 反应蛋白升高;③白细胞计数升高
C. 影像学检查	急性胆囊炎的影像学表现
疑似诊断:A 1 项 +B 1 项 确切诊断:A、B、C 各 1 项	

2. **慢性胆囊炎**　是急性胆囊炎反复多次发作或长期存在胆囊结石的后果,可有厌油脂饮食、腹胀、嗳气等消化不良症状,查体可发现右上腹胆囊区有轻压痛或不适。超声检查可发现胆囊缩小、壁厚、内存结石或充满结石,胆囊收缩功能差。

3. **急性胆管炎**　指胆管不同程度的梗阻合并不同程度的感染而表现出的临床综合征,根据梗阻的位置不同主要分两类:①肝内胆管梗阻合并感染,腹痛轻微,一般无黄疸,以寒战高热为主要临床症状;②肝外胆管梗阻合并感染,一般有黄疸。其诊断标准见表 7-5-3。

表 7-5-3　急性胆管炎的诊断标准

诊断标准	内容
A. 全身炎症	(1)发热(体温 > 38℃)和 / 或寒战 (2)实验室检查:白细胞计数 < $4×10^9$/L 或 > $18×10^9$/L; 　C 反应蛋白 > 1g/L
B. 胆汁淤积	(1)黄疸(总胆红素 ≥ 34.2μmol/L) (2)实验室检查:碱性磷酸酶(U/L) > 1.5× 正常值上限, 　γ- 谷氨酰转肽酶(U/L) > 1.5× 正常值上限,AST(U/L) 　> 1.5× 正常值上限,ALT(U/L) > 1.5× 正常值上限
C. 影像学检查	(1)胆道扩张 (2)影像学检查发现病因(狭窄、肿瘤、结石、支架等)
疑似诊断:A 1 项 +B 或 C 1 项 确切诊断:A、B、C 各 1 项	

处理要点

1. **胆囊炎**　急性单纯性胆囊炎病情有缓解趋势者,可采用禁食、解痉、补液、抗生素等方法治疗,待病情缓解后再择期手术。若病情恶化,则可能要行介入胆道引流甚至急诊手术治疗。慢性胆囊炎有

临床症状和 / 或伴胆囊结石者,一般都应行胆囊切除术。

2. **急性胆管炎** 处理原则是紧急解决胆道梗阻,畅通引流胆道,控制感染,抗休克。重症者须边抗休克边准备手术,手术原则为抢救生命,方法力求简单有效。

三、先天性胆管囊状扩张症

先天性胆管囊状扩张症(congenital cystic dilatation of bile duct)是指肝内和 / 或肝外胆管的先天性囊状扩张,发生在肝外胆管的又称先天性胆总管囊肿(congenital choledochal cyst)。

诊断要点

1. 女性明显多于男性(8 : 3),大多数患者 10 岁前得到诊治,部分患者成年后才表现出临床症状。

2. 主要临床表现为右上腹痛、黄疸、腹部肿块三联征。超声检查是首选的诊断方法,确诊需要上腹部增强 CT、MRCP 或 ERCP 等。

3. 临床需要鉴别先天性胆管囊状扩张症和胆道梗阻所致的胆道扩张。

4. 临床采用 Todani 分型。

处理要点

原则是早期手术以减轻症状并预防远期并发症,合理的治疗包括彻底切除囊肿、胆肠吻合术、肝切除术等。并发急性严重感染可行胆道引流,待炎症控制后择期手术。

四、胆道肿瘤

胆道肿瘤(billiary tract tumor)包括胆囊和胆管的肿瘤,良性肿瘤主要有胆囊息肉、胆管囊腺瘤等,恶性肿瘤根据发生部位分为胆囊癌、肝内胆管癌、肝门部胆管癌和胆总管癌。

诊断要点

1. **胆囊癌**(gallbladder cancer) 女性多见,随着年龄增长(尤其60 岁以上)发病率明显增高。早期一般缺乏特异症状,晚期可出现体重下降、贫血、黄疸及腹部包块。肿瘤指标 CEA、CA19-9 可升高。超声、CT、MRCP、超声造影(contrast-enhanced ultrasound,CEUS)、超声内镜等可协助诊断。

2. **肝内胆管癌** 属于原发性肝癌的一种,其临床症状及诊断方法和肝细胞癌类似(但影像呈现模式有区别)。除肿块型的肝内胆管癌,还有沿肝内胆管及周围浸润型或胆管内生长型的表现形式。

3. **肝门部胆管癌**　指发生在左右肝管和肝总管的恶性肿瘤。胆总管癌是指胆囊管以下的胆管癌。男女发病无差异,50 岁以上多见。两者主要临床表现为进行性无痛性黄疸,包括尿黄、巩膜 / 皮肤黄染、无胆汁大便(陶土便)及皮肤瘙痒等,可伴厌食、恶心等症状。肿瘤指标 CA19-9 可升高。影像学检查可见肿瘤发生部位远端胆管扩张,临床上可用胆囊是否肿大来鉴别肝门部胆管癌和胆总管癌。

4. **临床分型**　肝门部胆管癌临床常用 Bismuth-Corlette 分型。

处理要点

1. **手术切除**　是治愈本病的唯一机会和主要治疗手段,需要根据肿瘤的部位和分期采取不同的手术方式,包括胆囊切除、肝切除、胆总管切除、胰十二指肠切除术、肝移植术,伴区域淋巴结清扫。

2. **胆道引流**　若肿瘤已无法根治性切除,则根据具体情况进行胆道引流。

3. **非手术治疗**　胆管恶性肿瘤的非手术治疗主要是化疗,近年来出现以联合治疗和精准治疗为理念的新型治疗方式,效果有待观察。

(赖佳明　华赟鹏)

第十五节　胰腺疾病

一、急性胰腺炎

急性胰腺炎(acute pancreatitis)是一种常见的急腹症。按病情可分为轻症急性胰腺炎和重症急性胰腺炎,前者病情轻,预后好;后者病情凶险,病死率较高。

诊断要点

1. **常见病因**　包括胆道疾病(亦称为胆源性胰腺炎)、暴饮暴食、代谢性疾病(包括高脂血症、高钙血症)等。

2. **症状**　腹痛是主要症状,常于饱餐和 / 或饮酒后突然发作,多位于上腹部,较剧烈,可放射至左肩及左腰背部;伴腹胀、恶心呕吐;严重者可有腹膜炎体征、格雷 - 特纳征(Grey-Turner sign)、卡伦征(Cullen sign),甚至出现休克、多器官系统功能衰竭表现。

3. **血生化检查**　血清和尿淀粉酶、血清脂肪酶升高;白细胞、C 反应蛋白增高;胆源性胰腺炎者可有肝功能异常;严重可出现动脉血气分析异常、肾功能异常等。

4. **影像学检查**　超声、增强 CT、增强 MRI 及 MRCP 可协助诊断。影像学检查显示胰腺肿大、渗出和 / 或胰周积液；严重者可显示胰腺坏死。

5. **诊断标准** 符合以下 3 项特征中的 2 项，即可诊断急性胰腺炎：①典型的上腹痛；②血清淀粉酶和 / 或脂肪酶高于正常上限值的 3 倍；③影像学检查显示胰腺水肿、渗出和 / 或胰周积液，严重者可显示胰腺坏死。

6. **临床分型** 根据疾病严重程度分为轻症急性胰腺炎（mild acute pancreatitis, MAP）、中重症急性胰腺炎（moderately severe acute pancreatitis, MSAP）、重症急性胰腺炎（severe acute panreatitis, SAP）。

7. **鉴别诊断** 临床上应该注意与急性胃炎、胃十二指肠溃疡穿孔、急性胆囊炎、胆总管结石、肠梗阻等急腹症鉴别。

处理要点

1. **非手术治疗** 是所有急性胰腺炎的治疗基础，包括禁食、胃肠减压；解痉止痛；质子泵抑制剂间接抑制胰腺分泌；生长抑素（如奥曲肽）抑制胰腺分泌；维持水电解质平衡；禁食期间给予肠外和 / 或肠内营养，稳定后可酌情恢复饮食；有感染证据时可使用抗生素。大多数 MAP、MSAP 患者经此治疗后可获痊愈。

2. **重症监护室治疗** SAP 病情危重，需要器官功能支持，通常需要重症监护室治疗。

3. **手术治疗** 胆源性胰腺炎可行 ERCP 取石、解除梗阻、通畅引流。腹腔积液合并感染者须引流，控制感染病灶，最常用的方法是超声或 CT 引导下经皮穿刺置管引流；效果不佳或无效者，可根据感染部位采取经腰背部或经腹入路行腹腔镜或开腹感染坏死组织清除、引流术。

二、胰腺癌

胰腺癌（pancreatic carcinoma）是一种发病隐匿、进展迅速、预后极差的消化道恶性肿瘤。

诊断要点

1. 90% 的胰腺癌为导管腺癌，包括胰头癌和胰体尾部癌。根据胰腺癌与周围血管关系及远处转移情况，分为可切除、交界可切除、不可切除和转移性胰腺癌。

2. 常见的临床症状包括上腹疼痛、不适；胰头癌患者可因肿瘤压迫或侵犯胆总管远端引起梗阻性黄疸，呈进行性加重；可伴有食欲减退、腹胀、腹泻、消瘦、乏力等。

3. 胆道梗阻时,血总胆红素和结合胆红素升高。

4. 肿瘤标志物血清 CA19-9、CEA 可升高,常用于胰腺癌的辅助诊断和随访。

5. 超声造影、增强 CT、增强 MRI 及 MRCP 可对肿瘤进行定位、定性诊断,同时协助判断肿瘤的可切除性。

6. PET-CT 有助于对肿瘤进行定性诊断,同时了解有无淋巴结转移及远处转移。

7. 当诊断困难或者须行新辅助化疗、姑息化疗时,可行超声引导下或超声内镜下穿刺活检,明确诊断。

8. 注意须与自身免疫性胰腺炎、肿块型慢性胰腺炎、其他原因引起的黄疸、壶腹部肿瘤及其他类型的胰腺肿瘤等鉴别。

处理要点

1. 可切除胰头癌可行根治性胰十二指肠切除术(Whipple 手术)。可切除的胰体尾部癌可行根治性胰体尾切除联合脾切除术。交界可切除胰腺癌目前多推荐先行新辅助化疗。

2. 无法手术切除的胰腺癌若合并梗阻性黄疸,可行 PTCD 或 ERCP 胆管支架置入解除黄疸;亦可行解除梗阻的手术,如胆囊空肠吻合术、胆管空肠吻合术。若合并消化道梗阻,可行胃空肠吻合术。

3. 常见的术后并发症有胰瘘、胃排空延迟、腹腔感染、出血、胆瘘、乳糜漏等。

4. 术后须进行辅助化疗,目前常用的化疗药物有吉西他滨、白蛋白紫杉醇、氟尿嘧啶类等。

三、胰腺神经内分泌肿瘤

胰腺神经内分泌肿瘤(pancreatic neuroendocrine neoplasm,pNEN)是起源于神经内分泌系统多能干细胞的一类异质性肿瘤,占胰腺肿瘤的 3% ~ 7%。可分为功能性和非功能性 pNEN 两大类型,其中功能性占 20% ~ 30%。常见的功能性 pNEN 包括胰岛素瘤和胃泌素瘤。部分患者为家族性遗传疾病,包括多发性内分泌腺瘤病 1 型(multiple endocrine neoplasia1,MEN1)及 von Hippel-Lindau 综合征(简称 VHL 综合征)。

诊断要点

1. 胰岛素瘤患者可有典型的 Whipple 三联征,包括:①周期性发作性低血糖症状,如心慌、手抖、出冷汗,甚至昏迷;②血糖低于 2.8mmol/L;③进食含糖的食物后症状缓解。胃泌素瘤可表现为顽固性消化性溃疡和腹泻。无功能性 pNEN 可因肿瘤增大引起相应的压迫症状,如黄疸、腹胀等表现。

2. 肿瘤标志物血清 CgA、NSE 可升高,可用于疾病的辅助诊断和随访。

3. 超声造影、增强 CT 和增强 MRI 可对肿瘤进行定位、定性诊断,同时可以判断肿瘤的可切除性。

4. PET-CT 包括 ^{18}F-FDG 及 ^{68}Ga-生长抑素受体显像,对肿瘤的定性和定位诊断非常有价值;此外,有助于了解有无其他病灶、淋巴结转移及远处转移。

5. 当诊断困难或者须行系统治疗时,可行超声引导下或超声内镜下穿刺活检,明确诊断及肿瘤分级。

6. 注意与其他类型的胰腺肿瘤相鉴别,如胰腺实性假乳头状瘤。

处理要点

1. 可切除的 pNEN 建议行根治性手术,包括胰十二指肠切除术、胰体尾切除术、胰腺肿瘤剜除术等,同时行区域淋巴结清扫。

2. 常见的术后并发症有胰瘘、胃排空延迟、出血、腹腔感染、胆瘘、乳糜漏等。

3. 若合并远处转移,则可结合介入治疗、靶向治疗、化学治疗等系统治疗。对于部分患者,减瘤手术可获得良好的疗效。

(殷晓煜)

第十六节 脾脏疾病手术适应证及常见并发症处理

一、脾切除的适应证

1. 血液系统疾病

(1)遗传性球形红细胞增多症是脾切除的良好适应证。脾切除术能改善贫血,使黄疸消退,但手术本身无法改变红细胞的内在缺陷。

(2)脾切除治疗珠蛋白生成障碍性贫血,局限于伴有明显脾肿大、严重贫血的重症患者,可以改善压迫症状,减轻贫血,减少输血次数。

(3)血液疾病首先考虑内科药物治疗,仅在正规疗程的药物治疗疗效不佳的情况下才考虑脾切除治疗。

(4)脾淋巴瘤是脾切除的良好适应证,有利于分型、分期诊断,对后续化疗、放疗的决策帮助很大。

(5)对于某些类型白血病,脾切除可减轻压迫症状,改善血象。

(6)骨髓纤维化脾切除后,肝脏肿大会加剧,须慎行手术。

2. **充血性脾肿大** 充血性脾肿大和脾功能亢进常见于肝炎后肝硬化合并门脉高压症,出现明显的血象三系减少是脾切除的适应证。如合并严重的食管下端或胃底静脉曲张,并出现消化道出血表现,可同时行断流术或分流术。

3. **脾脏占位病变**

(1)原发性脾恶性肿瘤均须进行脾切除治疗。

(2)单发性的脾脏转移瘤如无合并其他部位转移,可行脾切除。

(3)伴有明显压迫症状的良性脾占位病变可考虑行脾切除。

(4)寄生虫脾囊肿应行脾切除。

4. **脾损伤** 外伤性脾破裂如出现大量腹腔内出血甚至休克者,须紧急行脾切除。脾损伤如仅为脾挫裂伤,可动态观察血象改变,如出现血红蛋白进行性下降,甚至出现休克者,须紧急手术。

5. **其他脾脏疾病**

(1)游走脾可采用手术将脾脏置回原位并缝合固定。但如出现脾蒂扭转,导致脾明显肿大甚至脾梗死者,须行脾切除术。

(2)较大的脾动脉瘤易出现破裂大出血,须行脾切除术。

(3)穿刺引流治疗无效或脓肿位于深面、不适合穿刺引流,且保守治疗无效的脾脓肿,可行脾切除,去除感染灶。

二、脾切除术后常见并发症

1. **腹腔内大出血** 一般发生于术后 24～48 小时。常见原因为脾窝创面严重渗血、脾蒂血管结扎不牢或结扎线脱落等。术前纠正凝血功能障碍、术中仔细检查创面出血情况是防止出血并发症的重要举措。

2. **胰尾损伤、胰瘘** 结扎脾动脉时不慎损伤胰尾,容易导致胰瘘。术后脾窝常规置管引流是预防膈下积液感染和治疗胰瘘的重要措施。

3. **血栓并发症** 一般脾切除术后 7～14 天血小板上升达高峰期,最高可超过 $1\,000\times10^9$/L,然后缓慢下降。如术后血小板超过 400×10^9～500×10^9/L,可考虑应用肝素或氯吡格雷等抗凝剂预防血栓形成。

4. **脾切除术后凶险性感染**(overwhelming postsplenectomy infection, OPSI) 是术后远期罕见的并发症。临床特点是起病突然、来势凶猛,病情迅速恶化,短期内出现休克,常并发弥散性血管内凝血等。预防措施是避免不必要的脾切除,如须行脾切除者可在术前两周以上接种多效价肺炎疫苗,术后加强对无脾患者的预防教育。

(郑朝旭)

第十七节　甲状腺肿瘤

甲状腺肿瘤中最常见的良性肿瘤是腺瘤,恶性的有乳头状癌、滤泡状腺癌、嗜酸细胞癌、高级别分化型甲状腺癌、低分化癌、未分化癌及髓样癌,前四者被称为分化型甲状腺癌。关于甲状腺结节的临床评估表见 7-5-4。

诊断要点

1. 甲状腺腺瘤多呈单发结节,圆形或椭圆形、稍硬、光滑、无压痛,随吞咽上下移动。多无自觉症状,但当出血或感染时可产生疼痛。

2. 乳头状癌质硬,分化好,约 1/3 累及双侧甲状腺,属于低度恶性,较早出现颈淋巴结转移。滤泡状癌属于中度恶性,有侵犯血管倾向,可经血液转移至肺、肝和骨及中枢神经系统。

3. 髓样癌常有遗传倾向,血清降钙素升高,可有颈部淋巴结侵犯和血行转移。多发性内分泌腺肿瘤综合征(multiple endocrine neoplasia,MEN)者可并发嗜铬细胞瘤、甲状旁腺增生等。

4. 未分化癌发展迅速,属于高度恶性,早期便有淋巴结转移,侵犯气管、食管和喉返神经,并常经血液转移至肺、骨等处。

5. 核素显像适用于判断直径 > 1cm 且 TSH 降低的甲状腺结节是否有自主摄取功能,不作为良、恶性肿瘤鉴别依据。

表 7-5-4　甲状腺结节临床评估

临床特征	低风险甲状腺结节	高风险甲状腺结节
病史	甲状腺肿家族史,地方性甲状腺肿居住区	头颈胸放射治疗史,声嘶
体征	老年女性,多发结节,质软	年轻男性,结节固定,质硬,声带麻痹,淋巴结肿大,远处转移病灶
血清学检查	TPO 抗体升高,甲状腺功能亢进,甲状腺功能减退	降钙素升高
细针穿刺病理检查	胶质结节或腺瘤	乳头状癌、滤泡状腺癌、髓样癌或未分化癌

临床特征	低风险甲状腺结节	高风险甲状腺结节
影像学检查		
核素显像	热结节	冷结节
超声	囊性病灶	实性病灶
X线	蛋壳样钙化	点状钙化
左甲状腺素治疗反应	0.05 ~ 0.1mg/d 治疗 6 个月或以上可缩小	增大

注:临床上可疑的结节应通过细针穿刺活检进行评估。

处理要点

1. 良性腺瘤可连同腺瘤行患侧腺叶或部分(腺瘤小)切除,并切除峡部及锥状叶(有时缺如),标本立即行冰冻病理检查。

2. 手术切除是甲状腺癌的首选治疗方法。分化型甲状腺癌的最小切除范围为腺叶切除,已达成共识。合并高危因素者建议行甲状腺全切或近全切。髓样癌多行甲状腺全切除。未分化癌必要时可行局部切除。颈部淋巴结清扫的最小范围为中央区颈淋巴结(Ⅵ + Ⅶ),已基本达成共识。是否行预防性淋巴结清扫须充分评估后遵循个体化手术原则。术后常规给予足量左甲状腺素片(分化型甲状腺癌采用 TSH 抑制治疗),必要时进行放射性碘治疗。

3. 放疗主要用于未分化癌。

4. 晚期癌肿不能手术根治性切除但有气管受压者,可姑息性切除压迫气管的癌肿部分和行气管切开。分化型甲状腺癌远处转移者给予足量左甲状腺素片(TSH 抑制治疗)。有条件时,将全部甲状腺切除后,可应用放射性碘治疗。

5. *RET* 原癌基因突变的患者应进行预防性甲状腺全切除术,理想情况下为 6 岁(MEN 2A)或 6 个月大(MEN 2B)。术后应密切监测血清降钙素水平(每 3 个月)。

6. 具有 *mTOR* 突变的未分化癌可用依维莫司,具有 *BRAF*[V600E] 突变的未分化癌可联合使用 BRAF 和 MEK 抑制剂(达拉非尼和曲美替尼)。

（吕伟明）

第十八节　乳房疾病

一、急性乳腺炎和乳房脓肿

急性乳腺炎（acute mastitis）是由细菌从乳头入侵引起的炎症，严重者可伴发乳房脓肿（breast abscess）。

诊断要点

1. 多发生于产后 3 ~ 4 周的哺乳期妇女。病原体通常是金黄色葡萄球菌。

2. 患侧乳房肿胀疼痛，乳房局部红肿，压痛明显。可伴有发热、腋窝淋巴结肿大。

3. 如炎症持续发展，数天内炎症肿块可软化而形成脓肿，甚至破溃，或偶并发败血症。

4. 血白细胞计数明显增高。

处理要点

1. 炎症早期仍可哺乳，或使用吸乳器吸尽乳汁。患侧乳房哺乳对婴儿来说是安全的，但乳头的局部炎症可能会使哺乳稍困难。

2. 应用针对葡萄球菌的抗生素。如三天无效可能代表脓肿形成或耐药。

3. 如果怀疑脓肿形成，超声检查可协助诊断，并有助于立即穿刺抽吸，可多次进行，严重者须切开引流。

4. 脓肿引流后终止哺乳，并根据药敏试验结果更换抗生素。

二、慢性乳腺炎（chronic mastitis）

近年来，非哺乳期的慢性乳腺炎（chronic mastitis）发病率逐渐增高，甚至比哺乳期乳腺炎更为常见。病因不详，多认为与自身免疫反应相关。

诊断要点

1. 常见于青年女性，尤其是乳头凹陷者，以乳房反复出现炎性包块、脓肿、窦道为主要表现，抗菌药物疗效不佳。

2. 部分患者急性期出现白细胞升高。乳腺超声能评估炎症范围及有无合并脓肿。传统手术切取或切除活检会造成乳房损伤，切口不愈合。一般建议进行粗针穿刺病理检查以排除乳腺癌。

处理要点

在急性期合并白细胞升高时，广谱抗生素治疗有一定效果，但大多数患者并无白细胞升高表现。脓肿明显时行穿刺抽脓,不宜切开引流。单纯抗生素治疗或手术易反复发作。大多数患者给予皮质激素治疗能取得明显效果,少数疗效不佳者需要使用抗分枝杆菌药物。

三、乳房纤维腺瘤(fibroadenoma of breast)

乳房纤维腺瘤(fibroadenoma of breast)是女性最常见的良性乳房疾病,来源于乳房小叶混合上皮与间质的组织。

诊断要点

1. 多见于 35 岁以下女性。

2. 肿瘤呈单发或多发性,生长缓慢,质坚韧,边界清楚,易推动,无压痛,直径常为 1 ~ 5cm。纤维腺瘤通常不会在绝经后发生,但偶尔可能在服用激素后出现。

3. 30 岁以上的女性还需要与纤维囊性病变和乳腺癌鉴别。囊肿可以通过抽吸或超声检查来识别。

处理要点

1. 如经空芯针活检明确诊断,可无须治疗。

2. 如果诊断不确定或病变明显增大,则切除并进行标本病理检查。大体积的纤维腺瘤和叶状肿瘤难以通过影像学检查和空芯针活检鉴别,因此当纤维腺瘤大于 3 ~ 4cm 时,应切除以排除叶状肿瘤。

四、导管内乳头状瘤

导管内乳头状瘤(intraductal papilloma)是一种良性肿瘤,恶变风险与普通人群相比无增高。

诊断要点

1. 多发于 40 ~ 50 岁妇女。

2. 常见乳头血性溢液(通常呈鲜红色或暗红色),一般无痛。

3. 乳腺导管镜和乳腺导管造影可发现和定位管内病变,后者目前逐渐被前者替代。乳腺超声造影也能够比较清晰地显示导管内乳头状瘤。

处理要点

乳头状瘤不增加乳腺癌风险,但偶可合并乳头状癌,此外溢液可能对患者造成一定困扰。可定期复查或切除病变活检。

五、乳腺囊性增生病

乳腺囊性增生病(cystic hyperplasia of breast)尽管通常被称为"纤

维囊性疾病",但实际上它并不代表病理或解剖学疾病,而是包括乳腺上皮的多种良性组织学变化,其中一些常见于正常乳房。

诊断要点

1. 最常见于 30～50 岁的女性,在未采用激素替代疗法的绝经后女性中少见。

2. 月经前期双侧乳房局部胀痛。

3. 可形成集合或散在的结节,边界不清;间有乳头溢液;无腋窝淋巴结肿大。

4. 形成结节时应与乳腺癌及其他乳腺肿瘤相鉴别。乳房 X 线摄片或超声检查有助于诊断,病理活检可确诊。

处理要点

1. **一般无需特殊治疗** 乳腺结节应定期复查。如发现迅速增大、质地变硬的单个肿块应进行穿刺活检。

2. **病变较广且有疼痛者可作以下处理** 放松心情,戒酒、减少脂肪摄入。有研究显示维生素 E 可能缓解部分女性的疼痛。他莫昔芬可以减轻纤维囊性病变的一些症状。

3. **病变可疑者应进行病理检查** 若发现上皮不典型增生,则应行肿物扩大切除术或乳腺区段切除术。

六、乳腺癌

乳腺癌(breast carcinoma)是全球女性恶性肿瘤发病率的首位。随年龄增加发生率增加,中国人群高发年龄为 50～60 岁。病史收集应包括生育史、肿瘤家族史等。

诊断要点

1. 早期多表现为单发无痛小肿块,质硬,分界不清,可进行性增大。后期可出现局部皮肤凹陷的"酒窝征",乳房变形,乳头内缩,可伴血性溢液。皮肤状似橘子皮为"橘皮征",癌肿可出现溃破。

2. 可伴同侧腋窝淋巴结肿大,后期对侧腋窝及同侧锁骨上淋巴结也可能出现转移。

3. 远处转移常见于骨(尤其椎体、肋骨和髂骨)、肺和肝脏,以及脑。

4. 乳房 X 线摄片如出现密集簇状多形性钙化,则须考虑乳腺癌,也可呈现密度增高的肿块影,边界不规则,或呈毛刺征。超声可鉴别囊实性肿物,评估血供情况,评估腋窝淋巴结转移情况。怀疑恶性者,须行空芯针穿刺活检明确诊断。

处理要点

1. 治疗前应明确诊断,包括临床分期和分型。Ⅰ、Ⅱ、Ⅲ期乳腺癌根据治愈目标,应行根治性手术;而Ⅳ期乳腺癌不可治愈,以姑息性系统治疗为主。

2. 根治性手术包括乳房(保乳或全乳切除)和腋窝淋巴结(前哨淋巴结活检和腋窝淋巴结清扫)的手术。

3. 系统全身治疗包括化疗、内分泌治疗、抗 HER2 治疗和其他靶向治疗、免疫治疗等。根据分期和分型(依据 ER、PR、HER2 和 Ki67 状态)进行个体化治疗。

4. 新辅助治疗是指对于早期乳腺癌在手术治疗前先进行全身治疗。目的包括降低肿瘤临床分期,提高切除率、保乳率和保腋窝率,以及了解药敏信息。新辅助治疗后手术标本仍有残存浸润癌者,进行辅助强化治疗能够进一步提高生存率。

5. 放射治疗包含保乳术后放射治疗和高危复发人群在全乳房切除术后的放射治疗。放射治疗与手术治疗均为乳腺癌局部治疗手段,防止术后局部复发的疗效肯定。对于有辅助化疗指征的患者,术后放射治疗应该在完成辅助化疗后开展。

(林　颖)

第十九节　腹主动脉瘤

当腹主动脉局限性扩张超过正常腹主动脉直径的 50%,或者腹主动脉直径为 3.5cm 以上时,可确诊为腹主动脉瘤(abdominal aortic aneurysm,AAA)。根据瘤壁结构构成,腹主动脉瘤可分为真性动脉瘤、假性动脉瘤和夹层动脉瘤。

诊断要点

1. 大多数 AAA 发病隐匿,无明显症状。瘤体较大时可压迫肠道引起腹胀、呕吐或排便困难等消化道症状;压迫下腔静脉时可引起下肢肿胀等下肢静脉高压症状。若突然出现下肢疼痛、发凉、麻木等缺血表现,应警惕瘤腔附壁血栓脱落可能。AAA 出现先兆破裂时通常有腹痛或腰痛症状,一般位于中腹部或腰背部,多为钝痛,可持续数小时甚至数日。

2. 如果患者突发明显腰背部或腹部疼痛,伴有明显腹胀和低血压表现,应高度怀疑 AAA 破裂。炎性 AAA 常有腰痛症状,并非先兆破裂的表现。感染性 AAA 的腹痛通常合并发热。如果 AAA 严重压迫肠道或下腔静脉,会导致主动脉 - 肠瘘或主动脉 - 下腔静脉瘘,患者会出现血便和急性心衰表现。

3. 腹部可扪及搏动性包块,是 AAA 患者最常见体征。包块通常位于脐周或中腹部。肥胖患者的 AAA 常难以通过触诊来判断。AAA 破裂患者会有失血性休克表现。AAA 附壁血栓脱落可致下肢动脉搏动减弱或消失,并引起下肢皮温降低、肢体麻木或疼痛等。

4. 血管彩色多普勒超声检查是筛查和确诊 AAA 最常用的影像学检查手段,有无创和无辐射等优点,具有较高的灵敏度和特异度。尤其是怀疑 AAA 破裂时,床边超声可快速协助诊断。

5. CTA 是腹主动脉瘤最常用的临床诊断、术前评估和术后随访手段,可以准确测量 AAA 的各项数据,包括动脉瘤瘤颈长度及直径、瘤体大小、髂动脉直径及长度等,还可以了解 AAA 的形态、附壁血栓厚度、分支血管通畅性和腹腔组织器官供血状况。

6. MRA 使用特殊对比剂,对心脏和肾脏功能影响小,可作为有 CTA 检查禁忌证人群的替代检查手段。MRA 扫描时间较长,不适用于危重、体内植入金属移植物及幽闭恐惧症患者。

处理要点

1. **非手术治疗** 主要是降低合并心血管疾病的风险和减缓动脉瘤的增长速度。戒烟是重要且可纠正的危险因素。控制血压和使用 β 受体拮抗剂是目前认为可能有助于减缓 AAA 增长速度、降低病死率的措施。

2. **手术适应证** ①动脉瘤直径。当 AAA 直径为 5.0cm 以上时,破裂的风险随之增加,因此《腹主动脉瘤诊断和治疗中国专家共识(2022 版)》推荐男性 AAA 直径 > 5.0cm 及女性 AAA 直径 > 4.5cm 是 AAA 的手术适应证;②生长速度。不论瘤体大小,如果 AAA 瘤体直径每年增长超过 10mm 或半年增长超过 5mm,考虑有潜在破裂的风险,则患者需要考虑尽早接受手术治疗。③症状。不论瘤体大小,如出现因动脉瘤引起的腹痛,不能除外破裂可能者,也需要及时手术治疗。④瘤腔血栓脱落导致肢体缺血、先兆破裂和破裂性腹主动脉瘤均应积极进行手术治疗。

3. **开放手术** 开放手术尤其适用于那些不适合腔内治疗的复杂 AAA 和感染性 AAA,腔内修复术后出现的移植物感染也需要开放手术来处理。

4. **主动脉腔内修复术**(endovascular aortic repair,EVAR) 尤其适用于合并严重心肺功能不全及其他高危因素的 AAA 患者。由于腔内修复术的微创性,以及相关器材和技术的快速发展,近些年运用腔内修复术治疗破裂腹主动脉瘤取得良好效果。

(常光其)

第二十节　外周血管疾病

一、下肢动脉硬化闭塞症

下肢动脉硬化闭塞症(arteriosclerosis obliterans of lower limb，ASO)是由于动脉粥样硬化导致下肢动脉狭窄或闭塞，以肢体出现慢性缺血为特性的常见外周血管疾病。

诊断要点

1. 好发于 40 岁以上人群，通常有吸烟、糖尿病、高血压、高脂血症等高危因素。

2. **有下肢慢性缺血的临床表现**　早期表现为下肢运动后轻度不适、酸痛、麻木，之后出现间歇性跛行、静息痛、溃疡、坏疽等。当伴有急性动脉血栓形成时，会出现急性下肢缺血的症状。

3. **有下肢慢性缺血的体征**　出现肢端皮温下降、皮肤菲薄、毛发脱落等营养性改变，缺血肢体远端动脉搏动减弱或消失，动脉收缩压下降，肢体溃疡、坏疽等。

4. **辅助检查**　踝肱指数(ankle brachial index，ABI) $\leqslant 0.9$；彩色多普勒超声、CTA、MRA 和 DSA 等影像学检查显示相应动脉的狭窄或闭塞等病变。

5. 须与血栓闭塞性脉管炎、多发性大动脉炎、神经源性跛行等疾病鉴别。

处理要点

1. **非手术治疗**　降低血脂、控制血糖、严格戒烟、控制体重、适当锻炼。应用抗血小板药物(如阿司匹林、氯吡格雷、西洛他唑及沙格雷酯等)和扩管药物(前列腺素 E1)等。高凝血状态患者可考虑加用抗凝药物。

2. **手术适应证**　凡是出现严重影响生活质量的间歇性跛行，出现静息痛，肢端溃疡和坏疽，同时没有明显的手术禁忌证的患者，均可接受手术治疗。

3. **传统开放手术**　①动脉内膜剥脱术，适用于短段的髂股动脉闭塞患者，剥脱后注意稳定残余内膜，避免夹层形成。②旁路转流术，采用自体静脉(如大隐静脉)或人工血管，在闭塞段近、远端之间搭桥转流，恢复闭塞远端的血流供应。

4. **腔内手术** 在 DSA 下通过导管、导丝技术开通闭塞的血管，创伤小。腔内手术是老年患者下肢 ASO 的首选手术方式，包括经皮腔内血管成形术、支架植入术、腔内减容术等。

二、血栓闭塞性脉管炎

血栓闭塞性脉管炎（thromboangiitis obliterans，TAO）又称伯格病（Buerger's disease），是指周围血管的一种慢性、进行性、节段性血管炎性病变，累及血管全层，导致管腔狭窄、闭塞。病变主要累及四肢远端的中、小动脉，也常累及伴行静脉和浅表静脉，以下肢为主。

诊断要点

1. 好发于 40 岁以下吸烟的男性，偶发于女性。

2. 好发于一侧下肢。第一期为局部缺血期，表现为间歇性跛行；第二期为营养障碍期，表现为静止性痛；第三期为坏死期，出现趾端坏死，肢体发凉，感觉异常。

3. 患肢足背动脉或胫后动脉搏动减弱或消失，伴肢体抬高下垂试验（Buerger 试验）阳性或患肢皮温降低（较健侧肢体低 2℃时表示血液供应不足）。

4. 辅助检查如 CTA、多普勒超声、ABI、节段性动脉测压、动脉造影等可帮助判定动脉闭塞情况。彩色多普勒超声检查可测知受累的下肢动脉闭塞程度及血流情况。

5. 实验室检查如临床免疫学检查可见异常。

6. 应与动脉粥样硬化性闭塞、多发性动脉炎、原发性游走性血栓性浅静脉炎、糖尿病性坏疽、结节性动脉周围炎等疾病鉴别。

处理要点

1. **非手术疗法** 适用于局部缺血期（早期）的病例，措施包括：①绝对戒烟，适当休息。②局部保温，肢体不要暴露于冷空气中。③防止患肢外伤。④进行下肢抬高下垂运动（Buerger 运动），促进肢体循环。患者平卧，将患肢抬高 2 ～ 3 分钟后，下垂到床沿 2 ～ 3 分钟，又复平放 2 ～ 3 分钟，如此反复 5 ～ 6 遍，每日至少进行 3 次。

2. **药物治疗**

（1）血管扩张剂：可解除动脉痉挛和扩张血管，缓解患肢疼痛，促进溃疡愈合。常用药物有前列腺素 E1、盐酸罂粟碱等。

（2）抗凝、祛聚、抑制血小板药物：减少血栓的形成，促进已有血栓的溶解，降低血液黏度，改善微循环。常用药物有肝素、华法林、尿激酶、低分子右旋糖酐、阿司匹林、氯吡格雷等。

(3)使用非甾体抗炎药、曲马多等止痛,并发感染时使用抗生素。

(4)中药:丹参、毛冬青等中草药能改善微循环、促进侧支循环,并有一定的抗凝、消炎和止痛作用。

3. 手术治疗

(1)腰交感神经节切除:切除同侧2、3、4腰交感神经节和神经链,可解除患肢动脉痉挛,促进侧支循环的形成,适用于一、二期患者。

(2)腰交感神经节毁损或脊髓神经电刺激:目的同腰交感神经节切除,但创伤更小。

(3)经皮腔内置管溶栓术和血管成形术:促进血栓溶解,或扩张血管改善血流,但常继发血管炎症加剧和内膜增生,应慎用。

(4)动静脉转流术:用于三期、无条件行动脉旁路手术的患者。

(5)截肢术:病变晚期溃疡无法愈合、坏疽无法控制或合并感染时,应予截肢或截指(趾)手术。

三、下肢静脉曲张

下肢静脉曲张(lower limb varicosity)是慢性下肢静脉功能不全所导致的以下肢浅静脉迂曲、扩张为特点的常见下肢静脉疾病。

诊断要点

1. 最常见的临床表现为下肢浅静脉扩张、膨出和迂曲,典型者呈蚯蚓状静脉团块。大隐静脉曲张病变以小腿内侧显著,小隐静脉曲张病变则主要位于小腿后外侧。

2. 早期可伴下肢酸胀、沉重、水肿,久站或午后症状明显,平卧或抬高患肢后症状减轻,偶有小腿肌肉痉挛表现,亦有患者可无明显不适。严重的患者可以表现为足靴区皮肤改变,如皮肤瘙痒、萎缩、脱屑、色素沉着、皮肤或皮下组织硬结、湿疹及难治性溃疡,可并发血栓性浅静脉炎和急性淋巴管炎。

3. 超声检查可了解深、浅静脉是否通畅、扩张程度,以及静脉瓣膜功能(Valsalva 动作),同时可评估穿支静脉开放情况,无创且方便,是首选的检查方法。静脉造影、CT 静脉造影(CT venography,CTV)、MRI、容积描记等检查,在临床上应用较少,常作为进行复杂病例的鉴别诊断时的辅助检查。

4. 注意与继发性静脉曲张,如原发性下肢深静脉瓣膜功能不全、下肢深静脉血栓形成后综合征(post thrombotic syndrome,PTS)等相鉴别。

处理要点

1. **物理治疗** 即加压治疗,创造梯度压力,促进下肢静脉回流。常用的有弹力袜和弹力绷带,可有效减轻患者下肢水肿、沉重、乏力等症状,同时可有效促进静脉溃疡的愈合。静脉溃疡患者可以采用机械加压装置。

2. **药物治疗** 使用静脉活性药物,须至少坚持用药 3 ~ 6 个月,旨在增加静脉张力、降低血管通透性、促进淋巴及静脉回流、提高肌关节泵功能等,如黄酮类(地奥司明)、七叶皂苷类(马栗种子提取物)、香豆素类等。

3. **硬化剂治疗** 使静脉管壁发生化学炎症(无菌性炎症)反应,引起静脉管腔纤维性闭塞,适用于毛细血管扩张、网状静脉形成或小范围局限性曲张病变、术后残留或局部复发的曲张静脉,可单独或联合腔内手术治疗。

4. **手术治疗**

(1)开放手术:大、小隐静脉高位结扎(分段)剥脱术,为经典的手术术式,效果明确,但是创伤相对较大,术后容易出现淤血、疼痛等情况。

(2)腔内热消融治疗:包括微波、射频、激光等物理消融,即在血管内产生热量,破坏血管内膜并使血管形成无菌性炎症,从而达到闭塞血管的目的,手术微创,创伤相对较小,术后可即刻下地活动。

(3)穿通静脉的治疗:合并穿支静脉功能不全者(尤其是伴有足靴区色素沉着及溃疡的患者),可以通过腔内热消融、硬化剂注射、经腔镜或直视下结扎等手术方式治疗。

四、深静脉血栓

深静脉血栓(deep venous thrombosis,DVT)指血液在深静脉内异常凝结引起的静脉回流障碍性疾病,常发生于下肢。血栓脱落可引起肺动脉栓塞(pulmonary embolism,PE),DVT 和 PE 统称为静脉血栓栓塞症(venous thromboembolism,VTE),是同种疾病在不同阶段的表现形式。

诊断要点

1. 突发患肢肿胀、软组织张力增高,呈非凹陷性水肿,可伴皮色泛红、皮温升高;亦有部分患者可无明显临床症状。

2. 患肢疼痛,组织压痛,压痛可发生在股三角、腘窝、小腿肌层等。

3. 肿胀严重者，皮肤颜色发白，发展为股白肿；肢体极度肿胀可压迫动脉，影响血供，出现股青肿，肢体剧烈疼痛、软组织张力极度增高，患肢皮肤发亮、水疱形成，皮色青紫、皮温冷，动脉搏动无法触及。

4. PTS 一般是指急性下肢 DVT 6 个月后，出现慢性下肢静脉功能不全的临床表现，包括患肢沉重、胀痛、静脉曲张、皮肤瘙痒、色素沉着、湿疹等，重者可出现足靴区脂性硬化病和溃疡。

5. D- 二聚体 诊断急性 DVT 的灵敏度较高，但特异度较差，可用于急性 VTE 的筛查、DVT 的病情监测和疗效评估等。

6. 彩色多普勒超声 可以判断血流速度、静脉阻塞的部位和程度，以及是否存在外来压迫。由于其具有无创、可重复、经济简便的优点，常作为确诊 DVT 的首选检查，并适用于筛查及随访监测。

7. 静脉造影 有创伤性，但准确性高，能使静脉直接显像，可以有效地判断有无血栓及血栓的位置、范围、形态、形成时间和侧支循环情况。

8. CT/MRI 静脉成像 准确性较高，在少数病例，可同时检查腹部、盆腔和下肢深静脉主干情况。

处理要点

1. 治疗目的 防止血栓蔓延，溶解 / 去除已有血栓，缓解症状；预防肺栓塞和 PTS；减少 VTE 复发。

2. 一般治疗 急性期卧床休息、抬高患肢，禁按摩、挤压患肢。

3. 抗凝治疗 早期、足量、足疗程抗凝治疗至关重要。目的在于抑制血栓蔓延，有利于血栓自溶和管腔再通，从而减轻症状、降低 PE 发生率。抗凝药物包括普通肝素、低分子肝素、维生素 K 拮抗剂（如华法林）、新型口服抗凝剂，包括直接 Ⅱ a 因子抑制剂（如达比加群）、直接或间接 Ⅹ a 因子抑制剂（如利伐沙班、依度沙班等）。启用抗凝治疗前及抗凝过程中须充分评估出血风险。

4. 溶栓治疗 目的在于通过促进纤溶，溶解已经存在的血栓，使闭塞静脉尽早开放，迅速减轻症状，恢复正常静脉血流，保护静脉瓣膜功能。常用溶栓药物包括第一代尿激酶和链激酶、第二代组织纤维蛋白溶酶原激活剂（rt-PA）。常用方式包括：系统性溶栓，目前已很少在临床应用；经导管接触性溶栓（catheter directed thrombolytic therapy，CDT），急性期髂股静脉血栓、基本情况较好、出血风险低、预期寿命 ≥ 1 年的患者可首选 CDT。溶栓过程中存在出血、血栓脱落等风险，须动态监测出凝血（尤其是纤维蛋白浓度）及血栓转归情况。

5. 经皮机械血栓清除术（pharmacomechanical thrombectomy，

PMT) 包括单纯机械清栓以及联合药物喷洒/直接溶栓的机械清栓（如 AngioJet 系统）。原则上适用于髂股静脉血栓患者。对溶栓药物过敏或无法耐受溶栓治疗的患者可考虑选择 PMT。溶栓治疗效果欠佳、广泛或近心端血栓形成以及症状明显的 DVT 患者获益更大。

6. **切开取栓** 包括传统静脉切开取栓，以及 Fogarty 导管取栓。随着新技术如 PMT 的出现，目前在临床上较少应用。

7. **下腔静脉滤器**（inferior vena cava filter，IVCF）**置入术** 单纯抗凝治疗的 DVT 患者不推荐常规应用 IVCF。有抗凝治疗禁忌证或有并发症，或在充分抗凝治疗的情况下仍发生 PE 者，建议植入 IVCF。髂股静脉或下腔静脉内有漂浮血栓、急性 DVT 拟行血栓清除术者可考虑植入 IVCF。

8. **辅助治疗** 梯度压力弹力袜（graduated compression stockings，GCS）用来增加静脉回流，减轻下肢水肿，PTS 的发生。静脉活性药物旨在促进淋巴及静脉回流、提高肌关节泵功能，从而减轻 DVT 患者下肢水肿等不适。

9. **髂静脉支架成形术** 部分 DVT 合并髂静脉狭窄的患者可考虑使用。

（姚　陈）

第一节　泌尿、生殖系统疾病的诊断方法

一、临床表现

1. **排尿症状**　下尿路症状（lower urinary tract symptom，LUTS）概括了所有排尿异常症状，包括储尿期症状（如尿频、夜尿增多、尿急、急迫性尿失禁等）和排尿期症状（如排尿困难、尿不尽感、尿末滴沥等）。主要由膀胱、前列腺、尿道或其支配神经的病变引起。

2. **尿液变化**　血尿、脓尿、结晶尿、乳糜尿、血红蛋白尿、气尿。

3. **少尿和无尿**　临床上将每日尿量 < 400ml 定义为少尿。突发性少尿是急性肾衰竭的重要标志。肾前性、肾性和肾后性因素都可引起少尿，如休克、脱水、尿路梗阻、尿毒症等。将每日尿量 < 100ml 定义为无尿。持续性无尿见于器质性肾衰竭，常表现为氮质血症或尿毒症，称为真性无尿症；泌尿系梗阻引起的无尿称为假性无尿症，如结石、肿瘤引起的输尿管或膀胱出口梗阻等。

4. **疼痛**　肾和输尿管疼痛多位于肋脊角、腰部和上腹部；输尿管梗阻引起的绞痛可放射到阴茎头和远端尿道，疼痛与排尿有关；前列腺痛可引起会阴、直肠、腰骶部、耻骨上区、腹股沟区及睾丸的疼痛和不适；睾丸痛可由睾丸疾病引起，也可由前列腺炎或肾绞痛放射引起。

5. **尿道分泌物**　脓性分泌物最多见于淋病奈瑟球菌性尿道炎，黏液性分泌物见于性兴奋及慢性前列腺炎。血性分泌物包括尿道出血和血精。

6. **性功能症状**　包括勃起功能障碍、性欲障碍、早泄、不射精、血精。

二、体格检查

1. **肾脏**　①视诊，观察两侧肾区是否对称，肋脊角、腰部、上腹部有无隆起。②触诊，深吸气时肾脏下移，有时可触及正常肾下极。当肾脏肿大或肾下垂时，肾很容易被触及。注意肾脏大小、硬度、表面是否光滑、有无压痛和肾脏的活动范围，肾区有无肌紧张。必要时取侧卧位或坐位检查。③叩诊，将左手掌平放在肋脊角区，右手掌握拳，

轻叩左手背,注意有无肾区叩痛。④听诊:疑为肾动脉狭窄所致的高血压患者,应在上腹部两侧和腰部听诊,有无杂音。

2. **输尿管** 沿输尿管行程按压腹部,观察有无疼痛。输尿管结石绞痛时,结石所在部位可能有压痛。输尿管下端的结石有时可于阴道或肛门指诊时触到。

3. **膀胱** 急性尿潴留时,下腹部隆起,触诊时发现球形包块,重压时有尿意,叩诊呈浊音。腹部直肠或腹部阴道双合诊能发现盆腔或膀胱肿块。有时可在肛门指检时触及巨大的膀胱结石。

4. **阴茎和尿道外口** 注意有无包茎和包皮过长,阴茎发育情况、大小、形态,有无畸形及阴毛分布等;阴茎有无硬结、肿块,阴茎头部有无溃疡、肿瘤;尿道外口有无分泌物和分泌物性质。

5. **阴囊内容物** 注意阴囊皮肤有无红肿、窦道,睾丸大小、硬度,如有肿物应做透光试验检查附睾有无肿大、压痛、粘连;输精管是否增粗,有无结节;取站立位检查精索静脉有无曲张,精索有无肿物。如阴囊内睾丸缺如时,应仔细检查同侧腹股沟。

6. **前列腺和精囊** 直肠指检可触及并估计前列腺的大小、硬度,注意有无结节及压痛。前列腺按摩可将前列腺液挤入尿道,并由尿道口滴出,收集前列腺液送检。急性前列腺炎时禁按摩。除精囊病变外一般不能触及精囊。

三、实验室检查

1. 尿液检查

(1)尿液常规检查:泌尿系统疾病大多需要收集新鲜尿液进行检查,以中段尿为宜。尿液常规检查包括颜色、透明度、比重、pH、蛋白和葡萄糖定性,以及离心沉淀后显微镜检查,后者包含尿中细胞成分(红细胞、白细胞、上皮细胞及相应管型)、各种微生物和结晶等。尿液常规异常可初步提示病变情况,如白细胞增多常见于尿路感染,红细胞增多常见于泌尿系肿瘤、结石、肾小球肾炎等,病理性蛋白尿提示肾小球或肾小管病变,尿糖阳性常见于糖尿病等。

(2)尿三杯试验:采样以排尿最初的 5 ~ 10ml 为第一杯,最后 2 ~ 3ml 为第三杯,中间部分为第二杯。主要为第一杯尿液异常,说明病变可能在前尿道;主要为第三杯尿液异常,提示病变在膀胱颈或后尿道;三杯均异常,表明病变部位在膀胱、输尿管或肾脏。

(3)尿病原学检查:疑有真菌、结核菌、厌氧菌等感染时,应做相应的特殊培养。尿液涂片检查是一种快速定性诊断方法,检出率低于定量培养。一般采用革兰氏染色后镜检,检查结核菌时做抗酸染色。此外,还可通过 PCR 进行结核菌 DNA 鉴定。

(4)尿液生化检查:当急性肾炎或肾功能不全时,尿肌酐含量降低。尿素氮增高表示体内组织分解代谢增加,降低见于肾功能不全、肝实质病变。肾功能不全、肾上腺皮质功能异常以及钾钠摄入不足等,均可引起尿钾、钠异常。尿钙磷排出量增高主要见于甲状旁腺功能亢进,可引起多发性尿路结石。

(5)尿激素测定:尿中儿茶酚胺和香草扁桃酸含量增高,见于嗜铬细胞瘤等。尿醛固酮含量增高,见于原发性醛固酮增多症,以及充血性心力衰竭、腹水型肝硬化及肾病综合征等引起的继发性醛固酮增多症。

(6)尿细胞学检查:常收集尿沉渣中脱落细胞,用于膀胱肿瘤筛选或术后随访。阳性提示泌尿系统存在尿路上皮癌可能。

2. **分泌物检查** 尿道分泌物有脓性、血性及黏液性,可因非特异性尿道炎、淋病性尿道炎、滴虫性尿道炎等引起。前列腺液常规及细菌培养用于诊断前列腺炎。不育症患者应做精液检查。

3. **肾功能检查** 一般做尿比重测定、BUN 及肌酐测定,当正常肾组织不少于双侧肾总量的 1/3 时,血肌酐值仍保持正常水平。需要时可做尿浓缩稀释试验、酚红(phenolsulfonphthalein,PSP)试验及测定内生肌酐清除率。

4. **PSA** PSA 具有器官特异性,是目前最常用的生物学指标。PSA > 10ng/ml 应高度怀疑前列腺癌的可能。可用于前列腺癌的筛选、早期诊断、分期、疗效评价和随访观察。

四、器械检查

1. **导尿管** 用于测定残余尿,注入造影剂,确定有无膀胱损伤,或解除尿潴留、引流等。排尽尿后立即插入尿管,测量有无残余尿液,正常时无残余尿,有导致感染可能,现多用 B 超测定。

2. **尿道金属探条** 用于扩张狭窄尿道,探测尿道和膀胱内是否有结石。

3. **膀胱尿道镜检查** 对尿道、膀胱黏膜及病变进行可视化检查和病理学检查。电切镜还可以施行尿道、膀胱、前列腺等部位病变的切除手术。经输尿管口逆行插入输尿管导管,可以进行两侧肾盂尿液检查或逆行肾盂造影。

4. **输尿管镜和肾镜** 有硬性或软性两种类型,经尿道、膀胱置入输尿管及肾盂。直视下观察输尿管、肾盂内有无病变，并可直视下取石、碎石，切除或电切肿瘤，取活体组织病理学检查标本。

5. **前列腺细针穿刺活检** 有经直肠和经会阴两种途径。前列腺穿刺应在 PSA 和 MRI 检查之后进行，B 超磁共振融合靶向穿刺可提高穿刺活检的阳性率。

6. **尿动力学检查** 用于诊断下尿路梗阻性疾病、神经源性排尿功能异常、尿失禁，以及遗尿症等，从而分析排尿障碍原因、选择治疗方法及对疗效进行评价。

五、影像学检查

1. **超声** 常规用于肾、肾上腺、膀胱、前列腺和阴囊疾病。在超声引导下可行穿刺、引流及活检等诊断和治疗。

2. **X 线检查** 包括尿路平片、排泄性尿路造影、逆行肾盂造影、膀胱尿道造影、经皮肾穿刺造影、肾动脉造影、淋巴造影、精道造影等。

3. **CT** 平扫常用于泌尿系结石病变判断。增强扫描可对肾癌、肾上腺肿瘤、膀胱癌、前列腺癌进行诊断与鉴别。

4. **MRI** 多参数 MRI 在膀胱癌病灶浸润深度判断、前列腺癌病灶鉴别及前列腺融合穿刺方面具有较强的临床优势。MRU 主要用于上尿路梗阻的病因判断。

5. **放射性核素检查** 包括肾图、肾显像、骨显像、肾上腺皮质和髓质核素显像、阴囊显像等。

6. **PET-CT** 常用于全身瘤负荷的评估，其中 PSMA PET-CT 在前列腺癌局部及远处转移诊断方面，其敏感性和准确性高于其他影像学检查。

（陈凌武）

第二节　泌尿外科微创技术

泌尿外科微创技术主要分为腔内技术和腹腔镜技术。腔内技术包括膀胱尿道镜、输尿管镜、经皮肾镜等；腹腔镜技术包括传统的腹腔镜操作和机器人手术操作。

一、膀胱尿道镜

膀胱尿道镜（cystourethroscope）的治疗主要通过电切镜或者激光镜进行操作，应用的范围包括膀胱病变的经尿道膀胱镜检查、活检或切除,前列腺增生、膀胱结石、尿道狭窄的切开治疗等。

二、输尿管镜

输尿管镜(ureteroscope)包括输尿管硬镜和输尿管软镜。输尿管硬镜的应用范围包括中下段输尿管结石的碎石取石手术,输尿管狭窄的腔内治疗,肾盂输尿管连接部的逆行内镜治疗,上尿路系统肿物的检查、活检或切除。输尿管软镜的应用范围包括肾结石、肾盏憩室结石、肾下极结石,以及与输尿管硬镜联合治疗输尿管上段结石、肾盂肿瘤的腔内治疗。

三、经皮肾镜

经皮肾镜(percutaneous nephroscope)的应用范围包括复杂肾结石的处理,L_2 以上输尿管上段结石的碎石取石手术,各种梗阻性或者不明原因的肾积水,手术后上尿路梗阻、感染积脓,肾结石合并肾盂输尿管连接部狭窄,孤立肾、移植肾或马蹄肾合并肾结石。

四、腹腔镜

腹腔镜(laparoscope)技术是微创泌尿外科的重要组成部分,治疗范围广泛,涵盖泌尿系肿瘤、结石、外伤、尿路修复等多个病种。具体的应用范围包括各种泌尿系统肿瘤的手术治疗;输尿管结石、膀胱结石的切开取石术;肾破裂、输尿管损伤或膀胱损伤的修补手术或者切除术;尿路修复,如肾盂输尿管连接部狭窄的整形手术、输尿管下段狭窄的输尿管膀胱再植术、输尿管损伤的修复手术;移植肾切除术;重复肾部分切除术;肾囊肿去顶术;精索静脉高位结扎术等。

五、机器人辅助腹腔镜手术

机器人辅助腹腔镜手术(robot assisted laparoscopic surgery,RALS)是一种利用机器人技术辅助进行的腹腔镜微创手术,包括外科医生控制台、床旁机械臂系统和成像系统三部分。机器人系统在保持传统腹腔镜手术优势的同时,还具有裸眼 3D 和高倍放大视野的特点,可以提供更为精细的术野、高度灵活的操作器械以及对人手震颤的过滤,为微小术野、复杂解剖结构和刁钻缝合操作的手术提供了便利。RALS 已广泛应用于泌尿系统各类手术中,特别是在前列腺根治性切除、肾部分切除、肾盂输尿管狭窄成形等术式中优势明显。但是,目前 RALS 仍然存在触觉缺失和准备时间长等有待改进的地方,因此须针对患者的病情合理地选择 RALS、传统腹腔镜手术或者开放手术。

（王道虎）

第三节　泌尿、男生殖系统感染

泌尿、男生殖系统感染（genitourinary tract infections）是指泌尿、男生殖系统任何部位有致病菌侵入繁殖所引起的感染，是临床中最常见的感染性疾病之一。在解剖上，男性后尿道和生殖系统有共同通道，尿道口又与外界相通，故可以相互传播，同时发病。

一、急性细菌性膀胱炎

急性细菌性膀胱炎（acute bacterial cystitis）好发于女性，多为上行感染所致，少见由血行感染或淋巴感染所致。男性常继发于其他疾病，也可继发于邻近器官感染。致病菌多为大肠埃希菌。

诊断要点

1. 突发膀胱刺激症状（尿频、尿急、尿痛），耻骨上不适，以及肉眼血尿、脓尿等。

2. 严重时可有急迫性尿失禁、膀胱区压痛或高热等全身症状。

3. 尿液检查可见白细胞增多，也可见较多红细胞。尿培养可找到致病菌。

4. 男性单纯性膀胱炎较少见，必要时可结合超声、CT 等检查来明确是否合并其他疾病。

处理要点

1. 支持疗法，多饮水。

2. 应用解痉药物、碱化尿液、膀胱区热敷、热水坐浴等。

3. **选用敏感抗生素治疗**　女性无并发症的单纯性膀胱炎，首选 3 日疗法，症状持续 1 周或更长时间以及可能具有其他复杂因素的患者可选用 7 日疗法。

二、急性肾盂肾炎

急性肾盂肾炎（acute pyelonephritis）是肾盂和肾实质的急性细菌性炎症。致病菌主要为大肠埃希菌和其他肠杆菌及革兰氏阳性菌。常为上行感染所致。

诊断要点

1. 突发寒战、高热，伴有头痛、全身痛及恶心、呕吐等。

2. 单侧或双侧腰痛,有明显的肾区压痛、肋脊角叩痛。

3. 由上行感染所致者,起病时即出现尿频、尿急、尿痛、血尿,以后出现全身症状。血行感染者常由高热开始,随后出现膀胱刺激症状。

4. 血常规表现为以中性粒细胞增多为主的白细胞升高。尿常规有白细胞、红细胞、蛋白、管型和细菌,尿培养可找到致病菌,血培养可能阳性。

5. 急性期控制后应作进一步检查,明确有无泌尿系梗阻、膀胱输尿管反流等解剖异常。

处理要点

1. **全身支持疗法** 碱化尿液,缓解膀胱痉挛。

2. 在培养和药敏结果出来前,以广谱抗生素治疗为主,疗程 7～14 日,静脉给药至体温正常、临床症状改善、尿培养转阴后改为口服维持。

3. 存在肾后性梗阻或者肾积脓的患者,可进行肾造瘘引流或留置输尿管支架管引流。

三、急性细菌性前列腺炎

急性细菌性前列腺炎(acute bacterial prostatitis)大多由尿道上行感染所致,致病菌多为革兰氏阴性杆菌或假单胞菌,最常见为大肠埃希菌。少数治疗不彻底者可转变为慢性前列腺炎,严重者可发展为前列腺脓肿。

诊断要点

1. 突发起病,表现为急性疼痛伴排尿刺激症状和梗阻症状及发热等全身症状。典型症状为尿频、尿急、尿痛,梗阻症状为排尿踌躇、尿线间断,甚至急性尿潴留,会阴部及耻骨上疼痛伴外生殖器不适或疼痛;常伴发急性膀胱炎。

2. 直肠指检可触及局部温度升高、肿胀的前列腺,有压痛,形成脓肿则有饱满或波动感。直肠指检操作应柔和,禁止进行前列腺按摩。

3. 血常规可见白细胞数升高,以中性粒细胞增多为主。尿常规可见白细胞增多、细菌增多和不同程度的红细胞增多。尿培养、前列腺液培养可找到致病菌。

处理要点

1. **全身支持疗法** 注意休息,加强营养。

2. **抗感染治疗** 在获得药敏结果之前,可经验性使用氟喹诺酮类抗生素治疗,一疗程 7 日,可延长至 14 日。

3. 如出现急性尿潴留,应避免经尿道导尿,应行耻骨上膀胱穿刺造瘘。

四、睾丸附睾炎

大多数睾丸炎继发于同侧附睾炎,称之为睾丸附睾炎(orchitis and epididymitis)。

诊断要点

1. 急性睾丸附睾炎表现为急性发作的单侧睾丸附睾肿胀疼痛,向腹股沟和下腹部放射。触诊睾丸附睾质地变硬。可见阴囊皮肤红肿。可伴发热和胃肠道症状。

2. 慢性睾丸附睾炎表现为睾丸疼痛,睾丸常无肿胀,可伴附睾硬结,病程超过 6 周。

3. **与睾丸蒂扭转鉴别** 睾丸蒂扭转患者提睾反射消失,托起阴囊疼痛不会缓解,可触及睾丸位置异常。彩色多普勒超声检查有助于鉴别。

处理要点

1. 卧床休息、托高阴囊、局部冷敷。疼痛明显可做患侧精索封闭麻醉。

2. 抗菌药物治疗。

3. 脓肿形成者予以切开引流。

五、慢性细菌性膀胱炎

慢性细菌性膀胱炎(chronic bacterial cystitis)常由上尿路急性感染迁延不愈或慢性感染所致,亦可继发于某些下尿路病变,如良性前列腺增生、慢性前列腺炎、尿道口处女膜融合、处女膜伞等。

诊断要点

1. 持续或反复存在尿频、尿急、尿痛,肉眼见尿液混浊或呈脓性。

2. 尿常规可见白细胞增多、细菌增多和不同程度的红细胞增多,尿培养可找到致病菌。

3. 超声、尿路造影、CT 可帮助了解有无尿路病变。

处理要点

1. 选用敏感抗生素。

2. 去除尿路梗阻因素或其他原发病变因素,保持排尿通畅。

六、慢性前列腺炎

大多数慢性前列腺炎(chronic prostatitis)患者没有急性炎症过程。慢性细菌性前列腺炎的致病菌有大肠埃希菌、变形杆菌、克雷伯菌等,主要由经尿道逆行感染所致。慢性非细菌性前列腺炎的致病菌未有统一意见,可能为沙眼衣原体、支原体、滴虫等微生物。

诊断要点

1. 慢性细菌性前列腺炎可有膀胱刺激征(尿频、尿急、尿痛);排尿困难;会阴部不适、疼痛,腰背痛,睾丸放射痛;神经症;尿道口可见白色分泌物;性功能障碍;偶可表现为变态反应如虹膜炎、关节炎等。

2. 慢性非细菌性前列腺炎症状与细菌性前列腺炎相似,但无反复发作的尿路感染。

3. 前列腺按摩液涂片或培养可发现致病菌,阴性者为非细菌性。

4. 前列腺按摩液白细胞 > 10/HP,磷脂小体减少。

处理要点

1. 保持规律性生活,忌酒及刺激性食物,使用热水坐浴及心理治疗,每周 1 次前列腺按摩。

2. 有尿路梗阻症状患者可使用 α 受体拮抗剂治疗。

3. 慢性细菌性前列腺炎可选用复方新诺明或大环内酯类、氟喹诺酮类等药物。

4. 慢性非细菌性前列腺炎,致病菌为衣原体、支原体者,可选用大环内酯类药物。

(陈 炜)

第四节　泌尿、男生殖系统结核病

一、肾结核

肾结核是由结核分枝杆菌感染肾脏引起的慢性、进行性、破坏性疾病,多由肺结核经血液播散至肾脏所致,可有肺或其他器官结核病史。

诊断要点

1. 好发于 20～40 岁青壮年,男性多见。

2. 早期多无症状,病程进展后,可出现以尿频为主的下尿路症状,晚期常合并肾积脓或肾功能不全。部分患者可出现消瘦、发热、盗汗、贫血、乏力、食欲减退等全身症状。

3. 尿液检查有多数红细胞和白细胞,尿沉渣涂片多能查到抗酸杆菌,若尿培养找到结核分枝杆菌则可确诊。

4. 泌尿系彩超可作为初筛,尿路造影可显示肾盏边缘如虫蛀状、有空洞,肾盏狭窄或闭锁,肾盂、输尿管不规则狭窄及扩张,以及肾功能减退。病变多发生于一侧肾脏,膀胱若有挛缩者,往往并发对侧肾积水。CT对发现钙化和伴随的淋巴结病变更为敏感,对肾内异常空洞也可以清晰显示,三维成像可显示输尿管全部病变。另外MRI及水成像对肾结核及肾结核积水的诊断亦有帮助。

5. 膀胱镜检查可发现典型的膀胱黏膜结核结节、肉芽肿、溃疡、瘢痕等病变,通常以膀胱三角区及双侧输尿管口尤为集中,但膀胱容量不足50ml或有急性炎症者不宜做膀胱镜检查。

处理要点

1. **内科治疗**　包括加强营养及休息,同时尽早开展抗结核药物治疗,用药原则为早期、适量、联合、规律、全程。标准用药方案如表7-6-1。

表7-6-1　标准用药方案

阶段	药物	剂量/mg
强化阶段(2个月)	异烟肼(INH)	300
	利福平(RIF)	600
	吡嗪酰胺(PYR)	1 200
	乙胺丁醇(ETH)	2 000
巩固阶段(4个月)	异烟肼(INH)	300
	利福平(RIF)	600

特殊人群如儿童、妊娠期及哺乳期妇女、合并HIV者、出现多重耐药者应调整方案。

2. **手术治疗**

(1) 根据病变严重程度及位置施行:①肾切除术;②肾部分切除术;③肾结核病灶清除术;④解除梗阻的成形手术。

(2) 围手术期注意事项:手术前后使用抗结核药治疗;膀胱容量较小者术前留置导尿管。

二、男生殖系统结核

男生殖系统结核(male genital tuberculosis)大多继发于肾结核,一般由后尿道感染逆行至前列腺、精囊,至输精管,最后蔓延至附睾和睾丸,少数由血行直接播散。

诊断要点

1. 好发于 20 ~ 40 岁青壮年。

2. 常无明显症状,偶感会阴和直肠不适。可有血精、阴囊瘘管或不育。多数有泌尿系统结核病史及肺部或其他器官结核史。

3. 肛门指检可发现前列腺、精囊有硬结。阴囊内容物触诊可触到附睾硬结局限于尾部或遍及整个附睾。输精管呈串珠状,无触痛。

4. 实验室检查尿液若发现红细胞、白细胞异常,应做抗酸杆菌检查及结核分枝杆菌培养。精液或前列腺液如发现红细胞异常,也应做结核分枝杆菌检查。

5. 根据局部典型症状、体征及检查确定诊断,注意有无合并肾结核。必要时做 X 线检查及肾盂造影排除上尿路病变,注意前列腺、后尿道有无钙化影。

处理要点

早期可用抗结核药物,若效果欠佳,病变增大,形成脓肿及窦道时,施行附睾切除术,手术前后辅以抗结核药物。

(黄　斌)

第五节　泌尿系损伤

一、肾损伤

肾损伤(renal injuries)常是严重多发损伤的一部分,按损伤病因不同,可分为开放性、闭合性和医源性损伤。临床上以闭合性损伤最常见。

诊断要点

1. 有明确的锐器伤、暴力伤或肾相关医疗操作史。

2. 患侧腰腹部疼痛,多伴有肉眼或镜下血尿,但血尿与损伤程度并不一致。严重肾蒂血管损伤、输尿管断裂、肾盂广泛损伤或被血块完全阻塞者,可仅有轻微或无血尿。严重损伤者可早期出现休克。

3. 超声作为初筛可提示肾包膜下或肾周血肿及尿外渗情况。CT 检查尤为重要,可清晰显示肾皮质裂伤、尿外渗和血肿范围,显示无活力的肾组织,并可了解与周围组织和腹腔内其他脏器的关系。

处理要点

1. **紧急治疗** 大出血、休克患者须紧急抢救,抗休克治疗。明确是否多发脏器损伤,同时做好手术探查准备。

2. **非手术治疗** 适用于肾挫伤、大部分肾部分裂伤者。包括绝对卧床,补充血容量,维持水电解质平衡,抗感染,止痛、镇静和止血治疗。密切观察生命体征,检测血红蛋白,必要时输血及行选择性肾动脉介入栓塞治疗。

3. **手术治疗**

(1)开放性肾损伤:视情况行肾修补术、肾部分切除术或肾切除术。

(2)闭合性肾损伤出现以下情况时应改为手术治疗:①经积极抗休克治疗后生命体征仍未见改善,提示有活动性出血;②腰、腹部肿块明显增大;③血尿逐渐加重,血红蛋白和血细胞比容继续降低;④怀疑腹腔脏器损伤。

(3)医源性肾损伤根据损伤程度及时改变手术方式。

4. **并发症处理** 尿囊肿或肾周脓肿切开引流;输尿管狭窄成形;恶性高血压做血管修复或肾切除;动静脉瘘、假性动脉瘤行修补或肾部分切除;持久性血尿行选择性肾动脉栓塞。

二、尿道损伤

尿道损伤(urethral injuries)多见于男性。男性前尿道包括阴茎部和球部,后尿道包括膜部和前列腺部。受伤部位多在球部及膜部,前者多因会阴部骑跨伤,后者多因骨盆骨折导致。

诊断要点

1. 明确的外伤史。

2. 前尿道损伤多出现尿道流血、疼痛、局部血肿、排尿困难或尿潴留;后尿道损伤多出现下腹部痛、排尿困难,可伴随骨盆骨折出现失血性休克,尿道外口无流血或少量出血。

3. 后尿道损伤在直肠指检时可触及直肠前方柔软血肿,前列腺尖可浮动。

4. X线检查可了解有无骨盆骨折。

处理要点

1. **抗休克治疗** 有休克者须先积极进行抗休克治疗。

2. **一般处理** 前尿道挫伤、轻度尿道流血、无尿外渗者,用抗生素预防感染,必要时导尿管引流 1 周。

3. 手术治疗

(1)尿道球部撕裂伤或完全断裂,无法插入导尿管者,立即行尿道修补术或尿道端端吻合术。

(2)尿外渗时行多处皮肤切开引流,必要时先行耻骨上膀胱造瘘,3 个月后再修补尿道。

(3)前尿道损伤后期合并尿道狭窄时,根据病变程度和部位选择尿道扩张术、内镜下尿道内冷刀切开术、经会阴尿道狭窄段切除术及尿道端端吻合术。如有尿瘘,则解除狭窄同时切除或清理瘘管。

(4)后尿道损伤常合并严重休克,故一般行耻骨上膀胱造瘘术,3 个月后再行尿道瘢痕切除术及尿道端端吻合术。当病情允许时亦可一期行尿道会师复位术。

(陈 旭)

第六节 尿石症

一、上尿路结石

上尿路结石(upper urinary tract stone disease)是指肾结石(renal calculi)和输尿管结石(ureteral calculi)。上尿路结石可以无症状,也可有疼痛和血尿,其程度与结石部位、大小、活动与否,以及有无损伤、感染、梗阻等有关。

诊断要点

1. 与活动相关的上腹或腰部钝痛,伴活动后镜下 / 肉眼血尿。

2. 肾绞痛(renal colic),表现为腰部或上腹部阵发性剧烈疼痛,并沿输尿管行径放射至同侧下腹部,还可涉及同侧睾丸或阴唇。

3. 合并感染时可有尿频尿急、发热并伴有脓尿。

4. 体格检查可有肾区叩击痛、输尿管行程压痛。

5. 实验室检查可见尿液异常,或肾功能异常;须行血尿酸、血钙、血磷、甲状旁腺素等检测,了解结石成因。

6. **影像学检查** 泌尿系超声可见高回声团块影及肾积液;泌尿系平片及静脉尿路造影(intravenous urography,IVU)可见高密度结节;CT 扫描可进一步明确上尿路结石的诊断,CT 诊断结石的灵敏度和特异度为 96% ~ 100% 和 92% ~ 100%;同位素肾图可判断肾脏血流灌注情况及肾小球滤过率。

7. **鉴别诊断** 需要排除其他可引起腹部疼痛的疾病,如急性阑尾炎、异位妊娠、卵巢囊肿扭转、急性胆囊炎、胆石症、肾盂肾炎等。

处理要点

1. **药物排石治疗** 上尿路结石小于 6mm 且无严重感染及肾功能损害可试行药物排石治疗。可使用非甾体抗炎药、α 受体拮抗剂调节尿液酸碱度，以及使用中医中药治疗辅助排石。

2. **手术治疗** 根据结石大小及不同部位采取不同手术方式。体外冲击波碎石术（extracorporeal shock wave lithotripsy，ESWL）适用于结石远端无梗阻的直径 < 2cm 的肾上盏、中盏、肾盂结石和 < 1cm 的输尿管上、中段结石；输尿管镜取石术（ureteroscopic lithotomy，URL）适用于输尿管中下段及部分输尿管上段结石；经皮肾镜取石术（percutaneous nephrolithotomy，PCNL）适用于治疗肾脏及输尿管上段结石，特别是复杂的肾结石、多发性肾结石、鹿角形肾结石等；输尿管软镜碎石术（flexible ureteroscope lithotripsy，FUL）适用于 < 2cm 的肾结石及输尿管上段结石的手术治疗。各种原因无法行 ESWL 及 URL 或 PCNL 治疗失败的肾外型肾盂结石，较大、较硬或嵌顿时间长、周围肉芽组织增生明显的输尿管结石是腹腔镜 / 机器人辅助腹腔镜切开取石术的手术指征。

3. **肾绞痛的治疗** 肾绞痛是泌尿外科的急症，须紧急处理，并注意与其他急腹症相鉴别。治疗药物包括非甾体抗炎药、阿片类镇痛药、M 受体拮抗剂解痉药等。

二、下尿路结石

下尿路结石（lower urinary tract stone disease）包括膀胱结石（vesical calculi）和尿道结石（urethral calculi）。

原发性膀胱结石（primary vesical calculi）多发于男童，与营养不良和低蛋白饮食有关，其发生率在我国已明显降低。继发性膀胱结石（secondary vesical calculi）常见于良性前列腺增生、膀胱憩室、神经源性膀胱、异物或上尿路结石排入膀胱。

尿道结石见于男性，绝大多数来自肾和膀胱。有尿道狭窄、尿道憩室及异物存在时亦可致尿道结石。多数尿道结石位于前尿道。

诊断要点

1. 膀胱结石典型症状为排尿突然中断，疼痛放射至远端尿道及阴茎头部，伴排尿困难和膀胱刺激症状。

2. 小儿常用手搓拉阴茎，跑跳或改变排尿姿势后，能使疼痛缓解，继续排尿。

3. 尿道结石典型症状为排尿困难,点滴状排尿,伴尿痛,重者可发生急性尿潴留及会阴部剧痛。

4. 下尿路结石常伴发血尿和感染。憩室内结石可仅表现为尿路感染。

5. **辅助检查** 泌尿系超声检查、泌尿系 X 线检查及膀胱尿道镜检查。

处理要点

膀胱结石采用手术治疗,并应同时治疗病因。膀胱感染严重时,应用抗菌药物。若有排尿困难,则应先留置导尿,以利于引流尿液及控制感染。

1. **膀胱结石** 以经尿道膀胱结石碎石取石术为主,碎石方法包括大力碎石钳、激光或超声联合气压弹道碎石。结石过大、过硬或合并膀胱憩室等病变需要处理时,可行耻骨上膀胱切开取石。若合并前列腺增生或者尿道狭窄的,可同期处理。

2. **尿道结石** 前尿道结石在阴茎根阻滞麻醉下,压迫结石近端尿道,阻止结石后退,注入无菌液体石蜡,再轻轻地向尿道远端推挤出结石,取出有困难者可选择内镜下碎石后取出。后尿道结石可用尿道探条将结石轻轻地推入膀胱,再按膀胱结石处理。

(吴荣佩)

第七节　泌尿、男生殖系统肿瘤

一、肾肿瘤

肾肿瘤(tumors of the kidney)多为恶性,常见肾细胞癌、肾母细胞瘤、肾盂癌。良性肿瘤包括肾血管平滑肌脂肪瘤(肾错构瘤)及肾嗜酸细胞瘤。

诊断要点

常见 4 种肾脏肿瘤临床表现特点和诊断要点见表 7-6-2。

表 7-6-2　常见 4 种肾脏肿瘤临床表现特点和诊断要点

	肾细胞癌	肾母细胞瘤	肾盂癌	肾错构瘤
好发年龄	> 40 岁	< 6 岁	> 40 岁	30 ~ 60 岁
组织来源	肾小管上皮细胞	胚胎肾组织	肾盂肾盏移行上皮细胞	血管平滑肌脂肪瘤

续表

	肾细胞癌	肾母细胞瘤	肾盂癌	肾错构瘤
无痛性肉眼血尿	少见,侵入肾盂时出现	少见,可有镜下血尿	常见,早期可出现	罕见
肿块	多可触及	常为首发症状	罕见	少见
腰痛	少有,可有隐痛	常无	半数出现	常无
全身症状	可有发热、高血压、血沉增快,可伴有高钙血症、高血糖、红细胞增多症、肝功能异常,晚期可出现贫血、体重减轻、消瘦及恶病质等	常有低热、高血压	无症状,晚期可出现贫血、疼痛、消瘦、恶病质等	伴发结节性硬化症者可伴有面部蝶形分布的皮脂腺腺瘤、癫痫、智力减退等
尿中癌细胞	累及肾盂时阳性	一般阴性	多为阳性	阴性
静脉肾盂造影	肾盂肾盏弧形压迹	肾实质占位病变	肾盂、肾盏充盈缺损	肾脏轮廓增大,可伴肾盂肾盏变形
超声	不均质的中低回声实性肿块	肾实质占位病变	肾盂、肾盏占位病变及局部肾盏扩张积液	瘤体内含脂肪组织
CT	瘤体平扫时 CT 值为正值,略低于或与肾实质相仿;增强后明显强化,有快进快出的特点	CT 特点与肾细胞癌相似	肾盂、肾盏充盈缺损,可伴梗阻积液	平扫病灶内见低密度脂肪影,CT 值为负值,增强脂肪病灶无强化
转移性肿瘤症状	骨痛、持续性咳嗽咯血、神经麻痹等症状,男性可致精索静脉曲张	与肾细胞癌相似	与肾细胞癌相似	无

处理要点

早期手术切除,肾胚胎瘤可并用放射或化学治疗,参考表 7-6-3。晚期肾癌采用靶向联合免疫治疗,晚期肾盂癌可化疗。

表 7-6-3 肾肿瘤的治疗

	肾细胞癌	肾母细胞瘤	肾盂癌	肾错构瘤
手术治疗	肾部分切除或根治性肾切除(切除肾及肾周脂肪囊)	切除肾及肾周脂肪囊	切除肾及全输尿管,包括输尿管膀胱入口的部分膀胱壁	切除错构瘤病变组织
辅助治疗	对放疗、化疗不敏感,高危患者可考虑辅助靶向或靶向联合免疫治疗	术前、术后可并用放疗或化疗	高危患者可考虑辅助化疗或联合免疫治疗	无需辅助治疗
随访	注意局部复发和远处转移	注意远处转移及对侧复发	注意膀胱及对侧上尿路复发	定期复查

二、膀胱癌

膀胱癌(bladder cancer)病理类型大多数属于尿路上皮癌,按浸润深度可分为非肌层浸润性膀胱癌(Tis、T_a、T_1)和肌层浸润性膀胱癌($T_2 \sim T_4$)两大类。其中非肌层浸润性膀胱癌根据其病理特点又可分为低级别尿路上皮癌和高级别尿路上皮癌。以上不同类型的膀胱肿瘤临床诊断要点相似,但处理要点迥异。

诊断要点

1. 中年以上患者长期有间歇无痛性肉眼血尿,或伴有膀胱刺激症状,注意本病可能。晚期可合并排尿困难、贫血、恶病质、腰酸痛、下肢水肿及尿毒症表现。

2. 膀胱双合诊若触到硬结,可能已有深部浸润;浸润盆腔者为晚期表现。

3. 初筛可行膀胱彩超,进一步检查推荐行膀胱多参数 MRI,对判断肿瘤是否浸润肌层有指导意义。

4. 膀胱镜检查及活检仍是目前确诊膀胱癌的金标准,对于单发且瘤体较小者可在行膀胱镜检查时将瘤体一并切除(诊断性电切)。

5. 尿脱落细胞检查、尿液免疫 FISH、尿液 DNA 甲基化检测等不同液体活检方法对明确诊断亦有帮助。

处理要点

1. 非肌层浸润性膀胱癌首选手术治疗,手术方式为经尿道膀胱肿瘤切除术(transurethral resection of bladder tumor),切除深度至膀胱肌层。术后常规行膀胱灌注治疗。低危患者术后选择膀胱灌注化疗(表柔比星、吡柔比星等);中、高危患者推荐行卡介苗膀胱灌注。灌注期间应定期复查膀胱镜或影像学(B 超或 MRI)。

2. 肌层浸润性膀胱癌($T_2 \sim T_3$ 期)推荐 4 ~ 6 周期新辅助(推荐含铂类药物方案)治疗后行膀胱根治性切除术,手术方式可选择开放、腹腔镜或机器人辅助腹腔镜手术,膀胱切除后的尿流改道方式可选择回肠输出道和原位新膀胱。部分患者在新辅助治疗后出现临床完全缓解情况,后续可选择行保膀胱综合治疗。

3. 局部晚期或远处转移膀胱癌(部分 T_3 和 T_4 期)推荐行辅助治疗,可选择全身化疗(包括铂类化疗、免疫检查点抑制剂、抗体偶联药物、靶向药物)及局部放疗。

三、前列腺癌

前列腺癌(prostate cancer)是老年男性的常见恶性肿瘤,95% 以上的前列腺癌为腺泡腺癌,起源于腺上皮细胞,好发于前列腺外周带。筛查手段是血清 PSA 和直肠指诊。前列腺癌根据是否转移可分为局限型和转移性前列腺癌,根据是否对内分泌治疗抵抗分为激素敏感性和去势抵抗性前列腺癌。

诊断要点

1. 前列腺癌患者多数没有典型的症状,少部分患者可表现为排尿困难、血尿、骨痛等症状。

2. 直肠指检可触及前列腺结节,质地多较正常腺体坚硬。

3. 常规检测血清 PSA,正常参考值为 0 ~ 4ng/ml,当发生前列腺癌时 PSA 常有升高。

4. 多参数 MRI 在诊断前列腺癌方面有着较高的灵敏度和特异度;核素骨扫描可判断是否伴有骨转移;PSMA PET-CT 可在明确骨转移的同时评估全身肿瘤负荷情况。

5. 前列腺穿刺活检是确诊前列腺癌最准确、最重要的方法。

处理要点

前列腺癌的治疗方式种类繁多。不同类型、不同阶段的前列腺癌治疗选择不尽相同,需要综合评估前列腺癌的危险度分级、患者身体状况、预期寿命以及经济水平等多重因素。

1. 低危、局限型前列腺癌,可选择等待观察和主动监测。

2. 局限型前列腺癌、身体状况良好的患者,可选择前列腺癌根治术,手术方式包括开放、腹腔镜和机器人辅助腹腔镜手术,也可选择根治性放射治疗。

3. 转移性前列腺癌采用内分泌治疗,即雄激素剥夺治疗(androgen-deprivation therapy,ADT)。如果患者转移灶包括内脏器官,则需要联合化疗。免疫治疗、靶向药物治疗等在晚期前列腺癌的治疗中具有一定价值。

四、阴茎癌

诊断要点

1. 多见于 40 ~ 60 岁、有包茎或包皮过长的患者。

2. 早期可有类丘疹、疣状红斑或经久不愈的溃疡等病变;晚期呈菜花样外观,表面坏死形成溃疡,渗出物有恶臭;若肿瘤侵犯尿道海绵体,可造成排尿困难、尿潴留或尿瘘。

3. 查体常可触及腹股沟肿大、质硬的淋巴结。

4. 肿物活检可以确诊。

5. 超声、CT 和 MRI 等影像学检查可以判断盆腔淋巴结与内脏器官转移的情况。

处理要点

1. **手术治疗**   包括局部病灶切除、阴茎部分切除或阴茎全切除等。对分化程度较差或伴区域淋巴结转移的患者应加行髂腹股沟淋巴结清扫术。对不适宜行根治性切除的患者,可行姑息性病灶切除,辅以术后放化疗。

2. **放射治疗**   对于 T_2 期与分化较差的 T_1 期肿瘤,可行单纯根治性放疗;T_2 期以上肿瘤放疗应作为术后辅助治疗手段;对于原发灶直径 > 5cm、浸润至阴茎根部的肿瘤或 N_3 期肿瘤,可行姑息性放疗。

3. **化学治疗**   对于晚期患者应行术后辅助化疗或姑息性化疗。

五、睾丸肿瘤

睾丸肿瘤(tumor of testis)是泌尿、男生殖系统肿瘤中成分最复杂、组织学表现最多样、肿瘤成分与治疗关系最为密切的肿瘤,分为原发性和继发性两大类。原发性睾丸肿瘤又分为生殖细胞肿瘤和非生殖细胞肿瘤。

诊断要点

1. 睾丸肿瘤好发于青壮年男性。

2. 典型的临床表现为患侧阴囊内触及单发的无痛性肿块。隐睾患者在腹部或腹股沟部发现肿块,并且肿块进行性增大,常是隐睾恶变的表现。

3. 睾丸肿瘤早期即可发生淋巴结转移,最先转移到腹主动脉及下腔静脉旁淋巴结。

4. 推荐行 AFP、β-hCG、LDH 检测,有助于了解肿瘤的性质、临床分期、术后有无复发及预后。

5. 超声和 CT 有助于睾丸肿瘤的诊断,以及确定腹膜后淋巴结有无转移及转移的范围。必要时行全身 PET-CT 检查。

处理要点

1. 一旦发现睾丸肿瘤,90% 以上的均为恶性肿瘤,应行经腹股沟入路的根治性睾丸切除术。

2. 根据睾丸肿瘤的组织学类型和临床分期选择后续的治疗方法,如放疗、化疗等。

3. 精原细胞瘤对放疗敏感,术后可行辅助放疗,亦可辅以铂类为基础的化疗,总体预后较好。

4. 非精原细胞瘤行根治性睾丸切除术后,根据具体情况可选择密切监测、腹膜后淋巴结清扫术,以及化疗等。

(陈凌武)

第八节 前列腺增生症

前列腺增生症也称良性前列腺增生(benign prostatic hyperplasia,BPH),主要表现为组织学上前列腺间质和腺体成分的增生,是导致老年男性排尿功能障碍最为常见的一种良性疾病,临床表现为 LUTS 及相关并发症,如尿潴留、泌尿系感染、膀胱结石、膀胱憩室、肾积水和肾功能损害等。

诊断要点

1. 老年男性伴有下尿路症状,如尿频、尿急、夜尿增多、排尿踌躇、排尿困难、尿不尽感,甚至尿潴留、充溢性尿失禁等。

2. **直肠指检** 可触及增大的前列腺,表面光滑,质韧,有弹性,边缘清楚,中间沟变浅或消失,无硬结。同时注意膀胱区有无膨隆,有无尿潴留征象。

3. **超声检查** 了解前列腺大小,有无合并膀胱结石,有无输尿管扩张及肾积水,可同时测定膀胱残余尿量。

4. **PSA 通常不高** 如 PSA 升高,应行前列腺 MRI 检查,必要时行前列腺穿刺活检,排除前列腺癌。

5. 须与膀胱颈挛缩、神经源性膀胱等疾病相鉴别。尿流动力学检查有助于鉴别诊断。

处理要点

1. **等待观察** 症状较轻,不影响生活和睡眠,可密切随访。

2. **药物治疗** 为缓解患者的下尿路症状,延缓疾病进展,预防并发症,可先采用药物治疗。常用药物:①α受体拮抗剂,如坦索罗辛 0.2mg,每日 1 次;② 5α- 还原酶抑制剂,如非那雄胺 5mg,每日 1 次;③ M 受体拮抗剂,如琥珀酸索利那新 5mg,每日 1 次;④ $β_3$ 受体激动剂,如米拉贝隆 50mg,每日 1 次;⑤其他中药及植物类药物。

3. **手术治疗**

(1)具有中、重度 LUTS,并已明显影响生活质量的患者可选择外科治疗,尤其是药物治疗欠佳或拒绝接受药物治疗者。绝对手术治疗指征包括:①反复尿潴留(至少在 1 次拔管后不能排尿或 2 次尿潴留);②反复血尿;③反复泌尿系感染;④合并膀胱结石;⑤继发性上尿路积水;⑥继发肾功能不全;⑦当 BPH 患者合并腹股沟疝、严重的痔疮或脱肛时,也建议外科手术治疗。

(2)手术治疗方式:①经尿道前列腺切除术(transurethral resection of prostate,TURP)是 BPH 手术治疗的金标准方法;②经尿道前列腺激光切除 / 汽化 / 剜除手术,凝固止血效果好,且在减少热损伤方面具有优势;③经尿道双极等离子前列腺剜除手术;④经尿道前列腺切开术(transurethral incision of prostate,TUIP);⑤经尿道前列腺球囊扩张术;⑥开放性前列腺摘除术;⑦经尿道前列腺悬吊术。

(陈俊星)

第九节　肾上腺外科

肾上腺皮质主要分泌类固醇激素,髓质主要分泌肾上腺素、去甲肾上腺素和多巴胺。肾上腺病变导致其分泌异常,可引起不同的疾病,在需外科治疗的肾上腺疾病中,以嗜铬细胞瘤、皮质醇增多症和原发性醛固酮增多症最为常见。

诊断要点

肾上腺肿瘤绝大多数为良性,常见的 4 种肿瘤临床表现特点见表 7-6-4。

表 7-6-4 肾上腺肿瘤的鉴别

	嗜铬细胞瘤 (pheochromocytoma)	皮质醇增多症 (hypercortisolism), 又称库欣综合征 (Cushing syndrome)	原发性醛固酮增多症 (primary hyperaldosteronism)	肾上腺偶发瘤 (adrenal incidentaloma)
好发年龄	48 ~ 55 岁	20 ~ 40 岁	30 ~ 50 岁	无固定好发年龄
临床表现	头痛、心悸、多汗,阵发性高血压或持续性血压升高伴阵发性加剧	向心性肥胖、满月脸、水牛背、皮肤紫纹、痤疮、高血压,甚至出现糖尿病和骨质疏松	高血压、低血钾、碱中毒,可伴肢端麻木、肌无力及周期性瘫痪症状	体检发现,无症状
实验室检查	血、尿儿茶酚胺及其代谢产物升高	皮质醇分泌增多,失去昼夜节律,不被小剂量地塞米松抑制	肾素 - 血管紧张素活性降低	内分泌检查正常
影像学检查	CT 表现为瘤体内密度不均匀和明显强化	头颅 MRI 可用于诊断垂体瘤;肾上腺 B 超、CT 可了解肾上腺有无增生或肿瘤,分泌皮质醇的肾上腺皮质腺瘤 CT 值可高于醛固酮瘤	首选 CT 检查,表现为瘤低密度、等密度,强化不明显	增强 CT 可区分肾上腺瘤与肾上腺转移癌

处理要点

肾上腺肿瘤一般先考虑手术治疗,无法手术患者可行药物治疗,详见表 7-6-5。

表 7-6-5　肾上腺肿瘤的治疗

		嗜铬细胞瘤	皮质醇增多症	原发性醛固酮增多症
手术治疗	术前	控制血压,使用 α 受体拮抗剂如酚苄明;控制心动过速和 / 或心律失常,选用 β 受体拮抗剂如普萘洛尔、倍他乐克	将血压控制在正常范围,血糖控制在 10mmol/L 以下;术前 12h 和 2h 肌内注射醋酸可的松 100mg	使用螺内酯,纠正低血钾,控制血压
	术中	监测动脉血压和中心静脉压,预防大幅波动	静脉滴注氢化可的松 100 ~ 200mg	监测血压变化
	术后	监测血压、心率变化,注意水、电解质平衡,纠正低血容量	继续静脉使用氢化可的松,逐步减量,改口服后再停药	监测血压、血钾,适当调整药物
药物治疗		使用 β 受体拮抗剂,控制心律失常;α 受体拮抗剂控制血压	选用阻滞肾上腺皮质激素合成的药物,并监测血和尿皮质醇,注意药物副作用	特发性醛固酮增多症可长期给予螺内酯、氨苯蝶啶或阿米洛利治疗

注:皮质醇增多症原发肿瘤为垂体瘤时,首选垂体瘤切除,术后可能需要辅助放疗。未能确定垂体瘤而病情较重者,可行肾上腺一侧全切除及另一侧次全切除,术后进行垂体放疗。

对于无症状、无功能、肿瘤直径 < 2cm 且影像学确定为良性的单侧肾上腺偶发瘤,可暂时无须手术治疗。无功能肾上腺腺瘤手术前口服一周 α 受体拮抗剂如酚苄明,对控制术中血压异常波动有帮助。

(郑伏甫)

第十节　梗阻性肾衰竭

上尿路梗阻所致的急性或慢性肾衰竭,多为双侧输尿管梗阻(或一侧肾功能严重损害合并对侧输尿管梗阻)引起,常见于肾、输尿管结石,肾盂输尿管连接部梗阻、盆腔晚期肿瘤(子宫颈癌、前列腺癌、膀胱癌)压迫输尿管。下尿路梗阻所致肾衰竭多由前列腺增生、前列腺肿瘤、尿道瓣膜、巨大膀胱结石或神经源性膀胱引起。此类梗阻性肾衰属于可逆性肾衰竭。

诊断要点

1. 急性上尿路梗阻性肾衰竭,常表现为一侧或双侧肾区腰痛,少尿或无尿。慢性上尿路梗阻性肾衰竭,常表现为多尿及夜尿增多。下尿路梗阻性肾衰竭,常有慢性尿潴留及充溢性尿失禁,患者可出现水肿、高血压和尿毒症表现,常有原发病病史。

2. 肾区叩击痛。

3. 肛门(阴道)指检要注意有无肿物或侵犯,前列腺是否肿大。

4. 血生化检查有氮质血症、酸中毒及电解质平衡失调。

5. 腹部 X 线、泌尿系超声、CT 检查等可明确梗阻的病因。

处理要点

1. **上尿路急性梗阻性肾衰竭**

(1)有酸中毒者,静脉给予碱性药物如碳酸氢钠,高钾血症者予静脉输注高渗葡萄糖加胰岛素,也可输注氯化钙。注意勿因过多输入液体诱发心力衰竭。患者情况许可时,施行下一步处理。

(2)行膀胱镜检查及输尿管逆行插管,必要时行逆行造影,以明确病变性质及部位。

(3)输尿管结石宜施行急性阻塞(有腰痛)侧的取石手术。结石位置未明或患者不能耐受复杂手术时,可行肾穿刺造瘘术,待情况改善后再行进一步定位及手术。先天性肾积水患者可施行成形术或造瘘术。晚期盆腔肿瘤可经膀胱镜置入输尿管支架引流管,必要时行输尿管皮肤造口术。

(4)术后按梗阻后多尿期的治疗原则处理。

2. **上尿路慢性梗阻性肾衰竭**

(1)纠正水、酸中毒及电解质平衡失调。

(2)根据具体情况同期或分期施行两侧取石或其他类型手术。

(3)术后按梗阻后多尿期的治疗原则处理。

3. **下尿路慢性梗阻性肾衰竭**

(1)插入导尿管,缓慢导出膀胱内尿液,并持续引流。

(2)按梗阻后多尿期的治疗原则处理。

(3)待尿毒症改善后处理原发病。

4. 梗阻后多尿期的处理

(1)每 4 小时记录水分出入量,记录脉搏、血压、中心静脉压;注意神志,有无心力衰竭表现,必要时行心电图检查;每日测量体重,检查血肌酐、尿素氮和电解质;若出现体位性低血压或低钠血症,补充高渗盐水,测定尿及血浆渗透压,定期测定尿钠。

(2)按下述原则治疗:①若患者能代偿,尿量逐渐减少,可经口服补偿水、电解质耗失。不能口服者按正常需要量经静脉补给。②若尿渗透压低,嘱患者根据口渴程度调整水、盐摄入量。如有血容量不足表现应静脉补液,葡萄糖及生理盐水各半。③如有低钠血症,参考每 12 小时尿钠排泄量,静脉输注 5% 葡萄糖生理盐水进行补偿,待血钠纠正后逐渐减少输注量。

(3)合并感染时尽量使用对肾脏毒性小的抗生素。

(陈凌武)

第十一节 男生殖系统疾病

一、男科急症

(一)睾丸扭转

睾丸扭转(testicular torsion)是指支配睾丸的精索沿其纵轴发生异常扭转,导致睾丸血液供应突然受阻而造成睾丸急性缺血、坏死的疾病,分为鞘膜内型和鞘膜外型。

诊断要点

1. 睾丸扭转最常发生在新生儿时期和青春期前后。

2. 典型症状为突发性阴囊疼痛,持续时间通常 < 12 小时,可伴有呕吐。

3. 触诊可发现睾丸位置异常,如呈水平位,将患侧阴囊向上托起,疼痛加重,提睾反射消失。

4. 须与睾丸附件扭转、附睾炎或睾丸附睾炎等疾病鉴别诊断,彩色多普勒超声检查和放射性核素阴囊显像检查可帮助明确诊断。

处理要点

1. 可在未麻醉时先尝试手法复位,复位成功后即刻行睾丸固定术。

2. 睾丸扭转一旦确诊须立即手术探查,如发现睾丸完全坏死,无血运,应予以切除,常规对健侧睾丸行固定术。

(二)阴茎异常勃起

阴茎异常勃起(priapism)是指在没有或终止性幻想及性刺激后,

阴茎仍持续勃起 > 4 小时,可发生于任何年龄,分为缺血性和非缺血性阴茎异常勃起。

诊断要点

1. 缺血性阴茎异常勃起通常见于血液学异常或近期行海绵体药物注射的患者,阴茎勃起十分坚硬,几乎没有或很少有动脉血流入海绵体,常伴有阴茎疼痛。

2. 非缺血性阴茎异常勃起常见于会阴部外伤患者,主要是未受控制的动脉血持续流入海绵体,阴茎通常达不到完全勃起,疼痛不明显。

3. 完整的病史采集有助于分辨阴茎异常勃起的种类。

4. 阴茎血气分析及彩色多普勒超声检查可区分缺血性和非缺血性阴茎异常勃起。

处理要点

1. 缺血性阴茎异常勃起一旦确诊须立即治疗,采取循序渐进的治疗策略,包括阴茎血液抽吸、海绵体内注射拟交感神经药物等。当上述治疗无效时,须行阴茎海绵体分流术。

2. 非缺血性阴茎异常勃起不是急症,可先予保守治疗,若保守治疗失败,可行选择性动脉栓塞、选择性结扎动静脉瘘等手术治疗。

二、男性性功能障碍

(一)勃起功能障碍

勃起功能障碍(erectile dysfunction,ED)是指不能持续获得和/或维持足够的阴茎勃起,以完成满意的性生活。ED 与心血管和代谢疾病的发生发展密切相关,且常是其早期临床表现或预警信号。

诊断要点

1. **病史采集** 包括性生活史、基础疾病病史、手术史、外伤史、药物史、不良生活习惯或嗜好史。

2. 根据国际勃起功能评分表(IIEF-5)和勃起硬度评分(EHS)评估分级,ED 的严重程度可分为轻、中和重度。

3. 常规测量血压、心率及体重,重点检查第二性征、生殖系统及局部神经系统、心血管系统评估与分级,50 岁以上男性建议行直肠指检。

4. **特殊检查** 精神心理评估、阴茎勃起监测、阴茎海绵体血管功能彩色多普勒超声检查、海绵体血管造影检查、神经检查。

处理要点

1. **治疗原则与目标** 综合考虑患者的社会背景、受教育程度、家庭情况等因素,通过个体化的综合治疗,使患者达到和维持勃起硬度,并恢复满意的性生活。

2. 基础治疗 生活方式的调整(ED 治疗的首要任务)、基础疾病的控制、心理疏导、性生活指导。

3. 药物治疗 口服选择性 5 型磷酸二酯酶抑制剂,海绵体内血管活性药物注射包括前列地尔、罂粟碱、酚妥拉明。

4. 外科治疗 主要包括血管手术和阴茎假体植入术。

5. 物理治疗 包括真空负压装置、电生理适宜技术、微能量等。

(二)早泄

早泄(premature ejaculation,PE)指性生活时阴茎能勃起,但对射精失去控制能力,在阴茎插入前、插入时或刚刚插入后,即不为所愿地射精,并导致性伴侣双方苦恼,常分为原发性及继发性。

诊断要点

1. 阴道内射精潜伏期时间缩短。

2. 早泄评估问卷评分异常 如早泄诊断工具问卷、阿拉伯早泄问卷。

3. 体格检查和辅助检查 包括内分泌和神经系统的简单检查,根据病史或体检的具体结果选择相应的辅助检查。

处理要点

1. 心理 / 行为治疗 包括"停动"训练、"挤压"技术。

2. 药物治疗 包括达泊西汀、抗抑郁药、局部麻醉药、曲马多、选择性 5 型磷酸二酯酶抑制剂等。

三、男性不育

男性不育(male infertility)指育龄夫妇有正常性生活且未采取避孕措施,由男方因素导致女方在一年内未能自然受孕,分为原发性和继发性不育。

诊断要点

1. 了解婚育史、性生活史、家族史、遗传疾病史和其他能影响生育的疾病或因素。

2. 体格检查注意有无外生殖器畸形;睾丸及附睾的位置、大小、质地;有无压痛、肿块及鞘膜积液;有无输精管缺如、增粗、结节或触痛;有无精索静脉曲张。

3. 实验室检查包括精液分析、生殖内分泌激素检查、精浆生化检查、精子 DNA 完整性检查、生殖遗传学检查等。

4. 其他检查包括生殖系统超声检查、睾丸活检、性交后试验、精

子 - 宫颈黏液穿透试验、精子功能试验、性功能检查。

处理要点

1. **药物治疗** 包括抗氧化药物、改善细胞能量代谢的药物以及改善全身和生殖系统微循环的药物。

2. **手术治疗** 包括改善睾丸内精子发生的手术,如精索静脉曲张和儿童隐睾症的手术;输精管道梗阻解除术;治疗导致精液不能正常进入女性生殖道的疾病的手术,如尿道下裂、阴茎弯曲矫正术;针对引起男性不育的全身疾病的手术,如垂体瘤手术。

3. **人类辅助生殖技术** 包括丈夫精液人工授精、供者精液人工授精和试管婴儿。

四、阴囊相关疾病

(一)精索静脉曲张

精索静脉曲张(varicocele)指精索内蔓状静脉丛异常扩张、伸长和迂曲,可致阴囊坠胀疼痛及睾丸功能减退,是男性不育的常见原因之一,以左侧多见。

诊断要点

1. 轻者可无症状,典型者表现为患侧阴囊胀大,持续或间歇性阴囊坠胀感、隐痛,久站或行走时明显,平卧休息后缓解或消失。

2. 立位时可见患侧阴囊松弛下垂,视诊或触诊可及蚯蚓状曲张团块,Valsalva 动作后加重,平卧后,曲张静脉缩小或消失。若平卧后曲张静脉仍不消失,应考虑继发性精索静脉曲张。应同时检查睾丸大小与质地、附睾、输精管等。

3. 临床分级 Ⅰ级触诊不明显,Valsalva 试验可显现曲张静脉;Ⅱ级外观无明显异常,触诊可及曲张静脉;Ⅲ级曲张静脉如蚯蚓团状,视诊和触诊均明显。

4. 彩色多普勒超声检查有助于明确诊断,合并男性不育者应行精液检查。若考虑继发性精索静脉曲张,则须结合超声、CT 或 MRI 等检查。

处理要点

1. 症状轻者,可用阴囊托带或穿紧身内裤,或选用血管活性药物治疗。

2. 症状较重,伴有精子异常者,应尽早行手术治疗,可选择开放、腹腔镜或显微镜辅助下精索静脉结扎或显微镜下精索回流血管重建转流术。

3. 儿童期Ⅲ级精索静脉曲张或双侧精索静脉曲张患儿,应尽早手术治疗。

4. 继发性精索静脉曲张患者需要治疗原发疾病。

(二)鞘膜积液

睾丸或精索鞘膜内积聚的液体增多而形成囊肿者,称为鞘膜积液(hydrocele),以单侧多见。根据鞘状突闭合不全的位置,可分为睾丸鞘膜积液、精索鞘膜积液、睾丸精索鞘膜积液和交通性鞘膜积液。

诊断要点

1. 阴囊或腹股沟囊性肿块,呈慢性、无痛性逐渐增大。轻者无症状,积液量多时可出现阴囊坠胀。

2. 睾丸鞘膜积液呈球形、卵圆形,表面光滑,有弹性和囊样感,无压痛,触不到睾丸和附睾,透光试验阳性。

3. 交通性鞘膜积液,立位时阴囊肿大,卧位时积液流入腹腔,鞘膜囊缩小或消失,睾丸可触及。

处理要点

1. 成人的睾丸鞘膜积液,轻者无须处理,严重时可行睾丸鞘膜翻转术。

2. 婴儿的鞘膜积液常可自行吸收消退,可不急于手术治疗。

3. 继发性睾丸鞘膜积液,须注意原发疾病的治疗。

(三)隐睾

隐睾(cryptorchidism)指一侧或双侧睾丸未能下降至阴囊,而停留在正常下降路径中的某一位置。

诊断要点

1. 患侧阴囊空虚,睾丸不在阴囊内正确位置。

2. 睾丸可位于腹股沟或腹腔。位于腹腔者体格检查时无法触及异位的睾丸,可以进行彩色多普勒超声、MRI 等检查。

处理要点

1. 6 月龄时睾丸仍未下降至正常位置的患者予以睾丸下降固定术。

2. 睾丸可触及的成年患者予睾丸下降固定术;成年患者一侧睾丸位于腹腔内,对侧睾丸正常,予以腹腔内睾丸切除术。

五、包皮相关疾病

(一)包皮过长

包皮过长(redundant prepuce)是指阴茎在非勃起状态下,包皮覆盖整个阴茎头和尿道口,但仍能上翻显露阴茎头。

诊断要点

1. 包皮覆盖阴茎头,往后翻转可以显露阴茎头,为包皮过长。

2. 平时阴茎头被包皮覆盖,但在阴茎勃起后阴茎头可以完全外露,为假性包皮过长。

3. 阴茎勃起后阴茎头仍然被包皮覆盖、不能完全外露,是真性包皮过长。

处理要点

1. 假性包皮过长须定时翻开,清洗阴茎头及包皮。

2. 真性包皮过长可考虑包皮环切术。

3. 合并包皮阴茎头炎、包皮发痒、包皮垢形成,可行包皮环切术。

(二)包茎

包茎(phimosis)指包皮口狭窄或包皮与阴茎头粘连,包皮不能上翻显露阴茎头,分为生理性包茎和病理性包茎。包皮内板与阴茎头的粘连在出生后逐渐吸收,包皮退缩,阴茎头外露。若粘连未被吸收,则形成生理性包茎;若包皮阴茎头反复发炎,导致包皮口瘢痕狭窄,包皮内板和阴茎头病理性粘连,则形成病理性包茎。

诊断要点

1. 包皮口狭小,包皮内板和阴茎头粘连,往后翻转不能显露阴茎头,包皮腔内可见包皮垢。

2. 狭窄的包皮口若退缩至冠状沟,可形成包皮嵌顿,出现剧烈疼痛、包皮及阴茎头水肿、排尿困难,时间过长有阴茎头缺血坏死风险。

3. 包皮口红肿,甚至有脓性分泌物流出,合并包皮阴茎头炎。

处理要点

1. 生理性包茎可无须处理,多可自愈。

2. 出现病理性包茎、包皮龟头炎、包皮垢刺激等相关并发症时,建议行包皮环切术。

3. 坚持后翻包皮,包皮口及龟头外涂激素软膏,循序渐进可翻开包皮,清洗包皮垢。

4. 出现包皮龟头炎,暂予局部消毒、涂抹抗菌乳膏,炎症控制后再择期进行包皮环切。

(邓春华)

第一节　骨折

一、概述

诊断要点

1. **外伤史**　询问受伤部位、损伤机制,是直接暴力还是间接暴力,高能量损伤还是低能量损伤,急性损伤还是慢性损伤。根据骨折端是否通过皮肤或黏膜与外界相通,分为开放性骨折和闭合性骨折。

2. **临床表现**

(1)全身表现:骨折可引起失血性休克,伴有头、颈、胸、腹部损伤者可出现呼吸、循环、神经功能障碍。

(2)典型局部表现:①三个一般体征,包括肿胀、疼痛、活动障碍;②三个典型特殊体征,包括畸形、反常活动、骨擦感。

(3)并发症表现:可合并血管、神经、肌肉(腱)损伤,继发骨-筋膜室综合征等,要注意肢端血循环及运动、感觉情况。

3. **辅助检查**

(1)X线检查:正侧位 X 线平片,须包括相邻的远、近端关节。可明确诊断,并了解骨折移位程度和有无成角、短缩、分离、旋转等畸形。

(2)CT 对于四肢关节周围骨折、脊柱和骨盆骨折,可更清晰显示骨折形态和关节受累情况。

处理要点

1. **急救**　优先处理危及生命的损伤。开放性伤口可用清洁敷料包扎、止血。怀疑颈椎损伤者须用颈托保护,骨折部位用夹板等临时固定(须包括相邻的远近端关节),迅速转运到医疗机构。搬运过程中须避免二次损伤。

2. **骨折治疗原则**

(1)复位:进行麻醉下闭合复位或手术切开复位,纠正骨折短缩、成角、旋转等移位畸形,恢复骨骼对位、对线和关节面平整。

(2)固定:采用外固定(夹板、石膏、皮肤或骨牵引、外固定支架等),或内固定(钢针、钢丝、接骨板、髓内钉等)。

(3)功能锻炼:根据骨折稳定性、愈合进程和患者全身情况,逐步进行关节活动度、肌力和负重锻炼。

3. **并发症处理**　出现骨 - 筋膜室综合征早期征兆时,如进行性加重的静息痛和被动牵拉痛,须尽早行预防性筋膜切开减压;合并血管、神经损伤,须积极探查修复。

4. **开放性骨折处理原则**

(1)尽早应用抗生素预防感染。

(2)尽早彻底清创,探明骨与软组织损伤情况。

(3)有血管损伤,危及肢体存活者,须尽早修复血管,恢复肢体血循环。

(4)复位固定骨折,多采用外固定支架固定,视软组织条件和骨折形态,也可选用接骨板等内固定维持骨关节稳定性。

(5)争取一期修复神经、肌肉、肌腱,关闭伤口;无一期修复条件者,择期进行二期修复。应尽可能早期关闭伤口。

二、上肢骨折

(一)锁骨骨折

诊断要点

1. **外伤史**　多见于摔倒时肩部或手部着地致伤,也可见于新生儿产伤。

2. **临床表现**　有骨折典型表现,可合并锁骨下血管及臂丛损伤;高能量损伤者可合并胸外伤或多发骨折。

3. **影像学检查**　锁骨正位 X 线平片可确诊。

处理要点

1. **保守治疗**　婴幼儿青枝骨折,患侧上肢悬吊制动 2 ~ 3 周;移位骨折,手法复位后用 "8" 字绷带或锁骨固定带固定,患侧上肢悬吊4 ~ 6 周。

2. **手术治疗**

(1)适应证:骨折粉碎、畸形明显,闭合复位失败,或不能耐受保守治疗,合并血管、神经损伤,开放性骨折。

(2)方法:切开复位内固定(接骨板等)。

(二)肱骨近端骨折

诊断要点

1. **外伤史**　多见于中老年,摔倒时手部撑地致伤;也可见于青壮年高能量损伤。

2. **临床表现**　肩部肿痛、活动受限,畸形可不明显,肱骨近端有纵向叩击痛、骨擦感。

3. 影像学检查　肩关节 X 线平片和 CT 可确诊,须注意是否合并肩关节脱位。

处理要点

1. **保守治疗**　手法复位,患肢悬吊制动 4 ~ 6 周。

2. **手术治疗**

(1)适应证:闭合复位失败或复位后不稳定,骨折粉碎、移位明显,合并血管神经损伤。

(2)方法:闭合或切开复位内固定(钢针、接骨板、髓内钉等),老年人严重粉碎骨折,可行肱骨头置换。

(三)肱骨干骨折

诊断要点

1. 直接或间接暴力致伤,局部有典型骨折表现。

2. 易合并桡神经损伤,表现为伸腕、伸拇、伸指不能,虎口区感觉障碍。

3. 肱骨正侧位 X 线平片可确诊。

处理要点

1. **保守治疗**　手法复位,用小夹板或石膏绷带固定 6 周。

2. **手术治疗**　骨折粉碎、移位明显,可闭合或切开复位,用接骨板、髓内钉等进行内固定。有桡神经损伤者,须同时探查行神经松解或修复。

(四)肱骨髁上骨折

诊断要点

1. **外伤史**　常见于儿童,摔倒时手撑地(伸直型,占 90%)或肘部着地(屈曲型,占 10%)致伤。

2. **临床表现**

(1)肘部肿胀、畸形,肱骨远端有反常活动、骨擦感,肘后三角无异常。

(2)合并肱动脉损伤者,可出现前臂和手部缺血,肢端苍白、皮温低、麻木、手指活动障碍,桡动脉搏动减弱或消失。

(3)合并桡神经、正中神经、尺神经损伤者出现手部感觉、运动障碍。

3. **影像学检查**　肘关节正侧位 X 线平片可确诊,必要时可双侧对比。

处理要点

1. **治疗"三部曲"**　第一步,手法复位、石膏外固定;第二步,如复位后骨折端不稳定,可经皮穿交叉克氏针固定;第三步,如闭合复位失败,则须切开复位,用交叉克氏针固定。

2. 有血管、神经损伤表现者,多数可在骨折复位后自行恢复,如无恢复,可进行手术探查,松解或修复。

3. 术后出现进行性加重的静息痛及被动牵拉手指疼痛加剧时,为骨-筋膜室综合征早期征象,须及时行筋膜切开减压术。

(五)前臂双骨折

诊断要点

1. **外伤史** 直接暴力(钝器撞击、挤压等)或间接暴力(摔倒时手撑地)致伤。

2. **临床表现** 除骨折一般表现外,可继发前臂骨-筋膜室综合征,开放性骨折者须注意血管、神经、肌肉及皮肤情况。

3. **影像学检查** 前臂正侧位 X 线平片可确诊,范围须包括肘关节和腕关节,注意是否合并近侧或远侧尺桡关节脱位。

处理要点

1. **保守治疗** 在麻醉下进行手法复位,要求达到解剖复位,用小夹板或石膏外固定 4～6 周,1 周及 4 周时复查,如复位丢失,须改为手术治疗。

2. **手术治疗**

(1)适应证:手法复位失败,合并血管神经损伤,或开放性骨折。

(2)方法:切开复位接骨板固定。软组织条件差,不宜内固定者,用外固定支架固定。

(3)出现骨-筋膜室综合征早期征兆者,及时行预防性筋膜室切开减压。

(六)桡骨远端骨折

诊断要点

1. **外伤史** 多见于中老年摔倒手部撑地致伤;也可见于青壮年高能量损伤。

2. **临床表现** 腕关节周围肿胀、疼痛,出现"银叉"状和"枪刺刀"状畸形。合并正中神经卡压者出现桡侧 3 个半手指掌侧麻木。

3. **影像学检查** 腕关节正侧位 X 线平片可确诊,须注意是否合并尺骨茎突骨折、下尺桡关节脱位或腕骨骨折。骨折累及关节者行 CT 扫描。

处理要点

1. **保守治疗** 作为首选方法,手法复位,用小夹板或石膏托固定 4～6 周。

2. 手术治疗　保守治疗失败或关节内粉碎骨折,行切开复位接骨板固定。

三、下肢骨折

(一)股骨颈骨折

诊断要点

1. **外伤史**　多见于老年人摔倒,也可见于青壮年高能量损伤。

2. **临床表现**　髋部疼痛、活动障碍,患肢短缩、外旋畸形,有纵向叩击痛。

3. **影像学检查**　髋关节正侧位 X 线平片可确诊,CT 可进一步了解骨折情况。

处理要点

1. 应尽早进行手术复位固定,早期离床活动,避免卧床相关并发症。

2. 手术首选闭合复位,予多枚加压螺钉内固定。闭合复位失败者,可切开复位,有骨缺损或陈旧性骨折者,可考虑行带血管骨移植术,以促进愈合。

3. 年老者可酌情行半髋或全髋关节置换术。

(二)股骨转子间骨折

诊断要点

1. 外伤史和临床表现与股骨颈骨折相似,但患肢外旋畸形更明显,大转子处可有皮下瘀斑。

2. 股骨近端正侧位 X 线平片可确诊。

处理要点

1. 应尽早进行手术复位固定,早期离床活动。

2. 首选闭合复位股骨近端髓内钉固定,亦可选择钉板系统进行内固定。

(三)股骨干骨折

诊断要点

1. 外伤后出现骨折的典型表现。

2. 股骨正侧位 X 线平片可确诊。

处理要点

1. 首选闭合复位交锁髓内钉固定,也可采用切开复位接骨板内固定。

2. 3 岁以下儿童可采用垂直悬吊皮肤牵引治疗,3 岁以上儿童可采用闭合复位弹性髓内钉或外固定支架固定。

(四)股骨远端骨折

诊断要点

1. **外伤史** 多见于老年人摔倒,也可见于青壮年高能量损伤。

2. **临床表现** 出现骨折的一般表现,可伴有腘动静脉、坐骨神经损伤表现。

3. **影像学检查** 膝关节正侧位 X 线平片及 CT 可确诊,MRI 可发现膝关节软组织(韧带、半月板等)损伤。

处理要点

首选切开复位接骨板内固定。有血管神经损伤表现者,积极探查修复。

(五)髌骨骨折

诊断要点

1. **外伤史** 摔倒时股四头肌强烈收缩致伤,或髌骨直接撞击致伤。

2. **临床表现** 局部肿胀,髌骨处压痛,可触及骨折端。

3. **影像学检查** 髌骨正侧位、切线位 X 线平片和 CT 可确诊。

处理要点

1. 无移位骨折于膝屈曲 5° ~ 10°的位置,长腿石膏固定 4 ~ 6 周。

2. 横断骨折行切开复位,克氏针钢丝张力带固定。粉碎性骨折,切开复位,用克氏针固定主要骨块,再用钢丝环扎固定髌骨。

(六)胫骨平台骨折

诊断要点

1. **外伤史** 见于老年人摔倒或青壮年高能量损伤。

2. **临床表现** 出现骨折的一般表现,可伴有腘动静脉、坐骨神经损伤表现。

3. **影像学检查** 膝关节正侧位 X 线平片及 CT 可确诊。MRI 可发现膝关节软组织(韧带、半月板等)损伤。

处理要点

1. 无移位骨折于膝屈曲 5° ~ 10°的位置,长腿石膏固定 4 ~ 6 周。

2. 移位骨折者,予石膏或外固定支架临时固定,待软组织条件改善后行切开复位接骨板螺钉内固定,重点是恢复关节面平整,必要时植骨。有血管神经损伤表现者,积极探查修复。

(七)胫腓骨骨折

诊断要点

1. 外伤后出现典型的骨折表现,胫腓骨正侧位 X 线平片可确诊。

2. 注意是否有骨 - 筋膜室综合征早期征兆表现。

3. 开放性骨折常见,须注意软组织损伤情况。

处理要点

1. 无移位或稳定型骨折,长腿石膏固定 4 ~ 6 周。

2. 移位或不稳定骨折,胫骨骨折行闭合复位交锁髓内钉固定,也可采用切开复位接骨板固定。腓骨骨折一般可不作内固定处理。开放性骨折多采用外固定支架固定。

3. 出现骨 - 筋膜室综合征早期征兆者,及时行筋膜室切开减压。

(八)踝关节骨折

诊断要点

1. 踝关节扭伤后局部肿痛、活动受限,内、外踝压痛,伴有关节半脱位者畸形明显。

2. 踝关节正侧位 X 线平片和 CT 可确诊。

处理要点

1. 无移位骨折予短腿石膏托固定 4 ~ 6 周。

2. 移位骨折须手术复位内固定,内踝骨折可闭合或切开复位,用拉力螺钉固定;外踝(腓骨远端)骨折切开复位,用接骨板固定;后踝骨折可闭合或切开复位,用拉力螺钉或接骨板固定。下胫腓联合分离者,复位后用拉力螺钉固定。

(九)跟骨骨折

诊断要点

1. 多为高处坠落致伤,出现局部肿痛、瘀斑。

2. 跟骨侧位、轴位 X 线平片和 CT 可确诊。

处理要点

1. 移位不明显者,予短腿石膏托固定 6 周。

2. 移位明显者,进行闭合穿针撬拨复位或有限切开复位,恢复跟骨高度、宽度和关节面平整,矫正内翻畸形,予钢针、螺钉或接骨板固定。

四、脊柱骨折和脱位

诊断要点

1. **外伤史**　多为车祸、塌方、高处坠落等高能量致伤,老年人骨质疏松发生压缩骨折者可无明显外伤史。

2. **临床表现**　颈椎损伤者颈部疼痛、活动障碍;合并脊髓损伤者,常有四肢瘫痪,高位颈髓损伤可出现呼吸困难;胸腰椎损伤者,受伤部位疼痛,有压痛、叩痛,可触及后凸畸形,脊柱活动受限;合并脊髓损伤者,出现双下肢瘫痪和大小便功能障碍。

3. **影像学检查** X 线平片和 CT 三维重建可确诊并明确椎管占位情况,MRI 可显示脊髓受累情况。

处理要点

1. **颈椎骨折和脱位** 用颌枕带牵引或颅骨牵引 6 周,解除牵引后用颈托保护 1~2 个月,也可手术复位内固定,尤其是骨折不稳定、脊髓受压或椎管变窄者,应积极手术治疗。

2. **胸腰椎骨折和脱位** 单纯椎体压缩性骨折,可卧床保守治疗,也可行椎体成形术。椎体压缩明显或爆裂,影响脊髓,移位明显、脊柱不稳定,或有小关节交锁者,须切开复位减压内固定,酌情植骨融合。

3. **其他** 合并脊髓、马尾和神经根损伤者,宜尽快手术治疗。

五、骨盆骨折

诊断要点

1. **外伤史** 多为车祸撞击、挤压、高处坠落等高能量致伤。易合并多系统损伤。

2. **临床表现** 局部肿胀、瘀斑、压痛,骨盆挤压试验阳性(禁忌行骨盆分离试验)。常出现失血性休克,可合并腹腔、盆腔脏器损伤和骶丛损伤表现。

3. **影像学检查** 骨盆 X 线平片和 CT 三维重建可确诊,CT 血管造影可了解大血管受累情况。

处理要点

1. 首要任务是抢救生命,抗休克治疗,维持循环稳定,及早处理合并的脏器损伤。

2. 骨盆环受破坏者,急救时用骨盆兜或外固定支架维持骨盆环稳定性,待生命体征稳定、全身情况改善后,尽早手术复位(闭合或切开),行接骨板螺钉内固定。

3. 骨盆环完整可保守治疗,卧床 4~6 周。

(朱庆棠)

第二节 断肢(指)再植

断肢是指四肢大肢体的创伤性离断。断指是指掌指关节以远的手指离断。断肢(指)再植是一种针对离断肢(指)通过血管修复恢复血运,结合骨与其他软组织修复,实现离断肢(指)存活的外科术式。

诊断要点

1. 明确是完全离断还是不完全离断。

2. 明确损伤类型　锐性离断、钝性离断和毁损性离断。

3. 明确离断后肢(指)体缺血时间　手指缺血超过 12 小时,大肢体缺血超过 8 小时,组织将发生不同程度的变性,再植成功率下降,再植全身风险增高。

4. 明确全身情况　判断有无创伤和失血性休克,排除有无合并重要脏器的损伤。

5. **辅助检查**　参见该节术前准备部分。

处理要点

1. 离断肢体的保存　院外转运途中,对完全离断肢体采取低温干燥保存法;手术室内,可将离断肢(指)清洗后以湿纱包裹,放入 0 ~ 4℃低温冰箱中保存备用。

2. 再植的适应证和禁忌证　只要患者有强烈的再植要求,全身情况允许,任何平面的肢体离断都可考虑再植手术。存在以下情况时,为再植的禁忌证。

(1)全身情况不能耐受再植手术者。

(2)离断时间过长,特别是离断肢(指)未经低温保存,断肢超过 12 小时,断指超过 24 小时者。

(3)离断肢体骨及软组织损伤严重且广泛,估计再植难以成功或再植后难以恢复功能者。

(4)患者本人无再植要求者。

3. 术前准备　大肢体离断须常规备血。离断肢(指)近、远段应摄 X 线平片,CTA 可作为大肢体离断的常规检查。术前输液、输血、纠正血容量不足,稳定全身情况,改善四肢微循环,以减少术中发生血管痉挛及血管危象的机会。准备改善微循环药物和抗血管痉挛药物,于术中应用,如低分子右旋糖酐、罂粟碱、肝素等。

4. 再植手术步骤　①清创与标记离断组织;②重建骨支架,多选用单边式外固定支架;③修复肌肉和肌腱;④修复血管,重建离断指/肢体血运;⑤修复神经;⑥闭合伤口;⑦伤口疏松包扎后常规石膏外固定。

5. **术后处理**

(1)基本措施:保持充足有效循环血容量,避免贫血、低血压等。给予"四抗"治疗、制动、保暖(表 7-7-1)。

表 7-7-1 断肢(指)再植术后的基本措施

抗炎	抗生素应用及保持创口清洁			
"四抗"治疗	抗痉挛	罂粟碱	用法	30mg,i.m.,q.6h.;3-5-7-14 天减量原则
			副作用	抑制心脏传导,肝脏毒性,头疼
		其他药物		妥拉苏林、654-2、烟酸、硝苯地平、丹参等
	低分子右旋糖酐		用法	500ml,i.v.drip.,b.i.d.,7 天
			作用	降低细胞间凝集和附壁,增加血容量,降低血液黏稠度
	抗凝	阿司匹林		50mg,q.d.,p.o.,可同服胃舒平或苏打
		双嘧达莫		25~50mg,t.i.d.,p.o.,既抗凝又抗痉挛
		新双香豆素		头 24h 0.6~0.9 t.i.d.,之后 0.3~0.6 t.i.d.
		其他药物 肝素	用法	每 4 小时用 1/6 支,i.m.或 i.v.gtt.
			适应证	血管直径小于 1mm;内膜病变者;血管吻合差或有危象者;再次探查术后
	抗痛	持续镇痛		留置臂丛镇痛泵 0.75% 布比卡因 5ml,q.6~8h.,3~5 天;或镇痛消炎药序贯治疗 3~7 天
		临时止痛		常用曲马多,半量开始
制动	躯体制动			绝对卧床 7~10 天,避免血压变化 其后逐步进行床上和室内活动
	肢体制动			患肢(指)抬高与心同一水平,促血液回流
保温	室温			25℃最佳;≥30℃可避免烤灯
	烤灯		方法	25~60W,距离 30~40cm,持续一周
			缺点	烧伤,影响血运观察,静脉危象时促肌组织缺氧

（2）血管危象的观察和判断：血管危象分为两种，一种为动脉危象，一种为静脉危象，其中静脉危象更易发生且临床常见。常在术后3天内发生，术后8小时内为高发期。二者的鉴别见表7-7-2。

表7-7-2　动脉和静脉危象的鉴别

鉴别内容		动脉危象	静脉危象
发生时间		术后1～3h多见	术后2～48h多见
病变速度		突起，变化快	逐渐发生，变化慢
皮肤变化	颜色	苍白	发绀
	张力	瘪陷	丰满膨胀
	皱纹	加深	不明显或消失
	温度	下降	下降
	脉搏	减弱或消失	存在
毛细血管充盈时间		延长或消失	缩短/晚期消失
皮缘渗血		减少或不出血	较多为紫色

（3）血管危象的处理：首先拆除包扎减压，拆除部分张力过大的伤口缝线减张，同时立刻给予抗血管痉挛药物，如观察半小时，血管危象不能解除或改善，应积极准备急诊行血管探查术。

（戚　剑）

第三节　手外伤

手外伤临床常见，解剖复杂，损伤后会不同程度影响手功能，所以规范的手术及系统的术后功能康复同等重要。

一、指骨骨折

指骨骨折（phalangeal fracture）占所有手部骨折的50%以上。根据骨折部位可分为远节、中节及近节指骨骨折，其中远节指骨骨折最为常见。

诊断要点

1. 明确手部外伤史，主诉手指疼痛。

2. 局部肿胀、压痛，甲下淤青，手指活动受限。

3. 手部正斜位或单一指骨正侧位X线检查可确诊。

处理要点

1. 开放性或伴有甲床损伤的骨折,均应急诊手术清创并对骨折进行固定,首选克氏针固定。

2. 闭合性指骨骨折,如移位不明显可尝试手法牵引复位,用铝板或支具外固定 4 ～ 6 周。闭合复位失败或复位后难以维持的患者,可考虑在透视下闭合复位,用克氏针固定或切开复位内固定。

二、掌骨骨折

掌骨骨折(metacarpal fracture)占手部骨折的 30% ～ 40%。根据骨折部位可分为掌骨头、掌骨干及掌骨基底部骨折。

诊断要点

1. 明确手部外伤史,患者主诉手掌部的疼痛。

2. 局部肿胀、压痛,手指活动受限。

3. 手部正斜位 X 线检查可明确诊断。

处理要点

1. 开放性或伴有血管、神经损伤的骨折,应急诊手术,可选用克氏针或微型接骨板固定。

2. 闭合性骨折可尝试手法牵引复位,必要时在局部麻醉下操作,恢复掌骨长度并纠正旋转畸形后,用石膏固定 4 ～ 6 周,1 周后复查 X 线,如发生移位,不排除手术治疗可能。闭合复位失败或复位后难以维持的患者行手术治疗,可在透视下尝试闭合复位,用克氏针固定;如闭合复位困难,则行切开复位,用克氏针或接骨板固定。

三、腕舟骨骨折

诊断要点

1. 摔倒时手撑地致伤,出现腕部肿痛,鼻烟窝处压痛。

2. 腕关节正侧位及舟骨位 X 线平片可显示骨折线,须注意是否合并月骨周围脱位。如临床表现可疑骨折,但 X 线检查阴性,行 CT 扫描,或先按骨折给予石膏固定治疗,2 周后复查 X 线平片,多可明确诊断。

处理要点

1. 无移位骨折者,前臂用管型石膏固定 2 ～ 3 个月,固定范围包括拇指近节指骨。

2. 移位骨折或骨折不稳定者,手术复位内固定,用克氏针或加压螺钉固定。

四、甲床损伤

甲床损伤(nail bed injury)通常是由直接损伤所致,比如门挤压伤。大部分甲床损伤伴有指尖的撕脱伤。甲床解剖特殊,损伤后影响手指美观,处理有一定的难度。

诊断要点

1. 明确外伤史,主诉指尖疼痛。

2. 指甲碎裂、甲下出血或血肿、甲基质破坏。

3. 手部正斜位X线检查评估是否合并甲粗隆或指骨骨折。

处理要点

1. 闭合性甲床损伤,不需要去除指甲和甲床修复,如有跳痛性甲下血肿时可行指甲钻孔引流。

2. 开放性甲床损伤,通常合并甲粗隆或远节指骨骨折,修复目标是恢复甲床平整,使用5-0可吸收缝线缝合,同时行骨折复位克氏针固定术,避免指甲再生后外观畸形。如甲板完整,可保留覆盖甲床并缝合固定;如甲板碎裂,可予以拔除,使用凡士林纱布覆盖保护甲床。

3. 成人手术在指根部神经阻滞及止血带加压下进行,可在门诊手术室进行。

五、手指切割伤

以青壮年、男性居多。常见损伤原因包括电锯伤、刀割伤以及玻璃划伤等。

诊断要点

1. 明确外伤史,主诉伤口疼痛、流血,活动受限。

2. **注意检查** ①伤口位置、大小、污染情况以及是否有活动性出血;②检查手指感觉及血运情况,明确指动脉及神经损伤可能;③检查手指活动情况,明确手指肌腱损伤可能。

3. 必要时行手部正斜位X线检查,评估是否合并指骨骨折。

处理要点

1. 彻底清创,结合术前检查探查骨关节、肌腱、血管及神经,根据损伤情况进行相应修复。屈指肌腱多采取改良Kessler法;伸指肌腱多采取"8"字缝合法;血管及神经通常需要在显微镜下进行无张力修复。

2. 伤口整齐、污染不重者,可以一期直接缝合;皮肤缺损较多、无法直接缝合者,可以选择植皮关闭伤口,一般选择中厚皮片植皮;合并肌腱或骨外露的创面,须采用带蒂皮瓣或游离皮瓣修复。

(杨建涛)

第四节　腕管综合征

腕管综合征是周围神经卡压性疾病中最常见的神经卡压,是由于腕横韧带增厚和滑膜增生,引起腕管内压力增加,导致正中神经在腕管内受压,致使正中神经的血流障碍,引起正中神经缺血性改变,产生的一系列综合征。

诊断要点

1. 中年女性多见,40 ~ 60 岁好发,如为男性患者,则常有职业病史。本病双侧发病率为 30% 以上,其中绝经期女性占双侧发病者的 90%。患者首先感到桡侧三个半手指指端麻木或疼痛,持物无力,以中指为甚。夜间或清晨症状最重。病情严重者可发生鱼际肌萎缩,拇对掌功能障碍。

2. **体格检查**　腕部正中神经蒂内尔征(Tinel sign)阳性。腕掌屈试验(Phalen test)阳性率为 70% 左右,检查方法为让患者屈肘、前臂上举,双腕同时屈曲 90°,1 分钟内患侧诱发出神经刺激症状者为阳性。患者两点辨别觉可有减退。

3. **辅助检查**　①神经电生理检查可提示神经传导速度、动作电位波幅和潜伏期异常。②神经彩超可提示正中神经受压程度。

4. **鉴别诊断**　本病应与各种原因所致腕上正中神经慢性损害鉴别,其中常见者为神经根型颈椎病。此时应注意腕管综合征的体征在腕以远,而颈椎病的神经根损害除手指外,尚有前臂屈肌运动障碍,腕掌屈试验及腕部 Tinel 征均为阴性。电生理检查两者有明显的区别。

处理要点

1. **非手术治疗**

(1)祛除病因:针对原发病(痛风、类风湿疾病和糖尿病等)治疗,改变工作习惯等。

(2)关节制动:应用支具将腕关节固定于中立位,减轻正中神经压迫。

(3)药物治疗:神经营养药物治疗,如甲钴胺、牛痘疫苗接种家兔炎症皮肤提取物片等。

(4)局部封闭:有较高的缓解率,但复发率也高。应注意不能将药物注入正中神经内,否则会加重症状。

2. 手术治疗 保守治疗 3 个月不能缓解或症状加重至出现鱼际肌萎缩，或者局部占位病变导致神经卡压时需手术治疗。手术目的是对腕管进行减压，包括开放性手术或关节镜下手术，术中若发现正中神经已变硬或局部膨大，可在显微镜或放大镜下进行神经外膜松解。

（王洪刚）

第五节　关节脱位

一、肩关节脱位

肩关节脱位(shoulder dislocation)占全身关节脱位的 40% 以上，常为前脱位。

诊断要点

1. 伤后肩部疼痛、活动障碍，常伴方肩畸形，前脱位时为固定外旋内收畸形。

2. **特殊检查** 搭肩试验，即杜加斯征（Dugas sign）(+)。

3. 肩部 X 线检查可明确诊断并排除骨折，CT 对合并骨折者意义更大，习惯性脱位者建议行 MRI 检查。

处理要点

1. **局麻下手法复位** 如足蹬法（Hippocrate 法）、科氏法（Kocher 法）、Stimson 法。复位成功标志为患者肩恢复主、被动外展活动，并复查 X 线明确复位成功，上肢吊带固定 2～4 周。

2. 保守治疗无效、反复脱位或伴肩关节内骨折者考虑手术治疗。

二、肘关节脱位

肘关节脱位(elbow dislocation)多为后脱位。

诊断要点

1. 除关节脱位一般表现外，可见前臂处于半伸位的弹性固定、肘后空虚感。

2. 肘后三角关系改变。

3. 侧方脱位可合并神经损伤。

4. 肘部 X 线平片可明确诊断，并评估有无合并骨折。

处理要点

1. 肘关节内麻醉或臂丛麻醉下手法复位。

2. 长臂用石膏后托或支具屈肘 90°固定，三角巾悬吊 2～4 周。

3. 注意肘关节主、被动功能锻炼,以防关节僵硬。

三、桡骨头半脱位

桡骨头半脱位(radial head subluxation)好发于 5 岁以下儿童。

诊断要点

1. 儿童手部被向上牵拉,受伤后感到肘部疼痛、活动受限。
2. 前臂处于半屈位及旋前位。
3. 患儿拒绝肩外展及以手接物。
4. 肘部 X 线检查常无明显关节脱位征象。

处理要点

无须麻醉即可手法复位;复位后患肢避免负重、牵拉 2 ~ 3 周。

四、髋关节脱位

髋关节脱位(hip dislocation)后脱位最常见。

诊断要点

1. 高能量损伤后患髋疼痛、患肢缩短并呈屈曲、内收、内旋畸形(后脱位)或外展、外旋畸形(前脱位)。

2. 髋部 X 线检查可明确诊断,并了解有无骨折,合并骨折时予以 CT 评估。

处理要点

1. 腰麻或全麻下复位,常用 Allis 法。
2. 复位后采用皮肤牵引,使患肢处于伸直外展位,或避免负重 3 ~ 4 周,并注意预防股骨头缺血性坏死。
3. 合并髋臼骨折者建议尽早手术治疗。

(张紫机)

第六节　骨关节炎

骨关节炎(osteoarthritis,OA)是一种严重影响患者生活质量的关节退行性疾病。常见的危险因素如下:①年龄大于 40 岁;②女性;③肥胖或超重;④既往有关节创伤史。

诊断要点

1. 症状和体征

(1)好发部位:①膝、髋、手(远端指间关节、第一腕掌关节);②足(第一跖趾关节、足跟);③脊柱(颈椎、腰椎)。

(2)临床表现:①关节疼痛及压痛;②关节肿大;③晨僵(时间

< 30min);④关节摩擦音;⑤关节活动受限;⑥关节畸形(内翻/外翻)等。

2. 影像学表现(表 7-7-3)

表 7-7-3　骨关节炎的影像学表现

影像学特征	影像学分级(Kellgren–Lawrence 分级)
a. 骨赘形成	0 级:无改变
b. 关节间隙狭窄	1 级:轻微骨赘形成
c. 软骨下骨硬化	2 级:明显骨赘,但未累及关节间隙
d. 骨端的畸形	3 级:关节间隙中度变窄
e. 骨囊肿形成	4 级:关节间隙明显变窄,软骨下骨硬化

3. 诊断标准(表 7-7-4)

表 7-7-4　美国风湿病学会(ACR)诊断标准(1995 年)

膝关节骨关节炎	髋关节骨关节炎	手骨关节炎
(1)前 1 个月大多数时间有膝痛	(1)前 1 个月大多数时间有髋痛	(1)前 1 个月大多数时间有手痛、发酸、发僵
(2)关节活动时有骨响声	(2)髋内旋小于 15°	(2)10 个指定手关节中 2 个以上硬性组织肥大
(3)晨僵小于 30min	(3)髋内旋大于 15°	(3)掌指关节肿胀小于 2 个
(4)年龄大于或等于 38 岁	(4)血沉小于 45mm/h	(4)远端指间关节硬性组织肥大在 1 个以上
(5)膝检查有骨性肥大	(5)髋晨僵小于 60min	(5)10 个指定关节中有 1 个或 1 个以上畸形
	(6)血沉未查,髋屈曲小于 115°	
	(7)年龄大于 50 岁	
满足 1+2+3+4 条,或 1+2+5 条或 1+4+5 条者,可诊断为膝骨关节炎	满足 1+2+4 条或 1+2+5 条,或 1+3+6+7 条者,可诊断为髋骨关节炎	满足 1+2+3+4 条或 1+2+3+5 条,可诊断为手骨关节炎

处理要点

1. **治疗原则**　阶梯治疗(图 7-7-1)。

2. **诊疗思维**　参考《中国骨关节炎诊疗指南(2021 年版)》,见图 7-7-2。

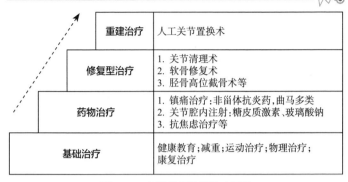

图 7-7-1 骨关节炎阶梯治疗原则

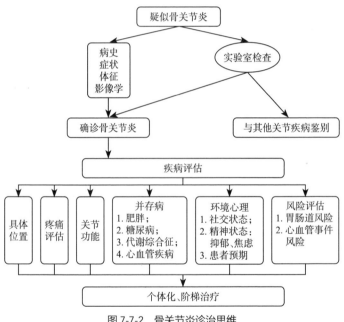

图 7-7-2 骨关节炎诊治思维

（郑霖力　盛璞义）

第七节　骨与关节感染

一、化脓性关节炎

化脓性关节炎（septic arthritis）为关节内的化脓性感染，最常见的致病菌为金黄色葡萄球菌。好发于髋、膝关节。可来源于血源性传播、关节附近的化脓性病灶直接蔓延、开放性关节损伤及医源性感染等。

诊断要点

1. **病史** 关节内注射药物、关节手术、开放性损伤、身体其他部位存在化脓性病灶等。

2. 起病急骤,寒战高热,病变关节红、肿、热、痛与功能障碍。

3. 关节腔内积液在膝关节最为明显,可见髌上囊明显隆起,浮髌试验(+)。

4. 外周血白细胞计数、血沉、CRP 等感染指标升高,关节液白细胞计数升高,镜检可见多量脓细胞,关节液细菌培养可找出病原菌。

5. X 线及 MRI 等影像学检查可评估感染病灶及波及范围。

处理要点

1. 早期、足量、规范的抗生素使用,包括全身性抗生素及关节内注射抗生素。

2. 一旦明确诊断,应在 48 小时内安排关节侵入性清创引流术,包括关节穿刺引流、关节镜下清理引流、关节切开引流,常规置管灌洗 3 ~ 7 天。必要时可反复清创。

3. 急性期后积极进行功能锻炼,防止关节粘连。

二、急性血源性骨髓炎

急性血源性骨髓炎(acute haematogenous osteomyelitis)好发生于儿童及青少年,最常见部位为胫骨近端和股骨远端。最常见的致病菌为溶血性金黄色葡萄球菌。

诊断要点

1. 起病急,有寒战,继而高热(39℃以上),有明显的脓毒症症状。

2. 早期患区剧痛,患肢呈半屈曲状,周围肌痉挛,因疼痛抗拒做主、被动运动。

3. 局部皮温增高,可有局部红、肿、热、压痛。

4. 白细胞计数增高,血沉加快,血 CRP 升高,血培养或局部脓肿分层穿刺培养可获取致病菌。

5. MRI 具有早期诊断价值;起病后 14 天内 X 线检查往往无异常发现。

处理要点

1. **抗生素使用** 早期、足量、规范的抗生素使用。联合使用两种抗生素,一种针对革兰氏阳性球菌,另一种广谱抗生素,待检出致病菌后再予以调整。

2. **手术治疗**　主要包括钻孔引流术或开窗减压,排出骨膜下脓肿内的高压脓液。可采用抗生素溶液 24 小时持续灌洗,置于低位的引流管接负压吸收瓶。

3. **全身治疗**　降温、补液、营养支持、纠正贫血等。

4. **局部治疗**　肢体制动、理疗、休息。

三、慢性血源性骨髓炎

急性化脓性骨髓炎未能彻底控制,反复发作演变为慢性血源性骨髓炎(chronic haematogenous osteomyelitis)。

诊断要点

1. 曾有急性血源性骨髓炎病史。

2. 局部肿胀,肢体增粗及变形。

3. 可伴有窦道形成、死骨排出。

4. X 线平片可显示虫蚀状骨破坏,逐渐出现硬化区;并可证实有无死骨形成。

处理要点

1. **治疗原则**　清除死骨、炎性肉芽组织和消灭死腔。以手术治疗为主。

2. **手术方式**

(1)彻底去除窦道、瘢痕、死骨、异物,刮除死腔中的肉芽组织。

(2)肌瓣填塞:将附近肌肉作带蒂肌瓣填塞,消灭死腔。

(3)闭式灌洗:留置一根灌注管及一根吸引管,24 小时持续滴入抗生素液。

(4)患骨整段切除:非重要部位的慢性骨髓炎,如腓骨、肋骨、髂骨翼等。

(5)截肢:已有窦道口皮肤癌变的长期骨髓炎或足部广泛骨髓炎,骨质损毁严重不能彻底清除病灶者。

(6)修复骨缺损。

(陈蔚深)

第八节　膝关节前/后叉韧带损伤

前交叉韧带(anterior cruciate ligament,ACL)起于胫骨平台髁间隆突前内侧及外侧半月板前角,止于股骨外髁内侧面后部,它可限制胫骨前移、膝关节过伸、内外旋转及内收和外展；后交叉韧带（posterior cruciate ligament, PCL）起自胫骨平台关节面后部中央的斜坡，止于股骨内髁外侧面前部，它可限制胫骨后移、旋转、伸膝位侧向活动及膝关节过伸。

诊断要点

1. **病史** 一般有明确外伤史，如运动损伤或车祸伤。膝关节扭伤急性期，可有膝关节肿痛、跛行等症状。急性期过后，患者除了局部疼痛以外，往往主诉患侧膝关节无法发力，或易于扭伤。如有合并半月板、软骨等其他结构损伤，会有相应临床表现。

2. **主要特殊体征**

（1）ACL 损伤：前抽屉试验、拉赫曼试验（Lachman test）、轴移试验、杠杆试验阳性等。

（2）PCL 损伤：后抽屉试验、反 Lachman 试验、胫骨后沉试验，股四头肌收缩试验。

3. **辅助检查** MRI 为首选检查，关节镜下检查最为可靠。

（1）ACL 损伤常见 MRI 表现：①直接征象，包括 ACL 纤维断裂、消失、形成假瘤，ACL 走行异常，纤维附着点撕脱骨折。②间接征象，包括对吻征、沟槽征、胫骨前移、Segond 骨折等。

（2）PCL 损伤常见 MRI 表现：PCL 纤维消失、变细、不连续、水肿增粗、信号异常，纤维附着点撕脱骨折，胫骨或股骨髓内水肿。

处理要点

手术和非手术治疗的选择应根据合并损伤、危险因素，以及患者的年龄、体重、活动水平和运动期望值来决定。

1. **保守治疗** 伴有骨关节炎的老年患者可选择保守治疗，长腿支具功能位固定 6 ~ 8 周。

2. **手术治疗** 多数患者首选关节镜手术治疗，包括韧带止点撕脱骨折的复位、内固定手术；韧带止点撕裂的修补手术；以及应用各种移植物（自体、异体及人工肌腱）进行重建手术等。

（杨子波）

第九节　膝关节半月板损伤

膝关节半月板损伤是指在不同诱因下，半月板的完整性和连续性遭到破坏所产生的一系列临床症状，包括膝关节急性扭伤或关节不稳导致股骨髁与胫骨之间受到旋转压力，而致半月板撕裂，也可能是膝关节慢性劳损或发育异常所导致的。

诊断要点

1. **病史** 一般有明确外伤史,如运动损伤。部分患者可有膝关节交锁症状。

2. **体格检查** 麦氏征(McMurray sign)、Apley 试验、膝关节过伸/过屈试验阳性。

3. **MRI 为首选检查** 关节镜下检查最为可靠。

(1)关节镜下损伤类型:水平撕裂、纵向撕裂、桶柄样撕裂、复合型撕裂。

(2)MRI 损伤分度:Ⅰ度,半月板信号改变;Ⅱ度,线性的半月板内信号增高(未达关节面);Ⅲ度,线性的半月板内信号增高(达关节面)。

处理要点

1. Ⅰ度、Ⅱ度损伤可选择保守治疗。

2. Ⅲ度损伤伴明显症状者建议关节镜下手术治疗。

(康 焱)

第十节 股骨头坏死

股骨头坏死(osteonecrosis of femoral head,ONFH)也称"股骨头缺血性坏死",是各种原因致股骨头血供中断,引起骨组织和骨髓成分死亡及随后的修复过程,常伴股骨头进行性塌陷及关节破坏,并继发髋关节骨关节炎。危险因素包括:①类固醇激素使用史;②酗酒史;③髋部创伤(脱位和/或骨折);④脂质代谢异常;⑤减压病;⑥辐射。

诊断要点

1. **症状和体征** ①早期可无临床症状,X 线检查发现;②最早可出现髋或膝关节疼痛;③髋部疼痛可呈持续性、间歇性,双侧病变为交替性;④晚期可出现跛行。

2. **影像学表现**(表 7-7-5、表 7-7-6、图 7-7-3)

表 7-7-5 ONFH 影像学检查的意义及表现

影像学检查方法	意义	影像学表现
X 线	最基本的检查方法(双髋关节前后位＋蛙式位)	关节软骨下的弧形低密度影;斑片状低密度区和硬化区,"新月征";关节面塌陷;股骨头塌陷、变平;骨性关节炎

续表

影像学检查方法	意义	影像学表现
CT	发现微小病灶,鉴别骨塌陷	坏死灶的边界、面积、硬化带、病灶的修复状态及软骨下骨折
ECT	发现早期骨坏死	热区(核素浓集)中有冷区,呈"面包圈样改变"
MRI	诊断 ONFH 的金标准	T_2WI 双线征;T_2WI 抑脂相病灶边缘的高信号带;T_1WI 带状低信号

表 7-7-6　2019 年版 ARCO 股骨头坏死分期

分期	影像学表现	影像学特征
Ⅰ	X 线正常,MRI 异常	MRI:带状低信号包绕坏死区,骨扫描中有冷区
Ⅱ	X 线和 MRI 均异常	骨硬化、局灶性骨质疏松或股骨头囊性改变等细微表现,无软骨下骨折、坏死区骨折或股骨头塌陷
Ⅲ	X 线或 CT 提示软骨下骨折	软骨下骨折、坏死区骨折和 / 或股骨头塌陷
Ⅲ A(早期)		股骨头塌陷≤ 2mm
Ⅲ B(晚期)		股骨头塌陷 > 2mm
Ⅳ	X 线示骨关节炎表现	关节间隙变窄,髋臼改变和关节破坏

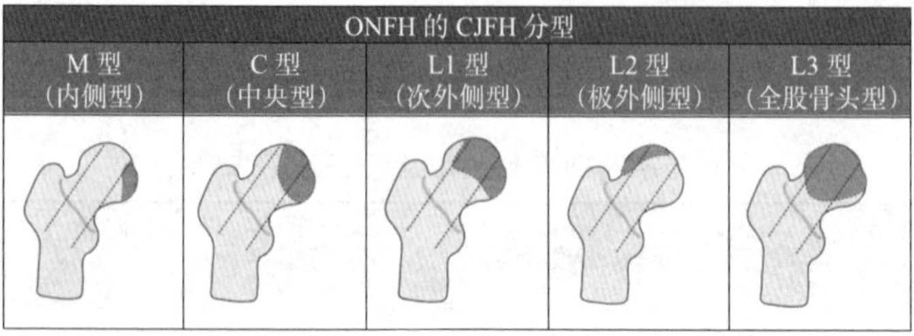

ONFH 的 CJFH 分型				
M 型(内侧型)	C 型(中央型)	L1 型(次外侧型)	L2 型(极外侧型)	L3 型(全股骨头型)

图 7-7-3　股骨头坏死的 CJFH 分型

处理要点

ONFH 的处理要点见表 7-7-7。

表 7-7-7 ONFH 治疗选择原则

ARCO 分期及 CJFH 分型	治疗选择原则
Ⅰ、Ⅱ期	
M 型	观察、药物治疗(磷酸盐类药物以及抗凝、降脂、扩张血管、促进纤溶的药物)
C 型	细针减压、自体骨髓单个核细胞移植、病灶清除、打压植骨
L1 型	减压、打压植骨、自体骨髓单个核细胞移植、带血管蒂骨移植(带血管蒂腓骨、髂骨移植及带肌蒂骨移植)
L2 型	同 L1 型,不宜用钽棒、经股骨转子旋转截骨术
L3 型	
< 50 岁	同 L1 型
> 50 岁	药物、观察
ⅢA 期	
L1 型	
< 50 岁	同Ⅰ期、Ⅱ期 L1 型
> 50 岁	症状重(疼痛、跛行)者行全髋关节置换术
L2 型	
< 40 岁	减压、打压植骨、带血管蒂骨移植、经股骨转子旋转截骨术
> 40 岁	减压、打压植骨、带血管蒂骨移植
L3 型	
< 40 岁	同Ⅰ期、Ⅱ期 L1 型
> 40 岁	症状重(疼痛、跛行)者行全髋关节置换术
ⅢB、Ⅳ期	
症状轻	观察、药物
症状重	全髋关节置换术

(郑霖力　古明晖　盛璞义)

第十一节　颈椎病

颈椎病是指颈椎间盘退行性变及其继发性病理变化,累及其周围组织结构(神经根、脊髓、椎动脉、交感神经等),出现相应的临床表现。颈椎间盘退变是最主要、最基本的病因。颈椎病的分型目前仍未统一,可分为颈型、神经根型、脊髓型、交感型、椎动脉型、食管压迫型与混合型。颈型、椎动脉型与交感型仍存在争论。本节主要介绍神经根型颈椎病(cervical spondylotic radiculopathy)和脊髓型颈椎病(cervical spondylotic myelopathy)。

诊断要点

1. 神经根型颈椎病

(1)症状:①颈肩或颈枕部持续或阵发性疼痛;沿受累神经根行走方向的酸胀痛、烧灼痛或刀割样痛;②沿神经根的触电感或针刺样麻串感;颈肩痛常先于放射痛出现,颈肩痛及放射痛可因咳嗽等加重。

(2)体征:臂丛神经牵拉试验及压颈试验阳性;受损神经根分布区感觉减退、支配肌肉无力或萎缩、腱反射减弱或消失。神经根支配区定位至关重要。

2. 脊髓型颈椎病

(1)症状:颈部常无不适感,觉四肢无力,手笨拙,步态蹒跚,易跌倒;胸腹部常有束带感;严重时可出现大小便功能障碍。

(2)体征:四肢肌力减弱,肌张力增高,腱反射亢进,出现病理反射;感觉障碍在早期可能较轻,严重时则明显,但常没有明确的平面;出现"颈椎病手";屈颈试验阳性,表现为突然屈颈时,双下肢或四肢出现触电感。

3. 影像学检查 包括 X 线平片显示椎管狭窄,椎体后缘骨质增生,椎节不稳及后纵韧带骨化等。MRI 或 CTM(CT after myelography)检查可见脊髓及神经根压迫。

处理要点

1. 大部分颈椎病以非手术治疗为主(除脊髓型外)。非手术方法包括颈椎牵引、颈托固定、推拿按摩、理疗及药物治疗。牵引与推拿对于严重的脊髓型颈椎病是禁忌证,会加重病情。

2. 脊髓型颈椎病手术治疗适应证为经 3 ~ 6 个月保守治疗无效者或保守治疗过程中症状进行性加重者。神经根型颈椎病经严格的保守治疗无效时也可考虑手术治疗。手术目的是解除脊髓和神经根压迫、恢复脊柱序列与稳定。

(彭新生)

第十二节　腰椎间盘突出症

腰椎间盘突出症是指腰椎间盘发生退行性改变以后,在外力作用下,纤维环部分或全部破裂,单独或者连同髓核、软骨终板向外突出,刺激或压迫脊神经脊膜支和神经根,引起的以腰腿痛为主要症状的一种病变。

根据腰椎间盘突出程度及影像学特征分型:①膨出型,纤维环部分破裂但表层完整,髓核向椎管内局限性隆起,但表面光滑;②突出型,纤维环完全破裂,髓核突向椎管,但后纵韧带完整;③脱出型,髓核穿破后纵韧带,呈菜花状,但其根部仍在椎间隙内;④游离型,大块髓核组织完全突入椎管,与原椎间盘脱离;⑤施莫尔结节(Schmorl nodules)(经破裂终板突入椎体)及经骨突出型。

诊断要点

1. **腰痛**　弯腰或久坐后下腰部疼痛。

2. **下肢放射痛**　神经根受压导致下肢放射痛,多为坐骨神经痛,触电样疼痛,由臀部、大腿后外侧放射至膝部以下;高位椎间盘突出可压迫相应的上腰段神经根而出现股神经痛,多为大腿前内侧或腹股沟区疼痛。

3. **下肢麻木、肌力下降**　严重腰椎间盘突出会导致下肢远端麻木、肌力下降,包括足跖屈(L_5/S_1)或跖背伸(L_4/L_5)乏力。

4. **马尾综合征**　中央型腰椎间盘突出压迫马尾神经,出现大小便障碍、鞍区感觉异常。

5. **其他**　病变间隙棘突间压痛,直腿抬高试验及加强试验阳性。姿势改变会诱发或缓解神经根受压症状,可判断椎间盘突出与神经根的关系。

6. **X 线平片**　可见腰椎侧凸,生理前凸减少或消失,椎间隙狭窄,及纤维环钙化、骨质增生等退变表现。

7. **MRI 与 CT**　常可以确诊。诱发性椎间盘造影可协助确定下腰痛来源节段。

处理要点

1. 非手术治疗适合病程较短、休息后可自行缓解者,及不能或不同意手术者。卧床休息,一般严格卧床三周,带腰围逐步下地活动。依据病情选择应用非甾体抗炎药、消肿药、皮质类固醇药、脱水药。

2. 可选择辅助牵引疗法或局部理疗。

3. 选择性神经根阻滞既可缓解症状,也可进一步明确诊断。

4. 手术治疗

(1)适应证：①腰腿痛症状严重，反复发作，经半年以上非手术治疗无效，且病情逐渐加重，影响工作和生活者；②有明显的神经受累、肌力下降表现者；③中央型腰椎间盘突出有马尾综合征、括约肌功能障碍者，应考虑急诊手术。

(2)手术方法：主要包括传统开放手术、显微镜下腰椎间盘摘除术、微创椎间盘摘除手术。合并有腰椎不稳或手术会导致稳定结构破坏者，考虑腰椎融合术。

（陈柏龄）

第十三节　腰椎滑脱症

腰椎滑脱指相邻两椎体发生向前或向后相对位移。按病因分类可分为椎弓发育不良性、椎弓峡部裂性、退行性、外伤性、病理性和医源性等。临床上以椎弓峡部裂性滑脱及退行性滑脱多见。

诊断要点

1. 退行性腰椎滑脱最常发生在超过 40 岁的女性，最常累及 $L_{4～5}$ 节段。成人椎弓峡部裂性腰椎滑脱是由于椎弓峡部断裂或者缺如，引起椎体相对于远端椎体的前移，也常累及 $L_{4～5}$ 节段。

2. 患者可出现腰背痛的表现，休息后可缓解。患者也可出现间歇性跛行及腿痛的表现，休息无法缓解。

3. 退行性腰椎滑脱的诊断主要依靠腰椎的 X 线侧位片。目前临床上对侧位片的判读多采用 Meyerding 法进行腰椎滑脱分度。该分度将下位椎体沿矢状面分为四等份，以上位椎体相较下位椎体的滑动程度分为四度。

Ⅰ度：椎体向前滑动不超过椎体中部矢状径的 1/4。

Ⅱ度：椎体向前滑动超过椎体中部矢状径的 1/4，不超过 1/2。

Ⅲ度：椎体向前滑动超过椎体中部矢状径的 1/2，不超过 3/4。

Ⅳ度：椎体向前滑动超过椎体中部矢状径的 3/4。

4. 成人峡部裂性腰椎滑脱的诊断主要依靠腰椎 X 线斜位片。斜位摄片示上关节突轮廓似"狗耳"，横突似"狗头"，椎弓根似"狗眼"，下关节突似"狗前肢"，峡部似"狗颈部"。椎弓峡部崩裂时，"狗颈部"可见裂隙。CT、MRI 可显示椎弓峡部骨质不连续。

处理要点

1. 症状较轻时保守治疗。卧床休息，应用非甾体抗炎药，牵引、支具保护，可有效缓解症状。

2. 合并明显坐骨神经受压、椎管狭窄症状者,应行腰椎管减压手术、腰椎滑脱复位、内固定和植骨融合术。对于滑脱椎体的复位程度有争议,但关键是对滑脱间隙神经根进行有效松解减压。

(刘 辉)

第十四节 脊柱侧凸

脊柱侧凸是指脊柱的一个或数个节段向侧方弯曲,或伴有椎体旋转的脊柱畸形。国际脊柱侧凸研究学会对脊柱侧凸的定义如下:应用 Cobb 法测量站立正位 X 线平片的脊柱侧方弯曲,如角度大于 10°则定义为脊柱侧凸。X 线平片上上端脊椎上缘的垂线与下端脊椎下缘的垂线的交角即为 Cobb 角。

脊柱侧凸根据脊柱及其支持组织有无内在的固有改变,分为结构性和非结构性脊柱侧凸,结构性侧凸根据病因可分为:①特发性脊柱侧凸;②先天性脊柱侧凸;③神经肌肉型脊柱侧凸;④神经纤维瘤病合并脊柱侧凸;⑤间充质病变合并脊柱侧凸;⑥骨软骨营养不良合并脊柱侧凸;⑦代谢性障碍合并脊柱侧凸;⑧其他原因导致侧凸等。

诊断要点

1. 早期畸形不明显,常不引起注意。生长发育期,侧凸畸形发展迅速,可出现身高不及同龄人,双肩不等高,胸廓不对称。

2. 侧凸畸形严重者可出现"剃刀背"畸形(图 7-7-4),影响心肺发育,出现神经系统牵拉或压迫的相应症状。

3. **体格检查** 充分暴露,从前方、后方及两侧仔细观察,观察胸廓是否对称,向前弯腰观察背部是否对称、两侧肩膀是否对称、棘突是否呈垂线。

4. X **线检查** 是诊断脊柱侧凸的基本方法。常规的 X 线平片应包括站立位的脊柱全长正侧位摄片及仰卧位最大左右弯曲位。严重侧凸并伴有后凸、椎体旋转严重的患者,需要拍摄去旋转像。

5. Cobb **角测量** 上端脊椎上缘垂线与下端脊椎下缘垂线的交角即为 Cobb 角(图 7-7-5)。

6. **椎体旋转度测量** 采用 Nash-Moe 法,根据正位 X 线平片上椎弓根的位置,将其分为 5 度。

0 度:椎弓根对称。

Ⅰ度:凸侧椎弓根移向中线,但未超过第一格,凹侧椎弓根变小。

Ⅱ度:凸侧椎弓根已移至第二格,凹侧椎弓根消失。

Ⅲ度:凸侧椎弓根移至中央,凹侧椎弓根消失。

Ⅳ度:凸侧椎弓根越过中线,靠近凹侧(图7-7-5)。

7. **骨龄判断** 髂骨骨骺环由髂前上棘向髂后上棘依次出现。Risser征是将髂前上棘至髂后上棘骨骺环的总长度分为四份,未出现者为0,仅出现1/4为Ⅰ度,出现2/4为Ⅱ度,出现3/4为Ⅲ度,完全出现为Ⅳ度,髂嵴骨骺与髂骨融合为Ⅴ度(图7-7-6)。

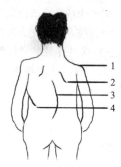

图 7-7-4 脊柱侧凸外观及剃刀背表现

1. 两肩不等高;2. 两侧肩胛骨不对称;3. 脊柱偏离中线;

4. 一侧腰部皱褶皮纹。前弯时两侧背部不对称(称为剃刀背)。

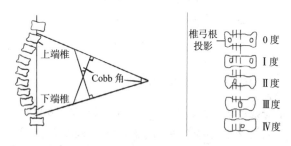

图 7-7-5 Cobb 角测量和椎体旋转度测量

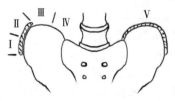

图 7-7-6 Risser 征测量法

处理要点

1. **目的**　①矫正畸形;②减缓或阻止进展;③维持平衡;④获得稳定。

2. **非手术治疗原则**　早期治疗是脊柱侧凸治疗的基本方向。非手术治疗包括观察随访、运动疗法、电刺激、推拿、悬吊牵引及支具等。可根据患者年龄、侧弯严重程度及进展情况来选择适当的矫正方法。

3. **手术治疗**　分两个方面:侧凸矫形和植骨融合固定。

（苏培强）

第十五节　骨肉瘤

骨肉瘤是最常见的骨源性恶性肿瘤。好发于青少年,常位于股骨远端、胫骨近端和肱骨近端的干骺端。

诊断要点

骨肉瘤的诊断必须结合临床表现、影像学检查和病理学检查。

1. **临床表现**　①疼痛与压痛。②局部肿块和肿胀。③功能障碍。④病理性骨折。⑤晚期可出现贫血、消瘦、食欲缺乏、体重下降、低热等全身症状。远处转移多为血行转移。

2. **影像学检查**

(1)X 线检查:骨质表现为溶骨型、成骨型和混合型骨质破坏。骨膜产生肿瘤性新骨,呈现 Codman 三角或日光射线形态。

(2)CT 和 MRI 检查:确定骨肿瘤的性质及显示肿瘤的范围。

(3)ECT 检查:显示骨转移瘤的发生。

3. **病理学检查**　病理组织学检查是骨肉瘤确诊的可靠检查。按照标本采集方法分为穿刺活检和切开活检两种。穿刺活检是目前活检首选方法,术前穿刺活检的正确诊断率可为 95% 以上。

4. **外科分期**　骨肉瘤外科分期(Enneking 分期)是将病理分级(grade,G)、肿瘤解剖定位(territory,T)和区域性或远处转移(metastasis,M)结合起来,综合评价。G_0 为良性;G_1 为低度恶性;G_2 为高度恶性。T_0 为囊内;T_1 为间室内;T_2 为间室外。M_0 为无转移;M_1 为转移。

处理要点

采取综合治疗。术前大剂量化疗,然后根据肿瘤浸润范围进行瘤段切除、假体植入的保肢手术或截肢术,术后继续大剂量化疗。骨肉瘤的 5 年无瘤生存率为 50% 以上。

1. **保肢治疗**

(1)保肢手术适应证:①肢体发育成熟;②ⅡA 期或化疗敏感的

ⅡB期肿瘤;③血管神经束未受累;④术后局部复发率和转移率不高于截肢;⑤预期术后肢体功能优于义肢。

(2)保肢手术后的重建方法:①瘤骨骨壳灭活再植术,将截下的标本去除瘤组织,经灭活处理再植回原位,恢复骨与关节的连续性。②异体骨半关节移植术,取骨库超低温冻存的同种异体骨,移植到切除肿瘤的部位,再行内固定。③人工假体置换术,多为肿瘤型定制假体以及可延长假体等。④异体骨假体复合体(allograft and prosthesis composite,APC),结合异体骨和人工假体复合重建功能。

2. **截肢术**　对于就诊较晚,破坏广泛和对其他辅助治疗无效的恶性骨肿瘤,为解除患者痛苦,截肢术仍是一种重要有效的治疗方法。

3. **化学治疗**　化疗的开展,特别是新辅助化疗的应用,提高了恶性骨肿瘤患者的生存率和保肢率。对于骨肉瘤,化疗已经是标准的治疗流程。国内外广泛采用 MCF 方案:MTX 8 ~ 12g/m², 静脉注射,第 1 天;CF 15mg/m², 口服 / 静脉注射,第 2、9、16、23 天;CF 在 MTX 后 24 小时给予,每 6 小时 1 次,共 8 次。

4. **放射疗法**　放射治疗可强有力地影响恶性肿瘤细胞的繁殖能力。对于某些肿瘤,术前、术后配合放疗,可控制病变和缓解疼痛,减少局部复发率。

5. **其他治疗**　血管栓塞治疗、局部动脉内插管化疗、温热 - 化学疗法及免疫治疗等。

(黄　纲)

第十六节　骨巨细胞瘤

骨巨细胞瘤(giant cell tumor of bone,GCTB)是一种交界性的原发骨肿瘤,具有局部侵袭性,可局部复发或出现远处转移。GCTB 在亚裔人群中发病率较高,约占所有原发性骨肿瘤的 10%。

诊断要点

1. 可发生于任何年龄,常见于 20 ~ 40 岁的成年人,女性发病率较男性稍高。多侵犯长骨末端,以股骨远端、胫骨近端、桡骨远端和肱骨近端最为常见。

2. 典型的临床表现有疼痛、肿胀及关节活动受限,疼痛以夜间痛、静息痛为主。5% ~ 10% 的患者可合并病理性骨折,从而导致症状突然加重。

3. X 线检查是诊断 GCTB 的首选影像学检查,典型表现为长骨骨端的偏心性、溶骨性、膨胀性骨质破坏,可见到特征性的"肥皂泡征",并且常常延伸至关节骨面下,有时可合并病理性骨折。

4. **Campanacci 影像学分级**(表 7-7-8) 是骨巨细胞瘤影像学分级最重要的标准。随着分级的增高,骨巨细胞瘤的侵袭性不断增加,骨皮质以及骨软组织侵袭程度不断加重,手术复发率也相应增加。

表 7-7-8 骨巨细胞瘤的 Campanacci 影像学分级

分级	特点
I 级(占 10% ~ 15%)	病灶边界清晰,四周有硬化带环绕,基本无骨皮质受累
II 级(占 70% ~ 80%)	肿瘤边界仍清晰,硬化缘消失,可见皮质骨变薄与膨胀
III 级(占 10% ~ 15%)	肿瘤边界不清,常伴皮质骨破坏及软组织侵袭

5. 病理学检查是确诊 GCTB 的金标准。

处理要点

1. 初次治疗、Campanacci 影像学分级为 I、II 级的 GCTB 首选囊内刮除,术中使用苯酚、液氮等理化方法灭活瘤壁,最后以骨水泥填充瘤腔或植骨。术后复发率为 10% ~ 40%。

2. 复发性、Campanacci 影像学分级为 III 级或发生于中轴骨的GCTB,推荐边缘性切除和重建手术,可以使复发率大幅度降低。

3. 无法手术切除或切除后会造成不能接受的功能损失的患者,可考虑选择性动脉栓塞、地舒单抗维持治疗或放射治疗,有研究报道放射治疗可促进 GCTB 恶变,选择时须慎重。

4. GCTB 恶变率为 1% ~ 4%,肺转移率为 3% ~ 4%,GCTB 发生良性肺转移的 5 年总生存率约为 94.4%,发生恶变的 5 年生存率约为 50%。

(王　博)

第一节　颅内压增高

一、颅内压增高

正常成人的颅内压为 70 ~ 200mmH$_2$O，儿童为 50 ~ 100mmH$_2$O。颅内压持续超过正常值，称为颅内压增高。

诊断要点

1. **临床表现**　①头痛、恶心呕吐、视盘水肿；②意识障碍、Cushing 反应(血压升高、脉缓、呼吸不规则)；③小儿可头颅增大，头皮静脉怒张，叩诊呈"破罐声"。

2. **实验室检查**　可进行腰椎穿刺测压(临床表现提示颅内压高压时，慎行此检查)。

3. **影像学检查**　CT 和 MRI 用于评估颅内压增高的病因。

处理要点

1. **降颅内压对症治疗**

(1)利尿:氢氯噻嗪 25mg,肌内注射,每日 1 次或每 12 小时 1 次;呋塞米 20mg,口服,每日 2 次或每日 3 次;不能口服者呋塞米 20mg 静脉注射,每 6 小时 1 次或每 8 小时 1 次。

(2)脱水剂:20% 甘露醇 125 ~ 250ml,静脉滴注,每 6 小时 1 次或每 8 小时 1 次;肾功能不全者可用20% 人血白蛋白 50ml,静脉滴注,每 8 小时 1 次。

(3)激素:地塞米松每日 10mg,静脉注射。

(4)减少脑脊液生成:乙酰唑胺 250mg,口服,每日 2 或 3 次。

(5)冬眠疗法:氯丙嗪 50mg、异丙嗪 50mg 及哌替啶 100mg,加入生理盐水配成 50ml,静脉滴注(2 ~ 4ml/h)。

2. **病因治疗**

二、脑疝

颅内压增高时局部颅腔压力显著升高,将脑组织挤入小脑幕裂孔、枕骨大孔等间隙,导致脑组织、血管、脑神经等结构受压,出现一系列临床综合征,称为脑疝(brain hernia)。常见的脑疝包括小脑幕切迹疝和枕骨大孔疝。脑疝是颅内高压危象,应紧急处理。

诊断要点

1. **小脑幕切迹疝**　①进行性加重的意识障碍；②患侧瞳孔扩大，直接及间接光反射消失，晚期双侧瞳孔散大；③对侧肢体偏瘫；④CT或MRI见环池受压，中线移位，同时可引起脑疝的幕上病变。

2. **枕骨大孔疝**　①生命体征变化，血压下降，呼吸、心率减慢甚至停止；②颈项强直；③CT或MRI见小脑扁桃体疝入枕骨大孔；④可继发于小脑幕切迹疝；⑤单纯枕骨大孔疝生命体征变化早于意识变化，或两者同时出现。

处理要点

1. 保证呼吸道通畅、维持有效呼吸及循环。
2. **快速降颅内压**　参见颅内高压处理要点。
3. **病因评估**　立即行头部CT检查，评估脑疝原因。
4. 快速处理病因。

（王海军）

第二节　脑肿瘤

一、胶质瘤

胶质瘤（glioma）指起源于脑神经胶质细胞的肿瘤，是最常见的原发性颅内肿瘤。

诊断要点

1. **临床表现**　①颅内高压症状，如头痛、呕吐等；②肿瘤压迫或侵犯引起的局灶性神经功能障碍，常见偏瘫、失语、视力下降等；③癫痫等。

2. **影像学检查**　CT及MRI可显示胶质瘤出血、坏死、水肿等特性，MRI检查优于CT检查。

3. **病理检查**　按照恶性程度将胶质瘤分为4级，1、2级为低级别胶质瘤，3、4级为高级别胶质瘤。

4. **鉴别诊断**　脑转移瘤、淋巴瘤、脑脓肿及脱髓鞘样病变等。

处理要点

1. **手术治疗**　是胶质瘤的主要治疗方式。

2. **病理活检**　有明确手术禁忌或病变位于重要功能区、无法全切的情况采用。

3. **补充治疗**　放化疗、靶向及电场治疗等是胶质瘤术后的补充治疗，是有效延长胶质瘤患者生存期的重要手段。

二、脑膜瘤

脑膜瘤(meningioma)起源于蛛网膜颗粒细胞,是发病率第二的颅内原发性肿瘤。

诊断要点

1. **临床表现**　①病程缓慢,常以头痛为主诉;②压迫症状,如凸面脑膜瘤压迫皮质运动区可致对侧肢体偏瘫等;③癫痫较常见。

2. **影像学检查**　增强 MRI 及 CT 为首选检查手段,可发现病变边界清楚,均匀强化、脑膜尾征,以及肿瘤钙化和骨侵犯等特征。

3. **病理检查**　Ⅰ级为良性脑膜瘤,Ⅱ级为非典型脑膜瘤,Ⅲ级为恶性(间变型)脑膜瘤。

4. **鉴别诊断**　胶质瘤、淋巴瘤、转移瘤、垂体瘤、听神经瘤、脉络丛乳头状瘤等。

处理要点

1. **手术治疗**　脑膜瘤首选治疗手段。

2. **保守治疗**　有明确手术禁忌或无症状且体积较小的脑膜瘤可选择保守治疗,但须定期行影像学复查。

3. **放疗**　Ⅰ级脑膜瘤术后残留或复发;Ⅱ、Ⅲ级脑膜瘤。

三、垂体腺瘤

垂体腺瘤(pituitary adenoma)是起源于垂体前叶的良性肿瘤,是发病率第三的颅内原发性肿瘤。按大小可分为微腺瘤($< 1cm$)、大腺瘤($\geq 1cm$, $< 4cm$)、巨大腺瘤($\geq 4cm$)。按内分泌功能可分为无功能腺瘤和功能性腺瘤,后者包括 PRL 腺瘤、GH 腺瘤、ACTH 腺瘤和 TSH 腺瘤等。

诊断要点

1. **临床症状**　①激素过量分泌引起的综合征(高催乳素血症、库欣综合征、肢端肥大症等)。②占位效应引起的头痛、垂体功能下降及视野缺损等症状。

2. **激素检查**

(1) PRL 腺瘤:PRL $\geq 250ng/ml$ 可确诊, $> 100ng/ml$ 须排除其他可能, $< 100ng/ml$ 须谨慎诊断。

(2) GH 腺瘤:随机 GH $> 1\mu g/L$,IGF-1 $>$ 同年龄同性别上限,OGTT GH 谷值$\geq 1\mu g/L$。

(3) ACTH 腺瘤:24 小时尿皮质醇升高、大剂量地塞米松抑制试验阳性,岩下窦采血中枢性 ACTH 增高是诊断的金标准。

(4)TSH 腺瘤:FT$_3$、FT$_4$ 升高,TSH 升高或正常。

3. 影像学检查 垂体 MRI 可评估肿瘤部位、大小、侵犯范围,PET-CT 或 PET/MR 有助于评估肿瘤类型,MRA、CTA 用于鉴别动脉瘤。

4. 鉴别诊断 颅咽管瘤、脑膜瘤、拉特克囊(Rathke pouth)、垂体增生、动脉瘤等。

处理要点

1. 手术治疗 ①无功能腺瘤及除 PRL 腺瘤外的功能腺瘤,手术是首选治疗手段。②垂体瘤卒中引起视力急剧下降、意识障碍者,应紧急手术治疗。

2. 药物治疗 ① PRL 腺瘤首选溴隐亭等多巴胺激动剂药物治疗。②有明确手术禁忌、术前新辅助治疗或术后瘤残留的 GH 腺瘤、TSH 腺瘤,可以使用长效生长抑素类似物治疗(兰瑞肽 90mg 每 4 周肌内注射)。③垂体功能低下时行激素替代治疗。

3. 放疗 不作为常规治疗手段,仅用于残留或复发肿瘤不能被切除时。

(张 弩 王宗明 王海军)

第三节 脑血管疾病

一、颅内动脉瘤

颅内动脉瘤(intracranial aneurysm)是血管壁凸起形成的囊状结构,好发于脑底动脉环分叉处,是导致自发性蛛网膜下腔出血最常见的原因。根据发病时动脉瘤是否破裂,分为破裂动脉瘤和未破裂动脉瘤,破裂动脉瘤须急诊手术处理。

诊断要点

1. 临床症状 ①动脉瘤破裂出血,引起特征性、难以忍受的爆炸样头痛,以及颅内压增高的相关症状。②动脉瘤破裂、症状严重的患者颈项强直伴意识昏迷。③未破裂动脉瘤压迫脑神经,可引起眼睑下垂、复视等症状。

2. 影像学检查 CTA 和 MRA 可确诊动脉瘤。DSA 是诊断的"金标准",破裂动脉瘤 CT 平扫见蛛网膜下腔出血。

3. 鉴别诊断 烟雾病、脑动脉静脉畸形、硬脑膜动脉静脉瘘等。

处理要点

1. **手术及介入治疗**　①破裂动脉瘤,分为血管内介入手术和开颅显微手术。首选介入手术,除非合并需要开颅手术清除的血肿、介入手术难以闭塞动脉瘤、无法建立介入通路或造影剂过敏。②未破裂动脉瘤,出现压迫症状、最大径 ≥ 5mm 或形状不规则时首选介入治疗。

2. **破裂动脉瘤患者急性期对症治疗**　①保证呼吸道通畅,维持有效呼吸及循环;②处理颅内高压;③预防及缓解脑血管痉挛。

二、烟雾病

烟雾病(moyamoya disease)是一组以颈内动脉终末段、大脑前动脉和大脑中动脉起始段狭窄或闭塞,脑底出现异常血管网为特点的脑血管病。

诊断要点

1. **临床表现**　①缺血症状,包括发作性肢体乏力、癫痫等。②出血症状,包括头痛、偏瘫、失语、意识障碍等。③儿童多为缺血症状,成人缺血与出血症状均可见。

2. **影像学检查**　① CTA、MRA 为主要检查手段。②计算机体层灌注(computed tomography perfusion,CTP)见大脑半球灌注减低。③儿童出现一侧病变即可确诊;成人须出现双侧病变,并且在排除血管炎、动脉粥样硬化等其他因素所致血管狭窄情况下方可确诊。

3. **鉴别诊断**　缺血者应与血管炎、粥样硬化性动脉狭窄等鉴别,出血者应与脑动静脉畸形、颅内动脉瘤、硬脑膜动静脉瘘等鉴别。

处理要点

1. **手术治疗**　是儿童患者及有症状的成人患者的首选治疗手段。手术方式包括直接血运重建、间接血运重建及联合血运重建。

2. **药物治疗**　对有明确手术禁忌且有缺血症状的患者,口服抗血小板药物治疗,如阿司匹林每日 1 次,每次 100mg。

(梁　丰　齐铁伟)

第四节　颅脑损伤

一、颅脑损伤的评估

格拉斯哥昏迷量表(Glasgow coma scale,GCS)是临床最常用的意识状态评分(表 7-8-1),分数越低意识障碍程度越重,8 分以下为昏迷。GCS 用于判断病情、确定治疗方案和评估预后。

表 7-8-1　格拉斯哥昏迷量表(GCS)

睁眼反应(E)	语言反应(V)	肢体运动(M)
4 分:自然睁眼	5 分:回答正确	6 分:遵嘱动作
3 分:呼唤睁眼	4 分:回答错误	5 分:刺痛时肢体定位
2 分:刺痛睁眼	3 分:可说出单字	4 分:刺痛时肢体回缩
1 分:刺痛、无反应	2 分:可发出声音	3 分:刺痛时肢体过屈
C 分:肿胀、睁不开	1 分:无任何反应	2 分:刺痛时肢体过伸
	T 分:插管或气管切开,无法发声	1 分:无任何反应

二、颅底骨折

颅底骨折(fracture of skull base)指位于颅腔底部的骨折。颅底骨折本身不需要特殊处理,应着重治疗合并的脑损伤和预防脑脊液漏可能导致的颅内感染。

诊断要点

临床症状是诊断颅底骨折的主要依据(表 7-8-2)。CT 见气颅是诊断颅底骨折的可靠依据。

表 7-8-2　颅底骨折临床症状诊断要点

	前颅底	中颅底	后颅底
脑神经损伤	I	内侧颅底:II ~ VI 外侧颅底:VII ~ VIII	IX ~ XII
脑脊液漏	鼻漏	鼻漏、耳漏	无
瘀斑	眶周(熊猫眼征)	乳突(Battle 征)	乳突(Battle 征)
出血	鼻出血	耳出血	无
CT	筛骨骨折	蝶骨、岩骨骨折,蝶窦液平	枕骨骨折

处理要点

1. **保守治疗**　是处理早期颅底骨折主要手段,包括:①促进脑脊液漏口愈合,绝对卧床,床头抬高 30°;②避免用力咳嗽、打喷嚏和擤鼻涕,禁止填塞耳鼻;③预防颅内感染。

2. **手术治疗**　①适用于保守治疗 4 周仍然没有自愈可能的脑脊

液漏。②适用于碎骨片挫伤,或血肿压迫视神经引起视力下降者,应在 24 小时内施行视神经减压。

三、脑震荡

脑震荡(concussion)是较轻的脑损伤,其特点为伤后即刻发生短暂的意识障碍和逆行性遗忘。脑震荡是一种排他性诊断,需要体征和检查均为阴性、排除了其他颅脑损伤后方可诊断。

诊断要点

　　1. **临床症状**　①短暂性意识丧失,数秒至半小时恢复清醒。②逆行性遗忘,不能回忆受伤当时及伤前近期的情况。③自主神经功能紊乱症状,如头痛、头昏、恶心、呕吐,或面色苍白、冷汗等。

　　2. **体征**　神经系统检查无阳性体征。

　　3. **实验室检查**　腰椎穿刺颅内压正常,脑脊液无红细胞。

　　4. **影像学检查**　CT 或 MRI 检查颅内未见脑损伤改变。

处理要点

　　1. **观察**　①有短暂性意识障碍或逆行性遗忘者,留院观察 24 小时,注意评估有无迟发性颅内血肿。②无意识障碍和逆行性遗忘者,可回家观察,嘱其家属密切注意头痛、呕吐和意识的情况,若症状加重即来院复诊。

　　2. 对症治疗。

四、弥漫性轴索损伤

弥漫性轴索损伤(diffuse axonal injury,DAI)属于加速或减速的惯性力所致的脑白质广泛性轴索损伤。DAI 治疗困难,预后差。

诊断要点

　　1. **临床症状**　①严重的意识障碍是 DAI 的主要特点,受伤当时立即出现持续昏迷,严重者长期昏迷。②瞳孔和眼球运动改变,如累及脑干,可有一侧或双侧瞳孔散大,对光反射消失,或同向性凝视。

　　2. **影像学检查**　CT 或 MRI 可见大脑皮质与髓质交界处、胼胝体、脑干、内囊区或第三脑室周围有多个点状出血灶。

处理要点

　　1. **对症及支持治疗**　长期昏迷患者,行气管切开及胃造瘘。

　　2. **并发症治疗**　①肺炎,经验性用药可选用头孢哌酮 / 舒巴坦 1.5 ~ 3g 每 8 小时静脉滴注,并根据药敏结果调整抗生素。②压疮,使用气垫床,每 2 小时翻身,保持皮肤干燥。③深静脉血栓,保持液体平衡,抬高下肢,使用间歇性充气泵或带压力梯度的弹力袜压迫治疗,可用低分子肝素每日 4 000U 皮下注射。

五、脑挫裂伤

脑挫裂伤(cerebral contusion and laceration)是头部遭受暴力造成的原发性脑器质性损伤,导致局部脑组织碎裂,出现散在出血点。脑挫裂伤既可发生于着力点的脑组织,也可在对冲部位,以额底和颞底最常见。

诊断要点

1. **临床表现**　①伤后意识障碍较严重,持续时间较长。②伤后早期出现局灶体征(偏瘫、失语、同向偏盲、局灶癫痫等)。③额叶挫裂伤可引起躁狂、谵妄等精神症状。

2. **影像学检查**　CT 最常用,可见病灶部位点片状高密度或高低混杂密度影,能清楚地显示脑挫裂伤的范围和程度,还可了解脑室受压、中线结构移位等情况。应注意对冲部位有无挫裂伤。

处理要点

1. **分类收治**　按有无手术指征和 GCS 评分分别送手术室、ICU 或普通病房。

2. **密切观察**　注意观察有无迟发性颅内血肿。暂无手术指征者密切观察生命体征、意识、瞳孔和肢体活动情况,如有变化立即复查 CT。平稳者伤后 24 小时复查 CT。

3. **降低颅内高压**。

4. **手术治疗**　包括:① GCS 比发病或首次评估时下降 ≥ 2 分,脱水药物治疗无效;② CT 检查幕上血肿 > 30ml,颞区血肿 > 20ml,中线结构移位 > 0.5cm,或环池受压。

六、硬膜外血肿

硬膜外血肿(epidural hematoma)指发生在硬膜与颅骨之间的血肿,多由外伤导致硬膜动脉或静脉撕裂引起,如及时救治,预后较好。

诊断要点

1. **症状**　①意识障碍进行性加重,可有中间意识清醒。②颅内压增高症状。

2. **体征**　①伤处头皮可见瘀斑或裂伤,有助于评估血肿部位。②额部血肿可出现对侧偏瘫。③合并脑疝时瞳孔扩大、对光反应消失,对侧偏瘫及出现锥体束征。

3. 影像学检查　CT 可见:①双凸镜形的高密度影,颞部最常见;②血肿邻近骨质常见骨折线。

处理要点

1. **手术指征**　① GCS 比发病或首次评估时下降 ≥ 2 分;②颅内压的监测压力在 270mmH$_2$O 以上,并呈进行性升高;③有局灶脑功能损害体征;④尚无明显意识障碍,但 CT 检查幕上血肿 > 30ml,颞区血肿 > 20ml,幕下血肿 > 10ml,中线结构移位 > 0.5cm,或有压迫大静脉窦而引起颅内高压的血肿。

2. **手术方式**　①血肿清除术,开颅清除血肿,彻底止血,探查硬膜下是否合并血肿。②去骨瓣减压术,术前昏迷者清除血肿的同时应去骨瓣减压。

七、硬膜下血肿

硬膜下血肿(subdural hematoma)指发生在硬膜与蛛网膜之间的血肿。该病多为原发脑挫裂伤继发脑受压的混合改变。

诊断要点

1. **临床表现**　①意识障碍程度重,伤后持续昏迷,且逐渐加深,多无中间清醒期。②颅内压增高及脑疝表现出现早,进展快。

2. **影像学检查**　CT 可见:①颅骨内板下新月形高密度影,常合并不同程度的脑挫裂伤;②血肿侧多无骨折线,在着力点的枕顶部可有骨折线。

处理要点

手术指征参见硬膜外血肿。

(金华伟)

第五节　脑积水

脑脊液循环或吸收障碍,过度积聚于脑室,导致脑室扩张,称为脑积水。脑积水分为:①梗阻性脑积水,由脑室系统梗阻引起,如中脑导水管阻塞,表现为侧脑室和第三脑室扩张;②交通性脑积水,是蛛网膜颗粒吸收脑脊液障碍,表现为侧脑室、第三脑室和第四脑室扩张。

诊断要点

1. **临床表现**

(1)成人和颅缝闭合的大龄儿童表现为颅内压增高,包括头痛、呕吐、步态改变、上视或展神经麻痹、视盘水肿等,严重者出现意识障碍。

(2)颅缝未闭的小儿表现为头围增大。

(3)正常压力脑积水,表现为步态障碍、痴呆、尿失禁三联征。

2. **影像学检查** CT 或 MRI 是首选检查方法,可见扩张的脑室系统。

处理要点

1. **手术指征** 脑积水一旦确诊,即有手术指征。

2. **手术方式**

(1)外引流:①急性意识障碍应立即行脑室穿刺外引流。②合并肿瘤、感染或脑出血者,应先行外引流抢救生命,再处理原发病。

(2)内引流:①脑室 - 腹腔分流术(ventriculo-peritoneal shunt,VPS),是最常用的内引流手术,适用于各类脑积水。②内镜下第三脑室底造瘘术(endoscopic third ventriculostomy,ETV),适用于梗阻性脑积水。

(何东升)

麻醉学科包括临床麻醉、心肺脑复苏和急慢性疼痛管理及舒缓医学。

第一节　临床麻醉

一、麻醉前访视与评估

麻醉医生术前必须了解手术方式,评估患者全身各系统状态并进行术前优化,制定个体化麻醉方案,并与患者沟通签署麻醉知情同意书。麻醉前访视在择期手术术前 1 天进行,日间手术患者可于术前 1 周内在麻醉评估门诊进行。

(一)术前评估方法

术前评估的总体思路:①对所有接受麻醉手术的患者进行 ASA 分级、气道和运动耐量评估;②对术前存在心肺合并症的患者进行心肺功能及风险评估;③手术风险评估;④其他器官系统功能如内分泌及凝血功能评估;⑤必要时进行术前多学科会诊。

1. ASA **分级评估**(表 7-9-1) 是目前最常用的麻醉手术风险评估方法。随着 ASA 分级的增高,患者围手术期死亡率随之增高。

表 7-9-1　ASA 分级评估

分级	标准
Ⅰ级	无生理、身体、心理异常的健康患者(围手术期死亡率为 0.06% ~ 0.08%)
Ⅱ级	患有轻度全身疾病,日常活动不受限(围手术期死亡率为 0.27% ~ 0.40%)
Ⅲ级	患有严重全身疾病,活动受限但器官功能尚可代偿(围手术期死亡率为 1.82% ~ 4.30%)
Ⅳ级	患有不能代偿性全身疾病,常可危及生命(围手术期死亡率为 7.80% ~ 23.0%)
Ⅴ级	濒死患者,无论手术与否,预计生存不超过 24h(围手术期死亡率为 9.40% ~ 50.7%)
Ⅵ级	脑死亡患者行组织、器官捐献手术

注:如果是急诊手术,ASA 分级后加"E"。

2. 气道评估 每位接受麻醉手术的患者都须进行气道评估。

(1)识别是否存在困难气道

1)改良 Mallampati 分级(表 7-9-2):具体的操作方法为患者端坐,头处于正中位,口尽量张大,舌尽量外伸,不要求发音,观察咽部结构,重复两次观察以避免假阳性或假阴性。改良 Mallampati 分级Ⅰ、Ⅱ级的患者提示气道处理无困难,Ⅲ、Ⅳ级的患者可能出现插管困难。

2)是否存在困难气道的病理基础:①张口困难;②颈椎活动受限;③颏退缩(小颏症);④舌体大(巨舌症);⑤门齿突起;⑥颈短,肌肉紧。

3)是否存在局部或全身疾病:①会厌及声门部炎症和肿瘤、烧伤后面部、颈部瘢痕;②颈椎病及颞下颌关节病;③颈椎外伤,带有颈托、牵引装置;④肢端肥大症;⑤甲状腺肿大;⑥妊娠等。

(2)困难气道的处理

1)评估是否存在面罩通气困难:①年龄大于 55 岁;②体重指数 > $26kg/m^2$;③胡须多,牙齿缺失;④有打鼾史。

2)评估是否存在气管插管困难:①改良 Mallampati 分级Ⅲ、Ⅳ级;②张口受限,上下牙间距 < 3cm;③甲颏距离 < 6.5cm;④颈椎屈伸度正常 < 80°;⑤下颌过度前伸。

3)选择合适的麻醉诱导方法:①若气管插管可能困难,但可行面罩通气,可谨慎选择在麻醉诱导后尝试纤维支气管镜插管或进行清醒插管;②若同时存在面罩通气困难及气管插管困难,则应选择清醒插管,备环甲膜穿刺及气管切开用物;③若患者为饱胃,存在反流误吸风险,应选择快速序贯诱导插管或清醒插管。

表 7-9-2 改良 Mallampati 气道分级

分级	可看到的咽喉结构
Ⅰ	软腭、腭咽弓、腭垂
Ⅱ	软腭、腭咽弓、部分腭垂
Ⅲ	软腭、腭垂根部
Ⅳ	只能看到硬腭

3. 代谢当量(metabolic equivalents of energy,METs)(表 7-9-3)量化评估心肺功能,通常 METs ≥ 4 被认为是心肺功能良好的表现。运动耐量分级: > 10METs 为良好;4 ～ 10METs 为中等;< 4METs 为差。

表 7-9-3 运动耐量评估表

代谢当量	活动程度
1MET	生活自理,如穿衣、吃饭、上厕所
2METs	可在室内散步
4METs	上两层楼梯,中途不需要休息
4~10METs	短距离跑,做家务(如搬动家具、刷地板等)
>10METs	剧烈运动(如长跑和游泳)

心脏病患者接受非心脏手术时,4METs 为分水岭,>4METs 的患者可接受择期手术麻醉。<4METs 的患者麻醉手术风险大,须进行相关多学科会诊进一步优化并提升患者 METs。

4. **手术风险评估** 根据外科手术类型进行手术风险评估(表7-9-4)。

表 7-9-4 手术风险评估

低手术风险(<1%)	中手术风险(1%~5%)	高手术风险(>5%)
乳腺	无症状颈动脉狭窄	肾上腺切除术
牙科	症状性颈动脉狭窄	主动脉和大血管手术
内分泌(甲状腺)	主动脉瘤腔内修复术	症状性颈动脉狭窄
眼科	头颈部手术	胰十二指肠手术
妇科小手术	腹腔内:脾切除术、食管裂孔疝修补术、胆囊切除术	肝切除术、胆管手术
骨科小手术(半月板切除术)	胸腔内非大手术	食管切除术
重建修复手术	神经外科或骨科大手术(髋关节和脊柱手术)	针对急性肢体缺血或截肢的开放式下肢血管重建术
体表外科手术	外周动脉血管成形术	肺切除术(VATS 或开放手术)
泌尿外科小手术(经尿道前列腺电切术)	肾移植	肺移植或肝移植
VATS 小面积肺切除术	泌尿外科或妇科大手术	肠穿孔修补
		全膀胱切除术

注:VATS 为电视胸腔镜外科手术。

5. 术前有心功能障碍病史及合并症多的危重患者,可以使用 NYHA 心功能分级(表 7-9-5)及改良心脏风险指数(revised cardiac risk index,RCRI)(表 7-9-6)进行评估并识别风险。

表 7-9-5　NYHA 心功能分级

分级	定义
I 级	活动不受限;日常活动不引起疲劳、心悸或晕厥
II 级	活动轻度受限;日常活动可引起疲劳、心悸或晕厥
III 级	活动明显受限;低于日常活动的行为即可引起疲劳、心悸或晕厥;静息时无症状
IV 级	不能进行任何活动;静息时即有症状

表 7-9-6　改良心脏风险指数(RCRI)

术后心脏并发症的独立预测因素
1　胸、腹腔内手术,腹股沟上血管手术
2　缺血性心脏病病史
3　心力衰竭病史
4　需要胰岛素治疗的糖尿病病史
5　血清肌酐水平 > 176.8mmol/L
6　脑血管病病史

注:风险因素个数为 0,主要心血管风险为 0.4%;风险因素个数为 1,主要心血管风险为 1%;风险因素个数为 2,主要心血管风险为 2.4%;风险因素个数≥ 3,主要心血管风险为 5.4%。

围手术期最严重的心血管并发症是心肌梗死和心源性死亡,其他并发症包括心力衰竭、心律失常和不稳定心绞痛。65 岁以上的心血管疾病患者或术前有 RCRI 中 1 个或 1 个以上独立风险因素的手术患者,术前应完善心电图、超声心动图及心肌标志物检查如 BNP 或 NT-proBNP。

对于术前存在心肺合并症患者的处理:①患者运动耐量 < 4METs,建议术前多学科会诊,进一步检查并优化患者情况后再行麻醉手术。②患者运动耐量 > 4METs,RCRI 心血管风险独立预测因素 < 2 个,可行择期麻醉手术。③患者运动耐量 > 4METs,RCRI 心血管风险独立预测因素≥ 2 个,可行择期麻醉手术,但须术前再优化患者情况,围手术期加强监测。

6. 肺功能评估简易试验　包括屏气试验(正常30秒以上,20秒以上者麻醉一般无特殊困难),肺功能检测中 FEV_1 占预计值百分比(正常 ≥ 65%)和6分钟步行距离(正常 ≥ 350m)。不达标者建议术前完善动脉血气分析,必要时请呼吸科会诊。

7. 评估凝血功能及术中出血风险　询问要点包括:①躯干出现大于5cm的不明原因淤青;②经常出现的不明原因牙龈出血;③月经过多;④既往手术出血多;⑤因术后出血而再次手术;⑥凝血障碍疾病家族史;⑦使用抗凝抗血小板药物;⑧肝、肾功能障碍。存在上述情况者须做好术前配血和备血。

8. 糖尿病患者围手术期的血糖水平应控制在 7.8 ~ 10mmol/L,血糖控制不佳的患者应推迟手术。

9. 严重甲状腺功能减退与术中低血压、心衰、心搏骤停和死亡相关。肿瘤患者术前如果进行了新辅助化疗,应注意其可能存在甲状腺功能减退的风险。轻度甲状腺功能减退(TSH水平中位数为8.6mIU/L)患者可耐受手术。

(二)麻醉前准备

与患者交代围手术期相关事宜:术前戒烟戒酒,不涂指甲油和口红,取出戒指、手镯和活动义齿等。禁食禁饮,不服用人参等活血中药以免增加术中出血。

1. 禁食禁饮准备(表7-9-7)

表7-9-7　禁食禁饮时间建议

食物类型	最短禁食时间/h
清饮(清水、无渣果汁、碳水化合物饮料、茶类、无奶咖啡等)	2
母乳	4
配方奶粉	6
液体类乳制品	6
固体食物(淀粉类)	6
脂肪、油炸类及肉类食物	不少于8h,可根据情况延长

为了避免儿童禁食时间过长,清饮的摄入时间应尽可能接近术前2小时。禁食时间较短的儿童需要进行更详细的临床判断或使用

超声评估胃内容物情况。

2. **麻醉术前用药** 心血管术前用药:①抗心绞痛药物,包括β受体拮抗剂、钙通道阻滞剂和硝酸酯类药物,应在整个围手术期持续使用;②高脂血症和冠心病患者至少在手术前30天开始服用他汀类药物,在围手术期不停药;③术前口服降压药应连续用药直至手术当日。

服用阿司匹林的患者,术前应至少停药7天,氯吡格雷术前应至少停药5天,华法林术前应至少停药5天,作为桥接抗凝的低分子肝素应在手术前12~24小时使用最后一次剂量。

3. **麻醉药品和器械设备的准备**

(1)麻醉药品:包括麻醉药物和急救药物。

(2)麻醉用物:包括实施麻醉所需设备器械,如气管插管用物、区域阻滞穿刺套件等;还应包括急救设备如除颤仪等。

(3)选择合适的监测设备。具体见本节围手术期麻醉管理常用监测。

4. **麻醉方法的选择** 根据患者病情和手术要求选择全身麻醉、区域麻醉或复合麻醉。麻醉医师的技术水平和当地的麻醉条件也是重要制约因素。

二、全身麻醉

(一)全身麻醉的基本概念

麻醉药进入机体后产生可逆性的意识消失、疼痛的传导和感知减少或消失、反射抑制、骨骼肌松弛等中枢神经系统抑制的效应,称为全身麻醉(general anesthesia),简称全麻,当麻醉药的作用消失以后即可恢复正常。按照给药的途径可分为吸入麻醉、静脉麻醉和静吸复合麻醉。

(二)全身麻醉的过程

全身麻醉可分为麻醉诱导、维持和复苏三个过程。

1. **麻醉诱导** 是指患者从清醒状态进入全身麻醉状态的过程。诱导期联合使用多种全麻药物,这类药物常常对呼吸产生抑制作用,常须建立人工气道(最常用的方法为气管插管)并进行呼吸支持。常用的麻醉诱导方法有以下几种。

(1)吸入诱导麻醉:通过挥发罐向麻醉呼吸回路内释放浓度可控的吸入麻醉药物,患者吸入麻醉药物后产生全麻效应。常用于小儿患者及难以建立静脉通路患者的全麻诱导。目前常用的吸入麻醉药是七氟烷。吸入麻醉诱导过程中可保留患者的自主呼吸。

(2)静脉诱导麻醉:通过静脉复合使用镇静药、镇痛药和肌肉松弛药,产生全麻作用。是目前最常用的全麻诱导方法,可使患者迅速进入可耐受气管插管和外科手术的麻醉深度。须注意静脉全麻药物通常会使自主呼吸消失和循环抑制。

(3)保留自主呼吸的诱导:多用于气道不畅或术前估计插管困难的情况。给予镇静药物使患者入睡后,在自主呼吸的情况下进行气管插管操作。

(4)清醒气管插管:多用于估计易发生反流误吸的患者。插管前须做好气道局部表面麻醉或进行环甲膜穿刺,行咽喉、气管黏膜局部麻醉。

2. 麻醉维持 麻醉诱导后持续使用麻醉药物维持一定的麻醉深度。麻醉维持过程须密切监护患者的各项生命体征和手术进程,处理可预计或突发的情况,掌握好用药时机和剂量,维持患者各项生命体征的稳定,确保患者安全度过手术期。

3. 麻醉复苏 手术结束后,待患者意识及肌张力恢复后,脱离机械通气,拔除气道导管,这个过程称为麻醉复苏。气管插管全麻术后的患者通常还需要到麻醉复苏室(postanesthesia care unit,PACU)继续复苏观察,直到 Steward 评分 ≥ 4 分才可送回病房,部分患者因病情危重则直接转入 ICU 进一步治疗。麻醉复苏包括以下内容。

(1)掌握终止麻醉药的时机:通过增加通气量的方法,加快吸入麻醉药经肺排出体外。当呼出的吸入麻醉药浓度降为 0.3MAC 或以下时,约 95% 的患者可按指令出现睁眼反应。

(2)拮抗药物使用:苏醒延迟的患者(排除各种病理因素所致)若考虑阿片类药物过量,可应用纳洛酮 0.4mg 静脉注射。苯二氮䓬类药物可应用氟马西尼。

(3)严格掌握拔管指征:①血压、脉搏平稳,心律正常;②出现咳嗽、吞咽反射;③自主呼吸恢复平顺,频率为 12 ~ 20 次 /min,潮气量正常,血氧饱和度在吸入空气的情况下维持在 95% 以上,呼气末二氧化碳分压在 45mmHg 以下;④意识恢复,可完成指令动作;⑤肌松药作用消失,四个成串刺激(train-of-four stimulation,TOF)监测 T4/T1 在 90% 以上;⑥清除口咽、鼻腔及气管分泌物后可拔管。拔管后应在手术间或在 PACU 继续观察 30 分钟以上。

(4)出手术室标准(参照 Steward 评分):①清醒程度,完全苏醒 2 分、对刺激有反应 1 分、对刺激无反应 0 分;②呼吸通畅度,可按医嘱咳嗽 2 分、不用支持可以维持呼吸道通畅 1 分、呼吸道需要予支持 0

分;③肢体活动度,肢体能做有意识的活动 2 分、肢体无意识活动 1 分、肢体无活动 0 分。Steward 评分 ≥ 4 分时可出手术间。

4. 术后恶心呕吐 术后恶心呕吐(postoperative nausea and vomi-ting,PONV)多指发生在手术后 24 ~ 48 小时的恶心、呕吐,为常见的并发症之一,可能导致患者经历不同程度的痛苦,包括水电解质平衡紊乱、伤口裂开、切口疝形成、误咽和吸入性肺炎等。

(1) 常见相关危险因素:①患者相关因素包括女性、晕动病或 PONV 病史、非吸烟、年龄小于 50 岁、颅内高压、自发性术后颅内低压;②麻醉相关因素包括手术时间 > 60 分钟、术后高镇痛药需求、使用吸入麻醉药、新斯的明用量 > 2.5mg 等;③手术相关因素包括使用阿片类药物、大脑幕下手术、微血管减压术、乙状窦前庭神经鞘瘤等。

(2) 药物预防和治疗:① 5- 羟色胺受体拮抗剂(如昂丹司琼);②糖皮质激素(如地塞米松);③抗组胺药(如苯海拉明);④多巴胺受体拮抗剂(如氟哌利多);⑤ 丙泊酚维持麻醉;⑥ 神经激肽 1 (neurokinin-1,NK-1)受体拮抗剂(如阿瑞匹坦);⑦针刺或按摩穴位(内关、合谷或足三里);⑧抗胆碱能药物(如东莨菪碱皮贴)等。

(三)全身麻醉深度的判断

维持适当的麻醉深度是麻醉管理中一项重要任务。目前可通过采集、分析患者术中脑电图的波谱,定量评价术中的麻醉深度,指导术中个体化的麻醉药物使用。

1. 脑电双频指数(bispectral index,BIS)监测 BIS 值 100 表示清醒状态;BIS 值 0 表示完全无脑电活动状态(大脑皮层抑制),一般认为 BIS 值在 85 ~ 100 为正常状态;65 ~ 85 为镇静状态;40 ~ 65 为麻醉状态;< 40 可能呈现爆发性抑制。

2. Narcotrend 麻醉深度监测 是一个基于定量脑电图模式识别的新指数,将原始的脑电图时间点分为从 A 到 F 六个阶段,重新形成从 0(等电位)到 100(清醒)的指数。阶段 A(指数为 95 ~ 100)表示清醒状态;B(指数为 80 ~ 94)是浅镇静状态;C(指数为 65 ~ 79 是常规镇静状态;D(指数为 37 ~ 64)是常规麻醉状态;E(指数为 13 ~ 36)是深度麻醉状态;F(指数为 0 ~ 12)表示过度麻醉状态(爆发性抑制)。由 A 到 F,脑电活动逐渐消失。

(四)全身麻醉药物

1. 吸入麻醉药

(1)临床评价

1)可控性:取决于血 / 气分配系数,该系数越小,在肺泡、血液和脑组织中的分压达到平衡状态的时间越短,可控性越好。

2)麻醉效能:取决于油/气分配系数,该系数越高,麻醉效能越高,最低肺泡有效浓度则越小。

3)最低肺泡有效浓度(minimum alveolar concentration,MAC)是指在一个大气压下,吸入麻醉药与纯氧同时吸入时,能使50%的患者在切皮时不发生体动反应的最低肺泡浓度。1.3MAC可使95%的患者切皮时不发生体动。MAC值主要受年龄的影响。

4)对心血管和呼吸系统的影响:所有吸入麻醉药对心血管和呼吸系统都会引起与剂量相关的抑制作用。

5)对骨骼肌和颅内压的影响:所有吸入麻醉药都具有不同程度的肌肉松弛作用,均可增强肌松药的作用。

(2)各种吸入麻醉药的分配系数及MAC(表7-9-8)

表7-9-8 常用的吸入麻醉药的药理学参数

药物	血/气分配系数	油/气分配系数	MAC/%
氧化亚氮(笑气)	0.47	1.4	105
异氟烷	1.4	98	1.15
地氟烷	0.42	18.7	6.0
七氟烷	0.65	53.4	2.0

2. **静脉麻醉药** 为通过静脉注射或静脉滴注给药的全麻药,常包括苯二氮䓬类药物(咪达唑仑等)、GABAa受体激动剂(异丙酚等)、N-甲基-D-天冬氨酸(N-methyl-D-aspartate,NMDA)受体拮抗剂(氯胺酮)和α_2肾上腺素能受体激动剂(右美托咪定)等。

(1)给药方式

1)单次推注:适用于全麻诱导、短小手术或有创检查的麻醉。

2)分次推注:适用于时间较长的门诊检查维持麻醉。

3)静脉连续泵注:通过输液泵连续静脉泵注药物,适用于绝大部分手术的麻醉维持。

4)静脉靶控输注(target-controlled infusion,TCI):在专用麻醉药物注射泵中整合药物的药代学和药动学模型,以血药浓度为目标,控制药物的泵注速度,达到个体化精准用药目的。

(2)常用的静脉麻醉药物

1)咪达唑仑:可产生顺行性遗忘作用和中枢性肌松作用,对循环影响轻微,适用于危重患者。常用浓度为1mg/ml,诱导剂量为0.1 ~

0.15mg/kg。氟马西尼为其特异性拮抗剂。

2)异丙酚(丙泊酚):起效快,作用时间短,常用于全身麻醉的诱导和维持。常用浓度为 10mg/ml,诱导剂量为 1.5 ~ 2mg/kg。TCI 诱导血浆靶浓度为 4 ~ 6μg/ml,术中根据需求维持靶浓度在 2 ~ 5μg/ml。其副作用为易引起注射痛(预先静脉注射利多卡因可减轻),注射过快时可引起呼吸和循环抑制,出现自主呼吸减慢或消失、低血压和心率减慢。

3)环泊酚:我国 1.1 类新药,为(R)- 构型异构体小分子化合物,可用于全身麻醉诱导或维持。常用浓度为 2.5mg/ml,诱导时首次负荷剂量为 0.4mg/kg,给药时间为 10 ~ 30 秒,每次追加剂量建议不超过 0.2mg/kg。

4)依托咪酯:常用浓度为 2mg/ml,诱导剂量为 0.1 ~ 0.3mg/kg。对循环影响小,适用于危重患者的全麻诱导,一般不用于全麻维持。静脉注射时会出现肌阵挛,大剂量使用可抑制患者肾上腺皮质功能。

5)艾司氯胺酮:具有镇痛作用的静脉麻醉药,通过肌肉或静脉注射可产生典型的分离麻醉效果。常用浓度为 5mg/ml,诱导剂量为肌内注射 2mg/kg、静脉注射 1mg/kg,可维持 10 ~ 15 分钟。适用于短小手术和小儿基础麻醉。

6)右美托咪定:可产生类似生理睡眠的镇静效果,对呼吸和循环的抑制较小,但镇静深度不足。常用浓度为 4μg/ml,负荷剂量为 0.5 ~ 1μg/kg,通常在 10 ~ 15 分钟给予负荷剂量,后采用维持剂量 0.2 ~ 0.7μg/(kg·h)静脉泵注。

3. 骨骼肌松弛药 主要作用于神经肌肉接头部位 N_2 胆碱能受体,是重要的全身麻醉药物。根据对 N_2 受体的作用不同分为去极化肌松药和非去极化肌松药。使用肌松药的适应证为:气管内插管;全麻维持期间的机械通气和肌肉松弛;ICU 内危重患者的机械通气和治疗痉挛性疾病或抽搐性疾病。

(1)去极化肌松药:琥珀胆碱,诱导剂为 1 ~ 1.5mg/kg 静脉注射,肌松效应可维持 15 ~ 20 分钟,用药后可出现短暂的肌肉震颤。

(2)非去极化肌松药

1)顺式阿曲库铵:常用浓度为 2mg/ml,诱导剂量为 0.2mg/kg,3 ~ 4 分钟可达气管插管条件,肌松效应可维持 30 ~ 45 分钟。

2)罗库溴铵:常用浓度 10 为 mg/ml,诱导剂量为 0.6 ~ 1.2mg/kg,当剂量超过 1mg/kg 时,约 60 秒可达气管插管条件,目前临床常用于饱胃患者的快速序贯诱导。肌松效应可维持 30 ~ 45 分钟。

3)维库溴铵:常用浓度为 1mg/ml,诱导剂量为 0.08 ~ 0.1mg/kg,1.5 ~ 2 分钟起效,肌松效应可维持 20 ~ 40 分钟。

(3)肌松药使用注意事项

1)根据患者情况、手术要求及药物特性选用合适的肌松药。

2)注意呼吸管理,应用肌松药时一定要施行气管插管,辅助或控制呼吸。

3)肌松药不可在清醒患者中使用,应用肌松药时应先或同时应用镇静镇痛药,以免患者出现术中知晓。

4)去极化肌松药和非去极化肌松药不宜交替或混合使用。

5)注意影响肌松药作用的因素:①酸中毒、低钾、低钙均可增强非去极化肌松药的作用,且不容易被拮抗。②低温有延长肌松药的代谢和排泄作用。③婴儿、老人的肌松作用时间延长,追加次数减少。④如患者合并重症肌无力、家族周期性瘫痪、假性胆碱酯酶异常等,均可使肌松药作用时间延长。⑤抗生素如链霉素、新霉素、庆大霉素、卡那霉素,可延长肌松药的作用时间和加强肌松药的作用,可用钙剂或新斯的明拮抗。多黏菌素是影响最强的一种,且不能对抗。临床剂量的青霉素和头孢菌素对肌松药无明显影响。⑥全身麻醉药物均有加强肌松药的效果。

(4)患者无肌松残留的指征:①意识清醒,呛咳和吞咽反射恢复;头能持续抬离枕头 5 秒以上(反映肌肉强直收缩力);呼吸平稳、呼吸频率为 10 ~ 20 次 /min,最大吸气压 ≤ −50cmH_2O;PetCO_2 和 PaCO_2 ≤ 45mmHg。② TOF 比值(T4/T1)≥ 90%。

(5)肌松药的拮抗

1)特异性拮抗:舒更葡糖钠是罗库溴铵 / 维库溴铵的特异性拮抗剂,常用剂量为 2 ~ 4mg/kg。给予 2mg/kg 或 4mg/kg 的初始剂量后,若出现术后神经肌肉阻滞重现的例外情况,推荐再次给予 4mg/kg。

2)非特异性拮抗:使用抗胆碱酯酶药,如新斯的明、溴吡斯的明等可抑制神经肌肉接头部的胆碱酯酶,使较多的乙酰胆碱与非去极化肌松药竞争 N_2 受体而使神经肌肉恢复正常的传导。在患者自主呼吸出现后使用效果更好,常用新斯的明 0.04 ~ 0.07mg/kg 静脉注射,如仍未恢复呼吸者应检查有无其他原因。

3)新斯的明一般与阿托品同时使用,以减少抗胆碱酯酶药的毒蕈碱样不良反应。阿托品的剂量为该患者使用新斯的明剂量的半量(如患者 50kg,新斯的明按 0.04mg/kg 计算为 2mg,阿托品则使用 1mg)。老年人,尤其是使用了治疗心血管疾病药物的老年人,使用新斯的明易引起心动过缓、心律紊乱甚至心搏骤停。合并有青光眼、支气管哮喘及胃肠吻合术后的患者应避免使用。

4. 麻醉性镇痛药 麻醉性镇痛药多指阿片类药物,通过激活外周和中枢的阿片受体产生强效镇痛作用。伴随的不良反应为自主呼吸抑制、恶心呕吐、皮肤瘙痒和心率减慢等。纳洛酮是其特异性拮抗剂。

(1)吗啡:常用浓度为 10mg/ml,诱导剂量一般为 0.2mg/kg。适用于术后镇痛和左心衰患者,哮喘的患者禁用。临床上左心衰患者使用时,应注意鉴别心源性哮喘和支气管哮喘。

(2)芬太尼:常与镇静药和肌松药配伍使用。常用浓度为 10μg/ml,全麻诱导剂量为 2 ~ 5μg/kg,体外循环心脏手术时最大剂量为 30 ~ 50μg/kg。

(3)瑞芬太尼:常用浓度为 40μg/ml,诱导剂量为 1μg/kg,镇痛效能高。半衰期短且稳定(约 4.2 分钟,不随持续输注时长而发生改变),适用于术中维持,常用剂量为持续泵注 0.05 ~ 0.2μg/(kg·min)或 TCI 2 ~ 4ng/ml。

(4)舒芬太尼:常用浓度为 5μg/ml,诱导剂量为 0.3 ~ 0.5μg/kg,可 5 ~ 10μg 间断推注维持镇痛,半衰期长,是目前临床麻醉中最常用的麻醉性镇痛药。

三、气管插管术

为保证患者术中正常通气和保护气道,须建立人工气道,最常用的方法是气管插管。

1. 经口明视气管插管术 患者取仰卧嗅物位,经全麻诱导后(也可通过气道表面麻醉后行清醒气管插管术),将喉镜片(视频可视喉镜)经口置入会厌与舌根交界处,向上提喉镜暴露声门,将合适型号的气管导管置入气管内(表 7-9-9),待导管气囊通过声带后将气囊充气,连接呼吸球囊或麻醉机,即可实现对患者的控制通气。再对气管插管的深度进行判断,避免单肺通气。胸外科手术中常须置入双腔气管导管或使用气管导管封堵器实现单肺通气。

2. 确认气管插管正确位置的方法 ①直视下看见气管导管进入气管内;②插管后出现正常呼气末 CO_2 波形;③听诊双肺可闻及对称的呼吸音;④如果患者仍有自主呼吸,可见麻醉机贮气囊随呼吸运动胀缩;⑤纤维支气管镜检查是确认气管导管正确位置的金标准。

3. 机械通气的呼吸参数设置

潮气量:6 ~ 8ml/kg(理想体重),3 ~ 5cmH2O PEEP(根据氧合情

况每次增加 2 ~ 3cmH₂O PEEP, 在 FiO₂ ≤ 0.6 时能满足 $PaO_2 \geq$ 60mmHg 或氧合指数 $PaO_2/FiO_2 \geq$ 300mmHg 的 PEEP 为最佳 PEEP)。

呼吸频率:成人 12 ~ 16 次 /min,小儿按年龄计算。

吸呼比例:1 :(1.5 ~ 2)。

气道峰压:9 ~ 16cmH₂O。

吸气平台压:5 ~ 13cmH₂O。

4. 其他气管插管的途径 由于手术需要或插管出现困难的病例可选择其他的插管途径:①经鼻纤维支气管镜气管插管;②经气管切开处置入气管导管;③使用喉罩。

表 7-9-9 气管导管的选择和放置深度(门齿到气管导管尖端)

置管途径	年龄	导管内径 /mm	导管深度 /cm
	新生儿	3 ~ 3.5	10
	婴儿	3.5 ~ 4	10 ~ 12
经口	> 1 岁小儿	4 + 年龄 /4	12 + 年龄 /2
	成人男	7.5 ~ 8.0	22 ~ 24
	成人女	7.0 ~ 7.5	20 ~ 24
经鼻	比经口用导管小 2 号(每号为 0.5mm),深度为 26 ~ 29cm		

5. 气管插管的并发症 ①机械损伤,唇、鼻腔和咽喉部黏膜损伤、牙齿脱落、下颌脱臼、声带损伤、杓状软骨脱位。②咳嗽、喉痉挛或气管痉挛。③应激反应,血压升高、心率加快、心律失常甚至心搏骤停。④导管弯折,导管放置过深以致出现低氧或导管以外断开导致缺氧。⑤缺氧、二氧化碳蓄积。⑥反流误吸,喉头水肿、肺不张、肺炎。⑦拔管后低氧,气管塌陷、声门麻痹。

6. 快速序贯诱导插管(rapid sequence induction and intubation,RSII)是一种快速控制气道同时降低胃内容物反流误吸风险的技术,是外科急诊手术麻醉的重要组成部分。

(1)麻醉诱导期间反流误吸风险增加的患者应考虑进行 RSII,包括肥胖、饱胃、胃食管肠道病变(小肠梗阻)、急诊手术、创伤、应激状态、意识障碍、腹内压增高、糖尿病、妊娠 12 周以上等的患者,以及面罩通气困难但插管不困难的患者。首选可视喉镜,尽可能缩短从意识消失到气管插管的时间间隔。

(2)患者取头高位,采用面罩自主呼吸充分预给氧,准备好吸引器,气管导管内放置插管芯。静脉给药前由助手在颈前实施环状软骨压迫,用力为 3 ~ 4kg。

(3)药物推荐:循环稳定患者的丙泊酚推荐剂量为 1 ~ 3mg/kg,老年或低血容量患者用量可降低为 0.5 ~ 1mg/kg;琥珀胆碱推荐剂量为 1mg/kg,罗库溴铵推荐剂量为 1.0 ~ 1.2mg/kg。全身功能良好或诱导中有出现严重高血压风险的患者,如子痫前期、颅脑损伤或未处理的颅内动脉瘤患者,通常使用辅助药物以抑制气管插管的心血管反射,常用阿片类药物如芬太尼(1 ~ 2μg/kg)、阿芬太尼(10 ~ 15μg/kg)或瑞芬太尼(0.5 ~ 1μg/kg)。利多卡因(1 ~ 1.5mg/kg)单独使用或联合阿片类药物,可有效减少呛咳和支气管痉挛。

四、局部麻醉

局部麻醉(local anesthesia)是指局部麻醉药作用于机体某一部位的感觉神经致其传导功能暂时被阻滞,运动神经传导保持完好或有不同程度的阻滞。局部麻醉可以补充全身麻醉效果或代替全身麻醉。局部麻醉具有安全性高、患者满意度高、术后恢复速度快等优点。

(一)局部麻醉方式

1. **表面麻醉**　适用体表黏膜手术,以 1% 丁卡因或 2% ~ 4% 利多卡因涂敷或喷雾 2 ~ 3 次。

2. **局部浸润麻醉**　常用 0.5% ~ 2% 利多卡因,于手术区分层注药,阻滞神经末梢而达到麻醉目的。

3. **区域麻醉**　局麻药注入手术区及其周围与底部,阻滞进入手术区的神经纤维。

4. **神经干、神经丛、神经节阻滞**　常用的有臂丛神经、股神经和星状神经节阻滞等。

(二)常用的局部麻醉药

根据不同的麻醉方式、麻醉部位选用不同浓度的局部麻醉药(见表 7-9-10)。

表 7-9-10　常用局麻药的浓度、剂量、持续时间及用途

名称	常用浓度 /%	最大剂量 /(mg/kg)	维持时间 /h	用途
普鲁卡因 (procaine)	0.25 ~ 2.0	12	0.75	局部浸润麻醉

名称	常用浓度 /%	最大剂量 /(mg/kg)	维持时间 /h	用途
丁卡因 （tetracaine）	0.25 ~ 1.0	3	2 ~ 3	表面麻醉
利多卡因 （lidocaine）	0.25 ~ 2.0	4.5	1	所有类型的局部和区域麻醉
布比卡因 （bupivacaine）	0.25 ~ 0.75	3	5 ~ 8	所有类型的局部和区域麻醉
罗哌卡因 （ropivacaine）	0.25 ~ 1.0	3	4 ~ 6	所有类型的局部和区域麻醉
布比卡因脂质体 （liposomal bupivacaine）	1.33	266mg （12 ~ 17 岁 4mg/kg）	72	超长效, 区域浸润镇痛

（三）局麻药的不良反应

1. **过敏反应** 局部过敏反应可出现用药区域红斑、荨麻疹、水肿或皮炎；全身超敏反应症状包括广泛红斑、荨麻疹、喉头水肿,支气管痉挛,低血压和循环衰竭等。过敏反应主要采用对症支持治疗,包括激素（地塞米松、甲泼尼龙）静脉注射,肾上腺素 0.3 ~ 0.5mg 皮下注射,使用抗组胺药物、钙剂等,吸氧、应用血管活性药物和维持呼吸循环稳定。

2. **局麻药全身毒性反应**

（1）原因：一次用药超过最大剂量,患者对局麻药耐受性差,局麻药误注入血管内,或局部组织血管丰富、吸收加快致血药浓度急剧升高等。

（2）症状：轻度反应表现为嗜睡、眩晕、多语、寒战、耳鸣、口周麻木和口内金属异味,严重反应表现为烦躁、震颤、神志丧失、抽搐、呼吸困难或停止、心脏功能抑制甚至停搏。

（3）处理：①控制气道,纯氧通气,考虑气管插管以尽量减少呼吸和 / 或代谢性酸中毒。②尽快给予脂肪乳剂,静脉推注 1.5ml/kg 20% 脂肪乳（如英脱利匹特）2 ~ 3 分钟,然后以 0.25ml/(kg·min) 的速度静脉泵注,直到输注总量达 250ml。③苯二氮䓬类药物治疗抽搐。④如果发生心搏骤停,开始胸外按压心肺复苏并使用肾上腺素。⑤体外循环或 ECMO。如果患者对上述治疗没有反应,请尽快通知相关团队到场。

(4)预防:注射药物前回抽,使用含有肾上腺素的试验剂量,使用小剂量分次注射的方法完成阻滞,采用更安全的方法实施局部麻醉如超声引导等。

(四)常用的区域神经阻滞

目前常用的区域神经阻滞均可在超声引导下完成,其基础是超声图像的获取和组织结构的辨识。

1. 绝对禁忌证 患者不接受、进针部位皮肤感染、神经阻滞影响术后神经功能测试。

2. 相对禁忌证 凝血功能异常、神经系统疾患、全身性感染、患者不配合、解剖变异及麻醉医师经验不足等。

3. 常见并发症 局麻药全身毒性反应、过敏反应、神经损伤、血肿、感染、阻滞失败或阻滞不完全等。

4. 基本操作技能

(1)初学者或无法清晰辨认神经的情况下推荐联合神经刺激器定位。

(2)常用探头选择:目标结构较表浅可选择高频线阵探头;目标结构位置较深可选择低频凸阵探头。

(3)探头扫描技术:加压、沿皮肤表面滑动、旋转和倾斜探头。根据穿刺方向与探头长轴关系分为平面内(in plane)、平面外(out of plane)两种进针技术。

(4)水定位技术(通过注射 0.5 ~ 1ml 液体观察药液扩散)可帮助确定针尖位置。水分离技术(通过注射少量液体,利用药液扩散推开针尖周围组织结构)可减少进针时不必要的组织结构损伤。

5. 物品和药品准备 操作前应准备的物品包括超声仪、无菌探头保护套、无菌耦合剂、神经刺激仪(双重引导时需要)、穿刺针、注射器、无菌手套等,选择好适宜的局麻药种类及剂量,并按需要配制至合适浓度,确认静脉通路已开放、监护已连接,确认抢救设备和抢救药品(包括脂肪乳剂)都处于备用状态。

6. 常见超声引导下神经阻滞方法

(1)肌间沟入路臂丛神经阻滞:适应证为创伤引起的上臂及肩部疼痛。患者取仰卧位,头偏向对侧,将高频探头置于颈根部并由内向外扫查,显示前、中斜角肌间沟,易得到臂丛神经声像图。采用短轴平面内技术,在超声探头的外侧部位皮肤处穿刺,经中斜角肌推进,注射局部麻醉药,如 0.2% ~ 0.4% 罗哌卡因 10 ~ 20ml。该入路常见尺神经阻滞不全。

(2)腋路臂丛神经阻滞:患者取仰卧位,充分暴露腋窝,将高频探头置于腋窝处,显示腋动脉和腋静脉,其旁的"筛网状"结构即为臂丛神经,此处为臂丛的终末分支,包括正中神经、尺神经、桡神经和肌皮神经。常采用平面内技术全程显示针尖,轻压探头闭合静脉,注药前注意回抽。如手术需要使用上肢止血带,常须阻滞位于肱二头肌和喙肱肌之间的肌皮神经。该处局麻药常用 0.2% ~ 0.4% 罗哌卡因,总量为 15 ~ 20ml。

(3)股神经阻滞:常用于膝关节置换术等股前及股外侧手术的麻醉及术后镇痛。患者取仰卧位,充分暴露腹股沟区,将高频探头置于腹股沟中点下缘,显示股动脉和股静脉,股动脉外侧的"筛网状"结构即为股神经。常采用平面内技术全程显示针尖,始终显示股动脉,在髂筋膜下方由外向内侧进针。该处常用 0.2% ~ 0.4% 罗哌卡因 10 ~ 20ml 进行阻滞。

(4)坐骨神经阻滞:常用于小腿及足部手术的麻醉及术后镇痛。方法:患者取俯卧位,可垫高腹部,将低频探头置于股骨大转子和坐骨结节连线上,可显示梨状肌,其深面"筛网状"结构即为坐骨神经;也可将高频探头置于腘窝上方,显示腘动脉和腘静脉,腘动脉浅面的"筛网状"结构即为坐骨神经,腘窝处可见坐骨神经分为内侧的胫神经和外侧的腓总神经。可在此处分别对两条神经进行阻滞。常用 0.2% ~ 0.4% 罗哌卡因 10 ~ 20ml 进行阻滞。

(5)腹横肌平面(transversus abdominis plane,TAP)阻滞:主要针对前腹壁皮肤、肌肉及壁腹膜的镇痛,可用于剖宫产、腹股沟疝修补术和阑尾切除术等术后镇痛。在腹横肌表面注射局麻药,阻滞 T_6 ~ L_1 节段的胸神经前皮支。可在肋缘下及脐水平腋中线处放置超声探头,观察到腹壁三层肌肉结构(腹外斜肌、腹内斜肌、腹横肌)。穿刺针经过脂肪层、腹外斜肌和腹内斜肌,针尖位于腹横筋膜浅面。此处常用 0.2% 罗哌卡因 20 ~ 40ml 进行阻滞。

五、椎管内麻醉

椎管内麻醉(intrathecal anesthesia)包括蛛网膜下隙阻滞、硬脊膜外隙阻滞和蛛网膜下隙 - 硬膜外联合阻滞等,是将局麻药注射到硬膜外腔和 / 或蛛网膜下腔来产生麻醉和镇痛作用。

(一)脊神经的体表解剖及手术所需的麻醉平面

胸骨柄上缘为 T_2,两乳头连线为 T_4,剑突下为 T_6,肋缘为 T_8,脐

水平为 T_{10}，大腿前侧为 $L_{1~3}$，小腿前侧及足背为 $L_{4~5}$，大腿、小腿后侧及会阴区为 $S_{1~5}$。各种手术所需的最低皮肤阻滞平面见表 7-9-11。

(二)椎管内麻醉的禁忌证

绝对禁忌证：患者拒绝接受；穿刺部位感染；凝血功能障碍、血小板数量及功能异常或正在接受抗凝、抗血小板治疗；严重低血容量；颅内高压等。

相对禁忌证：脓毒症或菌血症；严重高血压，心功能不全；精神病等不能合作的患者；中枢神经系统疾病；严重脊柱畸形。

表 7-9-11 各种手术所需的最低阻滞平面

手术部位	麻醉平面
下肢	T_{12}
髋部	T_{10}
阴道、子宫	T_{10}
膀胱、前列腺	T_{10}
下肢(使用止血带)	T_8
睾丸、卵巢	T_8
下腹部内脏	T_6
腹部其他内脏	T_4

(三)椎管内麻醉的实施

实施椎管内麻醉时必须备有全部气管插管和复苏的设备及药物，并有立即完成全身麻醉的可能。体表标志：颈部最突出的棘突是 C_7 棘突。双臂下垂时，T_7 棘突与肩胛下角线平齐。双侧髂嵴最高点连线通过 L_4 棘突或者 $L_{3~4}$ 棘突间隙。

1. **麻醉监测** 对患者施行标准监测，包括 ECG、血压、血氧饱和度(SpO_2)监测。

2. **患者体位**

(1)坐位：患者取坐位，双臂置于托手架上或紧紧环抱枕头，头与双肩向躯干弯曲。

(2)侧卧位：患者侧卧，双膝弯曲并向上蜷缩至腹部或胸部，下颌尽量向胸部屈曲。

3. **穿刺入路**

(1)正中入路：在皮肤上摸到拟阻滞水平上下棘突间的凹陷，此处为进针点,穿刺针沿中线刺入皮肤,依次穿过皮下组织、棘上韧带、棘间韧带。当刺入黄韧带时阻力明显加大。硬脊膜外隙阻滞时,若感觉阻力突然消失,表明穿刺针刺破黄韧带进入硬脊膜外间隙。蛛网膜下隙麻醉时,穿刺针经硬脊膜外间隙继续进针,穿破硬脊膜和蛛网膜,直至脑脊液经穿刺针流出。

(2)旁正中入路:穿刺点位于棘突间隙中点旁开1.5cm,稍偏向尾端。穿刺针对准中线并稍偏向头端,与中线呈10°~25°夹角进针,经棘上韧带侧方进入竖脊肌。当穿刺针通过黄韧带及穿破硬脊膜时,仍会感觉阻力突然消失,但不如正中入路明显。

对体表标志难以触及和定位的患者,可通过超声识别解剖标志和麻醉穿刺所需间隙。

(四)蛛网膜下隙阻滞(腰麻)

1. **蛛网膜下隙阻滞常用局麻药** 见表 7-9-12。

表 7-9-12 蛛网膜下隙阻滞常用局麻药的浓度和剂量

局麻药	剂量 /mg		起效时间 /min	持续时间 /min
	至 T_{10}	至 T_4		
3% 氯普鲁卡因	30 ~ 40	40 ~ 60	2 ~ 4	40 ~ 90
0.5% ~ 0.75% 布比卡因	10 ~ 15	12 ~ 20	4 ~ 8	130 ~ 230
0.5% 左布比卡因	10 ~ 15	12 ~ 20	4 ~ 8	140 ~ 230
0.5% ~ 1% 罗哌卡因	12 ~ 18	18 ~ 25	3 ~ 8	80 ~ 210

2. **操作步骤**

(1)依据患者情况采取相应的穿刺体位,常用左侧卧位,肥胖患者可选择坐位。

(2)通常选取 $L_{2~3}$ 以下椎间隙为穿刺点。

(3)常规消毒铺巾,谨防消毒液沾染麻醉用具,因其具有潜在神经毒性。

(4)以 1% 利多卡因在穿刺点做局部麻醉,穿刺针经皮肤、皮下组织、棘上韧带、棘间韧带、黄韧带、硬脊膜和蛛网膜进入蛛网膜下腔。

(5)拔出针芯,若见脑脊液经穿刺针流出,即穿刺准确,接上装有预定量局麻药的注射器,缓慢注入局麻药。注药完毕后再次回抽脑脊液以确认针尖仍位于蛛网膜下腔。

(6)拔出穿刺针后,将患者轻缓摆放至所需手术体位。严密监测生命体征并测定麻醉平面。

3. **影响阻滞平面的因素** 主要因素包括局麻药比重、药物剂量、患者体位、注射部位。次要因素包括年龄、脑脊液、腹内压增加、脊柱弯曲程度。

(五)硬脊膜外隙阻滞(硬膜外麻醉)

1. **常用局麻药起效及持续时间** 见表 7-9-13。

表 7-9-13　硬脊膜外隙阻滞单次注射 10 ~ 20ml 局麻药的起效及持续时间

局麻药	浓度 /%	起效时间 /min	持续时间 /min
氯普鲁卡因	3	10 ~ 15	45 ~ 60
利多卡因	2	15	80 ~ 120
布比卡因	0.5 ~ 0.75	20	165 ~ 225
左布比卡因	0.5 ~ 0.75	15 ~ 20	150 ~ 225
罗哌卡因	0.75 ~ 1.0	15 ~ 20	140 ~ 180

2. **操作步骤**

(1)依据患者情况采取相应的穿刺体位。

(2)依据手术部位选择合适的穿刺点。

(3)常规消毒铺巾,谨防消毒液沾染麻醉用具,因其具有潜在神经毒性。

(4)以 1% 利多卡因在穿刺点做局部麻醉,把握穿刺针的方向及深度,当针尖穿过黄韧带进入硬脊膜外间隙时有突破感,通过"阻力消失法"或者"悬滴法"确认针尖位于硬脊膜外间隙。

(5)回抽无血液,无脑脊液溢出,经穿刺针置入导管 3 ~ 4cm,退出穿刺针并固定导管。

(6)经导管注入空气无阻力,回抽无血液、脑脊液,注入试验剂量的局麻药。试验量包括 1.5% 利多卡因 3ml 及 1 : 200 000 肾上腺素。5 分钟后若无蛛网膜下隙阻滞征象或心率增快、血压升高等反应,可分次注入局麻药直至全量。

(7)密切监测生命体征并测定麻醉平面,调节麻醉平面至手术所需范围。

3. **影响阻滞平面的因素** 主要因素包括药物容量、年龄、妊娠、注射部位。次要因素包括患者体位、注药速度、邻近体腔压力。

(六)蛛网膜下隙-硬脊膜外联合阻滞(腰硬联合麻醉)

蛛网膜下隙阻滞具有起效快的优点,硬脊膜外置管又可提供长时间手术麻醉及术后镇痛。该技术常应用于产科麻醉。

1. 操作步骤

(1)患者准备同硬脊膜外隙阻滞。

(2)当硬脊膜外穿刺针进入硬脊膜外间隙后,取稍长 1cm 的腰穿针经硬脊膜外穿刺针向前推进,直至穿破蛛网膜,拔出腰穿针的针芯,见有脑脊液经腰穿针流出即可注入腰麻剂量的局麻药。

(3)拔出腰麻针,再经硬脊膜外穿刺针置入导管并妥善固定。

(4)密切监测生命体征并测定麻醉平面。

2. 注意事项

(1)如果后续需要使用硬脊膜外阻滞,须从硬脊膜外导管注入试验剂量局麻药,如 2% 利多卡因 3ml,无异常反应后即可按需给药。

(2)注意补充血容量。

(七)骶管阻滞

针经骶裂孔穿刺,将局麻药注入骶段的硬膜外间隙,从而阻滞骶神经,称为骶管阻滞。骶管阻滞实为硬膜外麻醉的一种,可用于会阴部手术的辅助麻醉或术后镇痛。

1. 方法 患者取侧卧位或俯卧位。两侧骶角连线中点为骶裂孔,根据解剖或者超声定位后,常规消毒铺巾,并以 1% 利多卡因在穿刺点进行局部麻醉。用 22G 长注射针头经皮垂直或将针尖斜向头端进针,当穿透骶尾韧带时可有典型的落空感,注入空气无明显阻力,提示针尖已达管腔。回抽无血液、脑脊液,注入试验剂量的局麻药(同硬脊膜外间隙麻醉),无异常反应即可注入单次负荷量局麻药。

2. 常用局麻药 儿童常用 0.15% ~ 0.2% 罗哌卡因(或 0.125% ~ 0.25% 布比卡因) 0.5 ~ 1.0ml/kg。成人常用 1% ~ 2% 利多卡因 10 ~ 20ml。

3. 注意事项

(1)骶管腔有丰富的静脉丛,容易引起出血和局麻药毒性反应。

(2)由于骶裂孔解剖变异或畸形,穿刺成功率为 70% ~ 80%。

(3)$L_{3 \sim 4}$、$L_{4 \sim 5}$、$L_5 \sim S_1$ 椎间硬膜外腔穿刺向尾端置管,采取连续硬膜外麻醉的方法,亦可达到骶管阻滞的效果。

(八)椎管内麻醉的并发症

1. 神经系统并发症

(1)硬脊膜穿破后头痛:在蛛网膜下隙阻滞或硬脊膜外间隙阻滞

后均可出现,典型症状会在穿刺后3天内出现,通常在症状出现后7天自愈。对症治疗包括绝对仰卧位休息、静脉或口服补液、咖啡因及口服镇痛药。

(2)硬脊膜外血肿:须及时发现和清除,避免脊髓缺血性梗死及永久性神经功能障碍。在8~12小时施行手术解除血肿压迫,多数神经功能可得到良好恢复。

(3)神经损伤:包括神经根性疼痛或操作时的感觉异常。

2. 心血管系统并发症

(1)低血压:阻力血管及容量血管扩张,导致血容量相对不足。可静脉补充晶体液500ml或使用去氧肾上腺素50~100μg静脉注射。

(2)心动过缓:胸部交感神经被阻滞,心率反射性减慢,可用阿托品0.3~0.5mg静脉注射。若心动过缓合并低血压,可给予麻黄碱5~10mg静脉注射。

3. 呼吸抑制 通常与麻醉平面过高有关,处理包括维持呼吸道通畅、保证通气、增加氧供和循环支持。

4. 感染 所有椎管内麻醉均有发生严重感染的潜在风险,必须重视无菌操作。

5. 恶心、呕吐 低血压、呼吸抑制、椎管内使用阿片类药物均可引起恶心、呕吐。

6. 尿潴留 S_2、S_3、S_4神经根被阻滞后,膀胱逼尿肌功能减弱,进而抑制排尿功能。所有行椎管内麻醉的患者建议留置尿管。

7. 穿刺针及导管相关并发症

(1)血管内注射:每次注药前回抽确认、使用试验剂量、分次注射给药并仔细观察血管内注射的早期征象,可最大限度降低血管内注射发生率。

(2)全脊髓麻醉:指硬膜外阻滞时,穿刺针或硬外导管误入蛛网膜下腔而未被及时发现,超过腰麻数倍量局麻药注入蛛网膜下腔,产生异常广泛的阻滞。表现为全部脊神经支配的区域均无痛觉、低血压、意识丧失及呼吸停止。注药前仔细回抽、使用试验剂量、逐步增加剂量,可避免全脊髓麻醉的发生。

(3)硬脊膜下注射:此间隙为硬脊膜与蛛网膜之间的潜在间隙,如穿刺针或导管进入此间隙并给药,阻滞平面可高于硬脊膜外间隙麻醉。

六、麻醉后处理

全身麻醉后的患者,均要求进入 PACU 监测至完全清醒、生命体征稳定后才能转回病房。进入 PACU 应进行交班,内容包括具体麻醉方式、术中用药、手术名称、术中情况及异常情况的处理、输液输血量、出血量及尿量等。麻醉复苏期须严密监测患者的意识状态、呼吸模式、血氧饱和度和血流动力学等情况,常见的问题包括呼吸和气道并发症、血流动力学不稳定、术后恶心和呕吐及神经系统并发症等。危重患者术中应转入 ICU 监护治疗。

七、围手术期麻醉管理常用监测

为确保麻醉过程中患者安全,在所有麻醉过程中麻醉医师应该一直在场对患者进行持续监测与评估。全身麻醉监测应至少包括呼气末 CO_2、气体浓度、脉搏、血氧饱和度、心电图、血压及体温。在区域麻醉和监测麻醉管理中也建议按照全身麻醉进行监测。一些有严重合并疾病的患者及有特殊手术需要的患者,可进一步加强其他监测。

(一)呼吸功能的监测与治疗

1. **呼吸监测的手段** 主要采用临床观察、无创脉搏血氧饱和度 (SpO_2)、呼气末二氧化碳分压 $(P_{ET}CO_2)$ 等无创手段,对术中呼吸功能进行连续动态监测。

2. **术中呼吸功能的临床观察**

(1)呼吸运动的观察:麻醉诱导和维持中如未用肌松药时,必须密切观察呼吸运动,一旦呼吸运动停止,应立即判断是屏气、气道梗阻还是呼吸暂停。

(2)呼吸音的听诊:诱导及气管插管后,听呼吸音,确认插管位置是否恰当。

(3)唇、指甲颜色变化:无贫血患者一旦出现发绀,提示有缺氧。

3. **通气功能监测**

(1)潮气量和通气量:每分钟静息通气量(VE)为潮气量(VT)与每分钟呼吸频率(RR)的乘积,正常值为 6 ～ 8L/min。

(2)无效腔气量和潮气量之比:正常成人解剖无效腔约 150ml,占潮气量的 1/3。面罩、气管导管、麻醉机、呼吸机的接头和回路等均可使机械无效腔增加。肺弹性组织减少和肺容量增加,支气管扩张时,解剖无效腔增加。

4. 换气功能监测 肺的换气功能监测主要包括弥散功能和通气血流比监测。

(1)肺的通气与血流比($V_{A/Q}$):正常人每分钟静息肺泡通气量约为 4L,肺血流量约为 5L,通气血流比值正常为 0.8。

(2)肺泡 - 动脉血氧分压差 [$P_{(A-a)}O_2$]:吸空气时 $P_{(A-a)}O_2$ 正常值为 8 ~ 24mmHg,吸纯氧时为 25 ~ 75mmHg,$P_{(A-a)}O_2$ 增大反映肺弥散功能异常或出现异常肺内分流。

(3)氧合指数(PaO_2/FiO_2):氧合指数是常用的评价肺氧合和换气功能的指标。PaO_2/FiO_2 正常值 > 300mmHg。

5. 术中脉搏血氧饱和度的监测 成人脉搏血氧饱和度(SpO_2)正常值为 ≥ 95%,新生儿第一天 SpO_2 最低,为 91%;2 ~ 7 天 SpO_2 为 92% ~ 94%;成人 SpO_2 90% ~ 94% 为氧失饱和状态;< 90% 为低氧血症。

6. 术中呼气末二氧化碳监测 呼气末二氧化碳指呼气终末期呼出的混合肺泡气含有的二氧化碳分压($P_{ET}CO_2$)或二氧化碳浓度($C_{ET}CO_2$)值。$P_{ET}CO_2$ 为 35 ~ 45mmHg,$C_{ET}CO_2$ 为 5%。CO_2 波形图监测的临床意义:评价肺泡通气、整个气道与呼吸回路的情况,通气功能、心肺功能及细微的 CO_2 重复吸入。若 CO_2 波形未出现正常波形的四个部分,则意味着患者心肺系统、通气系统有问题。临床具体应用如下:①各种原因引起的呼吸功能不全;② ICU 中施行机械通气的患者;③严重休克、心力衰竭和肺梗死患者;④心肺复苏期间;⑤检查气管导管的位置正确与否;⑥指导麻醉机与呼吸通气量的调节。

7. 气道力学监测 术中应连续监测评估机械通气的基本组成参数,包括气道峰压(P_{peak})、平台压(P_{plat})、气道压(Paw)、潮气量(VT)、每分钟通气量(MV)、肺顺应性(CRS)、肺驱动压($\triangle P$)、压力 - 容积环等。

8. 血液 - 气体监测 血气分析是测定肺呼吸功能的重要指标。从动脉血直接测得 PaO_2、$PaCO_2$ 和 pH,由这些数值可推算出 HCO_3^-、SaO_2、BE 和氧合指数等。根据以上参数变化可以对气体交换、酸碱平衡及心肺的整体状况作出评价。血乳酸(lactic acid,Lac)常用于评价组织灌注情况。正常 Lac ≤ 2mmol/L,升高常常反映组织灌注不良及细胞缺氧。

(二)血流动力学监测

通常分为以下两类:无创性血流动力学监测、有创性血流动力学监测。

1. 无创性监测

(1)袖带测量血压。

(2)心电图连续监测心率和心律。

(3)经食管或经胸心脏超声:从形态和功能两个方面评估循环系统,为围手术期诊疗决策提供依据。可用于整体和局部左、右心功能评价;监测基本的瓣膜形态及功能变化;测量下腔静脉直径(IVC)及下腔静脉吸气塌陷率等指标,评价血容量;也可用于围手术期休克、心衰类型的鉴别诊断等。

2. 有创性监测

(1)动脉穿刺:连续监测动脉血压及观察动脉压力波形。

(2)静脉穿刺置管:监测中心静脉压,正常值为 $6 \sim 12cmH_2O$。

(3)Swan-Ganz 导管:测定各项参数,如肺毛细血管楔压、混合静脉血氧饱和度、右心射血分数、肺动脉压及肺血管阻力,全面反映左、右心功能和氧合状况。

(4)PiCCO:跨心、肺温度稀释技术与动脉搏动曲线分析技术相结合,进行 CO 监测。

(5)FloTrac/Vigileo 心排血量监测系统:是一项通过采集动脉波形并结合患者的基本信息(年龄、性别、身高等)来连续计算 CO 的技术。

(三)尿量监测

监测尿量可一定程度上反映肾脏灌注(与有效循环血容量和微循环有关)状态。尿量应维持在 $1 \sim 2ml/(kg \cdot h)$。尿量少时可予呋塞米 $5 \sim 20mg$ 静脉注射或 20% 甘露醇 $125 \sim 250ml$ 静脉滴注。

(四)体温监测

中心体温的正常范围是 $36.8 \sim 37.2℃$,手术中的核心温度不应低于 $36℃$。可在食管、鼻咽和耳蜗或膀胱和直肠放置探头,测量核心温度。体温过高时应警惕恶性高热,可冰敷、降低室温和液体降温等。如体温过低可使用覆盖电热毯、充气热膜和液体复温等。

(五)输血

临床上目前红细胞输注的指征是 $Hb < 70g/L$。对于存在严重内科疾病(如高龄或冠心病)的患者,红细胞输注的指征可放宽为 $Hb < 100g/L$。当手术中出血大于机体血容量的 50% 时,应考虑补充新鲜冰冻血浆、冷沉淀及血小板等凝血物质;当出血量为 $0.5 \sim 1$ 倍机体血容量时,应考虑输注新鲜冰冻血浆,剂量一般为 $8 \sim 15ml/kg$;当出血量为 $1.5 \sim 2$ 倍机体血容量或纤维蛋白原 $< 1g/L$ 及 $PLT < 50 \times 10^9/L$ 时,应考虑输注冷沉淀及血小板。冷沉淀中富含Ⅷ因子和纤维

蛋白原,剂量一般为 0.3U/kg。1 单位机采血小板内含有 2.5×10^{11} 个血小板,约可升高血小板水平 $50 \times 10^9/L$。输血过程中应同时监测患者生命体征及观察是否有输血反应的发生。

有肝衰竭等严重凝血功能紊乱的患者,可在生命体征监测下输注 "1 个单位凝血物质"(即 1 000ml 新鲜冰冻血浆 +10U 冷沉淀 +1 单位机采血小板)。术中可用血栓弹力图进行凝血功能床旁监测。对于预计出血量大的手术,术前可动员患者进行血液保护,如自体血保存、使用铁剂和 EPO、术前对肿瘤进行介入栓塞减少肿瘤血供及术中使用血液回收等。

(六)常用凝血功能监测

1. **PLT** 正常参考值为 $(100 \sim 300) \times 10^9/L$,低于 $50 \times 10^9/L$ 可导致出血风险升高 4 ~ 5 倍。

2. **纤维蛋白原** 正常参考值为 2 ~ 4g/L,大量失血后应及时补充。

3. **FDP** 正常参考值 < 10mg/L(ELISA 法),见于原发性、继发性纤溶亢进。

4. **D- 二聚体** 正常参考值 < 400μg/L,来源于纤维蛋白降解产物,升高提示继发性纤溶亢进,如在 DIC、静脉血栓形成等情况下明显升高。

5. **活化凝血时间**(activated coagulation time,ACT) 正常参考值为 70 ~ 130 秒,反映内源性凝血途径的功能,多用于肝素抗凝的检测。

6. **APTT** 正常参考值为 31.5 ~ 43.5 秒,反映内源性凝血途径的功能,APTT 延长见于凝血因子减少或抗凝物质增多。

7. **PT** 正常参考值为 11 ~ 14 秒,反映外源性凝血途径功能。

8. **凝血酶时间**(thrombin time,TT) 正常参考值为 16 ~ 18 秒,是凝血酶将纤维蛋白原转化为纤维蛋白的时间,纤维蛋白原不足或抗凝物质可使 TT 延长。

9. **血浆鱼精蛋白副凝试验**(3P 试验) 可检测出 > 50mg/L 的纤维蛋白单体,阳性可见于消耗性凝血病的早、中期。

(七)电解质、酸碱平衡的监测

1. **电解质平衡紊乱**

(1)低钠血症:是指血清钠浓度低于 135mmol/L。低钠血症一旦诊断明确应给予补钠治疗。可按公式计算补钠量:0.6(女性 0.5)× (血 Na^+ 正常值 – 血 Na^+ 实测值)× 体重(kg)。补钠速度以血清钠每小时提升 1 ~ 1.5mmol/L 为宜,应避免导致高钠血症。对于严重低钠血症(小于 115mmol/L),可输注 3% 高渗盐水治疗,必要时可透析或使用 CRRT。

(2)高钠血症:是指血清钠浓度高于 150mmol/L。治疗原则是防止水继续丢失,纠正低血容量,如须补钠,可通过胃肠道补充或静脉输注葡萄糖等低张溶液。严重高钠血症(大于 160mmol/L)可考虑透析或 CRRT。

(3)低钾血症:是指血清钾浓度低于 3.5mmol/L。轻度低钾血症可口服补钾,严重低钾时可静脉补钾,补钾速度一般为 10 ～ 20mmol/h。补钾的原则是见尿补钾,补钾的同时必须监测血钾水平。

(4)高钾血症:是指血清钾浓度超过 5.5mmol/L。可应用呋塞米等利尿剂治疗,口服聚磺苯乙烯增加钾的排出,或使用高糖＋胰岛素增加钾向细胞内转移。另外,可通过静脉给予钙离子,拮抗高钾对心脏传导系统的影响。无法纠正和严重的高钾血症,尤其是合并肾功能不全时,可考虑透析或 CRRT。

(5)低钙血症:是指血清钙浓度低于 2.2mmol/L,应及时静脉推注氯化钙或葡萄糖酸钙纠正。

(6)高钙血症:是指血清钙浓度超过 2.75mmol/L,处理原则是针对病因治疗、扩容、促进尿钙排泄、抑制骨吸收、使用糖皮质激素和透析等。

2. 酸碱平衡紊乱

(1)代谢性酸中毒:原发性 HCO_3^- 浓度降低(< 22mmol/L)和 pH 低于 7.35。应及时纠正原发病,纠正电解质紊乱,恢复有效循环血量,改善组织灌注。当 pH < 7.2 时可补碱治疗。补充量计算公式:$5\%NaHCO_3(ml) = (BE-3) \times 0.5 \times$ 体重(kg)。首剂给予半量,复查血气分析后再视情况决定是否再补。

(2)代谢性碱中毒:原发性 HCO_3^- 浓度升高(> 26mmol/L)和 pH 高于 7.45。首要措施是消除病因,重症患者必要时可予精氨酸治疗。

(3)呼吸性酸中毒:是以原发性 $PaCO_2$ 升高(> 45mmHg)及 pH 低于 7.35 为特征的高碳酸血症。以改善通气为主,必要时建立人工气道。一般单纯的呼吸性酸中毒不予补碱。酸中毒产生,严重循环系统、神经系统影响时,参照代谢性酸中毒的补碱手段治疗。

(4)呼吸性碱中毒:是以原发性 $PaCO_2$ 降低(> 45mmHg)及 pH 高于 7.45 为特征的低碳酸血症。应及时消除病因,可使用呼吸面罩提升 $PaCO_2$,注意预防继发性电解质紊乱。

(5)混合型酸碱紊乱:是指同时存在两种或两种以上上述单纯型

酸碱平衡紊乱。必须在充分了解原发病及病情变化基础上结合实验室检查,正确判断酸碱平衡紊乱类型。

(冯　霞　温仕宏　熊　玮)

第二节　心肺脑复苏

一、复苏的概念

心肺脑复苏是一种救助心搏骤停患者的急救措施,通过人工手段,保持脑功能直到自然呼吸和血液循环恢复。

二、复苏的关键

复苏的关键在于争分夺秒恢复脑的血供。心搏骤停一旦发生,4～6分钟后就会造成脑和其他人体重要器官组织的不可逆损害。建议在心跳停止4分钟之内给予初级生命支持,8分钟内给予高级心脏生命支持。

三、心搏、呼吸骤停的诊断依据

1. **临床表现**　①意识突然消失。②大动脉(颈总动脉、股动脉)搏动消失,心音听不到,血压测不出。③呼吸动作消失。④瞳孔散大,对光反射消失。⑤皮肤、黏膜苍白或发绀。⑥手术切口无出血。

2. **心脏监护和心电图**　提示心室颤动、室性心动过速或心搏暂停,有时表现为一种灌注节律(如极度心动过缓),这可能代表无脉电活动(以前称为电机械分离)或血压极低无法探及搏动。

3. **评估患者是否有潜在的可治疗病因(8H8Ts)**

(1)8Hs:低氧(hypoxia),低血容量(hypovolemia),酸中毒(hydrogen ion),高钾血症(hyperkalemia)或低钾血症(hypokalemia),低体温(hypothermia),低血糖(hypoglycemia),恶性高热(malignant hyperthermia),迷走神经亢进(hypervagotonia)。

(2)8Ts:药品(tablet)或有毒物质(toxin)摄入,创伤(trauma),心脏压塞(tamponade),张力性气胸(tension pneumothorax),栓塞(thromboembolism,肺或冠脉),Q-T间期延长(QT interval prolongation),肺动脉高压(pulmonary hypertension)。

四、心肺复苏初级生命支持

1. **判断环境安全**　如果在室内,请注意建筑碎片、未固定的武器、电气危险等。如果在室外,请注意倒下的电线、车祸造成的燃油泄漏,建筑物倒塌或自然灾害 / 危险天气条件。

2. 评估患者 ①用力拍患者的肩膀并喊道"嘿,你还好吗?"或大声喊出他们的名字。检查患者是否意识消失。②在检查呼吸的同时检查颈动脉搏动。呼吸和脉搏的暂停时间不要超过 10 秒。

3. 启动急救系统 派人寻求帮助并获取自动体外除颤仪(AED),如果独自一人请在评估呼吸和脉搏的同时寻求帮助,如拨打 120 电话。

4. 心肺复苏 按照 C(circulation,循环)—A(airway,气道)—B(breath 呼吸)顺序进行 CPCR。

(1)循环(C):通过胸外按压恢复血流是 CPCR 中最重要的步骤。请按照以下步骤进行胸外心脏按压:①让患者平躺在硬实的地面或者床上;②跪 / 站在患者的一侧;③将手掌下部(掌根)置于患者双侧乳头连线与胸骨的交点;另一只手放在第一只手上,保持肘部伸直,让肩膀保持在双手正上方的位置;④垂直向下按压胸部 5 ~ 6cm,按压时要借助整个身体的重量;⑤以 100 ~ 120 次 /min 的速度用力按压,以正常语速默念"零一、零二、零三……"为节拍,在每次按压后等待胸部回弹再进行下一次按压。

(2)气道(A):开放气道。①使用仰头抬颏手法打开患者气道。将手掌放在患者前额并轻轻地将头后倾,然后用另一只手轻轻地向前抬起下颏,以打开气道。清除口、鼻腔异物。②如果怀疑患者可能患有颈椎损伤,请勿执行倾斜头部 / 下颌抬起动作。在这种情况下,需要固定颈椎,托起下颌,即抬起下颌角并用两手将下颌向前移动。如果患者的嘴唇闭合,用拇指打开下唇。

(3)呼吸(B):人工呼吸。①人工呼吸可以是口对口呼吸,如果口腔受伤严重或无法张开,也可以是口对鼻呼吸,或者是面罩对口呼吸,院内采用球囊面罩设备进行人工呼吸。②对于口对口人工呼吸,在打开患者气道(头部倾斜、下颏抬起)后,捏紧患者鼻孔进行嘴对嘴呼吸。深吸气后从患者口部尽力吹入,此时若见胸部胀起,停止吹气并松开两手指,胸廓自然复原。③对于球囊面罩通气,采用"E-C"手法,在操作时以左手中指、环指、小指这三个手指(呈 E 字形)托住患者下颌,而大拇指和食指(呈 C 字形)按住面罩的两侧,使面罩与患者口鼻形成密闭空间。④呼吸应该在 1 秒内完成。如果胸部出现起伏,则进行第二次人工呼吸。如果胸部没有出现起伏,则重复头部倾斜、下颏抬起的动作,然后进行第二次人工呼吸。30 次胸外按压加两次人工呼吸视为一个循环。⑤重新开始胸部按压，以恢复血流。在按压和人工呼吸之间快速切换，尽量减少胸外按压的中断。

5. **除颤**　拿到 AED 后，立刻使用并按照提示操作。电击一次，然后继续进行胸部按压，2 分钟后，实施第二次电击。继续实施 CPCR，直至患者有活动迹象。

五、后期复苏

后期复苏是初期复苏的继续。如果具备复苏的条件可以直接进行后期复苏措施。

1. 气管插管或声门上高级气道。

2. **循环功能的维持**

(1)建立静脉通道：从中心静脉输液、输血，补充血容量和给予药物。

(2)监测心电图、血压、中心静脉压、血氧饱和度、呼气末二氧化碳、尿量、血气分析。

(3)胸外按压：100 ~ 120 次 /min，按压通气比例为 30 ：2。

(4)胸外除颤：当心电图显示心室颤动时应迅速进行电除颤。一电极置于胸骨右侧缘锁骨中线下第二肋间隙，另一电极置于左胸心尖部 4 ~ 5 肋间处。成人：双相波能量 120 ~ 200J，单向波能量 360J。儿童：第一次电击 2J/kg，第二次电击 4J/kg，后续电击 ≥ 4J/kg，最高 10J/kg 或成人剂量。

3. **药物治疗**

(1)给药途径：静脉注入。

(2)常用药物

1)成人：①肾上腺素静脉 / 骨内注射，每 3 ~ 5 分钟 1mg。②胺碘酮静脉 / 骨内注射，首次剂量 300mg，推注，第二剂 150mg。③利多卡因静脉 / 骨内注射，最适用于室性异位心律，首次剂量 1 ~ 1.5mg/kg，第二剂 0.5 ~ 0.75mg/kg。

2)儿童：①肾上腺素静脉 / 骨内注射，0.01mg/kg(0.1mg/ml 浓度下 0.1ml/kg)，最大剂量 1mg，每 3 ~ 5 分钟重复一次。若无静脉 / 骨内通路，可通过气管给药，0.1mg/kg(1mg/ml 浓度下 0.1ml/kg)。②胺碘酮静脉 / 骨内注射，心搏骤停期间 5mg/kg 推注，顽固性室颤 / 无脉性室性心动过速可重复注射，最多 3 次。③利多卡因静脉 / 骨内注射，初始 1mg/kg 负荷剂量。

(3)其他药物：①心跳停止时给予阿托品 1mg 静脉注射。3 ~ 5 分钟后可重复使用，使心率达到 60 次 /min。②氯化钙具有增强心肌收缩力、抑制高血钾和低血钙的作用,常用 10% 氯化钙 2 ~ 3mg/kg 稀释后静脉注射。③异丙肾上腺素多用于心率缓慢时,每次 2 ~ 20μg 静脉注射,或予 0.05μg/(kg·min) 开始静脉泵注,视心率调整静脉泵注速度。④碳酸氢钠用于纠正酸中毒。首量为 1mmol/kg,视血气分析中的碱剩余(BE)数据而定。补充量计算公式:5%NaHCO$_3$(ml) = (BE-3)×0.5× 体重(kg)。⑤地塞米松 5 ~ 10mg 静脉注射,最大剂量为 1mg/kg,或甲泼尼龙每次 40 ~ 100mg。⑥其他血管活性药物如多巴胺、间羟胺、多巴酚丁胺等均有提高血压、增强心肌收缩力的效果。去甲肾上腺素有升高血压的作用。

4. 起搏器的应用 是以人为的电刺激波诱发心肌收缩,如果患者心脏停搏前已合并有完全性束支传导阻滞,或心跳已恢复但心率仍异常异丙肾上腺素维持前仍不理想,可考虑安装临时心脏起搏器,维持电压为 2 ~ 3V,起搏频率为 70 ~ 90 次 /min。

六、复苏后处理

自主循环恢复(return of spontaneous circulation,ROSC)是心跳停止之后出现持续的心跳和呼吸活动。ROSC 出现的标志包括呼吸、咳嗽、肢体移动、可被感知的脉搏和可被测量的血压。ROSC 后的处理措施包括如下步骤。

1. 寻找心搏骤停的原因并进行处理。

2. ROSC 后继续进行气道和通气支持。

3. 控制良好的通气和氧合,避免低氧血症和高氧血症。

4. 进行血流动力学监测和管理,保护重要脏器功能。

5. 脑保护的药物治疗 主要的目标是保证脑血流灌注、保护线粒体、改善能量代谢、清除氧自由基、抗炎和抗氧化、改善微循环等。常见的药物有以下几种。

(1)丁苯酞:ROSC 后静脉滴注,6 小时后第 2 次给药,以后每日 2 次,每次 25mg,疗程 14 天。

(2)自由基清除剂(依达拉奉):ROSC 后 12 小时内使用,每次 30mg,每日 2 次,疗程 14 天。

(3)钙离子通道阻滞剂:包括尼莫地平、利多氟嗪等。

(4)兴奋性氨基酸受体拮抗剂。

(5)皮质醇及辅酶 Q10。

6. 优化神经功能

(1)控制癫痫发作:持续监测脑电图并诊断抽搐是否为癫痫样发

作,同时监测治疗效果。建议使用左乙拉西坦或丙戊酸钠作为一线抗癫痫药物。

(2)进行目标体温管理:预防发热,建议维持 32 ~ 36℃ 的恒定体温。

(3)一般重症监护管理:使用短效镇静药和类阿片类药物,预防应激性溃疡、深静脉血栓形成、高血糖和低血糖,采用低速率肠内喂养,不建议常规进行预防性抗菌药物治疗。

7. 神经功能预后的预测

(1)体格检查:瞳孔对光反射、瞳孔大小测量、双侧角膜反射、肌阵挛或肌阵挛状态。

(2)神经生理学:多模态方法(体感诱发电位、脑电图)。

(3)生物标志物:检测 NSE 等。

(4)影像学检查:脑成像(CT/MRI)。

七、围手术期过敏的处理

1. 症状 ①皮疹、风团等皮肤黏膜症状(严重过敏中常不伴有皮肤黏膜症状)。②难以解释的低血压。③支气管痉挛(严重病例中可无哮鸣音)。④排除其他原因的非预计性心搏骤停。

2. 分级 见表 7-9-14。

表 7-9-14 围手术期过敏的分级

1级(轻度)	2级(中重度)	3级(可危及生命)	4级(心搏骤停)
皮肤黏膜症状	皮肤黏膜症状	+/- 皮肤黏膜症状	开始 CPR
+/- 血管性水肿	MAP ↓,HR ↑	心律失常 / 循环衰竭	肾上腺素
	气道痉挛	严重气道痉挛	静脉输液

3. 处理措施

(1)呼叫帮助并暂停非必要的手术。

(2)呼叫心搏骤停急救车。

(3)去除所有潜在的变应原并维持麻醉:①最常见变应原,包括抗生素、肌松药、乳胶;②氯己定(如含有氯己定的抗感染导管、润滑剂、清洁剂);③考虑改用吸入麻醉药维持麻醉。

(4)改纯氧吸入并保证有效通气,未行气管插管的患者应立即行气管插管。

(5)患者低血压时可尝试抬高患者下肢,增加静脉回心血量。

(6)若收缩压低于 50mmHg 或心搏骤停,尽快开始 CPCR。

(7)快速静脉晶体液输注:初始剂量为 20ml/kg,可重复该剂量。

(8)患者病情稳定时,可留取 5 ~ 10ml 凝血样本(黄头试管)检测血清类胰蛋白酶,可在 1 ~ 2 小时和 24 小时后再次采样。

4. **药物治疗**　见表 7-9-15。

表 7-9-15　围手术期过敏的药物治疗

	1 级(轻度)	2 级(中重度)	3 级(危及生命)	4 级(心搏骤停)
静推肾上腺素	不需要	10μg/kg; 儿童 1μg/kg	100μg/kg; 儿童 5μg/kg	1 000μg/kg; 儿童 10μg/kg
晶体液输注	不需要	10 ~ 20ml/kg; 儿童 10ml/kg	10 ~ 20ml/kg; 儿童 10 ~ 20ml/kg	20ml/kg; 儿童 20ml/kg
抬腿	不需要	抬高双下肢	抬高双下肢	抬高双下肢

注:肌内注射肾上腺素剂量为成人 0.5mg,6 岁以下儿童 0.15mg,6 ~ 12 岁儿童 0.3mg;静脉注射三次肾上腺素后可考虑肾上腺素持续静脉泵注,剂量为 0.05 ~ 0.50μg/(kg·min);顽固性低血压可考虑联用去甲肾上腺素或血管升压素。

5. **气道痉挛的处理**

(1)沙丁胺醇:成人 12 喷,6 岁以下儿童 6 喷,或成人 250μg 静脉推注,小于 2 岁儿童 5μg/kg 静脉推注,2 ~ 18 岁 15μg/kg 静脉推注(最大量为 250μg)。

(2)地塞米松:成人 10 ~ 15mg 静脉推注。

(冯　霞　温仕宏　熊　玮)

第三节　急慢性疼痛管理与舒缓医学

疼痛(pain)是一种与实际或潜在组织损伤相关或类似的不愉快的感觉和情感体验(国际疼痛学会,2020 年版)。

一、术后疼痛与围手术期急性疼痛管理

术后疼痛是患者在手术后即刻出现的急性疼痛,包含内脏痛和躯体痛,通常持续不超过 3 ~ 7 天。术后疼痛可由手术创伤或手术相关并发症导致。围手术期急性疼痛管理是指手术前、手术中和术后的综合干预措施,目的是减少或消除术后疼痛。

(一)评价方法

视觉模拟评分法(visual analogue scale,VAS)是使用一条长约10cm 的游动标尺,患者面无任何标识,医生面标有 10 个刻度,两端分别为"0"分端和"10"分端,0 分表示无痛,10 分代表难以忍受的最剧烈的疼痛。患者根据自己所感受的疼痛程度,在标尺上某一点做一记号,从起点至记号处之间的距离长度即表示疼痛的量,亦可记做痛觉评分分数。

(二)多模式镇痛

联合应用不同镇痛技术或不同作用机制的镇痛药,作用于疼痛传导通路的不同靶点,发挥镇痛的相加或协同作用,以减少每种药物的用量,达到副作用相应减轻的目的。

(三)镇痛药物

1. NSAIDs 均有"封顶"效应,不应超量给药。注意衡量心血管、胃肠道、肾损害风险,如果存在胃肠道风险考虑联用质子泵抑制剂(proton pump inhibitor,PPI)。NSAIDs 的分类见表 7-9-16。

表 7-9-16 NSAIDs 分类

分类	药物	作用机制
非选择性 NSAIDs	布洛芬、氟比洛芬酯	(1)同时抑制 COX-1、COX-2 (2)可引起消化性溃疡或出血、抑制血小板功能
选择性 COX-2 抑制剂	塞来昔布、帕瑞昔布、依托考昔、艾瑞昔布	(1)选择性抑制 COX-2,对 COX-1 抑制作用无或较少 (2)增加心脑血管血栓栓塞性事件风险

2. 对乙酰氨基酚 无抗血小板效应,胃黏膜刺激小,避免应用于肝功能异常患者。

3. 阿片类药物 常与 NSAIDs 合用,采用多模式镇痛方式可减少阿片类药物用量。

(1)阿片类药物的分类:见表 7-9-17。

表 7-9-17 阿片类药物的分类

分类	药物
μ 受体激动剂	吗啡、氢吗啡酮、芬太尼、舒芬太尼、瑞芬太尼、美沙酮、哌替啶、羟考酮等

续表

分类	药物
μ、κ 受体激动剂,δ 受体拮抗剂	丁丙诺啡
κ 受体激动剂、μ 受体拮抗剂	纳布啡、喷他佐辛、布托啡诺、地佐辛等

注:拮抗 μ 受体,可减弱阿片 μ 受体激动剂引起的瘙痒及胃肠道不良反应。

(2)阿片类药物的不良反应:包括恶心呕吐、皮肤瘙痒、头晕、呼吸抑制、便秘、耐受、身体依赖和精神依赖等。

4. 局部麻醉药 主要通过椎管内用药、外周神经阻滞以及局部浸润等途径给药。

5. 其他 氯胺酮、普瑞巴林、加巴喷丁、曲马多、右美托咪定等。

(四)患者自控镇痛

患者自控镇痛(patient controlled analgesia,PCA)是一种由医护人员根据患者疼痛程度和身体情况,预先设置镇痛药物的剂量,再交由患者"自我管理"的镇痛技术。当疼痛时,患者可以通过自控按钮将镇痛药物注入体内,从而达到止痛目的。根据不同给药途径分为静脉 PCA(patient controlled intravenous analgesia,PCIA)、硬膜外 PCA(patient controlled epidural analgesia,PCEA)、皮下 PCA(patient controlled subcutaneous analgesia,PCSA)和外周神经阻滞 PCA(patient controlled nerve analgesia,PCNA)。其中 PCIA 是应用最多的一种自控给药方法(表 7-9-18)。

表 7-9-18 常用成年人阿片类药物 PCIA 方案

药物	负荷(滴定)剂量/(mg/次)	单次注射剂量/mg	锁定时间/min	持续输注/(mg/h)
吗啡	1 ~ 3	1 ~ 2	10 ~ 15	0 ~ 1
芬太尼	0.01 ~ 0.03	0.01 ~ 0.03	5 ~ 10	0 ~ 0.01
舒芬太尼	0.001 ~ 0.003	0.002 ~ 0.004	5 ~ 10	0.001 ~ 0.002
羟考酮	1 ~ 3	1 ~ 2	5 ~ 10	0 ~ 1
氢吗啡酮	0.1 ~ 0.3	0.05 ~ 0.25	5 ~ 10	0 ~ 0.2

二、慢性疼痛管理

慢性疼痛(chronic pain)指持续或者反复发作超过 3 个月的疼痛,已被定义为一类独立的疾病。

(一)最常见的形式

第 11 版国际疾病分类(International Classification of Diseases 11th Revision,ICD-11)将慢性疼痛分为慢性原发性疼痛和慢性继发性疼痛综合征两大类。慢性原发性疼痛包括慢性弥散性疼痛、复杂性区域疼痛综合征、慢性原发性头痛或颌面痛、慢性原发性内脏痛、慢性原发性肌肉骨骼疼痛。慢性继发性疼痛综合征包括慢性癌症相关疼痛、慢性术后或创伤后疼痛、慢性神经病理性疼痛、慢性继发性头痛或颌面痛、慢性继发性内脏痛、慢性继发性肌肉骨骼疼痛。

(二)慢性疼痛的治疗原则

1. 治疗目的是减轻疼痛,改善功能,提高生活质量。

2. 药物、物理治疗、精神 - 心理治疗和以神经阻滞、电刺激为代表的微创介入治疗是慢性疼痛治疗的四大支柱。

3. 需要多学科干预的综合治疗。

(三)慢性疼痛的药物疗法

1. **NSAIDs** 常用于治疗炎性和伤害感受性疼痛。

2. **阿片类药** 用于非阿片类药不能控制的慢性疼痛。

3. **离子通道药物** 分为钠离子通道阻滞剂和钙离子通道调节剂,能抑制外周和中枢敏化,具有抗惊厥作用,常用于治疗神经病理性疼痛。

(1)常用钠离子通道阻滞剂分类:见表 7-9-19。

表 7-9-19 常用钠离子通道阻滞剂分类

药物	用法	剂量	备注
卡马西平	口服	初始 100mg,b.i.d.,维持 600 ~ 1 200mg/d	有发生剥脱性皮炎风险,严重时可危及生命
奥卡西平	口服	初始 150mg,b.i.d.,维持 600 ~ 1 800mg/d	和卡马西平有交叉过敏,可致低钠血症

少部分患者服用卡马西平或奥卡西平后可能会出现皮肤不良反应,甚至引起致命性的 Stevens-Johnson 综合征,建议应用前进行 *HLA-B*1502* 基因检测。

(2)常用钙离子通道调节剂分类:见表 7-9-20。

表 7-9-20　常用钙离子通道调节剂分类

药物	用法	剂量	备注
加巴喷丁	口服	初始 300mg,t.i.d.,维持 900 ~ 1 800mg/d	为避免头晕、嗜睡,应遵循夜间首剂原则,少量使用,逐渐加量,慢慢减量
普瑞巴林	口服	初始 75mg,b.i.d.,维持 150 ~ 600mg/d	

4. 其他药物

(1)5- 羟色胺、去甲肾上腺素再摄取抑制药(SNRIs):抑制 5- 羟色胺、去甲肾上腺素再摄取,提高二者在突触间隙的浓度,在疼痛传导途径中的下行通路发挥作用。常用药物有文拉法辛和度洛西汀。

(2)曲马多:是中枢类镇痛药,对伤害性和神经性疼痛都有良好的效果,具有双重作用机制,可同时作用于 μ 阿片受体和去甲肾上腺素 /5- 羟色胺受体,产生镇痛作用。

三、舒缓医学

舒缓医学(palliative care)又称缓和医疗、姑息治疗、安宁疗护等,是关注于提升生命垂危患者及其家庭的生活质量的一门学科。舒缓医学通过专业的多学科团队(医师、护士、心理咨询师、物理治疗师、社工、志愿者等),帮助患者减轻症状、缓解其与家属的心理痛苦,让患者和家属在患者走向生命终点的整个过程中都能够得到更高的生存质量。

许多终末期疾病的患者常合并各种难治性症状,如疼痛、呼吸困难、厌食、恶病质、恶心呕吐、便秘、腹泻、肠梗阻、疲乏、谵妄和心理应激等,不但严重影响患者的生存质量,也给家庭成员、社会带来巨大负担。

各种难治性症状的管理措施如下。

1. **疼痛**　由癌症或抗癌治疗引起的疼痛为癌痛。癌痛药物治疗的基本原则为首选无创给药、按阶梯给药、按时给药、个体化给药和关注用药细节。其中,按阶梯给药的"三阶梯"为:①轻度疼痛,选用非甾体抗炎药物(NSAIDs);②中度疼痛,选用弱阿片类药物,并可合用 NSAIDs;③重度疼痛,选用强阿片类药,并可联用 NSAIDs。有学者将微创介入治疗(如神经阻滞、神经损毁、经皮椎体成形术、神经调控等)归纳为癌痛治疗的"第四阶梯"。然而"第四阶梯"并不是最后的"阶梯",由于微创介入治疗通常风险较低,应评估患者的获益/风险比后将微创介入治疗贯穿癌痛治疗的始终。

2. **呼吸困难** 首先应针对病因进行治疗。同时,低氧血症的患者应进行氧疗。吗啡是缓解呼吸困难症状的有效药物,所需剂量通常比缓解中度疼痛的剂量低(常使用吗啡 1 ~ 2mg 静脉注射)。对于呼吸困难引起的焦虑,可考虑使用苯二氮䓬类药物来缓解。

3. **恶心呕吐** 缓解化疗引起的呕吐,可使用 5-HT$_3$ 受体拮抗剂(如昂丹司琼、格拉司琼或帕洛诺琼)、神经激肽 -1 受体拮抗剂(例如阿瑞匹坦、福沙匹坦或罗拉匹坦)、奥氮平、地塞米松或丙氯拉嗪。对于晚期癌症患者的恶性肠梗阻,外科手术几乎没有帮助。便秘、胃潴留或胃肠道梗阻引起的呕吐,鼻胃管减压可提供迅速和暂时性的缓解。甲氧氯普胺(5 ~ 20mg,口服或静脉注射)可用于改善胃出口部分梗阻的症状。高剂量的皮质类固醇(如地塞米松,每日 20mg,口服或静脉分次给药)可用于治疗顽固性的恶心呕吐,在合并肠梗阻或颅内压增高时使用。

4. **便秘** 增加活动量和增加液体摄入是预防和缓解便秘的有效方法。尽可能为患者提供私密的、不受干扰的如厕环境,建议使用床边马桶代替床上的便盆。使用阿片类药物镇痛的同时,应进行预防性通便治疗,可选择使用刺激性泻药如番泻叶、比沙可啶,或渗透性泻药如乳果糖、聚乙二醇等。由阿片类药物引起的便秘,在普通泻药治疗无效时,推荐使用外周 μ 受体拮抗剂。

5. **疲乏** 应纠正导致疲乏的常见病因,如贫血、甲状腺功能减退、性腺功能减退、认知功能障碍以及营养不良等。疼痛、抑郁往往与疲乏同时存在,在处理疲乏时应恰当地处理这些问题。注意药物不良反应也可导致疲乏。

6. **谵妄与躁动** 常见原因包括尿潴留、便秘、疼痛和抗胆碱药物的应用,应尽可能去除这些病因。非药物策略(如使用时钟、日历标志时间,在熟悉的环境疗养、增加日常交流等)可以预防和缓解轻度谵妄。当终末期患者的谵妄和躁动对其他治疗无反应时,可尝试使用苯二氮䓬类药物、利培酮或氟哌啶醇。但应注意苯二氮䓬类药物有加重谵妄风险;利培酮和氟哌啶醇可增加病死率,应避免常规使用。

(冯 霞 魏 明 牛丽君)

第十章

介入治疗学

第一节　血管介入

血管介入是通过血管穿刺技术进入血管内,在影像学导引下,利用导丝导管等介入器械对疾病进行检查和治疗的一系列介入放射方法。

一、围介入手术期管理

根据不同的疾病和治疗方式,可以选择不同的外周血管为穿刺入路,其中以股动脉入路最为基础和常用,以下以股动脉入路为例介绍围血管介入手术期管理。

(一)术前准备

1. 术前谈话,签署手术同意书。

2. **碘过敏试验**　现已全面使用非离子造影剂,取消了常规过敏试验。可疑碘过敏者需要进行碘过敏试验,具体方法:取 3% 泛影葡胺 1ml,经静脉缓慢注入并密切观察有无异常反应(0.5 小时),记录结果,如出现皮疹、皮肤瘙痒、结膜充血、恶心、呕吐、胸闷、呼吸困难均为过敏试验阳性。曾有过敏的患者均要在术前 3 天起连续服用皮质类激素,推注造影剂之前留置静脉导管针作为抢救时的静脉通道。

3. **腹股沟备皮**　血管内介入常选右侧腹股沟作为穿刺点,术前应进行严格会阴部备皮。

4. **动脉触诊**　了解股动脉、腘动脉或者足背动脉的搏动情况,确定体表穿刺点以及比较术后搏动的改变。

5. **禁食**　普通介入治疗只需局部浸润性麻醉,不要求严格禁食。患者一般情况不佳,消化道出血原因的诊断、治疗等要求术前 4 小时禁食。可能发生严重并发症的介入操作应禁饮、禁食,以便抢救及外科干预使用全身麻醉。

6. **术前临床检查**　完善血常规、出凝血功能、肝、肾及心脏功能检查以及超声、CT 和 MRI 的影像检查,CTA 和 MRA 能初步了解血管解剖结构。

7. **留置尿管**　非常规要求,但预计操作时间长、病情较重、截瘫患者和需用大剂量造影剂的操作均应术前留置尿管,同时监测尿量,减少膀胱内造影剂对影像的干扰。

8. **术前用药**　高血压患者应用药物控制在正常范围以内。精神紧张患者可在术前半小时肌内注射地西泮 10mg,病重及急诊患者应保留静脉通道,同时进行相关的输液治疗。

9. **查血型与备血**　动脉腔内成形术、肝内门体分流术等重大治疗,可能发生大出血意外的介入操作,应事先查血型和备血。

(二)术中注意事项

1. Seldinger 技术是血管性介入操作的基础技术,具体操作:用带针芯的穿刺针穿过血管前后壁,退出针芯,缓慢向外拔针,直至血液从针尾喷出,后迅速插入导丝,退出穿刺针,通过导丝引入血管鞘或导管。

2. 心电监护,密切观测穿刺点是否有渗血以及血肿、穿刺点肢体温度和颜色变化,以防止发生穿刺点肢体血管栓塞。

3. 注意观察造影剂过敏反应,出现轻度过敏反应先暂停注射造影剂,推注地塞米松,缓解后视患者情况再决定是否继续手术。重度过敏者立即停止手术,启动过敏反应抢救流程。

(三)术后处理

1. **股动脉穿刺点的处理**　拔除鞘管应压迫 10 分钟,止血后再加压包扎,嘱患者伸直穿刺动脉侧下肢,平卧 8 小时。观察有无迟发性伤口出血,尤其是肝素化后、溶栓治疗后的止血要延长压迫时间至 24 小时。如发生再出血应立即重新压迫和包扎伤口。定期检查包扎侧的足背动脉搏动,观察下肢皮温、肤色,如有缺血表现,尽快放松减压。

2. 肾功能监测,注意患者术后尿量。造影剂有利尿作用,术后一般尿量增多,造影剂也有肾脏毒性,尤其是术前肾功能不良者易引起肾衰竭,一旦出现,应尽快利尿或人工透析。

3. 观察和处理与原病变治疗后相关的反应。

二、经导管动脉栓塞术

1. **定义**　经导管动脉栓塞术(transcatheter arterial embolization,TAE)是指将栓塞剂经导管注入靶供血动脉,致其闭塞,从而达到治疗目的。

2. **适应证**　①急性内脏及肢体动脉出血;②血管畸形的栓塞治疗;③动脉瘤的封闭治疗;④肿瘤的术前辅助性栓塞治疗;⑤肿瘤的姑息治疗;⑥器官功能亢进的抑制治疗(如脾功能亢进、甲状腺功能亢进);⑦肿瘤破裂出血。

3. **常用的栓塞剂** ①生物栓塞剂,如自体血凝块等;②有机大分子材料,如明胶海绵、聚乙烯醇(polyvinyl alcohol,PVA)颗粒等;③金属,如不锈钢圈;④可脱落球囊;⑤腐蚀剂(无水乙醇);⑥组织黏合剂;⑦微球、微囊。

4. **术后处理** ①处理栓塞后综合征;②有感染须及时使用抗生素;③观察有无异位血管栓塞等并发症。

三、经导管动脉化疗栓塞术

1. **定义** 经导管动脉栓塞化疗(transcatheter arterial chemoembolization,TACE)是指将导管选择性或超选择性插入肿瘤供血靶动脉后,以适当的速度注入适量加载抗癌药物的栓塞剂,使靶动脉闭塞,可起到化疗性栓塞的作用,引起肿瘤组织的缺血坏死,包括:①常规 TACE(conventional TACE,cTACE),先将碘化油和化疗药物的混合物注入靶动脉,随后注入固体栓塞剂,如明胶海绵、PVA 颗粒,栓塞肿瘤供血动脉;②药物洗脱微球 TACE(drug-eluting bead TACE,DEB-TACE),把化疗药物加载至固体载药栓塞微球,注入肿瘤动脉进行化疗栓塞。TACE 目前主要应用于中晚期肝癌的局部治疗。

2. **适应证** ①CNLC Ⅰb～Ⅲb 期的原发性肝癌;②不适合或不愿意手术的肝癌患者;③肝功能 Child-Pugh 分级 A～B 级;④肝癌切除术后的辅助治疗;⑤肝癌破裂出血,急诊止血;⑥降低肿瘤负荷,为手术切除提供可能;⑦外科术后的复发性肝癌。

3. **禁忌证** ①肝功能 Child-Pugh C 级;②美国东部肿瘤协作组(Eastern Cooperative Oncology Group,ECOG)体能评分 ≥ 2;③肾功能不全;④门静脉完全栓塞,且无侧支血管代偿;⑤广泛转移;⑥白细胞计数 < 3.0×10^9/L,血小板计数 < 50×10^9/L;⑦严重感染。

4. **方法(股动脉入路)** ①下腹部及会阴部消毒铺巾,在患者右股动脉行 Seldinger 穿刺;②经股动脉置入动脉鞘,在 DSA 透视下将导管经腹腔干送入肝总动脉;③造影明确肿瘤病灶位置;④采用微导管超选插管至肿瘤供血动脉;⑤经微导管缓慢注入化疗药物及栓塞剂;⑥经导管造影评价栓塞效果;⑦拔出导管及导管鞘,压迫穿刺点止血;⑧加压包扎。

5. **术后处理** ①一级护理;②生命体征监测;③护肝、止吐、抑制胃酸分泌,④发现感染及时使用抗生素。

6. **并发症** ①栓塞后综合征,包括恶心、呕吐等消化道症状,疼痛、发热,通常对症处理后 1 周左右逐渐减轻、消失;②肝功能异常或

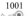

肝衰竭。

四、经导管动脉灌注化疗

1. **定义** 经导管动脉灌注化疗(transcatheter arterial infusion chemotherapy,TAI)指通过穿刺动脉,将化疗药物直接注入肿瘤供血动脉,提高肿瘤组织有效药物浓度以提高化疗效果,更大程度地杀死肿瘤细胞。

2. **化学治疗药物的选择原则** ①根据肿瘤细胞的生物学特征选择敏感的药物(可2~3种联合应用);②细胞周期非特异性化学治疗药物适合动脉内高浓度给药。

3. **动脉内灌注化学治疗药的药理学特性** ①细胞杀伤作用在一定范围内呈浓度依赖性,局部浓度加倍;②药物浓度和作用时间均与疗效呈正相关,即达到有效浓度后的作用时间长,疗效好;③动脉内给药将增加游离药物浓度,减少与血浆蛋白的结合。

4. **适应证** ①恶性实质性肿瘤不能手术切除者;②围绕肿瘤手术的新辅助和辅助动脉化疗。

5. **方法** ①选择性插管至肿瘤供血动脉,造影确定肿瘤供血动脉;②经导管向靶动脉内推注化疗药物;③可在动脉内留置导管维持灌注药物24~48小时,或者皮下埋置药盒,按要求定期经药盒内注入药物行动脉灌注。

6. **并发症** ①呕吐,选用中枢止呕药物术前静脉注射。②肾功能损害,术后应进行水化及利尿。③骨髓抑制。

五、动脉内溶栓

1. **定义** 动脉内溶栓(transarterial thrombolysis)是通过动脉内注射溶栓药物,开通由血栓引起的血管闭塞性疾病。溶栓的处理原则是越早处理越好,一般超过48小时后的血栓治疗有效率低。

2. **适应证** ①急性动脉栓塞和血栓形成;②术后血管植入物闭塞;③静脉血栓导致的肺动脉栓塞;④人工血液透析瘘管或分流道血栓形成。

3. **禁忌证** ①出血倾向;②活动性出血;③急性和亚急性期脑出血;④孕妇;⑤严重高血压;⑥近期外科手术史。

4. **方法** ①选择性动脉造影了解血栓范围;②用导丝配合导管插入血栓内;③换入溶栓导管,以每分钟2 000U尿激酶推注半小时,而后改用5 000U/h连续灌注;也可留置导管脉冲注射或持续灌注;

④适时造影了解血管通畅及血栓溶解情况;⑤凝血功能监测,根据 PT 和 INR 值调整剂量。

5. **溶栓停止的指征**　①血栓已完全溶解;②灌注 24 ~ 48 小时血栓仍未见到溶解;③临床症状恶化;④出现出血或危及生命。

六、经皮腔内血管成形术

1. **定义**　经皮腔内血管成形术(percutaneous transluminal angioplasty,PTA)是利用动脉球囊导管,通过外周血管进入内脏或肢体血管狭窄处扩张球囊,达到恢复正常血管内腔直径,使血流再通的目的。

2. **适应证**　①动脉粥样硬化引起动脉节段性狭窄;②多发性动脉炎(非活动期)引起内脏动脉起始部狭窄;③先天性血管发育不良引起血管狭窄(布 - 加综合征、肌纤维发育不良等);④器官移植后血管吻合口狭窄;⑤血管搭桥术后的狭窄。

3. **禁忌证**　①出血倾向;②血管内闭塞的斑块钙化;③狭窄呈偏心性,斑块内有溃疡;④狭窄段过长;⑤血管腔内有新鲜血栓形成;⑥有抗凝治疗禁忌者。

4. **方法**　①靶血管造影;②导丝导管通过病变;③测量狭窄直径,选择球囊直径(不超过相邻正常血管直径的 120%);④扩张球囊;⑤肝素化;⑥造影了解血管通畅情况(此时必须将导丝保留在病变血管内)。

5. **疗效判断**　①扩张后残留狭窄小于 30%;②血管病变两端压力差消失。

6. **并发症**　①血管痉挛;②周围血管栓塞;③血管壁穿孔破裂;④球囊破裂导致球囊导管抽回困难;⑤血肿或假性动脉瘤。

7. **术后抗凝**　低分子肝素维持治疗 24 小时以上。

七、血管内支架成形术

1. **定义**　血管内支架成形术(intravascular stent angioplasty)通过支架导管插入体内靶血管,在需要加固或开放的血管内部放置支架,恢复管腔的正常形态和通畅度,治疗血管狭窄疾病。

2. **适应证**　① PTA 出现并发症(如内膜瓣状脱落);② PTA 术后残余狭窄大于 30%,病变两端仍存在压力差;③反复球囊成形效果不持久;④动脉开口处狭窄,球囊扩张后复通不佳。

3. **禁忌证**　基本同 PTA,但钙化、动脉内膜损伤可行支架治疗。

4. 术后低分子肝素维持抗凝治疗 24 小时以上。

八、经颈静脉肝内门体静脉分流术

1. **定义**　经颈静脉肝内门体静脉分流术(transjugular intrahepatic portosystemic shunt,TIPS)是通过影像学引导，经颈静脉入路，在肝静脉或下腔静脉与门静脉分支间建立分流道，放置血管内支架，使门静脉血流直接分流至体循环，从而降低门静脉压力，治疗门静脉高压征。

2. **适应证**　①门静脉高压引起的急性上消化道出血；②门静脉高压引起的顽固性腹水；③二级预防，药物和内镜下套扎或硬化治疗后复发的门脉高压相关消化道出血；④等待肝移植期间的桥接治疗。

3. **禁忌证**　①右心衰竭；②全身感染；③肝衰竭；④肝内恶性肿瘤为相对禁忌证。

4. **并发症**　①腹腔内出血；②肝性脑病；③门静脉撕裂、休克；④心律失常；⑤分流通道再狭窄。

5. **介入性门体分流的特点**　①创伤小；②小口径分流，不干扰肝移植手术；③定量分流，按个体需要达到降压的目的，减少肝性脑病发生率；④可与诊断同时进行，分流后行胃底及食管下段静脉栓塞，控制出血疗效显著。

九、颅内动脉瘤栓塞术

1. **定义**　颅内动脉瘤栓塞术(embolization of intracranial aneurysm)是通过动脉从血管内使用弹簧圈栓塞颅内动脉瘤，预防颅内动脉瘤出血。

2. **适应证**　①破裂动脉瘤；②动脉瘤出现压迫症状；③动脉瘤最大径≥5mm；④动脉瘤有子囊；⑤动脉瘤位于前交通动脉、后交通动脉或后循环；⑥MRA 显示动脉瘤壁显著强化；⑦保守治疗随访过程中动脉瘤进行性增大。

3. **方法**　①经股动脉或桡动脉穿刺，置入动脉鞘；②全脑血管造影，评估脑血流情况和动脉瘤部位、大小、形态；③将导引导管送入载瘤动脉，建立通道；④经导引导管将微导管送入动脉瘤腔，经微导管送入弹簧圈栓塞动脉瘤；⑤宽颈动脉瘤(瘤颈 > 4mm 或颈体比 > 0.5)常须在载瘤动脉置入支架以辅助弹簧圈栓塞。

4. **并发症**　①动脉瘤破裂；②脑梗死；③支架内血栓。

十、颅内动脉瘤血流导向疗法

1. **定义**　颅内动脉瘤血流导向疗法(flow diversion of intracranial

aneurysms)是在载瘤动脉置入血流导向密网支架,减少进入颅内动脉瘤的血流,诱发瘤腔内血栓形成,以闭塞动脉瘤,预防其出血。

2. **适应证**　位于颈内动脉的未破裂动脉瘤。

3. **方法**　①经股动脉或桡动脉穿刺,置入动脉鞘;②全脑血管造影,评估脑血流情况和动脉瘤部位、大小、形态;③将导引导管送入载瘤动脉,建立通道;④经导引导管将微导管送至动脉瘤远端的载瘤动脉;⑤经微导管送入血流导向密网支架,覆盖动脉瘤颈及远近端载瘤动脉。

4. **并发症**　①脑梗死;②支架内血栓或狭窄;③脑出血;④迟发性动脉瘤破裂。

十一、血管内机械取栓术

1. **定义**　血管内机械取栓术(endovascular mechanical embolectomy)是在血管内通过支架或抽吸导管,将导致脑梗死的血栓取出,恢复脑血流灌注。

2. **适应证**　①急性脑梗死,影像学检查证实为大动脉闭塞;②CT排除颅内出血;③前循环闭塞发病时间在6小时以内,或发病时间为6～24小时且存在临床功能缺损与核心梗死体积不匹配者,或后循环大血管闭塞、发病时间在24小时以内。

3. **禁忌证**　①严重活动性出血或已知有明显出血倾向者;②严重心、肝、肾等脏器功能不全者;③预期生存期小于90天者。

4. **方法**　①经股动脉或桡动脉穿刺,置入动脉鞘;②脑血管造影,评估血栓部位;③将抽吸导管送至血栓近端,紧贴血栓,进行抽吸;④或将微导管送至血栓远端的动脉,经微导管送入取栓支架,回拉取出血栓。

5. **并发症**　①取栓失败;②栓子逃逸;③血管破裂;④出血转化。

(李家平　王　于　齐铁伟)

第二节　非血管介入

一、实质性病灶的活检

1. **定义**　在影像设备引导下,将活检针经皮穿刺入病变部位,以获取病理学、生化学、细菌学标本,进行疾病诊断和鉴别诊断的技术,属于微创性诊断方法。

2. **适应证**　①体内实质性病变须明确诊断;②原因不明的肝、肾等脏器肿大、功能异常、弥漫性病变等明确病理病因。

3. **禁忌证** ①病灶靠近大血管、心脏等脏器,穿刺路径无法避开;②患者有严重凝血功能障碍或出血倾向;③严重心肺功能不全、恶病质;④慢性支气管炎合并肺气肿、肺大疱;⑤大量胸腔积液、腹水;⑥患者精神状况异常或无法配合操作。

4. **方法** ①X线透视、超声、CT、MRI定位;②确定体表穿刺点,局麻;③穿入活检针;④影像学检查明确活检针到位;⑤抽吸或切割取组织或细胞;⑥送细胞学或组织学检查。

5. **术后处理** ①术后卧床休息4~6小时,避免剧烈呼吸、咳嗽等;②进行适当镇痛处理;③监测患者基础生命体征,观察体表穿刺点有无出血等。

6. **并发症** ①出血、血肿;②气胸;③癌细胞沿针道种植转移;④感染;⑤损伤心脏、大血管、神经等。

二、组织间质注射治疗

1. **定义** 在影像学引导下置入穿刺针将药物直接注入病灶组织间质,达到治疗目的的技术。

2. **适应证** ①直径较小的肿瘤(≤2cm)可直接注射化学治疗药物或无水酒精,行间质内注射治疗;②原发肿瘤无法手术切除或患者无法耐受根治性手术;③血管瘤、血管畸形、囊肿的注射硬化治疗;④神经节阻滞术镇痛。

3. **禁忌证** ①患者有严重凝血功能障碍或出血倾向;②局部伴有溃疡和感染。

4. **术后处理** 观察穿刺位置有无出血、渗液,浅表部位注射要留意皮肤有无坏死,及时处理。

5. **并发症** ①注射部位红肿、疼痛、感染、血肿、水疱、破溃;②损伤邻近脏器和神经等。

三、介入性引流治疗

1. **定义** 在影像引导下将导管送入闭塞的管道或者腔内,向外或内引流液体的技术。

2. **适应证** ①各部位脓肿;②空腔、管道器官的狭窄、病变引起的阻塞(如肾后梗阻、输尿管炎性狭窄、恶性胆道肿瘤、急性化脓性胆管炎、胆道疾病的术前准备等)。

3. **方法** ①影像学定位,确定安全穿刺路线;②穿刺针穿刺;

③经穿刺针管腔引入导丝;④撤出穿刺针,沿导丝导入导管(多侧孔)行外引流。胆道或输尿管可按生理要求行内引流或内外联合引流(导管经皮穿刺后通过病变进入十二指肠或膀胱)。

4. 术后处理 ①观察引流管内的引流液的性质与量,有无出血,引流不通畅或堵管时用生理盐水冲洗;②记录引流量并作为补液的依据;③抗感染。

5. 并发症 ①穿刺口出血、渗液、感染;②管道移位、脱落。

四、空腔脏器的内支架成形术

1. 定义 在影像导引下,运用导丝、导管通过体内空腔脏器狭窄处,放置专用支架,恢复管腔的正常形态和通畅度,治疗腔隙狭窄疾病。

2. 适应证 气管、食管、肠道和胆道恶性肿瘤阻塞,食管气管瘘等均可考虑用内支架成形术达到姑息治疗的目的。

3. 方法 ①定位插入导管至阻塞部位的近端,注入造影剂明确阻塞部位、长度、直径等;②建立介入操作通道,利用导丝通过狭窄部位;③用球囊扩张狭窄部位,以提高病变段的顺应性;④放置内支架;⑤复查并了解通畅情况;⑥一旦发现内支架内再狭窄,可再行气囊扩张,恢复通畅。

4. 术后处理 观察有无出血,处理支架扩张初期引起的疼痛,抗感染。

5. 并发症 支架移位、脱落和再狭窄。

五、肿瘤的消融治疗

1. 定义 在影像引导下,将消融针穿刺到肿瘤部位,通过物理或化学反应杀死肿瘤组织的一种局部治疗手段。

2. 适应证 ① CNLC Ⅰa 期的肝细胞癌;②不愿意接受手术或无法耐受手术的直径 < 3cm 的肝癌、肺癌、肾癌、乳腺癌、甲状腺癌等;③肿瘤负荷大、经减瘤或降期治疗后符合消融要求;④与手术和其他介入治疗的联合应用;⑤其他实质性脏器,如肝、肾、肺、骨、软组织等的转移瘤,腹膜后肿瘤等。

3. 禁忌证 ①病灶靠近或侵犯心脏、大血管、支气管、肠管、胆囊等重要器官;②严重凝血功能障碍或出血倾向;③严重心、肾功能不全;④肝功能 Child-Pugh C 级;⑤肺肿瘤消融患者有严重肺气肿、肺大疱或一侧肺已切除。

4. **常用消融方法** ①无水乙醇注射;②射频消融;③微波消融;④冷冻消融;⑤超声聚焦消融;⑥纳米刀。

5. **具体操作** ①X线透视、CT、超声定位;②确定体表穿刺点,局部麻醉;③消融针穿刺至靶病灶;④消融;⑤影像学检查,评估确认消融范围覆盖靶病灶;⑥拔除消融针后再复查影像学,了解有无出血等并发症。

6. **术后处理** ①卧床6小时以上,避免剧烈活动;②密切监测患者生命体征;③止痛等对症处理。

7. **并发症** ①出血、血肿;②气胸;③针道种植转移;④感染;⑤损伤血管、神经、胃肠道等。

六、组织间放射性粒子植入

1. **定义** 也称近距离内放疗,是将微型放射源(^{125}I放射性粒子)植入肿瘤内或受肿瘤浸润的组织中,通过粒子源发出持续低能量的γ射线,辐射损伤和破坏肿瘤组织,以达到治疗目的的技术。

2. **适应证** ①实体瘤(如前列腺癌)的根治性治疗;②实体瘤术后残余组织的预防性治疗;③转移性肿瘤病灶或术后孤立性肿瘤转移灶,失去手术价值者;④无法切除的原发性肿瘤的姑息治疗。

3. **禁忌证** ①严重凝血功能障碍或出血倾向;②病灶范围广泛、非实体肿瘤;③恶病质、全身衰竭;④肿瘤部位有活动性出血、坏死或溃疡;⑤严重糖尿病。

4. **方法** ①术前定位系统(treatment planning system,TPS)确定植入粒子范围与个数;②CT、超声定位,确定体表穿刺点,行局部麻醉;③套管针穿刺至靶病灶;④通过套管针推送放射性粒子;⑤再次影像学检查,TPS评估确认粒子辐射范围覆盖靶病灶。

5. **术后处理** ①术后卧床6小时以上,密切监测生命体征;②教导患者及家属规范穿戴辐射防护服,做好辐射防护;③种植部位有感染、溃烂者,及时应用抗生素。

(李家平 范文哲)

第八篇

妇产科学

第一章

妇产科病历采集及书写特点

妇产科疾病表现形式复杂,疾病演变缺乏规律。妇产科病历的采集及书写除与其他各科大致相同的部分外,还须注意专科的特点。

第一节 产科病历

一、病历采集要点

1. **一般项目** 包括患者姓名、年龄、籍贯、职业、民族、婚姻、住址、入院日期、病历记录日期、病史陈述者、可靠程度。

2. **主诉** 产科临床常见症状有停经史、阴道流血、阴道排液、下腹痛等。

3. **现病史** 产科现病史应从停经开始,询问末次月经(last menstrual period,LMP)起始日期及月经周期,根据末次月经及孕早期超声核对预产期。询问有无早孕反应,何时开始自觉胎动,是否定期行产检及血清学筛查,有无妊娠合并症、并发症表现,具体诊治情况,如妊娠期高血压(头晕头痛、视物模糊、蛋白尿、下肢水肿、抽搐)、妊娠期高血糖(多饮多食多尿、体重改变、腹胀、泌尿生殖道感染、巨大胎儿)、妊娠期肝内胆汁淤积症(皮肤瘙痒、皮肤黄染)等,其他包括腹胀腹痛、胸闷气促、阴道流血排液等。注意胎动有无异常、体重增加情况,有无毒物和放射线接触史。

4. **月经史** 包括LMP起始日期、初潮年龄、月经周期天数及经期持续时间、经量、经期伴随症状。如:11岁初潮,月经周期28~30日,持续4日。

5. **婚育史** 婚姻史包括婚次及结婚年龄,是否近亲结婚,男方健康状况。生育史包括足月产、早产及流产次数以及现存子女,以4个阿拉伯数字顺序表示,如足月产1次,无早产,流产1次,现存子女1人,可记录为1-0-1-1或仅用孕2产1流产1($G_2P_1A_1$)表示,异位妊娠用E表示。询问分娩方式,有无难产,新生儿出生情况及出生体重,有无产后出血或产褥感染史;如为剖宫产须询问手术指征,以及询问自然流产或人工流产情况,询问异位妊娠的具体治疗情况(包括手术方式)。

6. **既往史** 指既往健康和疾病情况。包括健康状况、疾病史、传染病史、预防接种史、手术外伤史、输血史、药物过敏史。若存在某种疾病史,应记录疾病名称、患病时间及诊疗转归情况。若有手术史,应记录手术时间、部位及手术方式。

7. **个人史** 生活和居住情况,出生地和曾居住地,有无烟酒嗜好等。

8. **家族史** 父母、兄弟、姐妹健康状况;家族成员有无先天异常、遗传性疾病(血友病、白化病等)、糖尿病、高血压、传染性疾病(结核等)及多胎史。

二、体格检查

1. 测量身高、体重和血压,一般的体格检查包括心肺听诊、乳房检查。

2. 测量宫底高度,用四步触诊法检查以确定子宫大小、胎方位及先露情况,听诊胎心音及记录胎心率。

3. 必要时进行阴道检查,了解产道、宫颈、子宫及附件情况。

三、辅助检查

1. **实验室检查** 血型、血常规、尿常规、出凝血时间、肝肾功能、空腹血糖,艾滋病、梅毒、乙肝筛查、丙肝等检查,重点地区行珠蛋白生成障碍性贫血筛查(广东、广西、湖南、湖北、海南、四川、重庆等地区),以及与诊断相关的有价值的实验室检查。

2. **影像学检查** 一般为产科超声检查。

四、诊断

注意诊断齐全。

(黄林环　刘　斌)

第二节　妇科病历

一、病历采集要点

1. **一般项目** 如前述。

2. **主诉** 妇科临床常见症状有外阴瘙痒、白带异常、阴道流血、闭经、不孕、下腹痛、下腹部包块、发热、腰痛等。例如,患者有停经、阴道流血及腹痛3种主要症状,应按发生时间的顺序,将主诉书写为:停经42天,阴道流血2天、腹痛6小时。若确实无任何自觉症状,仅在体格检查时发现子宫肌瘤,主诉应为:检查发现"子宫肌瘤"10天。

3. **现病史** 指患者本次疾病发生、演变和诊疗的全部过程,应以主诉症状为核心,按时间顺序梳理,包括发病时间、主要症状特点、有无诱因、伴随症状、发病后诊治情况及治疗效果,睡眠、饮食、体重及大小便等一般情况的变化,以及与鉴别诊断有关的阳性或阴性资料等。异常阴道流血者,注意阴道流血与月经的关系,若阴道流血情况不同于既往正常月经时,应进一步询问前次月经起始日期及情况。

4. **月经史** 经量多少可通过询问每日更换卫生巾次数,有无血块进行了解。伴随症状包括经前和经期有无不适,有无痛经及疼痛部位、性质、程度以及痛经起始和消失时间。绝经患者应询问绝经年龄,绝经后有无阴道流血、阴道分泌物增多。

5. **婚育史** 有多个性伴侣者,性传播疾病及子宫颈癌的风险增加,应进一步了解性伴侣情况。

6. **既往史** 同产科病历。注意与现病史的关系。

7. **个人史** 如前述。

8. **家族史** 父母、兄弟、姐妹及子女健康状况。注意家族有无肿瘤病史,包括卵巢癌、子宫内膜癌及肠癌等。

二、体格检查

1. **全身检查** 注意检查浅表淋巴结(特别是左锁骨上淋巴结和腹股沟淋巴结)。

2. **腹部检查** 应在妇科检查前进行。视诊观察腹部外观;触诊有无压痛、反跳痛和肌紧张,能否触及包块;叩诊时注意有无移动性浊音;必要时听诊肠鸣音情况。

3. **盆腔检查**

(1)外阴检查:注意外阴发育情况,有无炎症、畸形、肿瘤或阴道膨出、脱垂等。

(2)阴道窥器检查:观察阴道黏膜、阴道分泌物、宫颈情况。

(3)双合诊:了解阴道、宫颈、子宫、附件及盆腔内的情况。

(4)三合诊:了解子宫后方宫旁组织及盆腔深部的情况。

(5)肛腹检查:对小儿及不宜阴道检查者(如未婚)代替双合诊和三合诊。

三、诊断

注意诊断齐全。妇科肿瘤若分期明确,须在诊断中体现。

(黄林环 刘 斌)

第二章

妊娠诊断、产前检查与孕期保健

第一节　妊娠诊断

　　妊娠是胚胎及胎儿在母亲体内生长发育的过程,从末次月经的第一日开始,至胎儿娩出,历时约 280 日(40 周)。确认妊娠有利于及时进行产前管理,识别高危因素。

一、早期妊娠的诊断

诊断要点

　　1. **症状**　停经,部分孕妇可出现早孕反应、尿频及乳房增大、胀痛。

　　2. **体征**

　　(1)阴道黏膜和宫颈阴道部充血。

　　(2)子宫颈峡部变软,宫体和宫颈似不相连。

　　(3)子宫增大变软,妊娠 12 周时宫底超出盆腔,可在耻骨联合上方触及。

　　(4)乳房增大,乳晕着色加深,周围出现结节。

　　3. **辅助检查**

　　(1)血或尿妊娠试验阳性。

　　(2)超声检查:确定宫内妊娠,排除异位妊娠、滋养细胞疾病、盆腔肿块等。确定胎数,若为多胎,可通过胚囊数目和形态判断绒毛膜性质。估计孕龄,停经 5 周时宫腔内见到圆形或椭圆形妊娠囊。停经 6 周时可见胚芽和原始心管搏动。

处理要点

　　1. 详细询问孕妇月经史及既往孕产史,可根据末次月经推算孕周,但建议所有女性须通过早孕期超声确定孕周。

　　2. 血或尿 hCG 阳性、超声检查宫腔内见胚芽和原始心管搏动,才能确认为宫内妊娠,若临床高度怀疑妊娠,妊娠试验阳性,而超声检查未见孕囊或胚芽,可能是超声检查时间太早或异位妊娠,须定期复查。

二、中、晚期妊娠的诊断

诊断要点

　　1. **症状**　有早期妊娠的经过,子宫增大,自觉胎动。

2. 体征

(1)手测子宫底或尺测耻上子宫底高度,可估计胎儿大小及孕周。

(2)多普勒胎心仪及一般听诊器可闻及胎心音,正常为110～160次/min。

(3)胎方位可根据腹部四步触诊、阴道检查、超声检查等综合判断。妊娠20周及以上后,经腹壁能触及子宫内的胎体。妊娠24周及以上后触诊能区分胎头、胎背、胎臀和胎儿肢体。胎头圆而硬,有浮球感;胎背宽而平坦;胎臀宽而软,形状不规则;胎儿肢体小且可触及肢体活动。根据胎儿先露部的指示点与母体骨盆的关系,头先露、臀先露各有6种胎方位,肩先露有4种胎方位。

(4)胎产式指胎体纵轴与母体纵轴的关系,胎体纵轴与母体纵轴平行者,称为纵产式;胎体纵轴与母体纵轴垂直者,称为横产式;胎体纵轴与母体纵轴交叉者,称为斜产式。

(5)胎先露指最先进入骨盆入口的胎儿部分。纵产式有头先露和臀先露;横产式为肩先露。

3. 辅助检查

(1)超声检查:可显示胎儿数目、胎产式、胎先露、胎方位、有无胎心搏动、胎盘位置及其与宫颈内口的关系、脐带情况、羊水情况,并评估胎儿体重、测量胎儿各生长径线,以了解胎儿生长发育情况。

(2)彩色多普勒超声:可评估血流情况。

处理要点

1. 详细询问孕妇本次妊娠经过,包括有无阴道流血排液、腹痛、头痛、眼花、心悸、气短、四肢水肿等症状。

2. 推算及核对预产期、孕周,腹部检查时须测量子宫底高度,估计胎儿大小与孕周是否相符,并通过四步触诊判断胎产式、胎先露、胎方位以及胎先露部是否衔接。

3. 腹部检查应注意腹部有无妊娠纹、手术瘢痕及水肿等,以及是否可扪及宫缩。

4. 若孕妇为瘢痕子宫,需要注意检查子宫区(尤其是手术瘢痕附近)是否有压痛等。

(王冬昱　刘　斌)

第二节　产前检查

产前检查(prenatal care)应在诊断妊娠后尽早开始。初次就诊内容应包括病史采集、体格检查、适当的检验检查以及给患者的建议。

一、病史采集

应了解患者的年龄、民族和职业。记录末次月经的开始时间及月经情况、可能的受孕日期、末次月经后出血的情况、既往所有妊娠(孕周、结局和并发症)情况,有无摄入咖啡因、烟草、酒精或药物等。还应了解患者的疾病史、手术史、先天异常和遗传性疾病家族史等。

二、体格检查

测量身高、体重、血压,并进行全身体格检查。腹部和盆腔检查还应包括以下内容:①评估子宫大小或测量宫底高度。② 12 周后进行多普勒胎心听诊。③妊娠 28 周后注意胎方位,评估骨盆情况。④必要时行妇科检查。

三、给患者的建议

1. **产前检查**　产前检查应尽早开始,并保持定期产检。产检时间表:28 周前每 4 周产检一次;28 ~ 36 周,每 2 周产检一次;36 周以后,每周产检一次。

2. **饮食**　建议孕妇保持均衡饮食。孕期营养参照以下建议。

(1)复合维生素:建议孕期服用含有微量元素的复合维生素。

(2)咖啡因:摄入量应减少到每天一杯咖啡、茶或含咖啡因的可乐。

(3)肉类:建议患者避免食用生肉或稀有肉类以及已知汞含量较高的鱼类。

(4)水果蔬菜:鼓励患者食用新鲜水果和蔬菜(食用前洗净)。

(5)药物:由于某些药物在妊娠期间禁用,建议服用医生开的或授权的药物。

(6)酒精和毒品:应鼓励孕妇戒除酒精、烟草和毒品。

(7)射线检查:除非必要并经临床医生批准,否则应避免接触有害辐射。

(8)寄生虫:避免处理猫粪便或猫砂,以减少感染弓形虫的风险。

(9)休息和活动:合理安排作息时间。避免从事剧烈的体力工作或活动,特别是需要举重物或负重时。鼓励进行轻到中等强度的规律运动,避免高强度或危险的运动或新的运动训练项目。

(10)分娩课程:鼓励孕妇在预产期之前与家庭成员一起参加分娩准备课程。

四、产检步骤

(1) 每次产检:测量体重、血压、宫高和胎心率,解决孕妇对妊娠、健康及营养等相关方面的顾虑。

(2) 6 ~ 13^{+6}周:实验室检查包括血常规、尿常规、血型、肝肾功能、空腹血糖,乙肝、丙肝、梅毒与 HIV 筛查,珠蛋白生成障碍性贫血筛查、甲状腺功能、生殖道分泌物检查,必要时可行宫颈细胞学检查及抗 RhD 抗体检测。有相关感染风险因素的妇女须取宫颈分泌物检测沙眼衣原体和淋病奈瑟球菌。行早孕期胎儿非整倍体母体血清学筛查或无创产前筛查(non-invasive prenatal testing, NIPT),必要时可进行绒毛活检。超声检查胎儿颈项透明层厚度。

(3) 14 ~ 19^{+6}周:分析首次产检结果,未行早孕期胎儿非整倍体母体血清学筛查者可行 NIPT,胎儿非整倍体高风险人群建议行产前诊断。开始常规补充钙剂 0.6 ~ 1.5g/d。

(4) 20 ~ 24 周:行胎儿系统超声筛查,阴道超声测量宫颈长度(早产高危人群),健康教育和指导包括早产的认识和预防、胎儿系统超声筛查的意义。胎儿有异常者建议行产前遗传学咨询 / 产前诊断。

(5) 24 ~ 28 周:行 75g OGTT、血常规、尿常规、抗 D 滴度(Rh 阴性者)检查。健康教育和指导包括贫血的防治、妊娠期糖尿病筛查的意义。

(6) 28 ~ 32 周:行产科超声、血常规、尿常规、心电图检查。健康教育和指导包括胎动计数指导、分娩方式指导、母乳喂养指导、新生儿护理指导。

(7) 32 ~ 36 周:行尿常规、B 族链球菌(group B streptococcus, GBS)筛查(35 ~ 37 周)、无应激试验(non-stress test, NST)(34 周后),怀疑妊娠期肝内胆汁淤积症可行肝功能及胆汁酸检测。健康教育和指导包括分娩前生活方式指导、分娩相关知识及新生儿疾病筛查、抑郁症的预防。

(8) 36 ~ 41 周:产科超声检查,NST(每周 1 次),宫颈检查(Bishop 评分),健康教育和指导包括分娩相关知识、新生儿免疫接种、产褥期指导、胎儿宫内情况的监护、超过 41 周住院并引产。

(耿慧珍 刘 斌)

第三节 评估胎儿健康的技术

一、早孕

超声检查评估胎儿发育的状况，最早在妊娠第 6 周探及妊娠囊和原始心管搏动；在妊娠 11 ～ 13^{+6} 周使用超声测量胎儿颈项透明层（nuchal translucency，NT）厚度和胎儿生长发育情况。

二、中孕

每次产检测量宫底高度及听胎心，协助判断胎儿发育大小是否与孕周相符。定期超声筛查胎儿结构是否异常和评估胎儿生长发育情况。

三、晚孕

1. 每次产检测量宫底高度及听胎心。定期超声检查评估胎儿生长发育、胎位、胎盘位置、羊水量和脐血流频谱的情况。

2. **胎动计数** 一般妊娠 20 周开始自觉胎动，夜间和下午较为活跃。妊娠 28 周以后，胎儿计数小于 10 次 /2h 或减少 50% 提示有胎儿缺氧可能。

3. **评估胎儿宫内储备能力**

（1）电子胎心监护（electronic fetal monitoring，EFM）：产前产时评估胎儿宫内状况十分重要的检查手段。EFM 的评价标准见表 8-2-1。

表 8-2-1　电子胎心监护的评价指标

名称	定义
胎心率基线	指任何 10 分钟内胎心率平均水平(除外胎心加速、减速和显著变异的部分)，至少观察 2min 的图形，该图形可以是不连续的 ①正常胎心率基线，110 ～ 160 次 /min；②胎儿心动过速，胎心率基线 > 160 次 /min；③胎儿心动过缓，胎心率基线 < 110 次 /min
基线变异	指每分钟胎心率自波峰到波谷的振幅改变。按照振幅波动程度分为：①变异消失，振幅波动完全消失；②微小变异，振幅波动 ≤ 5 次 /min；③中等变异(正常变异)，振幅波动为 6 ～ 25 次 /min；④显著变异，振幅波动 > 25 次 /min
加速	指胎心率基线突然显著增加，开始到波峰时间 < 30s。从胎心率开始加速至恢复到胎心率基线水平的时间为加速时间

续表

名称	定义
	妊娠 ≥ 32 周胎心加速标准:加速 ≥ 15 次/min,持续 > 15s,但不超过 2 分钟
	妊娠 < 32 周胎心加速标准:加速 ≥ 10 次/min,持续 > 10s,但不超过 2 分钟
	延长加速:胎心加速持续 2 ~ 10 分钟。胎心加速 ≥ 10min 则考虑基线变化
早期减速	指伴随宫缩出现的减速,通常是对称性地、缓慢地下降到最低点再恢复到基线。减速开始到胎心率最低点的时间 ≥ 30s,减速的最低点常与宫缩的峰值同时出现;减速开始、最低值及恢复与宫缩的起始、峰值及结束同步
晚期减速	指伴随宫缩出现的减速,通常是对称性地、缓慢地下降到最低点再恢复到基线。减速开始到胎心率最低点的时间 ≥ 30s,减速的最低点通常晚于宫缩峰值;减速开始、最低值及恢复分别延后于宫缩的起始、峰值及结束
变异减速	指突发的显著胎心率急速下降。开始到最低点 < 30s,下降 ≥ 15 次/min,持续时间 ≥ 15s,但 < 2min。当变异减速伴随宫缩时,减速的起始、深度和持续时间与宫缩之间的关系无固定规律。典型的变异减速是先有一个初始加速的肩峰,紧接一个快速的减速,之后快速恢复到正常基线,伴有一个继发性加速(双肩峰)
延长减速	指明显低于基线的胎心率下降。减速程度 ≥ 15 次/min,持续时间 ≥ 2min,但不超过 10min。胎心减速 ≥ 10min 则考虑胎心率基线变化
反复性减速	指 20min 观察时间内,≥ 50% 的宫缩均伴发减速
间歇性减速	指 20min 观察时间内,< 50% 的宫缩伴发减速
正弦波形	胎心率基线呈现平滑的类似正弦波样摆动,频率为 3 ~ 5 次/min,持续 ≥ 20min
宫缩	正常宫缩:观察 30min,10min 内有 5 次或者 5 次以下宫缩
	宫缩过频:观察 30min,10min 内 ≥ 5 次宫缩。同时应记录有无胎心变化

1)NST:用于产前胎心监护。NST 的判读参照加拿大妇产科医师学会(Society of Obstetricians and Gynecologists of Canada,SOGC)

指南,见表 8-2-2。异常 NST 需要延长监护时间并采取干预措施。

表 8-2-2　NST 的结果判读及处理

参数	正常 NST	不典型 NST	异常 NST
胎心率基线	110 ~ 160 次 /min	100 ~ 110 次 /min;> 160 次 /min,< 30min	胎心过缓 < 100 次 /min 胎心过速 > 160 次 /min,超过 30min
基线变异	6 ~ 25 次 /min(中度变异) ≤ 5 次 /min(变异缺失及微小变异),持续 < 40min	≤ 5 次 /min,持续 40 ~ 80min	≤ 5 次 /min,持续 ≥ 80min ≥ 25 次 /min,持续 > 10min, 正弦波形
减速	无减速或偶发变异减速,持续 < 30s	变异减速,持续 30 ~ 60s	变异减速,持续时间 ≥ 60s 晚期减速
加速(≥ 32 周)	40min 内 ≥ 2 加速超过 15 次 /min,持续 15s	40 ~ 80min 2 次以下加速超过 15 次 /min,持续 15s	大于 80min 2 次以下加速超过 10 次 /min,持续 10s
(< 32 周)	40min 内 ≥ 2 加速超过 10 次 /min,持续 10s	40 ~ 80min 内 2 次以下加速超过 10 次 /min,持续 10s	大于 80min 2 次以下加速超过 10 次 /min,持续 10s
处理	继续随访或进一步评估	需要进一步评估	复查;全面评估胎儿状况;生物物理评分;及时终止妊娠

2)缩宫素激惹试验(oxytocin challenge test,OCT):OCT 的原理为用缩宫素诱发宫缩并通过 EFM 仪记录胎心率的变化,用于胎盘功能的评价和产前监护。是否出现晚期减速和变异减速是 OCT 的判读要点。OCT 结果解读如下。

阴性:没有晚期减速或重度变异减速。

可疑(有下述任一种表现):间断出现晚期减速或重度变异减速;宫缩过频(> 5 次 /10 分钟);宫缩伴胎心减速,时间 > 90 秒;出现无法解释的胎监图形。

阳性:≥ 50% 的宫缩伴随晚期减速。

3）产时胎心监护的判读：参照美国妇产科医师学会（American College of Obstetricians and Gynecologists，ACOG）指南及 2015 年中华医学会围产医学分会制定的《电子胎心监护应用专家共识》，见表 8-2-3。

表 8-2-3　三级电子胎心监护判读标准

	判读标准	处理
Ⅰ 类	同时满足下列条件：①胎心率基线为 110 ~ 160 次/min；②基线变异为中度变异；③无晚期减速及变异减速；④存在或者缺乏早期减速；⑤存在或者缺乏加速	提示胎儿酸碱平衡正常，可常规监护，不需要采取特殊措施
Ⅱ 类	除了第Ⅰ类和第Ⅲ类电子胎心监护图形外的其他情况均归为Ⅱ类	尚不能说明存在胎儿酸碱平衡紊乱，但是应该综合考虑临床情况，持续进行胎心监护，采取其他评估方法来判定胎儿有无缺氧，可能需要宫内复苏来改善胎儿状况
Ⅲ 类	有两种情况 1. 胎心率基线无变异并且存在下面任何一种情况：①复发性晚期减速；②复发性变异减速；③胎心过缓（胎心率基线 < 110 次/min） 2. 正弦波形	提示胎儿存在酸碱平衡失调，即胎儿缺氧，应该立即采取相应措施纠正胎儿缺氧，包括改变孕妇体位、吸氧、停止使用缩宫素、抑制宫缩、纠正孕妇低血压等措施。若上述措施无效，应该紧急终止妊娠

（2）胎儿生物物理评分（biophysical profile，BPP）：判读胎儿是否有急、慢性缺氧的一种产前监护方法，但是 BPP 评估较费时，且受主观因素影响，临床应用逐渐减少。目前常用的是 Manning 评分法，见表 8-2-4。

表 8-2-4　Manning 评分表

指标	2 分（正常）	0 分（异常）
NST（20min）	≥ 2 次胎动，胎心率加速，振幅 ≥ 15 次/min，持续 ≥ 15s	< 2 次胎动，胎心率加速，振幅 < 15 次/min，持续 < 15s
FBM（30min）	≥ 1 次，持续 ≥ 30s	无或持续 < 30s

指标	2分(正常)	0分(异常)
FM(30min)	≥3次躯干和肢体活动(连续出现计1次)	≤2次躯干和肢体活动
FT	≥1次躯干伸展后恢复到屈曲,手指摊开合拢	无活动,肢体完全伸展,伸展缓慢,部分恢复到屈曲
AFV	最大羊水池垂直直径 > 2cm	无或最大羊水池垂直直径 ≤ 2cm

注:NST 为无应激试验;FBM 为胎儿呼吸运动;FM 为胎动;FT 为胎儿张力;AFV 为羊水最大暗区垂直深度。

(3)彩色多普勒超声胎儿血流监测:可以评估胎儿血流动力学,客观判断胎儿宫内状况。常用的判断胎儿血流异常的指标如下。

1)脐动脉搏动指数 > 第 95 百分位,预示胎儿缺氧可能。

2)脐动脉的舒张末期血流频谱缺失或反向,预示胎儿缺氧严重。

3)脑 - 胎盘比降低,提示血流在胎儿体内重新分布,预示胎儿缺氧。

4)脐静脉搏动、静脉导管血流 a 波反向均预示胎儿处于濒死状态。

(4)胎儿成熟度的监测:孕周 ≥ 34 周,胎肺发育基本成熟。其他提示胎肺成熟的指标有羊水卵磷脂 / 鞘磷脂 ≥ 2、羊水振荡试验(泡沫试验)阳性和磷脂酰甘油阳性,但这些指标目前临床并不常用。

(吴艳欣 陈海天)

第四节 孕期营养和体重管理

孕期合理的营养摄入和体重增长对胎儿正常生长发育非常重要,合理的孕期营养和体重管理能改善妊娠结局及远期预后。

一、孕期营养

孕期孕妇每天摄入的食物除了满足自身机体代谢所需外,还须供给胎儿宫内生长发育。孕期营养需要如下。

1. **热量摄入** 随孕周增加,孕期热量摄入增加。孕早期一般不额外增加热量,孕中期至分娩期,在原基础上每日增加能量约 200kcal。

2. **碳水化合物** 所提供能量占每日总热量的 50% ~ 60%,孕早期每日保证130g 碳水化合物摄入,孕中晚期每日摄入量为 150 ~ 250g。

3. **蛋白质** 蛋白质提供能量占每日总热量 10% ~ 15%,孕早期不需要额外增加,孕中期开始每天增加蛋白质 15g,如瘦肉、鱼、蛋及奶制品等,每天摄入肉类 150 ~ 200g。

4. **脂肪**　脂肪提供能量占每日总热量的 20% ~ 30%,适当增加长链多不饱和脂肪酸的摄入,如深海鱼类、坚果等,每周摄入 2 ~ 3 次深海鱼。

5. **维生素、无机盐和微量元素**　孕期需要增加摄入以满足身体代谢、维持生理功能及胎儿生长发育。推荐每日摄入牛奶 400ml,额外补充钙 600 ~ 800mg,保证每日钙摄入总量达 1 000mg;孕早期额外补充叶酸 400 ~ 800μg,适当增加铁和碘的摄入。

6. **膳食纤维**　膳食纤维能改善肠道功能,预防和改善便秘,降低糖、脂肪的吸收,孕期应适当增加富含膳食纤维的食物如新鲜蔬菜、低糖水果和粗粮类。推荐每日摄入新鲜蔬菜 300 ~ 500g,深色蔬菜占一半,摄入新鲜水果 200 ~ 350g。

7. **水**　水是构成人体成分的重要物质,并发挥着多种生理作用,建议每日摄入白开水 1 500 ~ 2 300ml,少量多次,不能用饮料代替。

二、体重管理

孕期体重增长影响妊娠结局并影响其远期预后。体重增加过多与妊娠期糖尿病、巨大胎儿、难产等相关,而体重增加不足与胎儿生长受限、早产、低出生体重等相关。2021 年 9 月,我国发布的《中国妇女妊娠期体重监测与评价》提出中国的孕期体重增加标准。根据孕前的 BMI,可以提供个体化的孕期体重增长范围,给予营养管理和运动指导。

1. **孕体重管理**　体重管理应从孕前开始,每周称重一次,使体重在整个孕期合理增长。孕期体重增长根据不同的孕前 BMI 有不同的增长范围,见表 8-2-5。

表 8-2-5　妊娠期妇女体重增长范围和妊娠中晚期每周增重推荐值

孕前 BMI/ (kg/m²)	总增长范围 /kg	孕早期增长范围 /kg	孕中晚期每周体重增长值及范围 /kg
BMI < 18.5	11.0 ~ 16.0		0.46 (0.37 ~ 0.56)
18.5 ≤ BMI < 24.0	8.0 ~ 14.0		0.37 (0.26 ~ 0.48)
24.0 ≤ BMI < 28.0	7.0 ~ 11.0	0.0 ~ 2.0	0.30 (0.22 ~ 0.37)
BMI ≥ 28.0	5.0 ~ 9.0		0.20 (0.15 ~ 0.30)

2. **运动指导** 孕期规律运动是孕期体重管理的重要措施之一。根据个人兴趣、能力、场地等因素选择有氧运动如步行、慢跑、孕妇体操、游泳、固定式脚踏车、凯格尔运动和中低阻力的抗阻力运动等，建议每周进行中高强度有氧运动 150～300 分钟，每天 30～45 分钟，每天不超过 60 分钟。每周进行 2～3 次中低阻力的抗阻力运动。

(陈汉青 陈海天)

第五节 产科合理用药

妊娠期用药可能会给胎儿或新生儿带来不良影响。用药时胎龄与损害性质有密切关系。受精后 2 周内，受精卵着床前后，药物对胚胎的影响是"全"或"无"（"全"表现为胚胎早期死亡导致流产；"无"则为胚胎继续发育，不出现异常）。受精后 3～8 周为胚胎器官分化发育阶段，受到有害药物作用后，即可产生形态上的异常而形成畸形，称为致畸高度敏感期。受精后第 9 周到足月是胎儿生长、器官发育、功能完善阶段，神经系统、生殖器官和牙齿仍在继续分化，尤其是神经系统的分化发育在妊娠晚期和新生儿期达最高峰。在此期间受到药物作用后，易使胎儿中枢神经系统受损。

一、妊娠期用药原则

1. **避免"忽略用药"** 育龄妇女用药时，须注意月经是否过期，排除妊娠。

2. **孕期用药** 应根据孕妇病情权衡利弊，选用有效且对胎儿安全的药物。严格掌握剂量和用药持续时间，注意及时停药。2015 年，美国 FDA 制定了新的妊娠/哺乳期用药规则，要求药品提供妊娠期、哺乳期妇女药物风险及获益的详细相关信息。

3. 如孕妇已使用某种可能致畸的药物，应综合用药时妊娠周数、用药量等因素个体化考虑处理方案。

4. 哺乳期用药一般不需要中断哺乳，可选择在哺乳后立即服药，尽可能延迟下一次哺乳，延长服药至哺乳的间隔时间，以减少乳汁中的药物浓度。

5. 中药或中成药一般可按药物说明书孕妇"慎用"或"禁用"执行。

二、常见妊娠期可能致畸的药物

1. **利巴韦林** 高度致畸，可能引起出生缺陷、流产或死产。

2. **异维A酸** 可引起中枢神经系统畸形，心脏、胸腺、眼等器官畸形。

3. **米索前列醇**　可引起流产、早产、出生缺陷等。

4. **甲氨蝶呤**　妊娠早期用药引起流产率增加,还可导致颅面部或骨骼缺陷。

5. **华法林**　可引起华法林胚胎病,导致胎儿生长受限、鼻骨发育不良、椎骨异常。对于机械瓣置换术后妊娠期的抗凝方案,2017 年欧洲心脏病学会 / 欧洲心胸外科协会颁布的指南与美国心脏协会 / 美国心脏病学会更新的指南指出,如华法林 ≤ 5mg/d,暂无相关临床数据证实其对孕妇和胎儿的影响,建议孕妇整个妊娠期口服华法林抗凝。

6. ACEI 和 ARB　可导致胎儿颅骨发育不良、肾衰竭、羊水过少甚至胎儿死亡。

7. **喹诺酮**　可引起儿童关节病。

8. **四环素类**　沉积在牙齿和骨的钙质区,抑制胎儿骨骼生长,引起牙釉质再生不良、牙齿变色。

9. **链霉素、卡那霉素**　可致胎儿听神经损害。

10. **胺碘酮**　增加胎儿生长受限、新生儿甲状腺功能障碍、新生儿心动过缓、神经发育异常风险。

(黄林环　周　祎)

第六节　孕期常见症状及其处理

妊娠过程中孕妇会出现各种各样与妊娠相关的症状,大多为妊娠期生理性改变,治疗原则以对症处理为主,但须注意排除病理情况。

一、消化系统症状

临床表现

如恶心、呕吐,胃灼热感(烧心感)。

处理要点

一般不需要用药,建议清淡饮食,少食多餐。呕吐严重者须与妊娠剧吐及消化道疾病进行鉴别。

二、孕期水肿

临床表现

分为生理性水肿和病理性水肿。生理性水肿多发生在妊娠中晚期,下午和晚上水肿加重,晨起手指胀痛,无法弯曲。

处理要点

保证充足的休息,侧卧,并垫高脚部,适当运动和按摩,保持清淡饮食,保持体重合理增长。须注意与病理性水肿进行鉴别。妊娠期全身性的水肿,伴随体重增加过快及其他症状的水肿,或一侧下肢水肿,须排除妊娠期高血压、下肢深静脉血栓等疾病。

三、尿频、尿失禁

临床表现

妊娠中晚期增大的子宫向前压迫膀胱,腹腔压力增加,盆底肌受孕期激素及重力的影响而松弛,妊娠晚期胎头入盆压迫膀胱等,均可导致尿频、尿失禁。

处理要点

出现尿频要与泌尿系和生殖道感染鉴别。出现尿失禁要与胎膜早破鉴别。功能性的尿频可随着子宫增大而逐渐缓解,可通过盆底康复指导缓解尿失禁。

四、腰背痛

临床表现

由于孕期激素的作用,妊娠期水肿、子宫增大的重力影响,孕期易出现腰酸背痛。

处理要点

给予孕期运动指导,避免久坐或长时间卧床。局部热敷、按摩。可在专业人员指导下进行拉伸运动。

五、便秘

临床表现

妊娠期多种激素作用、机械性因素、肠蠕动减慢、结肠水分吸收增加,以及药物(如铁剂、钙剂等)的影响,导致妊娠期易出现便秘,尤其是妊娠中晚期。

处理要点

调整饮食结构,增加膳食纤维和水分的摄入,多吃蔬菜,多喝水,适量运动,建立良好的排便习惯,症状严重者可采用药物治疗,如乳果糖或开塞露。

六、阴道分泌物增多

临床表现

妊娠期雌、孕激素水平升高,妊娠晚期宫颈成熟,会引起阴道分泌物增多,呈无色透明或乳白色,不伴有异味、瘙痒及其他不适。

处理要点

通常不需要治疗,平时要注意保持外阴清洁。但需要与阴道炎症、胎膜早破等进行鉴别。

七、头晕、晕厥

临床表现

妊娠期如果合并中重度贫血、体位性低血压、低血糖、特发性晕厥等,易出现头晕或一过性晕厥,严重时甚至晕倒。

处理要点

查找导致头晕/晕厥的原因,并对症处理。纠正贫血,少食多餐,缩短空腹的时间,避免血糖过低。避免突然的体位改变和长时间的站立,也不宜久坐。如果出现头晕、眼前发黑、耳鸣等晕倒前的症状时,应尽快就近躺下或趴低头部,大多可以缓解症状,避免摔倒。

八、痔疮

临床表现

孕期肠蠕动减慢,子宫增大压迫直肠,腹压增加,痔静脉回流受阻,导致痔静脉曲张,易发生痔疮。

处理要点

多吃蔬菜,少吃辛辣刺激食物,饭后散步,保持大便通畅,可减少孕期痔疮的发生。孕期出现痔疮,绝大多数不会影响自然分娩,分娩后症状会明显缓解,多数痔疮会消失。症状严重并发痔疮水肿或出血,可以服用一些通便药物改善便秘情况,局部保守性药物治疗,如角菜酸酯肛门栓剂,可以缓解痔疮水肿和疼痛。

(杨 娟 蔡 坚)

第三章

产前诊断与宫内干预

第一节　遗传咨询

遗传咨询是由医学遗传相关的专业人员咨询医师,就咨询对象提出的家庭中遗传性疾病的相关问题予以解答,并就咨询对象提出的婚育问题提出医学建议。

一、遗传咨询的对象

咨询对象为遗传性疾病的高风险人群,包括:①夫妇双方或一方家庭成员中有遗传病、出生缺陷、不明原因的癫痫、智力低下、肿瘤及其他与遗传因素密切相关疾病的患者,曾生育过有明确遗传病或出生缺陷患儿的夫妇;②夫妻双方或之一本身罹患智力低下或出生缺陷;③不明原因的反复流产或有死胎、死产等病史的夫妇;④孕期接触不良环境因素及患有某些慢性病的夫妇;⑤常规检查或常见遗传病筛查发现异常者;⑥其他需要咨询者,如婚后多年不育的夫妇、35岁以上的高龄孕妇或近亲婚配夫妇。

二、遗传咨询的原则

在遗传咨询过程中,必须遵循以下伦理和道德原则。

1. **自主原则**　尊重咨询对象的意愿和决定,尊重因来咨询者的宗教信仰和社会背景不同而产生的不同态度及观点。

2. **知情同意原则**　应确保咨询对象对于所有涉及自身及家庭成员的健康状态及疾病风险、遗传学检测可能出现的临床意义不明的基因变异、不同诊疗计划的利弊,均有充分的理解,并完全自主地进行医疗方案的选择。

3. **非指令性原则**　医务人员的角色是帮助来咨询者了解不同方案的利弊,而不是替来咨询者做出选择。

4. **尊重隐私原则**　在未经许可的情况下,禁止将遗传检查结果告知除患者本人外的第三者。

5. **公平原则**　所有遗传学服务(包括咨询与检测)应该被平等地提供给所有需要的人。

三、遗传咨询的内容

遗传咨询是一项提供信息的服务,内容应当包含下述 5 个方面:①帮助患者及家庭成员了解疾病的表型;②以通俗易懂的语言向患者及家庭成员普及疾病的遗传机制;③提供疾病治疗方案信息,使患者通过遗传诊断而受益;④提供再发风险的咨询,即患者所患的遗传性疾病在家系亲属中再发生的风险率;⑤提供家庭再生育计划咨询。

(黄　轩　罗艳敏)

第二节　产前筛查

产前筛查是通过可行的一系列检查,发现子代具有患遗传性疾病高风险的可疑人群。产前筛查试验不是确诊试验,筛查阳性结果意味着患病的风险升高,并非诊断疾病;同样,阴性结果提示低风险,并非正常。筛查结果阳性的患者需要进一步行确诊试验,切不可根据筛查结果决定终止妊娠。

一、非整倍体染色体异常的产前筛查

以唐氏综合征为代表的非整倍体染色体异常是产前筛查的重点。

1. **妊娠早期联合筛查**　包括超声测定胎儿 NT 厚度和孕妇血清学检查两类。血清学检测指标包括妊娠相关血浆蛋白 A(pregnancy associated plasma protein-A,PAPP-A)和游离 β 人绒毛膜促性腺激素(beta human chorionic gonadotropin,β-hCG)。联合应用血清学和 NT 检测,唐氏综合征的检出率为 85%,假阳性率为 5%。

2. **妊娠中期筛查**　妊娠中期的筛查策略为血清学标志物联合筛查,包括 AFP、β-hCG 和游离雌三醇(unconjugated estriol,uE3)三联筛查,结合孕妇的年龄、孕周、体重等综合计算发病风险。检查孕龄一般设定为 15～20 周。唐氏综合征的检出率为 60%～75%,假阳性率为 5%。由于检出率低,假阳性率高,目前基本已被摒弃。

3. **超声遗传学标志物筛查**　超声检查发现的遗传标志物又称为软指标,仅提示染色体非整倍体异常的风险增高,可以是正常胎儿的变异,也可以是一过性的,至妊娠晚期或出生后可缓解或消失,不一定发生后遗症。包括妊娠早期的 NT 增厚、鼻骨(nasal bone,NB)缺失,妊娠中期的颈部皮肤皱褶增厚、肠管回声增强、肾盂扩张、长骨(肱骨、股骨)短缩、心室内强光点、脉络膜囊肿等。

4. **无创产前筛查**（noninvasive prenatal testing，NIPT） NIPT 技术是根据孕妇血浆中胎儿来源的游离 DNA 信息筛查常见的非整倍体染色体异常的方法。目前绝大部分采用二代测序和信息生物学技术，筛查的准确性高，对 21-三体、18-三体和 13-三体筛查的检出率分别为 99%、97% 和 91%，假阳性率在 1% 以下。NIPT 代表了产前遗传学筛查的发展方向，不仅可用于高危人群的一线筛查，还适用于低危人群的一级筛查。

二、胎儿结构畸形筛查的产前超声筛查

妊娠 20～24 周期间，通过超声对胎儿各器官进行系统的筛查，可以发现胎儿结构畸形如无脑儿、严重脑膨出、严重开放性脊柱裂、严重胸腹壁缺损并内脏外翻、单腔心、致死性软骨发育不良等。

（黄　轩　罗艳敏）

第三节　产前诊断

产前诊断（prenatal diagnosis）指对可疑出生缺陷的胎儿在出生前应用各种检测手段，如影像学、生物化学、细胞遗传学及分子遗传学等技术，全面评估胎儿在宫内的发育状况，对先天性和遗传性疾病作出诊断，为胎儿宫内治疗（手术、药物、基因治疗等）或选择性终止妊娠提供依据。

一、产前诊断的对象

产前诊断的对象为出生缺陷的高危人群。产前诊断的指征：①羊水过多或者过少；②筛查发现染色体核型异常的高危人群、胎儿发育异常或可疑结构畸形；③妊娠早期时接触过可能导致胎儿先天缺陷的物质；④夫妇一方或双方患有先天性疾病或遗传性疾病，或有遗传病家族史；⑤曾经分娩过先天性严重缺陷婴儿；⑥预产期年龄达到或超 35 周岁。

二、产前诊断的疾病

1. **染色体病** 包括染色体数目异常和结构异常两类。染色体数目异常包括整倍体和非整倍体；结构异常包括染色体部分缺失、易位、倒位、环形染色体等。

2. **单基因病**

（1）常染色体隐性遗传疾病，如脊髓性肌萎缩、白化病、耳聋等。

（2）常染色体显性遗传病，如软骨发育不全、亨廷顿病等。

（3）X连锁隐性遗传病，如杜氏肌营养不良、血友病等。

3. **拷贝数变异**　胎儿拷贝数变异（copy number variant，CNV）是指长度 > 1kb 的 DNA 片段的拷贝数增加或者减少，也包括亚显微水平的染色体片段缺失和重复。CNV 所导致的胎儿疾病被统称为微缺失 / 微重复综合征。

4. **先天性结构畸形**　有明显的结构改变，如无脑儿、开放性脊柱裂、唇腭裂、先天性心脏病等。

5. **感染性疾病**　如巨细胞病毒、风疹病毒、弓形虫感染等。

三、产前诊断的方法

产前诊断的策略是综合各种方法获得胎儿疾病的诊断，是避免严重残疾胎儿出生的重要手段。从广义上来说，产前诊断包括侵入性和非侵入性两种途径。侵入性产前检测是指采用绒毛活检术（chorionic villus sampling，CVS）、羊膜腔穿刺术、脐血管穿刺取样或者胎儿组织活检等侵入性方法，直接获取胎儿、胎盘的细胞或组织，根据产前诊断目的进行细胞学、生化酶学或基因组学等检测。非侵入性产前检测是指采用对胎儿非侵入性的技术进行诊断，如超声、核磁共振等影像学技术等。从狭义上来讲，产前诊断主要指侵入性产前检测。

四、产前诊断的遗传学实验室技术

除传统的 G 显带核型分析外，目前用于胎儿染色体拷贝数变异检测或基因诊断的技术有以下几种。

1. **荧光原位杂交**（fiber fluorescence in situ hybridization，FISH）采用 FISH 技术检查 21、18 和 13 号常染色体三体，性染色体非整倍体及三倍体，尤其是非整倍体嵌合，具有高检出率，且可快速诊断（24 ～ 48 小时）。

2. **染色体微阵列分析**（chromosomal microarray analysis，CMA）可以检测到较小的（50 ～ 100kb）、不能被传统的核型分析所识别的拷贝数增加或缺失、杂合性缺失等。

3. **靶向基因测序**　可检测已知与遗传疾病有关的一个或多个特定基因。

4. **全外显子组测序**（whole exome sequencing，WES）　利用二代测序技术对外显子（已知编码蛋白质的基因组区域）进行测序。WES

是近年来新兴的诊断技术,分辨率高,用于检测染色体、CMA 等技术平台不能诊断的单基因遗传病,对于多发结构畸形、先天性骨病等具有良好的应用价值。

5. **Q-PCR 检测 STR** 短串联重复序列(short tandem repeat, STR)基因位点由长度为 3 ~ 7 个碱基对的短串联重复序列组成,这些重复序列广泛存在于人类基因组中,可作为高度多态性标记,被称为细胞的 DNA 指纹,可通过 PCR 来检测。这种方法可用于母源污染鉴定,并可快速诊断 21- 三体、18- 三体、13- 三体和性染色体非整倍体等。

6. **多重连接探针扩增技术**(multiplex ligation-dependent probe amplification,MLPA) 它可以同时检测多个基因组靶区域的拷贝数变异和甲基化水平,从而诊断由基因组缺失 / 重复或由表观遗传异常所导致的遗传性疾病,如脊髓性肌萎缩、假性肥大型肌营养不良、Prader-Willi 综合征、快乐木偶综合征(Angelman syndrome)综合征等。具有成本较低、灵敏度高、特异度强、操作简便等优点,只需少量的 DNA 样本,就可以获得可靠的结果。

五、产前影像学诊断技术

1. **超声** 超声波是产科医生的"眼睛",对于检出胎儿结构畸形具有不可替代的价值,是临床应用最为广泛的产前影像学诊断技术。但须警惕以下局限性。

(1)无解剖异常的出生缺陷无法诊断,解剖异常必须明显到足以让超声影像所识别。

(2)超声检查必须在合适的孕周进行。

(3)超声提示与染色体等疾病有关的结构畸形,须行介入性产前诊断。

2. **磁共振** 不作为常规筛查方法,超声检查有局限的胎儿异常,可选择磁共振检查。磁共振检查尤其适用于胎儿中枢神经系统结构异常,如侧脑室扩张、颅后窝病变、胼胝体发育不全、神经元移行异常、缺血性或出血性脑损伤等。

(黄 轩 罗艳敏)

第四节 胎儿宫内干预

使用药物或手术的方法,对胎儿疾病在产前进行对症或对因治疗,以改善疾病预后,称为胎儿宫内干预(intrauterine intervention)。

根据干预手段,可分为药物干预及手术干预。

一、宫内药物干预

胎儿药物干预一般是经母体给药,药物通过胎盘转运后进入胎儿体内发挥治疗作用。目前胎儿宫内药物治疗可用于胎儿心律失常、胎儿先天性囊性腺瘤样畸形。

(一)胎儿心律失常

1. 快速性心律失常 母体通过服用地高辛、索他洛尔、氟卡尼或普鲁卡因胺等抗心律失常药物,药物经胎盘转运至胎儿,可使部分病例心律转复,有助于降低胎心率基线,以预防胎儿心衰的发生。

2. 缓慢性心律失常 母体孕期使用羟氯喹等药物对预防免疫性因素引起的胎儿心动过缓有一定作用,但出现心动过缓后再用药物治疗的效果不佳。母体服用特布他林、沙美特罗等 β 受体激动剂曾被应用于治疗胎儿心动过缓以缓解胎儿水肿。

(二)胎儿先天性囊性腺瘤样畸形

胎儿先天性囊性腺瘤样畸形是部分终末细支气管过度异常生长引起的疾病,有研究指出,母体使用单疗程的糖皮质激素可能有助于病情缓解并减少胎儿水肿的发生。

二、宫内手术干预

部分胎儿疾病在宫内发展迅速,一些宫内手术可用于胎儿疾病的治疗,按手术途径主要可分为胎儿镜手术、超声引导下经皮穿刺手术。

(一)胎儿镜手术

胎儿镜手术使用直径仅 1 ~ 2mm 的内镜进入羊膜腔内,配合激光纤维等手术器械进行宫内操作。目前可较为成熟地应用于以下胎儿疾病。

1. 双胎输血综合征(twin-twin transfusion syndrome,TTTS) 在胎儿镜下用激光凝固两胎在胎盘上的血管交通支,使两胎的胎盘循环各自独立,是目前治疗 TTTS 的一线方案。

2. 先天性膈疝 采用胎儿镜下气管堵塞术,将一个气囊置于胎儿气管内,从而促进胎儿肺部发育。

3. 羊膜带松解术 胎儿镜下羊膜带松解可松解缠绕胎儿躯干、肢体的羊膜带,改善胎儿预后。

(二)超声引导下经皮穿刺手术

1. **胎儿体腔积液或囊肿分流手术**　当胎儿出现局部体腔积液,可采用超声引导下体腔穿刺,留置引流管(如双猪尾巴导管),建立引流通道,缓解胎儿体腔积液的情况。

2. **射频消融手术**　在产前宫内治疗中,主要应用于单绒毛膜多胎妊娠的减胎术。在超声引导下,将射频消融电极穿刺进入拟减胎儿腹腔内,针尖放置于近脐带附着处,通过射频消融凝固腹腔内脐血管,阻断胎儿血供而达到减胎的目的。

3. **胎儿心内导管手术**　胎儿左心发育不良,严重的主、肺动脉狭窄等胎儿心脏疾病,可在胎儿期尝试使用心内导管手术,为日后双心室修复创造条件。

(何志明　周　祎)

第四章

妊娠并发症与合并症

第一节　流产

胚胎或胎儿尚未具有生存能力而妊娠终止者,称为流产(abortion/miscarriage)。我国仍将妊娠未达 28 周、胎儿体重不足 1 000g 而终止者,称为流产。流产分为人工流产与自然流产。发生在妊娠 12 周前者,称为早期流产;而发生在妊娠 12 周或之后者,称为晚期流产。在早期流产中,约 2/3 为生化妊娠。生化妊娠也是妊娠失败的一种表现形式,属于妊娠丢失的范畴,应纳入自然流产进行管理。

诊断要点

1. 曾有停经、早孕反应等早孕病史。

2. 阴道出血。

3. 阵发性下腹痛。

4. 注意有无组织物排出。

5. 注意子宫颈口是否扩张,有无组织物堵塞或羊膜囊膨出,子宫体大小与妊娠周数是否符合,子宫旁组织是否有压痛和肿块。

6. 体温是否升高。

7. 经阴道超声检查。

8. 血、尿 hCG 水平检测。

9. 根据上述不同情况,可分为先兆流产、难免流产、不全流产、完全流产等不同阶段和稽留流产、复发性流产及流产合并感染等特殊情况。

处理要点

1. **先兆流产**　适当休息,禁性生活。黄体功能不全者可肌内注射孕酮20mg 每日一次或口服孕激素制剂,用药直至临床症状消失。B 超检查提示胚胎存活,继续使用 1 ~ 2 周后停药。甲状腺功能减退者可小剂量补充甲状腺素片。

2. **难免流产**　一旦确诊,应尽早使胚胎及胎盘组织完全排出,早期流产应及时行清宫术,有条件可行绒毛染色体核型分析。晚期流产时,若出血多,可使用缩宫素 10 ~ 20U 加入 5% 葡萄糖注射液500ml 中静脉滴注,促进子宫收缩,必要时刮宫。对排出物应认真检查,必要时送病理检查。应使用抗生素预防感染。

3. **不全流产**　一经确诊,应尽快行刮宫术或钳刮术。大量出血伴休克者,应同时输液输血,并使用抗生素预防感染。

4. 完全流产 症状消失、超声检查证实无宫腔内残留且无感染征象,则无须处理。

5. 稽留流产 注意有发生 DIC 可能,处理前应检查血常规及凝血功能,并做好输血准备。< 12 周者,可行刮宫术,术中避免子宫穿孔;≥ 12 周者,可使用米非司酮加米索前列醇,或静脉滴注缩宫素促进排胎。若发现凝血功能障碍,应尽快输注新鲜血、血浆、纤维蛋白原等,待凝血功能好转后再行刮宫。

6. 复发性流产 当同一性伴侣连续发生 2 次及以上自然流产时,应详细询问患者的病史及家族史,对患者进行全面而系统的病因筛查,并针对病因给予相应的处理。

7. 流产合并感染 控制感染的同时尽快清除宫内残留物。

(张丽梅)

第二节 异位妊娠

受精卵在子宫体腔以外着床称为异位妊娠(ectopic pregnancy),是最常见的妇科急腹症之一,其中输卵管妊娠为最常见类型,占95%。

诊断要点

1. 临床症状 停经、阴道流血、腹痛为主要表现,严重者可发生晕厥甚至休克,部分患者可无明显症状。

2. 体征 下腹压痛、反跳痛,以患侧为甚。出血量多时腹部膨隆,移动性浊音阳性。妇科检查可见阴道少量血液,阴道后穹窿饱满、有触痛,有子宫颈抬举痛,子宫略大,质软,子宫后方或患侧附件可扪及边界不清的触痛肿块。

3. 辅助检查 妇科超声检查为异位妊娠诊断最常用方法。经阴道超声检查结合血 β-hCG 检测,对异位妊娠的诊断价值更大。血 β-hCG > 2 000IU/L,阴道超声宫内未见妊娠囊,异位妊娠诊断基本成立。β-hCG 阴性不能完全排除异位妊娠。阴道后穹窿或腹腔穿刺抽出不凝血提示腹腔内出血。

4. 诊断性刮宫未见绒毛排除宫内妊娠,有助于异位妊娠的诊断。诊断不明可行腹腔镜检查,确诊同时完成手术治疗。

5. 鉴别诊断 应与流产、急性阑尾炎、卵巢黄体破裂、急性输卵管炎、卵巢囊肿蒂扭转等鉴别。

处理要点

根据病情缓急,采用手术治疗、药物治疗或期待治疗。腹腔大量出血应迅速建立静脉通道,抗休克同时尽快手术。

1. **手术治疗** 根据患者年龄、生育要求、既往输卵管手术史等选择手术方式。患侧输卵管切除术适用于无生育要求或输卵管间质部妊娠者,后者须同时行子宫角楔形切除术。有生育要求患者行保守性手术,包括输卵管切开取胚缝合术、输卵管造口术及输卵管伞端压出术。首选腹腔镜手术,生命体征不稳定须快速止血时可行开腹手术。

2. **药物治疗** 首选 MTX 治疗。适应证:①一般情况良好,无活动性腹腔内出血;②包块未破裂且直径 < 3cm;③血 β-hCG < 2 000U/L;④无 MTX 使用禁忌。用药期间严密随访血 β-hCG 及超声变化,病情加重及时手术治疗。

3. **期待治疗** 适用于病情较轻,血 β-hCG < 1 500U/L 且呈下降趋势者。

(袁林静　梁炎春)

第三节　妊娠剧吐

妊娠剧吐(hyperemesis gravidarum)是指妊娠早期孕妇出现严重持续的恶心、呕吐,并引起脱水、酮症甚至酸中毒,需要住院治疗者。妊娠早期约 50% 的孕妇会出现恶心呕吐,通常只有 0.3% ~ 1.0% 发展为妊娠剧吐。

诊断要点

1. **病史** 妊娠剧吐为排除性诊断,应仔细询问病史,排除可能引起呕吐的其他疾病,如胃肠道感染、急性胰腺炎、病毒性肝炎,了解孕前有无合并基础疾病。

2. **症状** 几乎所有妊娠剧吐均在孕 10 周前出现。

3. **体征** 孕妇出现体重下降,严重者继发消瘦、皮肤干燥、尿量减少、嗜睡等症状。

4. **辅助检查**

(1)尿液检查:尿酮体阳性,注意有无蛋白尿及管型尿。

(2)血常规:血液浓缩致血红蛋白水平升高,可为 150g/L 以上,血细胞比容为 45% 以上。

(3)生化指标:严重者继发低钠、低钾等电解质紊乱。

处理要点

处理原则:持续性呕吐并酮症的孕妇需要住院治疗,包括静脉补液、补充多种维生素、纠正脱水及电解质紊乱、合理使用止吐药物、防治并发症。

1. 一般处理及心理支持治疗　清淡饮食，少食多餐，给予心理疏导，告知孕妇妊娠剧吐大多为自限性，预后良好。

2. 纠正脱水及电解质紊乱　静脉补液，补充生理需要量 3 000ml/d 左右，补液中加入维生素 B_6、维生素 C；静脉补钾，维持每天尿量 ≥ 1 000ml。

3. 止吐治疗　妊娠早期可应用维生素 B_6 和甲氧氯普胺，呕吐症状严重者权衡利弊后可应用昂丹司琼。

4. 防治甲状腺功能亢进及韦尼克脑病　60% ~ 70% 的妊娠剧吐孕妇可出现短暂的甲状腺功能亢进(甲亢)，常为暂时性，一般无须使用抗甲状腺药物。韦尼克脑病为严重呕吐引起维生素 B_1 严重缺乏所致，注意补充维生素 B_1。

（杨　娟　彭田玉）

第四节　妊娠期高血压疾病

妊娠期高血压疾病(hypertensive disorder of pregnancy, HDP)是妊娠与血压升高并存的一组疾病，发生率为 5% ~ 12%。

诊断要点

1. 临床症状　按病情及临床表现特征分为 4 类，包括妊娠期高血压、子痫前期 - 子痫、妊娠合并慢性高血压、慢性高血压并发子痫前期。

2. 体征

(1) 妊娠期高血压：妊娠 20 周后首次出现血压升高，收缩压 ≥ 140mmHg 和 / 或舒张压 ≥ 90mmHg；尿蛋白检测阴性。收缩压 ≥ 160mmHg 和 / 或舒张压 ≥ 110mmHg 为重度妊娠期高血压。

(2) 子痫前期 - 子痫

1) 子痫前期(preeclampsia)：妊娠 20 周后孕妇出现收缩压 ≥ 140mmHg 和 / 或舒张压 ≥ 90mmHg。且伴有下列任 1 项：①尿蛋白定量 ≥ 0.3g/24h，或尿蛋白 / 肌酐 ≥ 0.3，或随机尿蛋白 ≥ (+)；②无蛋白尿但伴有以下任何 1 种器官或系统受累，包括心、肺、肝、肾等重要器官，或血液系统、消化系统、神经系统的异常改变，胎盘、胎儿受累等。

2) 重度子痫前期(severe pre-eclampsia)：子痫前期出现以下任一种征象。①血压持续升高不可控制，收缩压 ≥ 160mmHg 和 / 或舒张

压 ≥ 110mmHg。②持续性头痛、视觉障碍或其他中枢神经系统异常表现。③持续性上腹部疼痛及肝包膜下血肿或肝破裂表现。④转氨酶异常,血 ALT 或 AST 升高。⑤肾功能受损。尿蛋白定量 > 2.0g/24h;少尿,或血肌酐水平 > 106μmol/L。⑥低蛋白血症伴腹水、胸腔积液或心包积液。⑦血液系统异常,血小板计数下降并低于 $100×10^9$/L;微血管内溶血。⑧心力衰竭。⑨肺水肿。⑩胎儿生长受限或羊水过少、胎死宫内、胎盘早剥等。

3)子痫:在子痫前期基础上发生不能用其他原因解释的强直性抽搐。

(3)妊娠合并慢性高血压:孕妇既往存在高血压或在妊娠 20 周前发现收缩压 ≥ 140mmHg 和 / 或舒张压 ≥ 90mmHg,妊娠期无明显加重或表现为急性严重高血压;或妊娠 20 周后首次发现高血压但持续到产后 12 周以后。

(4)慢性高血压并发子痫前期:慢性高血压孕妇妊娠 20 周前无蛋白尿,妊娠 20 周后出现尿蛋白,定量 ≥ 0.3g/24h 或随机尿蛋白 ≥(+);或妊娠 20 周前有蛋白尿,妊娠 20 周后尿蛋白量明显增加;或出现血压进一步升高等上述重度子痫前期的任何 1 项表现。

3. 辅助检查 包括血常规、尿常规、肝功能、血脂、肾功能、凝血功能、心电图、动态血压监测、眼底改变、超声心动图检查。

4. 鉴别诊断 注意与自身免疫性疾病、血栓性血小板减少性紫癜、肾病、滋养细胞疾病、溶血性尿毒症综合征相鉴别;注意子痫与癫痫、其他原因的脑动脉缺血或梗死、颅内出血等情况的鉴别。

【处理要点】

1. 治疗基本原则 评估母儿情况;休息镇静,降压,预防抽搐,有指征地利尿及纠正低蛋白血症;密切监测母儿情况以预防和及时治疗严重并发症,适时终止妊娠。

2. 降压药物

(1)拉贝洛尔:①口服,50 ~ 150mg,3 ~ 4 次 /d。②静脉注射,20mg 起,10 分钟后无效则剂量加倍,最大单次剂量 80mg,每日最大总剂量 220mg。③静脉滴注,50 ~ 100mg 加入 5% 葡萄糖溶液 250 ~ 500ml,据血压调整,稳定后改口服。

(2)硝苯地平:口服,10mg,3 ~ 4 次 /d,24h 不超过 120mg。缓释片 30mg 口服,1 ~ 2 次 /d。

(3)硝酸甘油:起始剂量 5 ~ 10μg/min 静脉滴注,每 5 ~ 10 分钟增加滴速至维持剂量 20 ~ 50μg/min。

3. **解痉药物** 硫酸镁:静脉用药负荷剂量为 4 ～ 6g,溶于 10% 葡萄糖溶液 20ml,静脉推注 15 ～ 20 分钟,或溶于 5% 葡萄糖溶液 100ml,快速静脉滴注,继而 1 ～ 2g/h 静脉滴注维持。

4. **镇静药物** 地西泮 2.5 ～ 5mg,口服,3 次 /d 或睡前服用; 10mg 肌内注射或缓慢静脉推注(大于 2 分钟)。24 小时总量不超过 100mg。

5. **终止妊娠** 妊娠期高血压及子痫前期患者可期待治疗至 37 周终止妊娠。重度子痫前期患者:妊娠 < 24 周经治疗病情不稳定, 建议终止妊娠;孕 24 ～ 28 周根据母儿情况及当地医疗水平,决定是否期待治疗;孕 28 ～ 34 周,若病情不稳定,经积极治疗 24 ～ 48 小时病情仍加重,促胎肺成熟后终止妊娠;妊娠 ≥ 34 周考虑终止妊娠。

6. **妊娠期高血压疾病的预防** 高危人群,建议 12 周开始服用阿司匹林 100 ～ 150mg 至 36 周,或终止妊娠前 5 ～ 10 日停用。

(王 晶 彭田玉)

第五节 早产与过期妊娠

一、早产

妊娠达 28 周而未达 37 周分娩者,称为早产。有些国家将早产时间的下限定义为 20 周或 24 周。早产儿各器官尚未发育健全,出生时孕周越小,预后越差。

诊断要点

早产可分为先兆早产和早产临产两个阶段。

1. **先兆早产**

(1)有规则或不规则宫缩。

(2)伴有宫颈管进行性缩短。

2. **早产临产**

(1)出现规律宫缩(每 20 分钟 ≥ 4 次或 60 分钟内 ≥ 8 次)。

(2)宫颈管进行性缩短(宫颈缩短 ≥ 80%)。

(3)伴有宫口扩张。

处理要点

1. **一般措施** 目前没有证据表明卧床休息可以预防早产,不应常规推荐。

2. **糖皮质激素** 妊娠 < 35 周,7 天内可能分娩的孕妇,应使用

糖皮质激素促胎儿肺成熟。方法:每12小时肌内注射地塞米松6mg,共4次;倍他米松12mg肌内注射,24小时后重复1次。完成一疗程促胎肺成熟治疗后,相隔14天以上,若7天内有早产风险的妇女应考虑第二疗程促胎肺成熟治疗。

3. 宫缩抑制剂 目的是适当地延长孕周,争取时间进行针对早产儿的糖皮质激素治疗、中枢神经保护和积极的胎儿宫内转运。

(1)钙通道阻滞剂:硝苯地平,起始剂量为20mg口服,然后每次10～20mg,每天3～4次。用药期间注意监测血压。

(2)前列腺素抑制剂:吲哚美辛,主要用于妊娠32周前的早产,起始剂量为50～100mg经阴道或直肠给药,也可口服,然后每6小时给25mg,可维持48小时。可导致胎儿动脉导管提前关闭,也可减少胎儿肾血流量而使羊水量减少。

(3)β_2肾上腺素能受体激动剂:利托君,起始剂量50～100μg/min静脉滴注,每10分钟可增加剂量50μg/min,至宫缩停止,最大剂量不超过350μg/min,共48小时。密切观察心率和自觉症状,如心率超过120bpm,或诉心前区疼痛则停止使用。多胎妊娠、糖尿病、高血压慎用。

(4)缩宫素受体拮抗剂:阿托西班,起始剂量为6.75mg,静脉滴注1分钟,继之18mg/h维持3小时,接着6mg/h持续45小时。副作用轻微,无明确禁忌。

宫缩抑制剂使用禁忌证:死胎、严重胎儿畸形、重度子痫前期、子痫、绒毛膜羊膜炎、明确感染引起的未足月胎膜早破、孕妇出血伴血流动力学不稳,以及各类宫缩抑制药物本身的禁忌。

4. 胎儿脑保护治疗 硫酸镁可在妊娠32周前的早产者中使用,以保护胎儿中枢神经系统。用法:硫酸镁4～6g静脉注射或快速滴注,随后1～2g/h缓慢滴注12小时,一般不超过48小时。硫酸镁由肾脏清除,因此,患有肾脏疾病的妇女须谨慎使用。

5. 抗生素 感染是早产的主要原因之一,生殖道B族链球菌阳性或胎膜早破早产者,应选用对胎儿安全的抗生素预防感染。

6. 产时处理

(1)早产儿尤其是<32周的早产儿应转运至有早产儿救治能力的医院分娩(宫内转运)。

(2)大部分早产儿可经阴道分娩;产程中密切监护胎儿状况;分娩镇痛以硬脊膜外阻滞麻醉镇痛相对安全,慎用吗啡、哌替啶等抑制新生儿呼吸中枢的药物;不提倡常规会阴切开,也不支持使用没有指征的产钳助产。

二、过期妊娠

妊娠达到或超过 42 周尚未分娩者,称为过期妊娠。过期妊娠的胎儿发生胎儿窘迫、死胎、死产或新生儿窒息的风险高。建议对妊娠超过 41 周的孕妇积极处理。

诊断要点

1. 核实预产期 仔细询问月经史及末次月经情况。周期不规则者可根据排卵期、胚胎植入时间或早孕 B 超,评估孕周,推算预产期。

2. 判断胎儿安危状况

(1) 自数胎动:胎动明显减少提示胎儿宫内缺氧。

(2) 电子胎心监护:若无 NST 异常,可考虑行 OCT。根据胎监图形判断是否有胎儿窘迫。

(3) 超声检查:观察胎动、肌张力、呼吸运动、羊水量及多普勒脐动脉血流检查的情况,有助于判断胎儿安危状况。

处理要点

建议妊娠 41 周后,考虑终止妊娠,尽量避免过期妊娠。

1. 促宫颈成熟 根据 Bishop 评分判断宫颈是否成熟。Bishop ≥ 6 分,可考虑直接人工破膜,破膜后 1 ~ 2 小时后开始点滴缩宫素引产;Bishop < 6 分,予促宫颈成熟治疗。

2. 产程处理 过期妊娠者,分娩时发生胎儿窘迫或羊水粪染的风险高,应严密监护并做好相应新生儿复苏的准备,避免新生儿窒息。

3. 剖宫产术 过期妊娠者,胎盘功能减退,胎儿对缺氧的耐受能力下降,可适当放宽剖宫产指征。

(吴艳欣 彭田玉)

第六节 妊娠合并心脏病

妊娠前已确诊心脏病或妊娠后新发生的心脏病称为妊娠合并心脏病,包括结构性心脏病(先天性心脏病、瓣膜性心脏病和心肌炎)、功能异常性心脏病(无心血管结构异常的心律失常,如快速型和慢速型心律失常)和妊娠期特有的心脏病(妊娠合并高血压心脏病和围产期心肌病)。

围产期心肌病是指既往无心脏病病史,于妊娠晚期至产后 6 个月之间首次发生的、以累及心肌为主的扩张型心肌病,以心功能下降、心脏扩大为主要特征,常伴有心律失常和附壁血栓形成。

诊断要点

1. **症状** 妊娠前有心悸、气促、心力衰竭病史或风湿热病史,且伴有劳力性呼吸困难、夜间端坐呼吸、胸闷、气促、咯血等症状。

2. **体征** 发绀、杵状指、持续性颈静脉怒张,心脏听诊有杂音或心包摩擦音、奔马律、交替脉、心律不齐等。

3. **辅助检查** 心电图有心律失常,如房室传导阻滞、ST-T 改变等。超声心动图有心脏结构异常、心肌肥厚、瓣膜活动异常。

处理要点

1. **处理原则** 进行妊娠风险评估,综合判断是否耐受妊娠;开展心脏相关的辅助检查(心电图,超声心动图,心肺影像学检查如 X 线、CT 或 MRI,心肌酶学,肌钙蛋白,脑钠肽,血气分析,血常规,肝肾功能,凝血功能,心导管或心血管造影);进行多学科诊治和监测,加强母儿监护,及时识别严重的心脏并发症;对于合并有遗传关联明显的先天性心脏病或心肌病的患者,应提供遗传咨询,关注胎儿心脏等发育情况;根据心脏病类型、严重程度、心功能级别、是否需要手术矫正综合评估,选择合适的终止妊娠时机和方式,围分娩期重点保护心功能和预防感染。

2. **妊娠风险评估和 NYHA 心功能分级**(表 8-4-1、表 8-4-2) 妊娠风险低级别、心功能Ⅰ～Ⅱ级且无心力衰竭病史,无其他并发症者,告知相关风险,在严密监测下继续妊娠;妊娠风险高级别、心功能Ⅲ～Ⅳ级者,不宜妊娠。重视早期心衰的表现:①轻微活动后即出现胸闷、心悸、气短;②休息时,心率 > 110 次/min,呼吸 > 20 次/min;③夜间端坐呼吸;④肺底出现少量持续性湿性啰音,咳嗽后不消失。

表 8-4-1 妊娠风险分级

妊娠风险分级	分类
Ⅰ级	无合并症的轻度肺动脉狭窄和二尖瓣脱垂、小的动脉导管未闭(内径 ≤ 3mm);已手术修补的不伴有肺动脉高压的房间隔缺损、室间隔缺损、动脉导管未闭和肺静脉畸形引流;不伴有心脏结构异常的单源、偶发的室上性或室性期前收缩
Ⅱ级	未手术的不伴有肺动脉高压的房间隔缺损、室间隔缺损、动脉导管未闭;法洛四联症修补术后且无残余的心脏结构异常;不伴有心脏结构异常的大多数心律失常

妊娠风险分级	分类
Ⅲ级	轻度二尖瓣狭窄(瓣口面积 > 1.5cm^2);马方综合征(无主动脉扩张);二叶式主动脉瓣疾病;主动脉疾病(主动脉直径 < 45mm);主动脉缩窄矫治术后;非梗阻性肥厚型心肌病;各种原因导致的轻度肺动脉高压(< 50mmHg);轻度左心功能障碍或者左室射血分数为 40% ~ 49%
Ⅳ级	机械瓣膜置换术后;中度二尖瓣狭窄(瓣口面积为 1.0 ~ 1.5cm^2)和主动脉瓣狭窄(跨瓣压差 ≥ 50mmHg);右心室体循环患者或 Fontan 循环术后;复杂先天性心脏病和未手术的发绀型心脏病(氧饱和度为 85% ~ 90%);马方综合征(主动脉直径 40 ~ 45mm);主动脉疾病(主动脉直径 45 ~ 50mm);严重心律失常(房颤、完全性房室传导阻滞、恶性室性期前收缩、频发的阵发性室性心动过速等);急性心肌梗死,急性冠脉综合征;梗阻性肥厚型心肌病;心脏肿瘤,心脏血栓;各种原因导致的中度肺动脉高压(50 ~ 80mmHg);左心功能不全(左室射血分数 30% ~ 39%)
Ⅴ级(妊娠禁忌证)	严重的左室流出道梗阻;重度二尖瓣狭窄(瓣口面积 < 1.0cm^2)或有症状的主动脉瓣狭窄;复杂先天性心脏病和未手术的发绀型心脏病(氧饱和度 < 85%);马方综合征(主动脉直径 > 45mm);主动脉疾病(主动脉直径 > 50mm);先天性严重主动脉缩窄;有围产期心肌病病史并伴左心功能不全;感染性心内膜炎;任何原因引起的重度肺动脉高压(≥ 80mmHg);严重的左心功能不全(左室射血分数 < 30%);NYHA 心功能分级 Ⅲ ~ Ⅳ级

表 8-4-2　NYHA 心功能分级

心功能分级	临床表现
Ⅰ级	正常工作、学习及生活不受限,能胜任较重的劳动或体育活动
Ⅱ级	在较重活动(如快走步、上楼或提重物)时,即会出现气急、水肿或心绞痛,但休息后即可缓解;属于轻度心力衰竭
Ⅲ级	轻度活动,如上厕所、打扫室内卫生、洗澡等时也会出血气急等症状;属于中度心力衰竭

心功能 分级	临床表现
Ⅳ级	休息时仍有气急等症状。在床上不能平卧,生活不能自理,常伴 有水肿、营养不良等症状;属于重度心力衰竭

3. 孕前指导 对于孕前确诊心脏病者,建议孕前治疗;充分告知妊娠风险并动态评估。建议先天性心脏病或心肌病的患者进行遗传咨询。

4. 妊娠期

(1)不宜妊娠者,建议在妊娠早期尽早进行治疗性人工流产,适当使用麻醉镇痛;妊娠中期就诊者,终止妊娠的时机和方法应根据医疗条件、疾病严重程度、疾病种类及心脏并发症等综合考虑。合并结构异常性心脏病者应予以抗生素,预防感染。

(2)继续妊娠者应充分沟通病情,适当增加产检次数,动态监测心功能,加强胎儿监测,防治心力衰竭。

5. 防治心力衰竭

(1)充分休息,避免过劳及情绪激动。

(2)避免体重过度增长,预防贫血。

(3)动态监测心脏功能。

(4)治疗心力衰竭:一旦出现急性心衰,需要多学科合作抢救,根据孕周、疾病严重程度、母儿情况决定终止妊娠的时机和方法。急性心衰的治疗同非妊娠者,需要注意强心药物的剂量、血药浓度和停药时机,警惕毒性反应。慢性心衰应密切关注病情的发展,保护心功能,促胎肺成熟,及时终止妊娠。

6. 终止妊娠时机

(1)心脏病妊娠风险分级Ⅰ~Ⅱ级且心功能Ⅰ级者,可继续妊娠至足月,若病情进展则提前终止妊娠。

(2)妊娠风险分级Ⅲ级且心功能Ⅰ级者,可在妊娠34~35周终止妊娠,若有良好监护条件,可严密监测至37周终止妊娠,若病情进展则提前终止妊娠。

(3)妊娠风险分级Ⅳ级但仍选择继续妊娠者,即使心功能Ⅰ级,仍建议在妊娠32~34周终止妊娠,若病情进展则提前终止妊娠。

(4)妊娠风险分级Ⅴ级者属于妊娠禁忌证,一旦诊断则须尽快终止妊娠。

7. 分娩期

(1)妊娠晚期,根据病情选择合适的分娩方式。

(2)经阴道分娩:心脏病妊娠风险分级Ⅰ~Ⅱ级且心功能Ⅰ级者,有条件建议使用分娩镇痛。临产后应用抗生素,严密监测产程,注意出入量;应适当使用阴道助产,缩短第二产程;第三产程注意预防产后出血,禁用麦角新碱。

(3)有剖宫产指征、心功能Ⅲ~Ⅳ级者均择期行剖宫产。妊娠风险分级高且心功能Ⅱ级者可考虑择期剖宫产,适当放宽剖宫产指征。合并结构异常性心脏病者,术前预防使用抗生素1~2天,术后应用抗生素5~10天,术后适当使用镇痛药物。

8. 产褥期 分娩后72小时是心力衰竭的危险时期,须积极预防心力衰竭,及时应用抗凝药物,预防血栓。妊娠风险分级Ⅰ~Ⅱ级且心功能Ⅰ级者建议哺乳,妊娠风险分级高者建议人工喂养。

(祝彩霞 陈海天)

第七节 妊娠合并内分泌疾病

一、妊娠期高血糖

妊娠期高血糖(hyperglycemia in pregnancy)包括孕前糖尿病合并妊娠、糖尿病前期和妊娠期糖尿病。孕前糖尿病合并妊娠包括1型糖尿病和2型糖尿病;糖尿病前期包括空腹血糖受损和糖耐量受损;妊娠期高血糖中90%以上为妊娠期糖尿病,妊娠期高血糖与剖宫产风险升高、早产、子痫前期、巨大儿等不良妊娠结局明确相关,母儿远期发生代谢综合征的风险也升高,须引起重视。

诊断要点

大部分的妊娠期糖尿病患者无明显临床表现,诊断主要依据检验结果。

1. 孕前糖尿病合并妊娠

(1)在孕前已确诊为糖尿病的孕妇。

(2)孕前未确诊糖尿病,孕期检查发现血糖升高,达到以下任一标准者。

1)空腹血糖≥7.0mmol/L(空腹8小时以上)。

2)随机血糖≥11.1mmol/L,伴有典型高血糖症状(多饮、多食、多尿)或高血糖危象症状。

3)糖化血红蛋白(HbA_{1c})测定≥6.5%。

2. 糖尿病前期

(1)空腹血糖受损:首次产前检查的孕妇进行空腹血糖筛查,空腹血糖 ≥ 5.6mmol/L 诊断为空腹血糖受损,孕期可不行口服糖耐量试验。

(2)糖耐量受损:孕妇在妊娠前进行 75g 葡萄糖的口服糖耐量试验,口服葡萄糖后 2 小时血糖 ≥ 7.8mmol/L 而 < 11.1mmol/L,诊断为糖耐量受损。

3. 妊娠期糖尿病 所有未被诊断为孕前糖尿病或妊娠期糖尿病的孕妇,在孕 24 ~ 28 周或在孕 28 周后首次就诊后进行 75g 葡萄糖的口服糖耐量试验。空腹、口服葡萄糖后 1 小时、2 小时的血糖阈值分别为 5.1mmol/L、10.0mmol/L、8.5mmol/L,任何一个时间点的血糖值达到或超过上述标准,即诊断为妊娠期糖尿病,根据血糖控制是否理想以及是否加用降糖药物分为 A1 级和 A2 级。

处理要点

处理原则为孕前充分评估,孕期规范管理,积极控制孕妇血糖,预防母儿并发症的发生,适时分娩。

1. 孕前糖尿病可否妊娠的评估 妊娠前已确诊糖尿病(1 型或 2 型糖尿病)、糖尿病前期或有妊娠期糖尿病史的孕妇计划妊娠前,应到产科及内分泌科进行孕前咨询及病情评估,评估内容包括监测血糖水平,进行甲状腺功能、肝肾功能、心电图、超声心动图及眼底检查等,了解孕前血糖控制水平,有无糖尿病视网膜病变、糖尿病肾病、糖尿病神经病变以及心血管疾病,有无甲状腺功能异常等。评估后,器质性病变较轻、血糖控制稳定者,可在产科及内分泌科共同积极治疗及严密监护下妊娠。

2. 妊娠期糖尿病 对所有妊娠期高血糖的孕妇提供个体化的医学营养指导、生活方式管理及健康教育。

3. 母儿监护 进行孕妇并发症监测,如妊娠期高血压疾病、羊水过多、感染、流产、早产、糖尿病酮症酸中毒及低血糖等;胎儿生长发育情况监测,如胎儿生长受限、胎儿畸形等;胎儿宫内安全性评估及监测,A1 级妊娠期糖尿病的胎心监护从孕 34 周开始,而 A2 级妊娠期糖尿病或孕前糖尿病的胎心监护应从孕 32 周开始,每周一次;血糖监测包括微量血糖监测、远程无创血糖监测等,每天监测 4 次微量血糖,包括空腹及餐后 2 小时血糖,孕期血糖管理目标为空腹血糖 < 5.3mmol/L,餐后 2 小时血糖 < 6.7mmol/L,夜间血糖 > 3.3mmol/L,无低血糖风险的孕妇 HbA_{1c} < 6.0%。进行医学营养治疗及生活方式管理,血糖控制

仍不达标者,须加用药物治疗,首选皮下注射胰岛素治疗。

4. **适时分娩** A1 级妊娠期糖尿病孕妇,若无母儿并发症,在严密监测下可等待至预产期,在孕 40 ~ 41 周终止妊娠。A2 级妊娠期糖尿病孕妇,若血糖控制良好且无母儿并发症,在严密监测下,可在妊娠 39 周后终止妊娠。孕前糖尿病、需药物治疗或血糖控制不佳的妊娠期糖尿病孕妇,应根据母儿监护情况决定个体化的分娩时机。

5. **分娩方式** 糖尿病不是剖宫产指征,应根据孕妇、胎儿的监护情况综合决定,原则上考虑阴道试产。当糖尿病合并微血管病变及产科指征如巨大胎、胎盘功能异常、胎位异常时,须择期行剖宫产;有死胎、死产史或血糖控制不佳者,可放宽剖宫产指征。

二、甲状腺功能异常

妊娠期甲状腺功能异常(thyroid dysfunction)主要包括甲状腺功能亢进和甲状腺功能减退。母体甲状腺激素在胎儿脑部发育前期起重要作用,孕期甲状腺功能异常会导致不良妊娠结局,须引起重视。

诊断要点

1. **甲状腺功能亢进** 妊娠期甲状腺功能亢进的症状与非孕期的表现相似,表现为容易激动、怕热多汗、心率增快等。根据典型的临床症状和甲状腺弥漫性肿大、突眼、手震颤等体征,结合实验室检查,多能确诊。

(1)TSH <妊娠期特异性参考范围下限(或< 0.1mU/L)。

(2)FT_4 升高超过妊娠期特异性参考范围上限。

2. **甲状腺功能减退** 甲状腺功能减退可有疲乏、记忆力减退、食欲下降等表现,但多数孕妇无明显临床症状,根据妊娠特异性 TSH 和 FT_4 的参考范围可分为临床甲减和亚临床甲减。

(1)临床甲减:TSH >妊娠期参考值上限,而 FT_4 <妊娠期参考值下限,结合临床症状可诊断。

(2)亚临床甲减:TSH >妊娠期参考值上限,而 FT_4 正常。

处理要点

处理原则为规范管理,将血清 TSH 和甲状腺激素控制在正常稳定水平,减少母儿不良结局的发生。

1. **甲状腺功能亢进**

(1)甲亢孕妇在妊娠前应在内分泌科治疗至稳定后方可妊娠。

(2)孕期治疗:首选药物治疗,妊娠早期首选丙硫氧嘧啶,用法为 100 ~ 150mg,每日 3 次。如不能使用则可选择甲巯咪唑,10 ~

20mg,每日 2 次。孕期禁用 ^{131}I 诊断及治疗。

(3)产科监护及处理:须在产科及内分泌科医师的共同监护下妊娠,稳定者每 4 周监测一次甲状腺功能。分娩方式以产科指征为主,产时产后注意甲状腺危象及产后出血的发生。产后哺乳期药物首选甲巯咪唑。

2. 甲状腺功能减退

(1)孕前有甲减的患者,应在内分泌科治疗稳定,确保 TSH 在正常范围内才妊娠。

(2)孕期治疗:首选药物治疗,主要药物为左甲状腺素,根据甲状腺功能调整用药量。

(3)孕期监护:孕期每 4 周监测一次甲状腺功能,注意胎儿生长发育情况。分娩方式以产科指征为主,原则上选择阴道试产。

(4)新生儿监护:新生儿出生后需要查甲状腺功能,排除新生儿甲减。发现新生儿甲减须及时治疗。

三、库欣综合征

妊娠合并皮质醇增多症,又称为库欣综合征(Cushing syndrome),可导致妊娠期糖尿病、妊娠期高血压疾病、胎儿生长受限等不良结局,危及母儿生命安全。需要产科、内分泌科、泌尿外科和神经外科等多学科团队的综合治疗,以获得母儿良好结局。

诊断要点

库欣综合征的临床表现如体重增加、情绪不稳定、血压升高、血糖异常等,可与孕期并发症如妊娠期糖尿病、妊娠期高血压疾病等相混淆,但也有特殊的体征如满月脸、向心性肥胖、腹部及大腿内侧紫色条纹等,需要内分泌科、泌尿外科及神经外科的综合诊治。

1. **典型临床表现** 满月脸、向心性肥胖、腹部及大腿内侧紫色条纹。

2. **实验室检查** 进行定性诊断,主要是明确有皮质醇水平的升高;孕期皮质醇升高尚无特异性标准,以 24 小时尿游离皮质醇超过非孕期的 2～3 倍正常值上限为异常。进行定位诊断,以明确病因和部位,血 ACTH 测定可区分 ACTH 依赖型和非 ACTH 依赖型库欣综合征。肾上腺彩超及磁共振检查有助于明确肾上腺病变,可疑垂体病变首选磁共振检查。

处理要点

处理原则为控制过度分泌皮质醇所致的各器官功能损害,减少母儿不良结局的发生。需要产科、内分泌、泌尿外科、神经外科等多学科的综合诊治及监护,根据孕妇、胎儿及并发症情况,综合决定是否需要终止妊娠或是在严密监护下延长孕周。

1. **对症治疗** 积极控制血压、血糖在稳定水平。

2. **病因治疗** 根据病因及病变部位选择合适的治疗方法,包括手术治疗和药物治疗。其中肾上腺病变需要泌尿外科治疗,而垂体病变则需要神经外科治疗,手术一般在孕中期进行。具体内容详见相关章节。

3. **孕期监护及处理** 孕期需要产科、内分泌科、泌尿外科和神经外科的多学科诊治,可继续妊娠者在严密监护下妊娠,严密监测血糖、血压及胎儿生长发育情况,适时分娩。

(陈汉青　陈海天)

第八节　妊娠合并肝脏疾病

一、肝炎

病毒性肝炎(viral hepatitis)是由肝炎病毒引起的以肝脏病变为主的传染性疾病,致病病毒包括 HAV、HBV、HCV、HDV 及 HEV 5 种。除 HBV 为 DNA 病毒外,其余均为 RNA 病毒。

诊断要点

1. 有肝病病史及临床表现。

2. **实验室检查** 包括病原学检查(肝炎病毒血清学抗原抗体阳性)和肝脏功能检查(血清 ALT 和 AST 等)。

3. **影像学检查** 主要是肝脏超声,必要时可行核磁共振检查。

4. **妊娠合并重型肝炎**

(1)出现以下情况考虑重型肝炎:①消化道症状;②血清总胆红素值 > 171μmol/L,或黄疸迅速加深,每日上升 17.1μmol/l;③凝血功能障碍,有全身出血倾向,PTA < 40%;④肝脏缩小,出现肝臭气味,肝功能明显异常;⑤肝性脑病;⑥肝肾综合征。

(2)当出现以下三点即可临床诊断为重型肝炎:①食欲下降,乏力,恶心呕吐等症状;② PTA < 40%;③血清总胆红素 > 171μmol/l。

处理要点

1. **孕前处理** 妊娠前行肝功能、病毒血清学检测以及肝脏超声检查。

2. **妊娠期处理** 轻症急性肝炎,经积极治疗后好转者可继续妊娠。慢性活动性肝炎妊娠后病情加重,治疗效果不佳者,应考虑终止妊娠。

3. 孕期乙肝病毒高水平 即 HBV DNA ≥ 2×10^5IU/ml,提示病毒复制活跃,须在妊娠 28 周开始服用抗病毒药物,使孕妇分娩时病毒水平降低,同时新生儿出生后须接受乙肝免疫球蛋白和乙肝疫苗联合免疫预防接种。

4. 孕期乙肝抗病毒治疗推荐使用替诺福韦酯。抗病毒药物需要长期使用,不建议使用易产生耐药的拉米夫定和替比定。

5. 分娩期处理 非重型肝炎可阴道分娩。

6. 产褥期处理 注意休息和护肝治疗,避免应用对肝可能有损害的药物。

7. HBsAg 阳性母亲的新生儿,经过主动及被动免疫后,不管孕妇 HBeAg 阳性还是阴性,新生儿都可以母乳喂养。

8. 重型肝炎者经积极治疗,待病情稳定 24 小时后,应尽快终止妊娠,分娩方式以剖宫产为宜。护肝治疗要防止肝细胞坏死,促进肝细胞再生,消退黄疸,防治肝性脑病,防治凝血功能障碍,防治肾衰竭,预防感染。

二、妊娠期肝内胆汁淤积症

妊娠期肝内胆汁淤积症(intrahepatic cholestasis of pregnancy,ICP)是妊娠中、晚期特有的并发症,临床表现主要为皮肤瘙痒,生化检测血清总胆汁酸升高。ICP 对孕妇是一种良性疾病,但对围产儿可能造成严重的不良影响。

诊断要点

1. 妊娠中晚期皮肤瘙痒伴血清总胆汁酸升高。

2. 依据总胆汁酸水平分为轻度与重度 ICP。轻度:血清总胆汁酸为 10 ～ 39.9μmol/L,除瘙痒外无其他不适症状。重度:血清总胆汁酸 ≥ 40μmol/L,症状严重或伴有多胎妊娠、妊娠期高血压疾病,复发性 ICP,既往有因 ICP 的死胎史或新生儿窒息死亡史等。

3. 诊断须排除其他导致肝功能异常或瘙痒的疾病。ICP 皮肤瘙痒多在分娩后迅速消失。

4. 排除病毒性肝炎、EB 病毒及巨细胞病毒感染。ICP 者转氨酶多为轻至中度升高,ALT、AST 为正常水平的 2 ～ 10 倍,分娩后肝功能在 4 ～ 6 周恢复正常。

5. ICP 患者肝脏超声无特异性改变。

处理要点

1. 监测胎动、电子胎心监护，了解胎儿情况。

2. 进行降胆汁酸治疗，熊去氧胆酸为 ICP 治疗的一线用药，S-腺苷蛋氨酸为 ICP 二线用药或联合治疗药物。

3. 轻度 ICP 终止妊娠时机在孕 38 ~ 39 周，可选择阴道试产，若可疑胎儿窘迫，可适当放宽剖宫产指征；重度 ICP 患者在孕 34 ~ 37 周终止妊娠，分娩方式可选择剖宫产。

三、妊娠急性脂肪肝

妊娠急性脂肪肝（acute fatty liver of pregnancy，AFLP）是妊娠期最常见的导致急性肝衰竭的疾病，发病率约 1/10 000，多发生于妊娠晚期，以明显的消化道症状、肝功能异常和凝血功能障碍为主要特征，起病急、病情重、进展快，严重危及母体及围产儿生命。

诊断要点

AFLP 诊断包括 4 个方面，14 个条目，符合 6 个及以上的条目诊断为 AFLP。诊断依据包括：①临床症状，包括呕吐、腹痛、烦渴或多尿、肝性脑病；②生化指标，胆红素 > 14μmol/L（0.8mg/dl），血糖 < 4mmol/L（72mg/dl），尿酸 > 340μmol/L（5.7mg/dl），白细胞计数 > $11×10^9$/L，转氨酶 > 42U/L，血氨 > 47μmol/L（27.5mg/dl），血清肌酐 > 150μmol/L（1.7mg/dl）；③ PT > 14 秒或 APTT > 34 秒；④超声检查见腹水或明亮肝；⑤肝组织活检见微泡性脂肪变性。须排除重型肝炎、药物性肝损伤等疾病。肝穿刺活检是诊断 AFLP 的标准，但为有创操作，临床应用较少。

处理要点

1. 一旦确诊应尽快终止妊娠，加强支持治疗，维持内环境稳定。

2. 阴道试产适用于病情稳定、已临产、无胎儿窘迫征象者，若预估短时间无法经阴道分娩，应在改善凝血功能后尽快剖宫产终止妊娠。

（邓松清　陈海天）

第九节　妊娠合并血液系统疾病

一、贫血

孕妇外周血血红蛋白 < 110g/L 及血细胞比容 < 0.33 可诊断为妊娠期贫血（anemia）。血红蛋白 < 70g/L 为重度贫血。

诊断要点

1. 贫血分度 根据血红蛋白(Hb)水平分为轻度(100 ~ 109g/L)、中度(70 ~ 99g/L)、重度(40 ~ 69g/L)和极重度(< 40g/L)。

2. 种类 孕期常见贫血为营养性贫血,其中约 95% 为缺铁性贫血。其他常见的包括巨幼细胞贫血,以及珠蛋白生成障碍性贫血(地中海贫血)、溶血性贫血、再生障碍性贫血等。

3. 对母胎不良影响 对母体影响:造成妊娠期高血压疾病、胎膜早破、产褥感染和产后抑郁等。对胎儿和新生儿影响:可增加胎儿生长受限、胎儿缺氧、死胎、死产、早产、新生儿窒息、新生儿缺血缺氧性脑病的发病风险。

4. 缺铁性贫血(IDA) 是妊娠期最常见贫血,血清铁蛋白 < 20μg/L 可诊断铁缺乏。分为 3 期:①铁减少期,血清铁蛋白 < 20μg/L,转铁蛋白饱和度及 Hb 正常;②缺铁性红细胞生成期,血清铁蛋白 < 20μg/L,转铁蛋白饱和度 < 15%,Hb 正常;③ IDA 期,血清铁蛋白 < 20μg/L,转铁蛋白饱和度 < 15%,Hb < 110g/L。

IDA 的临床症状与贫血程度相关。疲劳是最常见的症状,贫血严重者有脸色苍白、乏力、心悸、头晕、呼吸困难和烦躁等表现。高危因素包括曾患过贫血、多次妊娠、在 1 年内连续妊娠及素食等。外周血涂片表现为低色素小红细胞以及典型的"铅笔细胞"。小细胞低色素的贫血患者首选铁剂治疗,治疗 2 周后 Hb 升高,则为 IDA。

5. 珠蛋白生成障碍性贫血 广东、广西、海南、湖南、湖北、四川及重庆等地是珠蛋白生成障碍性贫血高发地区,应在首次产前检查时常规筛查珠蛋白生成障碍性贫血。

6. 患血红蛋白病的孕妇,应检测血清铁蛋白。检测 C 反应蛋白有助于鉴别诊断因感染造成的血清铁蛋白增高。

7. 巨幼细胞贫血是由叶酸或维生素 B_{12} 缺乏引起 DNA 合成障碍所致的贫血。外周血为大细胞正血红蛋白性贫血。严重者有消化道症状及周围神经症状,如手足麻木、针刺、冰冷等感觉异常及行走困难。骨髓象为巨幼细胞增生。血清叶酸 < 6.8nmol/L,红细胞叶酸 < 227nmol/L 提示叶酸缺乏。血清维生素 B_{12} < 74pmol/L 提示维生素 B_{12} 缺乏。

处理要点

1. 缺铁性贫血治疗原则 补充铁剂和纠正导致缺铁性贫血的原因。

2. 所有孕妇应给予饮食指导,以最大限度地提高铁摄入和吸收。

一旦储存铁耗尽,仅仅通过食物难以补充足够的铁,通常需要补充铁剂。

3. 诊断明确的 IDA 孕妇应补充元素铁 100 ~ 200mg/d,治疗 2 周后复查 Hb 评估疗效。治疗至 Hb 恢复正常后,应继续口服铁剂 3 ~ 6 个月或至产后 3 个月。

4. 非贫血孕妇如果血清铁蛋白 < 30μg/L,应摄入元素铁 60mg/d,治疗 8 周后评估疗效。地中海贫血孕妇如果血清铁蛋白 < 30μg/L,可予口服铁剂。

5. 建议进食前 1 小时口服铁剂,与维生素 C 共同服用,增加吸收率,避免与其他药物同时服用。不能耐受口服铁剂、依从性不确定或口服铁剂无效者,妊娠中期以后可选择注射铁剂。常用注射铁剂为蔗糖铁。

6. Hb < 70g/L,建议输注浓缩红细胞。Hb 在 70 ~ 100g/L,根据手术与否和心脏功能等因素,决定是否需要输血;输血同时可口服或注射铁剂。

7. 患 IDA 的孕妇需要终止妊娠或临产时,应采取积极措施,最大限度地减少分娩过程中失血。对产后出血或在产前未纠正贫血者,在产后 48 小时复查 Hb。

8. 产后 Hb < 100g/L 的无症状产妇,补充元素铁 100 ~ 200mg/d,持续 3 个月,治疗结束时复查 Hb 和血清铁蛋白。

9. **预防** 所有孕妇在首次产前检查时检查外周血血常规,每 8 ~ 12 周重复检查血常规。建议血清铁蛋白 < 30μg/L 的孕妇口服补铁。

10. 巨幼细胞贫血孕妇须注意加强营养指导,多吃新鲜蔬菜、水果等,补充叶酸。确诊巨幼细胞贫血孕妇口服叶酸 15mg/d 或肌内注射叶酸 10 ~ 30mg/d,直至症状消失、贫血纠正。维生素 B_{12} 100 ~ 200μg/d 肌内注射,2 周后改为每周 2 次。

11. 分娩时避免产程延长,必要时缩短第二产程,预防产后出血及感染。

二、血小板减少症

妊娠合并血小板减少包括原发免疫性血小板减少症(ITP)、先天性血小板减少症、妊娠血小板减少症等。ITP,既往称特发性血小板减少性紫癜,是常见的自身免疫性血小板减少疾病,因免疫血小板破坏过多导致外周血血小板减少。临床表现以出血为主,贫血及感染风险轻度增加。

诊断要点

1. **母体影响** 轻度 ITP 一般无出血,仅产检时发现血小板计数减少;妊娠合并重度 ITP 时,有皮肤瘀点瘀斑、牙龈出血、鼻出血、尿血等,产后出血以及胎盘早剥的风险增加,严重者可出现颅内出血、消化道出血等。对新生儿影响:出现暂时性血小板减少,早期主要表现为新生儿皮肤的出血点、头皮血肿,极少数出现颅内出血及胃肠道出血。

2. **分娩前**,查母体抗血小板抗体含量可间接帮助了解胎儿血小板情况。

3. 妊娠前血小板计数 $< 30 \times 10^9$/L、有出血症状且控制困难、对治疗无效或有严重合并症(糖尿病、高血压、脂代谢异常、肾病、自身免疫系统疾病或有血栓病史)者不建议妊娠。

处理要点

1. 妊娠早中期无出血时,维持血小板 $> 30 \times 10^9$/L。血小板 $> 30 \times 10^9$/L 时,每周监测 1 次,连续 3 周稳定,之后可根据孕妇情况,2 ~ 4 周监测 1 次。

2. 推荐阴道分娩者血小板计数应 $> 50 \times 10^9$/L,椎管内麻醉下剖宫产分娩者血小板计数应 $> 70 \times 10^9$/L。

3. **糖皮质类激素** 是治疗 ITP 首选药物。妊娠期血小板 $< 50 \times 10^9$/L、有出血症状者,可用泼尼松 40 ~ 100mg/d。病情缓解后,逐渐减量为 10 ~ 20mg/d 维持。

4. **丙种球蛋白** 大剂量丙种球蛋白 400mg/(kg·d),5 ~ 7 日为一疗程。

5. **脾切除** 激素治疗血小板无效,有严重出血倾向,血小板 $< 10 \times 10^9$/L,可行脾切除术。手术时机为妊娠 3 ~ 6 个月。

6. **血小板** 在血小板 $< 10 \times 10^9$/L、有出血倾向、为防止重要脏器出血时,或手术、分娩时应用,输送新鲜血液或血小板。

7. **分娩方式** 原则上以阴道分娩为主。阴道分娩须预防新生儿颅内出血及产程延长、产时产后出血、产道裂伤。为减少母儿产时并发症的发生,应抓紧计划分娩的时机,可适当放宽剖宫产指征,注意预防围手术期出血。

8. **产后处理** 孕期应用糖皮质激素者产后继续应用。注意预防感染。

（王　晶　张　颖）

第十节 妊娠合并自身免疫性疾病

妊娠期由于性激素的分泌增加,诱发自身免疫性疾病或原有疾病加重的风险升高,可引起不良妊娠结局。本节将重点讲述临床上常见的自身免疫性疾病,包括系统性红斑狼疮(SLE)及抗磷脂综合征(APS)。

一、系统性红斑狼疮

SLE 是一种好发于青年女性,累及多脏器的自身免疫性结缔组织病,SLE 合并妊娠后,约有 1/3 的患者病情加重,并能引起反复流产、死胎、胎儿生长受限,围生儿患病率及病死率增加。

诊断要点

SLE 的最新诊断标准可参考 2019 年欧洲抗风湿病联盟 / 美国风湿病学会(EULAR/ACR)的推荐标准。在该诊断标准中,ANA 滴度 ≥ 1∶80 属于必要条件。在排除药物、肿瘤、感染等因素的情况下,如果患者的症状、体征及辅助检查积分 ≥ 10(至少包含一项临床指标),可临床诊断 SLE(表 8-4-3)。妊娠期所出现的非特异性症状(如面部潮红、关节不适),以及妊娠期并发症的临床表现(子痫前期中的尿蛋白阳性、血小板减少等)可能增加 SLE 的诊断难度,需要仔细鉴别。

表 8-4-3 2019 年 EULAR/ACR 诊断标准

标准	权重积分及定义
入围标准	
ANA 阳性	ANA ≥ 1∶80(Hep-2 细胞,间接免疫荧光法检测)
临床标准	
发热	2 分;体温 > 38.3℃
血液系统受累	(1)白细胞减少:3 分;白细胞 < 4.0×10^9/L (2)血小板减少:4 分;血小板 < 100×10^9/L (3)自身免疫性溶血:4 分
神经精神受累	(1)谵妄:2 分 (2)精神症状:3 分;妄想和 / 或幻觉;精神错乱 (3)癫痫发作:5 分
皮肤黏膜受累	(1)非瘢痕性脱发:2 分 (2)口腔溃疡:2 分 (3)亚急性皮疹或盘状狼疮:4 分 (4)急性皮肤狼疮:6 分

标准	权重积分及定义
浆膜炎	(1)胸膜炎或心包炎:5分;有影像学证据(如超声、X线、CT或MRI)的胸腔积液和/或心包积液 (2)急性心包炎:6分
肌肉骨骼受累	关节炎:6分。2项中至少符合1项:①有2个及以上关节滑膜炎(关节肿胀或积液);②有2个及以上关节压痛和至少30min的晨僵
肾脏受累	(1)蛋白尿:4分;24h尿蛋白量>0.5g,或同等意义的尿蛋白/尿肌酐 (2)肾活检Ⅱ型或Ⅴ型狼疮肾炎:8分 (3)肾活检Ⅲ或Ⅳ型狼疮肾炎:10分
免疫学标准	
抗磷脂抗体	阳性:2分。抗心磷脂抗体(IgA、IgG或IgM)中至高滴度阳性,或抗β_2GP_1抗体(IgA、IgG或IgM)阳性,或狼疮抗凝物阳性,其中之一即可
补体	(1)C3或C4下降:3分 (2)C3和C4下降:4分
SLE特异性抗体	阳性:6分;抗dsDNA抗体或抗Sm抗体阳性

处理要点

1. 围妊娠期管理

(1)孕前咨询:① SLE病情活动度,如SLE妊娠疾病活动指数(systemic lupus erythematosus pregnancy disease activity index,SLEPDAI);②备孕妇女的脏器损害情况;③既往妊娠史及血栓史;④自身抗体谱检测,涵盖抗心磷脂抗体、抗β_2糖蛋白Ⅰ抗体、狼疮抗凝物、抗SSA抗体、抗SSB抗体等;⑤目前治疗用药是否需要调整。SLE孕前咨询须向SLE患者及其家属充分告知妊娠的风险及潜在的妊娠相关并发症,并了解患者及其家属的需求与期望。

(2)孕期监护:妊娠后推荐妊娠28周前每4周随诊1次,自第28周始每2周随诊1次。如果患者病情变化较快,随诊间隔应由风湿免疫科、产科医师根据具体情况确定。在产检过程中除了需要监测免疫活动指标以外,还需要警惕胎儿生长受限(fetal growth retardation,FGR)及子痫前期,须定期监测胎儿脐血流频谱,如抗

SSA 抗体和 / 或抗 SSB 抗体阳性,应行胎儿超声心动图检查,监测胎儿心脏结构及传导情况。

(3)终止妊娠时机:SLE 患者病情稳定、孕龄满 39 周且胎儿发育成熟时,建议终止妊娠。出现如下任意情况时,建议尽早终止妊娠:妊娠前 3 个月即出现明显的 SLE 病情活动、SLE 病情严重危及母体安全、妊娠期监测发现胎盘功能低下危及胎儿健康、重度妊娠期高血压、精神和 / 或神经异常、脑血管意外事件、弥漫性肺部疾病伴呼吸衰竭、重度肺动脉高压、24 小时尿蛋白定量 ≥ 3g。

2. **一般治疗** 避免过度劳累,卧床休息,尤其需要避免日晒,防止受凉感冒及其他感染,注意营养及维生素的补充以增强机体抵抗力。

3. **药物治疗** 根据病情活动度和脏器损害程度,选择口服糖皮质激素、羟氯喹、硫唑嘌呤、钙调磷酸酶抑制剂单用或联用,以控制妊娠期 SLE 患者的病情、治疗复发与进展的疾病。根据病情,尽可能使用能够控制疾病所需的最低剂量的非含氟糖皮质激素(如泼尼松),若无禁忌或不耐受,建议在妊娠期全程持续服用羟氯喹。不推荐妊娠期应用环磷酰胺、吗替麦考酚酯(mycophenolate mofetil,MMF)、甲氨蝶呤、来氟米特等药物,并建议停药半年再怀孕。

二、抗磷脂综合征

APS 则是一种以反复血管性血栓事件、复发性自然流产、血小板减少等为主要临床表现,伴有 aPLs 持续中、高滴度阳性的自身免疫病。通常分为原发性 APS 和继发性 APS,后者多继发于 SLE、干燥综合征等结缔组织病。

诊断要点

根据 2006 年悉尼国际 APS 会议修订的分类标准,诊断 APS 必须具备下列至少一项临床标准和一项实验室标准。

临床标准包括血管栓塞或产科不良结局。血管栓塞是指任何器官或组织中发生不明原因的静脉、动脉或小血管内血栓,而产科不良结局是指孕 10 周后的 ≥ 1 次原因不明的胎儿流失、孕 10 周前 ≥ 3 次复发性流产或孕 34 周前因重度子痫前期或胎盘功能低下而引起的早产。

实验室标准包括狼疮抗凝物阳性、IgG/IgM 型抗 β_2GP_1 抗体阳性,或中到高滴度的 IgG/IgM 型 ACA 抗体。实验检测须间隔 12 周的两次结果相同。

处理要点

1. **药物治疗** 根据不同妊娠临床表现,以及既往有无血栓病史和病理妊娠史,临床上可考虑选用小剂量阿司匹林、低分子肝素,或阿司匹林联合低分子肝素治疗。

(1)既往无血栓病史的早期反复流产或晚期妊娠丢失的 APS 患者:通常建议在尝试受孕时开始应用低剂量阿司匹林治疗(每日 50 ~ 100mg),并在证实宫内妊娠后开始应用预防剂量的低分子肝素治疗。

(2)既往无血栓病史的胎盘功能不全相关早产的 APS 患者:建议低剂量阿司匹林治疗(每日 50 ~ 100mg),从孕早期开始,并持续整个孕期,建议同时联用预防剂量低分子肝素抗凝治疗。

(3)既往有血栓病史的 APS 患者:血栓性 APS 的非妊娠女性,建议长期接受华法林治疗,并在妊娠期接受治疗剂量低分子肝素抗凝治疗。如果合并病理妊娠史,可联用低剂量阿司匹林治疗。

(4)临床无相关表现的 aPLs 阳性携带者:如何处理尚缺乏相关证据。

(5)难治性产科 APS 患者:通常指经过规范的低剂量阿司匹林联合低分子肝素抗凝治疗仍发生不良妊娠结局的 APS 患者,目前尚无高级别循证医学证据证实有效的二线治疗方案。建议在妊娠前使用阿司匹林和羟氯喹的基础上,于妊娠前 3 个月考虑加用小剂量(≤ 10mg/d)泼尼松或同等剂量的糖皮质激素。静脉应用丙种球蛋白、治疗性血浆置换可能为有效的治疗手段。

2. **产科 APS 患者围产期和产褥期管理** APS 患者妊娠 36 周后可停用阿司匹林,或者在计划分娩前 7 ~ 10 天停用。分娩前 12 ~ 24 小时须停用低分子肝素。产科 APS 并非剖宫产指征,如无其他产科并发症,通常推荐在妊娠 38 ~ 39 周计划分娩,从而便于控制抗栓药物的终止时间。既往合并血栓事件的 APS 患者建议终身接受华法林抗凝,不建议停用抗凝时间超过 48 小时。在产褥期应尽早恢复抗凝。对无血栓事件的产科 APS 患者,建议产后继续预防性抗凝治疗至少 6 周。

(何志明 刘 斌)

第十一节 妊娠合并外科急腹症

由于妊娠期内分泌的变化以及子宫增大引起的解剖改变,若妊娠合并外科急腹症,因体征不典型,易在临床上发生误诊及漏诊,进而引发一系列的并发症。妊娠合并外科急腹症的诊治需要产科医生与外科医生共同探讨决定。

一、妊娠合并急性阑尾炎

急性阑尾炎是妊娠期常见的外科急腹症之一。妊娠中晚期随着子宫的增大，阑尾的解剖位置发生改变，妊娠期急性阑尾炎症状及体征均不典型，孕期诊断难度增大，临床误诊率增高。

诊断要点

1. **症状** 腹痛，可伴有恶心、呕吐、发热，部分患者表现为转移性右下腹痛，部分患者腹痛不典型或程度轻微，疼痛部位不固定。

2. **体征** 麦氏点压痛、反跳痛阳性，腹肌紧张。

3. **感染指标升高** WBC $> 15 \times 10^9$/L，C反应蛋白、降钙素原升高。

4. 既往有阑尾炎病史者。

5. 须与急性胰腺炎、胆囊炎、卵巢囊肿蒂扭转、急性泌尿系感染等相鉴别。

处理要点

妊娠期急性阑尾炎确诊后首选手术治疗。临床一旦高度怀疑急性阑尾炎，应积极抗感染治疗同时行手术治疗。若诊断困难，临床高度怀疑阑尾炎可行剖腹探查术以明确诊断。妊娠期阑尾炎可选择头孢类或青霉素类抗生素进行抗感染治疗。

二、妊娠期急性胰腺炎

妊娠期急性胰腺炎（acute pancreatitis in pregnancy，APIP）临床相对并不常见。由于妊娠期饮食结构的改变，孕期体重增加过快，导致近年来妊娠期胰腺炎发病率有增加趋势。高甘油三酯血症发病呈上升趋势，是APIP的首要病因。妊娠期急性胰腺炎可出现于妊娠的任何时期，但以妊娠中晚期多见。发病急，病情进展快，并发症多，若不及早诊治，可能会导致严重的母儿不良结局。

诊断要点

1. **症状** 腹痛，尤其是继发于高脂饮食或饱餐后的腹痛，多位于上腹部，呈阵发性，伴有腹胀，可放射至腰背部。部分患者腹痛不明显。重症胰腺炎患者出现休克症状，继发胎儿窘迫、胎死宫内等。

2. **体征** 上腹部压痛及反跳痛，腹部张力大。重症患者腹部移动性浊音阳性，肠鸣音减弱或消失。

3. **生化检查**　胰酶升高,血、尿淀粉酶升高,血甘油三酯、胆固醇水平异常升高,特别是甘油三酯水平超过 5.65mmol/L,风险显著增高;甘油三酯水平超过 11.30mmol/L,风险极高。

4. **感染指标升高**　WBC > 15×10^9/L,C 反应蛋白、降钙素原升高。

5. **影像学检查**　超声提示胰腺体积增大,胰腺周围渗液。CT 平扫 + 增强可判断胰腺有无渗出、坏死或脓肿。

6. 须与急性阑尾炎、胆囊炎、急性胃肠炎、消化道溃疡穿孔等相鉴别。

处理要点

与非妊娠期胰腺炎处理原则一致,在治疗时须综合考虑病因、病情严重程度、孕周及对胎儿造成的影响。临床上一旦怀疑或确诊 APIP,需要立即采用多学科团队协作模式,涉及产科、新生儿科、外科、消化内科、重症医学科、麻醉科,共同评估病情,制订个体化的诊疗方案。病情较轻者可考虑保守治疗,禁食、静脉补液,应用抑制胰酶分泌药物,经验性应用广谱抗生素控制感染。急性重症胰腺炎,采用外科协助诊治,有手术指征者尽早手术治疗。治疗期间密切监测胎儿宫内情况,母胎病情危重,综合评估胎儿有存活可能时,应尽快行剖宫产终止妊娠。

三、妊娠合并急性泌尿系感染

急性泌尿系感染是妊娠期常见的外科合并症之一,其中急性肾盂肾炎最常见。妊娠期由于激素水平的改变及增大子宫的压迫,输尿管扩张迂曲、蠕动减慢,易继发泌尿系感染。根据感染部位的不同,可分为上尿路感染及下尿路感染。急性肾盂肾炎是妊娠期最常见的严重泌尿系感染疾病之一,下尿路感染包括膀胱炎和尿道炎。

诊断要点

1. **症状**　尿频、尿急、尿痛,肉眼血尿,腰痛,可反射至腹部、背部,发热。

2. **体征**　单侧或双侧肾区叩击痛。

3. 尿常规提示尿白细胞阳性,有大量红细胞,尿培养阳性,感染指标升高。

4. 既往有泌尿系结石病史者。

5. 须与急性阑尾炎、胆囊炎、急性胃肠炎、卵巢囊肿蒂扭转等相鉴别。

处理要点

多饮水,解痉,止痛,抗感染治疗。外科协助诊治,妊娠期泌尿系抗感染治疗,须足量足疗程,病情严重者须联合用药,处理不当容易引起感染性休克。多数泌尿系感染经保守治疗病情可得到有效控制。治疗期间需要严密监测胎儿宫内情况。

(杨　娟　陈海天)

第一节　胎儿生长受限

胎儿生长受限（fetal growth restriction，FGR）指胎儿应有的生长潜能受损，估测的胎儿体重（estimated fetal weight，EFW）或腹围（abdominal circumference，AC）小于同孕龄第 10 百分位的胎儿。小于 32 周发生为早发型，EFW 低于第 3 百分位数为严重型。

诊断要点

FGR 的准确诊断应准确核对孕周，包括核实孕妇月经史、相关的辅助生殖技术的信息，以及早孕超声等。

1. **临床指标**　妊娠 26 周后宫高测量值低于对应标准 3cm 以上，应疑诊 FGR。但宫高测量的灵敏度和特异度均不高，测量值异常提示须行超声检查。

2. **超声检查**

(1)超声监测胎儿生长：①测量胎儿双顶径、头围、腹围和股骨，计算 EFW。参考标准为本地区个性化的胎儿生长曲线。EFW 或 AC 小于对应孕周第 10 百分位，须考虑 FGR。至少间隔 2 周复查 1 次。②腹围 / 头围。比值小于正常同孕周平均值的第 10 百分位数，有助于估算不均称型 FGR。③羊水量。④ FGR 胎儿伴发结构畸形的风险升高，须进行详细的胎儿解剖结构检查。

(2)多普勒超声：检查脐动脉、脐静脉、大脑中动脉、静脉导管等血流。

处理要点

FGR 的处理原则是积极寻找病因、改善胎盘循环、加强胎儿监测、适时终止妊娠。

1. **寻找病因**　FGR 的病因可大致分为母体、胎儿和胎盘因素（表 8-5-1）。虽然这些病因所致的病理生理机制不同，但它们往往都有共同的途径：子宫胎盘灌注不良或胎儿生长受损。

表 8-5-1　胎儿生长受限的病因

母体因素	自身疾病：孕前糖尿病、肾功能不全、自身免疫性疾病（如 SLE）、发绀性心脏病、妊娠期高血压疾病（如慢性高血压、妊娠期高血压、子痫前期）、抗磷脂抗体综合征、获得性免疫介导血栓形成倾向等

	营养状况:营养不良等
	物质滥用:烟草、酒精、可卡因、麻醉剂等
	致畸物暴露:环磷酰胺、丙戊酸、抗血栓药等
	多胎妊娠:TTTS 等
	感染性疾病:疟疾、巨细胞病毒、风疹、弓形虫、梅毒等
胎儿因素	遗传疾病及结构性障碍:13-三体、18-三体、先天性心脏病、腹裂等
胎盘因素	胎盘发育障碍:胎盘功能不全、胎盘早剥、胎盘梗死、轮状胎盘、胎盘血管瘤、绒毛膜血管瘤等
	脐带异常:单脐动脉、脐带帆状附着、胎盘边缘附着等

2. 一般治疗和药物治疗 卧床休息、常规吸氧、增加饮食等对治疗 FGR 均无效。补充孕激素、静脉补充营养和注射低分子肝素对治疗 FGR 也无效。

3. 胎儿健康状况(fetal well-being)**监测** FGR 一经诊断即应开始严密监测。理想的 FGR 监测方案是综合应用超声多普勒血流检查、羊水量、胎心监护、生物物理评分和胎儿生长监测方法,全面评估监测 FGR 胎儿。

4. 产科处理

(1)继续妊娠指征:非严重 FGR,脐血流和羊水正常,胎心监护反应好,妊娠未足月、孕妇无合并症及并发症者,可以在密切监护下妊娠至 38 ~ 39 周,但不应超过预产期。

(2)终止妊娠指征和时机:必须综合考虑 FGR 的病因、监测指标异常情况、孕周和新生儿重症监护的技术水平。

(3)分娩方式选择:单纯的 FGR 并非剖宫产指征,但 FGR 胎儿对缺氧耐受力差,胎儿胎盘贮备不足,难以耐受分娩过程中子宫收缩时的缺氧状态,应适当放宽剖宫产指征。

(4)预防:既往有 FGR 和子痫前期病史的孕妇,建议从孕 12 ~ 16 周开始应用低剂量阿司匹林至 36 周,可以降低再次发生 FGR 的风险。

(黄 轩 罗艳敏)

第二节 巨大胎儿

巨大胎儿(macrosomia)指任何孕周胎儿体重超过 4 000g。

诊断要点

目前尚无方法准确预测胎儿大小,巨大胎儿须待出生后方能确诊。孕妇妊娠期体重迅速增加,腹部明显膨隆,宫高 > 35cm,触诊胎体大,先露部高浮,胎头跨耻征阳性,须警惕巨大胎儿。超声测量胎儿双顶径、股骨长、腹围及头围等各项生物学径线并根据公式估重,是目前诊断巨大胎儿的最好方法。

处理要点

1. **妊娠期** 对于有巨大胎儿分娩史或妊娠期疑为巨大胎儿者,应监测血糖,排除妊娠期高血糖。若合并高血糖,应积极控制血糖。

2. **分娩期**

(1)估计胎儿体重 > 4 000g 且合并糖尿病者,建议剖宫产终止妊娠。

(2)估计胎儿体重 > 4 000g 而无糖尿病者,无头盆不称等其他剖宫产指征,可阴道试产,但产程中须注意放宽剖宫产指征。产时应充分评估,必要时行产钳助产,同时做好处理肩难产的准备工作。分娩后应行宫颈及阴道检查,了解有无软产道损伤,并预防产后出血。

3. **新生儿处理** 预防新生儿低血糖,在出生后 30 分钟监测血糖。出生后 1 ~ 2 小时开始喂糖水,及早开奶。

(黄　轩　罗艳敏)

第三节　胎儿窘迫

胎儿窘迫是指胎儿在子宫内因急性或慢性缺氧危及胎儿健康和生命的综合症状。急性胎儿窘迫多发生在分娩期,慢性胎儿窘迫常发生在妊娠晚期。

诊断要点

1. 产时胎心率变化是急性胎儿窘迫的重要征象。产时采用三级判读系统判读胎监。当出现Ⅲ类胎监图形时,提示胎儿缺氧严重。

2. 缺氧时胎动次数减少,进而消失,胎动每 12 小时小于 10 次为胎动减少,是胎儿窘迫的重要表现。

3. 出现羊水胎粪污染时,如果胎心监护异常,易引起胎粪吸入综合征,造成不良胎儿结局。

4. 采集胎儿头皮血进行血气分析,若 pH < 7.20,PaO_2 < 10mmHg,$PaCO_2$ > 60mmHg,可诊断为胎儿酸中毒,因该方法为有创检查,国内较少开展。

5. 慢性胎儿窘迫常表现为产前胎监异常,如胎心微小变异、加速不足等,常出现胎儿多普勒超声血流异常,可能有相应病因的临床表现,如胎儿生长受限、子痫前期等。

处理要点

1. 急性胎儿窘迫应立即采取相应措施纠正胎儿缺氧,包括改变孕妇体位、吸氧、静脉补液、停止缩宫素使用、抑制宫缩等措施。如措施不奏效,须紧急终止妊娠。

2. 迅速查找病因,排除脐带脱垂、重度胎盘早剥、子宫破裂等,针对病因进行胎儿宫内复苏。

3. 根据产程进展,决定分娩方式,尽快终止妊娠。

4. 做好新生儿窒息抢救准备。

5. 慢性胎儿窘迫应针对病因如妊娠合并症的特点、严重程度,根据孕周、胎儿成熟度及胎儿缺氧程度综合判断,拟定处理方案,加强胎儿监护。

(韩 杨 蔡 坚)

第四节 前置胎盘及胎盘植入性疾病

一、前置胎盘

妊娠 28 周以后,胎盘位置低于胎先露部,附着在子宫下段下缘达到或覆盖宫颈内口,称为前置胎盘(placenta previa)。按胎盘下缘与宫颈内口的关系,将前置胎盘分为 4 类:完全性前置胎盘、部分性前置胎盘、边缘性前置胎盘和低置胎盘。

诊断要点

1. 应强调在妊娠 28 周后诊断前置胎盘,妊娠 28 周前超声检查发现胎盘前置者,应称为胎盘前置状态。

2. 高危因素包括既往有多次流产史、宫腔操作史、产褥感染史、高龄、剖宫产史、多胎妊娠等。

3. 典型症状为妊娠晚期或临产时无诱因、无痛性、反复阴道出血。

4. 孕妇全身情况与前置胎盘的出血量及出血速度密切相关。

5. 子宫软,无压痛,轮廓清楚,子宫大小与妊娠周数相符。

6. 胎位清楚,常伴有胎先露高浮或胎位异常。

7. 应采用超声检查确定胎盘位置,经阴道超声检查是诊断前置胎盘最主要及最佳的检查方法。如诊断明确,不必行阴道检查。

8. 若必须进行阴道检查明确诊断或选择分娩方式时,可在输液、备血及可立即行剖宫产术的条件下进行,禁止肛查。

9. 应与胎盘早剥、胎盘边缘血窦破裂、脐带帆状附着、前置血管破裂、宫颈病变等产前出血相鉴别。

10. 凶险性前置胎盘指的是既往有剖宫产史或子宫肌瘤剔除术史，此次妊娠为前置胎盘，胎盘附着于原手术瘢痕部位，发生胎盘粘连、植入和致命性大出血的风险高。

处理要点

1. 治疗原则是抑制宫缩、纠正贫血、预防感染和适时终止妊娠。根据阴道流血量、孕周、产次、胎位、有无休克、是否临产、胎儿是否存活及前置胎盘类型等综合做出判断。凶险性前置胎盘应当在有救治条件的医院治疗。

2. 期待治疗是在母儿安全的前提下，延长孕周，提高胎儿存活率。对于有阴道流血或子宫收缩的孕妇，推荐住院治疗。

3. 适当休息，避免便秘，密切监护母儿情况，禁肛查，做好备血及剖宫产准备。

4. 有早产风险的患者可酌情给予宫缩抑制剂。

5. 妊娠 35 周前有早产风险时，应予糖皮质激素促胎肺成熟。

6. 长期住院治疗者，须注意预防血栓。

7. 终止妊娠的时机取决于前置胎盘的类型、孕周、胎儿大小、阴道流血情况、是否合并感染、是否已临产、妊娠期合并症及并发症等诸多因素，应个体化决定分娩时机。

8. 剖宫产术是前置胎盘终止妊娠的主要方式。无症状、无头盆不称的边缘性前置胎盘或低置胎盘，预计短时间可结束分娩者，可在严密监测下阴道试产。

9. 分娩前充分评估，备血，备药。剖宫产术应当由技术娴熟的医师实施，做好产后出血预案和抢救新生儿的准备。子宫切口应尽量避开胎盘，术中积极处理产后出血。

二、胎盘植入

胎盘植入指胎盘组织不同程度地侵入子宫肌层。依据胎盘植入子宫肌层深度，以及是否侵入子宫毗邻器官分为胎盘粘连（placenta accreta）、胎盘植入（placenta increta）以及穿透性胎盘植入（placenta percreta）。依据植入面积分为完全性胎盘植入和部分性胎盘植入。

诊断要点

1. 临床诊断要依据高危因素结合超声和/或磁共振检查，确诊须根据手术中或分娩时所见或分娩后的病理学诊断。

2. 常见的高危因素为前置胎盘、剖宫产史、子宫肌瘤剔除术史、子宫穿孔史、胎盘植入史、多次流产史、高龄妊娠等。

3. 胎儿娩出后超过 30 分钟,胎盘仍不能自行剥离,徒手取胎盘时剥离困难或发现胎盘与子宫壁粘连紧密无缝隙;或行剖宫产时发现胎盘植入,甚至穿透子宫肌层。

4. B 超是判断胎盘位置、预测胎盘植入最常用的方法。必要时须进行 MRI 检查,评估胎盘侵入子宫肌层的深度及宫旁组织和膀胱受累程度。

处理要点

1. 孕期诊断的胎盘植入须在有抢救条件的医疗机构进行充分评估和管理,尽早确定治疗方案。大出血风险高的患者,启动多学科会诊,由有经验的产科医师、麻醉科医师、儿科医师、输血科医师、重症医学科医师组成的救治团队处理。

2. 孕期诊断的胎盘植入患者多为剖宫产分娩。剖宫产术前充分做好产后出血的防治措施,包括血液制品、药物、手术人员等准备。

3. 手术子宫切口依胎盘附着位置而定,原则上应避开胎盘或胎盘主体部分;术中可采用多样化止血措施;术后须预防性应用抗生素。

4. 术中大量失血者,术后建议转重症监护室密切监测和处理,预防多器官功能衰竭、弥散性血管内凝血、感染等并发症。

(韩　杨　蔡　坚)

第五节　胎盘早剥

胎盘早剥指妊娠 20 周后,正常位置的胎盘在胎儿娩出前,部分或全部从子宫壁剥离。在临床上推荐按照胎盘早剥的 Page 分级标准评估病情的严重度(表 8-5-2)。

表 8-5-2　胎盘早剥的 Page 分级标准

分级	标准
0 级	分娩后回顾性产后诊断
Ⅰ 级	外出血,子宫软,无胎儿窘迫
Ⅱ 级	胎儿窘迫或胎死宫内
Ⅲ 级	产妇出现休克症状,伴或不伴弥散性血管内凝血

诊断要点

1. **高危因素**　妊娠期高血压疾病(尤其重度子痫前期)、慢性高血压、慢性肾脏病或全身血管病变、子宫静脉压突然升高、腹部外伤、宫腔压力骤减、高龄多产、有胎盘早剥史等。

2. 临床症状 阴道流血及腹痛,出血量与胎盘剥离程度不一定符合。

3. 体征 早期表现通常以胎心率异常为首发变化,宫缩间歇期子宫张力增高,子宫压痛,尤以胎盘剥离处最明显,胎位触诊不清。严重时子宫呈板状,有压痛,胎心改变或消失,出现休克、凝血功能障碍。产后检查可见胎盘有血块压迹。

4. 辅助检查 胎心监测可能出现宫缩过频、频发晚期减速、正弦曲线等图形。B超见胎盘后血肿,胎盘异常增厚等,须注意B超阴性亦不能完全排除诊断。

5. 鉴别诊断 须与前置胎盘及子宫破裂鉴别。

处理要点

1. 纠正休克,监测产妇生命体征,积极输血及血制品、补液,维持全身血液循环系统及凝血功能稳定。

2. 连续监测胎心以判断胎儿宫内情况。

3. Ⅱ、Ⅲ级胎盘早剥应及时终止妊娠。根据孕妇病情轻重、胎儿宫内状况、产程进展、胎产式等,决定终止妊娠的方式。

(1)阴道分娩:0~Ⅰ级,一般情况良好,以外出血为主,宫口已扩张,估计短时间内可结束分娩。产程中应密切观察,持续胎心监护,备足血制品。发现异常立即行剖宫产术。如胎儿已死亡,在严密监测孕妇生命体征前提下首选阴道分娩。

(2)剖宫产术:Ⅰ级,出现胎儿窘迫征象者;Ⅱ级,不能在短时间内结束分娩者;Ⅲ级,产妇病情恶化,胎儿已死,不能立即分娩者;破膜后产程无进展;病情急剧加重危及生命时,不论胎儿是否存活,均应尽快、果断进行剖宫产术。

4. 积极预防产后出血,及时使用宫缩剂。

5. 早期识别凝血功能障碍,及时处理。若发生DIC以及难以控制的大量出血,应快速输血、凝血因子,必要时行子宫切除术。

6. 记录尿量,注意肾功能,预防肾衰竭。

(韩 杨 蔡 坚)

第六节 胎膜早破

胎膜早破(premature rupture of membranes,PROM)指临产前胎膜自然破裂。根据发生孕周,分为足月胎膜早破和未足月胎膜早破,其中胎膜早破发生在妊娠 37 周后称为足月胎膜早破,发生在妊娠 37 周前称为未足月胎膜早破(preterm premature rupture of membrane, PPROM)。

诊断要点

1. 突然出现阴道排液或外阴湿润。

2. 窥器检查可见羊水从宫颈流出或后穹窿见羊水池。

3. 阴道液 pH 试纸变深色($pH > 7$)。

4. 超声可发现羊水量较前减少。

5. **其他辅助检查** 对于临床难以确诊的 PROM,胰岛素样生长因子结合蛋白 -1(IGFBP-1)、胎盘 α 微球蛋白 -1(PAMG-1)和超声检测羊水量有一定帮助,但其诊断效率仍有待评估。

6. 须与压力性尿失禁、宫颈炎、阴道炎等相鉴别。

处理要点

1. **足月胎膜早破处理**

(1)保持外阴清洁,监测生命体征、胎心监护、动态监测血常规 + CRP。

(2)注意感染指标的变化,检查胎位、胎儿大小、胎先露衔接情况、骨盆情况及羊水性状。

(3)具有剖宫产指征者,立即剖宫产终止妊娠。

(4)无明确剖宫产指征者,在破膜后 2 ~ 12 小时积极引产,常用引产方式是小剂量缩宫素静脉滴注或前列腺素类药物。

(5)积极预防感染:若 GBS 阳性,尽早使用抗生素预防感染;GBS 阴性、无感染表现者在胎膜早破超过 12 小时后常规应用抗生素预防感染。

2. **未足月胎膜早破处理** 充分评估母儿情况,根据孕周、母儿情况、当地医院水平和孕妇及家属意愿,制订个体化管理方案,一旦出现胎儿窘迫、羊膜腔内感染、胎盘早剥等明确终止妊娠指征,建议终止妊娠。

(1)PPROM 的破膜时间 < 24 周建议引产;若 24 ~ 34 周,排除继续妊娠禁忌证后,可考虑期待治疗;> 34 周,建议终止妊娠。

(2)期待治疗:避免不必要的阴道检查,动态监测生命体征、感染指标、胎儿生长、羊水量、胎心监护,有无宫内感染、胎盘早剥和临产的征象,及时终止妊娠。可考虑促胎肺治疗、预防感染、适当抑制宫缩(完成促胎肺成熟或为宫内转移争取时间)、脑保护治疗(< 32 周)。

(3)所有孕周的 PPROM,当有明确诊断的宫内感染、胎儿窘迫、胎盘早剥等不宜继续妊娠的情况,都应终止妊娠。

(祝彩霞　彭田玉)

第七节　羊水量异常

一、羊水过多

妊娠期间羊水量大于 2 000ml 称为羊水过多(polyhydramnios)。

诊断要点

1. **症状**　腹压增加产生的压迫症状,如腹部胀痛、胸闷气促、呼吸困难、发绀、不能平卧等。

2. **体征**　腹壁皮肤发亮、变薄,皮下静脉清晰可见;下肢或会阴部水肿、静脉曲张等。产科检查时,宫高大于同期孕周,子宫张力大,有胎儿漂浮感,胎位不清,胎心遥远。

3. **辅助检查**　超声检查提示:羊水最大暗区垂直深度(amniotic fluid volume,AFV) ≥ 8cm; 或羊水指数(amniotic fluid index,AFI) ≥ 25cm。注意有无合并十二指肠闭锁等消化道畸形。产前诊断有助于排查胎儿是否合并染色体异常,是否感染人类细小病毒 B_{19}、梅毒、弓形虫、单纯疱疹病毒、风疹病毒、巨细胞病毒等。母体 OGTT、抗 D 抗体滴度检查有助于排查是否合并糖尿病、母胎同种免疫等情况。

处理要点

1. **处理原则**　根据胎儿是否合并结构异常、遗传性疾病,孕周和母体自觉症状的严重程度选择治疗方案。

2. **羊水过多合并胎儿异常**

(1)合并严重或致死性胎儿异常:经评估后与孕妇及家属沟通病情,建议尽快终止妊娠。

(2)合并非严重致死性胎儿异常:评估胎儿预后,结合新生儿外科救治水平,充分沟通病情,共同决定处理方法。

(3)合并母胎血型不合的溶血胎儿:根据孕周决定,可在有条件的胎儿医学中心行宫内输血治疗或终止妊娠。

3. **羊水过多合并正常胎儿**

(1)寻找病因,治疗原发病,如糖尿病孕妇控制血糖。

(2)自觉症状轻者:注意休息,侧卧,定期复查超声。

(3)自觉症状严重者:可行羊水减量,缓解压迫症状。羊水减量过程中,监测孕妇血压、心率、呼吸变化,警惕胎盘早剥;监测胎心,酌情予以宫缩抑制剂预防早产。

(4)羊水量反复增长，自觉症状严重者，妊娠≥34周，促胎肺成熟后可考虑终止妊娠。

(5)羊水过多不是剖宫产指征。若没有阴道分娩禁忌证，可在严密观察下行阴道试产，产程中持续胎心监护，警惕脐带脱垂和胎盘早剥，胎儿娩出后及时应用宫缩剂，预防产后出血。

二、羊水过少

妊娠晚期羊水量少于300ml称为羊水过少（oligohydramnios）。

诊断要点

1. 临床症状多不典型，产科检查宫高较同期孕周小。

2. 妊娠晚期超声检查提示：AFV ≤ 2cm；或 AFI ≤ 5cm。注意有无合并泌尿系统畸形。

3. 产前诊断有助于排查胎儿是否合并染色体异常等疾病。

处理要点

1. **处理原则** 根据胎儿是否合并结构异常、遗传性疾病和孕周选择治疗方案。

2. **羊水过少合并胎儿严重致死性异常** 经评估后与孕妇及家属沟通病情，建议尽快终止妊娠。

3. **羊水过少合并正常胎儿**

(1)寻找病因，治疗原发病。

(2)动态监测胎儿宫内情况（胎动计数、胎儿生物物理评分、超声动态监测羊水量，以及多普勒超声血流检查、胎儿电子监护）。

(3)妊娠未足月、估计胎肺不成熟者，对症治疗，延长孕周，促胎肺成熟，必要时终止妊娠。

(4)妊娠已足月者，应尽快终止妊娠。

(5)羊水过少不是剖宫产指征。若没有阴道分娩禁忌证，可在严密观察下行阴道试产，产程中持续胎心监护，积极处理产程，适当放宽剖宫产指征。

（祝彩霞　彭田玉）

第八节　脐带异常

一、前置血管

前置血管（vasa praevia）是指胎盘血管行走于子宫下段或宫颈内口处的胎膜及绒毛膜间，位于胎先露前方。由于前置的血管缺乏华通胶的保护,容易受到宫缩时胎先露的压迫或在破膜时发生血管断裂,将导致胎儿失血而出现胎儿窘迫,甚至突然死亡。

诊断要点

1. 前置血管可无任何临床表现,产前诊断困难。可对帆状胎盘、前置胎盘、双胎、辅助生殖技术受孕等高危因素者进行腹部超声联合经阴道超声筛查。

2. **产时诊断要点** 有时可于宫颈内口触及搏动的血管;胎膜破裂时伴阴道流血、色鲜红,同时出现胎心率变化。孕妇生命体征平稳。

3. **鉴别诊断** 宫颈内口触及搏动的血管,须与脐带先露、脐带脱垂鉴别。前置血管破裂出血,易误诊为前置胎盘出血。

处理要点

1. 产前明确诊断,妊娠 34 ~ 35 周,及时剖宫产终止妊娠。

2. 前置血管破裂,胎儿存活,立即剖宫产。若胎儿已死亡则选择阴道分娩。

二、脐带缠绕

脐带缠绕(cord entanglement)是指脐带围绕胎儿颈部、四肢或躯干者。90% 为脐带绕颈,以绕颈一周者居多,占分娩总数的20%左右。

诊断要点

1. 脐带缠绕可能引起胎先露部下降受阻、胎儿窘迫或胎心率异常等。

2. 脐带绕颈者彩色多普勒超声检查时,在胎儿颈部发现脐带血流信号。脐带缠绕 1 周呈"U"形,缠绕 2 周呈"W"形,缠绕 3 周及 3 周以上呈锯齿形。

处理要点

1. 产前明确诊断为脐带缠绕,在分娩过程中应加强监护。

2. 监护过程中一旦出现胎儿窘迫,及时处理。

三、单脐动脉

正常脐带有三条血管:一条脐静脉,两条脐动脉。若脐带只有一条动脉时,为单脐动脉(single umbilical artery)。

诊断要点

大多数病例产前超声检查可发现。

处理要点

1. 如果超声检查只发现单脐动脉这一因素,而没有其他胎儿结构异常,新生儿预后良好。

2. 如果同时合并其他胎儿结构异常,染色体非整倍体以及其他畸形的风险增加,如肾脏发育不全、无肛门等,建议行有创性产前诊断。

(王马列　杨建波)

第九节　多胎妊娠

一次妊娠宫腔内同时有两个及以上胎儿,称为多胎妊娠(multiple pregnancy),属于产科中的高危妊娠。本节主要讨论双胎妊娠。双胎妊娠可按绒毛膜性质(chorionicity)、合子性质(zygosity)进行分类。绒毛膜性质对双胎妊娠围产儿结局影响较大,临床上更倾向用此分类。

根据绒毛膜性质可分为单绒毛膜双胎、双绒毛膜双胎,而根据双胎的羊膜囊数量,可进一步分为双绒毛膜双羊膜囊(dichorionic diamniotic,DCDA)双胎、单绒毛膜双羊膜囊(monochorionic diamniotic,MCDA)双胎、单绒毛膜单羊膜囊(monochorionic monoamniotic,MCMA)双胎,以及联体双胎。

按合子性质分类,可分为单合子或双合子双胎。单合子双胎性别一致,具有几乎完全一样的遗传物质,双合子双胎之间性别可不一致,遗传物质亦有较大差别。

诊断要点

1. **病史及临床表现**　辅助生殖受孕,移植多枚胚胎。早孕反应重,妊娠中期后体重增加迅速,腹部增大明显。

2. **产科检查**　产科检查提示子宫明显大于停经周数,妊娠中晚期腹部可触及多个小肢体或两个胎极;不同部位可听到两个胎心。

3. **超声检查**　产科超声检查是确认双胎妊娠、诊断绒毛膜性质、发现胎儿并发症的主要手段。

(1)确认双胎妊娠:妊娠6周后,宫腔内可见两个原始心管搏动。

(2)绒毛膜性质的判读:在妊娠6~10周,可通过宫腔内孕囊数目判断绒毛膜性质。妊娠10~14周主要通过胎膜与胎盘插入点的形态进行判断,呈"双胎峰"或者λ字征考虑为DCDA,呈T字征为MCDA可能性大。

(3)双胎特有并发症:双胎之一结构畸形、TTTS、选择性胎儿生长受限等双胎特有并发症主要依靠超声诊断。

处理要点

1. **双胎的日常产检及监护**　双胎妊娠应按照高危妊娠进行管

理。建议在妊娠中期每月至少进行 1 次产前检查,在妊娠晚期适当增加产前检查次数。

(1)母体监护:注意补充铁、叶酸及钙剂,预防贫血及妊娠期高血压疾病。注意防治早产。

(2)胎儿监护:每月进行 1 次超声评估和脐血流多普勒检测。MCDA 双胎从妊娠 16 周起,至少每 2 周进行 1 次超声检查。

(3)终止妊娠时机及方式

1)终止妊娠时机:①建议无并发症及合并症的 DCDA 双胎,可期待至妊娠 38 周时再考虑分娩。②无并发症及合并症的 MCDA 双胎可在严密监测下期待至妊娠 37 周分娩。③ MCMA 双胎分娩孕周为 32 ~ 34 周者,也可根据母胎情况适当延迟。④复杂性双胎,需要个体化处理。

2)分娩方式:第一胎为头先露时,可考虑阴道分娩。双胎妊娠也是剖宫产指征之一,可结合家庭情况进行选择。

2. MCDA 双胎特有并发症的处理 由于复杂性 MCDA 双胎的病因源于双胎循环交换的不平衡,可使用宫内治疗手段分割两胎胎盘循环,或采用羊水减量治疗缓解母体宫腔压力。妊娠 16 ~ 26 周、Quintero 分期在 Ⅱ ~ Ⅳ 期的 TTTS,首选胎儿镜激光术治疗。存在一胎严重 FGR 或畸形的病例,可采用选择性减胎术(射频消融术或脐带凝固术)。

(何志明 周 祎)

第六章　正常与异常分娩

第一节　正常分娩

妊娠达到及超过 28 周,胎儿及附属物从临产开始至全部从母体娩出的过程称为分娩(labor, delivery)。妊娠 28 周至 36^{+6} 周期间分娩称为早产(premature labor);妊娠 37 周至 41^{+6} 周期间分娩称为足月产(term labor);妊娠达到及超过 42 周分娩称为过期产(postterm labor)。

诊断要点

1. 决定分娩的因素是产力、产道、胎儿及社会心理因素。

2. **枕先露的分娩机制**　胎儿通过衔接、下降、俯屈、内旋转、仰伸、复位及外旋转、肩娩出等一连串适应性动作,以最小径线通过产道。下降贯穿分娩全程。

3. 先兆临产是临产前出现即将临产的症状,如不规律宫缩、胎儿下降感、见红(阴道少量淡红色分泌物)。

4. 临产是出现规律且逐渐增强的子宫收缩,伴进行性宫颈管缩短、宫口扩张和胎先露下降。

5. 分娩过程可分为第一产程、第二产程、第三产程。

6. 第一产程是宫口扩张期,从正式临产到宫口开全。可分为潜伏期和活跃期,分界点是宫口开大 5cm。初产妇潜伏期一般不超过 20 小时,经产妇潜伏期不超过 14 小时。

7. 第二产程是胎儿娩出期,从宫口开全到胎儿娩出。初产妇第二产程不超过 3 小时,实施椎管内镇痛分娩者不应超过 4 小时;经产妇第二产程不超过 2 小时,实施椎管内镇痛分娩者不应超过 3 小时。

8. 第三产程是胎盘娩出期,从胎儿娩出到胎盘娩出。约需 5 ~ 15 分钟,不超过 30 分钟。

处理要点

1. 产程全过程须动态观察,包括产程进展(宫口扩张、先露下降)、母儿生命征(母亲血压、脉搏、胎心率与宫缩等)。

2. 第一产程须定期(2 ~ 4 小时)行阴道检查,了解宫口扩张、胎先露下降、胎膜破裂等情况,并及时记录。

3. 第二产程应密切监测胎心和宫缩,每 1 小时行阴道检查评估羊水、胎方位、胎头下降、产瘤及胎头变形情况,做好接产准备。掌握会阴切开指征。

4. 第三产程须对新生儿进行擦干、保暖、清理呼吸道、Apgar 评分、处理脐带等；协助胎盘娩出，检查胎盘胎膜，检查软产道，预防产后出血及观察产后母体生命体征和宫缩情况等。

5. Apgar 评分(心率、呼吸、肌张力、喉反射、皮肤颜色)每项 2 分，满分 10 分。1 分钟评分反映宫内情况；5 分钟评分反映复苏效果，与预后相关。

6. 高危儿可行脐动脉血气分析，能提示围产儿有无缺氧、酸中毒及其严重程度，较 Apgar 评分更为客观。

7. 在条件允许的情况下，早产儿可延迟断脐 30 ~ 60 秒。

(邓松清　张　颖)

第二节　异常分娩

决定分娩的四大因素包括产力、产道、胎儿和精神心理因素。任何一个或一个以上的因素发生异常及四个因素间相互不适应，使分娩进程受到阻碍，称为异常分娩，又称难产(dystocia)。异常分娩是导致剖宫产的主要原因，若不能及时识别、处理，可严重威胁母胎安全。一旦诊断异常分娩，应系统评估宫缩、胎儿大小、胎方位、骨盆条件及头盆相称情况后，综合分析决定处理措施及分娩方式。

一、产程异常

(一)第一产程异常

诊断要点

1. **潜伏期延长**　根据 2018 年 WHO 推荐的潜伏期与活跃期的分界，潜伏期指从规律宫缩至宫口扩张 < 5cm。初产妇潜伏期 > 20 小时，经产妇潜伏期 > 14 小时可诊断为潜伏期延长。

2. **活跃期延长**　活跃期指从宫口扩张 5cm 至宫口开全，宫口扩张速度 < 0.5cm/h 称为活跃期延长。

3. **活跃期停滞**　当破膜且宫口扩张 ≥ 5cm 后，如果宫缩正常，宫口停止扩张 ≥ 4 小时，如宫缩欠佳，宫口停止扩张 ≥ 6 小时，可诊断活跃期停滞。

处理要点

1. 对入院孕妇进行快速评估，包括孕妇的生命体征、胎心率、宫缩、胎方位、胎儿大小、骨盆及羊水等情况。

2. 潜伏期每 4 小时进行 1 次阴道检查，活跃期每 2 小时进行 1

次阴道检查。

3. 宫口扩张 0～3cm 而潜伏期超过 8 小时,可予哌替啶 100mg 肌内注射,以纠正不协调性子宫收缩,缓解宫缩引起的疼痛。

4. 产程进展顺利者,不推荐产程中常规行人工破膜术。

5. 宫口扩张 ≥ 3cm,而 2～4 小时宫颈扩张无进展,应给予人工破膜和缩宫素静脉滴注加强产力,以促进产程进展。

6. 一旦胎膜破裂,建议立即听诊胎心,观察羊水颜色、性状和流出量,必要时行阴道检查,同时记录。

7. 在除外头盆不称及可疑胎儿窘迫的前提下,缓慢但有进展(宫口扩张和胎先露下降)的潜伏期延长不作为剖宫产术的指征。

8. 若发现活跃期有延长趋势,应进行全面评估和处理,如宫缩欠佳,应予以加强宫缩处理;宫口接近开全,发现胎方位异常如枕横位或枕后位,可手转胎头矫正胎方位。明确为活跃期停滞者行剖宫产术终止妊娠。

(二)第二产程异常

诊断要点

1. **胎头下降延缓** 第二产程初产妇胎头先露下降速度 < 1cm/h,经产妇 < 2cm/h,称为胎头下降延缓。

2. **胎头下降停滞** 第二产程胎头先露停留在原处不下降 > 1 小时,称为胎头下降停滞。

3. **第二产程延长** 如未施行椎管内镇痛,初产妇及经产妇第二产程分别超过 3 和 2 小时可诊断第二产程延长;如行椎管内镇痛,初产妇及经产妇第二产程分别超过 4 和 3 小时可诊断第二产程延长。

处理要点

1. 第二产程异常时要高度警惕头盆不称,若无头盆不称或严重胎头位置异常,可用缩宫素加强产力;如可疑胎儿窘迫,应在实施宫内复苏措施的同时尽快结束分娩。

2. 第二产程中对产力、胎方位及胎先露下降程度进行评估,对症处理。

3. 采用椎管内镇痛的初产妇在第二产程开始时即指导用力。

4. 宫口开全后,若仍未破膜,应在宫缩间歇期行人工破膜术以利于胎头下降。

5. 若胎头为枕横位或枕后位,可徒手将胎头旋转为枕前位;对于第二产程延长者,若胎头下降至 ≥ +3 水平,可行阴道助产术;胎头位置高于 +2 水平,处理后胎头下降无进展,应及时行剖宫产术。产程中出现胎儿窘迫而宫口未开全,胎头位置在 +2 水平以上,也应考虑行剖宫产术。

(三)第三产程异常

诊断要点

第三产程超过 30 分钟则为第三产程异常。

处理要点

1. 监测产妇的生命体征,评估子宫收缩情况,关注膀胱充盈和排尿情况,检查胎盘和软产道,估计出血量,及早识别产后出血等异常情况。

2. 建议对所有产妇在第三产程预防性使用宫缩剂以减少产后出血。

3. 第三产程超过 30 分钟,或未超过 30 分钟胎盘未完全剥离而出血多时,在做好预防产后出血的准备下,建议行手取胎盘术。

4. 检查产妇软产道裂伤情况,根据具体裂伤情况选择缝合方式。

二、产力异常

正常产力包括子宫收缩力、腹壁肌及膈肌收缩力及肛提肌收缩力。其中子宫收缩力是分娩的主要动力,任何原因引起的子宫收缩力对称性、极性、节律性及收缩力强度、频率的变化,均称为产力异常。临床上,主要有子宫收缩乏力和子宫收缩过强。

(一)子宫收缩乏力

诊断要点

1. **协调性子宫收缩乏力**　宫缩特点:节律性、对称性、极性均正常,子宫收缩力弱、持续时间短、间歇期长而不规则(每 10 分钟 < 2 次)。临床表现为产程异常,产妇自觉腹痛减轻,可合并胎位异常或头盆不称。

2. **不协调性子宫收缩乏力**　宫缩特点:宫缩极性倒置,收缩频率高,节律不协调。临床表现为产程异常,产妇腹痛持续,烦躁拒按,严重时出现肠胀气、尿潴留及胎心异常。

处理要点

1. **协调性宫缩乏力**

(1)明确宫缩乏力的病因,评估产程进展、胎心及头盆情况,估计不能经阴道分娩或伴有胎儿窘迫者,应及时剖宫产。

(2)消除产妇紧张情绪,指导进食及休息,出现尿潴留应及时导尿。

(3)加强子宫收缩

1)人工破膜:宫口扩张≥3cm、无头盆不称、胎头已衔接者,可行人工破膜。

2)静脉滴注缩宫素:适用于胎心良好、胎位正常、头盆相称者。静脉滴注缩宫素时须专人负责,持续胎心监测,并记录宫缩、胎心及产程进展情况。

(4)第二产程宫缩乏力,静脉滴注缩宫素同时指导产妇用力,评估母儿情况、产程进展及胎头下降水平,必要时行阴道助产或剖宫产。

(5)第三产程宫缩乏力,须及时加强宫缩以预防产后出血。

2. 不协调性宫缩乏力

(1)宫缩协调性恢复前,禁用缩宫素。

(2)可肌内注射镇静剂,嘱产妇充分休息,使宫缩恢复正常节律性和极性。若此时宫缩仍较弱,可按协调性宫缩乏力处理。若镇静剂无效,或伴有胎儿窘迫及头盆不称,考虑剖宫产。

(二)子宫收缩过强

诊断要点

1. 协调性子宫收缩过强 宫缩特点:节律性、对称性、极性均正常,子宫收缩力过强、间歇期短,常10分钟≥5次。产道无阻力者,产程时长短,初产妇总产程<3小时称为急产。存在头盆不称或产道梗阻者,可出现病理性缩复环,甚至子宫破裂。

2. 不协调性子宫收缩过强 子宫收缩失去正常节律,无间歇,可出现强直性子宫收缩。子宫局部平滑肌持续收缩,可出现子宫痉挛性狭窄环。临床表现为产妇疼痛持续,烦躁不安,胎心异常,产程停滞。

处理要点

1. 预防为主,加强产程监护。选择正确的引产方法,规范使用宫缩剂,避免不必要的产程干预,提前做好接产及新生儿抢救准备。

2. 立即停止阴道操作,停用宫缩剂,可使用宫缩抑制剂(硫酸镁、硝苯地平等),在胎儿娩出前4小时,必要时可使用镇静剂(地西泮、哌替啶等)。

3. 若出现胎儿窘迫,及时行阴道助产或剖宫产。

4. 若胎死宫内,宫口开全,可用药物缓解宫缩后,阴道助产娩出死胎。

三、胎位异常

(一)持续性枕后位及枕横位

指在经充分试产后,胎头枕部持续位于母体骨盆后方或侧方,不能顺利转向前方,使分娩发生困难者,占分娩总数的5%。

诊断要点

1. **临床表现**　子宫收缩乏力,产程延缓或停滞,产妇自觉有肛门坠胀和排便感,过早用腹压,宫颈前唇水肿。

2. **腹部检查**　胎儿肢体位于前腹壁,胎背位于母体后方或侧方。

3. **阴道检查**　枕后位时盆腔后部空虚。胎头矢状缝与骨盆横径一致,后囟位于骨盆侧方或后方,此外还可借助耳郭及耳屏的位置及方向判断胎方位。

4. **超声检查**　探测胎头枕部及眼眶方位,可明确胎头位置。

处理要点

1. 未合并骨盆异常、胎儿大小适宜时,可在严密监测下阴道试产,密切观察产程、宫缩及胎心情况。

2. 阴道试产者应进行以下处理。

(1)第一产程:保证产妇休息和营养,嘱产妇向胎儿肢体方向侧卧,宫口开全前不宜屏气用力。出现宫缩乏力时,可使用缩宫素。除外头盆不称后,可在宫口开大3cm后行人工破膜。若出现胎儿窘迫或产程停滞,应及时行剖宫产。

(2)第二产程:产程延长而胎头较低($\geqslant$ +3)时,可徒手旋转胎头至枕前位后行阴道助产。若转至枕前位困难,也可将胎头转至正枕后位后行产钳助产。若产程延长而胎头较高(未达 +2),或出现胎儿窘迫,应及时行剖宫产。

(3)第三产程:胎盘娩出后应立即使用宫缩剂,仔细检查软产道,修补裂伤,以预防产后出血。

(二)高直位

胎头衔接入盆时为不屈不仰姿势,矢状缝与骨盆入口前后径一致,称为胎头高直位,根据枕骨方位,分为高直前位和高直后位。约占分娩总数的 1%。

诊断要点

1. **临床表现**　胎头入盆困难,先露高浮,宫口扩张缓慢或停滞。

2. **腹部检查**　高直前位时,胎背位于腹前壁,胎儿肢体不易触及。高直后位时,胎儿肢体位于腹前壁,有时可在耻骨联合上方触及胎儿下颏。

3. **阴道检查** 胎头矢状缝在骨盆入口前后径上,后囟位于耻骨联合后者为高直前位,位于骶骨前者为高直后位。

4. **超声检查** 胎头双顶径与骨盆入口横径一致。高直前位时在母体腹壁正中探及胎儿脊柱,高直后位时在耻骨联合上方探及胎儿眼眶反射。

处理要点

1. 单纯高直前位,若未合并骨盆狭窄、胎儿大小适宜、产力强,可阴道试产,加强宫缩,促使胎头俯屈。若试产失败,应行剖宫产。

2. 高直后位一经确诊,应行剖宫产。

(三)前不均倾位

以枕横位入盆时,胎头侧屈,前顶骨先入盆,胎儿矢状缝不位于母体骨盆中央,称为前不均倾位。发生率为 0.5% ~ 0.8%。

诊断要点

1. **临床表现** 胎头下降停滞,产程延长,胎头压迫膀胱可出现排尿困难、血尿。

2. **腹部检查** 胎头折叠于胎肩后,耻骨联合上方只能触及一侧胎肩,不易触及胎头,形成胎头已入盆的假象。

3. **阴道检查** 胎儿矢状缝与骨盆入口横径一致,偏后接近骶岬。前顶骨紧嵌于耻骨联合后,后顶骨大部分在骶岬之上,盆腔后半部空虚,宫颈水肿。

处理要点

1. 腹壁松弛或悬垂腹者,可在妊娠后期使用腹带,产程早期产妇取坐位或半卧位,以纠正胎儿倾斜姿势,避免前顶骨入盆。

2. 一旦确诊前不均倾位,除胎儿极小、骨盆宽大、宫缩强者可短时间试产外,均应行剖宫产。

(四)臀先露

占足月分娩总数的 3% ~ 4%,为最常见且容易诊断的异常胎位。根据胎儿双下肢的姿势分为单臀先露、完全臀先露及不完全臀先露。

诊断要点

1. **腹部触诊** 宫底部可触及圆而硬的胎头,按压时有浮球感,在耻骨联合上方触及胎臀。通常在脐左或右上方胎背侧胎心听诊响亮,衔接后以脐下最明显。

2. **阴道检查** 胎膜已破和宫颈扩张 3cm 以上时,可直接触及胎臀,包括肛门、坐骨结节及骶骨等,应与面先露鉴别。完全臀先露时可触及胎足,须与胎手鉴别。当不完全臀先露时触及胎儿下肢应注意有无脐带同时脱出。

3. 超声检查　可以确定臀先露的类型,并估计胎儿的大小。

处理要点

1. 妊娠期　妊娠 30 周前,大部分臀先露能自行转为头先露,无须处理。若妊娠 30 周后仍为臀先露可考虑矫正。矫正方法有针灸 / 艾灸至阴穴、外倒转术等。

2. 择期剖宫产　手术指征包括完全和不完全臀先露、脐带先露、胎头仰伸位、有难产史及其他剖宫产指征。

3. 经阴道分娩者应行以下处理。

(1)第一产程:尽可能防止胎膜过早破裂,少做阴道检查,不用缩宫素引产。胎膜破裂时,立即听胎心,注意有无脐带脱垂。当宫缩时阴道口见胎足或胎臀后,应用无菌巾以手掌堵住阴道口,直至宫口开全、阴道充分扩张,才能让胎臀娩出。堵臀过程中应每隔 10 ～ 15 分钟听诊胎心,有条件者行持续电子胎心监护。

(2)第二产程:产前导尿,必要时行会阴切开术。根据产妇及胎儿情况采取臀助产术(常用)或臀牵引术(少用)。胎儿脐部娩出后一般应于 8 分钟内结束分娩,胎头娩出时不应猛力牵拉,以防胎儿损伤。

(3)第三产程:肌内注射缩宫素或促宫缩药物,预防产后出血,积极抢救新生儿。予软产道检查,缝合裂伤及预防感染。

四、肩难产

胎头娩出后,胎前肩嵌顿在耻骨联合上方,常规方法不能娩出,称为肩难产。其发生率与胎儿体重有关,胎儿体重越大,发生率越高。超过 50% 的肩难产发生在正常出生体重的胎儿,因此无法准确预测。

诊断要点

分娩时胎头出现"龟缩征",即胎头娩出后,胎颈回缩,胎儿颏部紧压会阴,胎肩娩出受阻,且使用常规助产方法仍然无法娩出胎肩,即可诊断肩难产。

处理要点

1. 请求援助和会阴切开　一旦确诊肩难产,立即呼叫有经验的产科医生、麻醉医生、助产士及儿科医生到场援助,同时行会阴评估,必要时切开。

2. 屈大腿法(McRoberts 法)　产妇双腿外展屈曲接近腹部,双手抱膝,同时接生者适当向下牵引胎头,从而娩出前肩。

3. **耻骨上加压法** 在耻骨联合上方触及胎儿前肩,并向后下加压,内收前肩,接生者配合轻柔牵引胎头。

4. **旋肩法**(Woods法) 示指、中指伸入阴道旋转胎肩,协助胎头向同方向旋转,使后肩逐渐转至前肩位置而娩出。

5. **牵后臂娩后肩法** 手沿骶骨伸入阴道,握住胎儿后上肢,使胎儿肘关节屈曲,以洗脸方式娩出后臂,协助后肩娩出。

6. **四肢着地法** 改变产妇体位,以双手双膝着地,以改变骨盆径线,解除胎肩嵌顿。

(王冬昱　王马列)

第三节　分娩镇痛

分娩镇痛(又称无痛分娩)是目前国内外广泛开展的一项产科麻醉技术,是通过留置于产妇腰段硬膜外腔的导管连接镇痛泵,持续给予低剂量的麻醉药物,达到阻断痛觉但不影响活动的效果。良好的分娩镇痛不仅能有效控制产妇分娩时的剧烈疼痛,还可降低母体和围产儿的病死率及并发症发生率。

一、适应证和禁忌证

1. **适应证** ①产妇自愿;②经产科医师评估可阴道分娩或经阴道试产者。因此只要产妇临产和有要求就可以实施分娩镇痛。

2. **禁忌证** ①穿刺部位感染、凝血功能异常、过度肥胖或脊柱解剖结构异常等;②自然分娩风险高,如骨盆狭窄、头盆不称、宫缩异常、双胎、产前出血、瘢痕子宫、子宫收缩乏力、产程进展缓慢等。③伴严重并发症,如心脏病、病毒性肝炎、贫血等。④有明确产科禁忌证,如前置胎盘、胎盘早剥、胎儿窘迫等。

二、操作方法

由麻醉科医师按硬膜外麻醉操作流程进行:消毒铺巾后在 $L_{2\sim3}$ 或 $L_{3\sim4}$ 点行硬膜外穿刺,穿刺成功后向头端置入硬膜外钢丝导管,置入深度为 $3\sim5cm$。回抽无脑脊液和血液后,将导管使用胶布妥善固定于产妇背侧备用。

三、常用给药方案及评估

1. **常用给药方案**

(1)试验剂量:1%利多卡因 $3\sim5ml$。

(2) 负荷剂量：注射试验剂量 3 ~ 5 分钟后测定麻醉平面，而后给予 5μg 舒芬太尼 +0.1% 罗哌卡因 + 生理盐水共 10ml。

(3) 自控镇痛维持剂量：0.4μg/ml 舒芬太尼 +0.1% 罗哌卡因 + 生理盐水共 200ml。

(4) 进入第二产程后，可考虑停止硬膜外给药。

(5) 若须改行剖宫产手术，按剖宫产麻醉给药。

2. **评估**　穿刺操作期间及给药全程严密监护生命体征，同时行疼痛强度评分（numerical rating scale，NRS）评判效果，以及行改良 Bromage 评分判断下肢活动情况。NRS 疼痛评分：由 0 到 10 共 11 个数字组成，患者用 0 至 10 这 11 个数字描述疼痛强度，数字越大疼痛程度越严重。Bromage 下肢运动评分：0 分为无运动神经阻滞；1 分为不能抬腿；2 分为不能弯曲膝部；3 分为不能弯曲踝关节。

四、分娩镇痛目标

分娩镇痛目标包括：①第一产程，麻醉平面控制于 T_{10}；第二产程，平面低于 S_2。②NRS < 3 分，产妇仍有明确的宫缩压迫感。③Bromage 评分 ≤ 1 分。④无严重镇痛并发症。⑤宫口开全进入第二产程，可结合产科意见和下肢运动情况考虑停止硬膜外给药或减量输注。若仍有剧烈痛感，Bromage 评分 = 0 分，并且无下肢肌力减退，可减量输注。

五、分娩镇痛常见问题及处理

1. **仰卧位低血压综合征**　发生低血压、心率减慢，首先调整产妇体位为左侧卧位，快速补液，使用小剂量升压药物；降低硬膜外维持给药速度和单次给药量。

2. **宫缩乏力、产程异常**　由产科医师根据宫缩及产程进展情况，适时选用小剂量催产素加强宫缩，积极进行产程管理，及时与麻醉医生进行沟通，由麻醉医生调整硬膜外镇痛药物的剂量及浓度。

3. **胎儿窘迫**　硬膜外镇痛使用阿片类药物引起的胎心减慢多出现在镇痛实施后 15 ~ 30 分钟，经过积极处理大多可恢复正常。处理措施包括：左侧卧位，吸氧，持续胎心监测，排除及处理母体低血压因素；暂停缩宫素使用；持续观察胎心变化，随时做好宫内复苏准备；必要时紧急剖宫产。

4. **镇痛不全**　①排除其他因素导致的疼痛，如膀胱过度充盈、宫缩过强、先兆子宫破裂等。②导管因素，检查导管位置，如导管脱出

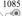

应重新穿刺置管；如导管打折或受压，调整导管位置或用抗压性导管，避免导管受压影响镇痛药的进入。③神经阻滞范围不足或者仅有单侧神经阻滞，调整镇痛药物容量或导管位置；若处理无效，重新穿刺置管。④调整镇痛液浓度或剂量。

5. 分娩镇痛后发热　硬膜外镇痛可能使分娩期发热率上升，可能与分娩镇痛后体温调节中枢的变化、无菌性炎症反应有关。应根据母胎监测情况进行综合处理，包括物理及药物降温、静脉补液、动态监测血象，排除宫内感染。

6. 硬脊膜意外穿破　按蛛网膜下腔注药方案注药镇痛或重新选择上一间隙穿刺，行硬膜外镇痛，首次剂量分次注药，严密观察生命体征变化，备好急救物品、药品，加强镇痛期间管理，做好产程及产后交接班。

7. 尿潴留、恶心呕吐、瘙痒　是阿片类药物常见的副反应。分娩镇痛后鼓励产妇下床小便，若自行排尿困难可予留置导尿。出现恶心呕吐时，首先要保证产妇清醒以防止误吸，排除由于低血压导致的恶心呕吐，并可给予止吐药物和地塞米松。瘙痒多为一过性，无须处理，瘙痒严重时予静脉推注小剂量纳洛酮 50μg。

（温仕宏　冯　霞）

第一节 产后出血

产后出血是指在胎儿娩出后 24 小时内,阴道分娩者出血量 ≥ 500ml,剖宫产分娩者出血量 ≥ 1 000ml。迄今为止,产后出血仍然是我国孕产妇死亡的首位原因,其处理的关键在于早期诊断和正确及时处理。

诊断要点

准确及时评估产时及产后出血量是诊断的关键。同时需要判断产后出血原因。产后出血常见原因如下。

1. **子宫收缩乏力** 最常见原因,占 70% ~ 90%。胎儿娩出后子宫收缩乏力时,阴道流血多,呈暗红色,阵发性,多伴有血块,检查宫底升高或子宫轮廓不清,子宫软。按摩子宫及应用促宫缩药物后,子宫变硬,阴道流血明显减少甚至停止。

2. **胎盘因素** 胎儿娩出后胎盘未娩出,阴道流血多者,应考虑胎盘因素如胎盘部分剥离出血、胎盘滞留、胎盘嵌顿、胎盘粘连、胎盘植入、胎盘残留等。胎盘娩出后应常规检查胎盘胎膜是否完整,特别需要注意有无副胎盘可能。

3. **软产道裂伤** 多发生在胎儿娩出后,流血为持续性鲜红色血,腹部检查子宫收缩好。须仔细检查宫颈、阴道、会阴,发现裂伤及出血部位,血肿须及时处理。

4. **凝血功能障碍** 产妇可有血液系统疾病如遗传性凝血功能障碍、血小板减少症或肝脏疾病如重症肝炎、妊娠期急性脂肪肝;产科原因导致的凝血功能障碍包括羊水栓塞、产后大出血 DIC、重型胎盘早剥及死胎滞留时间长未分娩等。

处理要点

处理原则为针对出血原因,迅速止血;及时补充血容量,纠正失血性休克;防止感染。在进行一般处理的同时寻找出血原因,并针对病因进行处理。

1. **子宫收缩乏力**

(1)应用宫缩剂:缩宫素为预防及治疗产后出血的一线药物,10 ~ 20U 肌内注射,然后以 10 ~ 20U 加入 500ml 晶体液中静脉滴注,24 小时总量不超过 60U。卡贝缩宫素为长效缩宫素,100μg 缓慢静脉推注。麦角新碱 0.2mg 肌内注射,2 ~ 4 小时可重复(高血压禁用、心脏病慎用)。卡前列素氨丁三醇 250μg 肌内注射(青光眼、哮喘禁用),15 分钟可重复使用,24 小时总量不超过 2 000μg。

(2)子宫按摩或压迫:及时排空膀胱,经腹部或经腹经阴道联合按摩,直到子宫收缩正常并维持收缩状态为止,应同时配合应用宫缩剂。

(3)止血药物:氨甲环酸 0.5 ~ 1g 静脉滴注可显著减少严重产后出血发生率。

(4)手术治疗:采用上述措施无效时,根据产妇情况及医师的技能选用不同的手术方法治疗。宫腔止血球囊填塞术可应用于阴道分娩和剖宫产的产后出血患者,球囊填塞后注意监测宫底高度、引流、生命体征情况,注意预防感染,一般于放置后 24 小时拔除。剖宫产手术中可行子宫压迫缝合术,最常用为 B-Lynch 缝合术,先用双手加压子宫,观察出血量是否减少,以评估压迫缝合成功止血的可能性,应用可吸收线缝合。盆腔血管结扎术包括子宫动脉结扎和髂内动脉结扎,根据医师掌握的手术技巧选择。

(5)经导管动脉栓塞术:此方法仅适用于有条件的医院。

(6)子宫切除术:经上述各种治疗措施均无效的产后出血者,须当机立断行子宫切除术挽救产妇的生命。

2. 胎盘因素 胎盘未娩出而伴有活动性出血者须立即行人工剥离胎盘,同时应用宫缩剂。人工剥离胎盘动作要轻柔,避免强力牵拉。胎盘胎膜残留者可行钳刮或清宫,注意避免子宫穿孔,怀疑胎盘部分植入难以清出时须停止操作。胎盘植入及凶险性前置胎盘者需要多学科团队的综合处理。

3. 软产道裂伤 良好照明和镇痛的情况下,充分暴露软产道,检查清楚裂伤部位,注意有无多处损伤,缝合时注意恢复解剖结构,并应在超过裂伤顶端外 0.5cm 处开始缝合。若发现血肿及时处理,清除积血并缝扎止血。子宫破裂者尽快在输血补液的同时行开腹修补或行子宫切除术。

4. 凝血功能障碍 一旦发现凝血功能障碍,应及时迅速补充各种凝血因子,纠正休克。

(陈汉青　杨建波)

第二节　子宫破裂

子宫破裂通常指在妊娠中晚期或分娩期子宫体部或子宫下段发

生破裂,是直接危及产妇及胎儿生命的严重并发症。子宫破裂按其发展过程可分为先兆破裂及破裂2个阶段。

诊断要点

1. 病史　多有子宫手术史(瘢痕子宫)。

2. 先兆子宫破裂

(1)常见于产程过长、先露部下降受阻的难产者。

(2)产妇下腹剧痛,拒按,烦躁不安,呼吸、心率加快。

(3)病理缩复环形成并渐上升,压痛明显。

(4)膀胱受压充血,出现排尿困难、血尿。

(5)宫缩过频,胎心率加快、减慢或听不清。

3. 子宫破裂

(1)不完全性子宫破裂:子宫肌层部分或全层破裂,但浆膜层完整,宫腔与腹腔不相通,胎儿及其附属物仍在宫腔内,称为不完全性子宫破裂。常见于子宫下段剖宫产切口瘢痕破裂。仅在不全破裂处有压痛,体征不明显。

(2)完全性子宫破裂:子宫肌层全层破裂,宫腔与腹腔相通,称为完全性子宫破裂。

1)产妇突感腹部撕裂样剧痛,继而子宫收缩停止,疼痛稍缓解,但随后又出现全腹疼痛(因血液、羊水等进入腹腔)及休克症状。

2)全腹压痛反跳痛,胎体可在腹壁下清楚扪及,子宫缩小、位偏侧,胎心音消失。

3)阴道有鲜血流出。

4)阴道检查难以触及胎先露或原已较低的胎先露升高,可能在宫颈上方触及子宫破裂口。

5)可有血尿。

处理要点

1. 先兆子宫破裂　立即抑制子宫收缩,尽快行剖宫产。

2. 子宫破裂

(1)积极抢救休克,输液、输血等。

(2)迅速剖腹取出胎儿,清除腹腔内羊水及血液,酌情行裂口缝合或切除子宫。若子宫破裂时间在12小时以内,破口整齐、无明显感染者,可行子宫修补术。破裂口大、撕裂不整齐且有感染可能者,考虑行次全子宫切除术,撕裂累及宫颈者应行全子宫切除术。

(3)手术前后足量足疗程使用广谱抗生素抗感染。

(王马列　蔡　坚)

第三节 羊水栓塞

羊水栓塞（amniotic fluid embolism，AFE）是指分娩过程中羊水进入母血循环，引起肺动脉高压、低氧血症、循环衰竭、弥散性血管内凝血以及多器官功能衰竭等一系列病理生理变化的过程。

诊断要点

AFE 的诊断是临床诊断。目前尚无国际统一的 AFE 诊断标准，建议的诊断标准如下。

1. 诊断 AFE，须满足以下 5 点。

(1) 血压骤降或心搏骤停。

(2) 急性缺氧：呼吸困难、发绀或呼吸停止。

(3) 凝血功能障碍：无法解释的严重出血，有凝血因子消耗及纤溶亢进的实验室证据。

(4) 上述症状发生于阴道分娩、剖宫产、刮宫术或产后短时间内（多数发生在胎盘娩出后 30 分钟内）。

(5) 出现上述临床表现无法用其他疾病来解释。

2. 其他原因不能解释的急性孕产妇心肺功能衰竭，伴以下 1 种或几种情况：低血压、心律失常、呼吸短促、抽搐、急性胎儿窘迫、心搏骤停、凝血功能障碍、孕产妇出血、前驱症状（乏力、麻木、烦躁、针刺感）。

处理要点

1. 立即通知产科、麻醉科、重症医学科、呼吸科、心脏科、输血科和新生儿科等多学科，协作参与抢救处理。

2. **心肺复苏的实施**

(1) 保证气道通畅，采用面罩或气管插管。

(2) 液体复苏：以晶体液为基础，常用林格液，注意避免容量过多。

(3) 升压药物：去甲肾上腺素 0.05 ～ 3.3μg/(kg·min)，静脉泵入。

(4) 正性肌力药物：多巴酚丁胺 2.5 ～ 5.0μg/(kg·min)，静脉泵入；磷酸二酯酶抑制剂 0.25 ～ 0.75μg/(kg·min)，静脉泵入。

(5) 解除肺动脉高压：吸入和/或静脉注射前列环素；吸入一氧化氮；静脉注射罂粟碱等。

(6) 应用糖皮质激素：氢化可的松 500 ～ 1 000mg/d，静脉滴注；或甲泼尼龙 80 ～ 160mg/d，静脉滴注；或地塞米松 20mg 静脉推注，然后再予 20mg 静脉滴注。

(7) 新的循环支持策略：在初步复苏干预无效时，可予 ECMO 和主动脉内球囊反搏等治疗。

3. 纠正出凝血障碍　快速补充红细胞和凝血因子(新鲜冰冻血浆、冷沉淀、纤维蛋白原、血小板等)。同时进行抗纤溶治疗,如静脉注射氨甲环酸。有条件则进行大量输血治疗。

4. 产科处理

(1)抢救同时尽快终止妊娠:阴道助产、紧急剖宫产。

(2)宫缩乏力使用宫缩剂;若产后出血危及生命时,须果断、快速地切除子宫。

(3)阴道分娩者排查软产道损伤。

5. 迅速、全面地监测　立即进行严密监护,包括血压、心率、呼吸、血氧饱和度、心电图、凝血功能、电解质、肝肾功能、心肌酶谱、尿量、动脉血气分析、心排血量、血型及交叉配血等,必要时行动脉插管、留置中心静脉导管及转 ICU 监护。

6. 各器官功能的对症支持治疗　心肺复苏后要给予适当的呼吸、循环等对症支持治疗,以继续维持孕产妇的生命体征和内环境稳定。

(吴艳欣　蔡　坚)

第八章

产褥期及产褥期疾病

第一节　正常产褥

诊断要点

从胎盘娩出至产妇全身各器官除乳腺外恢复至正常未孕状态所需的一段时期称为产褥期,一般为 6 周。

处理要点

1. **产后 2 小时内的处理**　产后 2 小时内应严密观察产妇的生命体征、子宫收缩情况及阴道出血量,并注意宫底高度及膀胱是否充盈等。若子宫收缩乏力,应按摩子宫并同时使用子宫收缩剂。若产妇自觉肛门坠胀,须警惕出现阴道后壁血肿的可能,应进行阴道 - 肛门联合检查,确诊后及时给予处理。

2. **一般处理**　摄入食物应富有营养、足够热量和水分。鼓励产妇尽早自解小便,若排尿困难,须先解除产妇担心排尿引起疼痛的顾虑,后热敷下腹部或肌内注射新斯的明。若使用上述方法均无效,应予留置导尿。鼓励产妇多吃蔬菜,及早下床活动,若发生便秘,可口服缓泻剂。

3. **观察子宫复旧及恶露情况**　应每日测量宫底高度,产后第一天宫底平脐,以后每日下降一指,于产后 10 日内降入骨盆腔内。应每日观察恶露的量、颜色及气味。若子宫复旧不良,应及早给予子宫收缩剂。若合并感染,恶露有臭味且有子宫压痛,应给予广谱抗生素。

4. **保持会阴清洁及干燥**　会阴部有水肿者,局部进行湿热敷,产后 24 小时后可用红外线照射。会阴有缝线者,应每日检查切口有无红肿、硬结及分泌物,外缝者于产后 3 ～ 5 天拆线。伤口感染者应提前拆线引流及扩创,并定时换药。

5. **乳房护理**　提倡母乳哺养,尽早哺乳,按需哺乳。乳房胀痛可湿热敷并按摩乳房、排空乳房。乳汁不足者指导哺乳方法,适当调节饮食。不能哺乳应尽早退奶,常用药物包括:生麦芽水煎当茶饮;维生素 B_6 200mg,每日 3 次,连服 3 ～ 5 日;溴隐亭可抑制泌乳,但不作为一线用药。轻度乳头皲裂者可继续哺乳,哺乳后挤乳汁涂在乳头和乳晕上;严重者停止哺乳,可用吸乳器吸出喂新生儿。

6. **鼓励产后适当活动及进行产后康复锻炼**　产后尽早适当活动,经阴道自然分娩的产妇,产后 6 ～ 12 小时即可起床轻微活动,于产后第 2 日可在室内随意走动。产后康复锻炼的运动量应循序渐进。

7. **观察情绪变化**　产妇情绪易不稳定,尤其在产后 3 ~ 10 日,可表现为轻度抑郁。应帮助产妇减轻身体不适,并给予精神关怀、鼓励和安慰,使其恢复自信。严重抑郁者应尽早诊断及干预。

8. **预防产褥中暑**　产褥期因高温环境使体内余热不能及时散发,引起中枢性体温调节功能障碍的急性热病,称为产褥中暑,表现为高热、水电解质紊乱,循环衰竭和神经系统功能损害等。治疗原则是立即改变高温和不通风环境,迅速降温,及时纠正水、电解质紊乱及酸中毒。

9. **产后访视**　至少 3 次,产后 42 天行产后健康检查,了解子宫复旧、哺乳、伤口愈合及血压、血尿常规检查等情况。

10. **计划生育指导**　性生活应采取避孕措施,哺乳者以工具避孕为宜。

(李珠玉　陈海天)

第二节　产褥感染

产褥感染是指分娩及产褥期生殖道受病原体侵袭,引起局部或全身感染,其发病率约为 6%。感染途径有 2 种,外源性感染是外界病原体进入产道所致的感染;内源性感染是当机体抵抗力下降或病原体数量、毒力增加等诱因出现时,寄生于正常孕妇生殖道的细菌由非致病转为致病微生物引起的感染。

诊断要点

1. **病史及临床表现**　详细询问病史及分娩全过程,对产后发热者,首先考虑产褥感染,再排除其他疾病。发热、疼痛、异常恶露为产褥感染三大主要表现,根据感染部位不同,分为急性外阴、阴道、宫颈炎、子宫感染,急性盆腔结缔组织炎和急性输卵管炎,急性盆腔腹膜炎及弥漫性腹膜炎,血栓性静脉炎,脓毒血症。

(1)急性外阴、阴道、宫颈炎:表现为会阴部疼痛,坐位困难,可有低热。局部伤口红肿、发硬,伤口裂开,压痛明显,脓性分泌物流出。

(2)子宫感染:包括急性子宫内膜炎和子宫肌炎。急性子宫内膜炎阴道内有大量脓性分泌物且有臭味,子宫肌炎恶露增多、呈脓性,子宫压痛明显,子宫复旧不良,可伴高热、寒战、头痛等全身感染症状。

(3)急性盆腔结缔组织炎和急性输卵管炎:表现为下腹痛伴肛门坠胀,可伴寒战、高热、头痛等全身症状。下腹压痛、反跳痛明显,宫旁可触及炎性包块。

(4)急性盆腔腹膜炎及弥漫性腹膜炎:全身中毒症状明显,高热、恶心、呕吐、腹胀、下腹压痛、反跳痛明显,腹膜面渗出大量液体,肠粘连,局部脓肿。

(5)血栓性静脉炎:表现为寒战、高热,症状可持续数周或反复发作。下肢血栓性静脉炎表现为弛张热、下肢持续性疼痛,局部静脉压痛或触及硬索。

(6)脓毒血症:表现为持续高热、寒战、全身明显中毒症状、多器官受损,甚至危及生命。

2. 全身及局部检查 仔细检查腹部、盆腔及会阴切口,明确感染部位和严重程度。

3. 辅助检查 血常规、C 反应蛋白、降钙素原有助于早期诊断感染。超声、CT 及 MRI 能够对感染形成的炎性包块、脓肿做出定位和定性诊断。

4. 确定病原体 分泌物、脓肿穿刺物、后穹窿穿刺物做细菌培养和药敏试验,必要时做血培养。

【处理要点】

一经诊断产褥感染,原则上应给予广谱、足量、有效抗生素,并根据感染的病原体药敏试验结果,调整抗生素的治疗方案。

1. 支持疗法 加强营养,补充维生素,增强机体抵抗力,取半卧位,有利于恶露排出或使炎症局限于盆腔。

2. 抗生素 未能确定病原体时,应根据临床表现和临床经验,使用广谱、高效抗生素。然后根据细菌培养和药敏结果,调整抗生素的种类和剂量。

3. 胎盘、胎膜残留的处理 在抗感染的同时,清除宫腔内残留物。

4. 手术治疗 会阴伤口或腹部切口感染,应及时切开引流;盆腔脓肿可经腹或后穹窿穿刺引流。严重感染,经积极保守治疗无效者,须剖腹探查、清除脓肿;必要时切除子宫,挽救患者生命。

5. 加强卫生宣传,增强体质,均衡营养,保持外阴清洁。避免胎膜早破时间过长、滞产、产道损伤及产后出血。严格无菌操作,正确掌握手术指征,必要时给予抗生素预防感染。

(耿慧珍 杨建波)

第三节 晚期产后出血

分娩 24 小时后,在产褥期内发生的子宫大量出血,称为晚期产后出血,以产后 1 ~ 2 周发病最常见。

诊断要点

1. **病史及临床表现** 阴道分娩,应注意产程进展及产后恶露变化,有无反复或突然阴道流血病史。剖宫产应了解手术指征、术式及术后恢复情况。

(1)胎盘胎膜残留:为晚期产后出血最常见的原因,多发生于产后10日左右。临床表现为血性恶露持续时间延长,反复出血或突然大量流血。

(2)蜕膜残留:蜕膜多在产后 1 周内脱落,并随恶露排出。若蜕膜剥离不全,影响子宫复旧,可继发子宫内膜炎,引起晚期产后出血。

(3)子宫胎盘附着面复旧不全:若胎盘附着面复旧不全,可引起血窦重新开放,导致子宫出血,多发生在产后 2 周左右,表现为突然大量阴道流血,检查子宫大而软,宫口松弛,阴道和宫口有血凝块。

(4)感染:以子宫内膜炎多见。

(5)剖宫产术后子宫切口愈合不良:手术操作、切口选择不佳、缝合不当及切口感染等因素导致子宫切口愈合不良,缝线溶解脱落后血窦重新开放,出现阴道大量流血,甚至休克。

(6)其他:产后滋养细胞肿瘤、子宫黏膜下肌瘤等均可引起晚期产后出血。

2. **症状及体征** 阴道出血、腹痛、发热伴恶露增加及恶臭、继发性贫血,严重者因失血性休克而危及生命。查体子宫增大,变软,宫口松弛,有时可触及残留组织和血块,伴有感染者子宫压痛明显。

3. **辅助检查** 包括血常规、超声检查、病原体和药敏试验、血hCG 测定、病理检查。

处理要点

针对病因进行处理。

1. 少量或中等量阴道流血者,给予广谱抗生素、子宫收缩剂及支持疗法。

2. 怀疑有胎盘胎膜残留者,在静脉补液、备血的条件下行清宫术,操作轻柔,避免子宫穿孔。刮出物送病理检查明确诊断。术后继续给予抗生素及子宫收缩剂。

3. 怀疑剖宫产子宫切口裂开者,仅少量阴道出血也应住院,给予广谱抗生素及支持疗法,密切观察病情,若阴道出血多,必要时剖腹探查或行腹腔镜检查。

4. 肿瘤引起的阴道出血,应按肿瘤性质、部位做相应处理。

5. 产后应仔细检查胎盘、胎膜,注意是否完整,若有残留应及时处理。剖宫产时合理选择切口位置;避免子宫下段横切口两侧宫角撕裂,仔细缝合;严格无菌操作,术后应用抗生素预防感染。

(耿慧珍　杨建波)

第四节　血栓栓塞性疾病

静脉血栓栓塞性疾病,即静脉血栓栓塞症(venous thromboembolism, VTE)主要包括深静脉血栓(deep vein thrombosis, DVT)和肺栓塞(pulmonary embolism, PE)。由于妊娠和产褥期的特殊生理与解剖变化,孕产妇发生 VTE 的风险是非妊娠女性的 4～5 倍,是全球孕产妇死亡的主要原因之一,尤其在产后该风险更高。

诊断要点

VTE 的临床表现缺乏特异性,不易早期识别。

1. 存在血栓形成的高危因素

(1)产科相关:剖宫产术、产次≥3、多胎妊娠、子痫前期、产程延长、死胎、严重产后出血或输血、全身性感染等。

(2)暂时因素:截瘫或长期卧床、妊娠期或产褥期外科手术、严重呕吐或脱水需要静脉补液等。

(3)其他因素:高龄、肥胖、VTE 病史、易栓症、家族史、活动性自身免疫性疾病或结缔组织病、恶性肿瘤、肾病综合征、1 型糖尿病肾病、心力衰竭、镰状细胞贫血等。

2. 症状和体征

(1)DVT:约 90% 发生在左下肢,且以髂静脉和股静脉为主。可出现下肢疼痛、肿胀,可伴有皮温升高、浅静脉扩张等。但大部分产妇早期无明显表现。

(2)PE:以呼吸困难为主,可表现为呼吸急促、胸闷等,其次是胸痛,可伴有发绀等症状。多数产妇 PE 症状不典型,但一旦发生常提示严重后果,死亡风险极高。

(3)一旦出现可疑 VTE 症状或体征,应引起警惕,积极排查。

3. 辅助检查

(1)可疑 DVT 时,临床上首选血管加压超声;高度可疑时,可选择其他影像学检查如 MRA、静脉造影术等。

(2)可疑 PE 时首选胸部 X 线检查排除其他肺部疾病;明确诊断须行 CT 肺血管造影、核素肺通气/灌注扫描。

(3)血 D-二聚体:由于妊娠女性 D-二聚体普遍升高,故不推荐使用,可在治疗过程中监测。

4. 深静脉血栓形成后综合征 DVT 最常见和最重要的并发症,为深静脉瓣膜功能破坏后下肢静脉高压引起的一组临床综合征。以下肢肿胀、足靴区皮肤色素沉着及下肢慢性溃疡为主要表现,必要时须行手术治疗。

处理要点

1. 健康宣教 告知产妇 VTE 的不良结局,建议产妇适当活动。

2. 风险评估 动态评估高危因素,分层采取预防策略。经评估达不到药物预防指征者,建议采用物理方法进行预防;达到药物预防指征者,建议采用物理方法联合药物抗凝预防。

3. 物理方法 包括足背屈、梯度加压弹力袜、间歇充气加压装置等。

4. 合理应用抗凝药物预防 首选低分子肝素(low-molecular-weight heparin,LMWH)。根据高危因素评估结果,制订合理的 LMWH 抗凝方案,在评估和排除出血风险后,启动抗凝预防。

5. 一经确诊,应尽快启动多学科会诊,采取以抗凝治疗为主的综合救治措施,包括物理方法、抗凝治疗,经多学科评估后,必要时可行经皮下腔静脉滤器置入、溶栓治疗等。

(黄晓晴　刘　斌)

第五节　产褥期抑郁症

产褥期抑郁症(postpartum depression,PPD)指产妇在产褥期间出现抑郁症状,是产褥期精神综合征最常见的一种类型。主要表现为持续和严重的情绪低落以及一系列症状,如动力降低、失眠、悲观等,甚至影响对新生儿的照料能力。PPD通常在产后 2 周内出现症状。

诊断要点

产褥期抑郁症至今尚无统一的诊断标准。美国精神病学会(American Psychiatric Association,APA)在 1994 年《精神疾病的诊断与统计手册》(简称为 DSM-Ⅳ)中指定了产褥期抑郁症的诊断标准,如表 8-8-1。

表 8-8-1　产褥期抑郁症的诊断标准

1. 在产后 2 周内出现下列 5 条或 5 条以上的症状,必须具备(1)(2)条

(1)情绪抑郁

(2)对全部或多数活动明显缺乏兴趣或愉悦

续表

(3)体重显著下降或增加

(4)失眠或睡眠过度

(5)精神运动性兴奋或阻滞

(6)疲劳或乏力

(7)遇事均感毫无意义或有自罪感

(8)思维能力减退或注意力不集中

(9)反复出现想死亡的想法

2. 在产后 4 周内发病

处理要点

目前治疗 PPD 主要包括三种方法:心理治疗、药物治疗和物理治疗。综合治疗的效果优于任何单一治疗方案。

1. **心理治疗** 心理治疗为 PPD 患者的首选治疗方法,是 PPD 患者所有治疗方案的重要组成部分,包括人际心理治疗及认知行为治疗。

2. **药物治疗** 适用于中重度抑郁症及心理治疗无效患者。应尽量选用不进入乳汁的抗抑郁药,首选 5- 羟色胺再摄取抑制药。

3. **物理治疗** 最常用的物理疗法为改良电痉挛治疗及重复经颅刺激。常用于有强烈自杀或伤害婴儿倾向的患者。

(邓松清　徐　敏)

第九章

妇科生殖道炎症性疾病

女性生殖系统感染分为下生殖道的外阴炎、阴道炎、子宫颈炎和上生殖道的盆腔炎性疾病,感染可累及一个或多个部位,感染的病原体包括细菌、病毒和真菌等。

第一节　前庭大腺炎症

前庭大腺炎症(Bartholin adenitis)是由病原体(葡萄球菌、大肠埃希菌、链球菌、肠球菌、沙眼衣原体等)侵入前庭大腺所致的混合感染,表现为前庭大腺炎、前庭大腺脓肿、前庭大腺囊肿。

诊断要点

1. 前庭大腺炎起病急,多为一侧大阴唇局部肿胀、疼痛、灼热,甚至行走困难。检查见大阴唇皮肤红肿,扪及硬结,压痛明显。

2. 肿块可快速增大形成脓肿,直径为 3 ~ 6cm,脓肿成熟可触及波动感,表面皮肤变薄,可自行破溃,症状随之减轻。

3. 炎症急性期后,脓液吸收,形成持续存在的囊肿,一般无自觉症状,囊肿大者伴有局部坠胀或性交不适。

处理要点

1. **药物治疗**　急性炎症期可使用喹诺酮类或头孢菌素与甲硝唑联合抗感染治疗,治疗前建议取前庭大腺开口处分泌物行病原菌检查,根据药敏试验结果选择抗生素。

2. **手术治疗**

(1)前庭大腺脓肿:在波动感最明显时切开引流,并放置引流条。

(2)前庭大腺囊肿:无症状者随访观察;炎症反复发作者可行囊肿造口术或囊肿剔除术。

(杨　帆　梁炎春)

第二节　阴道炎

一、阴道毛滴虫病

阴道毛滴虫病(trichomoniasis vaginalis)是由阴道毛滴虫感染所致,主要经性交直接传播,也称滴虫阴道炎。

诊断要点

1. **典型症状**　阴道分泌物增多、外阴瘙痒,可伴灼热、疼痛、性交痛等。合并尿路感染可有尿频、尿痛或血尿。

2. **妇科检查** 阴道黏膜、子宫颈充血明显,严重者子宫颈出现散在出血点,形成"草莓样"宫颈;阴道分泌物呈稀薄脓性、泡沫状、黄绿色,伴明显臭味。

3. **诊断方法** 阴道分泌物中找到滴虫可确诊。检查方法包括生理盐水悬滴法、核酸扩增试验、培养法。

【处理要点】

1. **处理原则** 首选口服硝基咪唑类药物,包括甲硝唑和替硝唑。性伴侣应同时进行治疗,完成初次治疗 3 个月内应复查。

2. **药物治疗** 初次治疗:甲硝唑 2g,单次口服;或替硝唑 2g,单次口服;或甲硝唑 400mg,每日 2 次,连服 7 日。再感染或初始治疗失败:再感染重复初始治疗方案;初始治疗失败,甲硝唑或替硝唑 2g,每日 1 次,连服 7 日。妊娠期:甲硝唑 2g 顿服,或甲硝唑 400mg,每日 2 次,连服 7 天。

二、外阴阴道假丝酵母菌病

外阴阴道假丝酵母菌病(vulvovaginal candidiasis,VVC)是由假丝酵母菌引起的,主要为内源性传染,易发生于全身及阴道局部免疫力下降时。

【诊断要点】

1. **典型症状** 外阴瘙痒(严重时坐立不安)、灼痛、性交痛以及尿痛,部分患者阴道分泌物增多(白色稠厚、呈凝乳状或豆腐渣样)。

2. **妇科检查** 外阴潮红、常伴抓痕,阴道黏膜充血、水肿、附着白色块状物,擦除后可见黏膜红肿糜烂。

3. **诊断方法** 阴道分泌物中找到假丝酵母菌的芽生孢子或假菌丝可确诊。检查方法包括生理盐水或 10% 氢氧化钾(KOH)湿片法、革兰氏染色涂片法、核酸扩增试验、培养法。

【处理要点】

1. **处理原则** 消除诱因,包括积极治疗糖尿病、及时停用广谱抗生素、雌激素及类固醇激素;按临床类型选择阴道局部或全身抗真菌药物;注意预防复发。

2. **药物治疗**

(1)单纯性 VVC:首选局部短疗程阴道用药,口服适用于不耐受或不愿阴道用药者。方案:①咪康唑栓剂,每晚 200mg,连用 7 日;或 400mg,连用 3 日;或 1 200mg,单次用药。②克霉唑栓剂,500mg,单次用药。③制霉菌素制剂,每晚 10 万 U,连用 10 ~ 14 日。氟康唑 150mg,顿服。

(2)复发性 VVC:强化治疗达到真菌学治愈后,给予巩固治疗半年。

1)强化治疗方案:①局部用药,咪康唑栓剂,1 200mg,第 1、4、7 日应用;或 400mg,连用 6 日。②全身用药,口服氟康唑 150mg,第 1、4、7 日口服。

2)巩固治疗方案:选用口服氟康唑 150mg,每周 1 次,连续 6 个月;或根据复发规律,每月给予 1 个疗程局部用药,连续 6 个月。

(3)重度 VVC:局部症状严重者应用低浓度糖皮质激素软膏或唑类霜剂;局部和口服抗真菌治疗时间延长。

三、细菌性阴道病

细菌性阴道病(bacterial vaginosis,BV)是阴道正常菌群失调,乳杆菌减少或消失,厌氧菌增多导致的阴道炎,多发生在性活跃期。

诊断要点

1. **典型症状**　阴道分泌物增多、有鱼腥臭味,伴轻度外阴瘙痒或烧灼感,部分患者无症状。

2. **妇科检查**　阴道分泌物呈灰白色、匀质、稀薄,常黏附于阴道壁,阴道黏膜通常无充血等炎症表现。

3. **诊断方法**　BV 的诊断目前主要根据 Amsel 临床诊断标准及革兰氏染色 Nugent 评分标准。

(1) Amsel 临床诊断标准:下列 4 项至少 3 项阳性即诊断。①阴道分泌物匀质、稀薄、灰白色;②阴道分泌物 pH > 4.5 ;③胺试验阳性;④线索细胞阳性。

(2)革兰氏染色 Nugent 评分标准:评分 ≥ 7 分诊断为 BV。

处理要点

1. **处理原则**　无症状一般不需要治疗,治疗主要选用厌氧菌药物(甲硝唑、替硝唑、克林霉素),含乳杆菌的微生态制剂有助于恢复阴道微生态平衡。

2. **药物治疗**

(1)口服药物治疗:首选甲硝唑400mg,每日 2 次,口服,连续 7 日;替代方案为替硝唑 2g,每日 1 次,连服 2 日;或替硝唑 1g,每日 1 次,连服 5 日;或克林霉素 300mg,每日 2 次,连服 7 日。

(2)局部药物治疗:甲硝唑栓剂 200mg,每晚 1 次,连用 7 日;或 2%

克林霉素软膏,每次 5g,每晚 1 次,连用 7 日。

四、需氧菌性阴道炎

需氧菌性阴道炎(aerobic vaginitis,AV)是由于阴道正常菌群失调,乳杆菌减少或消失,需氧菌增多导致的阴道炎。

诊断要点

1. **典型症状** 阴道分泌物增多、外阴瘙痒或烧灼感、性交痛,部分患者无症状。

2. **妇科检查** 阴道分泌物呈稀薄脓性,黄色或黄绿色,有异味(非鱼腥臭味),阴道黏膜红肿,严重者见溃疡。

3. **诊断方法** 生理盐水湿片评分法:评分 ≥ 3 分,结合症状体征诊断为 AV。革兰氏染色涂片结合临床特征联合诊断法:评分 ≥ 4 分诊断为 AV。

处理要点

有症状者须治疗。针对需氧菌类型选用药物:以革兰氏阳性球菌为主,选用 2% 克林霉素乳膏 5g,每日 1 次,连用 7 ～ 21 日;以革兰氏阴性杆菌为主,选用头孢呋辛酯,250mg 口服,每日 2 次,连用 7 日;两者同时增多者,选用左氧氟沙星 200mg 口服,每日 2 次,连用 7 日,或莫西沙星 400mg 口服,每日 1 次,连服 6 日。另外,阴道局部补充乳杆菌微生态制剂,可帮助阴道微生态平衡恢复。常见阴道炎的鉴别见表 8-9-1。

表 8-9-1 常见四种阴道炎的鉴别诊断

鉴别点	阴道毛滴虫病	外阴阴道假丝酵母菌病	细菌性阴道病	需氧菌性阴道炎
症状	分泌物增多,轻度瘙痒	重度瘙痒,烧灼感	分泌物增多,无或轻度瘙痒	分泌物增多,外阴阴道烧灼感
分泌物特点	稀薄,脓性,泡沫状	白色,豆渣样	白色,匀质,腥臭味	黄色或黄绿色,脓性
阴道黏膜	散在出血点	水肿、红斑	正常	充血,严重者有散在出血点或溃疡
阴道 pH	> 4.5	< 4.5	> 4.5	> 4.5
胺试验	可为阳性	阴性	阳性	阴性

续表

鉴别点	阴道毛滴虫病	外阴阴道假丝酵母菌病	细菌性阴道病	需氧菌性阴道炎
显微镜检查	阴道毛滴虫,多量白细胞	芽生孢子及假菌丝,少量白细胞	乳杆菌减少,加德纳菌及类杆菌等增加,可见线索细胞,极少白细胞	乳杆菌减少,球菌、小杆菌样菌增多,大量白细胞

五、萎缩性阴道炎

萎缩性阴道炎(atrophic vaginitis)多由雌激素水平低下、阴道黏膜萎缩、乳杆菌减少或消失、其他菌增多所导致。常见于绝经后女性,也可见于产后闭经或药物假绝经治疗的女性,可伴泌尿系统感染及性生活困难。

诊断要点

1. **典型症状** 阴道分泌物增多、外阴瘙痒、灼热,可伴性交痛、性交后出血。

2. **妇科检查** 阴道黏膜萎缩,皱襞消失,充血,有散在出血点,部分合并阴道粘连、狭窄。阴道分泌物稀薄,呈淡黄色,严重者呈脓血性。

3. **诊断方法** 阴道分泌物显微镜检查,可见阴道脱落上皮细胞多为基底层细胞,伴大量白细胞,排除毛滴虫等特殊感染和生殖道恶性肿瘤。

处理要点

1. **补充雌激素** 首选阴道局部用药,可选用雌三醇乳膏、结合雌激素软膏、普罗雌烯等,也可采用口服雌激素补充治疗。

2. **抑制致病菌生长** 阴道局部应用抗生素或微生态调节剂。

(杨 帆 梁炎春)

第三节 子宫颈炎

一、急性子宫颈炎

急性子宫颈炎(acute cervicitis)指子宫颈发生急性炎症,包括局部充血、水肿,上皮变性、坏死,黏膜、黏膜下组织、腺体周围见大量中性粒细胞浸润,腺腔中可有脓性分泌物。急性子宫颈炎可由多种病原体引起,也可由物理因素、化学因素或机械性子宫颈损伤、子宫颈异物伴发感染所致。

诊断要点

1. **典型症状** 阴道分泌物增多,呈黏液脓性,经间期出血,性交后出血等。大部分患者可无症状。

2. **妇科检查** 子宫颈充血水肿,黏膜外翻。特征性体征:棉拭子擦拭子宫颈管口黏膜,易出血;"棉拭子试验"肉眼可见脓性或黏液脓性分泌物。

3. **诊断方法** 出现两个特征性临床体征之一,显微镜检查子宫颈或阴道分泌物增多可做出初步诊断,同时行病原体检查,排除引起白细胞增高的阴道炎症和性接触性传染病(sexually transmitted disease,STD)。

处理原则

1. **经验性抗菌药物治疗** 有 STD 高危因素者在获得病原体检测结果前,可采用广谱抗菌药物进行经验性治疗。方案:阿奇霉素 1g,单次顿服;或多西环素 100mg,每日 2 次,连服 7 日。

2. **针对病原体选用抗菌药物治疗**

(1)单纯急性淋病奈瑟球菌性子宫颈炎:大剂量单次给药。

1)头孢菌素类:头孢曲松钠 0.5 ~ 1g,单次肌内注射;或头孢克肟 800mg,单次口服等。

2)氨基糖苷类:大观霉素 4g,单次肌内注射。

(2)沙眼衣原体性子宫颈炎

1)四环素类:多西环素 100mg,每日 2 次,连服 7 ~ 10 日;米诺环素 0.1g,每日 2 次,连服 7 ~ 10 日。

2)大环内酯类:阿奇霉素第 1 日 1g,以后 2 日每日 0.5g,共服 3 日;或阿奇霉素 1g,单次顿服;克拉霉素 0.25g,每日 2 次,连服 7 ~ 10 日。

3)喹诺酮类:左氧氟沙星 500mg,每日 1 次,连服 7 ~ 10 日;莫西沙星 400mg,每日 1 次,连服 7 日。

3. **性伴侣管理** 若子宫颈炎的病原体为淋病奈瑟球菌或沙眼衣原体,应对其性伴侣进行相应检查及治疗。

二、慢性子宫颈炎

慢性子宫颈炎(chronic cervicitis)指子宫颈间质内有大量淋巴细胞、浆细胞等慢性炎细胞浸润,可伴有子宫颈腺上皮及间质的增生和鳞状上皮化生。慢性子宫颈炎可由急性子宫颈炎迁延而来,也可为病原体持续感染所致。

诊断要点

1. **典型症状** 多无症状，少数可有淡黄色或脓性阴道分泌物增多，外阴瘙痒，月经间期出血，性交后出血。

2. **妇科检查** 子宫颈黏膜外翻水肿，或呈糜烂样改变，子宫颈表面见黄色分泌物或分泌物流出，也可表现为子宫颈息肉或子宫颈肥大。

3. **诊断方法** 根据临床表现可初步做出慢性子宫颈炎的诊断，但应首先排除子宫颈常见的生理改变（宫颈柱状上皮异位、子宫颈腺囊肿），并与子宫颈鳞状上皮内病变和子宫颈恶性肿瘤相鉴别。

处理原则

1. 持续性子宫颈管黏膜炎症者，须检测沙眼衣原体、淋病奈瑟球菌、阴道毛滴虫等病原菌，针对病因给予治疗。

2. 宫颈呈糜烂样改变、有接触性出血、药物治疗无效者，须行子宫颈癌筛查，排除宫颈上皮内病变或宫颈癌后，可行物理治疗。

3. 子宫息肉予摘除，送病理组织学检查。

（杨 帆 梁炎春）

第四节 盆腔炎性疾病

盆腔炎性疾病（pelvic inflammatory disease，PID）是女性上生殖道感染性疾病，常为外源性病原体及内源性病原体的混合感染。多发于年轻、性活跃人群，可引起不孕、输卵管妊娠、慢性盆腔痛等后遗症。

诊断要点

1. **典型症状** 常见下腹痛、发热、异常阴道分泌物或异常阴道出血。轻者无症状，重者可有寒战、高热、头痛等全身症状，出现恶心、呕吐、腹胀、腹泻、里急后重等症状，考虑盆腔脓肿或盆腔脓肿。

2. **体征** 轻者无明显异常体征，重者可出现发热、心率加快、腹膜刺激征（下腹肌肉紧张、压痛、反跳痛）。妇科检查：阴道、子宫颈充血水肿，见脓性分泌物；子宫颈举痛，子宫体压痛，活动受限；子宫旁一侧或两侧扪及片状增厚或包块，压痛明显。

3. **诊断方法** PID的临床表现差异较大，诊断准确性不高，常用诊断标准分为最低标准、附加标准和特异性标准，见表8-9-2。PID诊断同时须进行病原体检查。

表 8-9-2　盆腔炎性疾病诊断标准

最低标准	子宫颈剧痛或子宫压痛或附件区压痛
附加标准	(1)口腔温度超过 38.3℃ (2)子宫颈异常黏液脓性分泌物或子宫颈脆性增加 (3)阴道分泌物生理盐水湿片镜检见到大量白细胞 (4)红细胞沉降率升高 (5)血 CRP 升高 (6)实验室检查证实的子宫颈淋病奈瑟球菌或沙眼衣原体阳性
特异性标准	(1)子宫内膜活检证实子宫内膜炎 (2)阴道超声或磁共振检查显示输卵管增粗,输卵管积液,伴或不伴盆腔积液、输卵管卵巢肿块 (3)腹腔镜检查发现 PID 征象

鉴别诊断

急性阑尾炎、异位妊娠、卵巢囊肿蒂扭转或破裂、肌瘤变性等。

处理要点

1. **治疗原则**　以抗菌药物(及时、经验、广谱、个体化)治疗为主,必要时手术治疗。

2. **药物治疗**　一般情况好、症状轻、有随访条件者,可在门诊给予口服或肌内注射抗菌药物:头孢曲松钠或头孢西丁钠 + 多西环素 + 甲硝唑治疗。病情严重,伴发热、恶心、呕吐,门诊治疗无效,不能耐受口服抗生素,合并妊娠,伴盆腔腹膜炎或盆腔脓肿,或诊断不明不排除急诊手术者,须住院给予以静脉抗菌药物治疗为主的综合治疗。

3. **支持治疗**　卧床休息,取半坐卧位;给予充足营养及液体;高热时给予物理降温等对症处理。

4. **手术治疗**　适用于抗菌药物治疗无效的情况:输卵管卵巢脓肿或盆腔脓肿经药物治疗 48 ~ 72 小时病情加重,肿块增大者;脓肿持续存在,病情反复发作者;脓肿破裂者。行脓肿切开引流或患侧附件切除,有生育要求者尽量保存卵巢及生育功能。

(曹铁凤　梁炎春)

第十章

子宫内膜异位症和子宫腺肌病

第一节　子宫内膜异位症

子宫内膜异位症(endometriosis,EMT),简称内异症,是指具有生长功能的子宫内膜组织(腺体和间质)在子宫腔被覆内膜及子宫体肌层以外的部位出现、浸润,反复出血,继而引发疼痛、不孕、结节或包块等。内异症最常见累及部位为卵巢,也可见于子宫骶韧带、直肠阴道隔及子宫直肠窝等部位。

诊断要点

1. **常见症状**　痛经、慢性盆腔痛、性交痛、不孕等;可有腹痛、腹泻、便秘或少量便血,有尿痛、尿频、血尿等与月经周期相关症状;手术瘢痕结节周期性疼痛。

2. **典型体征**　附件肿块,阴道后穹窿、直肠阴道隔、子宫骶韧带有触痛性结节等。

3. **影像学检查**　经阴道或经直肠(无性生活者)超声、盆腔MRI。

4. **血清 CA125**　可升高,但灵敏度和特异度较低,不作为独立诊断依据,有助于评估疗效和预测复发。

5. **腹腔镜检查**　最佳确诊方法,诊断同时可确定临床分期、完成手术治疗。

6. **鉴别诊断**　须与慢性盆腔炎、子宫腺肌病及卵巢肿瘤相鉴别。

治疗要点

1. **治疗目的**　减轻和控制疼痛,缩减和去除病灶,改善和促进生育功能,预防和减少复发。应结合患者年龄、生育要求、症状、病变部位、既往治疗史等综合评估,强调个体化治疗。内异症具有迁延性和反复性特点,须长期管理。

2. **药物治疗**　治疗药物主要分为 NSAIDs、孕激素类、复方口服避孕药(COC)、促性腺激素释放激素激动剂(GnRH-a)及雄激素衍生物(如孕三烯酮)等。

3. **手术治疗**

(1)手术指征:药物治疗后症状不缓解、合并不孕、卵巢内膜异位囊肿较大或导致其他器官功能障碍。

(2)手术方式:①保守性手术,尽量切除病灶,适合于年龄较轻或需要保留生育功能者;②根治性手术,切除子宫、双侧附件以及所有肉眼可见病灶,适合年龄较大、无生育要求、症状重、经保守性手术复发者。

第二节 子宫腺肌病

子宫腺肌病(adenomyosis)是指子宫内膜(包括腺体和间质)侵入子宫肌层生长而产生的病变,常合并内异症和子宫肌瘤。

诊断要点

1. 典型临床表现为继发性痛经进行性加重、月经过多、子宫增大及不孕。

2. 子宫常为后位,呈均匀性增大或局部扪及隆起结节,质硬,活动度差,有触痛。

3. **影像学检查** 经阴道或经直肠超声、盆腔 MRI。

4. **鉴别诊断** 子宫肌瘤、子宫内膜异位症、合并肌层浸润的子宫内膜癌。

治疗要点

1. **治疗目的** 缓解疼痛、减少出血和促进生育。

2. **药物治疗** 治疗药物同内异症。无生育要求者可使用左炔诺孕酮宫内缓释系统(levonorgestrel-releasing intrauterine system,LNG-IUS),以减少月经量、缓解痛经。

3. **手术治疗**

(1)保守性手术:局灶性子宫腺肌病行腺肌瘤剔除术,弥漫性子宫腺肌病行减瘤术。保守性手术适用于症状严重并有生育要求的患者。

(2)子宫全切除术:适用于症状严重、无生育要求或药物治疗无效者。

(刘 多 梁炎春)

第十一章　妇科肿瘤性疾病

第一节　子宫肌瘤

子宫肌瘤(myoma of uterus)是发生于子宫平滑肌组织的良性肿瘤,由平滑肌和结缔组织组成,是女性生殖器官最常见的良性肿瘤。好发于 30 ~ 50 岁女性,确切发病原因尚不明确,可能与遗传、女性性激素等原因有关。

诊断要点

1. **临床症状**　多数子宫肌瘤无明显症状,体检时经妇科超声检查发现。常见的表现为经量增多及经期延长,部分患者可自行扪及下腹包块,出现压迫症状如尿频尿急、尿潴留或便秘。

2. **体征**　子宫增大、表面不规则或有多结节状突起。部分黏膜下肌瘤于宫颈口处可见红色球状肿物脱出。

3. **影像学检查**　超声是常用的辅助诊断;MRI可明确肌瘤大小、数目与位置;宫腔镜检查可明确黏膜下肌瘤的诊断。

4. **鉴别诊断**　子宫肌瘤需要与妊娠子宫、盆腔炎性肿块、卵巢肿瘤、子宫腺肌病及子宫恶性肿瘤鉴别。

处理要点

1. 无症状者,一般不需要治疗,定期随访。

2. **药物治疗**　用于减轻症状或缩小肌瘤以利于手术。

(1)采用激素避孕药、LNG-IUS、氨甲环酸、NSAIDs,可改善月经过多症状,但不能缩小肌瘤体积。

(2)采用促性腺激素释放激素激动剂和抗孕激素制剂米非司酮,既可改善贫血症状,又能缩小肌瘤体积,但不建议长期应用。

3. **手术治疗**　适用于肌瘤导致月经过多,伴继发贫血,出现压迫症状,造成不孕或反复流产,疑有恶变者等。手术方式包括肌瘤剔除术和子宫切除术。可采用经腹、经阴道、腹腔镜或宫腔镜手术途径。

(1)肌瘤剔除术:适用于有生育要求或期望保留子宫者。

(2)子宫切除术:适用于年长、不要求保留子宫或疑有恶变者。

(袁林静　梁炎春)

第二节 子宫颈肿瘤

一、子宫颈上皮内病变

子宫颈上皮内病变（cervical intraepithelial lesion）好发于子宫颈转化区，按上皮来源分为鳞状上皮和腺上皮病变。鳞状上皮包括低级别鳞状上皮内病变（low grade cervical intraepithelial lesion，LSIL）和高级别鳞状上皮内病变（high grade cervical intraepithelial lesion，HSIL）。腺上皮病变主要指原位腺癌（adenocarcinoma in situ，AIS）。

子宫颈上皮内病变与高危型 HPV 感染密切相关，最常见于 25～35 岁的女性，部分病变可进展为子宫颈癌。诊断遵循高危型 HPV 检测和/或宫颈细胞学检查、阴道镜检查、子宫颈活组织病理学检查的"三阶梯式"诊断程序，及时发现并治疗高级别子宫颈鳞状上皮内病变和子宫颈原位腺癌，可有效预防宫颈浸润癌的发生。HPV 疫苗接种可有效减少病变发生。

诊断要点

1. **症状** 通常无特殊症状，主要通过筛查诊断（详见本篇第十六章）。

2. **鳞状上皮内病变**（squamous intraepithelial lesion，SIL） 既往称为"子宫颈上皮内病变"（cervical intraepithelial neoplasia，CIN）。CIN 分为 3 级，WHO 女性生殖器官肿瘤分类(2014)建议采用二级分类法，LISL 相当于 CIN1，HSIL 相当于 CIN2 及 CIN3。

治疗要点

1. **LSIL** 约 60% 自然消退，可观察随访。若持续 2 年以上，可选择治疗或继续严密随访。阴道镜检查满意者可采取消融治疗，阴道镜检查不满意或宫颈管搔刮阳性者，建议行子宫颈诊断性锥切术。

2. **HSIL 及 AIS** 建议行子宫颈锥切术，可采用子宫颈环形电切术（loop electrosurgical excision procedure，LEEP）或冷刀锥切术。根据锥切病理结果决定后续处理。

二、子宫颈癌

子宫颈癌是女性生殖道最常见的恶性肿瘤。高危型 HPV 感染是主要病因，HPV16 型和 18 型最为常见，约占 70%。常见的病理类型为子宫颈鳞状细胞癌和子宫颈腺癌，约 15% 的子宫颈腺癌与 HPV 感染无关。

诊断要点

1. **症状** 性生活后阴道出血、阴道异常排液,部分患者可无症状;晚期可因癌灶累及范围不同出现尿频、尿急、便秘、疼痛、下肢肿胀、贫血及恶病质等。

2. **体征** 早期常无明显体征。典型体征包括子宫颈肥大、质硬,见菜花样、结节状赘生物,质脆易出血;或有溃疡、空洞;阴道穹窿变浅、消失;子宫颈旁组织增厚、呈结节状,固定成冰冻骨盆。

3. **病理诊断** 早期病例诊断采用"三阶梯"程序,包括 HPV 检测和 / 或子宫颈脱落细胞学检查、阴道镜检查、子宫颈及子宫颈管活组织检查;如病变外观高度怀疑恶性,可直接进行活组织检查,明确诊断。

4. **辅助检查** 病理确诊后选择超声、CT、MRI、PET/CT、膀胱镜、直肠镜等检查评估病情。

治疗要点

1. **手术治疗** 适用于ⅠA～ⅡA1 期的早期患者。根据分期及保留生育功能的要求,选择手术范围及方式。

2. **放射治疗** 根治性放疗适用于ⅠB3、ⅡA2 及以上分期患者,或不适宜手术患者;辅助放疗适用于术后病理检查发现有中、高危复发因素的患者;姑息性放疗适用于晚期患者局部减瘤或对转移病灶的姑息放疗。

3. **全身治疗**

(1)化疗:主要用于晚期或复发转移患者和根治性同期放化疗。

(2)靶向治疗:常用药物为贝伐珠单抗,多与化疗和 / 或免疫治疗联合应用。

(3)免疫治疗:免疫检查点抑制剂,如 PD-1/PD-L1 抑制剂可用于复发、持续、转移性子宫颈癌的治疗。

(黄佳明　何　勉)

第三节　子宫内膜癌

子宫内膜癌(endometrial carcinoma)是发生于子宫内膜的一组上皮性恶性肿瘤,发病率呈上升趋势。临床上子宫内膜癌分为两种类型,雌激素依赖型(Ⅰ型)和非雌激素依赖型(Ⅱ型)。Ⅰ型以子宫内膜样癌最常见,预后较好,子宫内膜不典型增生为其癌前病变;Ⅱ型的主要病理类型为浆液性癌,预后不良。

诊断要点

1. **症状** 异常阴道流血(主要表现为绝经后阴道流血,未绝经者可表现为月经量增多、经期延长或月经紊乱)、阴道排液、疼痛(多见于晚期或合并感染)。

2. **体征** 早期可无异常发现,晚期子宫增大变软。子宫颈管有时可见癌组织脱出,触之易出血。癌灶侵犯周围组织可扪及宫旁结节,子宫活动受限。

3. **辅助检查** 行经阴道超声检查(子宫大小、内膜厚度、肌层浸润等)。盆腔 MRI/CT 可较准确判断肌层浸润深度、有无宫颈间质浸润及子宫外转移。血清 CA125 值可升高。

4. **确诊手段** 诊断性刮宫取子宫内膜组织进行病理学检查是诊断子宫内膜癌最可靠的方法。宫腔镜检查可直视下取材,从而减少漏诊的风险。但是,检查是否促进癌细胞转移仍有争议,应慎重。

5. **鉴别诊断** 功能失调性子宫出血、萎缩性阴道炎、子宫黏膜下肌瘤或内膜息肉、内生型子宫颈癌、子宫肉瘤、输卵管癌等。

处理要点

1. **治疗原则** 首选手术治疗,术后根据高危因素选择辅助治疗。

2. **高危因素** ①年龄大于 60 岁;②高级别子宫内膜腺癌(G3);③非子宫内膜样癌;④肌层浸润深度超过 1/2;⑤淋巴脉管受累;⑥宫颈间质受侵犯;⑦淋巴结转移;⑧子宫外转移;⑨ *P53* 突变。

3. **手术** 基本式为筋膜外全子宫切除及双侧附件切除。年轻未绝经患者、无高危因素、无肿瘤遗传倾向者,可保留卵巢。有高危因素者同时切除盆腔及腹主动脉旁淋巴结。也可考虑前哨淋巴结活检。

4. **放疗** 适用于有手术禁忌证或晚期患者及术后有高危因素患者。

5. **化疗** 适用于晚期或复发患者及术后有复发高危因素患者。

6. **孕激素治疗** 主要用于保留生育功能的早期患者,或晚期、复发患者的综合治疗。

(徐漫漫　何　勉)

第四节　卵巢肿瘤

卵巢肿瘤(ovarian tumor)是妇科常见、多发的肿瘤,组织学类型主要分为上皮性肿瘤、生殖细胞肿瘤、性索间质肿瘤和转移性肿瘤四大类,其中上皮性肿瘤最常见。卵巢恶性肿瘤不易早期发现,病死率居妇科肿瘤之首。

诊断要点

1. **临床症状** 多数良性肿瘤和早期恶性肿瘤患者无症状。常见症状包括腹胀、腹痛、胃肠道不适感。卵巢肿瘤的并发症包括蒂扭转、破裂、感染和恶变。其中蒂扭转是常见妇科急腹症,一经诊断,应尽快手术。

2. **体征** 下腹部可扪及单侧或双侧包块。恶性肿瘤出现盆腔种植时可触及直肠凹结节。

3. **辅助检查**

(1)肿瘤标志物:CA125 在 80% 以上的卵巢上皮性癌中升高,与人附睾蛋白 4(human epididymis protein 4,HE4)联合检测可提高诊断灵敏度。CA19-9 和 CEA 在卵巢上皮性癌患者中也可能升高,尤其卵巢黏液性癌。AFP、hCG、LDH 对卵黄囊瘤、未成熟畸胎瘤、无性细胞瘤、原发性卵巢绒毛膜癌等有诊断价值。性激素(雌激素、雄激素等)可协助诊断卵巢性索间质肿瘤。

(2)影像学检查:超声、CT、MRI 及 PET/CT 可协助诊断及判断肿瘤性质。

(3)其他:腹腔镜检查直接观察肿块、盆腔、腹腔等部位,并行组织活检,有助于明确诊断。细胞学检查(腹水、胸腔积液查找肿瘤细胞)可明确病变性质。

4. **鉴别诊断** 卵巢肿瘤须与附件炎性包块、结核性盆腔包块和积液、子宫内膜异位症囊肿、子宫肌瘤、妊娠子宫等鉴别。卵巢良性肿瘤与恶性肿瘤的鉴别见表 8-11-1。

表 8-11-1 卵巢良性肿瘤与恶性肿瘤的鉴别

鉴别内容	良性肿瘤	恶性肿瘤
病史	病程长,生长缓慢	病程短,迅速增大
肿块部位及性质	多为单侧,囊性,光滑,活动	多为双侧,实性或囊实性,不规则,固定,后穹窿实性结节或肿块
腹水	多无	常有腹水,可能查到恶性细胞
一般情况	良好	可有消瘦、恶病质
超声检查	为液性暗区,边界清晰,有间隔光带	液性暗区内有杂乱光团、光点,肿块边界不清
CA125	≤ 35U/ml	> 35U/ml

处理要点

1. **手术治疗** 卵巢肿瘤原则上须进行手术。良性肿瘤可行卵巢囊肿剥除或附件切除术。恶性肿瘤依据年龄、生育要求、临床分期、肿瘤类型决定手术范围。初次手术的彻底性与预后密切相关。早期卵巢上皮性癌行全面分期术,晚期行肿瘤细胞减灭术。

2. 化学治疗 化疗对于卵巢癌与手术治疗同等重要。化疗包括术前新辅助化疗、术后辅助化疗、复发后化疗。一般采用以铂类为基础的联合化疗方案,首选卡铂联合紫杉醇。

3. 其他治疗 以贝伐珠单抗为代表的抗血管生成药物在晚期卵巢上皮性癌初始治疗、维持治疗及复发患者的治疗中均有肯定疗效。多腺苷二磷酸核糖聚合酶(poly ADP-ribose polymerase,PARP)抑制剂维持治疗已成为晚期卵巢上皮性癌全程管理的重要部分。

(陈 明 刘军秀)

第五节 妊娠滋养细胞疾病

妊娠滋养细胞疾病(gestational trophoblastic disease,GTD)是一组来源于胎盘滋养细胞的增生性疾病,主要分为葡萄胎及妊娠滋养细胞肿瘤。葡萄胎为良性疾病,部分可发展为妊娠滋养细胞肿瘤。

一、葡萄胎

葡萄胎(hydatidiform mole)也称水泡状胎块,为良性疾病,部分可发展为妊娠滋养细胞肿瘤。

诊断要点

1. 临床症状 最常见为停经后阴道流血,阴道流血前常伴下腹痛;恶心、呕吐的妊娠反应较重,出现较早及持续时间长;部分患者阴道排出物中见到葡萄样水泡状组织;症状严重者可出现子痫前期、甲状腺功能亢进征象。

2. 体征 半数患者子宫异常增大(大于停经月份)、变软;合并卵巢黄素化囊肿。

3. 辅助检查 血清 β-hCG 测定是葡萄胎诊断的重要辅助方法,hCG 水平常明显高于相应正常孕周。经阴道超声检查有助于明确诊断,完全性葡萄胎宫腔内无妊娠囊,呈"落雪征"或"蜂窝状"声像,部分性葡萄胎有时可见胎儿或羊膜腔。DNA 倍体分析、P57 免疫组化染色和短串联重复序列(short tandem repeat,STR)检测等方法可明确诊断及区分完全性葡萄胎和部分性葡萄胎。

4. 鉴别诊断 须与流产、剖宫产瘢痕妊娠、双胎妊娠鉴别。

处理要点

1. 葡萄胎诊断一经成立,应及时清宫,应由有经验的医生操作,组织物必须送病理组织学检查。通常不需要二次清宫,如超声提示有组织物残留,建议再次清宫。

2. 有严重并发症或合并症时先对症处理,稳定病情。

3. 预防性化疗不常规推荐,仅适用于有高危因素且随访困难者。

4. 子宫切除术不常规推荐,近绝经年龄或合并其他切除子宫指征者可选择。

5. 严密定期随访,进行 hCG 定量测定,清宫后每周一次,直至连续 3 次阴性,以后每月一次共 6 个月,然后再每 2 个月一次共 6 个月,必要时行影像学检查。建议避孕 6 个月。

二、妊娠滋养细胞肿瘤

妊娠滋养细胞肿瘤(gestational trophoblastic neoplasia,GTN)可继发于任何妊娠,主要包括侵蚀性葡萄胎和绒癌。侵蚀性葡萄胎(invasive hydatidiform mole)全部继发于葡萄胎妊娠,预后较好。绒癌(choriocarcinoma)可继发于葡萄胎妊娠,也可继发于非葡萄胎妊娠。转移性滋养细胞肿瘤常经血行播散,肺转移最常见,肝、脑转移预后不良。

诊断要点

1. **临床症状** 主要表现为异常阴道流血,部分可伴腹痛及晨起恶心、呕吐等假孕症状。转移性滋养细胞肿瘤患者可出现胸痛、咳嗽、咯血及呼吸困难等肺转移症状,肝转移者可有肝区疼痛、黄疸,脑转移者可有失语、失明、头疼、呕吐、偏瘫、抽搐甚至昏迷。

2. **体征** 子宫增大,质软,合并卵巢黄素化囊肿者可于一侧或双侧附件区扪及囊性包块,个别患者阴道前壁及穹窿部可出现紫蓝色结节。

3. **辅助检查**

(1)血清 hCG 测定:主要诊断依据。在葡萄胎清宫后每周测 hCG,凡满足以下标准中任何一条且排除妊娠组织物残留及再次妊娠,即可诊断葡萄胎后妊娠滋养细胞肿瘤:① hCG 测定 4 次呈高水平平台状态(±10%),并持续 3 周或更长时间;② hCG 测定 3 次上升(>10%),并至少持续 2 周或更长时间;③ hCG 在葡萄胎清宫后 6 个月仍未正常。非葡萄胎后妊娠滋养细胞肿瘤的诊断标准:流产、足月产或异位妊娠终止后 4 周以上,hCG 仍持续高水平或一度下降后又上升,在除外妊娠物残留或再次妊娠后即可诊断。

(2)影像学检查:盆腔 B 超/MRI、胸部 X 线、胸腹部 CT、头颅

MRI 有助于诊断及监测转移。

(3)组织学检查:在子宫肌层或宫外转移灶组织中发现绒毛或退化的绒毛阴影,诊断为侵蚀性葡萄胎;若未见绒毛结构,仅见成片滋养细胞浸润或坏死出血,诊断为绒癌。组织学证据对于妊娠滋养细胞肿瘤诊断非必需,如有组织学证据以此为准。

处理要点

1. **治疗原则** 采用化疗为主,手术和放疗为辅的综合治疗。依据临床分期和预后评分制定合适治疗方案,分层治疗。

2. **化疗** 低危患者选择单药化疗,常用药物甲氨蝶呤(MTX)、氟尿嘧啶(5-Fu)、放线菌素 D(Act-D)。高危患者选择联合化疗,首选 EMA-CO 方案或氟尿嘧啶为主的联合方案(如 5-Fu+KSM)。

3. **手术治疗** 用于化疗的辅助治疗,用于一些特定情况,如控制大出血、切除耐药病灶、减少肿瘤负荷等,可行子宫切除术、肺叶切除术、开颅手术等。

4. **随访** 治疗后严密随访,低危患者随访 1 年,高危患者随访 2 年。随访内容同葡萄胎。随访期间严格避孕,建议化疗停止 1 年以上再考虑妊娠。

(谭　灏　何伟鹏　王　伟)

第十二章 盆腔器官脱垂

盆腔器官脱垂(pelvic organ prolapse, POP)是指阴道前壁、子宫或阴道穹窿(子宫切除术后)、阴道后壁单独或联合自正常位置下降。本节主要讲述子宫脱垂及阴道前后壁脱垂。

诊断要点

1. 轻者无症状,重者有阴道内肿物脱出及脱出物溃疡、出血,伴腰酸、下坠感,久站、坐后加重,卧床休息则症状减轻。阴道前壁膨出常伴有尿频、排尿困难,部分患者可发生压力性尿失禁。

2. **体征** 阴道内前后壁组织或子宫颈及宫体可脱出阴道口外。

3. **盆腔脏器脱垂分度**

(1)中国传统分度:子宫脱垂、阴道前壁膨出和阴道后壁膨出的中国传统分度分别见表 8-12-1、表 8-12-2、表 8-12-3。

表 8-12-1　子宫脱垂中国传统分度

分度		内容
Ⅰ度	轻型	宫颈外口距处女膜缘小于 4cm,未达处女膜缘
	重型	子宫颈已达处女膜缘,阴道口可见宫颈
Ⅱ度	轻型	宫颈脱出阴道口,宫体仍在阴道内
	重型	宫颈及部分宫体脱出阴道口
Ⅲ度		宫体与宫颈全部脱出于阴道口外

表 8-12-2　阴道前壁膨出中国传统分度

分度	内容
Ⅰ度	阴道前壁形成球状物,向下突出,达处女膜缘,但仍在阴道内
Ⅱ度	阴道壁展平或消失,部分阴道前壁突出于阴道口外
Ⅲ度	阴道前壁全部脱出于阴道口外

表 8-12-3　阴道后壁膨出中国传统分度

分度	内容
Ⅰ度	阴道后壁达处女膜缘,但仍在阴道内
Ⅱ度	阴道后壁部分脱出阴道口

续表

分度	内容
Ⅲ度	阴道后壁全部脱出阴道口外

(2) POP-Q 分期:目前国外多采用 Bump 提出的盆腔器官脱垂定量分期法(pelvic organ prolapse quantification,POP-Q)。此分期系统是分别利用阴道前壁、阴道顶端、阴道后壁上的各 2 个解剖指示点(表 8-12-4)与处女膜的关系来界定盆腔器官的脱垂程度(表 8-12-5)。

表 8-12-4　盆腔器官脱垂评估指示点(POP-Q 分期法)

指示点	内容描述	范围
Aa	阴道前壁中线距处女膜 3cm 处,相当于尿道膀胱沟处	−3 至 +3cm
Ba	阴道顶端或前穹窿到 Aa 点之间阴道前壁上段中的最远点	在无阴道脱垂时,此点位于 −3cm,在子宫切除术后阴道完全外翻时,此点将为 +TVL
C	子宫颈或子宫切除后阴道顶端所处的最远端	−TVL 至 +TVL
D	有子宫颈时后穹窿的位置,它提示子宫骶棘韧带附着到近端子宫颈后壁的水平	−TVL 至 +TVL 或空缺(子宫切除后)
Ap	阴道后壁中线距处女膜 3cm 处,与 Aa 点相对应	−3 至 +3cm
Bp	阴道顶端或后穹窿到 Ap 点之间阴道后壁上段中的最远点,与 Ba 点相对应	在无阴道脱垂时,此点位于 −3cm,在子宫切除术后阴道完全外翻时,此点将为 +TVL

注:POP-Q 分期应在向下用力屏气时,以脱垂最大限度出现时的最远端部位距离处女膜的正负值计算。TVL 为阴道全长。

表 8-12-5　盆腔器官脱垂分期(POP-Q 分期)

分度	内容
0	无脱垂,Aa、Ba、Ap、Bp 均在 −3cm 处,C、D 两点在阴道总长度和阴道总长度 −2cm,即 C 或 D 点量化值 < (TVL−2)cm
I	脱垂最远端在处女膜平面上 > 1cm,即量化值 < −1cm

分度	内容
Ⅱ	脱垂最远端在处女膜平面上 < 1cm,即量化值 > −1cm,但 < +1cm
Ⅲ	脱垂最远端超过处女膜平面 > 1cm,但 < 阴道总长度 −2cm,即量化值 > +1cm,但 < (TVL−2)cm
Ⅳ	下生殖道呈全长外翻,脱垂最远端即子宫颈或阴道残端脱垂超过阴道总长度 −2cm,即量化值 > (TVL−2)cm

注:POP-Q 分度应在向下用力屏气时,以脱垂完全呈现出来时的最远端部位计算。应针对每个个体先用 3×3 表格量化描述,再进行分期。为了补偿阴道的伸展性及内在测量上的误差,在 0 和Ⅳ度中的 TVL 值允许有 2cm 的误差。

处理要点

治疗分为手术和非手术治疗,后者对所有 POP 患者都是首先推荐的一线治疗方法。

1. **非手术治疗**

(1)盆底肌锻炼(凯格尔运动)、辅助生物反馈治疗可以改善盆底功能。

(2)子宫托:尤其适用于全身情况不宜手术、妊娠期、产后的患者;手术前放置子宫托可促进膨出溃疡面愈合。

(3)中医药治疗:针灸、补中益气汤等。

2. **手术治疗** 脱垂超出处女膜的有症状的患者可考虑手术治疗,手术方式应个体化选择,包括阴道封闭术和盆底重建术。

(姜红叶　徐漫漫　梁炎春)

第十三章 女性生殖内分泌疾病

第一节 痛经

痛经(dysmenorrhea)是指行经前后或月经期出现下腹部疼痛、坠胀,伴有腰酸或其他不适。痛经分为原发性和继发性,原发性痛经者生殖器无器质性病变,占 90% 以上;继发性痛经由盆腔器质性疾病引起,最常见原因是子宫内膜异位症与子宫腺肌病。

诊断要点

1. **临床症状** 月经前后或经期出现下腹痛,常于经期第 1 日最剧烈,持续 2 ~ 3 日,可伴恶心、呕吐、腹泻,严重者伴面色苍白、出冷汗。

2. **体征** 原发性痛经妇科检查无阳性体征,继发性痛经可有相应的器质性改变,如子宫增大变形、卵巢肿块、盆腔触痛性结节,阴道闭锁、纵隔和横隔,宫口狭窄等。

3. **影像学检查** 超声是最常见的检查方法,可明确有无器质性病变及协助了解器质性病变的类型。

处理要点

1. 重视心理治疗,消除紧张,疼痛难以忍受可辅助药物治疗。

2. **药物治疗**

(1)前列腺素合成酶抑制剂:常用 NSAIDs,月经来潮即开始服用效果佳,连服 2 ~ 3 天。

(2)口服避孕药:适用于要求避孕的痛经妇女,有效率为 90% 以上。

3. 器质性病变所致痛经者,在明确病因的基础上积极治疗原发病。

(刘　多　梁炎春)

第二节 异常子宫出血

异常子宫出血(abnormal uterine bleeding,AUB)是指育龄期非妊娠女性,月经的周期频率、规律性、经期长度、经期出血量,任何 1 项与正常月经不符的,源自子宫腔的异常出血。根据病因分为两大类 9 个类型,其中排卵障碍相关异常子宫出血(AUB-ovulatory disfunction,AUB-O)最为常见,约占 AUB 的 50%,主要由下丘脑 - 垂体 - 卵巢轴功能异常引起,常见于青春期、绝经过渡期,生育期也可由多囊卵巢综合征、肥胖、高催乳素血症、甲状腺和肾上腺疾病等引起。本节主要讨论 AUB-O。

诊断要点

1. 排除妊娠,妇检了解出血部位,确定 AUB 的诊断。

2. **确认排卵障碍** 基础体温测定、超声检查和子宫内膜活检有助于判断有无排卵、黄体功能状态,后两者也用于排除器质性病变。

3. **寻找排卵障碍病因** 结合病史、体格检查以及生殖内分泌的测定等因素寻找排卵障碍的病因。体格检查关注身高、体重、痤疮、多毛、脱发、消瘦、手抖、水肿、泌乳等,生殖内分泌的测定包括性激素检查、甲状腺功能、肾上腺功能、抗米勒管激素(anti-Müllerian hormone,AMH)、游离雄激素指数、血糖等。

处理要点

处理原则:青春期以止血、调整周期为主;生育期以止血、调整周期、促排卵为主;绝经过渡期以止血、调整周期、防止子宫内膜癌变为主。

1. **止血** 根据年龄、出血量及一般情况选择合适方案。

(1)内分泌治疗:为首选治疗方案。对于大量出血者,要求 8 小时内见效,24 ~ 48 小时出血基本停止,血止后遵医嘱减量,维持血红蛋白含量正常后停药。可选择地屈孕酮、黄体酮、醋酸甲羟孕酮等孕激素制剂和复方短效口服避孕药。

(2)刮宫术:适用于大量出血、药物治疗无效须立即止血及须排除子宫内膜病变的患者。

2. **调整周期** 根据患者年龄、激素水平、生育要求等采用相应的方法,包括孕激素周期性撤退、复方短效口服避孕药及快诺孕酮宫内缓释系统,调整月经周期,以巩固疗效、避免复发。

3. **促排卵** 可用氯米芬、来曲唑、hCG 及人绝经期促性腺激素(human menopausal gonadotropin,hMG)等药物行促排卵治疗。

4. **手术治疗** 药物治疗无效者,应及时行诊断性刮宫明确内膜病变性质。年龄大、无生育要求者,经充分知情同意,可行子宫内膜切除术或子宫切除术;如为癌前病变或癌变者,按相应疾病处理。

(何 科)

第三节 闭经

根据既往有无月经来潮,分为原发性闭经(primary amenorrhea)

和继发性闭经(secondary amenorrhea)。原发性闭经指年满 14 岁月经未来潮、无第二性征发育,或年满 16 岁虽有第二性征发育但无月经来潮;继发性闭经指正常月经建立后月经停止 6 个月,或按自身月经周期停止 3 个周期以上者。

诊断要点

1. **原发性闭经** 多为遗传因素或先天发育异常所致,根据第二性征是否存在行相应检查,重点关注生殖道通畅性和完整性、性激素、染色体及性腺类型。

2. **继发性闭经** 病因复杂,涉及下丘脑、垂体、卵巢及子宫,须详细了解妊娠、生育和妇科手术史。影像学检查、性激素检查及功能试验可协助定位诊断。

处理要点

1. **全身治疗** 积极治疗全身性疾病,供给足够营养,保持标准体重。运动性闭经者应适当减少运动量;应激或精神因素所致闭经者可行心理治疗。

2. **激素治疗**

(1)性激素补充治疗:无子宫者可采用雌激素补充治疗;有子宫者可采用雌孕激素人工周期疗法;体内有一定内源性雌激素水平者,可于月经后半周期补充孕激素。

(2)促排卵:有生育要求患者可采用促排卵药物治疗,建议在有经验的医生指导下用药。

(3)闭经泌乳综合征及部分垂体催乳素瘤患者可采用溴隐亭治疗。

3. **手术治疗** 针对器质性病变,采用相应手术治疗,如处女膜闭锁、阴道横隔或闭锁可行手术切开成形,宫腔粘连行粘连分离。肿瘤因素所致者应行肿瘤切除。

(张焕晓 何 勉)

第四节 多囊卵巢综合征

多囊卵巢综合征(polycystic ovary syndrome,PCOS)是青少年到生育年龄妇女最常见的妇科内分泌疾病之一。在临床上以高雄激素水平的临床或生化表现、持续无排卵、卵巢多囊样改变为特征,常伴有胰岛素抵抗和肥胖。其病因至今尚未阐明,目前研究认为,PCOS的发病可能与遗传和环境因素相互作用有关。

诊断要点

1. **诊断** PCOS 的诊断为排除性诊断。诊断标准存在争议,目前采用较多的是鹿特丹标准。

(1)稀发排卵／无排卵。

(2)高雄激素的临床表现和／或高雄激素血症。主要表现为多毛、痤疮。实验室检查提示血清睾酮、雄烯二酮水平升高，肾上腺产生的脱氢表雄酮或硫酸脱氢表雄酮正常或轻度升高。

(3)卵巢多囊改变：超声提示一侧或双侧卵巢直径 2 ～ 9mm 的卵泡 ≥ 12 个，和／或卵巢体积 ≥ 10ml。

(4)以上三项中符合两项，并排除其他可能引起高雄激素和排卵异常的疾病，即可诊断为 PCOS。

2. 鉴别诊断 应注意与卵泡膜细胞增殖症、卵巢高雄激素肿瘤、肾上腺轴皮质增生或肿瘤、高催乳素血症、甲状腺功能紊乱等鉴别。

处理要点

根据 2018 年加拿大国家健康与医学研究委员会(National Health and Medical Research Council, NHMRC)颁布的 PCOS 国际诊治指南，所有患者均应调整生活方式、控制饮食、增加体育锻炼并戒烟戒酒。超重 PCOS 患者通过减重 5% ～ 10%，可改善近期和远期相关并发症。

1. 对非合并不孕／无生育要求的患者

(1)调整月经周期：口服避孕药是其一线疗法。

(2)降低高雄激素水平：口服避孕药为一线疗法，不建议单独使用抗雄激素药物。

(3)改善胰岛素抵抗：减重、口服胰岛素增敏剂。二甲双胍适用于肥胖和／或有胰岛素抵抗的患者。常用剂量为每次口服 500mg，每日 2 ～ 3 次。

2. 对合并不孕／有生育要求的患者 在调整生活方式、降低高雄激素水平和改善胰岛素抵抗等基础治疗后，可行以下治疗。

(1)促排卵治疗：来曲唑是促排卵的一线首选药物。来曲唑治疗无效的患者，可给予氯米芬、促性腺激素等促排卵。

(2)体外受精(in vitro fertilization, IVF)治疗：当多个促排卵周期治疗无效，可以考虑行 IVF 助孕治疗。

(3)腹腔镜卵巢打孔术：二线治疗方式，主要适用于来曲唑治疗无效、顽固性 LH 分泌过多，或须行腹腔镜检查的患者，可能出现治疗无效、盆腔粘连及继发的卵巢功能低下等。

(麦庆云)

第五节　高催乳素血症

各种原因引起的外周血催乳素（prolactin，PRL）水平持续增高的状态称为高 PRL 血症。正常育龄期妇女血清 PRL 水平一般低于 1.14nmol/L（即 25ng/ml）。高 PRL 血症可由多种生理、药理、病理情况引起，按照结果不同可分为：轻度升高，PRL 为 25～50ng/ml；中度升高，PRL 为 51～75ng/ml；重度升高，PRL > 100ng/ml。PRL > 100ng/ml（除外药物影响）多为病理性（如垂体催乳素留）。规范化采集血标本和稳定准确的实验室测定对判断高 PRL 血症至关重要。各实验室应根据本实验室的数据界定血清 PRL 水平的正常范围。

诊断要点

1. 详细询问月经的具体情况（是否月经过少或月经紊乱）、泌乳量、婚育分娩哺乳史，发病前手术、放疗、应激、服药史，有无肥胖、头痛、视力改变等，既往甲状腺、肝肾、胸壁、乳房疾病史，脑炎、脑外伤史，采血时有无应激等。

2. 查体时注意生殖器官萎缩程度、泌乳量，有无面貌异常、肥胖、高血压、多毛等。

3. 常规测定血 6 项生殖激素水平。若血 PRL < 100ng/ml，应先排除诸多生理性或药理性因素、甲状腺及肝肾病变引起的高 PRL 血症。通常血 PRL 水平高低与 PRL 瘤体积大小相平行。如血 PRL 水平为 31～100ng/ml，伴有症状，各种检查均未找到原因，可归为"特发性高 PRL 血症"。若血 PRL 水平持续高于 100ng/ml，有临床症状者应行鞍区 MRI 平扫加增强检查，明确是否存在垂体微腺瘤或腺瘤。血 PRL 中度升高，且无症状时，可能是"大分子高 PRL 血症"，须经过聚乙烯二醇沉淀才能确定。

4. 应与 PCOS、其他垂体肿瘤、空蝶鞍综合征、子宫内膜异位症、特发性泌乳等鉴别。

处理要点

1. 生理性高 PRL 血症仅须消除该因素后复查；药理性高 PRL 血症须请相关学科会诊，权衡利弊后决定更换不升高血 PRL 水平的同类药或停药 3 天后复查血 PRL 水平，一般不需要多巴胺激动剂治疗；下丘脑垂体的其他疾病引起高 PRL 血症者，转相关学科处理；空蝶鞍综合征无特殊处理。

2. 血 PRL < 100ng/ml（即 4.55nmol/L），泌乳量少，有规律排卵、月经，无生育要求者，可定期随诊观察。建议排查是否为大分子高

PRL 血症。

3. PRL 微腺瘤和特发性高 PRL 血症患者需要抑制异常泌乳,恢复正常月经和排卵生育功能;大腺瘤患者则须缩小瘤体,解除压迫,保留垂体功能,改善神经症状。

4. 预防复发及远期并发症。

5. 垂体 PRL 大腺瘤伴压迫症状、PRL 微腺瘤、特发性高 PRL 血症伴有症状、垂体 PRL 腺瘤手术后残留或放疗后 PRL 水平高及症状持续存在时,应进行治疗。

6. 高 PRL 血症、垂体 PRL 腺瘤(无论微腺瘤或大腺瘤),都可首选多巴胺受体激动剂治疗。医师应根据患者年龄、病情、生育状况,在充分告知各种治疗的优势和不足后,尊重患者意愿做出适当选择。

7. 垂体 PRL 腺瘤患者在以下情况可选择手术治疗:①药物治疗无效或效果欠佳;②药物治疗不耐受;③巨大垂体腺瘤伴视交叉压迫急需减压者;或药物治疗 2 ~ 3 个月血 PRL 水平正常但瘤体无改变,疑为无功能瘤者;④侵袭性垂体腺瘤伴有脑脊液鼻漏者;⑤拒绝长期服用药物者;⑥复发性垂体腺瘤等情况。

8. 侵袭性大腺瘤、术后肿瘤残留或复发、药物治疗无效或不耐受、有手术禁忌或拒绝手术、不愿长期服药的患者,可选择放射治疗。

9. PRL 大腺瘤患者应先治疗,待肿瘤缩小到鞍内后再妊娠。溴隐亭可通过胎盘,原则上,妊娠期胎儿暴露于药物的时间应尽量缩短,但若发现孕妇有孕期服用溴隐亭的历史,也不推荐终止妊娠。如出现头痛、视力障碍等表现,应检查视野、行 MRI 平扫(不用增强)检查以确定病变范围。可再用溴隐亭治疗以缩小增大的瘤体,若控制不满意或视野缺损严重,可行急症手术减压,但不必终止妊娠。

(张 丹)

第六节 早发性卵巢功能不全

早发性卵巢功能不全(premature ovarian insufficiency,POI)是由于卵母细胞数量减少和 / 或质量下降,导致卵巢功能不足,引起生育能力下降,同时伴有 AMH 水平降低、窦状卵泡(antral follicle,AFC)数减少、基础 FSH 水平升高。常见病因包括遗传因素、医源性因素、免疫因素、环境因素等。

诊断策略

1. 年龄 < 40 岁。

2. 月经稀发或停经 4 个月以上。

3. 至少两次血清基础 FSH > 25U/L（测定间隔超过 4 周）。

处理原则

1. 心理及生活方式干预，缓解患者的心理压力。

2. **遗传咨询** 可借助高通量基因检测技术筛查致病基因。

3. 采用激素补充治疗，缓解低雌激素症状。

4. 非激素治疗，包括植物类雌激素、中医药治疗，适用于存在激素补充治疗禁忌证的患者。

5. 远期健康及并发症管理，包括预防骨质疏松、心血管疾病等的发生。

6. **生育相关管理** POI 患者接受辅助生殖技术治疗时卵巢反应率低、周期取消率增加，妊娠率低。赠卵体外受精 - 胚胎移植是 POI 患者解决生育问题的可选途径。对 POI 高风险人群或因某些疾病或治疗损伤卵巢功能的女性，建议采用合适的生育力保存方法，指征包括肿瘤、Turner 综合征患者等。生育力保存方法包括胚胎冷冻、成熟卵母细胞冷冻、未成熟卵母细胞体外成熟技术、卵巢组织冷冻等方法。

（陈明晖）

第七节　绝经综合征

40 岁以上的女性停经 12 个月，排除妊娠及其他可能导致闭经的疾病后，即可临床诊断绝经。

诊断要点

1. **临床症状** 月经紊乱，潮热、出汗，心悸、易怒、焦虑、失眠、易醒等精神神经症状，远期可出现绝经生殖泌尿综合征（genitourinary syndrome of menopause, GSM），如阴道干涩、性交困难、反复阴道感染或排尿困难、尿痛、尿急等尿路感染症状；出现骨量减少、骨质疏松、心血管疾病等。

2. **血清激素测定** FSH > 40U/L 提示卵巢功能衰竭。AMH < 1.1ng/ml 提示卵巢储备下降，< 0.2ng/ml 提示即将绝经。绝经后 AMH 一般测不出。

处理要点

治疗原则：缓解近期症状，有效预防骨质疏松、动脉硬化等远期疾病。

1. **健康管理** 倡导健康生活方式，合理饮食，坚持适度锻炼，避免吸烟，维持正常体重，适当参加社交活动及积极进行心理调适等。

2. **绝经激素治疗**（menopause hormone therapy，MHT） 绝经过渡期和绝经后期女性有意愿接受激素补充治疗者，应在有适应证、无禁忌证的前提下尽早开始，建议采用最低有效剂量的天然雌孕激素药物。

（1）适应证：包括绝经相关症状、GSM相关症状、低骨量和骨质疏松。

（2）禁忌证：已知或可疑妊娠；原因不明的阴道流血；已知或可疑患有乳腺癌；已知或可疑患有性激素依赖性恶性肿瘤；最近6个月内患有活动性静脉或动脉血栓栓塞性疾病；严重肝肾功能不全等。

（3）药物选择：根据具体情况选用单纯雌激素及雌孕激素联合方案。

1）单纯雌激素：适用于已切除子宫的女性，可口服雌激素如结合雌激素、戊酸雌二醇，或采用经皮吸收雌激素如雌二醇皮贴或凝胶。

2）雌孕激素联合方案：适用于有子宫的女性。雌孕激素序贯治疗适用于年轻、绝经早期或愿意有月经样定期出血的女性；雌孕激素连续联合方案常无周期性出血，适用于年长、不愿有月经样定期出血的女性。

3）组织选择性雌激素活性调节剂：替勃龙每日口服 1.25 ~ 2.5mg。

4）雌激素阴道给药：适用于有泌尿生殖道萎缩症状女性，可用结合雌激素乳膏、雌三醇乳膏或普罗雌烯。

3. **注意事项** MHT必须遵循个体化原则：定期接受全面获益风险评估，包括绝经症状评分、新发疾病筛查、全面查体、必要辅助检查，讨论生活方式和防控慢性疾病的策略，根据评估结果个体化调整MHT方案。

（谭金凤　何　科）

第十四章

不孕症及辅助生殖技术

第一节　不孕症

一、不孕症的病因及诊断

女性规律性生活未避孕至少12个月而未孕称为不孕症(infertility)。对男性则称为不育症。

诊断要点

1. **不孕病史**　生育期男女同居,有规律性生活未避孕满 12 个月而未孕,可诊断不孕症。既往从未有过妊娠史,未避孕而未孕者为原发不孕;既往有过妊娠史,而后未避孕连续 12 个月未孕者为继发不孕。

2. **女方病史和检查**　包括性生活情况、既往病史、不孕症治疗史、月经婚育史、个人史、家族史等病史问诊以及体格检查。辅助检查方面,主要进行阴道超声、输卵管通畅度(首选子宫输卵管造影)以及卵巢储备评估(如基础性激素、AMH)等检查。输卵管检查前须明确男方精液基本正常。

3. **男方病史和检查**　包括性生活情况、既往病史、手术史、个人史、家族史等病史问诊以及体格检查。精液检查是首选项目。

处理要点

干预生活习惯,如体重营养管理、睡眠管理等。纠正或者治疗机体系统性疾病。保持规律生活,调节性生活频率和时机。

1. **纠正宫腔、盆腔、输卵管器质性病变**　子宫内膜异位症、盆腔粘连、输卵管闭锁积液、宫腔病变等应做相应手术治疗,目前主要进行宫、腹腔镜诊治术。

2. **诱导排卵**　考虑使用氯米芬、来曲唑、促性腺激素等药物进行诱导排卵。

3. **男科治疗**　采用促进精子生成、治疗生殖道炎症的药物。

4. **辅助生殖技术治疗**　分为人工授精以及体外受精 - 胚胎移植系列技术。

二、不孕症合并内分泌系统疾病

(一)不孕合并甲状腺功能亢进症

甲状腺毒症是指血循环中甲状腺激素过多,引起以神经、循环、消化等系统兴奋性增高和代谢亢进为主要表现的一组临床综合征。其中由于甲状腺腺体本身功能亢进,合成和分泌甲状腺激素增加所导致的甲状腺毒症,称为甲状腺功能亢进症,简称甲亢。未控制的甲亢使妊娠妇女流产、早产、先兆子痫、胎盘早剥等的发生率增加,早产儿、胎儿宫内生长迟缓、足月小样儿等的危险性提高。

诊断要点

1. 临床表现为神经、循环、消化等系统兴奋性增高和代谢亢进。症状主要有易激动、烦躁失眠、心悸、乏力、怕热、多汗、消瘦、食欲亢进、大便次数增多或腹泻,女性月经稀少。

2. 甲状腺超声提示甲状腺肿和 / 或甲状腺结节。

3. 甲状腺功能检测提示 TSH 降低、TH 升高。

4. 血 TSH 降低,T_3、T_4 正常,但无明显的临床表现,在排除下丘脑 - 垂体疾病后,可诊断亚临床甲亢。根据 TSH 减低的程度可划分为部分抑制(血清 TSH 0.1 ~ 0.4mIU/L)和完全抑制(血清 TSH < 0.1mIU/L)。

处理要点

1. **一般治疗** 补充营养及热量,适当休息,限制碘摄入,稳定情绪等。

2. **ATD** 其机制是抑制 TH 及免疫球蛋白的合成。常用 ATD 主要有硫脲类和咪唑类两类。硫脲类包括甲硫氧嘧啶(methylthiouracil,MTU)及丙硫氧嘧啶(PTU),后者包括甲巯咪唑(MMI)和卡比马唑(carbimazole,CMZ)。目前常用 MMI 和 PTU。治疗方案分为初治期、减量期和维持期,即 PTU 300 ~ 450mg/d 或 MMI 30 ~ 40mg/d 至症状缓解或血 TH 基本正常后逐渐减量,每 2 ~ 4 周减药 1 次,PTU 每次减少 50 ~ 100mg,或 MMI 减少 5 ~ 10mg,待 TSH 正常,维持最小量 PTU 50mg/d 或 MMI 5mg/d,总疗程不少于 1 年。

3. ^{131}I **治疗** 其作用机制为 ^{131}I 释放 β 射线,破坏滤泡上皮细胞,减少 TH 分泌。妊娠期、哺乳期妇女禁用。

4. **手术治疗** 手术方式包括甲状腺次全切除术、甲状腺全(近全)切术。

5. **亚临床甲亢** 治疗意见尚不一致。原则上是对完全抑制者给予 ATD 或者病因治疗,对部分抑制者可不予处理,观察 TSH 的变化。

6. **妊娠期甲亢** 我国指南指出,正在接受 ATD 治疗的妇女一旦确定妊娠,应立即检测甲状腺功能和促甲状腺素受体抗体,并在妊娠早期密切监测甲状腺功能。根据 FT_4 和 T_3 水平,决定是否继续应用

ATD 治疗,尽量在致畸关键期(妊娠 6 ～ 10 周)之前停药。若必须使用 ATD,在妊娠早期(妊娠前 3 个月)使用 PTU,妊娠中晚期阶段使用 MMI。无论是以 MMI 或 PTU 治疗的妇女,一旦怀孕应立即改为 PTU,从妊娠第 4 个月开始再改为 MMI。PTU 和 MMI 按(20 ～ 30):1 转换。ATD 治疗的孕妇每月检测甲状腺功能,及时调整剂量。药物剂量的调整主要参考血清 FT_4,以母体血清 FT_4 水平略高于正常且 TSH 处于抑制状态为宜。

(二)不孕合并甲状腺功能减退症

甲状腺功能减退症,简称甲减,是由甲状腺激素合成和分泌减少或组织利用不足导致的全身代谢减低综合征。甲减会增加妊娠不良结局的风险,包括子痫前期、早产、低体重儿和流产等,还可能损害婴儿神经系统功能发育,因此必须予以治疗。

诊断要点

1. 临床表现以代谢率减低和交感神经兴奋性下降为主,病情轻的早期患者可以没有特异症状。典型患者有畏寒、乏力、手足肿胀感、嗜睡、记忆力减退、少汗、关节疼痛、体重增加、便秘、月经紊乱或者月经量过多、不孕。

2. 甲状腺功能检测提示血清 TSH 增高、FT_4 和 TT_4 减低。

3. 若无明显的临床表现,但血清 TSH 增高,FT_4 和 TT_4 正常,可诊断亚临床甲减。

4. **妊娠期甲减** 妊娠期间血清 TSH 水平受血清 hCG 的影响,血清 FT_4 也无特异检测方法,因此妊娠期甲减的诊断标准尚未完全统一。2019 年我国《妊娠和产后甲状腺疾病诊治指南(第 2 版)》提出,妊娠早期 TSH 上限的切点值为普通人群 TSH 参考范围上限下降 22% 得到的数值或 4.0mU/L。

5. 血清 TSH 减低或正常,FT_4、TT_4 减低,考虑中枢性甲减,须进一步检查下丘脑、垂体病变。

处理要点

1. **一般治疗** 贫血可补充原料,如铁剂、叶酸、维生素 B_{12};缺碘者补充碘剂。

2. **替代治疗** 左甲状腺素(L-T_4)是首选药物,药物的剂量和达到完全替代剂量所需时间根据患者情况个体化确定。服药方法首选早饭前 1 小时,与其他药物和某些食物的服用间隔应在 4 小时以上。治疗初期,每 4 ～ 6 周监测 TSH 和 FT_4,根据 TSH 和 FT_4 水平调整剂量。达标后每 6 ～ 12 个月复查一次。中枢性甲减以 FT_4/TT_4 达到参考范围作为治疗目标。

3. 亚临床甲减 根据 TSH 水平,将亚临床甲减分为两类,即轻度亚临床甲减(TSH < 10mU/L)和重度亚临床甲减(TSH ≥ 10mU/L)。治疗目标和方法与临床甲减一致。我国指南对于甲状腺功能正常而 TPOAb 阳性的不孕女性不推荐应用 L-T₄ 治疗,但对于有流产史的女性,考虑到潜在获益大于最小风险,建议可从低剂量开始预防性使用 L-T₄。

4. 妊娠期甲减 我国指南指出,妊娠期甲减将 TSH 控制在妊娠期特异性参考范围的 1/2 以下,如无法获得妊娠期特异性参考范围,则可将血清 TSH 控制在 2.5mU/L 以下。指南推荐根据血清 TSH 水平、TPOAb 是否阳性,选择妊娠期亚临床甲减的不同治疗方案。若 TSH > 妊娠期特异性参考范围上限(或 4.0mU/L),无论 TPOAb 是否阳性,均推荐 L-T₄ 治疗;若 TSH > 2.5mU/L 且低于妊娠特异性参考范围上限(或 4.0mU/L),伴 TPOAb 阳性,考虑 L-T₄ 治疗;若 TSH > 2.5mU/L 且低于妊娠特异性参考范围上限(或 4.0mU/L),伴 TPOAb 阴性,不推荐 L-T₄ 治疗;若 TSH < 2.5mU/L 且高于妊娠特异性参考范围下限(或 0.1mU/L),不推荐 L-T₄ 治疗,伴 TPOAb 阳性时,需要监测 TSH,反之无须监测。

(三)不孕合并肾上腺功能亢进

肾上腺皮质功能异常包括肾上腺皮质功能减退和肾上腺皮质功能亢进,肾上腺皮质激素分泌过量或不足均会对性腺、性器官的发育产生不良影响。在生殖门诊最常见的是先天性肾上腺皮质增生症(congenital adrenal hyperplasia,CAH)导致的不孕症。CAH 又称库欣综合征,皮质激素分泌增加,可导致垂体分泌的促性腺激素及卵巢分泌的雌激素减少,表现为性功能低下。

【诊断要点】

1. 临床表现 男性患者可出现性欲减退、阳痿、睾丸小、生精少。女性患者可有月经减少、月经稀发或闭经及不孕。

2. CAH 是一组由肾上腺皮质类固醇合成通路各阶段各类催化酶的缺陷,引起的以皮质类固醇合成障碍为主的常染色体隐性遗传性疾病,以 21- 羟化酶缺陷症最常见。根据临床表现、生化特征等,CAH 分为经典型(包括单纯男性化型、失盐型)和非经典型(nonclassic CAH,NCCAH),后者更为常见。经典型 CAH 因具有显著临床特征以及生化特点,临床易于早期诊断并及时治疗。NCCAH 因患者酶缺陷程度不同,残存酶的活性不同,临床表现复杂多样,容易漏诊、误诊。

最新的大数据资料结合遗传学诊断观点认为,基础 17-OHP > 6nmol/L,或 ACTH 激发后 17-OHP > 30nmol/L,可考虑 NCCAH 的诊断。

3. 辅助检查 包括生化、激素、基因及染色体检测,肾上腺 CT 及骨龄检测。基因诊断是确诊的可靠手段,染色体检测对于外生殖器发育异常、两性难辨患儿可以明确遗传性别。

处理要点

1. 治疗目的是改善肾上腺皮质功能不全,抑制肾上腺雄激素的产生,糖皮质激素是首选药物。伴有严重高雄激素血症或不孕的成年女性患者、或有流产史的 NCCAH 女性,需要进行辅助生殖技术助孕的 CAH 患者,在助孕前及助孕过程中均需要使用糖皮质激素治疗,推荐使用不穿过胎盘的糖皮质激素治疗。药物治疗建议去内分泌科接受专业指导,病情稳定后方可妊娠,妊娠后继续内分泌科随访治疗。

2. 使用糖皮质激素治疗的 CAH 的患者推荐每年进行体检,包括血压、BMI 和库欣样特征,同时行生化检测。血清 17-OHP 和雄烯二酮是 CAH 患者药物治疗是否充分的传统指标。通常使患者 17-OHP 和雄烯二酮水平在正常上限或轻度升高,防止出现血压升高、BMI 增加及库欣样特征。

3. CAH 患者、严重突变型的携带者、有 CAH 患儿分娩史及有家族先证者的夫妇,在再次生育前应该进行遗传咨询,评估再次生育的风险及是否可以使用胚胎植入前遗传学检测技术来避免患儿出生。

(李宇彬 高 军)

第二节 辅助生殖技术

一、人工授精

人工授精是通过非性交的方式将精子放置在女性生殖道内以达成妊娠目的的技术。依据精液的不同来源可分为夫精人工授精(artificial insemination by husband semen,AIH) 和供精人工授精(artificial insemination by donor semen,AID);依据不同的人工授精部位可以分为宫腔内人工授精、宫颈内人工授精及阴道内人工授精,临床中最为常用的是宫腔内人工授精。

(一)夫精人工授精适应证

人工授精实施前,需要通过子宫输卵管碘油造影或者腹腔镜检查术确认至少一侧输卵管通畅。

1. 男方精液轻度或者中度异常。

2. 排卵障碍、子宫内膜异位症经药物治疗后未能受孕。

3. 宫颈因素异常所致的不孕。

4. 性功能障碍或者生殖道畸形所致的性交障碍。

5. 不明原因性不孕或者免疫性不孕。

(二)禁忌证

1. 女方患有不宜妊娠的严重的遗传、躯体疾病或者精神疾病。

2. 一方患有严重的急性生殖系统、泌尿系统感染性疾病和性传播疾病。

3. 任何一方接触致畸量的射线、毒物、药品并处于作用期。

4. 如存在某些可能涉及法律或者生殖伦理问题的情况,应充分评估夫妇双方具体情况,必要时提交生殖伦理委员会讨论,并进行充分的知情同意,慎重实施人工授精技术。

(三)人工授精的治疗程序

1. 术前准备

(1)女方检查:主要包括卵巢功能评估、甲状腺功能、血和尿常规、生化、转氨酶、肝炎病毒、人类免疫缺陷病毒、梅毒、生殖道感染病原体、盆腔 B 超、胸部 X 线、心电图及宫颈防癌筛查等。

(2)男方检查:主要包括精液常规分析、精子形态学改变、肝炎病毒、人类免疫缺陷病毒、梅毒检测等。

2. **促排卵及卵泡监测**　依据不同的适应证采取自然周期人工授精或者促排卵周期人工授精。

(1)自然周期人工授精:通常从月经周期的第 10 天开始监测卵泡发育,当卵泡直径达到 14mm 时开始监测 LH 峰。通常通过检测血或尿的 LH 水平判断 LH 峰,当主导卵泡直径为 16 ～ 20mm,LH 水平上升为基础值 2 倍以上,可以在 24 ～ 48 小时后行人工授精。

(2)促排卵周期人工授精:通常从月经周期的第 2 ～ 5 天开始促排卵,促排卵后的第 4 ～ 5 开始监测,当卵泡直径大于或等于 16 ～ 20mm,注射 hCG 5 000 ～ 10 000U,注射后 24 ～ 48 小时行人工授精。

3. **人工授精当天进行精液处理**　获取男方精液并经密度梯度离心法或上游法洗涤处理。

4. **宫腔内人工授精**　患者取膀胱截石位,将处理后的精液吸入连接 1ml 注射器的人工授精管内,将人工授精管送入宫腔,通过注射器将处理后的精液缓慢注入宫腔,然后将人工授精管缓慢退出。人工授精后第一天,超声检查排卵情况,如果没有排卵,可以考虑第二次人工授精。

5. 人工授精后 14 ~ 16 天检测 β-hCG 人工授精后 5 周采用 B 超确认临床妊娠。

(四)处理要点

1. 促排卵周期人工授精主要适用于排卵障碍、原因不明不孕及自然周期人工授精失败者。

2. 为避免多胎妊娠以及卵巢过度刺激综合征的发生,促排卵周期人工授精需要适当控制促排卵药物的使用剂量,以期获得 1 ~ 2 个主导卵泡,当有 3 个以上直径超过 16mm 的卵泡时,建议取消本次人工授精。

3. 人工授精的总体临床妊娠率为 10% ~ 15%,如反复人工授精不成功(2 ~ 3 次不成功),可以考虑进行体外受精 - 胚胎移植技术辅助生殖。

二、体外受精 - 胚胎移植

体外受精 - 胚胎移植(in vitro fertilization-embryo transfer,IVF-ET)技术是指将女方的卵子和男方的精子取出,放置于培养皿内进行体外受精,将获得的受精卵继续培养为早期胚胎或囊胚,再将其移植入女方子宫内继续发育。随着技术水平的持续发展并改良,IVF-ET 术后妊娠率不断提高,已被广泛应用于多种原因所致不孕症的治疗中。

(一)适应证

1. 输卵管性不孕,如输卵管堵塞或功能障碍引起精卵运输障碍导致的不孕。

2. 男性因素的不育,如男性少精子、弱精子症。

3. 子宫内膜异位症伴不孕。

4. 原因不明性不孕。

5. 排卵功能障碍性不孕,可见于多囊卵巢综合征、高催乳素血症、低促性腺激素性闭经等疾病患者中。

6. 其他因素引起的不孕,如手术、年龄、疾病引起的生育力储备下降等经其他助孕技术未能成功妊娠的情况。

(二)禁忌证

1. 女方全身健康状态不适合怀孕。

2. 双方或任何一方患有严重的精神病或存在急性生殖系统、泌尿系统感染性疾病和性传播疾病。

3. 任何一方有吸毒等不良嗜好。

4. 任何一方接触致畸量的射线、毒物、药品并处于作用期。

5. 女方有不可矫治的子宫性不孕症。

6. 双方或一方为严重的遗传性疾病患者或基因携带者,其生育的后代有明确的致残、致死性风险时,应该在具有进行胚胎植入前遗传学检测技术条件的机构进行助孕治疗。

7. 如存在某些可能涉及婚姻法和母婴保健法等法律问题和生殖伦理问题的情况时,应充分评估夫妇双方具体情况,必要时提交生殖伦理委员会讨论,并进行充分的知情同意,慎重实施辅助生殖技术。

(三)治疗程序

1. 术前准备

(1)夫妇双方术前常规检查:女方主要包括生殖内分泌、甲状腺功能、盆腔 B 超、胸部 X 线、心电图、血和尿常规、生化肝酶和肝炎、人类免疫缺陷病毒、梅毒以及生殖道感染病原体的排查。男方主要包括精液常规分析和常规检查。

(2)卵巢功能评估:年龄、血 AMH 水平、基础 FSH 水平及超声下观察基础状态下的 AFC 数目。

2. 控制性超排卵及其监测

(1)促性腺激素释放激素激动剂(gonadotropin-releasing hormone agonist,GnRH-a)降调节方案:从黄体中期开始使用 GnRH-a 进行垂体降调节,在降调 14 天,垂体达到脱敏状态后(血 FSH 和 LH < 5IU/L、血清雌二醇 E2 < 50pg/ml,内膜 < 5mm)即可开始使用促性腺激素,直到 1 个或多个主导卵泡的平均径线达到 18mm,使用 hCG 扳机,34 ~ 36 小时后取卵。

(2)促性腺激素释放激素拮抗剂(gonadotropin-releasing hormone antagonist,GnRH-A)方案:从月经第 2 ~ 3 天开始每天使用促性腺激素,在使用促性腺激素第 5 ~ 8 天起,每天同时使用 GnRH 拮抗剂,预防早发 LH 峰,直至 hCG 日。

(3)监测:主要包括实时超声观察卵泡发育、血清雌二醇水平。

3. 取卵　最常用的是经阴道 B 超介导下穿刺取卵术。

4. 精子准备　最常用的是上游法和不连续的梯度离心法,以达到浓缩、选择活动力强的精子,并丢弃精浆、碎片和污染物的目的。

5. 体外受精　将适量的活动精子加入卵丘复合物周围,进行体外受精。16 ~ 18 小时后观察卵子有无原核形成,并更换为卵裂期胚胎培养液。常规受精的卵子需要吹打去除颗粒细胞,才能观察到原核。在精子数量不足或存在高受精障碍风险时,可采用卵细胞质内单子注射(intracytoplasmic sperm injection,ICSI)进行体外受精,在显微操作系统的协助下,将单个精子注射到卵母细胞胞质里,使卵母细胞受精。

6. **胚胎移植** 选择取卵后第 2～3 天的卵裂期胚胎或第 5～6 天的囊胚期胚胎,进行胚胎移植。

7. **观察妊娠结果** 移植后 2 周检测血或尿 hCG 水平,确定是否妊娠,移植后 4～5 周行超声检查,确定是否宫内妊娠。

(四)处理原则

1. IVF-ET 需要数万至十万个精子,ICSI 适用于有单个或数个活的精子的情况,重点解决男性不育的问题。

2. 卵巢刺激过程中,常见并发症有卵巢过度刺激综合征(ovarian hyperstimulation syndrome,OHSS)、血栓形成与栓塞、卵巢扭转和破裂。

3. 实施 IVF-ET 后自然流产率为 10%～15% 甚至更高,异位妊娠的风险为 1%～3%,较自然妊娠人群高,特别是会存在宫内外同时妊娠或宫外多部位妊娠等复杂情况。

4. 警惕多胎妊娠的发生。为减少多胎妊娠的发生,中华医学会生殖医学分会于 2018 年发布的《关于胚胎移植数目的中国专家共识》规定,同一周期最多只能移植 2 个胚胎,并通过选择性单胚胎移植策略,持续关注减少多胎妊娠。

5. 实施 IVF-ET 的孕妇均视为高危妊娠,应加强随访,可适当放宽剖宫产指征。

三、胚胎植入前遗传学检测技术

胚胎植入前遗传学检测(preimplantation genetic testing,PGT)技术是通过在配子或胚胎阶段对遗传病进行分子遗传学的诊断,选择没有疾病表型的胚胎移植入子宫,从而避免遗传病胎儿的妊娠。PGT 是在胚胎的最早期实现的产前诊断技术,从妊娠的源头上实现优生,有效避免了选择性流产,以及伴随的伦理道德观念的冲突,并缩短了由于选择性流产需要恢复的妊娠间隔时间。

PGT 技术依据检测目的的不同分为三类,包括植入前非整倍体检测(PGT for aneuploidy,PGT-A)、植入前染色体结构重排检测(PGT for chromosomal structural rearrangement,PGT-SR)和植入前单基因遗传病检测(PGT for monogenic gene disease,PGT-M)。

(一)适应证

1. **单基因遗传病** 夫妻任何一方为常染色体显性遗传性疾病患

者,或夫妻双方是同一种常染色体隐性遗传性疾病携带者,具有高风险生育严重致畸、致残、致死的患儿的夫妻。

2. 染色体病 主要指染色体相互易位和罗伯逊易位,另外还包括染色体倒位和插入等。

3. 非整倍体检测 理论上,对高龄妇女、反复种植失败以及复发性流产患者的胚胎进行染色体的非整倍体检测,选择正常胚胎移植可以提高妊娠率,降低流产率,但其应用价值仍存在争议。

在部分情况下,也可在没有明确遗传性疾病的情况下对胚胎进行 PGT 检测,如对胚胎进行 HLA 配型,从而为先证者提供 HLA 配型相符的脐血或骨髓等。PGT 还可对某些迟发性疾病如亨廷顿病,遗传性肿瘤如乳腺癌、卵巢癌等易感基因携带者进行胚胎筛查。

(二)禁忌证

1. 所有 IVF 和 ICSI 的禁忌证 ①女方全身健康状态暂时或永久不适合怀孕,尤其是女方为常染色体显性遗传性疾病患者时,须明确女方是否可以耐受妊娠;②双方或任何一方患有严重的精神疾病或存在急性生殖系统、泌尿系统感染性疾病和性传播性疾病;③任何一方具有吸毒等严重不良嗜好;④任何一方接触致畸量的射线、毒物、药品并处于作用期;⑤女方不可矫治的子宫性不孕症;⑥如存在某些可能涉及婚姻法和母婴保健法等法律问题和生殖伦理问题的情况,应充分评估夫妇双方具体情况,必要时提交生殖伦理委员会讨论,并进行充分的知情同意,慎重实施辅助生殖技术。

2. 突变基因的致病性未确定 在单基因病突变基因的致病性不明确时,不应贸然进行 PGT-M。

3. 非医学指征的性别筛选 我国禁止进行任何形式的非医学指征的性别筛选,包括有创的囊胚活检,以及无创的培养液或囊腔液检测。

(三)操作步骤

1. 优生遗传咨询 可根据遗传病的类型解释其遗传风险。

2. 促排卵 胚胎植入前遗传学检测的促排卵过程同常规 IVF。以下几点值得注意:①女方携带的疾病可能影响卵巢储备,例如,脆性 X 染色体综合征 *FMRI* 基因 CGG 重复次数在 55 ~ 200 的前突变携带者中 20% 有卵巢早衰的风险,20% ~ 30% 发生卵巢反应不良。②卵巢刺激程度的控制,临床医师不但要考虑女方年龄、卵巢 AFC 数目、基础 FSH 水平、有无不孕病因以及基础疾病等,还应考虑 PGT 的适应证和可移植胚胎的比例,综合决定药物的启动剂量。在估计患者卵巢反应正常时,PGT-M 周期只需要按正常启动剂量,而 PGT-SR 周期需要较常规稍高的剂量,以获得相对更多一点的卵子和胚胎。鉴于拮抗剂方案可灵活选择 GnRH-a 单扳机或者 GnRH-a 加低剂量 hCG 双扳机,以降低 OHSS 的风险,建议高反应人群首选拮抗剂方案。

3. **细胞活检** 可活检的遗传物质:①卵子的第 1 和第 2 极体;②卵裂期胚胎的卵裂球;③囊胚滋养外胚层细胞。目前越来越多的 PGT 中心选择囊胚期活检。

4. **活检细胞的诊断技术** 主要包括单细胞 PCR、FISH,以及全基因组扩增基础上衍生的技术,如单核苷酸多态性阵列(single nucleotide polymorphism array,SNP-array)、比较基因组杂交(comparative genomic hybridization)和二代测序(next-generation sequencing,NGS)等。

5. **胚胎移植** PGT 的胚胎体外培养同常规 IVF 的囊胚培养。移植胚胎的选择须根据诊断的结果和胚胎的发育情况来决定。强烈建议所有 PGT 周期进行单个囊胚移植,以利于准确地进行妊娠后的产前诊断。

6. **妊娠后的处理** PGT 后一旦妊娠必须进行产前诊断。PGT 妊娠周期的其他临床处理同常规 IVF 的患者。

(黄孙兴 黄 珂 沈晓婷)

第三节 辅助生殖技术常见并发症及处理

促排卵治疗是辅助生殖技术(assisted reproductive technology,ART)的重要内容之一,但其在提高临床妊娠率的同时,亦使 OHSS、多胎妊娠、多部位妊娠等并发症发生概率增高。

一、卵巢过度刺激综合征

OHSS 是辅助生殖技术促排卵治疗引起的常见医源性并发症,卵巢增大、卵巢分泌的激素及血管活性物质增加,引起血管通透性增加,出现以腹胀、腹水、少尿、血液高凝倾向为典型临床表现的综合征。OHSS 发生率为 5% ~ 10%。重度 OHSS 发生率为 0.5% ~ 5%。OHSS 偶见于自然排卵周期,尤其是多胎妊娠、甲状腺功能减退和多囊卵巢综合征的患者。

OHSS 的发生是一种多因素参与的复杂过程,其确切的发病机制目前尚未完全阐明,但已经明确其发病依赖于 hCG。不使用 hCG 则不会发生早发型 OHSS,早期妊娠持续的 hCG 刺激是持续及重症

OHSS 的危险因素。

(一)临床表现及分类

早发型 OHSS 起源于卵巢对药物刺激的反应,是外源性 hCG 的急性效应,多发生于 hCG 注射后 3 ~ 7 天,起病后不超过取卵后 9 天;晚发型 OHSS 与妊娠相关,常发生于 hCG 注射后 12 ~ 17 天。晚发型 OHSS 与卵巢对刺激的反应关系不那么密切,起病在取卵或诱导排卵 10 天之后,常与妊娠后内源性 hCG 增高(特别是多胎妊娠)或使用 hCG 进行黄体支持有关。

按照 OHSS 严重程度分为轻、中、重、极重度。恰当的分类有助于指导临床预防和治疗。OHSS 分类见表 8-14-1、表 8-14-2。

表 8-14-1　OHSS 的分类

轻度	中度	重度	危重
Ⅰ:腹胀和不适 Ⅱ:Ⅰ级症状及恶心呕吐和 / 或腹泻;卵巢增大,直径 ≤ 5cm	Ⅲ:轻度 OHSS 症状,B 超检查有腹水,卵巢直径为 5 ~ 10cm	Ⅳ:重度 OHSS 特征,有腹水的临床证据 Ⅴ:血细胞比容 ≥ 45%(或比基线升高 30%),WBC ≥ 15×10^9^/L,少尿,血肌酐为 1.0 ~ 1.5mg/dl,肌酐清除率 ≥ 50ml/min	Ⅴ:张力性腹水,血细胞比容 ≥ 55% WBC ≥ 25×10^9^/L,血肌酐 ≥ 1.6mg/dl,肌酐清除率 < 50ml/min,血栓栓塞,急性呼吸窘迫综合征

表 8-14-2　Navot 重度与极重度分类

项目	重度	极重度
卵巢	不同程度增大	
腹水和 / 或胸腔积液	大量	张力性
血细胞比容	> 45% 较基础值增加 > 30%	> 55%
白细胞计数	> 15×10^9^/L	> 25×10^9^/L
少尿	+	
肌酐清除率	> 50ml/min	< 50ml/min
肝、肾功能	肝功能异常	肾功能异常
水肿	全身水肿	血栓征象 多器官功能衰竭、肺衰竭

(二)预防及治疗

虽然 OHSS 症状与体征发生在促排卵周期的排卵后,但促排卵周期即应充分认识 OHSS 的高危因素并及时采取预防措施。预防重于治疗。减少启动的促排卵药物剂量、采用微刺激方案、黄体期不使用 hCG 进行黄体支持、全胚冷冻等策略均有助于预防 OHSS。

中度以下 OHSS 患者以支持疗法为主,主要包括:①每天测量体重、腹围,超声测量腹水的增长和卵巢体积;②避免大幅度运动,但无须严格卧床,否则增加血栓风险;③如果症状加重,体重持续增长,或尿量减少,每天尿量< 500ml,应再次就诊,进行体格检查、超声、实验室检查,包括血常规、电解质和肌酐。

中重度 OHSS 须收入院治疗。患者入院后应注意病情监测、维持液体平衡、预防血液浓缩。维持体液外渗期的血容量和及早纠正低血容量,是预防各种循环障碍并发症的关键,依病情使用白蛋白、低分子右旋糖酐扩容,或使用利尿剂,必要时使用肝素抗凝,防止血栓形成。腹腔穿刺抽液术是处理重度 OHSS 的重要方法之一。在极少数的情况下,OHSS 的危急状态并发肾衰竭、血栓形成、急性呼吸窘迫综合征、多脏器衰竭,只能采取终止妊娠的方法来挽救生命。

二、多胎妊娠

一次妊娠 2 个或 2 个以上胎儿称为多胎妊娠。随着促排卵药物的应用,尤其是人类辅助生殖技术的发展,多胎妊娠的发生率也随之增加,IVF-ET 后多胎妊娠率可为 20% ~ 35%。多胎妊娠给孕妇及家庭带来一系列的心理、社会和经济问题,特别是高序多胎妊娠的孕产妇并发症及流产率、围产儿发病率、病死率均增加。因此,多胎妊娠应被视为辅助生殖治疗的不良结局或并发症之一,应采取必要的措施以减少多胎妊娠的发生。

生殖专科医生须严格掌握促排卵药物应用的指征,熟悉并谨慎使用促排卵技术,规范促排卵治疗、减少诱导排卵数。在 IVF-ET 中,提倡单胚胎移植,减少移植胚胎数,亦可降低多胎妊娠的发生率。

三、宫内、宫外同时妊娠

宫内、宫外同时妊娠也叫作复合妊娠(heterotopic pregnancy,HP),在 ART 中非偶见,IVF-ET 后的发生率约 1%,是自然妊娠的 100 倍。发病原因除输卵管病变以外,主要与促排卵时过高水平的雌二醇、孕酮有关。HP 的临床表现复杂,目前诊断主要依靠临床病史、症状、体征结合超声检查及手术。约90%的HP患者经超声检查而确诊,超声下通常宫腔内外均见孕囊、胎芽和原始心管搏动,或是宫外见附件包块和盆腔积液。手术探查及超声检查是目前HP诊断的主要手段,根据临床表现及超声征象,60%的HP患者经剖腹手术或腹腔镜检查方能确诊,70%的HP病例在孕5~8周被诊断,20%在孕9~10周被诊断,10%在孕11周以后被诊断。

HP在临床容易漏诊、误诊,原因包括以下几点:①对HP发病的认识不足,即这是一种罕见病;②临床超促排卵治疗及辅助生殖治疗后,患者卵巢增大伴有腹水,难以分辨异位妊娠;③宫内有妊娠囊,患者不一定有阴道流血的症状;④促排卵后部分患者卵巢部位不适,容易与异位妊娠的不适相混淆;⑤超声检查技术欠熟练,或异位妊娠部位特殊,超声诊断价值难以发挥。

HP的治疗原则是一旦确诊,立即治疗异位妊娠,同时避免对宫内妊娠的机械性干扰或化学性损伤。对HP的异位妊娠的治疗方法根据其部位不同方法也不同,一般包括手术治疗及药物治疗。手术治疗根据胚胎宫外种植部位不同,包括输卵管切开术、输卵管切除术、宫角妊娠剜除术等。药物治疗以局部用药为主,避免对宫内妊娠产生损害,可考虑使用特制减胎针对准胚芽处刺入孕囊、抽吸胚芽,并以单纯的1~3mmol/L的氯化钾溶液0.2~1.5ml注入孕囊及绒毛附着处,同时术后须密切检测异位妊娠及宫内妊娠情况,以判断疗效和发现并发症。

四、卵巢破裂

卵巢破裂常在增大的卵巢行穿刺取卵术后发生,其症状轻重取决于破裂口的大小及内出血量的多少。如破裂口小,内出血少,症状轻微,患者仅感觉轻度腹痛,患者血红蛋白下降不明显,尽量保守治疗,注意监测患者生命体征及症状变化,密切监测血常规,复查超声。如破裂口大,内出血多,常致剧烈腹痛,伴恶心、呕吐,甚至休克,患者因活动性出血导致血红蛋白进行性下降,需要手术治疗,行卵巢修补术,必要时须输注血浆及浓缩红细胞,术中注意保护患者的卵巢功能。

(胡晓坤)

第十五章

生育规划

第一节　避孕

避孕(contraception)是指采用药物、器具或自然避孕等方法,通过抑制排卵、阻止精子与卵子结合和改变宫腔环境,以不利于受孕,达到避免妊娠的目的。

一、药物避孕

1. **禁忌证**　①确诊或可疑雌孕激素依赖性肿瘤;②严重心脑血管疾病;③血液病和血栓性疾病;④急、慢性肝炎或肾炎;⑤其他,如严重内分泌疾病、精神疾病、严重偏头痛反复发作者、年龄 > 35 岁的吸烟妇女等。

2. **药物选择**

(1)口服避孕药:包括短效、长效及探亲避孕药,其中复方短效口服避孕药最常用,从月经第 1 ~ 5 天开始用药,连服 21 天,停药 7 天后服用第 2 周期药物;若出现漏服应及早补服;若漏服 2 片,补服后要同时加用其他避孕措施;漏服 3 片应停药,待出血后开始服用下一周期药物。未按时服药可引起阴道流血并影响避孕效果。

(2)长效避孕针:包括单孕激素药剂及雌孕激素复合制剂,前者可用于哺乳期避孕。

(3)缓释避孕系统:皮下埋植剂、避孕贴片、含药宫内缓释系统或阴道药环等。

二、宫内节育器

宫内节育器(intrauterine device,IUD)是放置于子宫腔内通过局部作用达到避孕目的的器具。

1. **适应证**　①育龄妇女要求放置 IUD 避孕;②要求紧急避孕并愿继续以含铜 IUD 避孕者;③为治疗某些疾病者,包括子宫内膜病变和月经量过多的保守治疗。

2. **禁忌证**　①妊娠或可疑妊娠;②生殖道急性炎症;③严重子宫解剖结构异常;④原因不明的子宫出血;⑤严重的全身性疾病;⑥生殖器肿瘤;⑦宫腔深度小于 5.5cm 或大于 9cm。

3. 放置时间

(1)含铜 IUD 于月经干净后 3～7 天放置,或无保护性交后 120 小时内放置用于紧急避孕,LNG-IUS 在经期第 4～7 日放置。

(2)人工流产后即时放置。

(3)自然流产后 1 个月、月经恢复正常后放置,药物流产后 2 次正常月经后放置。

(4)产后 42 天恶露干净、子宫恢复正常时放置。

(5)哺乳期放置须先排除妊娠。

4. 注意事项

(1)根据宫腔深度选择大小适合的宫内节育器,操作轻柔,避免子宫穿孔,尤其哺乳期及瘢痕子宫时更须注意。

(2)术后定期随访 IUD 在宫腔内情况。

(3)宫内节育器取出指征:IUD 使用年限已到,须更换;带节育器妊娠;有再生育需求;改用其他避孕方式;绝经 1 年内;不能耐受 IUD 副作用。

三、其他避孕方法

1. 外用避孕药具 包括阴茎套、女用避孕套及外用杀精剂等。

2. 自然避孕法 指不用任何药具或手术,顺应自然生理规律,性交避开排卵前后 4～5 日的"易受孕期"以达到避孕目的。本方法并不可靠,失败率达 20%。

四、避孕方式的选择

根据女性不同时期及自身需求,选择合适的安全有效的避孕方法。

1. 新婚期(及生育前期) 选择方便、高效可逆、不影响生育的避孕方法。复方短效口服避孕药、避孕套为首选,也可使用复方避孕针剂。大于 2 年以上暂无生育计划者,可考虑宫内节育器、皮下埋植剂。

2. 哺乳期 避孕套、宫内节育器是最佳避孕方式。

3. 生育后期 各种避孕方法均适用。无再生育计划者,也可采用输卵管结扎术。绝经过渡期仍有排卵可能,应坚持避孕。

(何 科 何 勉)

第二节 避孕失败的补救措施

避孕失败后妊娠的补救措施常采用人工方法终止。紧急避孕是无保护性生活或避孕失败后防止妊娠的补救措施,不能作为常规避孕方法。

一、人工流产

人工流产是指用人工方法终止妊娠,是避孕失败的补救方法。早期妊娠(妊娠14周前)终止方法包括手术流产和药物流产。中期妊娠(妊娠14~27周)终止方法包括依沙吖啶羊膜腔内注射引产、水囊引产、药物引产,必要时行剖宫取胎手术。本节介绍早期终止妊娠方法。

1. 手术流产

(1)负压吸引术适用于妊娠10周内终止妊娠者,钳刮术适用于妊娠10~14周终止妊娠者。

(2)禁忌证:生殖道急性炎症、全身疾病的急性期、不能耐受手术以及术前两次(间隔4小时)体温超过37.5℃。

(3)并发症:近期并发症包括出血、子宫穿孔、人流综合征、漏吸或空吸、吸宫不全、感染、偶见栓塞;远期并发症包括宫颈粘连、宫腔粘连、盆腔炎性后遗症、月经失调、继发不孕等。

(4)注意事项:①严格遵守无菌操作常规原则。②正确判别子宫大小及方向,操作轻柔,减少损伤。③检查吸出组织有无绒毛,必要时送病理检查。④做好避孕宣教。

2. 药物流产　药物流产为应用药物终止妊娠16周内宫内妊娠的方法。米非司酮配伍米索前列醇为常用方案。

(1)适应证:①宫内妊娠≤49日或超声提示孕囊平均径线≤2.5cm,可门诊行药物流产;宫内妊娠≥10周者须收入院;孕周介于两者之间者酌情选择门诊或收入院处理。②手术流产风险相对较高者,如瘢痕子宫、哺乳期、宫颈发育异常、严重骨盆畸形等。③对手术流产有顾虑或恐惧者。

(2)禁忌证:①有米非司酮使用禁忌证者,如有肾上腺及其他内分泌疾病、妊娠期皮肤瘙痒史、血液病、血栓等病史;②有前列腺素药物使用禁忌证者,如心血管疾病、青光眼、哮喘、癫痫、结肠炎等;③带器妊娠、异位妊娠;④其他,如过敏体质,妊娠剧吐,长期服用抗结核、抗癫痫、抗抑郁、抗前列腺素药物等。

(3)用药方法:见表8-15-1。

表 8-15-1　药物流产用药方法

孕周			第一天	第二天	第三天
≤7周	顿服法	米非司酮	200mg,p.o.		
		米索前列醇			早:0.6mg,p.o.
	分服法	米非司酮	首剂:50mg,p.o. 8~12h后: 25mg,p.o.	25mg, p.o.,b.i.d.	早:25mg,p.o.
		米索前列醇			早:0.6mg,p.o.
8~16周	顿服法	米非司酮	200mg,p.o.		
		米索前列醇			0.4mg,p.o.,q.3h., 不超过4次
	分服法	米非司酮	100mg,p.o.	100mg, p.o.	
		米索前列醇			0.4mg,p.o.,q.3h., 不超过4次

(4)注意事项:①必须在正规医疗机构进行;②服药期间可出现发热、恶心、呕吐、腹泻、腹痛等症状,须严密观察副作用发生情况及阴道出血、胚胎组织排出等情况;③若出血多,须急诊清宫,迅速取出妊娠物并止血;④药物流产后加强宣教,采取合适避孕措施。

二、紧急避孕

1. **适应证**　避孕失败;性生活未使用任何避孕措施;遭受性暴力。

2. **方法**

(1)宫内节育器:无保护性生活后5日(120小时)内放置含铜IUD,有效率为95%以上,适用于有意愿长期避孕者。

(2)药物种类及用法

1)雌孕激素复方制剂:复方左炔诺孕酮片(含炔雌醇30μg及左炔诺孕酮150μg),无保护性生活后72小时内即服4片,12小时再服4片。

2)单孕激素制剂:左炔诺孕酮片0.75mg,无保护性生活后72小时内服1片,12小时再服1片。

3)抗孕激素制剂:无保护性生活后120小时内单次口服米非司酮25mg或10mg剂型1片即可。

(刘田雨　曾费天之　何　科)

第一节　子宫颈癌筛查方法及策略

一、子宫颈癌筛查方法

规范化的宫颈癌筛查可以有效降低宫颈癌的发生率。常用的宫颈癌筛查方法有HPV核酸检测、子宫颈细胞学检查、阴道镜检查、子宫颈活组织检查等。

1. **HPV核酸检测**　高危型HPV持续感染是导致子宫颈癌发生的主要原因。90%以上的子宫颈癌及癌前病变有高危型HPV（包括HPV 16、18、31、33、35、39、45、51、52、56、58、59、66、68型）感染。其中HPV16型、HPV18型在子宫颈癌HPV感染中占比为70%～80%。

既往子宫颈癌初步筛查推荐以子宫颈细胞学检查为主,近年来国内外指南均推荐高危型HPV核酸检测或HPV核酸检测联合子宫颈细胞学检查作为初筛方法。

高危型HPV核酸检测的优势包括检出癌前病变的灵敏度更高、阴性预测好,可延长筛查间隔,受人为因素干扰少,容易质控等;不足之处在于HPV阳性可能仅处于HPV感染阶段,不代表已有癌前病变,容易增加被筛查者的心理负担,给予过度诊断和过度治疗。

HPV核酸检测包括DNA定量和分型检测。

2. **子宫颈细胞学检查**　子宫颈细胞学检查的原理是通过获取子宫颈脱落细胞,观察细胞形态,从而判定子宫颈病变程度。现今临床大多数采取子宫颈刷片方法采集子宫颈细胞:先将子宫颈表面分泌物拭净,将细胞刷置于子宫颈管内,紧贴子宫颈外口旋转5～8圈后取出,将小刷子置于细胞保存液中均匀用力漂洗,使细胞完全溶入保存液中,如采用刷头与刷干分离的取样刷,则将刷头直接推离取样杆,将刷头留于保存液中,旋紧瓶盖,瓶身注明患者信息送检。

子宫颈细胞学报告目前采用TBS系统(the Bethesda system,TBS),该系统于1991年被正式采用,目前采用的是2014年修订版。该系统将子宫颈细胞学形态异常分为:①不典型鳞状细胞(atypical squamous cell,ASC),包括无明确诊断意义的不典型鳞状细胞(atypical squamous cell of undetermined significance,ASC-US)和不能排除高级别鳞状上皮内病变的不典型鳞状细胞(atypical squamous cell-cannot exclude HSIL, ASC-H);②低级别鳞状上皮内病变(low-grade squamous intraepithelial lesion, LSIL);③高级别鳞状上皮内病变(high-grade squamous intraepithelial lesion, HSIL);④鳞状细胞癌(squamous cell carcinoma, SCC);⑤不典型腺上皮细胞(atypical glandular cell, AGC);⑥原位腺癌(adenocarcinoma in situ, AIS);⑦腺癌(adenocarcinoma)。

子宫颈细胞学检查相对于HPV核酸检测特异度高,但灵敏度低。子宫颈细胞学检查联合HPV核酸检测的联合筛查方法可提高子宫颈癌筛查的准确率。

3. 阴道镜检查 阴道镜(colposcopy)是一种将观测到的图像放大10～40倍的妇科内镜,阴道镜检查能充分暴露外阴、阴道、子宫颈,观察上皮结构及血管形态,对可疑病变部位行定位活检,以提高确诊率。阴道镜检查对于转化区位于子宫颈管内及病变延及子宫颈管内的观察受到限制,这种情况应采用子宫颈管搔刮取材,行病理组织学检查。

4. 子宫颈活组织检查 见"生殖道活组织检查"部分内容。

二、子宫颈癌筛查方案

1. 筛查起始年龄 筛查起始年龄为25岁。年龄<25岁的女性HPV感染率较高,但多为一过性感染;子宫颈癌的发病率低,如果过早干预可能对妊娠结局产生不利影响。随着年轻女性HPV疫苗接种的普及,HPV相关子宫颈癌前病变和子宫颈癌的发生率可能会逐渐下降。

2. 筛查策略 25～64岁女性采用每5年一次单独HPV核酸检测的方法,或联合筛查,或每3年一次细胞学检查。

3. 筛查终止年龄 65岁以上女性,既往筛查充分、结果阴性(即10年内有连续3次细胞学筛查,或连续2次HPV筛查或联合筛查,且最近一次筛查在5年内,筛查结果均正常),并且无HPV相关疾病治疗史等高危因素,可终止筛查。

65岁以上,从未接受过筛查,65岁前10年内无充分阴性筛查记录,或有临床指征者,仍应进行子宫颈癌筛查。

4. 已接种HPV疫苗者筛查方法 同未接受免疫者,因为现有的HPV疫苗均未能覆盖所有的高危型HPV,而且疫苗的免疫率不是100%。

三、子宫颈癌筛查结果异常的管理

2019 年美国阴道镜与宫颈病理学会(American Society for Colposcopy and Cervical Pathology,ASCCP)提出基于风险的宫颈癌筛查结果的管理建议。主要核心内容为,根据当前筛查结果和既往筛查情况确定 CIN3+ 风险(包括即刻 CIN3+ 风险、5 年内 CIN3+ 风险),根据不同的风险值对异常筛查结果进行管理,具体见图 8-16-1。

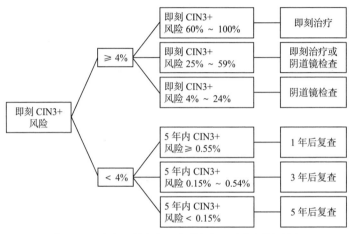

图 8-16-1 如何评估患者风险,并根据风险决定进行管理

(夏 梦 何 勉)

第二节 生殖道活组织检查

一、外阴活组织检查

1. **适应证** ①确定外阴色素减退性疾病的类型及排除恶变。②外阴部赘生物或久治不愈的溃疡。③外阴特异性感染,如结核、尖锐湿疣等。

2. **禁忌证** ①外阴急性感染。②月经期。③怀疑恶性黑色素瘤。

3. **方法** 患者取膀胱截石位,常规外阴清毒,铺盖无菌孔巾,取材部位以 0.5% 利多卡因做局部浸润麻醉。小赘生物可自蒂部剪下或用活检钳钳取,局部压迫止血。病灶面积大者行部分切除,如有局部活动出血,可创面缝合止血。病灶较小者应整块切除,并注意取材深度。标本置于甲醛溶液中固定后送检。

二、阴道活组织检查

1. 适应证　①阴道赘生物、阴道溃疡病灶。②阴道特异性感染，如尖锐湿疣等。③阴道镜诊断为高级别病变。

2. 禁忌证　①急性、亚急性生殖器炎症或盆腔炎性疾病。②月经期。

3. 方法　患者取膀胱截石位，用阴道窥器暴露活检部位并消毒。活检钳咬取可疑部位组织，对表面有坏死的肿物，要取至深层新鲜组织。无菌纱布压迫止血，必要时阴道内放置无菌带尾棉球或用纱布压迫止血，嘱患者24小时后自行取出。活检组织常规固定后送病理检查。

三、子宫颈活组织检查

1. 适应证　①阴道镜诊断为子宫颈 HSIL 或可疑癌者。②阴道镜诊断为子宫颈 LSIL，但细胞学为 ASC-H、HSIL 及 AGC 及以上，阴道镜检查不充分，或检查者经验不足等。③肉眼检查可疑癌。

2. 方法　患者取膀胱截石位，用阴道窥器暴露宫颈，用干棉球揩净子宫颈黏液及分泌物，局部消毒。活检时，选择病变最严重区域，用活检钳单点或多点取材，注意取材深度，以适合组织学评估。当病变延伸至子宫颈管、子宫颈细胞学为 AGC 及以上或子宫颈转化区为 3 型时，应同时行子宫颈管搔刮术。取材后在子宫颈创面局部放置带尾纱布，压迫止血，嘱患者24小时后自行取出。为提高取材准确性，建议在阴道镜检查指导下定位活检。

3. 注意事项　①急性、亚急性生殖器炎症或盆腔炎性疾病应治疗后再取活检。②月经前期不宜做活检，以免与活检处出血相混淆，且月经来潮时创口不易愈合，有增加子宫内膜在切口种植的机会。③妊娠期一般不做宫颈活检，但在高度怀疑宫颈恶性肿瘤时应取活检并注意充分止血。

四、诊断性刮宫

1. 目的　获取宫腔内容物做病理检查协助诊断，疑有子宫颈管病变时，行分段诊刮，分段刮取子宫颈管和宫腔组织分别送检。

2. 适应证　①确定异常子宫出血或阴道排液原因。②影像学检查有宫腔占位病变。③检查不孕症病因。④子宫颈脱落细胞提示有子宫内膜来源的不典型腺细胞。

3. **禁忌证** ①急性、亚急性生殖器炎症或盆腔炎性疾病。②可疑妊娠。③急性严重全身性疾病。④体温 > 37.5℃。

4. **采取时间及部位**

(1)了解卵巢功能通常可在月经前 1～2 日取材,一般多在月经来潮 6 小时内取材,自宫腔前、后壁各取一条内膜;闭经如能排除妊娠则随时可取。

(2)若疑为子宫内膜异常增生,应于月经前 1～2 日取材或在月经来潮 6 小时内取材;疑为子宫内膜不规则脱落时,则应于月经第 5～7 日取材。

(3)原发性不孕者应月经来潮前 1～2 日取材。如为分泌期内膜,提示有排卵;内膜仍呈增殖期改变,则提示无排卵。

(4)疑有子宫内膜结核,应于经前 1 周或月经来潮 6 小时内取材。检查前 3 日及术后 4 日每日肌内注射链霉素 0.75g 及口服异烟肼 0.3g,以防引起结核病灶扩散。

(5)疑有子宫内膜癌者随时可取。

5. **方法** 排尿后患者取膀胱截石位,查明子宫大小及位置。常规消毒铺巾,用阴道窥器暴露宫颈,消毒子宫颈及外口,以子宫颈钳钳夹宫颈前唇或后唇,用探针探查子宫位置和宫腔深度。对于宫腔占位病变的诊断,多在宫腔镜引导下定点活检。为了解子宫内膜功能状态,也可用小刮匙沿宫壁刮取组织。收集全部组织固定于甲醛溶液中送检。检查申请单要注明末次月经时间。

(夏 梦 何 勉)

第三节 输卵管通畅检查

输卵管通畅检查的主要目的是检查输卵管是否通畅,了解宫腔和输卵管腔的形态及输卵管阻塞的部位。常用方法有输卵管通液术及子宫输卵管造影术。

一、输卵管通液术

输卵管通液术(hydrotubation)是通过导管向宫腔内注入液体,根据注液阻力大小、有无回流及注入液体量和患者感觉等判断输卵管是否通畅。

(一)适应证

1. 不孕症,男方精液正常,疑有输卵管阻塞者。

2. 检验和评价输卵管绝育术、输卵管再通术或输卵管成形术的效果。

3. 对输卵管黏膜轻度粘连有疏通作用。

(二)禁忌证

1. 生殖器急性炎症或亚急性炎症、盆腔炎性疾病。

2. 月经期或有不规则阴道流血。

3. 可疑妊娠。

4. 严重的全身性疾病,如心、肺功能异常等,不能耐受手术。

5. 体温高于 37.5℃。

(三)术前准备

1. 月经干净 3 ~ 7 日,术前 3 日禁性生活。

2. 术前半小时肌内注射阿托品 0.5mg 解痉。

3. 患者排空膀胱。

(四)方法

1. **器械** 双腔通液管、阴道窥器、宫颈钳、长弯钳或圈钳,10ml 注射器、20ml 注射器。

2. **液体** 0.9% 氯化钠注射液或抗生素溶液(庆大霉素 8 万 U、地塞米松 5mg、透明质酸酶 1 500U、注射用水 20ml,可加用 0.5% 利多卡因 2ml 减少输卵管痉挛)。

3. 患者取膀胱截石位,行双合诊,了解子宫位置及大小,外阴、阴道常规消毒后铺无菌巾。

4. 放置阴道窥器,充分暴露宫颈,再次消毒阴道穹窿及宫颈,以宫颈钳钳夹宫颈前唇,用聚维酮碘棉签消毒宫颈管。

5. 无菌注射器连接通液管侧孔,检查球囊气密性后,用中弯钳或圈钳持通液管沿宫腔方向置入宫底部。

6. 注射器连接球囊,注入空气 4 ~ 5ml 后夹闭,轻轻回拉通液管,确保通液管无脱出并使球囊紧贴宫颈内口。

7. 20ml 注射器与通液管相连,缓慢推注液体,观察推注时阻力大小、经宫颈注入的液体是否回流、患者下腹部是否疼痛等。

8. 术毕打开侧孔,放出球囊内气体,取出通液管,再次消毒宫颈、阴道,取出窥器。

(五)结果评定

1. **输卵管通畅** 顺利推注 20ml 液体无阻力,或开始稍有阻力,随后阻力消失,无液体回流,患者也无不适感,提示输卵管通畅。

2. **输卵管阻塞** 勉强注入 5ml 即感有阻力,患者感下腹胀痛,停止推注后液体又回流至注射器内,表明输卵管阻塞。

3. **输卵管通而不畅** 注射液体有阻力,再经加压注入又能推进,说明有轻度粘连,有时可被分离,患者感轻微腹痛。

(六)注意事项

1. 所用无菌 0.9% 氯化钠注射液温度以接近体温为宜,以免液体过冷造成输卵管痉挛。

2. 术后 2 周禁盆浴及性生活,酌情给予抗生素预防感染。

二、子宫输卵管造影

子宫输卵管造影(hysterosalpingography,HSG)是通过导管向宫腔及输卵管注入造影剂,行 X 线透视及摄片或超声检查,根据造影剂在输卵管及盆腔内的显影情况,了解输卵管是否通畅、阻塞部位及宫腔形态。准确率达 80%。此处仅介绍 X 线透视及摄片法。

(一)适应证

1. 了解输卵管是否通畅及其形态、阻塞部位。

2. 了解宫腔形态,确定有无子宫畸形及其类型,有无宫腔粘连、有无子宫黏膜下肌瘤、有无子宫内膜息肉及异物等。

3. 内生殖器结核非活动期。

4. 不明原因的习惯性流产,了解宫颈内口是否松弛,宫颈及子宫有无畸形。

(二)禁忌证

1. 内、外生殖器急性或亚急性炎症。

2. 严重的全身性疾病,不能耐受手术。

3. 妊娠期、月经期。

4. 产后、流产、刮宫术后 6 周内。

5. 碘过敏者禁用碘油造影。

(三)术前准备

1. 造影时间以月经干净 3 ~ 7 日为宜,术前 3 日禁性生活。

2. 进行碘过敏试验。

3. 术前半小时肌内注射阿托品 0.5mg 解痉。

4. 术前排空膀胱,便秘者术前行清洁灌肠,以使子宫保持正常位置,避免出现外压假象。

(四)方法

1. **设备及器械** X 线放射诊断仪或三维彩超、子宫导管、阴道窥器、宫颈钳、20ml 注射器。

2. **造影剂** 目前国内外均使用碘造影剂,分油溶性与水溶性两种。

3. 操作步骤

(1)患者取膀胱截石位,常规消毒外阴、阴道,铺无菌巾,检查子宫位置及大小。

(2)以阴道窥器扩张阴道,充分暴露宫颈,再次消毒宫颈及阴道穹窿,用宫颈钳钳夹宫颈前唇,用聚维酮碘棉签消毒宫颈管。

(3)若行碘油造影,将40%碘化油充满宫颈导管,排出空气,沿宫腔方向将其置入宫颈管内,徐徐注入碘化油,在X线透视或B超下观察碘化油流经输卵管及宫腔情况并摄片。24小时后再摄盆腔平片,以观察腹腔内有无游离碘化油。若用泛影葡胺液造影,应在注射后立即摄片,10～20分钟后第二次摄片,观察泛影葡胺液流入盆腔情况。

(4)注入碘化油后子宫角圆钝,输卵管不显影,则考虑输卵管痉挛,可保持原位,肌内注射阿托品0.5mg,20分钟后再透视、摄片;或停止操作,下次摄片前先使用解痉药物。

(五)结果评定

1. 正常子宫、输卵管 宫腔呈倒三角形,双侧输卵管显影形态柔软,24小时后摄片盆腔内见散在造影剂。

2. 宫腔异常 患子宫内膜结核时子宫失去原有的倒三角形态,内膜呈锯齿状、不平;患子宫黏膜下肌瘤时可见宫腔充盈缺损;子宫畸形时有相应显示。

3. 输卵管异常 输卵管结核显示输卵管形态不规则、僵直或呈串珠状,有时可见钙化点;输卵管积水见输卵管远端呈气囊状扩张;24小时后盆腔X线摄片未见盆腔内散在造影剂,说明输卵管不通;输卵管发育异常可见过长或过短的输卵管、异常扩张的输卵管、输卵管憩室等。

(六)注意事项

1. 碘化油充盈宫颈导管时必须排尽空气,以免空气进入宫腔造成充盈缺损,引起误诊。

2. 宫颈导管与宫颈外口必须紧贴,以防碘化油流入阴道内。

3. 宫颈导管不要插入太深,以免损伤子宫或引起子宫穿孔。

4. 注入碘化油时用力不可过大,推注不可过快,防止损伤输卵管。

5. 透视下发现造影剂进入异常通道,同时患者出现咳嗽,应警惕发生油栓,立即停止操作,取头低脚高位,严密观察。

6. 造影后2周禁盆浴及性生活,可酌情给予抗生素预防感染。

7. 有时因输卵管痉挛造成输卵管不通的假象,必要时重复进行。

三、妇科内镜输卵管通畅检查

妇科内镜输卵管通畅检查包括腹腔镜直视下输卵管通液检查、宫腔镜下经输卵管口插管通液检查和腹腔镜联合检查等方法,其中腹腔镜直视下输卵管通液检查准确率为90%～95%。为创伤性手术,一般仅用于对不孕、不育患者行内镜检查时例行输卵管通液(加用亚甲蓝染液)检查。步骤同输卵管通液术。

(夏　梦　徐漫漫　何　勉)

第四节　常用穿刺术

一、经腹壁腹腔穿刺术

妇科病变主要位于盆腔及下腹部,可通过经腹壁腹腔穿刺术(abdominal paracentesis)抽出腹腔液体或组织,达到诊断或治疗目的。

(一)适应证

1. 用于协助诊断腹水的性质。
2. 肿块穿刺行组织活检。
3. 穿刺引流,降低腹压。
4. 腹腔注药。
5. 腹腔穿刺作气腹X线造影(现已少用)。

(二)禁忌证

1. 疑有腹腔内严重粘连。
2. 疑为巨大卵巢囊肿。
3. 大量腹水伴有严重电解质紊乱者禁大量放腹水。
4. 精神异常或不能配合。
5. 中、晚期妊娠。
6. 弥散性血管内凝血。

(三)方法

1. 可于超声引导下穿刺。注意穿刺前须嘱患者排空膀胱。
2. **体位**　腹水量较多及囊内穿刺时,患者取仰卧位;量较少取半卧位或侧斜卧位。
3. **穿刺点**　一般选择在脐与左髂前上棘连线中外1/3交界处,囊内穿刺点宜在囊性感明显部位。
4. 腹腔穿刺术根据目的可分为急诊诊断性腹穿和平诊腹腔穿刺

术,前者的目的为怀疑腹腔内出血、需要在急诊手术止血前明确诊断;后者的目的为各种活检、引流、取积液进行化验及寻找癌细胞等。

5. **步骤**

(1)急诊诊断性穿刺:①取脐与左髂前上棘连线中外 1/3 交界处为穿刺点,以此为中心消毒直径 15cm 范围的皮肤。②戴无菌手套,一手持无菌干纱布,另一手持 10ml 注射器,连接针头,自穿刺点垂直刺入腹腔。③注射器一边回抽一边进入腹腔直至有血性液体流出,抽取 5 ~ 10ml。④操作结束,拔出穿刺针,局部再次消毒,覆盖无菌纱布并固定。

(2)腹腔穿刺抽液:①常规消毒穿刺区皮肤,铺无菌孔巾,术者须戴无菌手套。②可予 0.5% 利多卡因行局部麻醉,深达腹膜。③穿刺针从选定点垂直刺入腹腔,穿透腹膜时针头阻力消失,见有液体流出,可用注射器抽出适量液体送检。④操作结束,拔出穿刺针,局部再次消毒,覆盖无菌纱布并固定。⑤如为穿刺引流,可采用相应导管行穿刺,完成腹腔液体取样后固定导管。⑥如为细针穿刺活检,常于超声引导下,用特制的穿刺针抽取组织,送病理检查。

(四)穿刺液性质和结果判断

1. **血液** ①新鲜血液可凝固,考虑穿刺进入血管所致。②陈旧性暗红色血液不凝固,考虑为腹腔积血所致,如异位妊娠或黄体囊肿破裂等。③巧克力色黏稠液体,多为卵巢子宫内膜异位囊肿破裂。

2. **脓液** 考虑感染性疾病,脓液应行细胞学涂片、细菌培养、药物敏感试验等检查。

3. **腹腔积液** 根据病史决定是否送腹水生化检查、腹水常规检查、细胞学检查,必要时行结核等特殊病原体检查。血性积液多为肿瘤性疾病,应行细胞学检查。

二、经阴道后穹窿穿刺术

直肠子宫陷凹是腹腔最低部位,腹腔内的积血、积液、积脓易积存于该处,阴道后穹窿穿刺术(culdocentesis)可达到此部位,为妇产科常用辅助诊断手段。

(一)适应证

1. 疑有腹腔内出血,如异位妊娠、卵巢黄体破裂等。

2. 疑有盆腔内积液、积脓。

3. 盆腔肿块穿刺活检。

4. 超声引导下卵巢巧克力囊肿或输卵管妊娠部位注药治疗。

5. 在超声引导下经阴道后穹窿穿刺取卵。

(二)禁忌证

1. 盆腔严重粘连。

2. 疑有肠管与子宫后壁粘连。

3. 异位妊娠准备采用非手术治疗时应避免穿刺,以免引起感染。

(三)方法

1. 可于超声引导下穿刺。

2. **体位** 膀胱截石位。穿刺前患者须排空膀胱

3. **步骤**

(1)外阴、阴道常规消毒,铺巾。

(2)行双合诊检查了解子宫、附件情况,注意阴道后穹窿是否膨隆。

(3)阴道窥器充分暴露宫颈及阴道后穹窿并消毒。

(4)宫颈钳钳夹宫颈后唇,向前提拉,充分暴露阴道后穹窿,再次消毒。

(5)用腰穿针或 22 号长针头于宫颈与阴道交界处下 0.5cm,即后穹窿中央或最膨隆处,平行于宫颈管进针 2 ~ 3cm,有落空感后开始抽吸,如无液体抽出,边抽吸边缓慢退针。见注射器内有液体抽出时,停止退针,继续抽吸至满足化验检查需要为止。

(6)穿刺检查完毕拔出针头,棉球压迫止血。

(7)再次消毒阴道后取出窥器。

(四)穿刺液性质和结果判断

同经腹壁腹腔穿刺术。

三、经腹壁羊膜腔穿刺术

经腹壁羊膜腔穿刺术(amniocentesis)是在妊娠中晚期经腹壁、子宫壁穿刺进入羊膜腔抽取羊水或注入药物用于治疗的一种方法。

(一)适应证

1. **治疗**

(1)注药引产终止妊娠。

(2)羊膜腔内注入地塞米松 10mg 促进胎儿肺成熟。

(3)羊水过多行羊水减量。

(4)羊水过少行羊膜腔生理盐水灌注。

2. **产前诊断** 抽取羊水行羊水细胞染色体核型分析、基因及基因产物检测。

(二)禁忌证

1. 心、肝、肺、肾疾病在活动期或功能严重异常。

2. 各种疾病的急性阶段。

3. 前 24 小时内两次体温在 37.5℃以上。

4. 生殖道炎症。

5. 孕妇有流产征兆。

(三)术前准备

1. **孕周选择**　胎儿异常引产者,宜在妊娠 16 ~ 26 周之内;产前诊断者,宜在妊娠 16 ~ 22 周。

2. **穿刺部位定位**

(1)手法定位:助手固定子宫,于宫底下 2 ~ 3 横指中线或两侧选择囊性感明显部位作为穿刺点。

(2)超声定位:穿刺前行胎盘及羊水暗区定位标记,穿刺时尽量避开胎盘,在羊水量相对较多的暗区进行。或者可在超声引导下直接穿刺。

3. **术前准备**

(1)测血压、脉搏、体温,进行全身检查及妇科检查。

(2)测血、尿常规,出凝血时间,肝肾功能。

(3)会阴部备皮。

(四)方法

1. **体位**　排空膀胱,取仰卧位。

2. **步骤**

(1)做好穿刺点标记后在腹部皮肤常规消毒,铺无菌孔巾。

(2)用 22 号或 20 号腰穿针垂直刺入腹壁,穿刺阻力第一次消失表示进入腹腔。阻力第二次消失表示已达羊膜腔。拔出针芯即有羊水溢出。抽取羊水或直接注药。

(3)完成操作后将针芯插入穿刺针内,迅速拔针,敷以无菌干纱布,加压 5 分钟后固定。

（夏　梦　何　勉）

第五节　腹腔镜

腹腔镜(laparoscope)是妇科常用内镜,是在密闭的盆、腹腔内进行检查或治疗的微创手术方式,具有创伤小、恢复快、住院时间短等优点。

一、适应证

1. 急腹症(如异位妊娠、卵巢囊肿破裂、卵巢囊肿蒂扭转等)。

2. 不明原因的慢性盆腹部疼痛、盆腹腔积液的诊断和治疗。

3. 不孕症。

4. 妇科良性疾病(如子宫内膜异位症、盆腔包块、生殖道畸形等)的诊治。

5. 早期妇科恶性肿瘤手术(如子宫内膜癌、卵巢恶性肿瘤分期手术、早期子宫颈癌根治术等)。

二、禁忌证

1. **绝对禁忌证** ①严重心脑血管疾病及肺功能不全。②严重凝血功能障碍。③大的腹壁疝或膈疝。

2. **相对禁忌证** ①腹腔内广泛粘连。②盆腹腔肿块过大,镜下操作困难。③盆腹腔广泛转移的妇科恶性肿瘤。

三、注意事项

1. 遵循微创原则、无瘤原则。

2. 熟练掌握镜下操作技巧,熟悉各种能量器械的操作方法。

3. **防治并发症**

(1)出血性损伤:置入穿刺套管时应避开腹壁血管;术中如发生血管损伤,应在腹腔镜监视下压迫、电凝或缝合止血;危及患者生命的大血管损伤,应立即开腹止血,修补血管。

(2)脏器损伤:熟悉解剖结构,避免内生殖器邻近脏器损伤,如发生膀胱、输尿管及肠管等脏器损伤,应及时修补。

(3)与气腹相关的并发症:皮下气肿、术后上腹部不适及肩痛,无需特殊处理,多可自行吸收或缓解。术中发生气胸,应立即停止充气,穿刺套管停在原处排出胸腔内气体,症状严重者须行胸腔闭式引流。

(黄佳明)

第六节　宫腔镜

宫腔镜(hysteroscope)检查是应用膨宫介质扩张宫腔,通过插入宫腔的内窥镜直视观察子宫颈管、子宫腔及输卵管开口,对病变组织直观准确活检,也可直接在宫腔镜下进行手术治疗。

一、宫腔镜检查及手术适应证

1. 子宫腔病变所致异常子宫出血的评估及治疗。

2. 不孕症及反复流产的子宫、子宫颈因素的评估。

3. 宫腔粘连的评估及治疗。

4. 子宫及下生殖道畸形的评估、分类及治疗。

5. 子宫腔异物及宫内节育器异常的定位及取出,包括既往子宫手术残留缝线取出、残留妊娠组织取出等。

6. 子宫内膜不典型增生、内膜癌早期诊断、保留生育功能治疗及随访的评估。

7. 顽固性阴道排液的病因检查。

8. 幼女阴道异物、阴道及宫颈占位病变的病因检查及活检。

9. 特殊部位妊娠的诊断,如宫角妊娠、剖宫产术后子宫瘢痕妊娠等。

10. 剖宫产术后子宫瘢痕憩室的诊断及治疗。

11. 宫腔镜引导下输卵管插管通液、注药及绝育术。

二、禁忌证

1. **绝对禁忌证**　严重内、外科合并症不能耐受手术操作;急性、亚急性生殖道炎症。

2. **相对禁忌证**　①月经期或子宫活动性出血。②近期有子宫穿孔史。③浸润性子宫颈癌。

三、注意事项

1. 宫颈预处理。

2. 直视下沿子宫腔方向置入宫腔镜。

3. **能源选择**　单极、双极电切及电凝等高频电能系统常用于宫腔镜手术治疗,用于宫腔镜手术的能源还有激光和微波。

4. **膨宫与灌流介质**

(1)膨宫压力设置为 80 ~ 100mmHg(1mmHg = 0.133kPa)或 ≤ 患者平均动脉压。

(2)操作前应排空灌流介质连通管道内残存的空气。

(3)膨宫介质:使用单极电切或电凝时,膨宫介质选用非导电的 5% 葡萄糖液或 5% 甘露醇;双极电切或电凝及旋切系统选用生理盐水。

四、并发症及处理

1. **出血**　避免肌层切割过深,损伤深肌层血管。处理方式:①留置宫腔球囊压迫子宫腔;②用缩宫素、米索前列醇等宫缩剂;③严重出血时采取子宫动脉栓塞。

2. 子宫穿孔 一旦发现,立即停止手术,查找穿孔部位,确定有无邻近脏器损伤。处理方案:①如患者生命体征平稳,穿孔范围小,无活动性出血及脏器损伤,使用缩宫素及抗生素保守观察治疗;②如穿孔范围大、可能伤及血管或有脏器损伤时,应立即手术处理。

3. 过度水化综合征 由灌流介质大量吸收引起体液超负荷和/或稀释性低钠血症所致。处理方法:立即停止手术,吸氧、纠正电解质紊乱和水中毒(利尿、限制入液量、治疗低钠血症),防治肺水肿、脑水肿等。

(谭金凤)

第七节 阴道镜

阴道镜检查(colposcopy)是将充分暴露的外阴、阴道和子宫颈光学放大 5 ~ 40 倍,直接观察这些部位的上皮结构及血管形态,以发现与癌相关的病变,对可疑部位进行定点活检。

一、适应证

1. 子宫颈细胞学检查 LSIL 及以上,或 ASCUS 伴高危型 HPV 阳性或 AGC 者。

2. HPV 检测 16 或 18 型阳性者,或其他高危型 HPV 阳性持续 1 年以上者。

3. 子宫颈锥切前确定切除范围。

4. 可疑外阴皮肤病变,可疑阴道鳞状上皮内病变,阴道腺病,外阴、阴道恶性肿瘤。

5. 子宫颈、阴道及外阴病变治疗后复查和评估。

6. 妇科检查怀疑宫颈癌者。

二、禁忌证

1. 急性、亚急性生殖器炎症或盆腔炎性疾病。

2. 月经期。

三、注意事项

1. 检查前 48 小时内避免性生活、阴道冲洗或上药、子宫颈刷片和妇科双合诊。

2. 活检后有活动性出血者用带线纱布球压迫创面止血,嘱患者翌日复诊取出纱布或自行牵拉取出带线纱布球。

3. 雌激素水平下降导致下生殖道上皮萎缩性改变的妇女,可阴道局部应用雌激素 2 ~ 3 周以改善阴道镜检查质量。

(谭 灏 何 科)

第八节 肿瘤标志物检查与相关基因检测

肿瘤标志物(tumor marker)是肿瘤细胞异常表达所产生的蛋白抗原或生物活性物质,可在肿瘤患者的组织、血液或体液及排泄物中检测出,有助于肿瘤的诊断、鉴别诊断、疗效及预后监测。

一、妇科肿瘤标记物

1. **糖类抗原 125**(cancer antigen 125,CA125) CA125(正常阈值为 0 ~ 35U/ml)在胚胎时期的体腔上皮及羊膜有阳性表达,一般表达水平低并且有一定时限。CA125 在正常卵巢组织中不表达,广泛应用于鉴别诊断盆腔肿物、监测卵巢癌治疗后病情进展及判断预后。CA125 在腹膜炎、肝硬化、子宫内膜异位症、月经期和怀孕前 2/3 时期内可能会中等升高,在任何良性(非肿瘤)腹水患者中都有明显升高。

2. **人附睾蛋白 4**(human epididymis protein 4,HE4) HE4(正常阈值为 50 ~ 150pmol/L)是从人附睾上皮成功克隆出的一种分泌型糖蛋白。HE4 在正常卵巢表面上皮中不表达,而在卵巢浆液性癌和子宫内膜癌中明显高表达。

3. **糖类抗原 19-9**(carbohydrate antigen19-9,CA19-9) 糖类抗原19-9(正常阈值为 0 ~ 35U/ml)是由直肠癌细胞系相关抗原制备的单克隆抗体,除对消化道肿瘤如胰腺癌、结直肠癌、胃癌及肝癌有标记作用外,卵巢上皮性肿瘤也有约 50% 的阳性表达,卵巢黏液性腺癌阳性表达率可达 76%。子宫内膜癌及子宫颈管腺癌 CA19-9 也可有阳性表达。

4. **甲胎蛋白**(alpha-fetoprotein,AFP) AFP(正常阈值为 10 ~ 20ng/ml),是胎儿期由卵黄囊和肝细胞产生的一种糖蛋白,属于胚胎期和胎儿期的蛋白产物,但出生后部分器官恶性病变时可以恢复合成 AFP 的能力。肝癌细胞和卵巢生殖细胞肿瘤都可有分泌 AFP 的能力。卵巢卵黄囊瘤(yolk sac tumor)可产生大量的 AFP,通常 > 1 000μg/L。卵巢胚胎性癌和未成熟畸胎瘤血 AFP 水平也可升高。AFP 对于卵巢恶性生殖细胞肿瘤的诊断及随访具有重要的价值。

5. **癌胚抗原**（carcinoembryonic antigen，CEA） CEA（正常阈值为0～5μg/L）是一种肿瘤胚胎抗原，存在于2～6个月胎儿的胃肠道、肝脏和胰腺中，出生后血清中含量很低。CEA 是一个广谱型肿瘤标志物，对肿瘤类别无特异性标记功能，可见于妇科肿瘤、肺癌、结直肠癌及其他多种恶性肿瘤。妇科肿瘤中卵巢黏液性囊腺癌的 CEA 阳性率最高。

6. **鳞状细胞癌抗原**（squamous cell carcinoma antigen，SCCA） SCCA（正常阈值为0～1.5μg/L）是从子宫颈鳞状上皮细胞癌中分离制备得到的一种肿瘤糖蛋白相关抗原，对绝大多数鳞状上皮细胞癌均有较高特异度。70% 以上子宫颈鳞癌患者 SCCA 升高。在宫颈癌的早期治疗中，SCCA 的水平与疾病的阶段、肿瘤的大小和基质浸润的程度有明显的相关性。SCCA 有助于宫颈癌治疗疗效及复发的监测及评估。

二、妇科恶性肿瘤的基因检测

随着基因组学、蛋白质组学及高通量测序等新技术的发展与应用，对妇科恶性肿瘤进行基因检测，有助于鉴别遗传性肿瘤患者，筛选可从精准治疗中获益的患者，判断患者预后及为后续辅助治疗方案的制订提供重要依据。

1. **卵巢癌的基因检测** 70% 的卵巢癌患者在初诊时已是中晚期，预后差，5 年总生存率仅为 25%。初始治疗或铂敏感复发治疗获得完全缓解和部分缓解后应用多聚 ADP- 核糖聚合酶（poly ADP ribose polymerase，PARP）抑制剂可显著延长卵巢癌患者的无进展生存。*BRCA*（breast cancer susceptibility gene）基因突变或同源重组缺陷（homologous recombination deficiency，HRD）是目前常用的 PARP 抑制剂应用的生物标志物。

（1）*BRCA* 基因检测：*BRCA* 基因突变是首选的 PARP 抑制剂敏感生物标志物。*BRCA* 基因突变包括胚系突变和体细胞突变。突变类型包括点突变、小片段插入 / 缺失等。*BRCA* 基因检测报告解读（胚系变异）依据国际癌症研究机构分类标准分为致病性、可能致病性、意义未明、可能良性、良性病变五类。

（2）HRD 检测：当同源重组修复通路运行正常时，DNA 损伤可以高保真地修复，维持基因组稳定性，当同源重组修复通路因各种原因被破坏，即同源重组修复缺陷，将导致基因组不稳定。除 *BRCA1/2* 基因突变外，其他同源重组修复（homologous recombination repair，

HRR)基因,如 *RAD51*、*ATM*、*PALB2*、*MRE11*、*RAD50*、*CTIP* 等损伤或缺失也会导致 HRD,HRD 作为 PARP 抑制剂敏感的生物标志物,已应用于临床。HRD 可通过同源重组相关基因突变检测和基因瘢痕检测两种方式判断。

2. **子宫内膜癌的基因检测**　2013 年癌症基因组图谱项目(The Cancer Genome Atlas,TCGA)对子宫内膜癌全外显子区域进行二代测序,将其分为 4 种不同分子亚型,POLE 超突变型、微卫星不稳定型(microsatellite instability-high,MSI-H)、低拷贝型(copy number low,CNL)和高拷贝型(copy number high,CNH)。后续的研究在 TCGA 分子分型的基础上不断优化,将分子分型简化为 ProMisE 分型和 Tans-PORTEC 分型,用于辅助判断子宫内膜癌患者预后,指导术后辅助治疗、免疫治疗方案的制订及对林奇综合征的筛查等。POLE 超突变型患者预后最好,MSI-H 型患者预后次之,两种类型患者对免疫治疗皆敏感。抗血管生成药物治疗或内分泌治疗对 CNL 型患者可能有效。CNH 型患者因伴 *p53* 基因突变,多数情况下细胞分化差,无敏感靶向治疗药物,预后最差。

3. **宫颈癌的基因检测**　近年来,免疫检查点抑制剂(immune checkpoint inhibitor,ICI)为晚期及复发的宫颈癌的治疗带来希望。ICI 应用的生物标志物主要分为以下两种。

(1)程序性死亡 1(programmed death-1,PD-1)/程序性死亡配体 1(PD-L1):PD-1/PD-L1 是目前研究最多的免疫检查点通路之一。PD-L1 是用于预测免疫检查点抑制剂疗效的生物标志物。2018 年美国 FDA 批准帕博利珠单抗在化疗后进展的晚期/复发 PD-L1 阳性宫颈癌患者中应用。

(2)肿瘤突变负荷(tumor mutation burden,TMB):TMB 指每兆碱基中被检测出的,体细胞基因编码、碱基替换、基因插入或缺失突变总数。依据 TMB 可将患者分为三类,TMB 低负荷(突变 < 100),中等负荷(突变 100 ～ 242),高负荷(突变 > 243)。TMB 越高,对免疫检查点抑制的应答反应就越好。

(郭　朋　何　科)

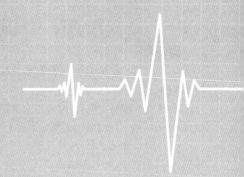

第九篇

耳鼻咽喉科学

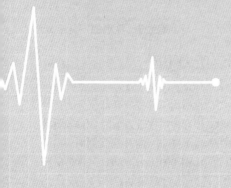

第一节 耳科症状学

诊断要点

1. **耳流脓** 常见于外耳道炎、慢性化脓性中耳炎、中耳胆脂瘤、外耳道鳞癌等。

2. **耳鸣** 常见于耵聍、外耳道炎、慢性化脓性中耳炎、中耳胆脂瘤、外耳道鳞癌、耳硬化症、突发性听力下降、听神经瘤等。

3. **耳闷** 常见于耵聍、外耳道炎、分泌性中耳炎、慢性化脓性中耳炎、中耳胆脂瘤、外耳道鳞癌、耳硬化症、突发性听力下降等。

4. **听力下降** 常见于累及听觉传导通路的各种疾病,如耵聍、外耳道炎、分泌性中耳炎、慢性化脓性中耳炎、中耳胆脂瘤、外耳道鳞癌、耳硬化症、突发性听力下降、老年性听力下降、听神经瘤等。

5. **眩晕** 常见于累及前庭和听神经的耳科疾病,如中耳胆脂瘤、肿瘤导致的外半规管瘘、迷路炎;各种原因继发的前庭功能受损,如良性阵发性位置性眩晕、巨细胞病毒、耳毒性药物等引起的眩晕。

6. **耳痛** 多见于外耳道和中耳疾病,如急性外耳道炎、中耳炎,耵聍堵塞、肿瘤等,也可见于颞颌关节、口腔、咽喉等部位疾病引起的放射性耳痛。

(熊观霞 陈垲钿 吴 旋)

第二节 听力下降

按病变性质分类,听力下降(hearing loss)可分为器质性听力下降和功能性听力下降两大类。器质性听力下降按病变部位分为传导性听力下降(外耳、中耳病变导致)、感音神经性听力下降(内耳、听神经及听中枢病变导致)和混合性听力下降(中、内耳病变同时存在)。世界卫生组织(1997年)推荐以500Hz、1 000Hz、2 000Hz、4 000Hz四个频率的平均听阈为准,将听力下降分为5级(表9-1-1)。

表9-1-1 听力下降分类

分级	纯音测听/dB	临床表现
正常	≤ 25	听力正常

分级	纯音测听/dB	临床表现
轻度	26 ~ 40	听低声谈话有困难
中度	41 ~ 60	听一般谈话有困难
重度	61 ~ 80	需要耳旁大声说话才能听到
极重度	> 81	耳旁大声呼唤都听不清

诊断要点

(一)传导性听力下降

在声音传导通路上任何结构与功能障碍,都会导致进入内耳的声能减弱,由此造成的听力下降称为传导性听力下降(conductive hearing loss),包括以下病因(表 9-1-2)。

表 9-1-2　传导性听力下降病因分类

分类	疾病举例
外耳因素(先天或后天因素)	耵聍栓塞、耳郭畸形、外耳道闭锁、炎症、肿瘤等
鼓膜病变	炎症、穿孔、粘连、增厚等
听骨链病变	畸形、固定、中断、粘连等
中耳病变	咽鼓管功能障碍、积液、炎症、瘢痕、肉芽、硬化症、肿瘤等
内耳淋巴液波传导障碍	前庭窗、蜗窗发育不全等

传导性听力下降一般通过病史、专科检查、听功能检查(音叉、纯音测听、声导抗等)及颞骨 CT 可明确病因。

(二)感音神经性听力下降

螺旋器毛细胞、听神经、听觉传导径路或各级神经元受损害,导致声音的感受与神经冲动传递障碍以及皮层功能缺如者,称为感音性神经性听力下降(sensorineural hearing loss)。如病变累及耳蜗,称为感音性听力下降;如累及听神经以上结构,称为神经性听力下降。感音神经性听力下降包括以下病因(表 9-1-3)。

表 9-1-3　感音神经性听力下降病因分类

分类	疾病举例或特点
先天性听力下降	遗传性(基因或染色体异常) 非遗传性(妊娠早期母亲感染等)

续表

分类	疾病举例或特点
药物性听力下降	氨基糖苷类抗生素、水杨酸类、抗疟药、抗癌药
创伤性听力下降	迷路震荡、内耳出血、内耳毛细胞和螺旋神经节细胞受损等
噪声性听力下降	爆震性听力下降
传染病源性听力下降	各种急、慢性传染病并发的感音神经性听力下降
全身系统性疾病	高血压、动脉硬化、糖尿病、肾炎等
自身免疫性听力下降	非对称性、波动性进行性感音神经性听力下降
突发性听力下降	原因不明的突发感音神经性听力下降

听力下降致病原因较多，需要系统地收集病史，进行专科检查，听功能、前庭功能和咽鼓管功能等检测，必要的影像学和全身检查等是诊断和鉴别诊断的基础。

临床上一些病因明确的听力下降患者（如耵聍栓塞、急性中耳炎、外耳道异物等）可以积极对因治疗，暂时不用急于测听力。其余主诉听力损失的患者建议进行听力学评估。临床听力学检查分为主观检查方法和客观检查方法，主观检查方法有音叉检查和纯音听阈检查等；客观检查方法有声导抗、脑干反应测听等。

临床最常用 256Hz 和 512Hz 的音叉做初步检查，鉴别听力下降的类型。Rinne 试验音叉交替放置在乳突骨上（骨传导）和耳道前（空气传导），比较受试耳气导和骨导的长短，听力正常者，气导大于骨导时，可能为正常耳或感音神经性听力下降，骨导大于气导时，提示传导性听力下降。Weber 试验音叉柄底部紧压于颅面中线上任何一点，请受试者辨别音叉声偏向何侧。偏向患耳为传导性听力下降，偏向健侧提示患耳为感音神经性听力下降。Schwabach 试验比较受试者与正常人的骨导听力。受试者骨导延长提示传导性听力下降，缩短提示感音神经性听力下降。Gelle 试验将鼓气耳镜口置于外耳道内，向外耳道内交替加、减压力，同时将振动音叉置于鼓窦区。若镫骨活动正常，患者可听见忽强忽弱的声音。若耳硬化或听骨链固定，声音无强弱变化。

纯音听阈检查是最常用的评估听力的主观检测方法。言语测听检验患者对语言的理解能力。听性脑干反应测听可用于判定高频听阈，是新生儿和婴幼儿听力筛查最常用的方法，也是鉴别器质性与功能性听力下降、诊断病变大致部位(耳蜗或大脑)的常用设备。

高分辨率 CT 扫描能清晰地显示耳部及其邻近组织的精细解剖结构,对判断肿瘤侵犯周围骨质范围具有较高的价值。MRI 扫描具有很高的软组织分辨率,可对耳部病变组织的性状作出诊断,是确定导致感音神经性听力下降可能病变位置的最敏感、最特异的检测方法。

处理要点

传导性听力下降一般通过临床表型可明确病因。根据病因可通过药物、手术或助听器等方法进行治疗。

不能通过药物治疗矫正的听力损失患者可选择听力辅助技术。目前助听器保真程度较好且已经小型化,通常可以完全置于耳道内或耳后。适合的婴幼儿应当越早佩戴越好。不宜佩戴气导助听器的传导性听力下降、混合性听力下降及中度以下骨导损失的感音神经性听力下降患者,可选择骨锚式助听器。它可以将信号直接传到颅骨,振动耳蜗产生听觉。

大多数重度以上感音性听力下降的患者可以通过外科手术植入人工耳蜗,从而刺激听神经产生听觉。语前听力下降患儿应在言语中枢发育最佳阶段或之前植入,语后听力下降者应在失去听觉之后尽早植入。

神经性听力下降通常伴有中枢神经系统其他症状,应根据原发病进行处理及治疗。近年来,听神经缺失的人群可以尝试听觉脑干植入,直接把声音传至脑干,建立起新的听觉通路。

(庄惠文　刘　敏)

第三节　耳郭及外耳道疾病

耳郭与外耳道在胚胎发育学上,分别来源于第一、二鳃弓和第一鳃沟,两者的疾病具有相似点,在此合并讲述。耳郭与外耳道疾病(diseases of the auricle and external ear)在临床上分类,包括先天性畸形、感染性炎症、外伤、异物和肿瘤等类型。

诊断要点

常见的耳郭及外耳道疾病临床表现如下(表 9-1-4)。

表 9-1-4　常见耳郭及外耳道疾病的病因与临床表现

疾病	病因	临床表现
先天性耳郭畸形	第一、二鳃弓发育畸形	移位耳,银耳,招风耳,猿耳,杯状耳,巨耳,副耳,小耳

疾病	病因	临床表现
先天性耳前瘘管	第一、二鳃弓的耳郭原基融合不全	一般无症状,偶尔局部发痒,检查时仅见外口为皮肤上一个小凹,挤压可有少量白色皮脂样物,有微臭
先天性外耳道闭锁	第一鳃沟发育障碍	先天性外耳道闭锁,可伴发或不伴中耳畸形
耳郭软骨膜炎	感染、理化因素等因素导致	耳郭肿胀、疼痛,皮温升高、瘢痕挛缩、耳郭畸形
外耳道炎	感染、理化因素等导致	耳痛、耳痒、耳道分泌物、听力下降等
外耳道耵聍	耵聍腺体分泌过度	耳道耵聍堵塞外耳道
外耳道异物	异物(玩具、小动物等)进入外耳道	多见于儿童,异物可致耳道局部反应(疼痛、出血、肿胀等)
外耳道胆脂瘤	病因不明	耳堵塞、分泌物、疼痛、听力下降等
外耳道肿瘤	病因不明	耳痛、分泌物、疼痛、听力下降等

　　耳郭及外耳道的各种疾病,根据病史与专科检查,一般较容易作出诊断。先天性发育畸形病例,应询问患者家庭中有无类似病例及母亲妊娠时有无染病或服药史,作全面检查,排除其他伴发畸形(中耳、面神经及内耳畸形等)。

　　外耳道炎诊断要点:外耳道有黏性或脓性分泌物;外耳道有肿胀、肉芽或坏死物;可有耳周软组织肿胀。临床上常见真菌性外耳道炎。常需要进行细菌或真菌培养检查。注意排除坏死性外耳道炎。

　　典型的外耳道胆脂瘤经耳镜检查可见外耳道内有白色胆脂瘤样物堵塞。但有时耳镜内看到的胆脂瘤表面呈棕黑色或黑褐色。清除后见外耳道皮肤糜烂、骨质暴露且有缺损,可有死骨形成;鼓膜多完整。当伴有感染时外耳道内有臭脓和/或肉芽,局部有触痛。影像学检查可见外耳道骨壁破坏和外耳道腔扩大,还可见死骨。

　　常见的外耳道良性肿瘤为骨瘤、乳头状瘤和血管瘤。诊断较容易。外耳道恶性肿瘤诊断要点为反复耳道流脓/脓血性分泌物,检查见外耳道表面粗糙肿物,常合并骨质破坏。病理检查可以辅助诊断。

处理要点

耳郭及外耳道先天性畸形病例,治疗上应根据患者症状、年龄、听力语言发育特点及诉求等因素,做综合考虑。因耳郭形态奇异,影响外观要求治疗者,可根据病情于学龄前行整形手术矫治,双耳重度畸形伴耳道闭锁者为改善听力,可在学龄前行耳道及鼓室成形术治疗。单侧外耳道闭锁病例可在成年后进行治疗,或不作治疗;双侧病例宜在学龄前治疗。

耳郭及外耳道感染性炎症病例,治疗原则为保持局部清洁、干燥,根据分泌物病原菌培养和药物敏感试验结果,选择敏感的抗生素或抗真菌药膏。通过积极的局部清理、消毒换药和药物治疗,多数可以达到较好的效果。

外耳道胆脂瘤的治疗方法是彻底清除。

对于外耳道恶性肿瘤,应完善全身检查,根据临床分期,结合患者预期获益,综合制订治疗方案。如果肿瘤范围较大,应行外耳道切除、乳突切除,必要时作腮腺切除或者颞骨次全切除、颈淋巴结清扫术。

(任红苗　吴　旋)

第四节　中耳疾病

一、大疱性鼓膜炎

大疱性鼓膜炎(bullous myringitis)亦称出血性大疱性鼓膜炎,是鼓膜及其相连续外耳道皮肤的急性炎症。常发生于病毒性上呼吸道急性感染的流行期,亦可散发。好发于儿童及青年人。

诊断要点

1. **症状**　耳痛,突发耳深部剧烈疼痛,可为胀痛或刺痛,大疱破裂后耳痛可减轻。伴耳闷胀感,可有轻度听力障碍。

2. **体征**　检查可见鼓膜及邻近外耳道皮肤充血,常于鼓膜后上方出现一个或多个淡黄色或紫色大疱。有时几个疱可融合成一个大疱。大疱位于鼓膜上皮层内,内含血液或血浆。大疱破裂时可流出少许血性渗出液,形成薄痂而渐愈。轻者疱疹内液体可被完全吸收。无鼓膜穿孔。

3. **听力检查**　多为传导性听力下降。耳痛、鼓膜有大疱是诊断要点。病前有感冒或流感史者,鼓膜或邻近外耳道皮肤出现疱疹,即可诊断。

处理要点

抗病毒,缓解耳痛,防止继发感染。耳痛可服用止痛与镇静剂,耳部应用透热疗法可促进液体吸收,或在无菌操作下将大疱刺破。局部应用抗生素滴耳液,全身使用抗生素治疗,以防继发细菌感染。

二、分泌性中耳炎

分泌性中耳炎(secretory otitis media)是以传导性听力下降及鼓室积液为主要症状的中耳非化脓性炎性疾病。分为急、慢性两种。

诊断要点

1. **症状**

(1)听力减退:传导性听力下降、时好时差,听力有时随侧头方位而变化。

(2)耳痛、闭塞感:疼痛较轻,多为耳闭塞感。

(3)耳鸣:典型的有气过水声。

2. **体征** 急性期可见鼓膜充血、内陷或鼓室积液(彩图 9-1-1)。慢性期鼓膜呈蓝色或乳白色,鼓室积液有液平或气泡征,或鼓膜活动度差、变薄内陷明显、听骨链外显。鼻咽部检查有时发现鼻咽占位性病变(彩图 9-1-2、彩图 9-1-3)。

彩图 9-1-1　　彩图 9-1-2　　彩图 9-1-3

鼓室积液　　鼻咽部肿瘤　　腺样体肥大

3. **听力检查** 音叉试验及纯音听阈测试结果示传导性听力下降。声导抗图为 B 型或 C 型曲线。

4. **CT 检查** 扫描可见中耳腔有不同程度密度增高影,听骨链完整。

处理要点

1. **病因治疗** 保持鼻腔及咽鼓管通畅。鼻用糖皮质激素类药物和短期应用减充血剂可以缓解鼻腔和咽鼓管黏膜水肿,改善咽鼓管功能。

彩图 9-1-4

鼓膜置管

2. 改善通气引流,清除积液。

3. 咽鼓管吹张。

4. 鼓膜穿刺抽液。

5. 行鼓膜切开术或鼓膜置管术(彩图 9-1-4)。

三、急性化脓性中耳炎

急性化脓性中耳炎(acute suppurative otitis media)是中耳黏膜的急性化脓性炎症,好发于儿童,春季多见,常继发于上呼吸道感染。主要致病菌为肺炎球菌、流感嗜血杆菌、溶血性链球菌、葡萄球菌等。主要表现为耳痛、耳流脓和听力下降及全身应激症状。

诊断要点

1. 症状

(1)耳痛:多数患者鼓膜穿孔前疼痛剧烈,呈搏动性跳痛或刺痛,可向同侧头部或牙齿放射,鼓膜穿孔流脓后耳痛减轻。

(2)听力减退及耳鸣:病程初期常有明显耳闷、低调耳鸣和听力减退。鼓膜穿孔后听力下降减轻。耳痛剧烈者,听觉障碍常被忽略。有的患者可伴眩晕。

(3)流脓:鼓膜穿孔后有液体流出,初为脓血样,后变为黏液脓性分泌物。

(4)全身症状:轻重不一。可有畏寒、发热、倦怠、食欲减退。小儿全身症状较重者,常伴呕吐腹泻等类似消化道中毒症状。一旦鼓膜穿孔,体温很快恢复正常,全身症状明显减轻。

2. 体征

(1)耳镜检查:起病早期,鼓膜松弛部充血,锤骨柄及紧张部周边可见放射状扩张的血管;进展期弥漫性充血肿胀、向外膨出,正常标志消失,局部可见小黄点。后期如炎症不能得到及时控制可发展到鼓膜穿孔。一般开始穿孔较小不易看清,穿孔处有搏动亮点,称之为"灯塔征"。后期如炎症控制有效则鼓膜肿胀消退,恢复正常形态。当感染细菌毒力很强时鼓膜可能迅速融溃,形成大穿孔。

(2)耳部触诊:乳突部可有轻微压痛,鼓窦区较明显。

(3)辅助检查:听力检查多为传导性听力下降,少数患者可因耳蜗受累而出现混合性或感音神经性听力下降;血常规检查白细胞总数增多,中性粒细胞增加,鼓膜穿孔后血象渐趋正常。

根据临床表现和体征可做出诊断。

处理要点

控制感染,通畅引流,祛除病因。

1. 全身治疗 及早应用足量抗生素控制感染。可用青霉素或头孢类抗生素。如早期治疗及时得当,可防止鼓膜穿孔。如鼓膜穿孔,应常规局部取脓液用作菌培养及药敏试验,根据药敏试验结果更改为敏感抗生素。全身症状重者给予补液等支持疗法。

2. 局部治疗

(1)鼓膜穿孔前:可用 1% 酚甘油或抗生素滴耳液滴耳,用鼻减充血剂滴鼻或喷鼻,减轻鼻腔与鼻咽黏膜水肿,通畅咽鼓管。如经治疗 2 天全身症状仍重,鼓膜膨隆,可行鼓膜切开术;如耳郭后上区或乳突区红肿压痛,应行 CT 扫描排除并发急性乳突炎,加强抗感染治疗后无好转,应考虑乳突切开引流术。

(2)鼓膜穿孔后:①清洗,可在耳内镜下用生理盐水清洗和吸引干净外耳道鼓室液体。②局部滴抗生素滴耳液,感染完全控制,炎症消退后,部分患者鼓膜穿孔可以愈合。未愈合者择期修补鼓膜。

3. 病因治疗 积极治疗鼻腔、鼻咽和口咽部慢性疾病,有助于防止中耳炎复发。

四、慢性化脓性中耳炎

慢性化脓性中耳炎(chronic suppurative otitis media)是中耳黏膜、骨膜或深达骨质的慢性化脓性炎症,以间断流脓、鼓膜紧张部穿孔和听力下降为特点,常因急性中耳炎未获恰当的治疗迁延而来。严重者可导致耳源性颅内、外并发症。

诊断要点

1. 症状

(1)反复耳流脓:流脓可反复发作,随着感染的控制,脓液可消失,亦可因机体抵抗力下降等诱因再次流脓,甚至持续流脓。分泌物为黏脓性,如有肉芽组织生长,偶可混有血迹。

(2)听力下降:多为传导性听力下降,轻者可无自觉症状,当组织粘连或听小骨破坏等病变严重时,气骨导差可为 40dB 以上,甚至会出现混合性听力下降。

(3)耳鸣:部分患者可有低调耳鸣,病史较长并有高调耳鸣提示内耳损伤。

2. 体征 鼓膜紧张部穿孔,大小不一,多为单发。残余鼓膜可有钙化,亦可伴有穿孔缘周围的溃疡和肉芽组织生长。部分愈合的鼓膜则显菲薄,若有感染存在可明显增厚、充血,失去正常半透明状态。鼓室内壁黏膜可充血,甚至肿胀增厚,亦可形成由穿孔处凸入外耳道的肉芽、息肉。外耳道与鼓室内可有脓性分泌物。合并真菌感染时外耳道可见真菌膜或菌丝。

3. 辅助检查

(1)听力检查:纯音测听为传导性听力下降或混合性听力下降,程度不一。

(2)颞骨CT:轻者可无异常改变,严重者中耳内见软组织密度影充填,提示伴有黏膜增厚或肉芽形成。

处理要点

祛除病因,控制感染,清除病灶,通畅引流,改善听力。并须注意是有否合并呼吸道过敏性疾病。

1. 药物治疗 引流通畅者以局部药物为主,急性发作时宜全身应用抗生素。

(1)局部用药:鼓室黏膜充血、水肿、分泌物较多时,给予抗生素滴耳液或含糖皮质激素抗生素滴耳液滴耳。

(2)局部用药注意事项:滴药前清除外耳道与鼓室内分泌物,用生理盐水清洗干净;忌用氨基糖苷类抗生素等耳毒性药物滴耳;忌用粉剂;尽量不用有色药物;中耳腔内忌用含酚类砷类腐蚀剂。

2. 手术治疗 鼓室成形术:流脓停止、耳干后,小的鼓膜穿孔可自愈;穿孔不愈合应及时行鼓室成形术。

五、中耳胆脂瘤

中耳胆脂瘤(middle ear cholesteatoma)为非真性肿瘤,是角化的鳞状上皮在中耳内形成的囊性结构,中间堆积白色脱落上皮组织。分为先天性和后天性两种。先天性胆脂瘤是胚胎期外胚层组织迷走于颞骨,形成囊肿,孤立存在于岩尖部鼓室或乳突;后天性胆脂瘤为鼓膜或外耳道上皮陷入鼓室形成的,多与中耳负压或中耳炎有关。

诊断要点

1. 症状

(1)耳流脓:外耳道分泌物奇臭,可有血性分泌物。

(2)听力下降:传导性听力下降程度与听骨链及鼓膜受累程度有关。有时破坏的听骨链被胆脂瘤组织代替连接,听力可接近正常。炎症累及内耳可引起骨导阈值上升和耳鸣。

(3)眩晕:迷路骨壁破坏形成迷路瘘管,可因耳道压力改变发生眩晕(瘘管试验阳性);细菌毒素致迷路炎症可产生眩晕。

(4)面神经麻痹:胆脂瘤压迫面神经或感染累及面神经引起周围性面瘫。

(5)颅内并发症:硬膜外脓肿、耳源性脑膜炎、耳源性脑脓肿或乙状窦血栓性静脉炎等并发症可出现头痛、呕吐、高热、定位障碍甚至意识障碍等中枢神经症状。

(6)颅外并发症:耳后骨膜下脓肿或颈部贝佐尔德脓肿可引起耳后或颈部肿痛。

2. 体征 外耳道可见脓液或胆脂瘤上皮;鼓膜松弛部穿孔或凹陷,有胆脂瘤上皮堆积;可有听小骨破坏。

3. 辅助检查

(1)纯音测听检查:呈传导性听力下降,合并迷路炎时可以出现混合或感音神经性听力下降。

(2)颞骨 CT 扫描:鼓室或上鼓室内有软组织影,伴听小骨破坏以及鼓室壁、鼓室盾板骨质破坏,提示胆脂瘤。

处理要点

1. 处理原则

(1)彻底清除胆脂瘤及其他肉芽和炎症病变。

(2)努力保存和改善听觉功能。

(3)尽量保持外耳道的生理结构和功能。

2. 治疗方法

(1)择期手术:中耳胆脂瘤是手术的绝对适应证,除合并颅内外并发症、需要紧急手术者之外,应择期手术。术前 1～2 周进行局部处理和治疗,吸净内陷袋口处的上皮团块和钳除肉芽组织,充分引流,有效控制局部炎症,可降低手术难度并有助于提高疗效。

(2)术耳的选择:双耳均需手术者,一般先做听力更差的一侧;对侧耳听力正常或稳定在实用听力水平者,可以在去除病灶的同时积极争取提高听力;术耳为听力较好耳,而对侧耳听力完全损失者,应慎重手术,保护现有听力更为重要。

(3)术式选择:根据胆脂瘤的分型、病变范围、有无并发症、咽鼓管功能、听力状况、乳突气房发育情况、患者年龄、生活及社会背景、术者的经验、手术技能及手术器械状况等,选择一种最佳治疗方案。常用术式有完壁式鼓室成形术、开放式鼓室成形术和开放式乳突腔充填法鼓室成形术。

六、耳硬化症

内耳骨迷路密质骨出现灶性疏松,导致镫骨足板的活动受限为病理特征;临床上表现为以传导性听力下降为特点的一种中耳疾病。局限性骨质吸收后,代之以血管丰富的海绵状变性组织及增生骨质,又以此特征被命名为耳海绵症,习惯上称作耳硬化症(otosclerosis)。根据病变位置和听力情况可分为以传导性听力下降为主的镫骨性耳硬化症和以混合性听力下降为主的耳蜗性或迷路性耳硬化症。

诊断要点

1. **症状**

(1)进行性听力减退:双耳同时或先后出现缓慢进行性听力减退。

(2)耳鸣:多数患者伴有"嗡嗡"声低声调耳鸣。

(3)眩晕:部分病例可有眩晕。

(4)自听增强:自语声小,吐词清晰,因为有自听增强现象。

(5)韦氏误听现象:患者在嘈杂环境中,反而自觉听力有改善。在嘈杂环境中,讲话者主动加大音量,传导性听力下降使嘈杂的背景噪声被屏蔽,患者自觉听力提高,这种现象称为韦氏误听现象。

(6)大多数与遗传性因素相关,女性妊娠期、分娩期病情进展加快。

2. **体征** 电耳镜检查:耳道较宽大,外耳道皮肤变薄;鼓膜完整,光泽正常(彩图 9-1-5)。偶有病例透见鼓膜后上象限淡红色影,此为鼓岬区活动病灶的充血征象,称为 Schwartze 征。

彩图 9-1-5 耳硬化患者耳内镜检查见耳道较宽大,外耳道皮肤变薄

3. **辅助检查**

(1)音叉检查:Weber 试验偏向听力差侧;Rinne 试验阴性,骨导大于气导(B.C. > A.C.);Schwabach 试验骨导延长;Gelle 试验阴性。

(2)听力学检查:纯音听阈测定患耳呈传导性听力下降或不同程度的混合性听力下降,有卡哈切迹(图9-1-1);鼓室曲线为 As 型、正常、振幅降低,镫骨肌反射阈值提高或消失。耳声发射检查 DPOAE 幅值降低或引不出;电反应测听 V 波潜伏期延长或阈值提高。

(3)影像学检查:颞骨高分辨率 CT 可见前庭窗、圆窗、骨迷路和内耳道壁的骨质硬化灶。

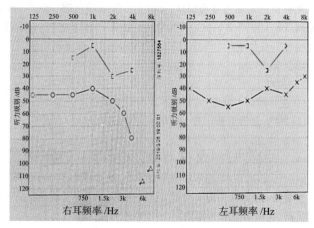

图 9-1-1　耳硬化症患者听力图显示传导性耳聋,卡哈切迹

处理要点

治疗原则:改善听力。

1. **手术**　重建鼓膜与外淋巴液的能量连接。可采用内耳开窗技术(彩图 9-1-6)、镫骨切除术、镫骨撼动术。

彩图 9-1-6　激光内耳开窗

2. **药物**　①没有任何一种药物能作为特效药。②以氟化钠成功治疗骨质疏松症为依据,将其引入耳硬化症的治疗。③双膦酸盐可抑制骨质破坏活性,对抗物能抑制骨的再吸收。

3. **助听器**　骨导助听器可以很好地改善听力。

(江广理)

第五节　内耳疾病

一、耳鸣

耳鸣(tinnitus)被定义为在没有外源性声音来源的情况下感觉到声音。耳鸣可能伴随任何形式的听力损失,其存在并不能作为诊断依据来确定听力损失的原因。一般人群中,大约有 15% 的人会经历某种形式的耳鸣,而在老年人群中,患病率更是超过了 20%。

诊断要点

尽管耳鸣常与听力损失有关,但耳鸣的严重程度与听力损失的程度关联较差。大约七分之一的耳鸣患者感到严重的困扰,4% 的患者听力严重受损。当耳鸣严重且持续时,可能影响睡眠和注意力,导致明显的心理困扰。听力正常者常常亦会有持续数秒至数分钟的间歇性轻度高调耳鸣。

搏动性耳鸣常被认为是传导性听力损失引起的,可能与血管异常相关,如颈静脉球体瘤、静脉窦狭窄、颈动脉闭塞性疾病、动静脉畸形或动脉瘤。

持续性耳鸣往往(但并非总是)表明存在听力损失。

断续性"咔嗒"声耳鸣可能是由中耳肌肉痉挛或腭肌痉挛引起。患者通常感到耳朵中有一系列快速的爆裂声,持续数秒至几分钟,并伴随耳内一种扑动感。特殊形式的鼓膜测压可能有助于诊断这种情况,通常采用手术治疗。

常规的非搏动性耳鸣,应进行听力学检查以排除相关的听力损失。单侧耳鸣,尤其是在没有明显致病因素(如噪声创伤)的情况下伴随听力损失,应进行 MRI 以排除听神经瘤等蜗后病变。有搏动性耳鸣的患者,应考虑进行 MRA、磁共振静脉成像(magnetic resonance venography,MRV)和颞骨 CT 检查,以排除可能引起耳鸣的血管病变或乙状窦异常。

处理要点

耳鸣最重要的治疗方法是避免过度噪声、耳毒性药物和其他可能导致耳蜗损伤的因素。使用音乐掩蔽耳鸣声或通过助听器放大正常声音也可能带来一些缓解。除了掩蔽技术,习惯化技术如耳鸣再训练疗法和认知行为疗法对于那些症状难以缓解的患者可能会有益。对于耳鸣引起情绪困扰的患者,抑郁药物和抗精神病药物具有一定作用,但这些药物并不能直接治疗耳鸣,只能使患者更好地应对耳鸣。

(魏凡钦)

二、眩晕

前庭是内耳重要组成部分,由耳石器和半规管组成,是控制平衡最重要的器官。平衡功能障碍会引起头晕、不稳定,甚至摔倒。可以引起头晕的疾病很多,不仅涉及内耳,还包括神经、心血管、免疫等系统疾病,病因可以是遗传因素,也可以是感染因素或先天因素。

诊断要点

前庭性眩晕,又称耳源性眩晕,具有以下特征性表现。

1. 患者常主诉为天旋地转感,与头晕区别;运动时症状往往加剧。

2. 眩晕的持续时间、是否合并听觉损伤症状(听力下降、耳鸣、耳闷等),以及是否合并中枢系统症状,是诊断的关键。

3. 临床上可以通过听力检查、眼震电图、前庭功能检查、颅脑MRI等检查辅助鉴别。

临床上可以通过眩晕的一系列表现,进行初步的诊断和区分。外周性眩晕与中枢性眩晕的主要特点和鉴别要点如表9-1-5。

表 9-1-5　外周性眩晕与中枢性眩晕的鉴别

鉴别点	外周性眩晕	中枢性眩晕
眩晕类型	突发性、旋转性	旋转或非旋转性
眩晕程度	较剧烈	程度不定
伴发耳部症状	伴耳胀满感、耳鸣、听力下降	多无耳部症状
伴发前庭神经症状	前庭反应常协调	前庭反应常分离
体位及头位影响	头位或体位变动时眩晕加重	与体位或头位变动无关
发作持续时间	持续数小时到数天,可自然缓解或恢复	持续时间长,数天到数月
意识状态	无意识障碍	可有意识丧失
中枢神经系统症状	无	常有
自发性眼震	水平旋转或旋转方向与眩晕方向一致	粗大,垂直或斜行,方向多变
冷热试验	可出现前庭重振现象	可出现前庭减振或反应分离

处理要点

眩晕的治疗注重个体化,应尽可能在明确原发病因的情况下进行对因治疗。临床上对部分病因无法明确的前庭性眩晕病例,可以采用对症处理。常见引起前庭性眩晕的疾病的治疗原则举例如下。

1. **梅尼埃病**(Ménière disease)　梅尼埃病的病因仍不明确,可能与内耳代谢、免疫、遗传等因素相关,病理表现为内耳膜迷路积水。典型的临床症状包括发作性眩晕,每次持续20分钟至数小时,常伴有低频感音神经性听力损伤、耳鸣和耳闷感。可为单侧或双侧发病。梅尼埃病的治疗采取阶梯疗法,包括低盐饮食,保持充足作息时间,使用全身药物(糖皮质激素)、利尿剂,鼓室注射糖皮质激素、庆大霉素等方式。使用前庭抑制剂,包括抗组胺类、苯二氮䓬类、抗胆碱能类以及抗多巴胺类药物,可有效控制眩晕急性发作,原则上使用不超过72小时,多数可以达到控制或缓解眩晕发作的效果。如果急性期眩晕症状严重或听力下降明显,可酌情口服或静脉给予糖皮质激素。对于难治性病例,可以选择内淋巴囊减压术、前庭神经切断术等手术治疗。

2. **良性阵发性位置性眩晕**(benign paroxysmal positional vertigo, BPPV)

俗称耳石症,目前认为是前庭器中的"耳石(otoconia)"脱落,进入半规管,导致半规管内淋巴流动异常而引起的眩晕症状。常见的原因有头部外伤、感染及老年退化。临床表现为反复发作性前庭性眩晕,每次持续数秒至数分钟,常由某些特定体位或动作(如在床上翻身时)引起,休息或保持静止体位后,眩晕症状多数可自行缓解。一般不伴有听力下降或耳鸣等耳蜗损伤表现。临床上突发性听力下降患者,也可能合并BPPV。一些中枢神经系统疾病,如椎基底动脉供血不足,症状也与此病类似。因此,BPPV的诊断需要全面的临床思维,必要时需要完善头部MRI/MRA检查。BPPV的有效治疗方案是复位治疗(Epley手法复位等)。多数可以达到治愈的效果。

3. **迷路炎**(labyrinthitis) 迷路炎可由细菌、病毒、理化损伤等因素,导致前庭和半规管功能障碍,多见于化脓性中耳炎及中耳胆脂瘤病变。患者急性发作时会出现持续(通常持续数天)的严重眩晕,并伴有听力损失和耳鸣。在持续数周的恢复期内,眩晕逐渐好转,而听力可能会恢复或永久受损。临床治疗包括使用足量敏感抗生素、全身糖皮质激素和营养神经药物等对症治疗。

4. **前庭神经元炎**(vestibular neuronitis) 前庭神经元炎为前庭神经元受累而出现眩晕症状。本疾病的病因尚不清楚,但多继发于上呼吸道感染之后1~2周。发作性眩晕通常可由劳累、情绪激动等诱发,不伴有耳蜗损伤表现。眩晕多数会持续数天,经过休息及对症治疗后,症状逐渐减轻。治疗上包括对症治疗,使用前庭抑制剂、全身糖皮质激素等;支持治疗,纠正因呕吐和进食少等引起的水和电解质紊乱。如果患者不能完全恢复,后期可以尝试前庭康复治疗。

5. 上半规管裂(superior semicircular canal bony dehiscence,SSCD)指上半规管的骨质解剖上的异常裸露,可能是膜迷路直接暴露于脑膜或乳突气房中。外界噪声、中耳腔压力,以及脑脊液压力的变化,可能继发膜迷路的平衡障碍。临床表现为在强声或用力情况下出现眩晕,患者多伴有混合性听力损伤。高分辨率内耳CT可以协助诊断。外科手术是上半规管裂的有效治疗方法。

6. 肿瘤(tumor) 主要包括前庭肿瘤及桥小脑脚区肿瘤,常见的有听神经瘤、脑膜瘤、静脉球体瘤、蛛网膜下腔囊肿等。临床表现与肿瘤发生的部位、大小、进展速度有关。常表现为头晕、耳鸣、听力下降、耳闷胀、头痛头胀等。没有特异性,主要依靠影像学检查来鉴别诊断。常见的检查包括纯音听阈测试、声导抗测试、听性脑干电反应测听、冷热水实验、甩头实验、中内耳增强磁共振等。治疗方法包括观察、手术治疗、伽马刀、靶向药物等。治疗手段的选择与患者年龄、病情进展速度、功能诉求及医师手术水平密切相关。

(魏凡钦)

第一节　鼻科症状学

诊断要点

1. **鼻塞**　先天性后鼻孔闭锁,腺样体肥大,鼻中隔偏曲,变应性鼻炎,慢性鼻窦炎,鼻、鼻窦或鼻咽部肿瘤等均可导致鼻塞。

2. **鼻溢液**　常与鼻塞同时存在。常见于急性鼻炎,变应性鼻炎,慢性鼻窦炎,鼻、鼻窦或鼻咽部肿瘤,可表现为流涕、鼻后滴漏、脑脊液鼻漏等,可出现不同性状的鼻溢液。

3. **嗅觉障碍**　分为呼吸性嗅觉减退(如前、后鼻孔闭锁,鼻息肉,鼻腔鼻窦肿瘤等引起的嗅觉减退)和感觉性嗅觉减退(如先天性嗅黏膜、嗅神经发育不全,嗅神经母细胞肿瘤等引起的嗅觉减退)两大类。

4. **鼻源性头痛**　常见原因包括急、慢性鼻窦炎,鼻腔鼻窦肿瘤等。

5. **鼻出血**　局部因素包括创伤、鼻部肿瘤及血管畸形等;全身因素包括出凝血功能障碍、心血管疾病等。

(李　健　赖银妍　郑念真)

第二节　鼻窦炎

鼻窦炎(sinusitis)可按病程长短分为急性鼻窦炎和慢性鼻窦炎,前者病程一般在4周内,而后者则超过12周。鼻窦炎可以按照不同的病因分为病毒性、细菌性、真菌性、嗜酸性等分型。

一、急性病毒性及细菌性鼻窦炎

诊断要点

急性鼻窦炎一般是急性发作和自限性的,但可伴发急性中耳炎、分泌性中耳炎、急性鼻咽炎、哮喘和支气管炎等加重病情的并发症。

主要临床表现:①鼻塞、头面部胀痛、流涕、嗅觉减退。②发热、头痛及咳嗽。③鼻黏膜红肿充血,鼻腔中鼻道有分泌物。④部分患者炎症较重,感染控制不佳可能会引起颅内及眶内并发症。

CT扫描具有一定辅助诊断的作用(图9-2-1),鼻内镜检查可有助于进一步明确诊断及初步鉴别肿瘤性疾病,并可进行鼻腔鼻窦感染病原微生物的获取。如果怀疑有恶性肿瘤、颅内扩张或机会性感染,应增加 MRI 检查。MRI 能比 CT 更好地区分肿瘤与炎症组织。

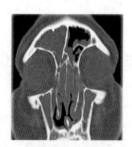

图 9-2-1　鼻窦炎患者 CT 影像

处理要点

病毒性鼻炎的主要治疗方法是支持性治疗,包括休息、补水和使用非处方解热镇痛药和局部减充血剂。抗病毒治疗效果并没有很好的临床依据,伴发细菌感染时可考虑加用抗生素治疗。

欧洲鼻窦炎和鼻息肉意见书(European Position Paper on Rhinosinusitis and Nasal Polyps,EPOS)建议使用非甾体抗炎药(鼻喷激素)、盐水鼻喷雾剂和鼻减充血剂。推荐在疑似细菌性鼻窦炎的病例中使用鼻喷激素以减轻鼻症状。其他药物,如黏液溶解剂、维生素C、益生菌和抗组胺药,在急性鼻窦炎的治疗中尚未显示出疗效。

抗生素治疗在合并并发症或迁延不愈的病例中可推荐使用。但40% ~ 69%的急性细菌性鼻窦炎患者在不使用抗生素治疗的情况下 2 周内症状得到改善。抗生素一般是经验性选择。年龄小于 65 岁的轻度至中度急性细菌性鼻窦炎,建议一线治疗选择阿莫西林 - 克拉维酸盐。伴有青霉素过敏或肝功能损害的患者,可选择多西环素或克林霉素 + 头孢菌素。大环内酯类、甲氧苄啶 - 磺胺甲恶唑和第二代或第三代头孢菌素不推荐用于经验性治疗。

二、真菌性鼻窦炎

真菌性鼻窦炎包括侵袭性与非侵袭性。非侵袭性鼻窦炎包括鼻窦真菌球和变应性真菌性鼻窦炎;侵袭性鼻窦炎包括急性侵袭性和慢性侵袭性真菌性鼻窦炎。

诊断要点

1. **真菌球**　是鼻窦真菌性感染中最常见的,预后也最好的。单侧上颌窦为好发部位,其次为蝶窦、筛窦,原发于额窦者罕见。临床表现一般为反复单侧鼻塞、流脓涕、涕血、头痛、鼻腔异味。CT 检查发现病变窦口扩大,骨质轻度增厚及窦内软组织影、钙化组织为典型影像学表现。病理检查可见密集的真菌菌丝伴有非过敏性黏蛋白,坏死真菌球内可见磷酸钙和硫酸钙沉积,黏膜无受侵表现。

2. **变应性真菌性鼻窦炎** 单侧好发,诊断要点为 I 型超敏反应、鼻息肉病、特征性 CT 表现(图 9-2-2)、真菌染色或培养阳性、黏稠的嗜酸性黏蛋白。典型的嗜酸性黏液含大量嗜酸性粒细胞、夏科 - 莱登结晶和真菌菌丝。

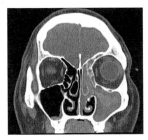

图 9-2-2 典型变应性真菌性鼻窦炎 CT 影像,见鼻窦软组织密度影,并磨玻璃样改变

3. **侵袭性真菌性鼻窦炎** 侵袭性真菌性鼻窦炎属于危急重症。一旦确诊须马上积极处理。临床表现可能与急性细菌性鼻窦炎相似,但面部疼痛往往更严重。鼻分泌物通常为透明或淡黄色的,而不是化脓性的,在没有明显的鼻部表现时,可出现眼部及视力改变症状。在鼻内镜检查中,毛霉菌病的典型表现是中鼻甲上的黑色焦痂,如果感染在鼻骨深处或高处,则可能不明显。初期影像学检查可能为鼻窦的炎症,伴随骨质的破坏。诊断需要依靠组织活检。

处理要点

真菌球和变应性真菌性鼻窦炎一般以手术治疗为主。

侵袭性真菌性鼻窦炎一般治疗原则为全身抗真菌治疗及广泛手术清创。合并糖尿病的患者病死率约为 20%。如果存在肾病,病死率超过 50%。在艾滋病或伴有中性粒细胞减少症的恶性血液病的情况下,病死率接近 100%。是否进行积极的手术治疗应慎重考虑。许多患者发现时已病情严重,因此总体疾病特异性生存率仅为 57% 左右。

三、慢性鼻窦炎

慢性鼻窦炎病因复杂多样,除感染及阻塞性因素外,可以是过敏反应、免疫缺陷、遗传性因素等,可伴发鼻息肉。目前根据鼻息肉组织中局部浸润炎症 T 细胞和炎症因子的不同,可以将慢性鼻窦炎进一步分为 2 型和非 2 型炎症。前者特征为息肉组织中存在大量 Th2 细胞因子、IgE 和嗜酸性粒细胞浸润,并与哮喘高度相关,通常症状更重、术后复发率更高、在临床上更难以治疗,是目前相关研究的重点。

诊断要点

1. **症状**　主要症状为鼻塞、流黏性或黏脓性鼻涕。次要症状为头面部胀痛、嗅觉减退或丧失。诊断时以上述两种或两种以上相关症状为依据,而且症状时长必须大于 12 周,其中主要症状中的鼻塞、流黏性或黏脓性鼻涕必具其一。

2. **检查**　鼻内镜检查可见来源于中鼻道、嗅裂的黏性或黏脓性分泌物,鼻黏膜充血、水肿或有息肉。鼻窦 CT 扫描可显示窦口鼻道复合体和 / 或鼻窦黏膜炎性病变。MRI 对不同类型慢性鼻窦炎的鉴别诊断具有一定意义。实验室检查主要包括外周血、鼻腔分泌物和病理组织中的嗜酸粒细胞计数。

诊断时依据临床症状、鼻内镜检查、鼻窦 CT 扫描结果、过敏性疾病或哮喘疾病史、鼻息肉或鼻窦黏膜组织内嗜酸性粒细胞计数进行。鼻窦 CT 检查不能作为慢性鼻窦炎诊断的唯一依据。

处理要点

慢性鼻窦炎的治疗首先考虑药物治疗,使用鼻用糖皮质激素、鼻腔冲洗可改善慢性鼻窦炎患者的症状,提高其生活质量,短期口服糖皮质激素对 2 型鼻窦炎患者也有一定治疗效果,但当息肉较大或最大化药物治疗无效时,可以采用鼻内镜手术治疗,手术主要以清除病变、开放鼻窦、通畅引流、恢复嗅觉为主,2 型鼻窦炎治疗常常需要手术加术后长期药物控制方可减少复发。目前临床上针对难治性 2 型慢性鼻窦炎伴鼻息肉的患者,可以考虑使用针对 2 型炎症因子的单抗进行治疗。

(高文翔　赖银妍　黄嫣然)

第三节　鼻腔异物

鼻腔异物(nasal foreign body)可分为内生性和外生性两大类。前者有死骨、凝血块、鼻石、痂皮等。后者又可分为生物性和非生物性。生物性以植物性为多见,动物性则较为罕见。

诊断要点

1. 鼻腔异物进入史。

2. 反复单侧鼻塞、脓涕伴臭、鼻出血。儿童患者更应首先考虑。

3. 体格检查或影像学检查见异物。如异物存留过久形成肉芽组织，需要用探针辅助诊断，必要时行鼻部 CT 检查。

处理要点

儿童鼻腔异物可用前端为环状的器械经前鼻孔进入，绕至异物后方向前勾出。切勿用镊子夹取，尤其圆滑异物可因夹取滑脱，将其推向后鼻孔或鼻咽部，甚至误吸入喉腔或气管，给异物取出带来困难及并发症。动物性异物可用 2% 丁卡因将其麻醉后，再用鼻钳取出。外伤性异物在充分评估伤情和妥善准备后，经 CT 准确定位，选择相应手术径路和方法，必要时可考虑行头部 CT 导航实施手术取出。如异物较大且嵌顿在头面部大血管附近，须先行相关血管结扎再取出异物，如贸然取出有发生致死性大出血的可能。对于怀疑鼻腔异物的患者，均推荐进行鼻内镜检查，在明确诊断鼻腔异物的同时，还可以考虑行鼻内镜下鼻腔异物取出术，根据患者的配合情况选择鼻腔表面麻醉或者全身麻醉的方式进行异物取出术。特别注意，若儿童在哭闹时无法配合局麻取异物，不应勉强取出，否则会有异物倒吸掉入气道造成窒息的风险。

（赖银妍）

第四节　变应性鼻炎

变应性鼻炎（allergic rhinitis，AR）是特应性个体暴露于过敏原（变应原）后主要由免疫球蛋白 E（immunoglobulinem E，IgE）介导的鼻黏膜非感染性慢性炎性疾病（图 9-2-3）。国内外大量的流行病学调查显示，近年来变应性鼻炎的患病率显著增加，已成为主要的呼吸道慢性炎性疾病，给患者生活质量和社会经济带来了严重影响。

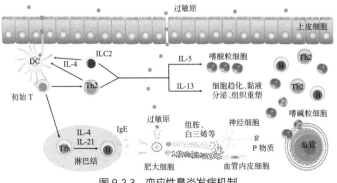

图 9-2-3　变应性鼻炎发病机制

诊断要点

1. **症状** 阵发性喷嚏、流清水样涕、鼻痒和鼻塞等症状出现 2 个或以上,每天症状持续或累计在 1 小时以上,可伴有流泪、眼痒和眼红等眼部症状。

2. **体征** 常见鼻黏膜苍白、水肿,鼻腔水样分泌物。

3. **过敏原检测** 至少 1 种过敏原皮肤点刺试验(skin prick test,SPT)和 / 或血清特异性 IgE 阳性,或鼻激发试验阳性。

变应性鼻炎的诊断应根据患者典型的过敏病史、临床表现以及与其一致的过敏原检测结果而作出。过敏原检测通常需要将体内和体外检测相结合,且充分结合临床病史,以判断患者是由何种过敏原致敏,以及致敏的程度与疾病症状的关系。

处理要点

变应性鼻炎的治疗原则为"防治结合,四位一体",包括环境控制、药物治疗、免疫治疗和健康教育。

1. **环境控制** 变应性鼻炎患者确定了特定的过敏原后,就应该避免或尽可能减少接触相关过敏原。

2. **药物治疗** 变应性鼻炎常用治疗药物分为一线用药和二线用药。一线治疗药物包括鼻用糖皮质激素(简称鼻用激素)、第二代口服和鼻用抗组胺药、口服白三烯受体拮抗剂;二线治疗药物包括口服糖皮质激素、口服和鼻用肥大细胞膜稳定剂、鼻用减充血剂、鼻用抗胆碱能药。

(1)糖皮质激素:鼻用激素是变应性鼻炎的一线治疗药物,临床推荐使用。在使用时按推荐剂量每天喷鼻 1 ～ 2 次,轻度和中重度间歇性变应性鼻炎疗程不少于 2 周;中重度持续性变应性鼻炎疗程为 4 周以上。

(2)抗组胺药

1)口服抗组胺药:第二代抗组胺药为变应性鼻炎的一线治疗药物,临床推荐使用。能明显缓解鼻部症状特别是鼻痒、喷嚏和流涕,对合并眼部症状也有效,但对改善鼻塞的效果有限。一般每天只需用药 1 次,疗程不少于 2 周。

2)鼻用抗组胺药:是变应性鼻炎的一线治疗药物,临床推荐使用。其疗效相当于或优于第二代口服抗组胺药,特别是对鼻塞症状的缓解。一般每天用药 2 次,疗程不少于 2 周。

3. **免疫治疗** 免疫治疗(既往也称为脱敏治疗)是变应性鼻炎的一线治疗方法,临床推荐使用。

4. 外科治疗 外科治疗为变应性鼻炎的辅助治疗方法,临床酌情使用。手术方式主要有两种类型:以改善鼻腔通气功能为目的的下鼻甲成形术及鼻中隔矫正术和以降低鼻黏膜高反应性为目的的神经切断术。

5. 健康教育 由于疾病发展过程的不确定性和长期性,治疗变应性鼻炎时应考虑到患者较长的疗程,根据严重程度和疾病类型进行治疗,需要与患者进行充分沟通。良好的健康教育可以提高患者预防和治疗疾病的意识,增强患者对治疗的依从性和自信心,从而优化治疗效果,提升医患双方满意度。

(陈枫虹　陈德华)

第五节　嗅觉障碍

嗅觉障碍(olfactory dysfunction)是指对气味感知能力的减退或丧失。嗅觉障碍分为定量障碍和定性障碍,定量障碍包括嗅觉减退、功能性嗅觉缺失、完全嗅觉缺失和嗅觉过敏。定性障碍包括嗅觉倒错和幻嗅。嗅觉障碍根据病变部位可分为传导性、感觉神经性、中枢性和混合性。

诊断要点

1. **主观感觉嗅觉/味觉障碍** 通过询问患者或通过问卷调查让患者对自身嗅觉功能进行主观评估。

2. **是否存在引起鼻塞的器质性疾病** 通过内镜或影像学检查明确是否存在鼻腔异物或鼻腔鼻窦异常解剖结构、炎症、肿瘤以及中枢神经系统肿瘤。

3. **客观检查显示嗅觉障碍** 如通过宾夕法尼亚大学嗅觉识别测验(University of Pennsylvania Smell Identification Test,UPSIT)等嗅觉心理测试,客观反映患者嗅觉功能状况。

处理要点

对于继发于鼻息肉、鼻腔阻塞以及慢性鼻窦炎的嗅觉障碍,通过手术(如功能性鼻窦开放手术)解除结构的阻塞后能够获得一定的临床疗效。但目前对于原发性嗅觉障碍仍没有有效的治疗方法,嗅觉训练对一些病例有一定疗效。部分嗅觉障碍患者可能自行恢复。嗅觉障碍的严重程度是预后的重要因素,程度较轻的嗅觉障碍能够更快地恢复。最新的研究亦显示,早期嗅觉障碍的发生与阿尔茨海默病的发生密切相关。

(钟　华)

第六节　鼻出血

鼻出血(epistaxis)是鼻腔、鼻窦或鼻咽部局部的炎症、外伤、肿瘤或其邻近部位的血管破裂,以及某些全身性疾病所致的经鼻腔出血,出血剧烈时可向口咽部经口流出或口鼻同时流血,甚至向下咽部流下至消化道或者下气道。

诊断要点

1. 鼻出血分为常规鼻出血和难治性鼻出血,前者主要出血部位为单侧鼻中隔前端的利特尔区(Little area),后者常为单侧鼻腔后部、双侧或者部位隐匿的鼻出血。

2. 儿童或青少年多见于鼻腔干燥、变态反应、鼻腔异物。鼻出血部位多为利特尔区。利特尔区鼻出血常为单侧鼻腔出血,出血量小。

3. 中老年人鼻出血常与高血压、口服非甾体抗炎药等因素有关,部位多为鼻腔后部,出血多且快,常通过咽部从口吐出,位于下鼻甲后端附着的吴式鼻 - 鼻咽静脉丛(Woodruff naso-naso-pharyngeal venous plexus)或鼻中隔后部的动脉出血。

4. 凝血功能障碍(由血液系统疾病、肝肾功能损伤、非甾体抗炎药和酗酒等造成)以及遗传性毛细血管扩张症常表现为双侧鼻黏膜弥漫性出血。

5. 确定出血部位和出血原因是鼻出血诊治的关键。前鼻镜多能发现鼻腔前部的出血点,鼻内镜检查基本可精准确定绝大多数鼻出血,数字减影血管造影可用于头颅外伤所致鼻腔大出血以及鼻咽癌放疗后大出血的诊治。

6. 难治性鼻出血常为隐匿部位的筛前动脉、筛后动脉或蝶腭动脉出血(填塞难以触及),或者外伤、鼻咽癌放疗导致的颈部大动脉出血。下鼻甲穹隆中后段区域的责任血管是蝶腭动脉,中鼻甲内侧嗅裂区的责任血管是筛后动脉、筛前动脉和蝶腭动脉,中鼻甲后端的责任血管是蝶腭动脉,鼻中隔后端的责任血管主要是蝶腭动脉,鼻腔最前上方的责任血管主要是筛前动脉。

7. 评估出血量、循环系统状况,须排查全身性疾病。辅助检查包括血常规、出凝血常规、肝肾功能、心电图、血压监测、鼻部 CT 或 MRI 等检查。

处理要点

治疗原则是维持生命体征,选择恰当的止血方法,针对出血原因治疗。精准确定出血部位并微创止血是治疗鼻出血的最佳方案。

1. 评估全身状态,维持生命体征 安慰患者使其镇静,准备止血物品同时询问病史,了解出血情况(出血侧别、出血时间、出血量),判断出血原因,评估全身状况,监测生命体征。剧烈鼻出血、出血量多或者难治性鼻出血时,立即建立静脉通道扩充血容量。血红蛋白 < 70g/L 时,建议输注红细胞悬液,纠正贫血。失血性休克时,及时进行抗休克治疗。

2. 局部治疗

(1)指压止血法:适用于鼻腔前部鼻出血,尤其是儿童和青少年。方法:取坐位,头稍前倾,手指捏紧双侧鼻翼或出血侧鼻翼,压向鼻中隔 10 ~ 15 分钟,冷敷前额和后颈,吐出口内血液,避免吞咽。

(2)化学烧灼法:适用于反复、少量、出血点明确的鼻腔前部鼻出血。方法:收缩并表面麻醉鼻腔黏膜后,用 50% 硝酸银或 50% 三氯醋酸烧灼。避免过深或同时在鼻中隔相对的两面烧灼,烧灼后局部涂抹抗生素软膏预防感染。

(3)鼻内镜下电凝止血:适用于难治性/隐匿性鼻出血,明确出血部位后精准止血。位于鼻中隔的出血,避免同时处理相同部位的双侧黏膜,以防鼻中隔穿孔。

(4)填塞法

1)前鼻孔填塞法:适用于内镜检查部位不明确或不具备鼻内镜条件的应急止血,以及全身疾病所致的弥漫性出血。方法:填塞可吸收止血材料、高分子膨胀海绵、无菌凡士林纱条、气囊或水球囊等,填塞 48 ~ 72 小时取出。填塞期间酌情应用抗菌药物。

2)后鼻孔填塞法:适用于前鼻孔填塞无效、鼻咽部出血者,该方法使患者非常痛苦,应严格掌握适应证。方法:收缩并表面麻醉鼻腔黏膜,小号导尿管从出血侧前鼻孔插入,达鼻咽部,用止血钳将导尿管从口中拉出,将填塞物上的线系于导尿管,将填塞物由口腔送入鼻咽部,填塞于后鼻孔,一般加行前鼻孔填塞,最后于前鼻孔处用小纱球系于填塞物双线以作固定,口腔端线头剪短固定于口角。填塞期间酌情应用抗菌药物。

(5)血管凝固(结扎)术:适用于鼻内镜检查无法明确出血部位,反复前后鼻孔填塞以及内科治疗无效,或者外伤或手术损伤大血管的鼻出血。方法:按照前述方法判断责任血管,常用方法有经鼻内镜蝶腭动脉、筛前动脉、筛后动脉结扎,颈外动脉结扎。禁忌证为凝血机制障碍所致鼻出血。

3. 血管栓塞术 反复前后鼻孔填塞以及内科治疗无效,或者外

伤或手术损伤所导致的颈外动脉主干或分支出血。方法:数字减影血管造影明确出血点,栓塞靶动脉。禁忌证为凝血机制障碍所致鼻出血。

4. 对因治疗 如有明确的出血原因,选择合适的止血治疗,积极治疗原发疾病。

5. 特殊鼻出血的处理

(1)头颅外伤所致严重鼻出血:高度警惕颈内动脉破裂、颈内动脉假性动脉瘤和颈内动脉海绵窦瘘的可能,应与神经外科或血管外科协作治疗。

(2)遗传性出血性毛细血管扩张症:该病为常染色体显性遗传病,表现为双侧鼻腔黏膜弥漫性血管扩张,黏膜糜烂,触之易出血。建议行鼻内镜下双极电凝烧灼或低温等离子射频消融。填塞可加重黏膜损伤。

(3)鼻腔、鼻咽部肿瘤及放疗后出血:常表现为剧烈鼻出血,危及生命,可选择前后鼻孔填塞术或血管栓塞术。

(4)凝血功能障碍所致鼻出血:建议应用可吸收性止血材料止血,治疗原发病。

(刘文冬)

第七节　鼻骨骨折

由于其结构和位置,外鼻较易受外伤累及,鼻骨骨折(fracture of nasal bone)占所有面部骨折的50%以上。常见的原因有鼻部遭受拳击、运动外伤、个人意外撞击和道路交通事故等。男性多见,男性鼻骨骨折的发生率是女性的两倍。鼻骨骨折多单独发生,亦可是颌面骨折的一部分。

诊断要点

依损伤程度和部位,可出现相应症状,主要有局部疼痛、鼻出血、外鼻畸形或鼻塞等。伴鼻中隔撕裂或脱位可出现鼻中隔血肿。皮下出血可发生瘀斑或血肿。鼻梁可出现歪斜、鼻背塌陷和畸形。鼻中隔明显弯曲移位或血肿形成,可造成一侧或双侧鼻塞。擤鼻时气体经撕裂的鼻腔黏膜进入眼及颊部皮下组织,可出现皮下气肿等。

依据外伤史、鼻部畸形、鼻腔通气度和鼻中隔的检查、触诊以及影像学检查等可明确诊断。交通事故等高速撞击所致鼻骨骨折,应除外合并的其他颌面或颅底骨折。

鼻骨X线平片可显示骨折部位、性质,以及骨片有无移位及移位

方向。高分辨率 CT 及三维重建能准确地判断有无鼻骨骨折,骨折的类型、部位以及有无合并周围组织的损伤。合并鼻窦及颅面部骨折者,需要 CT 排除鼻窦及颅底骨折。

处理要点

1. 无移位的单纯性鼻骨骨折不需要特殊处理。

2. 有外鼻畸形的鼻骨骨折,应待局部肿胀消退后手术复位。治疗原则为矫正鼻部畸形和恢复鼻腔通气功能。手术复位方法分闭合式和开放式两种。

(1)经前鼻孔复位术:可于内镜下操作。对于刚发生的闭合性鼻骨骨折,伴有明显的外鼻畸形,可立即行鼻骨复位术,该手术可在局麻或全麻下进行。若外鼻肿胀明显,可在外伤后 7 ~ 10 天行鼻骨复位术,一般不超过 2 周。超过 2 周,骨痂的形成会增加整复难度。

(2)开放式蝶形切口复位法:闭合式复位不成功,或者陈旧性鼻骨骨折须采用蝶形切口、开放式复位。

(3)鼻中隔偏曲矫正术及脓肿切开术:双侧下鼻甲肥大者,应同时矫正鼻中隔偏曲及切除部分下鼻甲。若合并鼻中隔血肿,应尽早清除,以免发生软骨坏死及继发感染。血肿切开可放置引流并行鼻腔填塞,脓肿切开引流后无须填塞,同时应用足量敏感抗生素控制感染。

(赖银妍)

第八节 鼻肿瘤

鼻肿瘤(nasal tumor)包括外鼻、鼻腔、鼻窦的肿瘤,根据病变性质可分为良性肿瘤和恶性肿瘤。

一、鼻腔鼻窦良性肿瘤

(一)鼻腔鼻窦血管瘤

鼻腔鼻窦血管瘤(rhinosinusal hemangioma)是最常见的鼻腔鼻窦良性肿瘤,好发于血管丰富部位,多见于青壮年。可分为毛细血管瘤和海绵状血管瘤。

诊断要点

主要症状为反复鼻塞、鼻出血。反复鼻出血可引起贫血,大量出血可引起失血性休克。当肿瘤较大,压迫周围组织时可出现头痛、面部麻木、突眼、面部肿胀等症状。根据临床症状、内镜检查、影像学和病理检查可确诊。

处理要点

以手术切除为主。对于体积大、预计术中出血较多的血管瘤,可考虑先行选择性上颌动脉栓塞术。

(二)鼻腔鼻窦内翻性乳头状瘤

鼻腔鼻窦内翻性乳头状瘤(nasal inverted papilloma)是与 HPV 感染相关的良性肿瘤,好发于单侧鼻腔外侧壁,多见于男性。

诊断要点

患者通常表现为单侧鼻塞,偶有鼻出血和嗅觉障碍。

鼻内镜下可见到中鼻道菜花样新生物,部分病例外观呈现鼻息肉样改变。鼻窦 CT 可见到肿瘤周围骨质增生或骨折压迫吸收,鼻窦 MRI 可见"脑回征"。活检病理是诊断的金标准,活检时应从肿瘤不同部位多点活检,避免漏诊、误诊。

处理要点

鼻腔鼻窦内翻性乳头状瘤容易复发,复发率可高达 20%,且 2% ~ 27% 的内翻性乳头状瘤可恶变为鳞状细胞癌,故而内翻性乳头状瘤的手术需要彻底清除肿瘤。鼻内镜手术是有效的微创治疗方式。术中清除肿瘤根蒂部组织及骨质,可有助于减少复发。术后需要密切的内镜和影像学随访。所有切除的组织都应该送至病理科进行检查,以排除局部恶变。

(三)鼻咽纤维血管瘤

鼻咽部最常见的良性肿瘤,好发于青年男性,平均发病年龄 15 岁,通常起源于鼻腔后外侧壁,蝶腭孔上缘附近。

诊断要点

常表现为渐进性单侧鼻塞,阵发性鼻腔和口腔出血。肿瘤压迫咽鼓管可引起耳鸣;肿瘤侵入邻近结构或压迫神经可引发对应症状。

结合病史及 CT 或鼻窦 MRI 进行诊断,术前进行 CTA 或 MRA 检查了解肿瘤血供及周围血管情况。注意由于肿瘤血供丰富,术前不建议活检,确有必要活检的情况,可以做好充分填塞止血的准备。

处理要点

手术是治疗的主要手段,鼻内镜手术能更好地区别肿瘤和健康组织,有助于肿瘤的切除。术前栓塞有助于减少术中出血,降低并发症发生率。

二、鼻腔鼻窦恶性肿瘤

鼻腔鼻窦恶性肿瘤并不常见,相对于其他部位,该区域的恶性肿

瘤的病理类型繁多。发病率为 0.5/10 万～1.0/10 万。鳞状细胞癌是鼻腔鼻窦最常见的恶性肿瘤，好发于上颌窦。腺癌、黏膜黑色素瘤、肉瘤、非霍奇金淋巴瘤在鼻部区域相对罕见。

诊断要点

鼻腔鼻窦恶性肿瘤症状隐匿，难以发现，一旦出现症状，往往已进展至疾病晚期。其症状与鼻炎和鼻窦炎类似，表现为鼻塞、分泌性中耳炎、流涕等，但相比于鼻窦炎，恶性肿瘤更容易出现头面部胀痛或反复的鼻出血。当疾病进展时，患者可能出现突眼、面部肿胀、上颌牙列变形、脑神经受累等。上颌窦肿瘤常累及眶下神经，引起颜面部感觉异常；肿瘤通过筛板或眼眶累及颅前窝可引起嗅觉减退；肿瘤延伸到海绵窦则会引起复视和面部感觉异常。

鼻窦恶性肿瘤的诊断依赖内镜检查和活检病理结果。鼻窦 CT 和 MRI 可以详细了解肿瘤性质和周围侵犯的情况，帮助制订手术和放疗方案。全身 PET/CT 可了解是否有远处转移情况，有助于临床分期。具体分期可见表 9-2-1 及表 9-2-2。手术患者还可以进行头部导航 CT，作为手术过程中的影像引导。

处理要点

鼻窦恶性肿瘤的处理需要多学科协作，根据肿瘤的病理类型、临床分期和患者全身状况等选择治疗方案。常用处理包括手术、化疗、放疗和免疫治疗等方法，一般多选择综合治疗来提高疗效。由于鼻窦与脑、眼等重要结构毗邻，手术方案的设计可采用内镜为主的方法，影像导航的应用有重要的作用。

表 9-2-1　鼻腔 - 鼻窦恶性肿瘤 TNM 分期（AJCC 第 8 版 2021 年）

原发肿瘤（T）

T_0	无原发肿瘤证据
T_x	原发肿瘤不能评估
T_{is}	原位癌

上颌窦

T_1	肿瘤局限于上颌窦黏膜，有 / 无骨侵犯
T_2	侵蚀或破坏骨质，包括硬腭和 / 或中鼻道，除外上颌窦后壁和翼板
T_3	侵犯下列任何结构：上颌窦后壁骨质、皮下组织、眶底或眶内壁、翼腭窝、筛窦
T_{4a}	侵犯眶前内容物、面颊皮肤、翼板、颞下窝、筛板、蝶窦或额窦

| T_{4b} | 肿瘤侵犯下列任何一个部位:眶尖、硬脑膜、大脑、颅中窝、脑神经(V2除外)、鼻咽或斜坡 |

鼻腔和筛窦

T_1	局限在任一亚区,有/无骨侵犯
T_2	侵犯一个区域内两个亚区或侵犯至鼻窦复合体的一个相邻区域,有/无骨侵犯
T_3	侵犯眶内壁或眶底、上颌窦、上腭或筛板
T_{4a}	侵犯下列任何结构:眶前内容物、鼻或面颊皮肤,微侵犯至颅前窝、翼板、蝶窦或额窦
T_{4b}	肿瘤侵犯下列任何一个部位:眶尖、硬脑膜、大脑、颅中窝、脑神经(V2除外)、鼻咽或斜坡

区域淋巴结(N)

N_x	区域淋巴结无法评估
N_0	无区域淋巴结转移
N_1	同侧单个淋巴结转移,最大直径等于或小于3cm
N_2	N_{2a}:同侧单个淋巴结转移最大直径大于3cm,不超过6cm N_{2b}:同侧多个淋巴结转移,最大直径不超过6cm N_{2c}:双侧或对侧多个淋巴结转移,最大直径均不超过6cm
N_3	淋巴结转移,最大直径大于6cm

远处转移(M)

| M_0 | 无远处转移 |
| M_1 | 有远处转移 |

表 9-2-2　鼻腔鼻窦肿瘤 TNM 分期

	N_0	N_1	N_2	N_3	M_1
T_{is}	0				ⅣC
T_1	Ⅰ	Ⅲ	ⅣA	ⅣB	ⅣC
T_2	Ⅱ	Ⅲ	ⅣA	ⅣB	ⅣC
T_3	Ⅲ	Ⅲ	ⅣA	ⅣB	ⅣC
T_{4a}	ⅣA	ⅣA	ⅣA	ⅣB	ⅣC
T_{4b}	ⅣB	ⅣB	ⅣB	ⅣB	ⅣC

(许兆丰)

第九节　鼻部其他免疫性疾病

自身免疫损伤相关肉芽肿可累及鼻腔鼻窦、口腔、眼、耳等部位，还可发生在肺部、肾脏等器官。

诊断要点

1. **韦格纳肉芽肿病**（Wagner's granuloma）　韦格纳肉芽肿病是一种以肉芽肿和血管炎为特征的全身性疾病，患者初期常表现为发热、体重减轻等非特异性体征。鼻中隔常出现鼻梁塌陷，然而上气道的表现常被忽略，直至其他系统受累才能做出诊断。中央型抗中性粒细胞胞质抗体具有较高的诊断特异度和灵敏度，但一部分自限性和已经使用激素的患者也可以呈现抗体阴性。病理活检不能直接诊断，但有助于排除其他疾病，如淋巴瘤等。

2. **结节病**（sarcoidosis）　结节病是一种以非干酪化上皮肉芽肿为特征的全身性疾病，常累及上下呼吸道，临床表现与其他慢性鼻窦炎相似。鼻部症状包括鼻漏、鼻塞、嗅觉减退或嗅觉缺失，可能先于其他器官系统结节病的诊断。临床上，鼻甲表现为白色小肉芽肿。

3. **多形性网状病**（polymorphic reticular disease）　多形性网状病又称中线恶性网状病、特发性中线破坏性疾病、致命中线肉芽肿，目前还没有被很好地理解，也被称为 NK/T 细胞淋巴瘤，与 EB 病毒感染相关。与肉芽肿合并多血管炎不同，受累局限于面部中部，可能有广泛的骨破坏。

临床表现、病理活检、免疫组织化学染色、EB 病毒检测可协助诊断。由于病变部位常存在坏死灶，活检时须多点取材，必要时须重复活检。

处理要点

局部盐水冲洗和激素治疗、全身口服激素和免疫抑制剂可改善症状。谨慎进行手术治疗：结节病应避免手术，防止加重鼻部坍塌；而韦格纳肉芽肿只有当疾病静止数年后才可考虑重建鼻部。

（赖银妍　黄嫣然）

第一节　咽喉头颈症状学

诊断要点

1. **咽喉痛**　常见于咽喉炎,咽喉部创伤、溃疡、异物、特异性感染、恶性肿瘤。

2. **咽异物感**　常见于咽喉反流、喉咽部肿瘤、神经症。

3. **吞咽困难**　常见于急性会厌炎,咽/喉水肿,咽/喉结核,喉神经病变,咽部或食管狭窄、肿瘤或异物。

4. **声嘶**　多见于急慢性喉炎、声带小结、声带息肉、声带囊肿、声带白斑、声带肿瘤、声带麻痹。

5. **吸气性呼吸困难**　多见于急性会厌炎、小儿急性喉炎、喉外伤、先天性喉部病变畸形、喉肿瘤。

第二节　咽喉部及颈部炎症性疾病

一、咽炎

咽炎(pharyngitis)一般分为急性与慢性。

急性咽炎(acute pharyngitis)是指咽黏膜、黏膜下组织的急性炎症,儿童期和青春期发病率最高,为自限性,常见于秋、冬季及冬、春季之交的季节。

慢性咽炎(chronic pharyngitis)为咽部黏膜、黏膜下及淋巴组织的弥漫性炎症,为炎症或分泌物反复刺激所致,多见于成年人。病程长,症状顽固,较难治愈。

诊断要点

急性咽炎一般起病较急,大多数患者都有咽痛,吞咽时加剧,常伴颈部疼痛或肿胀,为区域淋巴结肿大所致。可伴有发热、头痛、乏力、食欲缺乏和四肢酸痛等不适。

慢性咽炎一般无明显全身症状,晨起时易出现频繁的刺激性咳嗽,伴恶心、咽部异物感、痒感、灼热感或微痛感等。

可结合上述临床表现及体格检查进行诊断:急性咽炎口咽部黏膜呈急性弥漫性充血、肿胀,咽后壁淋巴滤泡隆起,表面可见黄白色点状渗出物;慢性咽炎黏膜充血,血管扩张,咽后壁有散在的淋巴滤泡,常有黏稠分泌物附着于咽后壁。并可行咽拭子培养和抗体测定,应注意与某些急性传染病(如麻疹、猩红热、流感等)相鉴别。

处理要点

急性咽炎若无并发症,一般 1 周内可愈。

1. **病因治疗**　针对病因可用抗病毒药,进行户外活动,戒断烟酒,积极治疗呼吸道慢性炎症及其他全身性疾病。

2. 无全身症状或症状较轻者,可局部应用咽喉喷雾剂、含漱液等;全身症状较重伴有高热者,应卧床休息,多饮水及进食流质,可适当应用抗病毒或抗生素药物。

二、扁桃体炎

急性扁桃体炎(acute tonsillitis)为扁桃体的急性非特异性炎症,常伴有不同程度的咽黏膜和淋巴组织炎症,多发生于儿童及青年,在春秋两季最易发病,可通过飞沫或直接接触而传染。

慢性扁桃体炎(chronic tonsillitis)指口咽部或扁桃体存在持续感染和／或炎症至少 3 个月。

诊断要点

1. 急性化脓性扁桃体炎起病急,可有畏寒、高热、头痛、食欲下降、乏力、全身不适、便秘等全身症状,局部症状剧烈咽痛为主,常放射至耳部,伴有吞咽困难。体格检查:咽部黏膜呈弥漫性充血,以扁桃体及两腭弓最为严重。腭扁桃体肿大,在其表面可显黄白色脓点,下颌下淋巴结常肿大。

2. 慢性扁桃体炎患者常有咽痛,可有咽内发干、发痒、异物感、刺激性咳嗽等轻微症状。可伴有口臭、消化不良等全身症状。体格检查:扁桃体和腭舌弓呈慢性充血,黏膜呈暗红色,用压舌板挤压腭舌弓时,隐窝口有时可见黄、白色干酪样点状物溢出。应注意与咽白喉、樊尚咽峡炎等疾病相鉴别;注意有无合并局部并发症,如扁桃体周围脓肿、咽旁脓肿等;注意有无引起全身各系统疾病,如急性风湿热、急性肾炎等。

处理要点

1. **一般疗法**　适当隔离,卧床休息,进流质饮食及多饮水,咽痛较剧烈或高热时,可口服解热镇痛药。

2. **抗生素治疗**　建议行细菌培养,指导抗生素的使用。

3. **局部治疗**　常用硼酸溶液、复方氯己定含漱液或呋喃西林液漱口。

4. 手术治疗　有反复发作的倾向或已有并发症者,应在急性炎症消退至少 2 周后施行扁桃体切除术。

三、扁桃体周围脓肿

扁桃体的感染穿透包膜至扁桃体周围间隙,导致扁桃体周围蜂窝织炎,进一步进展为扁桃体周围脓肿(peritonsil abscess)。大多继发于急性扁桃体炎,尤其多见于慢性扁桃体炎屡次急性发作者。

诊断要点

1. 初起如急性扁桃体炎症状,3 ~ 4 天后,发热仍持续或又加重,咽痛伴吞咽困难、言语含糊。

2. 患侧放射性耳部疼痛。

3. 软腭、腭弓肿胀,腭垂偏向健侧,穿刺抽出脓液。

处理要点

1. 抗感染治疗　首选头孢类广谱抗生素进行治疗;随后根据治疗效果和细菌培养药敏结果进行必要的药物调整。

2. 对症治疗　维持水电解质平衡和营养支持;高热、水肿等炎症反应较重者可在抗生素治疗的同时适当使用糖皮质激素进行控制。

3. 扁周脓肿穿刺或切开排脓　一旦确定脓肿形成,应尽早实施穿刺或切开排脓。穿刺点可选择最为膨隆处、Chiari 点(腭垂基部与上列第 8 磨牙连线中点),或者 Thompson 点(腭垂基部水平线与腭舌弓游离缘下端垂直线之交点)。脓肿较大、症状较重者可穿刺后进行脓肿切开,充分引流,必要时可于次日再次使用血管钳撑开排脓。

4. 扁桃体切除术　手术时机为急性炎症控制后 2 周。

进展

研究表明,17 ~ 30 岁扁桃体周围脓肿患者如未在炎症控制后早期行扁桃体切除,大约 30% 的这类患者最终仍需手术;但 30 岁以上的患者,大约只有 13% 最终需要切除扁桃体。

四、颈部脓肿

颈部存在丰富的解剖间隙,感染累及颈部间隙并化脓即导致颈部脓肿(neck abscess)。颈部脓肿发生最常见的原因是扁桃体炎和牙源性感染。多数患者伴有糖尿病或其他影响机体免疫功能的疾病。

咽后脓肿患者咽痛、吞咽困难、说话含糊不清,如口中含物,睡眠时打鼾,常有不同程度的呼吸困难,患者头偏向患侧以减轻患侧咽壁张力并扩大气道,咽后壁可见一侧隆起、充血。

咽旁脓肿患者可有咽旁及颈侧剧烈疼痛,累及翼内肌时可出现张口困难,患者颈部僵直,活动受限,颈部、颌下区肿胀。

脓性颌下炎可有口底部疼痛、舌运动不灵、言语不清、吞咽困难且流涎,炎症累及舌根、喉咽和上颈部软组织可有吸气性呼吸困难,检查见颏下和颌下区红肿,口底组织肿胀隆起,舌体向上或向后移位。

颈部脓肿患者病情重,可出现脓毒血症的表现。颈部脓肿可向下累及上纵隔或后纵隔。

诊断要点

1. 明显的咽痛、颈部疼痛和肿胀表现(彩图9-3-1),大部分患者有发热,严重者有呼吸困难、吞咽困难及全身脓毒症表现。实验室检查提示外周血白细胞、CRP、PCT 等感染性指标升高。

彩图 9-3-1
颈深部脓肿患者
颈部外观

2. 增强 CT、MRI 及颈部彩超检查有助于明确脓肿的形成及范围。

3. 部分患者发病前有上呼吸道感染、牙源性感染或消化道、气道异物病史。

处理要点

1. 脓肿形成后,应全身使用广谱、足量的抗生素等药物,一旦获得细菌培养及药敏结果后应立即对照调整。全身应用抗生素时间不应少于两周。

2. 应尽早行外科干预处理脓肿,处理方法包括开放手术及超声引导下穿刺引流,排脓后在脓腔内置入引流管,术后继续抗感染治疗。

3. 合并纵隔脓肿的患者及脓毒症患者,需要多学科会诊及重症监护治疗。

4. 须注意关注患者的气道情况、基础疾病及相关病因的治疗。

五、急性会厌炎

急性会厌炎(acute epiglottitis)又称急性声门上喉炎,可以因高度肿胀的会厌引起急性喉阻塞而窒息死亡。成人、儿童均可患本病,全年均可发生,但冬、春季节多见。

诊断要点

1. **全身症状** 起病急,有畏寒发热,体温多在 38 ~ 39℃,可有精神萎靡、面色苍白。

2. **局部症状** 剧烈的咽痛,吞咽时加重,严重时连唾液也难咽下。讲话语音含糊不清。会厌高度肿胀时可引起吸气性呼吸困难,甚至窒息。

3. 严重者可有呼吸困难。间接喉镜检查见会厌明显充血、肿胀,严重时呈球形。

4. 主诉有剧烈咽喉疼痛,吞咽时加重者,间接喉镜下可见充血、肿大的会厌(彩图9-3-2)即可诊断。

彩图 9-3-2
急性会厌炎患者
会厌肿胀及化脓

处理要点

1. 评估患者吸入性呼吸困难的程度,积极采取相应的治疗措施。

2. **抗感染** 全身应用足量抗生素和糖皮质激素,如青霉素类抗生素、头孢菌素类抗生素,地塞米松等。

3. **气管切开术** 如患者有呼吸困难,静脉使用抗生素和糖皮质激素后呼吸困难无改善者应及时进行气管切开。

六、喉炎

1. **急性喉炎**(acute laryngitis) 是喉黏膜的急性卡他性炎症,是一种常见的自限性炎症疾病,持续时间少于3周,通常与上呼吸道感染或急性声带劳损有关。

2. **慢性喉炎**(chronic laryngitis) 喉炎持续3周以上,则为慢性喉炎。通常与一种或多种慢性刺激因素有关,如胃食管反流病、慢性鼻窦炎伴鼻后滴漏、长期饮酒及慢性声带劳损。

诊断要点

急性喉炎常发生于感冒之后,有鼻塞、流涕、咽痛等症状,并可有畏寒、发热、乏力等全身症状。局部症状有声嘶,甚至失声,咽痛、吞咽困难,喉干、咳嗽、咳痰等症状。小儿急性喉炎起病急,最典型的症状是"犬吠咳"、吸气性喉喘鸣、声嘶,严重时可有吸气性呼吸困难。结合典型的声音嘶哑

彩图 9-3-3
急性喉炎患者
喉镜下见声带
充血水肿

彩图 9-3-4
急性喉炎患者
喉镜下见喉黏膜
广泛充血

症状,电子纤维喉镜检查见喉黏膜充血,尤其是声带充血即可作出急性喉炎的诊断(彩图9-3-3、彩图9-3-4)。喉镜下早期表现为会厌红斑、水肿,会厌褶皱。随着病情的发展,声带会出现红斑和水肿。小儿有

声嘶、"空空"样咳嗽,应考虑本病。

慢性喉炎主要表现为声嘶,喉部不适、干燥感,喉分泌物增加,慢性咳嗽或慢性清嗓。慢性喉炎的电子纤维喉镜示:喉黏膜弥漫充血,有时有轻度肿胀,声带由白色变为粉红色,声带可肥厚,声带表面有时可见黏痰。

处理要点

除了补充水分和声带休息,急性喉炎无需特定治疗便可缓解。小儿急性喉炎起病急,可危及生命,一旦发现须及时给予足量抗生素控制感染,用糖皮质激素减轻喉黏膜肿胀。刺激物所致慢性喉炎通常在去除刺激因素后即可缓解。

1. **病因治疗** 休声,尽量少讲话,应避免吸烟和饮酒。胃食管反流病患者建议限制饮食,避免饮用含咖啡因的饮料,不食用辛辣食物和高脂肪食物。积极治疗鼻腔鼻窦的慢性炎症。

2. **超声雾化吸入** 所用的雾化药液为庆大霉素和地塞米松。

3. 如病情较重,有细菌感染时可全身应用抗生素和糖皮质激素,可配合选用咽喉含片和中药。

第三节 鼻咽癌

鼻咽癌(nasopharyngeal carcinoma)(未分化非角化性鳞状上皮癌或淋巴上皮细胞瘤)与EB病毒衣壳抗原特异性IgA滴度升高相关。鼻咽癌好发于中国华南人群,与遗传、吸烟、饮食、环境等因素和其他头颈部鳞癌有相对较弱的相关性。

诊断要点

颈部淋巴结肿大是鼻咽癌常见的首发症状。早期可出现涕中带血症状,晚期可出现脑神经受累,出现相应的头痛、面部麻木、眼球运动受限等症状。此外,成人出现单侧鼻部症状或新发的中耳炎,都应该进行鼻内镜和鼻咽部内镜检查。

有症状的患者应注意颈部触诊和鼻咽部检查。EB病毒血清学检查可以作为鼻咽癌诊断的辅助指标。病理学是确诊的金标准。影像学检查可以详细了解肿瘤侵犯的情况,并进行临床分期(表9-3-1、表9-3-2),有助于手术和放疗方案的制订。

处理要点

对于鼻咽癌的治疗,早期可采用单纯放射治疗;晚期鼻咽癌可选择同期放化疗,可以显著降低局部复发、淋巴结转移、远处转移的概率,并延长无瘤生存期,改善晚期鼻咽癌的预后。部分局部复发的鼻咽癌可考虑再次放射治疗或手术治疗（rT_1，rT_2 可以首选手术）。免疫治疗对鼻咽部恶性肿瘤的疗效目前还不明确，仍需进一步研究。

表 9-3-1 鼻咽癌 TNM 分期（AJCC 第 8 版 2021 年）

原发肿瘤（T）

T_0	无原发肿瘤证据
T_x	原发肿瘤不能评估
T_{is}	原位癌
T_1	肿瘤局限于鼻咽
T_2	肿瘤延及口咽软组织和/或鼻腔 T_{2a}：无咽旁侵犯 T_{2b}：有咽旁受侵（肿瘤向侧后方浸润，穿透颅底筋膜）
T_3	肿瘤侵及骨结构和/或鼻窦
T_4	肿瘤侵及颅内和/或脑神经、颞下窝、下咽或眼眶

区域淋巴结（N）

N_x	区域淋巴结无法评估
N_0	无区域淋巴结转移
N_1	单侧淋巴结转移，直径不超过 6cm，位于锁骨上窝以上区域
N_2	双侧淋巴结转移，直径不超过 6cm，位于锁骨上窝以上区域
N_3	N_{3a}：淋巴结转移，最大直径大于 6cm N_{3b}：锁骨上窝有转移

远处转移（M）

M_0	无远处转移
M_1	有远处转移

表 9-3-2 鼻咽癌 TNM 分期

	N_0	N_1	N_2	N_3	M_1
T_{is}	0				ⅣC
T_1	Ⅰ	ⅡB	Ⅲ	ⅣB	ⅣC
T_{2a}	ⅡA	ⅡB	Ⅲ	ⅣB	ⅣC
T_{2b}	ⅡB	ⅡB	Ⅲ	ⅣB	ⅣC
T_3	Ⅲ	Ⅲ	Ⅲ	ⅣB	ⅣC
T_4	ⅣA	ⅣA	ⅣA	ⅣB	ⅣC

第四节　阻塞性睡眠呼吸暂停

阻塞性睡眠呼吸暂停(obstructive sleep apnea, OSA),也称为阻塞性睡眠呼吸暂停低通气综合征,是指睡眠时上气道反复塌陷、阻塞引起的呼吸暂停和低通气,通常伴有打鼾、日间思睡、注意力不集中等症状,可引起间歇性低氧血症、高碳酸血症、睡眠结构紊乱、胸腔内压力显著变化以及交感神经活动增加,并可导致全身多器官多系统损害。

诊断要点

1. 定性诊断

诊断标准:满足(A+B)或 C。

A:出现以下至少 1 项。

(1)患者主诉困倦、非恢复性睡眠、乏力或失眠。

(2)因憋气或喘息从睡眠中醒来。

(3)同寝室或其他目击者报告患者在睡眠期间存在习惯性打鼾、呼吸中断或二者皆有。

(4)已确诊高血压、心境障碍、认知功能障碍、冠心病、脑血管疾病、充血性心力衰竭、心房颤动或 2 型糖尿病。

B:多导睡眠图(polysomnography, PSG)证实呼吸暂停低通气指数(apnea hypopnea index, AHI)≥ 5 次 /h。

C:PSG 证实 AHI ≥ 15 次 /h。

OSA 严重程度和低氧血症程度分级见表 9-3-3。例如:AHI 为 25 次 /h,最低 SaO_2 为 88%,则报告为"中度 OSA 合并轻度低氧血症"。

表 9-3-3　成人 OSA 病情程度判断依据

程度	AHI/(次 /h)	最低 SaO_2/%
轻度	5 ~ < 15	85 ~ < 90
中度	15 ~ 30	80 ~ < 85
重度	> 30	< 80

2. 定位诊断　对 OSA 患者进行气道评估有利于明确阻塞部位、排除占位性病变和分析可能的病因,并已作为外科治疗的常规术前评估项目。包括纤维(电子)鼻咽喉镜检查辅以 Müller 试验、头颅定位测量分析、上气道三维 CT 重建或 MRI 检查、食管压测量以及药物诱导下睡眠内镜(drug induced sleep endoscopy, DISE)检查。

处理要点

根据病因、病情特点、阻塞平面和全身状况,提倡实施多学科个体化综合治疗。

1. **一般治疗** 鼓励所有超重患者($BMI \geq 23kg/m^2$)减重;戒烟、戒酒、慎用镇静催眠药物;建议侧卧睡眠或适当抬高床头;建立良好的睡眠及生活习惯,避免日间过度劳累,避免睡眠剥夺。

2. **非外科治疗**

(1)无创正压通气(noninvasive positive pressure ventilation,NPPV)治疗:NPPV 作为一线治疗手段,有助于消除睡眠期低氧,纠正睡眠结构紊乱,提高睡眠质量和生活质量,降低相关并发症发生率和病死率。

(2)口腔矫治器治疗:适用于单纯鼾症及轻中度 OSA 患者,可单独使用亦可配合其他多种治疗手段使用,具有疗效稳定、可逆舒适、携带方便等优点。口腔矫治器为长期医疗过程,推荐制订长期复诊方案。

(3)目前尚无疗效确切的药物。

3. **外科治疗** 外科手术是治疗 OSA 的重要手段之一,可依据狭窄和阻塞平面选择不同的术式,可单独或联合、同期或分期进行。

(1)鼻腔手术:鼻中隔偏曲矫正、鼻息肉切除、鼻腔扩容术等。

(2)扁桃体及腺样体切除术。推荐术前 AHI < 30 次 /h、扁桃体肿大Ⅱ度及以上的成人患者行单纯扁桃体切除术;发现腺样体明显肥大时,建议同期行腺样体切除。

(3)腭垂腭咽成形术(uvulopalatopharyngoplasty,UPPP)。

(4)软腭植入术:可能对轻中度 OSA 患者有效。

(5)舌根及舌骨手术:舌根手术主要包括舌根射频消融术及舌根部分切除术;舌骨悬吊术可作为多层面手术的一部分用于治疗轻中度 OSA。

(6)气管切开术:可考虑用作某些重度 OSA 患者的最后治疗手段。

第五节 喉癌

喉鳞状细胞癌是最常见的喉癌(laryngeal cancer)类型。以喉的解剖分区为依据,原发肿瘤被分为声门上型、声门型(彩图 9-3-5)和声门下型,各型喉癌均有不同的临床特点。吸烟是喉癌发病的重要风险因素,约 95% 的病例有长期大量吸烟史。男性发病率远高于女性,发病年龄为 50 ~ 70 岁。喉癌的治愈率高,早期发现是保留喉功能的关键。

彩图 9-3-5　喉癌堵塞声门区

诊断要点

1. 新发的持续(超过 2 周)声音变化及声嘶,尤其在吸烟者中。

2. 持续咽喉疼痛,吞咽时明显;体重下降;颈部肿物;痰中带血。

3. 喉喘鸣及其他呼吸道梗阻症状。

声音变化是喉癌最常见的症状,其他症状还包括咽喉疼痛、痰中带血、吞咽困难、呼吸困难及体重下降等。声门型喉癌最早出现声音变化,因此常于早期发现而治愈率高。早期声门型喉癌颈部转移少见,但是大约 1/3 的声带活动受限的声门型喉癌患者有颈部转移。声门上型喉癌常早期转移至双侧颈部淋巴结。对于疑诊喉癌的患者,详细的头颈部检查(包括喉镜)是必不可少的。CT 或 MRI 检查对于明确肿瘤范围和确定分期有很大帮助。肿瘤的分期参考 AJCC(第 8 版,2021)TNM 分期(表 9-3-4 及表 9-3-5)。

处理要点

1. 手术是喉癌的首选治疗方法,同时根据术中情况、术后病理、患者全身状况等决定后续治疗。

2. 近年来同步放化疗成为临床热点,在一些欧美国家,甚至将同步放化疗作为首选的治疗方法,目的在于更好地保留喉功能,提高生存质量,但尚未达成共识。现代喉外科在彻底切除肿瘤的前提下,尽可能保留喉的生理功能,提高患者的生存质量,70% ～ 80% 的患者可以实施后部分切除术。另外依照"量体裁衣"的原则,在充分的安全切缘范围以外切除肿瘤,同时利用残留喉组织及临近组织形成新喉腔,可以最大限度地保留喉功能。

3. 颈部转移灶的治疗也以手术为主,分区性淋巴结清扫被广泛应用于喉癌联合根治手术。目前最常用的术式多为Ⅱ～Ⅲ区或Ⅱ～Ⅳ区淋巴结清扫术,以及功能性颈淋巴结清扫术(Ⅱ～Ⅳ区),根治性颈淋巴结清扫术的适应证已明显缩小。依据术后病理,包括病理分级、切缘情况及颈部淋巴结转移情况,来决定是否需要行术后放疗。

进展

最新的临床研究结果显示,晚期喉癌(Ⅲ～Ⅳ期)接受诱导化疗＋

根治性放疗的治疗方案可达到 2/3 的保喉率。后续的研究进一步证明同步放化疗(顺铂)优于单纯放疗及诱导化疗联合放疗。放疗存在的晚期并发症包括吞咽困难、喉狭窄等。免疫治疗在晚期喉癌的治疗中有一定效果。

表 9-3-4　喉癌 TNM 分期(AJCC 第 8 版 2021 年)

原发肿瘤(T)分期	
T_0	无原发肿瘤证据
T_x	原发肿瘤不能评估
T_{is}	原位癌
声门上型	
T_1	肿瘤局限于声门上一个亚区,声带活动正常
T_2	肿瘤侵犯声门上一个亚区以上,侵犯声门或侵犯声门上区以外(如舌根、会厌谷及梨状窝内壁的黏膜),无喉固定
T_3	肿瘤局限于喉内,声带固定,和/或下列部位受侵:环后区、会厌前间隙、声门旁间隙、和/或伴有甲状软骨内板侵犯
T_{4a}	肿瘤侵犯甲状软骨板和/或侵及喉外组织。如气管、深浅部舌肌(颏舌肌、舌骨舌肌、舌腭肌、茎突舌肌)、带状肌、甲状腺及食管等颈部软组织
T_{4b}	肿瘤侵及椎前间隙、纵隔结构,或包裹颈总动脉
声门型	
T_1	肿瘤局限于声带(可以侵及前联合或后联合),声带活动正常 T_{1a}:肿瘤局限于一侧声带 T_{1b}:肿瘤侵犯双侧声带
T_2	肿瘤侵犯声门上和/或声门下,和/或声带活动受限
T_3	肿瘤局限于喉内,声带固定,和/或侵犯声带旁间隙,和/或侵犯甲状软骨内板
T_{4a}	肿瘤侵犯甲状软骨板或侵及喉外组织。如气管,包括深/浅部舌肌(颏舌肌、舌骨舌肌、舌腭肌、茎突舌肌)、带状肌、甲状腺及食管在内的颈部软组织
T_{4b}	肿瘤侵及椎前间隙、纵隔结构,或包裹颈总动脉
声门下型	
T_1	肿瘤局限于声门下

续表

T_2	肿瘤侵及声带,声带活动正常或受限
T_3	肿瘤局限于喉内,声带固定,和/或侵犯声带旁间隙,和/或侵犯甲状软骨内板
T_{4a}	肿瘤侵犯环状软骨或甲状软骨板和/或侵及喉外组织。如气管,包括深/浅部舌肌(颏舌肌、舌骨舌肌、舌腭肌、茎突舌肌)、带状肌、甲状腺及食管在内的颈部软组织
T_{4b}	肿瘤侵及椎前间隙、纵隔结构,或包裹颈总动脉

区域淋巴结(N)

N_x	区域淋巴结无法评估
N_0	无区域淋巴结转移
N_1	双侧淋巴结转移,直径不超过6cm,位于锁骨上窝以上区域
N_{2a}	同侧单个淋巴结转移,3cm<最大径≤6cm,淋巴结外侵犯(-)
N_{2b}	同侧多个淋巴结转移,最大径≤6cm,淋巴结外侵犯(-)
N_{2c}	对侧或双侧淋巴结转移,最大径≤6cm,淋巴结外侵犯(-)
N_{3a}	转移淋巴结中有一个>6cm,淋巴结外侵犯(-)
N_{3b}	任何数目的淋巴结转移,淋巴结外侵犯(+)

远处转移(M)

M_0	无远处转移
M_1	有远处转移

表 9-3-5　喉癌的 TNM 分期标准

	N_0	N_1	N_2	N_3	M_1
T_{is}	0				ⅣC
T_1	Ⅰ	Ⅲ	ⅣA	ⅣB	ⅣC
T_2	Ⅱ	Ⅲ	ⅣA	ⅣB	ⅣC
T_3	Ⅲ	Ⅲ	ⅣA	ⅣB	ⅣC
T_{4a}	ⅣA	ⅣA	ⅣA	ⅣB	ⅣC
T_{4b}	ⅣB	ⅣB	ⅣB	ⅣB	ⅣC

第六节 声带良性肿物

声带良性肿物(benign mass of vocal cord)是喉部一大常见疾病,症状上常表现为声嘶。根据其主要病因可简单分为如下三类(表9-3-6)。

表 9-3-6 声带良性肿物的病因分类

病因	常见例子
炎症性	任克间隙水肿、声带白斑
肿瘤性	喉乳头状瘤
行为性	过度用声导致声带小结、声带息肉、声带囊肿

诊断要点

1. **病史及专科查体** 询问包括但不局限于头、颈、胸部的近期外科手术期,近期气管插管,颈部肿物,呼吸窘迫或喘鸣,吸烟史,以及患者是否为专业用嗓人群等。

2. **电子喉镜** 发声障碍的患者可随时行诊断性喉镜检查。值得注意的是,发声障碍在 4 周内未缓解或改善,或者怀疑有严重的潜在病因,如喉乳头状瘤(彩图 9-3-6)、可疑恶性病变等,行喉镜检查是必要的。

彩图 9-3-6
喉乳头状瘤

3. **影像学检查** 单纯嗓音问题,且并未排除其他原因时,CT、MRI 等检查并不作为首选;如果考虑肿瘤等疾病,可行 CT 检查。

处理要点

通过对病史的询问和相应的检查,达到缩窄疾病范围甚至最终明确诊断疾病的目的。对于声带良性肿物的治疗,一般推荐从非侵入性或低侵入性的治疗开始,通过随访并根据患者声嘶的变化进行调整,严重的声嘶可考虑通过手术等高侵入性的手段进行治疗。此外,由于声嘶可能由一个或多个病因导致,因此应根据具体情况综合治疗。

1. **行为干预** 长期过度用声或急性感染后的声带黏膜瓣的急性炎症可通过相对简单的声音休息来解决,尽管休息持续的时间和声音恢复的程度差别很大。值得注意的是,言语治疗是由语言病理学家主导的一种积极的物理治疗过程。言语治疗的目标是促进声音恢复和防止复发。声音疗法还可以帮助患者在永久性损伤(如瘢痕)的情况下优化患者的声音。

2. **药物治疗** 药物治疗主要是针对潜在的病理变化。如抗反流药(如组胺阻滞剂和质子泵抑制剂)对反流性喉炎的治疗效果很好。但是在未观察到喉腔的情况下,医务人员不应仅凭胃食管反流和咽喉反流的症状,对单纯的发声障碍给予抗反流药物的治疗。此外,口服、吸入激素目前已用于急性炎症、咽喉手术的术中和术后治疗。而HPV疫苗、局部抗病毒治疗和免疫药物的使用在呼吸道乳头状瘤(respiratory papillomatosis,RRP)的治疗中也显示出了一定的前景。

3. 手术治疗 当上述治疗无法处理声嘶问题,如声带息肉或声带囊肿,采取精确的显微支撑喉镜手术干预是首选。喉乳头状瘤及声带白斑有恶变风险,应在掌握声带层次的基础上采用CO_2激光等"兵器"精准切除病变,保留正常组织结构层次,最大程度保障患者嗓音质量。

第七节 吸气性呼吸困难、气管切开术、环甲膜切开术

一、吸气性呼吸困难

呼吸困难在耳鼻咽喉科特指吸气性呼吸困难(inspiratory dyspnea),表现为吸气运动加强,时间延长,吸气深而慢,但通气量不增加。常见于喉梗阻,是喉部或邻近组织病变使喉部通道发生梗阻,引起呼吸困难,若不及时治疗,可引起窒息死亡。

诊断要点

吸入性呼吸困难可分为4度。

一度:安静时无呼吸困难。活动或哭闹时有轻度吸气性呼吸困难,稍有吸气性喉喘鸣及吸气性胸廓周围软组织凹陷。

二度:安静时也有轻度吸气性呼吸困难、吸气性喉喘鸣和吸气性胸廓周围软组织凹陷,活动时加重,但不影响睡眠和进食,无烦躁不安等缺氧症状。脉搏尚正常。

三度:吸气性呼吸困难明显,喉喘鸣声较响,吸气性胸廓周围软组织凹陷显著,并出现缺氧症状,如烦躁不安、不易入睡、不愿进食、脉搏加快等。

四度:呼吸极度困难。患者坐卧不安,手足乱动,出冷汗,面色苍白或发绀,定向力丧失,心律不齐,脉搏细数,昏迷,大小便失禁等。若不及时抢救,则可因窒息导致呼吸心跳停止而死亡。

处理要点

一度:明确病因,积极进行病因治疗。如由炎症引起,使用足量抗生素和糖皮质激素。

二度：因炎症引起者，用足量有效的抗生素和糖皮质激素，大多可避免气管切开术。若为异物，应尽快取出；喉肿瘤、喉外伤、双侧声带瘫痪等一时不能去除病因者，可考虑做气管切开术。

三度：由炎症引起，喉阻塞时间较短者，在密切观察下可积极使用药物治疗，并做好气管切开术的准备。若药物治疗未见好转，全身情况较差时，宜及早行气管切开术。若为肿瘤，则应行气管切开术。

四度：立即行气管切开术。若病情十分紧急时，可先行环甲膜切开术。

二、气管切开术、环甲膜切开术

外科维持气道通畅的三种主要方法包括气管插管术、环甲膜切开术(thyrocricotomy)，以及气管切开术(tracheotomy)。在遇到如创伤、肿块或出血等上气道堵塞的紧急情况时，环甲膜切开术比气管切开术能更快地保护气道，并且气胸或出血等并发症更少。然而在完成环甲膜切开术并保护好气道以后，仍然需要做气管切开术。

诊断要点

气管切开术有两个主要适应证，一个是喉及喉部以上的气道梗阻，另一个是呼吸衰竭需要长时间呼吸机辅助通气。

择期气管切开术的最常见适应证是需要长时间呼吸机辅助通气，目前对于插管多久须行气管切开术并没有明确指南。然而随着插管时间的延长，声门下狭窄等严重并发症的发生率也逐渐增高。因此，一旦判断患者明显需要长时间呼吸机辅助通气，应尽早采取气管切开术以替代气管插管。气管切开术其他的适应证还包括危及生命的吸入性肺炎、下呼吸道分泌物潴留、涉及上气道的部分外科手术的准备，以及阻塞性睡眠呼吸暂停等。

在紧急状态下，气管切开术与环甲膜切开术并无绝对手术禁忌证。在择期手术时，凝血功能异常、血小板过低、全身情况差不能耐受手术为相对的禁忌证。

处理要点

(一)环甲膜切开术

1. **定位环甲膜**　通过甲状软骨、环状软骨，以及触摸定位环甲膜，快速找到环甲膜是手术成功的关键。

2. **切口**　环甲膜定位后，横行切开皮肤，其下常无重要结构，横行切开环甲膜，置入套管。若术中损伤环甲动脉会引起较剧烈出血，此时应尽快置入套管保护气道，以避免过多血液进入气道导致窒息。

(二)气管切开术

1. **体位** 常用仰卧位,肩下垫枕,尽量暴露颈部。

2. **切口** 常采用纵切口,沿颈前正中环状软骨下缘往下约 3cm,依次切开皮肤、皮下组织及颈筋膜,暴露颈前带状肌(彩图 9-3-7)。

3. **白线** 仔细辨认白线,沿白线纵向分离颈前带状肌,暴露甲状腺峡部,往上或往下推开峡部,必要时可切断并缝扎峡部。

彩图 9-3-7
气管切开切口
示意图

4. **切开气管** 一般选择第 2 ~ 4 气管环,由下至上纵行切开两个气管环,置入气切套管并充气囊,固定后听诊双侧呼吸音是否对称。

(三)术后护理

术后应该保持空气湿润,以防止分泌物结痂堵塞气切套管,并且气切套管的内套应每天多次清洗。需要强调的是,吞咽需要抬高喉部,此手术会一定程度上影响患者的吞咽功能。因此,需要经常通过气切套管吸痰,以清除误吸的唾液与气管支气管分泌物。最后,仔细护理术周皮肤,这对于预防继发感染非常重要。

(四)并发症

最常见的早期并发症是气切套管脱出,在气管切开术中将气管壁和颈部皮肤进行悬吊,更易于重新插入脱落的气切套管。其余常见的并发症还包括出血、皮下气肿、纵隔气肿、气胸等,应立即对症处理,保证气道安全。

第八节　气管及食管异物

一、气管和支气管异物

诊断要点

1. 儿童的气道异物远比成年人要多。在成人中,异物吸入的发生频率要比儿童小得多,一般以误吸及假牙为主。

2. 如果没有气道受阻,普通胸部 X 线检查可显示不透射线的金属异物。胸部或喉部 CT 可以帮助检测非金属的异物,并可以显示阻塞段远端的气体潴留,也可显示继发的阻塞性肺不张和肺炎,建议作为首选检测。

处理要点

1. 海姆利希手法可以降低死亡率。如果该急救法无效,可能需要进行环甲膜切开术。

2. 气管和支气管异物(tracheal foreign body)应该在有经验的内镜医生与经验丰富的麻醉科医生的配合下,在全麻下使用硬性或柔性支气管镜进行取出,有条件时应尽早取出气管异物。

二、食管异物

食管异物(esophageal foreign body)是指各种原因导致异物嵌顿于食管而无法到达胃内,是常见急症之一。其发生与年龄、性别、饮食习惯、精神状况及食管疾病等因素有关,多见于老年人和儿童。成人常误吞动物骨骼、义齿、坚果核等异物;儿童则多误食玩具、电池、硬币等异物;精神疾病患者可主动吞咽刀片、螺丝钉等尖锐异物。部分患者因吞咽功能失调、食管本身疾病(如食管狭窄、肿瘤等)导致食管异物。应特别注意纽扣电池异物,因其具有腐蚀性,须尽快手术取出。

诊断要点

1. **异物史** 大部分患者发病时有明确的异物误吞史。病史询问时须明确异物种类、大小、性质和嵌顿时间。根据患者同时有吞咽困难、吞咽疼痛以及其他伴随症状的情况,可初步考虑食管异物。低龄儿童在成人未注意情况下误吞异物,缺乏异物吞咽史,易误诊漏诊。

2. **间接喉镜或电子喉镜检查** 可排除咽喉部异物或者急性炎症,并观察梨状窝有无积液。梨状窝积液提示可能存在食管梗阻。

3. **查体** 查体时除关注一般生命体征,还须关注有无发热、脱水,有无颈胸部肿胀、变硬等,评估有无并发症存在。

4. **辅助检查** 《成人食管异物急诊处置专家共识》推荐使用CT扫描作为食管异物的首选影像学检查手段(图 9-3-1)。因其不仅能发现异物,还能通过明确异物在食管内的位置、异物本身的形状、大小等,有助于更好地选择治疗手段。不建议使用钡剂食管造影作为首选诊断方式,因其可能掩盖异物的形状、尖锐度,且

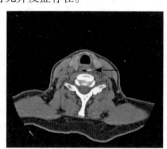

图 9-3-1 食道 CT 横轴位图像
(箭头示异物)

影响后续内镜下的视野,更存在较高的误吸风险。

5. 当 CT 检查未发现异物,而患者症状持续存在时,须考虑射线透过食管异物的可能,可行胃镜进一步检查。且胃镜下发现异物后

可进一步评估是否能直接移除异物,兼具诊治双重作用。

6. 生命体征不稳定或异物滞留时间长的食管异物患者,应尽早行血常规、生化、电解质等血液学检查,评估患者是否存在感染、出血可能性,并了解患者的全身情况,并为后续内镜或手术操作准备。

处理要点

治疗原则是根据食管异物类型、大小、嵌顿情况,拟定合适的治疗方案,尽早取出异物,尽量减少副损伤或出现并发症,并根据病情,在围手术期应用抗生素并进行补液治疗。

1. **内镜治疗**　内镜兼具诊断和治疗作用,与外科手术相比,通过内镜取出食管异物的创伤小、费用低、医源性并发症少、患者的住院时间也相对较短,因此可作为首选治疗措施。

(1)软质胃镜:体积小、钝性,且穿孔概率低、嵌顿时间较短、嵌顿位置距离食管上口较远的异物,采用软质胃镜取出异物的成功率高、并发症少。软质胃镜操作灵活,可以在患者清醒状态下操作,是临床首选的一线治疗方案。

(2)硬质食管镜:胃镜下移除成功率较低,且嵌顿位置靠近食管上口的食管异物,如梭形尖锐异物(枣核),这类异物质硬且易损伤食管壁,可选择硬质食管镜取出异物。与胃镜不同的是,硬质食管镜须在麻醉的情况下使用。

2. **手术治疗**　存在食管穿孔、气管食管瘘、异物完全穿出食管腔等风险、不宜内镜干预的高危患者,或内镜操作失败的患者,须尽快安排外科手术移除异物。临床上少见的复杂情况,如异物取出风险大、基础疾病多等,建议联合急诊科、消化科、耳鼻咽喉科、心胸外科、呼吸科、麻醉科等多学科共同诊治。

3. **其他治疗**

(1)动脉覆膜支架置入治疗:CT高度怀疑食管异物穿孔入大血管,则可于大血管内植入覆膜支架进行血管修补后,再行异物移除操作,有利于预防异物穿孔相关大出血。

(2)抗感染治疗:若食管异物造成食管穿孔,继发食管周围炎、颈深部脓肿、纵隔脓肿等感染,将会威胁患者生命安全。实验室检查以及影像学检查提示并发感染的患者,须及时给予足量、有效的抗生素进行抗感染治疗,并同时行手术,充分引流。

(3)支持治疗:一般生命体征不稳,已存在休克或有较高休克风险的患者,须及时开通静脉通路,进行止血、扩容、抗感染等对症支持治疗,保护气道,监测生命体征。

第九节　颈部肿物

颈部肿物(neck mass)在临床较为常见,是位于下颌骨下方、锁骨上方和皮肤深处的异常病变。颈部肿块可能由感染性、炎症性、先天性、创伤性病变,以及良性肿瘤或恶性肿瘤发展而来。儿童的颈部肿物大部分是感染性疾病或者先天性病变,成人的颈部肿物大部分是恶性肿瘤。据统计,在非甲状腺肿块中,颈部肿块 80% 为肿瘤;在肿瘤中,恶性肿瘤占 80%;在恶性肿瘤中,转移性恶性肿瘤占 80%;在转移性恶性肿瘤中,原发灶 80% 位于锁骨上。

诊断要点

在寻找颈部肿块的原因时,病史采集、体格检查、影像学检查是十分重要的,诊疗思路详见图 9-3-2。在采集患者信息时,应注意全面采集以下方面的信息。

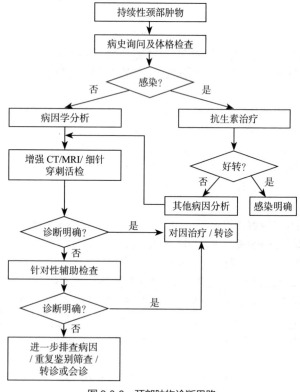

图 9-3-2　颈部肿物诊断思路

1. **病史采集**

(1)年龄:患者的年龄提供了有关可能原因的重要信息。

(2)肿物特性:肿物持续时间、生长速度、是否有疼痛等。

(3)相关症状:询问声音嘶哑、耳鸣、吞咽困难、耳痛和鼻出血等症状;还应询问淋巴瘤的全身症状,包括发热、发冷、盗汗和原因不明的体重减轻。

(4)社会史:包括吸烟、饮酒、静脉注射药物、动物接触史和近期的旅行史。

2. **体格检查**

(1)肿物特性:①肿物的大小、位置、质地(硬度、波动感、弹性)、移动性(可移动或不可移动);②压痛感、皮肤变化(覆盖皮肤的红斑);③头颈部检查。

(2)其他:评估面部皮肤和头皮是否有损伤、溃疡、红斑。检查口腔,包括口咽扁桃体、上腭、后咽,以及舌头,还有颊黏膜和牙龈。要注意任何红斑、溃疡、消退运动或不对称。检查鼻子,包括外鼻、鼻黏膜、鼻中隔和鼻甲,并评估鼻窦压痛。通过耳镜检查,评估听力下降和积液的情况。在吞咽过程中对喉头进行触诊,评估喉部的摩擦感。

3. **影像学评估** 包括 CT、MRI 和超声检查,其中 CT 和 MRI 对颈部肿物的诊断是较为常用、经济、有效的方法,可较好地分辨肿物的大小、形态及毗邻结构。对于绝大部分的颈部肿物,除非是对造影剂过敏或者肾功能严重不足的患者,增强扫描是十分必要的。此外,超声可以实时反映肿物的特征,在大部分情况下可以较好地分辨肿物的特性,如炎症、血供、良性肿瘤、恶性肿瘤等,尤其对甲状腺肿物具有较高的诊断价值。然而,超声检查也有较明显的不足,例如,超声检查对检查技术人员经验要求较高,对深部肿物的诊断具有一定局限性。

4. **活检**

(1)细针穿刺活检:细针穿刺活检是进行初步病理活检的金标准,但也受限于组织量不足以及未能有效取材的情况,在诊断上具有一定局限性。

(2)粗针穿刺活检:粗针穿刺在麻醉状态下往往可获取较大的组织量,对于复杂病变如淋巴瘤的病理学诊断更为重要。但是,粗针穿刺创伤更大,且具有增加肿瘤种植的风险,后者是对于鳞状细胞癌须谨慎选择的主要原因。

(3)开放手术活检:如细针穿刺或者粗针穿刺活检均未能明确肿

物性质,开放手术活检则是需要进一步考虑的手段。

5. **辅助检查** 颈部肿物的实验室检测:全血细胞计数、血沉及CRP、EBV 及巨细胞病毒血清学检测、HIV 病毒血清学检测、抗中性粒细胞抗体(ANA)、TSH 及游离 T_4、甲状旁腺素、弓形虫、布鲁氏菌、巴斯德菌、兔热病血清学检测、结核皮肤试验、抗 Ro/SSA 和 La/SSB 抗体。

鉴别诊断

1. 先天性疾病

(1)甲状舌管囊肿:这是最常见的先天性异常头部和颈部区域肿块,最常见于儿童,残余物可存在于 7% 的成年人群中。最常见的表现为中线囊肿位于舌骨附近,随着舌头伸出或吞咽而升高。

(2)鳃裂囊肿:可由第一至第四咽裂中的任何一个引起,通常在出生时出现,但在儿童时期变得明显或有症状。这些囊肿很少能持续到成年,通常在上呼吸道感染后,它们会变软、肿大或发炎。

2. 静脉淋巴管畸形

(1)淋巴管瘤:这是淋巴系统的一种先天性良性肿瘤,最常见于儿童,但很少在成年患者中出现。淋巴管畸形可出现头部和颈部的任何地方,表现为无痛、柔软、波动的颈部肿块。原因尚不清楚,但可能由后天的感染、手术操作或淋巴管阻塞引起。

(2)血管瘤:血管畸形通常出现在出生和儿童期的最初几年。患者可能有残余的毛细血管扩张、瘢痕或萎缩。

(3)静脉畸形:由异常扩张的静脉通道引起。类似于血管瘤,出生时就可能出现静脉畸形。它们往往会随着患者年龄的增长而生长。主要症状取决于畸形的大小、位置和流速,大部分情况下是无症状的,也可能引起严重的症状,包括疼痛、危及生命的出血或呼吸系统损害。

(4)假性动脉瘤或动静脉瘘:可能是由颈部的剪切性或穿透性创伤引起的病变,表现为柔软、搏动性、有刺激或瘀伤的肿块。这些肿块可能是致命性的,需要及时治疗以防破裂或神经功能障碍。

3. 感染

(1)病毒感染:有多种病毒制剂可导致颈部淋巴结肿大。导致上呼吸道感染的最常见病毒病原体包括鼻病毒、冠状病毒和流感病毒,由此导致的淋巴结病通常在症状缓解后 3 ~ 6 周消退。

(2)汉赛巴尔通体感染:这是猫抓病的病因,通常患者是在被感染的猫咬伤 / 抓伤后出现的。患者可能在接种部位出现球状或水疱状病变,随后在颈部、腹股沟或腋窝出现同侧淋巴结病。

(3)结核性颈淋巴结炎:颈部淋巴结结核是该病最常见的肺外表现之一。可由结核分枝杆菌或非结核分枝杆菌引起,多见于免疫功能受损的患者或近期去过流行地区者。它通常表现为慢性无痛性颈部肿块,没有明显的感染迹象。可能伴有肺结核的其他体征,包括盗汗、发冷,以及消瘦等。

4. 良性肿瘤

(1)淋巴结反应性增生:一般为炎症引起的淋巴结增大,通常无症状。

(2)脂肪瘤:是良性的间充质来源的皮下肿块,可出现在头部和颈部。这些肿瘤通常光滑且可移动,通常无症状。

(3)甲状腺结节:大多数甲状腺结节是良性的,且往往是偶然在影像学检查中发现。评估甲状腺结节的金标准是超声检查。超声检查结果往往用甲状腺成像报告和数据系统(Thyroid Imaging Reporting and Data System,TI-RADS)进行评分。甲状腺结节的管理主要根据结节大小以及 TI-RADS 评分进行,可观察随访或者进行细针穿刺活检进一步明确性质。

5. 恶性肿瘤

(1)上消化道恶性肿瘤:包括口腔、鼻咽、消化道等部位的恶性肿瘤。口咽、鼻腔、下咽和喉部恶性肿瘤可发生颈部转移,表现为颈部肿块。其中最常见的恶性肿瘤是 SCC,以及 HPV 感染引起的恶性肿瘤。

(2)甲状腺癌:主要包括乳头状癌、滤泡癌、髓样癌、未分化癌。

(3)唾腺癌:唾腺癌可以起源于大唾液腺(腮腺、下颌下腺和舌下腺)或小唾液腺(位于整个上气道及消化道的腺体)。

(4)淋巴瘤:颈部包块是淋巴瘤的常见的表现。

(5)胸腹恶性肿瘤转移:腹部和胸部的恶性肿瘤可以转移到锁骨上淋巴结,即 Virchow 淋巴结。

6. 系统性疾病 系统性疾病如干燥综合征、结节病、类风湿性关节炎、系统性红斑狼疮、硬皮病和血管炎均可出现颈部肿块。

处理要点

1. 明确诊断,根据肿物的性质进行治疗。

2. 炎症性肿块的治疗方案为抗炎治疗,处理原发病灶。有脓肿形成时,须穿刺及切开排脓。特异性炎症须针对病因治疗,如颈部淋巴结结核应行抗结核治疗。先天性颈部肿块及颈部良性肿块的治疗方案则主要为手术切除或临床观察。

3. 恶性肿瘤根据肿瘤来源的不同,治疗方案也不同。淋巴瘤的治疗方案主要为化疗。颈部淋巴结转移癌的治疗方式主要有手术治疗、放射治疗、手术加放疗、放疗加化疗等。具体需要何种治疗方案,应根据病理类型、分化程度、淋巴结大小、淋巴结数目、有无淋巴结包膜外侵犯、原发肿瘤的位置及原发灶的治疗措施、患者的全身状况等综合考虑。除甲状腺未分化癌以外,甲状腺癌的治疗以外科手术为主。手术不能切除的或远处转移的分化型甲状腺癌,可采取 I(碘)同位素治疗。

(雷文斌　马仁强　邓　洁　吴杏梅　许兆丰)

第四章

耳鼻咽喉科 - 交叉学科疾病

第一节　听神经瘤

诊断要点

听神经瘤(acoustic neuroma)对周围结构(听神经、面神经、三叉神经、展神经、后组脑神经、小脑、脑干)逐渐挤压,产生相应症状。

1. **症状**　一般不典型,可出现听力下降、眩晕、耳鸣、耳痛,部分患者可出现面神经麻痹。上述症状可进行性加重。肿瘤较大,压迫小脑 / 脑干时,可出现步态不稳、共济失调、颅内高压、后组脑神经受累等症状。

2. **体征**　以听觉障碍为主要表现的患者,多无典型的阳性体征。眩晕患者可出现周围性前庭功能受损体征。

3. **听力检查**　听力可为正常,或者有不同程度的感音神经性听力下降。一般单侧多见,以进行性 / 突发性听力下降、耳鸣为表现。如合并眩晕或周围性面神经麻痹症状,应首先行听力学及前庭功能检查,行内耳道及桥小脑角增强 MRI 检查确诊。

处理要点

听神经瘤是生长缓慢的良性肿瘤。临床处理策略包括随访观察、手术治疗和立体定向放疗。具体选择方式取决于肿瘤生长特性(分期、位置、生长速度、是否囊性变)、手术预期效果(听力、面神经功能保留等)、患者自身状况(年龄、基础疾病、期望值)等。

(陈垲钿　熊观霞)

第二节　甲状腺癌

甲状腺癌(thyroid cancer)是最常见的甲状腺恶性肿瘤,占全身恶性肿瘤的 1%。

诊断要点

1. 颈前甲状腺肿物,多为无意中或体检时发现。

2. 可出现声嘶等周围器官受侵症状,伴或不伴颈淋巴结肿大等。

3. 超声提示肿物内钙化和血流信号,针吸细胞学检查提示甲状腺癌。

处理要点

甲状腺癌一般以手术切除为主,若肿物范围较大,侵犯气管,可行肿瘤及相关气管环切术,及气管端端吻合修复术。

(吴杏梅)

第三节 外伤性视神经病变

头部外伤引起视神经管骨折,导致视神经损伤,引起视力下降。

诊断要点

1. 头面部外伤史。

2. 患侧视力下降,可伴眼球活动障碍、上睑下垂、结膜充血等。

3. 患侧瞳孔散大,直接对光反射减弱或消失,间接对光反射存在。

4. 影像学(CT、MRI)提示视神经管骨折,视神经受压。

处理要点

1. 激素治疗、营养神经治疗。

2. 鼻内镜下视神经减压术。

(高文翔)

第四节 垂体瘤

垂体瘤(pituitary tumor)是一组垂体前叶和后叶及颅咽管上皮残余细胞的肿瘤。临床上有明显症状者约占颅内肿瘤的 10%。

诊断要点

1. **垂体激素分泌异常** 激素分泌过多症群,如生长激素过多引起肢端肥大症,以及激素分泌过少症群。当无功能肿瘤增大,正常垂体组织遭受破坏时,因促性腺激素分泌减少而闭经。不育或阳痿常最早发生而多见。

2. **肿瘤压迫垂体周围组织的症状** ①持续性头痛。②视神经、视交叉及视神经束压迫症。患者出现视力减退、视野缺损和眼底改变。

3. 垂体卒中。

4. 其他垂体前叶功能减退表现。

5. 垂体增强 CT 及 MRI 见垂体占位性病变。

处理要点

1. 垂体瘤的治疗主要包括手术、药物及放射治疗三种。正是由于没有一种方法可以达到完全治愈的目的,所以各种治疗方法各有利弊,应该根据患者垂体瘤的大小、激素分泌的情况、并发症及共患疾病的情况、患者的年龄、是否有生育要求以及患者的经济情况制订个体化的治疗方案。

2. **经鼻内镜下垂体瘤切除术** 经鼻内镜下鞍区病变及垂体瘤手术是近年来鼻内镜颅底手术的拓展领域,主要通过经蝶窦入路实现,其主要优势在于视野清晰、微创、有效、并发症少及术后康复快。手术适应证:①主体位于视交叉以下中线区域的、范围较为局限的垂体瘤。②位于鞍区、海绵窦或垂体的病损活检诊断。

(高文翔)

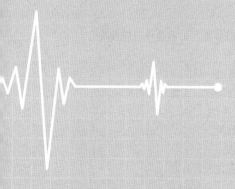

第十篇

眼科学

第一节 眼睑炎症

一、睑腺炎和睑板腺囊肿

睑腺炎(hordeolum)是指眼睑腺体的急性化脓性炎症,可分为内睑腺炎和外睑腺炎。睑板腺囊肿(chalazion)是指睑板腺的慢性非化脓性炎症。睑腺炎和睑板腺囊肿的鉴别诊断见表 10-1-1。

表 10-1-1 睑腺炎和睑板腺囊肿的鉴别诊断

疾病	内睑腺炎	外睑腺炎	睑板腺囊肿
诊断要点	红肿、触痛 皮下睑板部位可触及硬结 向结膜面破溃	红肿、触痛 近睫毛根部可触及硬结 向皮肤面破溃	无明显症状 无痛性囊性肿物,边界清晰
处理要点	冷敷;结节未软化时可湿热敷;抗生素治疗;手术切开排脓,切口与睑缘垂直	冷敷;结节未软化时可湿热敷;抗生素治疗;手术切开排脓,切口与睑缘平行	可自行消退;局部抗生素治疗;热敷;可行囊肿刮除术

二、睑缘炎

睑缘表面、睫毛毛囊及其腺体组织的亚急性或慢性炎症。

诊断要点

1. 睑缘瘙痒、烧灼感、刺激感、眼红等,晨起较重。
2. 可分为三种类型,包括鳞屑性、溃疡性和眦部睑缘炎。

处理要点

1. 祛除诱因和避免刺激因素。
2. 保持个人卫生,清洁眼睑。
3. 短期使用抗生素及激素类眼膏有效。

第二节 眼睑肿瘤

一、眼睑良性肿瘤

1. **眼睑血管瘤** 眼睑血管瘤(hemangioma of eyelid)中最常见

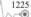

的是毛细血管瘤,由增生的毛细血管和内皮血管组成。

2. **色素痣** 色素痣(nevus)是眼睑先天性的组织构成缺陷,来源于痣细胞、表皮黑色素细胞及真皮黑色素细胞。

3. **黄色瘤** 黄色瘤(xanthelasma)病变好发于上睑近内眦部,外观呈扁平黄色斑,病理表现为脂质物质沉积在皮肤组织。

二、眼睑恶性肿瘤

1. **基底细胞癌** 基底细胞癌(basal cell carcinoma)是最常见的眼睑恶性肿瘤,光化学损伤是基底细胞癌的主要致病因素。

2. **鳞状细胞癌** 鳞状细胞癌(squamous cell carcinoma)是第二位常见的眼睑恶性肿瘤,是皮肤角化细胞恶性新生物。

3. **皮脂腺癌** 皮脂腺癌(sebaceous gland carcinoma)主要起源于睑板腺和皮脂腺的腺体细胞。

第三节　眼睑位置、功能和先天异常

一、倒睫和乱睫

倒睫(trichiasis)是指睫毛向内生长,乱睫(aberrant lashes)是指睫毛不规则生长。

诊断要点

1. 眼痛、畏光、流泪和持续性异物感。

2. 睫毛倒向眼球,摩擦眼球,可造成角膜上皮损伤甚至角膜溃疡。

处理要点

1. 倒睫数量较少时,可用拔睫镊直接拔除。

2. 用电解法、冷冻法破坏毛囊。

3. 倒睫数量较多者可手术矫正。

二、睑内翻

睑内翻(entropion)是睑缘向眼球方向卷曲,常与倒睫合并存在。

诊断要点

1. 眼红、眼痛、畏光、流泪、异物感、摩擦感等症状。

2. 睑缘向眼球方向卷曲,合并倒睫后可见睫毛摩擦角膜。

处理要点

1. 先天性睑内翻随着年龄增长会逐步减轻。严重刺激角膜的患儿可手术矫正。

2. 瘢痕性睑内翻必须手术治疗,松解瘢痕。

3. 老年痉挛性睑内翻可局部注射肉毒杆菌毒素。无效者可手术治疗。

三、睑外翻

睑外翻(ectropion)是睑缘向外翻转,离开眼球的状态。

诊断要点

1. 溢泪、眼部刺激症状。

2. 睑缘向外翻转,离开眼球。睑结膜长期暴露可干燥充血、粗糙、肥厚甚至角化。眼睑闭合不全可出现暴露性角膜炎甚至角膜溃疡。

处理要点

1. **对症处理** 眼睑闭合不全的患者,睡前结膜囊内需要涂抹眼膏保护角膜。合并角膜损害的患者,需要予以人工泪液及抗生素眼药水和眼膏处理。

2. 严重者须行手术治疗。

四、上睑下垂

上睑下垂(ptosis)是上睑部分或全部不能上抬的异常状态。

诊断要点

1. 上睑下垂,瞳孔被遮挡时,影响视力。

2. 可伴随瞳孔不等大、复视、眼球运动障碍、头痛或颈痛等。

处理要点

1. 治疗原发病。

2. 根据上睑下垂的原因给予相应的非手术治疗方式。

3. 保守治疗无效者可手术治疗。

五、内眦赘皮

内眦赘皮(epicanthus)是内眦部垂直走向的皮肤皱褶。

诊断要点

1. 轻症一般无明显症状。伴有倒睫者,摩擦角膜可有角膜刺激症状。

2. 内眦部垂直走行的皮肤皱褶,遮盖内眦部和部分泪阜。

处理要点

1. 轻症一般不需要治疗,可自行缓解。

2. 有美容需求或者严重者可手术治疗。

(孙 琰)

第二章

泪器病

第一节　泪腺炎

一、急性泪腺炎

诊断要点

1. 病原菌经外伤创口或邻近组织的炎症直接扩散,或从远处化脓性病灶血行转移而来。

2. 多为单侧、急性发病。体征表现为泪腺区皮肤红肿、触痛,溢泪,有脓性分泌物,上睑下垂,上睑呈 S 形弯曲,眼球向下、内方移位,运动受限。同侧耳前淋巴结肿大,可有发热、头痛等全身症状。

处理要点

1. 治疗以全身抗生素或抗病毒药物治疗为主,局部应用抗生素滴眼液及眼膏,必要时切开引流。

2. 全身非甾体抗炎药或类固醇激素对非特异性炎症有一定疗效。

二、慢性泪腺炎

诊断要点

1. 可由急性泪腺炎转变而来,或周围炎症扩散而来,但多为原发性病变,常见于有血液系统肿瘤、结核、梅毒等病史者,为增殖性炎症。伴有腮腺肿大者,称为米库利兹综合征(Mikulicz syndrome)综合征。

2. 表现为双侧眼睑颞上方泪腺区分叶状无痛性肿物,质软,伴轻度上睑下垂,眼球向鼻下方移位,眼球运动受限。

3. 行影像学检查、活组织检查明确诊断。

处理要点

治疗以针对病因或原发病治疗为主,根据病情使用抗生素或激素治疗,无效时可考虑手术切除。

第二节　泪液排出系统疾病

一、泪道阻塞或狭窄

泪道阻塞(stenosis of lacrimal passage)常发生在泪点、泪小管、泪

囊与鼻泪管交界处及鼻泪管下端开口处,主要症状为溢泪。

诊断要点

1. 单眼或双眼发病,发生在新生儿时,表现为出生时或生后不久溢泪症状,病理机制以先天性 Hasner 瓣阻塞为主。当伴黏性分泌物增多时,会形成新生儿泪囊炎(neonatal dacryocystitis)。

2. 发生在成年人时,多发于女性,通常为 30 ～ 45 岁,主要症状为溢泪,寒冷天气时症状加重。

处理要点

新生儿泪道阻塞,生后 4 ～ 6 周可局部按摩和抗生素点眼,以保守治疗为主,若不能自愈或治疗无效,可行泪道探通术,参考《关于婴幼儿泪道相关疾病诊断及治疗的专家共识(2021 年)》。成人可行泪道再通伴置管术或泪囊鼻腔吻合术治疗。

二、急性泪囊炎

诊断要点

1. 起病急,患眼充血、溢泪,有脓性分泌物,泪囊区红、肿、热、痛。

2. 轻压泪囊区同侧泪点有分泌物溢出,淋巴结肿大,全身可发热。数天后红肿局限,形成脓肿或破溃后脓液排出,形成泪囊瘘管时经久不愈。感染未控制者,危及生命。

处理要点

急性期以全身及眼部抗感染治疗为主,适时行脓液引流,慢性期按慢性泪囊炎治疗。

三、慢性泪囊炎

诊断要点

鼻泪管阻塞,导致其上端泪囊分泌物滞留,伴发感染。表现为长期溢泪、结膜囊脓性分泌物。检查时挤压泪囊区有分泌物溢出。泪囊可有轻度肿胀,可伴有压痛。泪道冲洗有脓性分泌物冲洗液反流。

处理要点

局部抗感染治疗后手术治疗。手术包括泪道探通术、泪道再通联合义管植入术、经皮或经鼻鼻腔泪囊吻合术。有手术禁忌者可行泪囊摘除术。

(王芊芊)

第一节 干眼

干眼为多因素（如眼部疾病或干燥综合征、Stevens-Johnson 综合征等全身多系统疾病）引起的慢性眼表疾病,是由泪液的质、量及动力学异常导致的泪膜不稳定或眼表微环境失衡,可伴有眼表炎性反应、组织损伤及神经异常,造成眼部多种不适症状和/或视功能障碍。

诊断要点

1. 眼部有干涩感、异物感、烧灼感、疲劳感、不适感、眼红、视力波动等主观症状之一。

2. 中国干眼问卷量表评分 ≥ 7 分或眼表疾病指数（ocular surface disease index,OSDI） ≥ 13 分。

3. 同时伴有泪膜破裂时间或泪液分泌试验结果异常,或荧光素钠染色可见角膜染色点 ≥ 5 个（彩图 10-3-1）。

处理要点

促进泪液分泌,修复眼表损伤,减轻眼表炎症。处理方式包括物理干预(热敷、佩戴角膜接触镜或巩膜镜等)、局部药物治疗(人工泪液、糖皮质激素、免疫抑制剂等)、手术治疗。详情可参考《中国干眼临床诊疗指南(2022 年)》。

彩图 10-3-1 干眼患者的眼前段照相(左)和角膜荧光染色阳性(右)

第二节 睑板腺功能障碍

睑板腺功能障碍(meibomian gland dysfunction,MGD)是一种慢性的广泛累及的睑板腺异常,特征是睑板腺腺管的阻塞和/或定性/定量的脂质分泌变化,可引起泪膜异常和眼表炎性反应,从而导致眼部刺激症状,严重时可影响视功能。

诊断要点

1. 睑缘和睑板腺开口异常。

2. 睑脂分泌异常。

3. 具有眼部症状。

4. 睑板腺缺失。

5. 脂质层厚度异常。

第 1 和第 2 项中出现任何一项即可诊断睑板腺异常,结合第 3 项眼部症状,有症状者诊断为 MGD,无症状者诊断为睑板腺功能异常,这部分患者最终会发展为 MGD。第 4 和第 5 项为加强诊断指标。单独变化及其程度,还须结合其他检查结果进行诊断。详情可参考《中国睑板腺功能障碍专家共识:定义和分类(2023 年)》。

处理要点

　　MGD 治疗的原则为祛除或减少病因,防控易感因素,恢复睑板腺功能,改善眼表微环境,抑制炎性反应,预防并发症。主要方式包括局部物理治疗(热敷、强脉冲光治疗)、局部(糖皮质激素、抗生素滴眼液、人工泪液)及全身药物治疗等。详情可参考《中国睑板腺功能障碍专家共识:诊断和治疗(2023 年)》。

(王聪尧)

第四章　结膜病

第一节　细菌性结膜炎

细菌性结膜炎是一类由不同类型细菌引起的结膜感染,可根据病程的长短分为超急性、急性或亚急性、慢性。

诊断要点

结合病史、眼红、眼痒、分泌物增多、眼睑水肿、视物模糊等症状及球结膜充血和水肿、真膜或假膜形成、结膜瘢痕、睑球粘连等体征来综合判断;同时也可通过进行结膜刮片或分泌物涂片、细菌培养等微生物学检验,发现致病菌。

处理要点

寻找并祛除病因,及时控制感染,预防严重并发症的发生。目前主要治疗方式包括局部(可采用氧氟沙星、左氧氟沙星、加替沙星、妥布霉素等抗生素滴眼液每天4～6次点眼)或联合全身抗菌药物治疗。

第二节　病毒性结膜炎

病毒性结膜炎是指由腺病毒或微小 RNA 病毒感染所引起的角结膜炎,可暴发流行,有自限性。根据病原体不同可分为腺病毒性角结膜炎及流行性出血性结膜炎(表 10-4-1)。

表 10-4-1　腺病毒性角结膜炎及流行性出血性结膜炎的诊断及处理要点

疾病	腺病毒性角结膜炎	流行性出血性结膜炎
诊断要点	(1)眼红、异物感、流泪、畏光、水性分泌物、视力下降。还可出现头痛、腹泻、肌肉酸痛、咽喉部不适、体温升高(可为 39℃以上)等症状 (2)眼睑肿胀,结膜囊可见水性分泌物附着,睑结膜及穹窿结膜滤泡明显增生,以下睑为主。可伴耳前淋巴结肿大、咽后壁的充血等体征 (3)结膜囊分泌物涂片染色、结膜拭子或刮取物中可检出病毒	(1)眼红,眼部有明显的异物感、流泪、畏光、眼痛及出现黏性分泌物,严重者可出现视力下降 (2)眼睑肿胀,结膜囊可见浆液性分泌物附着,睑结膜滤泡明显增生,球结膜高度充血、水肿,结膜出血呈点状或片状,多由上方开始,严重者可遍及整个结膜 (3)在起病 3 天内,可从患者结膜拭子或刮取物中检出肠道病毒70 型,可进行诊断

疾病	腺病毒性角结膜炎	流行性出血性结膜炎
处理要点	局部治疗为主,使用更昔洛韦滴眼液或阿昔洛韦滴眼液(q.1h.),可酌情加用抗生素滴眼液预防细菌感染。如合并全身感染,对症用药、支持治疗	

预防

由于流行性出血性结膜炎属于丙类传染病,容易引起暴发流行,故一旦诊断,应填写传染病疫情报告卡,及时上报。对患者接触过的物品严格管理消毒,避免交叉感染。

第三节 沙眼

沙眼是由沙眼衣原体引起的一种慢性传染性的结膜角膜炎,可引起睑结膜表面形成粗糙、颗粒样的表现,又称颗粒性结膜炎或埃及眼炎。

诊断要点

参考 1979 年中华医学会眼科学分会的规定,沙眼诊断依据为:①上穹窿及上睑结膜血管模糊充血,乳头增生或滤泡形成,或两者兼有;②放大镜或裂隙灯检查可见角膜血管翳;③上穹窿和/或上睑结膜瘢痕;④结膜刮片有沙眼包涵体。在第 1 项的基础上,兼有其他 3 项中之一者可诊断沙眼。另外,分泌物或刮片的沙眼衣原体 PCR 检测及培养结果显示阳性,也可诊断沙眼。

处理要点

沙眼可通过局部或全身药物及手术治疗。预防措施主要是降低沙眼衣原体的感染概率。WHO 于 2020 年曾提出根除沙眼的"SAFE"协议,包括倒睫手术(S)、临床活动性感染的抗生素治疗(A)、进行面部清洁(F)、改善环境条件(E)。

第四节 变应性结膜炎

变应性结膜炎是结膜对外界变应原产生的一种超敏反应。

诊断要点

诊断依据主要为患者有较明显的过敏原接触史,出现眼痒,伴有水性分泌物、眼红、畏光等症状,结膜囊分泌物涂片发现嗜酸性粒细胞增多等可以诊断。

处理要点

查找并避免接触过敏原。冷敷缓解症状。局部可点用糖皮质激素类药物(如 0.1% 氟米龙滴眼液)、肥大细胞稳定剂(如色甘酸钠、奈多罗米滴眼液等)、具有稳定肥大细胞特性的抗组胺药(如奥洛他定、盐酸氮卓斯汀滴眼液等)、非甾体抗炎药(如普拉洛芬滴眼液)和血管收缩药物(如萘甲唑啉和非尼拉敏滴眼液等)。严重者可全身给予抗组胺药物治疗(如奥洛他定、氯雷他定等)。

第五节 其他结膜病

除结膜炎外,常见的其他结膜病还包括翼状胬肉(pterygium)、结膜结石(conjunctival concretion)、结膜下出血(subconjunctival hemorrhage)。详见表 10-4-2。

表 10-4-2 其他常见结膜病的诊断及处理要点

疾病	翼状胬肉	结膜结石	结膜下出血
诊断要点	一般无明显症状,或仅稍有异物感,当病变范围较大,引起角膜散光或累及角膜瞳孔区,可引起视力下降。查体见睑裂区呈翼状的结膜纤维血管组织侵入角膜,即可诊断	老年人多见,一般无症状,部分可出现眼部异物感。睑结膜表面出现的黄白色凝结物,严重者可见结石颗粒呈簇状或团状分布,伴有睑结膜明显充血。根据眼部体征可进行诊断	一般无症状,少数患者可出现眼部轻微异物感。查体可见结膜下片状出血,初期呈鲜红色,时间较久可变为棕色。如出血量大可沿眼球全周扩散。根据眼部体征可进行诊断
处理要点	达到手术指征可手术切除治疗,有一定的复发率	一般无需治疗。如异物感明显,可在表面麻醉下用异物针或尖刀剔除,操作完成后局部使用抗生素类滴眼液预防感染	首先应寻找病因,治疗原发病。血压波动、情绪激动、激烈咳嗽、呕吐、外伤(眼外伤或头部挤压伤)、血液病、抗凝药物使用等均为结膜下出血的常见诱因。出血24小时内可局部冷敷减少出血,随后可改为热敷,促进出血吸收

(王聪尧)

第一节　感染性角膜炎

一、细菌性角膜炎

细菌性角膜炎(bacterial keratitis)由铜绿假单胞菌、葡萄球菌、肺炎双球菌、链球菌等细菌感染引起。多发生在眼部外伤或戴角膜接触镜后。

诊断要点

1. 起病急,眼部刺激症状较重,脓性分泌物较多。

2. 结膜水肿,睫状或混合性充血。

3. 早期为灰白色或黄白色圆形或椭圆形角膜浸润灶,若不及时治疗,数日内病灶扩大,坏死形成溃疡。

4. 铜绿假单胞菌感染极凶险,角膜基质液化坏死,24 小时内可扩展至全角膜,甚至穿孔(彩图10-5-1)。

5. 常因虹膜睫状体炎症反应形成前房积脓。

彩图 10-5-1
铜绿假单胞菌性
角膜炎

处理要点

1. 可疑感染者在使用抗生素前做角膜刮片涂片检查并送细菌培养,以明确致病菌。

2. 控制感染,早期选用广谱高效抗生素,之后根据细菌培养结果作调整。

3. 局部滴用抗生素是治疗角膜溃疡的最重要措施,用眼药水频繁滴眼,晚上睡前涂抗生素眼膏。对合并前房积脓的重症角膜溃疡,可静脉滴注抗生素。

4. 散瞳、抗炎。

5. 早期浅层病变进行清创联合局部抗生素治疗效果好。

6. 药物治疗无效,角膜穿孔可考虑治疗性角膜移植术。如无角膜供体材料,小穿孔可行清创联合结膜瓣遮盖手术治疗。

二、真菌性角膜炎

真菌性角膜炎(fungal keratitis)常有植物性外伤史,常见的致病菌有镰刀菌、曲霉菌、青霉菌等。

诊断要点

1. 刺激症状较细菌性感染轻,病程较长,发展较缓慢。

2. 角膜病灶形态多为不规则,边缘模糊,呈灰白色浸润,表面粗糙并较干燥,无光泽,可为牙膏状或羊脂状,呈轻度隆起。病灶周围可见环形沟,沟外或有免疫环、伪足及卫星灶、内皮斑。常伴有浓稠的前房积脓(彩图 10-5-2)。

彩图 10-5-2
真菌角膜炎

处理要点

1. 疑为真菌感染者,常规从溃疡灶刮取病变组织涂片,找真菌丝及做真菌培养。角膜共聚焦显微镜是有效的检查手段。

2. **局部滴用抗真菌药** 可选用 0.2% 两性霉素 B、1% 克霉唑、0.2% 氟康唑或 5% 那他霉素,严重者常加用口服抗真菌药物。

3. **散瞳** 需用 1% 阿托品眼膏每日 1 ~ 3 次。

4. 早期浅层病变进行清创联合局部抗真菌治疗效果好,溃疡灶深或角膜穿孔病例,须行穿透性角膜移植手术。

三、单纯疱疹性角膜炎

单纯疱疹性角膜炎(herpes simplex keratitis,HSK)的原发感染主要发生于幼儿期单纯疱疹病毒感染。眼部再发感染常有一定的诱因,如上呼吸道感染等。常有反复发作的病史。

诊断要点

(一)上皮型角膜炎(corneal epithelitis)(彩图 10-5-3)

1. **树枝状角膜炎** 树枝状角膜上皮浸润,荧光素着色阳性,树枝末端膨大。

2. **地图状角膜炎** 树枝状角膜上皮损害病情恶化扩展,融合成不规则地图状角膜上皮损害,常伴有浅层基质的浸润灰浊,边缘灰浊隆起。

彩图 10-5-3
上皮型角膜炎

(二)基质型角膜炎(stromal keratitis)

1. **盘状角膜炎** 是单纯疱疹病毒角膜基质炎症的典型表现。一般在角膜中央区或旁中央区基质呈淡灰色水肿浸润、增厚。上皮粗糙水肿,可有点状染色。有后弹力层皱褶。或可见少许灰白色角膜后沉着物(keratic precipitate,KP)。病灶边缘可出现灰浊的免疫环。

2. **基质坏死性角膜炎** 病变在角膜基质内较深层,呈白色或黄白色浸润,病灶周围常有新生血管长入,可因基质坏死形成深溃疡,后弹力层膨出甚至穿孔。

(三)角膜内皮炎(corneal endotheliitis)

常为单眼发病,有反复发作病史。初起时,弥漫性或局限性深层角膜基质水肿,灰浊,有后弹力层皱褶,常合并虹膜睫状体炎,常有较多色素性或灰白色KP,房水闪辉,轻度睫状充血。重者可出现上皮水疱,部分病例眼压升高。

(四)神经营养性角膜炎(neurotrophic keratitis)

主要发生于多次反复发作的病例,病情慢性迁延,经久不愈。视力多严重下降,但由于角膜知觉明显减退,刺激症状轻,或无明显症状。角膜上皮持续缺损、糜烂,甚至出现上皮水疱或顽固性溃疡。角膜基质呈不同大小与深浅的灰白瘢痕混浊,病变区内浸润、水肿、变性,周边常有新生血管。

处理要点

1. 局部滴用抗病毒药物。可联用干扰素及生长因子滴眼液。

2. 上皮型角膜炎禁用糖皮质激素。

3. 疑有合并感染者局部加用抗生素制剂。

4. 反复发作频繁者,口服免疫增强剂。

5. 急性炎症期或预防复发可口服抗病毒药物。

6. 穿孔或顽固久治不愈者,可考虑角膜移植治疗。

四、棘阿米巴角膜炎(acanthamoeba keratitis)

常因接触被棘阿米巴原虫污染的水源、泥土或被污染的接触镜护理液等引起角膜感染。

诊断要点

1. 早期症状类似单纯疱疹病毒性角膜炎,有畏光流泪、异物感,视力减退,但眼痛更为剧烈。

2. 角膜上皮浸润混浊粗糙,出现假树枝状甚至扩展为地图状角膜炎。病情逐渐发展,出现基质环形浸润,形成盘状溃疡或基质脓肿,病程较长,后期可有新生血管形成。前房积脓常见。

处理要点

1. 须行角膜病灶刮片细菌学检查、阿米巴培养。角膜共焦显微镜是有效的检查手段。

2. 尚无特效抗棘阿米巴药物治疗。局部可使用0.02%氯己定、1%克霉唑,5%那他霉素等眼药水,坚持治疗2~3个月以上,以防复发。

3. 1% 阿托品眼膏散瞳。

4. 药物治疗无效者,角膜有穿孔倾向或已穿孔者可选择治疗性穿透角膜移植术。

第二节　角膜变性

一、角膜老年环

诊断要点

1. 角膜老年环(arcus senilis)是老年性角膜周边退行性病变与类脂质沉着。

2. 双侧对称性角膜周边部灰色混浊,宽 1 ~ 2mm,角膜上缘常较宽,其外界与角膜缘间有少许透明区,内界较淡而模糊(彩图 10-5-4)。

彩图 10-5-4
角膜老年环

3. 有时出现在青中年人,称为青年环(arcus juvenilis)

处理要点

本症无需治疗。

二、带状角膜变性

带状角膜变性(band-shaped keratopathy)为前弹力膜变性与钙沉着引起。常继发于严重眼病或血钙增高症、副甲状腺功能亢进、维生素 D 中毒症,或与长期受外源性刺激(物理、化学物质、尘毛)等有关。

诊断要点

1. 角膜睑裂区呈带状分布的钙化性灰白混浊。早期常先在两侧角膜周边区出现,逐渐向中央进行,变性混浊逐渐增厚,表面粗糙不平(彩图 10-5-5)。

彩图 10-5-5
带状角膜变性

2. 可引起上皮糜烂,出现异物感与刺激症状,视力损害加重。

处理要点

1. 轻症者,可局部点 0.375% EDTA-Na$_2$(依地酸二钠),延缓病变发展。

2. 角膜中央受累者,为改善视功能,可在表面麻醉下刮除角膜上皮,联合 EDTA-Na$_2$ 治疗。

3. 使用准分子激光治疗性角膜切削术(phototherapeutic

keratectomy，PTK)进行角膜表层切削治疗。

4. 角膜混浊严重者，可行板层角膜移植治疗。

（万鹏霞）

第一节　巩膜外层炎

巩膜外层炎为表层巩膜组织的炎症反应,病情较轻,具有自限性,容易复发。

诊断要点

1. 单纯性巩膜外层炎表现为轻微疼痛和灼热感,病变部位表层巩膜和球结膜弥漫性充血水肿。

2. 结节性巩膜外层炎的症状更重,疼痛和压痛明显,伴有畏光、流泪等刺激症状。巩膜表层有局限性结节隆起,结节可以单发或多发。

处理要点

1. 具有自限性,1～2周可以自愈。

2. 冷敷、人工泪液可以缓解眼部刺激症状。局部或口服非甾体抗炎药。

3. 严重者可以使用激素类滴眼药,或全身使用糖皮质激素。

第二节　巩膜炎

巩膜炎是巩膜基质层的炎症,分为前部巩膜炎和后部巩膜炎。

诊断要点

1. 眼红,剧烈眼痛及眼部压痛,夜间更重,可出现同侧的头面部疼痛。

2. 初期视力不受影响,晚期视力减退明显。

3. **前部巩膜炎**　①结节性前部巩膜炎,局部单个或多个充血肿胀的炎症性结节样隆起。②弥漫性前部巩膜炎,巩膜弥漫性充血,伴触痛。③坏死性前部巩膜炎,局限性炎性浸润,病灶边缘炎症反应较中央较重。病灶可以向眼前段和角膜扩散。

4. **后部巩膜炎**　眼前段一般无明显变化,易合并视网膜下肉芽肿、渗出性视网膜脱离、眼球突出,偶尔出现眼球运动受限。

处理要点

1. 查明病因,治疗原发病。

2. 局部使用糖皮质激素,口服非甾体抗炎药可以减轻疼痛和炎症反应。

3. 重症病例可全身应用糖皮质激素,或使用免疫抑制剂。

4. 巩膜坏死、穿孔时,可行手术治疗。

(孙 琰)

第一节　白内障

一、年龄相关性白内障

年龄相关性白内障(age-related cataract)即老年性白内障,是指随年龄的增长,晶状体逐渐混浊而出现视力障碍。

诊断要点

1. 视力逐渐下降,屈光改变,单眼复视或多视。

2. 晶状体皮质及核不同程度混浊。皮质性白内障见彩图 10-7-1,核性白内障见彩图 10-7-2。

3. 无其他眼内疾病和全身代谢性疾病及用药史。

处理要点

1. **手术治疗**　视力下降影响学习和生活时,行白内障摘除术联合人工晶状体植入术(彩图 10-7-3)。

2. 目前药物疗效尚不确切。

彩图 10-7-1　　　　彩图 10-7-2　　　　彩图 10-7-3

皮质性白内障　　　核性白内障　　　人工晶状体植入术

二、先天性白内障

先天性白内障(congenital cataract)是出生前后即存在,或出生后一年内逐渐形成的先天遗传或发育障碍导致的白内障。

诊断要点

1. 常见于儿童,造成弱视、失明。

2. 家族性或散发性,单眼或双眼发病,可伴眼部或全身其他先天异常。

3. 晶状体混浊部位、形态和程度表现各异。

处理要点

1. 恢复视力,减少弱视及盲目的发生。

2. 白内障对视力发育的影响不大可观察,戴镜矫正屈光不正,明显影响视力者行手术治疗。全白内障患儿应尽早手术。

3. 术后进行屈光矫正和弱视训练。

三、外伤性白内障

诊断要点

1. 眼部外伤史。

2. 视力不同程度下降,疼痛。

3. 晶状体混浊,合并眼球外伤。

处理要点

1. 局部混浊对视力影响不大时随诊观察。

2. 明显影响视力时行手术治疗。

3. 控制炎症。

四、代谢性白内障

诊断要点

1. 有代谢性疾病病史,部分患者的屈光状态随血糖高低而变化。

2. 晶状体不同程度混浊。

3. 可同时合并慢性葡萄膜炎。

处理要点

1. 手术期控制血糖。

2. 择期行白内障手术。

3. 术后注意控制炎症反应及预防感染。

五、并发性白内障

并发性白内障(complicated cataract)是由于眼部其他疾病引起的晶状体混浊。

诊断要点

1. 眼部原发疾病症状,单眼或双眼发病。

2. 视力不同程度下降。

3. 晶状体出现不同形态和位置混浊。

处理要点

1. 治疗原发疾病。

2. 根据原发疾病类型及严重程度决定白内障摘除术同时是否植入人工晶状体,葡萄膜炎难以控制的患者须慎重考虑。

3. 术后加强抗炎。

六、药物及中毒性白内障

药物及中毒性白内障(drug-induced cataract and toxic cataract)是长期应用或接触对晶状体有毒性作用的药物或者化学物质导致的晶状体混浊。糖皮质激素性白内障见彩图 10-7-4。

彩图 10-7-4
糖皮质激素性
白内障

诊断要点

1. 长期应用或接触药物和化学物质病史。

2. 晶状体混浊的形态及位置。

处理要点

1. 尽可能停用药物或脱离化学品接触。

2. 严重影响工作和生活时,可行白内障手术摘除和人工晶状体植入。

七、后发性白内障

后发性白内障(after-cataract)指白内障囊外摘出术后或外伤性白内障部分皮质吸收后,所形成的晶状体后囊膜混浊(彩图 10-7-5)。

彩图 10-7-5
后发性白内障

诊断要点

1. 晶状体手术史。

2. 晶状体术后视力好转之后再次出现视力逐渐下降。

3. 后囊膜混浊。

处理要点

1. Nd:YAG 激光后囊膜切开(彩图 10-7-6)。

2. 后囊膜较厚者须手术切开。

彩图 10-7-6
Nd:YAG 激光后
囊膜切开后

第二节 晶状体位置异常

出生时晶状体位置不正常称为晶状体异位,出生后因先天因素、外伤或疾病导致的晶状体位置改变称为晶状体脱位。根据晶状体脱位的程度可以分为不全脱位和完全脱位。

诊断要点

1. 视力下降。

2. 完全脱位时晶状体悬韧带完全断裂,晶状体可脱位至前房和玻璃体腔。

3. **半脱位** 小瞳孔或散瞳时瞳孔区可见晶状体赤道部。

处理要点

1. 不全脱位或玻璃体腔脱位,未引起严重并发症者,可配镜矫正并密切随访。

2. 脱位晶状体溶解、混浊,或引起严重并发症者尽快手术取出晶状体。并根据眼部情况决定是否同时进行人工晶状体悬吊术。

(霍丽君)

第一节　原发性青光眼

根据解剖结构和发病机制不同,分为原发性开角型青光眼和原发性闭角型青光眼。

一、原发性开角型青光眼

原发性开角型青光眼(primary open angle glaucoma,POAG)是一种慢性、进行性、伴有特征性视盘和视网膜神经纤维层(retinal nerve fiber layer,RNFL)形态改变,且不伴有其他眼病或先天异常的视神经病变。

诊断要点

早期可无明显症状,随着眼压逐渐升高,可出现眼部胀感、易疲劳,甚至眼痛、患眼同侧头痛、视力下降、视野缺损。

1. 根据未经治疗时基线 24 小时眼压峰值是否超过正常值上限 21mmHg,将 POAG 分为高眼压性和正常眼压性(normal tension glaucoma,NTG)。

2. 眼底视盘杯/盘(C/D) ≥ 0.6,或双眼 C/D 差异 ≥ 0.2。

3. 房角为宽角或窄角并开放。

4. **视野**(visual field)**损害**　鼻侧阶梯、环形暗点、向心性缩窄。

5. **眼光学相干断层扫描**(optical coherence tomography,OCT)　与视野缺损位置相对应的 RNFL 厚度变薄。

处理要点

治疗以将眼压降低至目标眼压,保护视神经为主要目的。

1. **药物治疗**　首选局部应用前列腺素类衍生物,可联合 β 肾上腺素能受体拮抗剂、α_2 肾上腺素能受体激动剂、碳酸酐酶抑制剂。全身药物一般在眼压明显升高、患者疼痛显著时短期使用,如高渗剂、碳酸酐酶抑制剂。

2. **激光治疗**　根据病情可选用氩激光小梁成形术或选择性激光小梁成形术、房角镜直视下准分子激光小梁切开术(excimer laser trabeculotomy,ELT)、内镜下激光睫状体光凝术。

3. **手术治疗**

(1)复合小梁切除术。

（2）眼内引流术：Schlemm 管成形术（canaloplasty）、小梁网分流装置植入（trabecular bypass devices）（Eyepass 小梁网分流器、iStent 小梁网分流微支架）、内路小梁切开术。

（3）眼外引流术：Ex-PRESS 引流钉手术、超微青光眼金质分流器。

二、原发性闭角型青光眼

原发性闭角型青光眼（primary angle-closure glaucoma，PACG）指前房角急性或慢性关闭导致眼压升高，伴或不伴有青光眼性视神经损害。

诊断要点

（一）原发性急性闭角型青光眼

急性 PACG 的临床分期分为以下几期。

1. **临床前期**　具备浅前房、窄房角等解剖特征，但未曾发作。

2. **先兆期（前驱期）**　症状轻微，眼压一般在 30mmHg 左右，可自行缓解，反复出现可进入慢性期。

3. **急性发作期**　眼压急剧上升导致剧烈眼痛、同侧头痛，伴明显虹视、视力下降，常有恶心、呕吐等全身症状。眼部体征包括睫状充血或混合充血、角膜雾状水肿、色素角膜后沉着物、前房浅、房水混浊、虹膜节段萎缩、瞳孔呈垂直椭圆形扩大、对光反射消失、晶状体青光眼斑，眼压可为 50mmHg 以上。

4. **缓解期**　先兆期或急性发作期眼压降至正常，房角重新开放，无需降眼压药物维持。

5. **慢性期**　急性发作未能控制，或先兆期反复出现，房角粘连关闭 > 180°，眼压持续升高，眼底可出现典型青光眼改变。

6. **绝对期**　眼压持续升高，视力完全丧失。

（二）原发性慢性闭角型青光眼

慢性 PACG 约 1/3 患者无明显症状，另有 2/3 患者有反复的小发作症状。

1. 早期眼压发作性升高，随着病情进展，眼压逐渐升高。

2. 眼压持续升高、视野进行性损害、视盘凹陷扩大、视神经萎缩。

3. 中央前房偏浅，房角狭窄，前房角早期为接触性关闭，缓解后房角可重新开放，后逐渐表现为匍行性粘连。

4. 房角镜检查有不同程度周边虹膜前粘连。

处理要点

闭角型青光眼须根据房角关闭的状况予以相应的治疗，目的是解除瞳孔阻滞，重新开放房角，避免视神经进一步受损。

1. **高渗剂** 口服 50% 甘油合剂（2 ～ 3ml/kg），或静脉滴注 20% 甘露醇注射液 250ml。

2. **碳酸酐酶抑制剂** 乙酰唑胺 0.25g，一天 2 次，首剂加倍，加用碳酸氢钠片 0.5g；或醋甲唑胺 25mg，一天 2 次，效果欠佳可加至 50mg/ 次。

3. **局部药物治疗** 根据眼压情况选择单用或联合。

(1) 缩瞳剂：1% 或 2% 毛果芸香碱滴眼液，在静脉滴注甘露醇注射液 30 ～ 60 分钟，眼压有所下降后，开始每 5 分钟 1 次共 3 次，每 15 分钟 1 次共 3 次，每 30 分钟 1 次共 3 次，然后根据眼压情况 1 天 4 次，注意非发作眼也须使用。

(2) β 肾上腺素能受体拮抗剂：噻吗洛尔、卡替洛尔等，1 天 2 次。

(3) 碳酸酐酶抑制剂：布林佐胺，1 天 2 ～ 3 次。

4. **激光治疗** 激光周边虹膜切除术或联合激光周边虹膜成形术。

5. **手术治疗**

(1) 急性期眼压药物不可控时，可行前房穿刺术。

(2) 房角粘连范围超过 180° 或激光治疗后眼压仍不能控制的患者，建议行复合小梁切除术。

(3) 房角粘连范围不超过 3/4 的老年患者，如白内障已影响视力，可考虑行白内障超声乳化摘除 + 人工晶体植入术 + 房角分离术。

(4) 绝对期患者，眼痛症状重，可行外路或内镜下睫状体光凝术。

第二节　继发性青光眼

继发性青光眼是一组由于局部或全身疾病，或不合理使用药物导致房水循环或房水外流受阻，或是房水生成增加，导致眼压升高的一类异质性疾病。

一、青光眼睫状体炎综合征

青光眼睫状体炎综合征（glaucomatocyclitic syndrome）也称青光眼睫状体炎危象或 Posner-Schlossmann 综合征。是一种反复发作的特发性、非肉芽肿性前部葡萄膜炎，合并眼压明显升高。好发年龄为 20 ～ 50 岁。多单眼发病。

诊断要点

1. 反复发作，单眼胀痛不适，但视力下降多不明显。无明显眼红。

2. 眼压明显升高，可为 40 ～ 60mmHg。

3. 角膜可见雾状水肿、羊脂状或细小灰白色 KP,KP 多位于角膜下 1/3 位置,房水轻度闪辉,不发生虹膜粘连。

4. 反复发作者可以出现开角型青光眼的改变。

处理要点

该病是一种自限性疾病。

1. 发作期主要使用糖皮质激素类滴眼液抗炎,也可局部或全身口服非甾体抗炎药物。

2. 如眼压升高明显,可使用局部降眼压药物,不可使用前列腺素衍生物类降眼压药物,其余用药同原发性开角型青光眼。

3. 若长期反复发作、眼压无法控制并引起视神经损害,可考虑手术治疗。

二、新生血管性青光眼

新生血管性青光眼(neovascular glaucoma,NVG)是由一系列缺血病变引起新生血管长入虹膜、房角,导致眼压升高的眼病。常见的缺血性病变有缺血型视网膜静脉阻塞、糖尿病视网膜病变、眼缺血综合征(颈动脉阻塞性疾病)、眼内肿瘤、视网膜脱离及其术后、慢性葡萄膜炎等。

诊断要点

1. 眼红、疼痛、畏光。因同时有原发病存在,视力一般较差。

2. 眼压升高时可见结膜充血、角膜水肿,一般房水闪辉轻,虹膜表面有新生血管,瞳孔缘色素层外翻。

3. 房角镜早期可见新生血管网超过巩膜突覆盖小梁网,晚期广泛虹膜前粘连。

4. 眼底如能看清,可表现出原发病的眼底病变。如长时间眼压高,可有青光眼视盘改变。

处理要点

1. 眼底尚可看清时,尽快行全视网膜激光光凝术(panretinal photocoagulation,PRP)。无法看清眼底时,使用 β 肾上腺素能受体拮抗剂和碳酸酐酶抑制剂控制眼压,禁用缩瞳药。

2. 糖皮质激素和睫状肌麻痹剂可减轻炎症反应,减少疼痛。

3. 眼压经药物不能控制时,须行抗青光眼手术治疗。多选用引流阀植入术,如视力较差,可行睫状体光凝术。

4. 抗血管内皮生长因子(vascular endothelial growth factor,VEGF)药物可促使新生血管消退,为眼压控制和眼底激光治疗创造条件。

第三节　发育性青光眼

根据我国 1979 年的分类方法,分为原发性婴幼儿型青光眼、青少年型青光眼、合并其他先天异常的青光眼(glaucoma associated with developmental disorders)三大类。

一、原发性婴幼儿型青光眼

原发性婴幼儿型青光眼(primary infantile glaucoma)80% 以上于出生后一年内发病,双眼多见(60% ~ 75%),男性约占 2/3。

诊断要点

1. 畏光、流泪、眼睑痉挛,婴儿哭闹。

2. 眼球增大(主要见于 2 ~ 3 岁发病的患儿)。

3. 角膜雾状水肿,可见 Haab 纹。

4. 长期眼压升高可导致角膜薄翳样混浊、上皮缺损甚至溃疡,出现角膜或角膜缘葡萄肿。

5. 眼球扩大导致晶状体悬韧带断裂,晶状体半脱位。

6. 眼底视杯扩大、凹陷加深,眼压控制后视杯凹陷可能缩小。

二、青少年型青光眼

诊断要点

1. 与原发性开角型青光眼相似。

2. 早期多无症状,可表现为近视进展加快。

3. 房角开放,房角镜检查可见房角发育异常表现。

4. 视力损害严重可有知觉性斜视。

处理要点

1. 由于儿童及婴幼儿用药的限制,发育性青光眼一经诊断,应尽早手术。

2. 不能耐受全麻或者手术、术后眼压控制不理想的患儿,可选用的降眼压药物包括 0.005% 拉坦前列素、0.25% 噻吗洛尔、0.25% 倍他洛尔、1% 毛果芸香碱、1% 布林佐胺等,尽量避免使用全身药物。

3. 对于儿童青光眼的治疗,除了关注眼压控制情况,还应注意视功能的康复,包括屈光不正矫正、弱视治疗和斜视矫正手术等。

(苏毅华)

第一节 葡萄膜炎

一、前葡萄膜炎

前葡萄膜炎(anterior uveitis)又名虹膜睫状体炎,根据病程分为急性(自然病程 < 3 个月)、慢性(自然病程 > 3 个月)和复发性 3 种类型。多合并风湿性疾病。

诊断要点

1. 起病急、眼红、眼痛、视力下降。

2. 睫状充血或混合充血。

3. **角膜后沉着物** 可分为尘埃状、细点状和羊脂状(彩图 10-9-1)三种。

4. 房水闪辉、房水细胞、前房积脓(彩图 10-9-2)。

5. 虹膜色泽变暗、纹理不清或有结节,虹膜前粘连或后粘连(彩图 10-9-3),瞳孔缩小,对光反应减弱或消失,瞳孔闭锁,瞳孔膜闭。

彩图 10-9-1　　　彩图 10-9-2　　　彩图 10-9-3
羊脂状 KP　　　　前房积脓　　　　虹膜后粘连

6. 眼压正常,可轻度降低,也可出现眼压升高。

7. 晶状体表面色素沉着。

8. 玻璃体混浊、液化、纤维膜增殖。

9. **眼底** 炎症严重时可出现反应性黄斑水肿、视盘水肿、视网膜血管炎、脉络膜炎、视网膜坏死、视网膜脱离等。

10. **并发症** 并发性白内障、继发性青光眼、带状角膜变性、低眼压及眼球萎缩。

11. 应与急性结膜炎、急性闭角型青光眼、眼内肿瘤相鉴别。

处理要点

1. 局部治疗

(1)睫状肌麻痹剂:如复方托吡卡胺滴眼液、阿托品眼膏、散瞳合剂等。

(2)糖皮质激素:如地塞米松、醋酸泼尼松龙、氟米龙等滴眼,曲安奈德结膜下注射或球旁注射。

(3)非甾体抗炎药:常用双氯芬酸钠滴眼剂、普拉洛芬滴眼剂。

2. 全身治疗

(1)足量糖皮质激素,病情好转则逐渐减量。

(2)非甾体抗炎药:布洛芬或吲哚美辛。

(3)免疫抑制剂:环磷酰胺、甲氨蝶呤、环孢素等。

3. 其他疗法 热敷、发热疗法、超短波、中医中药治疗等。

4. 病因治疗 明确病因者应针对病因采取相应措施。

5. 并发症及后遗症的治疗。

二、中间葡萄膜炎

中间葡萄膜炎(intermediate uveitis)是一组累及睫状体平坦部、玻璃体基底部和周边部视网膜及脉络膜的炎症性和增殖性疾病。

诊断要点

1. 早期多无自觉症状,或有眼前黑影飘动、雾视或暂时性近视,视力下降、视野改变。

2. 睫状充血不明显,有羊脂状或尘状KP,房水闪辉,前房细胞。

3. 房角有灰黄色渗出物,周边虹膜粘连。

4. 玻璃体呈雪球状混浊,或雪堤状渗出样改变。

5. 晶体后囊下混浊,视盘水肿、视网膜血管炎及血管周围炎、脉络膜病变。

6. 并发症包括黄斑囊样水肿、并发性白内障、视网膜新生血管及出血、继发性青光眼、角膜带状变性、玻璃体积血、视网膜脱离、视神经萎缩等。

处理要点

1. 散瞳。

2. 糖皮质激素后Tenon囊下注射或玻璃体腔内注射,或全身应用糖皮质激素。

3. 联合应用免疫抑制剂。

4. 激光光凝。

5. 手术治疗。

三、后葡萄膜炎

后葡萄膜炎(posterior uveitis)是一组累及脉络膜、视网膜、视网膜血管和玻璃体的炎症性疾病。

诊断要点

1. 无症状或仅有闪光感,视力减退、眼前黑影、视物变形、中心暗点等。

2. 玻璃体呈灰白色颗粒状混浊。

3. 眼底出现视盘及视网膜水肿、炎症浸润、出血、血管白鞘、黄斑水肿、视网膜脱离、视网膜及脉络膜萎缩、增生性玻璃体视网膜病变。

4. 辅助检查包括荧光素眼底血管造影(fluorescein fundus angiography,FFA)、吲哚菁绿血管造影(indocyanine green angiography,ICGA)、OCT、超声、CT、MRI及相关实验室检查等。

处理要点

1. 预防性散瞳。

2. 全身应用皮质类固醇,亦可玻璃体腔注射曲安奈德或地塞米松缓释植入物、氟轻松缓释植入物。

3. 联合应用免疫抑制剂。

4. 手术治疗。

5. 病因治疗。

四、全葡萄膜炎

全葡萄膜炎(panuveitis)指虹膜、睫状体、脉络膜先后或同时发生炎症,常伴有视网膜和玻璃体炎症。

诊断要点

1. 先后或同时出现前、后葡萄膜炎的体征。

2. 可开始表现为前葡萄膜炎,之后累及后葡萄膜;或开始为后葡萄膜炎,以后影响到前葡萄膜。

处理要点

同前、后葡萄膜炎的治疗原则。

第二节 常见的特殊葡萄膜炎

一、强直性脊柱炎

强直性脊柱炎(ankylosing spondylitis)是以人体中轴关节为主的慢性全身性自身免疫病,中青年男性多见。

诊断要点

1. 腰骶部疼痛、背痛、胸痛、颈部疼痛。

2. 单眼周期性、间歇性发作的急性前葡萄膜炎,可出现前葡萄膜炎相关并发症(彩图 10-9-4)。

3. HLA-B27(+),血沉和 C 反应蛋白异常,骶髂关节 CT、MRI 异常。

彩图 10-9-4
强直性脊柱炎并
发前葡萄膜炎

处理要点

需要眼科、风湿科医生共同制订合理的治疗方案。联合应用糖皮质激素(全身、局部、眼内植入)、睫状肌麻痹剂、生物制剂、抗风湿治疗等。

二、福格特 - 小柳 - 原田综合征

福格特 - 小柳 - 原田综合征(Vogt-Koyanagi-Harada syndrome,VKH)是一种累及多器官系统,如眼、耳、皮肤和中枢神经的临床综合征。

诊断要点

表现为眼部双侧肉芽肿性全葡萄膜炎。可分为四期。

1. **前驱期** 头痛、耳鸣、发热、恶心、呕吐、乏力、颈背痛、颈部强直、头发和皮肤过敏、眼眶疼痛、畏光流泪、头晕等。

2. **后葡萄膜炎期** 双眼视物模糊,视盘充血水肿,多灶性视网膜神经感觉层脱离,后期眼底呈晚霞状。FFA 检查早期眼底可见视网膜有多处细小的荧光素渗漏点,迅速扩大融合,后期形成多湖状视网膜下荧光素积存区。OCT 表现为纵隔状外观。

3. **前葡萄膜受累期(慢性期)** 皮肤和脉络膜色素脱失。

4. **肉芽肿性前葡萄膜炎反复发作期(复发期)** 葡萄膜炎复发,往往迁延不愈,常发生虹膜结节。继发青光眼、白内障、脉络膜新生血管(choroidal neovascularization,CNV)和视网膜下纤维化、Dalen-Fuchs 结节。

处理要点

1. 充分散瞳。
2. 其他局部和全身治疗同葡萄膜炎。
3. 有神经系统症状者,进行对症治疗和检查。
4. 中医中药治疗。
5. 手术治疗。

三、白塞综合征

一种多系统多器官受累的慢性、复发性、自身免疫性 / 炎症性疾病,累及全身多系统的血管炎。

诊断要点

1. 眼红、眼痛、畏光、流泪、视物模糊、眼前黑影等。
2. 复发性、多灶性、疼痛性口腔溃疡(最常见、最早发生的症状),生殖器溃疡或声带溃疡,尿道炎等。
3. 多形性皮肤损害,如结节性红斑、湿疹、血栓性静脉炎、毛囊炎、痤疮等,皮肤针刺反应敏感。
4. 关节炎、附睾炎,消化系统、心血管系统、神经系统、呼吸系统和泌尿系统的疾病,以及疲劳、低热、食欲缺乏、全身不适等。
5. 单眼或双眼非肉芽肿性全葡萄膜炎、前葡萄膜炎。
6. 可行 FFA、OCT 及 B 超检查。

处理要点

1. 治疗同葡萄膜炎。
2. 可行玻璃体腔注射糖皮质激素缓释剂(地塞米松或氟轻松)。
3. 全身应用糖皮质激素、免疫抑制剂、生物制剂。
4. 必要时手术治疗并发症。

四、富克斯综合征

富克斯综合征又称异色性虹膜睫状体炎,为以虹膜脱色素为特征的单眼慢性非肉芽肿性虹膜睫状体炎。起病隐匿,多为中青年发病。

诊断要点

1. 多无症状,或有眼前漂浮物,眼部红痛、畏光、流泪等不明显。
2. 星状 KP,轻微的前房炎症。
3. 弥漫性虹膜脱色素或萎缩,不发生虹膜后粘连和周边前粘连。
4. 可并发白内障,继发青光眼。

处理要点

1. 不需要应用睫状肌麻痹剂和糖皮质激素。

2. 并发白内障可手术治疗。

3. 继发青光眼者,应进行减压治疗。

五、急性视网膜坏死综合征

急性视网膜坏死综合征(acute retinal necrosis syndrome,ARN)是由单纯疱疹病毒 1 型(HSV-1)、单纯疱疹病毒 2 型(HSV-2)或水痘-带状疱疹病毒(VZV)引起的以视网膜坏死为特征的炎症性疾病。

诊断要点

1. 起病急,眼红痛、畏光、眶周疼痛,视力明显下降。

2. 前葡萄膜炎表现。

3. **眼底表现** 早期周边部、中周部融合性、坏死性视网膜炎,环形进展;视网膜、脉络膜闭塞性血管炎,小动脉受累;中重度玻璃体炎。晚期炎症消退后视网膜萎缩,周边视网膜多发网状裂孔,视网膜部分或全脱离。

4. **FFA 检查** 视网膜坏死区无灌注,动静脉显示突然截止现象。视网膜血管荧光渗漏、管壁染色,坏死区与未坏死区视网膜分界清楚。

5. 眼内液 PCR 检测、诊断性玻璃体切除和 / 或视网膜活体组织检查、ICGA、B 超、视野、视网膜电图(electroretinogram,ERG)检查等有助于协助诊断。

6. 其他实验室检查。

处理要点

1. 全身抗病毒治疗。

2. **眼内抗病毒治疗** 玻璃体腔注射抗病毒药物如更昔洛韦。

3. **全身及局部抗炎治疗** 糖皮质激素。

4. **局部滴眼剂** 非甾体抗炎药、抗病毒、扩瞳。

5. 玻璃体切除手术。

6. 激光治疗。

六、伪装综合征

伪装综合征(masquerade syndrome)是伪装成"葡萄膜炎"的肿瘤性疾病。最常见的为眼内淋巴瘤,如原发性玻璃体视网膜淋巴瘤(primary vitreoretinal lymphoma,PVRL)。对糖皮质激素无反应或不敏感。

诊断要点

1. 视物模糊、有眼前漂浮物,少数患者有眼红、眼痛。

2. 慢性发作的中间或后葡萄膜炎。

3. 玻璃体呈白色颗粒状混浊。

4. 色素上皮层下结节样凸起或有浸润病灶,伴或不伴玻璃体细胞。

5. 诊断性玻璃体切除,玻璃体标本作细胞学检查(诊断金标准)及细胞因子的检测等。

6. 其他辅助检查包括 OCT、FFA、ICGA、脑脊液检查、基因重排。

处理要点

1. **累及中枢神经系统** 甲氨蝶呤 + 局部放疗 / 局部化疗。

2. **未累及中枢神经系统**

(1)双眼淋巴瘤:全身治疗、双眼玻璃体注射或局部放疗。

(2)单眼淋巴瘤:MTX 玻璃体腔注射,或注射利妥昔单抗。

七、感染性葡萄膜炎

感染性葡萄膜炎(infective uveitis)由细菌、真菌、病毒、寄生虫等病原体感染所致,临床上以结核性葡萄膜炎(tuberculous uveitis)与梅毒性葡萄膜炎(syphilitic uveitis)较为常见。

(一)结核性葡萄膜炎

诊断要点

1. 疼痛、眼红和视力模糊。

2. **前葡萄膜炎** 特征性 Koeppe 或 Busacca 虹膜结节。

3. **中间葡萄膜炎** 玻璃体炎,玻璃体内呈雪球样混浊、雪堤样改变。

4. **后 / 全葡萄膜炎** 最常见的为脉络膜结核球,后极部有黄白色隆起,边界欠清,一般不累及黄斑,单发或多发,中心常有凸起。亦可表现为多灶性脉络膜炎、匍行性脉络膜炎、阻塞性视网膜血管炎(静脉受累)、视神经炎等。

5. 眼内样本抗酸染色阳性或培养出结核分枝杆菌或结核菌 PCR 阳性。

6. PPD 试验阳性,放射学检查可见结核病灶。

处理要点

1. **全身标准抗结核治疗** 一线抗结核药物异烟肼 + 利福平 + 吡嗪酰胺 + 乙胺丁醇用 2 个月,后用利福平 + 异烟肼治疗。

2. 全身和局部应用糖皮质激素抑制炎症。

3. 激光光凝。

4. 休息、营养、补充维生素和钙剂。

(二)梅毒性葡萄膜炎

诊断要点

1. 有先天或后天感染史,双眼同时受累,缓慢发病。

2. 眼红、眼痛、畏光、流泪、视力下降、眼前有漂浮物等。

3. 前葡萄膜炎、结膜炎、浅层巩膜炎、角膜基质炎、虹膜结节、虹膜萎缩、虹膜后粘连、晶状体脱位、白内障、继发性青光眼、瞳孔异常(阿-罗瞳孔)等。

4. **眼后段典型的椒盐样眼底改变** 急性期常见中央弥散性或局限性视网膜脉络膜炎伴玻璃体混浊(急性后极部鳞状视网膜脉络膜炎),也可表现为视网膜血管炎、视神经炎、视神经视网膜炎。

5. 血清康氏反应阳性。

处理要点

1. **驱梅治疗** 青霉素 G、苄星青霉素或头孢曲松。

2. **局部用药** 糖皮质激素滴眼液、非甾体抗炎药、睫状体麻痹剂等。

第三节 葡萄膜囊肿和肿瘤

一、虹膜囊肿

虹膜囊肿(iris cyst)分为原发性和继发性两类。

诊断要点

1. 多无症状,或有视力减退。

2. 囊肿位于虹膜表面或背面,可脱落至前房或玻璃体腔。

3. 可引起瞳孔变形,阻塞房角时可继发青光眼。

4. 超声生物显微镜(ultrasound biomicroscopy,UBM)检查对于确诊有价值。

处理要点

1. 随访观察。

2. 激光或手术治疗。

二、脉络膜血管瘤

脉络膜血管瘤(choroidal hemangioma)为先天性血管发育畸形

所形成的错构瘤,50% 伴有眼睑或颜面血管瘤。多见于青年人,单眼发病。

诊断要点

1. 早期可无症状,晚期视力减退、视物变形或视野缺损。

2. 孤立性表现为后极部橘红色类圆形隆起,边界清楚,常伴有黄斑变性和脉络膜血管扩张,可出现广泛的视网膜脱离。亦可为弥漫性,表现为脉络膜扁平形、边界不清楚的深红色增厚区,表面视网膜血管迂曲扩张。

3. 视野缺损,反复出血,晚期可出现虹膜新生血管和新生血管性青光眼。

4. 斯德奇 - 韦伯综合征(Sturge-Weber syndrome),即颅内血管瘤、颜面血管瘤、同侧脉络膜血管瘤,伴癫痫、惊厥等脑症状。

5. 辅助检查包括 FFA、ICGA、B 超、CT、MRI 等。

处理要点

1. 无症状者可随访观察。

2. 激光光凝。

3. 手术加激光治疗。

三、脉络膜恶性黑色素瘤

脉络膜恶性黑色素瘤(malignant choroidal melanoma)是成人最常见的原发性眼内恶性肿瘤,目前被认为是一种全身性疾病,约 50% 的患者最终发生远处转移。

诊断要点

1. 早期可无症状或仅有视物变形、视物显大症及色觉改变、眼前黑影飘动等,晚期则视力减退及视物遮挡甚至视力丧失。

2. **眼底检查**　视网膜有蕈样黑色隆起,边界清楚,少数呈弥漫或扁平性,巩膜透照试验不透光,后期可继发青光眼。

3. 肿瘤可向眶内蔓延,出现眼球突出及运动障碍;可全身转移至肝、肺、骨髓等处。

4. 辅助检查包括 B 超、彩色多普勒超声、MRI、CT、FFA、ICGA、眼底自发荧光(fundus autofluorescence,FAF)成像、OCT、针吸活检等。

处理要点

1. 小肿瘤(直径 < 10mm,厚度 < 3mm)可定期观察。

2. 中等大小的肿瘤(直径 10 ~ 15mm,厚度 3 ~ 5mm)可行巩膜外敷贴放射治疗、立体定向放射治疗、质子束放射治疗、经瞳孔温热治疗（transpupillary thermotherapy,TTT）、光动力疗法或肿瘤局部切除。

3. 大肿瘤（直径 > 15mm,厚度 > 5mm）或肿瘤复发者行眼球摘除术,有眼外侵袭者行眶内容剜除术。

4. 化疗可作为手术或放疗的辅助治疗。

5. 有颅内或全身转移时,应会同神经科、内科会诊处理。

（黄静文）

第十章

玻璃体疾病

第一节　玻璃体的年龄性改变

一、玻璃体后脱离

诊断要点

玻璃体后脱离(posterior vitreous detachment)的患眼有闪光感,眼前有蜘蛛网样黑影飘动,检眼镜检查可见视盘前一致密混浊环(Weiss环),为玻璃体和视盘附着部分离所致。如果裂隙灯下见到玻璃体内色素颗粒,应警惕视网膜裂孔和视网膜脱离的存在。

处理要点

无需特殊治疗,但应散瞳仔细检查眼底,排除视网膜裂孔。

二、飞蚊症

诊断要点

飞蚊症(floaters)指眼前有飘动的小黑影,尤其看白色明亮背景时更明显,可伴有闪光感。

处理要点

应散瞳仔细检查眼底,排除视网膜裂孔。定期随访,检查眼底情况。

第二节　玻璃体积血

诊断要点

出血量少时,可有红色烟雾在眼前飘动;出血量大时,视力急剧减退甚至仅存光感。应对患者行双眼眼底检查,以寻找病因。眼底不能窥见时应行超声检查,也可令患者头高位卧床休息两天以后,再行眼底检查。

处理要点

1. 出血量小者不需特殊处理,可等待其自行吸收。

2. 怀疑存在视网膜裂孔时,令患者卧床休息,待血下沉后及时给予激光光凝或视网膜冷冻封闭裂孔或手术治疗。

3. 出血量大合并视网膜脱离和纤维血管膜,应及时行玻璃体视网膜手术。

4. 存在视网膜新生血管或者脉络膜新生血管者,可给予抗VEGF 生物制剂治疗。

（董　夏）

第十一章　视网膜病

第一节　视网膜血管病

一、视网膜中央动脉阻塞

诊断要点

1. 突发无痛性视力急剧下降。

2. 患眼瞳孔散大，相对性瞳孔传入障碍。

3. 眼底视网膜弥漫苍白水肿，血管变细，中心凹呈现樱桃红斑（彩图 10-11-1）。

4. FFA、OCT 可协助诊断。

彩图 10-11-1

视网膜中央

动脉阻塞

处理要点

1. 发病 4～6 小时开始治疗。

2. 降眼压、扩血管、吸氧、使用抗凝剂、局部或全身静脉使用纤溶制剂。

二、视网膜中央静脉阻塞

诊断要点

1. 无痛性视力下降。

2. 视网膜静脉迂曲扩张，有弥漫火焰状出血、棉绒斑、黄斑水肿、视盘水肿出血（彩图 10-11-2）。

3. FFA、OCT 可协助诊断。

彩图 10-11-2

视网膜中央

静脉阻塞

处理要点

1. 治疗高血压、糖尿病、高脂血症等。

2. 视网膜光凝术，伴发黄斑水肿可行玻璃体腔注药（抗 VEGF 或糖皮质激素）。

三、糖尿病性视网膜病变

诊断要点

糖尿病性视网膜病变（diabetic retinopathy，DR）眼底可见多种视网膜血管异常：微动脉瘤、出血、硬性渗出、棉绒斑、静脉串珠样变、黄斑水肿、视网膜内微血管异常。重度非增殖期糖尿病视网膜病变见彩图 10-11-3。增殖期糖尿病视网膜病变见彩图 10-11-4，可见视网膜新生血管、视盘新生血管沿颞上、颞下血管弓形成增殖膜,玻璃体积血,牵拉性视网膜脱离。可有视盘水肿、视神经萎缩改变。

彩图 10-11-3　　　　　彩图 10-11-4
重度非增殖期糖　　　　增殖期糖尿病
尿病视网膜病变　　　　视网膜病变

1. **分期**　见表 10-11-1。

表 10-11-1　DR 和 DME 分期(2022 我国糖尿病视网膜病变临床诊疗指南)

疾病	分期	眼底病变
DR	Ⅰ期(轻度非增殖期)	仅有毛细血管瘤样膨出改变
	Ⅱ期(中度非增殖期)	介于轻度到重度之间的视网膜病变,可合并视网膜出血、硬性渗出和 / 或棉绒斑
	Ⅲ期(重度非增殖期)	每一象限视网膜内出血 ≥ 20 个出血点,或者至少 2 个象限已有明确的静脉"串珠样"改变,或者至少 1 个象限视网膜内有微血管异常
	Ⅳ期(增殖早期)	出现新生血管
	Ⅴ期(纤维增殖期)	出现纤维膜,可伴视网膜前出血或玻璃体积血
	Ⅵ期(增殖晚期)	出现牵拉性视网膜脱离,合并纤维血管膜
DME	NCI-DME	黄斑视网膜增厚未累及中心凹直径 1mm 范围内
	CI-DME	黄斑视网膜增厚累及中心凹直径 1mm 范围内

注:DR 为糖尿病视网膜病变;DME 为糖尿病黄斑水肿;NCI-DME 为未累及黄斑中心凹的 DME;CI-DME 为累及黄斑中心凹的 DME。

2. FFA(彩图 10-11-5) 及血管成像 OCT(angiography OCT, angio-OCT,OCTA)显示视网膜微动脉瘤、血管异常及无灌注区。

彩图 10-11-5　糖尿病视网膜病变 FFA 图片

3. OCT 评估黄斑水肿程度、形态及治疗随访。

处理要点

1. 内科治疗。

2. 全视网膜激光光凝是增殖期和重度非增殖期的主要治疗方法。

3. 玻璃体腔注药（抗 VEGF、糖皮质激素）。

4. 手术。

四、高血压性视网膜病变

诊断要点

高血压性视网膜病变（hypertensive retinopathy, HRP）分为视网膜动脉痉挛期、视网膜动脉硬化期、视网膜病变期、视网膜视盘病变期。

处理要点

1. 内科治疗。

2. 改善微循环，必要时行眼底激光治疗。

五、早产儿视网膜病变

诊断要点

早产儿视网膜病变（retinopathy of prematurity, ROP）是长期暴露于高浓度氧的孕 36 周以下的早产儿或低出生体重儿，未完全血管化的视网膜发生纤维新生血管膜增生、收缩，并进一步引起牵拉性视网膜脱离。ROP 的病程、分期、分区详见《早产儿视网膜病变（ROP）国际分类（第 3 版）》。

处理要点

1. 玻璃体腔注射抗 VEGF 药物。

2. 激光。

3. 手术。

第二节 黄斑疾病

一、年龄相关性黄斑变性

诊断要点

1. 年龄相关性黄斑变性（age-related macular degeneration，AMD）多发生于 50 岁以上老年人，起病缓慢，患者视力下降、视物变形、有眼前黑影。

2. **干性黄斑变性** 早期眼底后极部可见大小不一的黄白色类圆形的玻璃膜疣，可出现色素上皮增生或地图样萎缩区。

3. **湿性黄斑变性** 眼底后极部视网膜下出血、渗出，其中有时会见灰黄色病灶，即可能为新生血管。

4. FFA、ICGA、OCT、OCTA 可协助诊断。

处理要点

1. 萎缩性病变和视力下降可行低视力矫治，如佩戴助视器。

2. 新生血管性 AMD 可采用玻璃体内注射抗 VEGF 药物、激光治疗、经瞳孔温热激光治疗、光动力治疗。

3. 手术清除玻璃体、视网膜下出血、去除新生血管膜。

二、近视性黄斑变性

诊断要点

1. 近视性黄斑变性（myopic macular degeneration）患者有视力减退、视物变形。

2. 眼底可见视盘脉络膜萎缩弧，黄斑区视网膜色素上皮层和脉络膜毛细血管层萎缩，可伴有产生漆样裂纹、出血、脉络膜新生血管及色素上皮增殖 Fuchs 斑。

处理要点

1. 针对脉络膜新生血管，可行玻璃体内注射抗 VEGF 药物或 PDT 治疗。

2. 定期验光配镜及避免用眼疲劳。

3. 补充叶黄素、扩血管药物及营养视网膜药物。

三、黄斑裂孔

诊断要点

1. 黄斑裂孔（macular hole，MH）患者可有中心暗点、视物变形。

2. 黄斑中心凹视网膜神经感觉层局限性全层缺损。有 1/3 ～ 2/3 视乳头直径(papilla diameter,PD)大小的圆形裂孔,边缘锐利,有穿凿感。

3. FFA、OCT 可协助诊断。

处理要点

1. 高度近视继发黄斑裂孔须尽早行玻璃体手术治疗。

2. 特发性黄斑裂孔进展期、视力低于 0.3,可行玻璃体手术治疗。

四、黄斑视网膜前膜

诊断要点

1. 黄斑视网膜前膜(macular epiretinal membrane,MERM)患者视物变形、视力减退。

2. 黄斑区视网膜前表面纤维增殖膜,呈金箔样反光,血管扭曲。

3. OCT 及 FFA 可协助诊断。

处理要点

1. 特发黄斑视网膜前膜患者视力明显下降时,可考虑行玻璃体切除联合黄斑前膜剥除术。

2. 继发黄斑视网膜前膜(如炎症)应治疗原发病变。

第三节 视网膜脱离

一、孔源性视网膜脱离

孔源性视网膜脱离(rhegmatogenous retinal detachment,RRD)是液化的玻璃体经视网膜裂孔进入视网膜神经感觉层下,使视网膜神经感觉层与色素上皮层分离。

诊断要点

1. 眼前漂浮物、闪光感及遮挡感。

2. 裂孔相应区域视网膜脱离,呈灰白色隆起。

3. 眼部 B 超、广角眼底照相、OCT 等可协助诊断。

处理要点

手术治疗。

二、牵拉性视网膜脱离

诊断要点

牵拉性视网膜脱离(tractional retinal detachment,TRD 是玻璃体

或者视网膜表面增殖膜牵拉视网膜,导致脱离。多见于增殖性糖尿病性视网膜病变、早产儿视网膜病变、视网膜血管病变并发玻璃体积血及眼外伤等。

处理要点

手术治疗。

三、渗出性视网膜脱离

渗出性视网膜脱离(exudative retinal detachment,ERD)是全身或眼部血液循环障碍,脉络膜血管通透性增高,渗出液潴留于视网膜神经感觉层下。

诊断要点

1. 不同程度的视力下降或视野缺损。

2. 眼底浆液性球形视网膜脱离,无裂孔。脱离部位随患者体位改变而改变。

处理要点

治疗原发疾病,必要时手术治疗。

第四节 视网膜母细胞瘤

视网膜母细胞瘤(retinoblastoma,RB)是婴幼儿最常见的眼内恶性肿瘤。

诊断要点

1. 家长发现患儿有斜视、眼球震颤、瞳孔区黄白色反光而就诊。

2. 分为眼内生长期、青光眼期、眼外扩展期、全身转移期。

3. B超、CT、MRI可协助诊断及明确病变范围。

处理要点

1. 化疗联合局部治疗是RB的主要治疗手段。化疗及化学减容治疗常用药物为卡铂、长春新碱、依托泊苷。

2. **眼球摘除术** 适用于肿瘤体积大于眼内容物1/2,没有希望恢复有用视力者。

3. 放疗适用于肿瘤在玻璃体腔种植,双眼患病且肿瘤较大、化疗失败患者。

4. 激光及冷冻治疗适用早期小肿瘤(直径 < 5mm,厚度 < 3mm,无玻璃体及视网膜下播散)。

(余芬芬)

第十二章

视路疾病

　　视路是视觉信息从视网膜光感受器开始到大脑枕叶视觉中枢的传导路径。临床上通常指从视神经开始,经视交叉、视束、外侧膝状体、视放射终止于大脑枕叶皮质。

第一节　视神经炎

诊断要点

　　1. 视力可在一两天内下降严重,甚至无光感。

　　2. 眼球转动痛或眼眶痛。

　　3. 患眼瞳孔出现相对性瞳孔传入障碍(relative afferent pupillary defect,RAPD)阳性。

　　4. 急性期球内段视神经炎患者眼底检查可见视盘充血水肿,球后视神经炎患者眼底正常。

　　5. 视野可表现为各种局限性缺损,半侧或全视野缺损。

　　6. 视觉诱发电位(visual evoked potential,VEP)P_{100}波潜伏期延长,振幅降低。

处理要点

　　1. 糖皮质激素是非感染性视神经炎急性治疗期首选用药。具体用药参考《视神经炎诊断和治疗专家共识》(2014年)。

　　2. 免疫球蛋白。

　　3. 神经营养药物。

第二节　前部缺血性视神经病变

诊断要点

　　1. 突发无痛性视力下降。

　　2. 多见视盘局部苍白水肿。

　　3. 典型视野缺损与生理盲点相连的水平缺损。

　　4. 急性期FFA造影可见视盘局限性的低荧光区,晚期视盘显现高荧光。

处理要点

　　1. **病因治疗**　非动脉炎性前部缺血性视神经病变须控制好血压、血糖、血脂等。

2. 药物治疗

(1)糖皮质激素:动脉炎前部缺血性视神经病变以激素治疗为主,非动脉炎使用激素仍未存在共识。

(2)神经营养药物。

(3)活血化瘀,改善微循环等中成药物。

第三节　视盘水肿

诊断要点

1. 常累及双眼,常轻度视力下降。

2. 可有头痛、恶心、呕吐等症状。

3. 典型的眼底改变。

4. 视野早期生理盲点扩大,晚期视神经萎缩时周边视野缩窄。

5. 颅脑 CT 或 MRI 可发现颅内压增高的征象以及颅内占位病变。

6. 腰椎穿刺颅内压力测定增高。

处理要点

1. 病因治疗,如切除颅内肿物。

2. 药物降低颅内压。

3. 营养神经支持治疗。

(朱文珲)

第十三章

屈光不正

第一节 近视

在调节放松状态下,平行光线经眼球屈光系统后聚焦在视网膜之前,称为近视。

诊断要点

1. 经医学验光确诊可分为轻度近视(近视度数 < −3.00D)、中度近视(−3.00D ~ −6.00D)和高度近视/病理性近视(近视度数 > −6.00D)。

2. 高度近视患者可出现近视弧形斑、豹纹样眼底改变、视网膜变性、视网膜裂孔或脱离等眼底改变;病理性近视患者可出现黄斑区出血或新生血管、后巩膜葡萄肿等表现。

处理要点

1. **屈光矫正** 根据矫正方法不同可分为戴镜矫正(如佩戴框架眼镜、软性或硬性角膜接触镜等)和手术矫正(如角膜屈光手术、有晶体眼的人工晶体植入术,以及巩膜手术等)。

2. 青少年儿童的近视防控非常重要,具体措施可参考以下。

(1)规范验光、选择适宜眼镜类型,佩戴精准屈光度的眼镜。

(2)控制近距离用眼:减少近距离用眼的总量,严格控制 < 33cm 视距且 > 45 分钟的持续近距离用眼。

(3)增加户外活动:应保证每天 ≥ 2 小时的户外活动或每周 ≥ 10 小时的户外活动。

(4)应用 0.01% ~ 1% 阿托品滴眼液或佩戴角膜塑形镜(OK 镜)、离焦眼镜控制近视进展。

(5)控制电子产品的使用:非学习目的的电子产品使用单次不宜超过 15 分钟,每天累计不宜超过 1 小时,使用电子产品学习 30 ~ 40 分钟后,应休息远眺放松 10 分钟。

(6)建立屈光档案,定期随访。

第二节 远视

在调节放松状态下,平行光线经眼球屈光系统后聚焦在视网膜之后,称为远视。

诊断要点

1. **医学验光确诊** 根据远视程度不同可分为三种。

(1)低度远视:远视度数 < +3.00D,大部分此类患者在 40 岁前无明显症状,因该部分患者在年轻时可使用调节力进行代偿。

(2)中度远视:远视度数为 +3.00D ~ +5.00D,视力受影响,并伴有不适感或视疲劳,部分患者可诱发内斜视。

(3)高度远视:远视度数 > +5.00D,视力明显受影响,但不适感或视疲劳不明显。

2. 部分合并屈光性弱视,小眼球、窄房角,少数患者眼底可见假性视盘炎。

处理要点

验光,采用凸球镜片矫正。

第三节　散光

眼球在不同子午线上屈光力不同,形成两条焦线和最小弥散斑的屈光状态称为散光,散光可由角膜或晶状体产生。

诊断要点

1. 通过医学验光、角膜地形图等检查确诊,根据散光状态的不同可分为规则散光、不规则散光。

2. **规则散光**

(1)根据屈光状态分类:单纯散光、复性散光、混合性散光。

(2)根据与角膜生理常态的关系分类:顺规散光、逆规散光、斜轴散光。

(3)根据两眼柱镜轴向分类:对称散光、不对称散光、同轴散光、异轴散光。

3. **不规则散光** 常由角膜外伤或炎症遗留的瘢痕所造成。

处理要点

验光,采用柱镜矫正。

第四节　屈光参差

诊断要点

双眼屈光度不等者称为屈光参差,两眼屈光度相差超过 1.00D 即被定义为病理性屈光参差。

处理要点

屈光参差者处方需要考虑双眼物像放大率。可采用戴镜矫正或手术矫正,对于存在弱视和斜视的患者也应进行相应的治疗。

第五节　老视

随着年龄增长,晶状体逐渐硬化,弹性减弱,睫状肌的功能逐渐减低,从而引起眼的调节功能逐渐下降,在 40 ~ 45 岁,出现近距离用眼困难,这种生理性调节减弱称为老视。

诊断要点

1. 早期表现为看近困难,光线不足时症状加重。
2. 持续近距离用眼后视疲劳症状明显。
3. 眼部调节力检查提示调节力不足,或者调节反应迟钝。
4. 须与远视进行鉴别。

处理要点

根据验光所得老视度数配镜矫正(可选择单光老花镜、双光镜、渐进镜等)或者手术治疗(如准分子激光老视设计个性化切削、多焦点人工晶体置换术等)。

第六节　调节痉挛

调节痉挛分为功能性调节痉挛和器质性调节痉挛两种,神经受刺激所引起者多为器质性,二者表现症状基本相同,只是有轻重差别。

诊断要点

1. 出现极明显的视觉干扰症状。可有眼部不适、头痛、复视和间歇性视力模糊,部分患者伴有眼压升高。
2. 调节痉挛可认为是一定程度突然发生的功能性近视,难以看清远物。在使用睫状肌麻痹剂后,近视消除或下降或表现为远视。

处理要点

减少近距离阅读及工作时间,多户外活动。可试用解痉药物治疗。

（杨晓南）

第一节　斜视

一、内斜视

(一)先天性内斜视

诊断要点

1. 先天性内斜视(congenital esotropia)在出生后 6 个月内发生。

2. 斜视角为较大度数、恒定。

3. 可合并分离性垂直偏斜(dissociated vertical deviation,DVD)、A-V 综合征、眼球震颤等。

处理要点

1. 矫正屈光不正。

2. 治疗弱视。

3. 手术时机为 24 月龄前。

(二)调节性内斜视

1. **屈光调节性内斜视**(refractive accommodative esotropia)

诊断要点

(1)斜视度视远等于视近,足矫正位。

(2)AC/A 值正常。

(3)可伴弱视。

处理要点

(1)戴远视足矫的眼镜。

(2)弱视治疗。

彩图 10-14-1
完全调节性
内斜视

(3)完全调节性内斜视(彩图 10-14-1)转变为部分调节性内斜视者或伴有垂直斜视者,可手术治疗。

2. **高 AC/A 型调节性内斜视**(high AC/A accommodative esotropia)

诊断要点

(1)斜视度视近 > 视远 $10^{\triangle}$。

(2)AC/A 值 > 6 ∶ 1。

(3)可伴弱视。

处理要点

(1)戴双焦点眼镜。

(2)进行双眼视觉训练,增大外融合范围。

(3)弱视治疗。

(4)手术治疗。

(三)部分调节性内斜视

诊断要点

1. 部分调节性内斜视(彩图 10-14-2)的内斜视度裸眼大于戴镜,足矫后残余斜视度大于 $10^{\triangle}$。

2. 可伴弱视及异常视网膜对应以及垂直性斜视。

处理要点

1. 戴远视足矫的眼镜。

2. 治疗弱视。

3. 戴足矫镜后剩余的内斜视以及垂直斜视可行手术治疗。

彩图 10-14-2 部分调节性内斜视

裸眼时(上图),角膜荧光法右眼内斜约 30°,戴镜后(下图)内斜度数减少。

(四)非调节性内斜视

诊断要点

非调节性内斜视(彩图 10-14-3)裸眼与戴镜内斜视度数相差不大($10^{\triangle}$)。

处理要点

伴有弱视,先治疗弱视。双眼视力平衡,或可以交替注视后进行手术治疗。

彩图 10-14-3 非调节性内斜视

上图可见裸眼与戴镜内斜度数无明显变化。

(五)非共同性内斜视

诊断要点

1. 非共同性内斜视(non-concomitant esotropia)继发于外伤、颅内肿瘤等,或特发的复视、内斜视,第二斜视角＞第一斜视角。左眼麻痹性内斜视见彩图 10-14-4。

2. 受累眼外展受限。

3. 代偿头位。

处理要点

1. 病因治疗。

2. 病情稳定半年,仍有斜视者可手术。

彩图 10-14-4　左眼麻痹性内斜视

左眼内斜,左眼外展神经麻痹,外转受限。

(六)其他类型的内斜视

1. **急性共同性内斜视**(acute acquired comitant esotropia,AACE)

诊断要点

(1)突发复视。

(2)内斜视,眼球运动正常。

处理要点

(1)小度数内斜视,可戴三棱镜矫正。

(2)大角度内斜视、5 岁以内发病者及时手术。

2. **知觉性内斜视**(sensory esotropia)

诊断要点

(1)单眼盲或视力低下。

(2)内斜度大,可合并垂直斜视或斜肌亢进等。

处理要点

手术时机:学龄前或更晚,仅改善外观。

二、外斜视

(一)先天性外斜视

诊断要点

(1)先天性外斜视(congenital exotropia)在出生后 1 年内发生。

(2)斜视角为大度数、恒定、交替性。

(3)可合并 DVD、A-V 综合征、斜肌功能亢进等。

处理要点

(1)矫正屈光不正。

(2)治疗弱视。

(3)手术治疗。

(二)共同性外斜视

1. 间歇性外斜视(intermittent exotropia)

诊断要点

间歇性外斜视双眼为可控正位,当视远处、疲劳、打破融合,可表现出外斜视(彩图 10-14-5)。

处理要点

(1)矫正屈光不正,改善控制力。

(2)正位视训练。

(3)佩戴三棱镜。

(4)斜视度增大,单眼抑制,立体视锐度 > 60″等情况要尽早手术。

彩图 10-14-5 间歇性外斜视

上图可见第一眼位为可控正位,下图遮盖、去遮盖后诱出左眼外斜视。

2. 固定性外斜视(constant exotropia)(彩图 10-14-6)

诊断要点

(1)外斜视度数稳定。

(2)复视、双眼视功能受损。

(3)可合并斜肌功能亢进、A-V 综合征以及 DVD 等。

处理要点

(1)矫正屈光不正。

(2)治疗弱视。

(3)手术治疗。

彩图 10-14-6　固定性外斜视

左眼外斜视约 15°，上转下转斜视度数无明显变化，

各方向眼球运动无明显异常。

(三)非共同性外斜视

诊断要点

1. 非共同性外斜视(non-concomitant exotropia)是动眼神经麻痹引起外斜视、复视，第二斜视角＞第一斜视角。

2. 可合并上睑下垂、瞳孔散大、眼球内转受限等眼球运动障碍。

处理要点

1. 病因治疗。

2. 病情稳定 6～12 个月，仍有斜视者可手术治疗。

(四)继发性外斜视

继发性外斜视(consecutive exotropia)是内斜视矫正手术后，或内斜视自发转变为外斜视、知觉性外斜视(彩图 10-14-7)等。手术治疗为主。

彩图 10-14-7　知觉性外斜视

自幼右眼视力差，未予诊治，屈光参差，矫正视力不提高。

右眼逐渐出现外斜视。

三、垂直斜视

垂直斜视一般根据高位眼诊断。可有先天性，也有获得性的，如颅脑外伤、骨折、肿瘤、糖尿病等。下面内容以先天性上斜肌麻痹(彩图 10-14-8)为例进行介绍。

诊断要点

1. 头向健侧倾斜,面部发育不对称。

2. 受累眼上斜,内下转不足,下斜肌功能亢进或正常。

3. 患侧歪头试验阳性。

4. 患眼眼底外旋。

处理要点

尽快手术。

彩图 10-14-8 先天性上斜肌麻痹

患者呈代偿头位,头向左肩倾斜(健侧),向右侧歪头试验(+),

向左侧歪头试验(−)。

四、A、V 型斜视

诊断要点

1. **A 型斜** 患者向正上方注视内斜增加,外斜减少,向正下方注视内斜减少,外斜增加;相差 ≥ 10$^\triangle$。

2. **V 型斜** 患者向正上方注视外斜增加,内斜减少,向正下方注视外斜减少,内斜增加;相差 ≥ 15$^\triangle$。外斜 V 征见彩图 10-14-9,内斜 V 征见彩图 10-14-10。

3. 常合并上、下斜肌功能亢进或不足,眼底内旋或外旋。

4. 可有下颌上抬或内收的代偿头位。

处理要点

手术治疗。

彩图 10-14-9 外斜 V 征

A. 外斜 V 征;B. 内斜 V 征。

彩图 10-14-10　内斜 V 征

第一眼位右眼外斜约 15°,上斜约 10°。上转 25°,右眼外斜度数增大,
约 45°,下视 25°时,左眼外斜度数约 15°。右眼外转时睑裂增大,
内转时睑裂变小,上视明显。

五、特殊类型斜视

(一)分离性垂直斜视

诊断要点

分离性垂直斜视(dissociated vertical deviation,DVD)为单眼或双眼交替上斜视,运动不遵守配偶肌定律。交替遮盖时被遮盖眼上飘并外旋,去遮盖后眼球缓慢回到注视眼位,并内旋。

处理要点

矫正屈光不正,治疗弱视。转换注视眼,手术治疗。

(二)先天性眼外肌纤维化

诊断要点

1. 先天性眼外肌纤维化(congenital fibrosis of extraocular muscles,CFEOM)双眼上睑下垂、下斜视、被动牵拉试验阳性,合并不同程度水平斜视。

2. MRI 检查可见提上睑肌、上直肌发育不良。

3. 眼外肌组织学检查提示肌肉纤维被纤维化组织所取代。

处理要点

手术治疗为主。

(三)Duane 眼球后退综合征

诊断要点

Duane 眼球后退综合征(Duane retraction syndrome,DRS)多为内斜视,内转出现眼球"上射、下射"露白,眼球内转睑裂变小,外转睑裂变大。右眼 Duane 眼球后退综合征见彩图 10-14-11。

处理要点

第一眼位无明显斜视和代偿头位者无特殊治疗。手术以眼肌减弱手术为主。

彩图 10-14-11 右眼 Duane 眼球后退综合征

（四）Brown 综合征

诊断要点

Brown 综合征是先天、炎症、手术等引起上斜肌肌腱和滑车纤维粘连，受累眼内上转明显受限，呈向上抬颌的代偿头位，内上转被动牵拉试验阳性。

处理要点

后天性采用对因治疗。代偿头位、垂直旋转斜视可考虑手术。

第二节 弱视

不同年龄儿童视力的正常值下限：年龄为 3～5 岁儿童视力的正常值下限为 0.5，6 岁及以上儿童视力的正常值下限为 0.7。两眼最佳矫正视力（best-corrected visual acuity，BCVA）相差 2 行或更多，较差眼为弱视。

诊断要点

根据病因可以分为四种类型：斜视性、屈光参差性、屈光不正性、形觉剥夺性。

处理要点

一旦确诊弱视，应立即治疗。超过视觉发育的敏感期（0～12 岁），弱视治疗难度大大增加。

1. **消除病因** 手术消除形觉剥夺的原因。

2. **屈光矫正** 矫正有视觉意义的屈光不正。

3. **遮盖治疗** 优选。遮盖优势眼，强迫弱视眼使用。

4. **其他** 药物压抑、光学疗法、后像疗法、红色滤光片法、海丁格刷等。

5. **随访** 可参考《中国儿童弱视防治专家共识（2021 年）》。

第三节 眼球震颤

诊断要点

可表现为眼球震颤、视力下降、外界物体运动感、代偿头位等。

处理要点

1. 屈光矫正。

2. **三棱镜矫正** 同向三棱镜或异向三棱镜。

3. **手术治疗** 改善或消除代偿头位,增进视力,减轻眼震程度,但无法根治。

(陈婷婷)

第一节　眼眶炎症性病变

眼眶炎症患病率占眼眶疾病的 50% 以上,分为有明确病原体引起的特异性炎症和病因不明的非特异性炎症。

一、眼眶蜂窝织炎

眼眶蜂窝织炎(orbital cellulitis)是眶内软组织的急性炎症,起病急,症状重,严重者可造成失明甚至波及海绵窦危及生命,须急诊处理,临床以儿童常见。

诊断要点

1. 眶隔前蜂窝织炎表现为眼睑充血、水肿,痛感不严重,瞳孔及视力正常,眼球运动正常。

2. 眶隔后蜂窝织炎临床症状严重,早期眼眶组织高度水肿、眼睑红肿、眼球突出、眼球运动受限或固定;球结膜充血水肿,重者可突出睑裂之外,导致睑裂闭合不全,暴露性角膜炎、视力下降;眼底视网膜静脉扩张、视网膜水肿。患者有明显疼痛,伴头痛、发热、恶心、呕吐等全身中毒症状,如波及至海绵窦致海绵窦血栓,可出现谵妄、昏迷、惊厥、烦躁,危及生命。

3. 病变后期脓肿局限,可形成多发或融合成一个较大的脓腔。

处理要点

1. 临床诊断后应立即全身及局部应用广谱抗生素控制感染,并结合结膜囊、静脉血培养及药敏结果调整抗菌药物。

2. 脱水降眶压,减少视神经压迫。

3. 局限性脓肿形成后,可手术切开引流或超声引导抽吸排脓。

4. 并发海绵窦血栓,应联合内科、神经外科积极抢救治疗。

二、甲状腺相关眼病

甲状腺相关眼病(thyroid eye disease,TED)又称 Graves' 眼病,是与甲状腺疾病密切相关的器官特异性自身免疫性眼病,该病临床表现复杂,可引起单眼或双眼眼睑退缩,眼球突出、复视、限制性斜视、暴露性角膜病变及视神经病变。

诊断要点

1. 单眼或双眼发病,中青年、女性多发。

2. 畏光、流泪、眼干、异物感、复视、眼睑肿胀、眶周疼痛,严重者可有视力下降。

3. 眼球体征包括眼睑退缩、上睑迟落、睑裂开大、闭合不全、上睑下转不能、瞬目减少。

4. 眼球突出可为单眼或双眼,以双眼居多;眶周软组织水肿,结膜充血水肿甚至脱出,限制性斜视、眼球运动受限,严重者因眼睑闭合不全发生暴露性角膜炎会出现视力下降,发生视神经病变时严重威胁视力。

5. 影像学检查显示眼外肌增粗,以肌腹增粗为特征。实验室检测显示甲状腺功能异常。

处理要点

1. 治疗方式包括全身治疗和眼部治疗。其中全身治疗需进行内分泌调节治疗。

2. 药物治疗包括:静脉、口服或眶周糖皮质激素注射。激素禁忌者考虑免疫抑制剂。对药物治疗无效或禁忌者可采用放射治疗。手术治疗适用于出现视神经病变、严重角膜病变或病情稳定的、有改善外观需求的患者,包括眼眶减压术、眼外肌矫正手术、眼睑手术。详情可参考《中国甲状腺相关眼病诊断和治疗指南(2022年)》。

第二节 眼眶常见良恶性病变

一、眼眶血管瘤

诊断要点

1. 眼周表浅的眼眶血管瘤(orbital hemangioma)为眼球周围紫红色、暗红色或青紫色局限性肿块,质软,可压缩。

2. 眼部深处血管瘤表现为眼球突出或移位。复合型包含两种病变的特点。

处理要点

1. 具有自发消退的特点,多数1岁左右开始消退,学龄前可完全或部分消退。

2. **药物治疗** β受体拮抗剂和糖皮质激素是一线用药。

3. 药物治疗无效或学龄前未完全消退的病变,可考虑手术治疗。

二、眼眶海绵状血管瘤

诊断要点

1. 眼眶海绵状血管瘤(orbital cavernous hemangioma)是眼眶内常见的良性肿瘤,临床表现以单侧眼缓慢性眼球突出、无痛或轻微眶周痛为主,肿瘤较大时可伴眼球运动障碍。当突发肿瘤内出血时可有快速眼球突出。

2. **肿瘤特点** ①肿物形态规则、边界清楚;②病理检查显示病变组织呈海绵状结构;③血管成分类似动静脉畸形,血流动力学类似低流速的静脉畸形;④包膜完整。

处理要点

1. 良性肿瘤,临床症状不明显者可观察。

2. 严重威胁视力或突发肿瘤内出血、严重眼球突出者以手术治疗为主。

三、眼眶皮样囊肿和表皮样囊肿

诊断要点

1. 眼眶皮样囊肿(dermoid cyst)和表皮样囊肿是一类发育性良性肿瘤。

2. 肿物生长缓慢,常于儿童期甚至成年才发现。眶隔前表浅的囊肿表现为皮肤局限性隆起,表面光滑、无活动、无压痛。眶深部的囊肿好发于骨缝处,表现为渐进性眼球突出、眼位偏斜和视力下降。

处理要点

手术治疗。

四、眼眶淋巴瘤

诊断要点

1. 眼眶淋巴瘤(orbital lymphoma)表现为眼球突出、眼睑肿胀,眼球转动受限等,有些表浅肿瘤仅表现为穹窿部结膜囊内粉红色肿物生长,血供丰富,手术易分离,也可边缘浸润。

2. 结合临床表现和影像学结果可做临床诊断,依据病理诊断确诊。

处理要点

1. 治疗以病变累及范围为依据。

2. 病变局限于眼眶的可局部放疗,辅助手术切除。

3. 病变范围大的治疗须考虑年龄、肿瘤对身体的影响和肿瘤组织学分类，进行全身化疗或小剂量放疗或联合使用。

4. 抗淋巴细胞特异性单克隆抗体的引入大大改变了淋巴瘤的治疗模式。

五、眼眶脑膜瘤

诊断要点

眼眶脑膜瘤（orbital meningioma）按发病部位分为眶内起源或继发颅内起源两种类型，临床好发于中年女性。该病的四大特征为视力丧失、眼球突出、慢性视盘水肿或萎缩、视神经睫状静脉，称为视神经脑膜瘤的四联症，又称为福 - 肯综合征（Foster-Kennedy syndrome）。MRI 较 CT 检查更有优越性，增强扫描时显示特征性的"车轨征"。

处理要点

手术治疗为主，不适合手术或无法手术完全切除者，可考虑伽马刀治疗。

六、眼眶横纹肌肉瘤

诊断要点

眼眶横纹肌肉瘤（rhabdomyosarcoma of the orbit）是儿童时期最常见的眶内恶性肿瘤，发病年龄低，肿瘤生长快，恶性度高，病死率高。常发于 10 岁以下儿童，表现为迅速生长的眼眶肿块和眼球突出，伴随眼痛、眼睑及球结膜充血水肿。

处理要点

根据国际横纹肌肉瘤分期方案，采用综合治疗，对能完全切除的，先手术切除，再术后放、化疗，否则先综合治疗后视肿瘤情况决定是否进一步手术切除。

第三节　眼眶骨折

眼眶骨折是指眼眶的颅颌面部骨骼受外力撞击后发生断裂或移位，根据是否累及眶缘分为爆裂性眼眶骨折和复合型眼眶骨折两大类。

诊断要点

受伤早期（2 周内）会出现眼睑肿痛、眶周皮下淤血（"熊猫眼"）、眼球运动障碍、双眼复视、眼外肌被动牵拉试验阳性、眶下神经支配区感觉异常等，后期组织消肿后表现为眼球内陷、复视。

处理要点

1. 无眼球内陷或持续复视者无需治疗。

2. 复合型眼眶骨折如影响视功能和/或外观,应尽量在伤后3周内进行骨折复位固定、眼眶修复和眼球功能性复位手术治疗。

3. 数字化三维建模及3D打印技术、术中实时导航技术等被应用于眼眶骨折修复重建中,有效提高了手术精准度和安全性。

(王芊芊)

第十六章

眼外伤

第一节　机械性眼外伤

一、眼球钝挫伤

眼球钝挫伤(ocular blunt trauma)分为以下几种。

(一)角膜挫伤

诊断要点

1. 轻的、表浅的角膜挫伤(corneal contusion)仅造成角膜上皮擦伤。

2. 波及基质层者的角膜深层挫伤可造成角膜水肿、后弹力层皱褶。

处理要点

一般情况仅用抗生素滴眼治疗,严重挫伤可选用糖皮质激素。

(二)虹膜挫伤

诊断要点

1. 虹膜挫伤(iris contusion)时瞳孔缘可出现不规则裂口,瞳孔变形或瞳孔散大、光反射迟钝。

2. 当有虹膜根部断离时,瞳孔呈 D 字形,虹膜根部有半月形缺损,可出现单眼复视。

3. 严重挫伤可造成全周虹膜根部离断。

处理要点

1. 虹膜根部离断伴有复视症状可手术治疗。

2. 一般外伤性瞳孔散大可给予抗炎消肿及神经营养剂治疗。

(三)睫状体挫伤

诊断要点

睫状体挫伤(ciliary contusion)可导致睫状体分离或脱离,范围较大的睫状体脱离会导致持续眼压降低。

处理要点

用 UBM 检查了解睫状体脱离范围、程度。若范围小,可给予散瞳药物治疗;范围较大的睫状体脱离,导致持续低眼压及其他并发症者,应予手术治疗。

(四)前房积血

虹膜大血管破裂出血导致前房积血(hyphema)。

诊断要点

1. 少量出血时仅见房水中出现红细胞,较多时血液积于前房形成液平面,大量出血时血液充满前房,长期不吸收可呈黑红色。

2. 部分合并高眼压、长期前房积血患者可出现角膜血染(角膜基质呈棕黄色,中央呈盘状混浊,以后渐变为黄白色,长期难以消退)。

处理要点

1. 少量前房积血多能自行吸收。

2. 出血较多应卧床休息,取半卧位,限制眼球活动,适当应用镇静剂、止血剂,以及糖皮质激素。

3. 密切注意眼压变化,适时应用降眼压药物治疗。

4. 如积血量大或者多次继发性出血则难以吸收,应尽早做前房冲洗术,以避免角膜血染和视神经损害。

(五)房角后退

房角后退(chamber angle recession)时挫伤波及睫状体的前面,造成睫状肌的环形纤维与纵行纤维分离,使虹膜根部向后移位。

诊断要点

1. 房角镜及 UBM 检查可见前房角加宽、变深。

2. 广泛的房角后退常导致小梁间隙及巩膜静脉窦的闭塞,使房水排出受阻,发生继发性青光眼,亦称房角后退性青光眼。

处理要点

大范围的房角后退要定期观察眼压,继发青光眼时要及时处理。

(六)晶状体挫伤

诊断要点

晶状体挫伤(lens contusion)分为以下两种。

1. 晶状体半脱位为部分悬韧带断裂,晶状体向断裂的相对方向移位,可伴有前房玻璃体疝、虹膜震颤、散光、视力下降或单眼复视。

2. 晶状体全脱位为悬韧带全断裂,晶状体向前可脱入前房或嵌顿于瞳孔区,引起急性继发性青光眼和角膜内皮损伤;向后则可脱入玻璃体中,易引起继发性青光眼、视网膜脱离。

处理要点

1. 半脱位时,可试用眼镜矫正散光,严重影响视力时应予手术摘除。

2. 晶体全脱位至前房时,须急诊手术摘除晶状体,如全脱位至玻璃体时,须行玻璃体手术切除玻璃体和摘除晶状体。

(七)玻璃体积血

诊断要点

1. 少量出血时,眼底检查可见玻璃体积血(vitreous hemorrhage)先呈团块状,而后散开呈弥散状。

2. 若出血量大看不清眼底时,应行 B 超检查,判断视网膜或脉络膜是否有脱离、破裂以及玻璃体后脱离等。

3. 挫伤性玻璃体积血易使玻璃体变性液化、纤维增生、组织粘连,形成牵拉性视网膜脱离。

处理要点

积血较多不能吸收或可能合并其他视网膜损伤时应行玻璃体手术。

(八)脉络膜破裂

诊断要点

1. 脉络膜破裂(choroid rupture)多位于后极部及视盘周围,呈弧形,凹面对向视盘,破裂处多有出血,愈合后可看到由组织断裂形成的半月形瘢痕。

2. 可发生组织增殖及脉络膜新生血管,累及黄斑则严重影响视力。

处理要点

伤后予抗炎、止血、促进吸收的药物治疗。若有新生血管形成、反复出血时,可采用激光或眼内注药治疗。

(九)视网膜挫伤

诊断要点

1. 视网膜挫伤(retinal contusion)依程度分为两种。轻度挫伤导致后极部视网膜一过性水肿,视力下降,数日后水肿吸收、视力恢复,不留明显病理改变,称为视网膜震荡。重度挫伤可使视网膜的外屏障功能破坏,出现细胞外水肿、渗出和组织坏死,视力显著下降且不可逆。

2. 严重的击伤或撞伤还可以引起黄斑及其他部位视网膜的出血、坏死,或形成裂孔,尤以黄斑裂孔最常见。

处理要点

1. 视网膜挫伤性水肿可局部或全身应用糖皮质激素。

2. 外伤性黄斑裂孔无需特殊处理,若引起视网膜脱离时可采用玻璃体手术治疗。

3. 外伤后眼底其他部位出现的视网膜裂孔或锯齿缘离断需激光或手术治疗。

(十)眼球破裂

诊断要点

眼球破裂(eyeball rupture)可结合外伤史、临床表现、CT 影像学检查等综合诊断。

1. 常为严重的钝挫伤所致,易发生在角巩膜缘或眼直肌附着处。

2. 视力光感或更差。眼压多降低,也可正常或升高。

3. 可见球结膜出血及水肿、前房或玻璃体积血、角膜可变形。眼球运动在破裂方向上受限。

4. CT 检查可显示眼环连续性中断、眼球变形、眼球体积缩小或眼球轴径缩短以及其他眼内结构受损的征象。

处理要点

1. 处理同眼球穿通伤。

2. 部分患者由于破裂口位置靠后,外部检查不易发现,临床上非常容易漏诊,称为隐匿性巩膜破裂。对疑似隐匿性巩膜破裂者,可行手术探查,以防漏诊。

(十一)眼球穿通伤

眼球穿通伤(penetrating injury of eyeball)是由锐器造成的眼球壁全层裂开,使眼内容物与外界沟通,可伴或不伴有眼内损伤或组织脱出,以刀、针、剪或高速飞进的细小金属碎片等刺伤较常见。同一致伤物有进入伤口和穿出伤口,形成双穿孔者称为眼球贯通伤。

诊断要点

根据伤口的解剖位置及出现的并发症可分为以下几类。

1. **角膜穿通伤** 较常见。伤口若较小且规则,无眼内容脱出,常会自行闭合。复杂、大且不规则的伤口,常有虹膜脱出及嵌顿,前房变浅,可伴有晶状体或眼后节损伤。有明显的眼痛、流泪和视力下降。

2. **角巩膜穿通伤** 伤口波及角巩膜,常合并虹膜睫状体、晶状体和玻璃体的损伤,可有组织脱出或眼内出血,有明显的眼痛和刺激症状,视力严重下降。

3. **巩膜穿通伤** 小的伤口多隐蔽,表面仅见结膜下出血。大的伤口常伴有玻璃体脱出或脉络膜及视网膜出血等,预后差。

4. **外伤性眼内炎** 细菌或其他致病微生物由致伤物带入或从伤口侵入眼内引起的急性化脓性炎症。常见的感染菌有铜绿假单胞菌、葡萄球菌、真菌等。除真菌感染外,其他感染一般发生于伤后 1 ~ 3

天,起病急骤,发展迅速,眼痛、头痛、刺激症状明显,视力严重下降,甚至无光感。检查可见球结膜高度水肿、充血,角膜混浊,前房有纤维蛋白炎症渗出或积脓,玻璃体呈雪球样混浊或脓肿形成。

5. 外伤性增生性玻璃体视网膜病变 常引起牵拉性视网膜脱离。

处理要点

治疗原则:初期及时清创缝合伤口;防治伤后感染和并发症;后期针对并发症选择合适的手术。

(十二)眼异物伤

诊断要点

依据病史和临床表现,影像学检查是眼内异物定位的重要检查方法,MRI 可用于非磁性异物的检查。长期眼内异物残留会因异物性质不同继发不同并发症,以下 3 种较为常见。

1. 理化性质稳定不带菌异物 小的沙石、玻璃等可被机化组织包裹,反应轻;大的异物可引起反应性炎症,造成牵拉性视网膜脱离、眼球萎缩。

2. 铜质沉着症 角膜周边部后弹力层有凯 - 弗环(Kayser-Fleischer ring),房水可见绿色颗粒,虹膜呈黄绿色,出现向日葵样白内障,玻璃体呈棕红色混浊并有条索形成,视网膜血管和黄斑区有铜质沉着斑。

3. 铁质沉着症 光感受器和色素上皮对铁质沉着最敏感,损害后的症状为夜盲、向心性视野缺损或失明。常有角膜基质铁锈色沉着、虹膜异色症、晶状体棕色沉着、玻璃体混浊、视网膜病变及视神经萎缩等。

处理要点

及早发现,手术取出异物。

第二节 非机械性眼外伤

一、眼化学伤

眼化学伤(ocular chemical injury)常见的致伤酸性物质为硫酸和盐酸,常见的致伤碱性物质为石灰和氢氧化钠。

诊断要点

1. 酸烧伤 损伤区界限比较分明,创面相对较浅,一般修复快,预后好。但氢氟酸能够迅速穿过细胞膜进入前房,造成严重损伤。

2. 碱烧伤 碱性物质渗入组织的速度快,损伤区界限比较模糊。除眼表组织受损外,虹膜、睫状体、小梁网及晶状体等均可受损。

【处理要点】

1. **现场急救** 争分夺秒、就地取材、及时用大量清水彻底冲洗,至少 30 分钟,直至 pH 正常。

2. **后续治疗**

(1)始发期:创面清创处理。

(2)急性期:局部和全身应用抗生素防止感染,用糖皮质激素抑制炎症和新生血管。

(3)早期修复:如上皮仍未修复,须加强使用润滑剂,考虑使用角膜接触镜,甚至采用睑裂缝合术。

(4)晚期修复:手术治疗。

二、眼部热烧伤

【诊断要点】

眼部热烧伤(ocular burns)是高温液体溅入眼内引起的热烧伤。

1. **轻度** 眼睑红斑、水疱,结膜充血水肿,角膜轻度混浊。

2. **重度** 眼睑、结膜、角膜、巩膜组织坏死;愈合后出现瘢痕性睑外翻、睑球粘连、角膜瘢痕、眼球萎缩。

【处理要点】

清洁创面,防止感染,促进创面愈合,预防并发症。

三、辐射性眼损伤

【诊断要点】

根据光的性质不同,眼部表现也不尽相同,常见的辐射性眼损伤(ocular radiation injuries)有以下几种。

1. **可见光损伤** 主要是热和光化学作用,可引起黄斑损伤,损伤后出现中央暗点、视物变形、视力下降等症状;眼底最初表现为黄斑中心凹附近白色点,几天后变成红点,有色素晕,2 周后出现红色的小板层孔。

2. **红外线损伤** 主要是热效应,引起白内障。

3. **紫外线损伤** 一般照射后 3 ~ 8 小时发作,有强烈的异物感、刺痛、畏光等,角膜点状上皮脱落。24 小时后症状减轻或痊愈。

4. **激光损伤** 视网膜的热灼伤,视力严重下降甚至失明。

5. **离子辐射性损伤** 辐射性白内障、放射性视网膜病变、视神经病变、角膜炎、虹膜睫状体炎。

6. **微波损伤** 白内障,视网膜出血。

处理要点

预防为主,对症治疗。

（杨晓南）

第十七章

常见全身疾病的眼部表现

第一节　概述

眼是机体不可分割的一部分。很多全身性疾病或用药会导致眼部异常,反之,许多眼病也可以反映全身疾病的变化。

第二节　内科疾病

一、动脉硬化与高血压

(一)动脉硬化性视网膜病变

诊断要点

动脉硬化性视网膜病变(arteriosclerotic retinopathy)眼底检查可见视网膜动脉变细、颜色变淡、动脉反光增宽、血管走行平直、静脉隐蔽和静脉斜坡等现象。

处理要点

治疗基础疾病,定期随访。

(二)高血压性视网膜病变

诊断要点

高血压性视网膜病变(hypertensive retinopathy)常采用 Keith-Wagener 眼底分级。

Ⅰ级:主要为血管收缩、变窄。视网膜动脉普遍变细,动脉反光带增宽。

Ⅱ级:视网膜动脉狭窄,动静脉交叉压迫。

Ⅲ级:在上述病变基础上有眼底出血、棉絮状渗出。

Ⅳ级:在上述病变基础上,伴有视盘水肿。

处理要点

控制血压,改善眼底微循环。

二、糖尿病

(一)糖尿病性白内障

见本篇第七章相应章节。

(二)糖尿病性视网膜病变

见本篇第十一章相应章节。

三、肾小球肾炎

诊断要点

眼睑水肿、视力下降等,眼底检查可见高血压性视网膜病变。慢性肾小球肾炎可出现贫血性视网膜病变。进行肾功能检查和其他相关检查。

处理要点

处理原发病,控制血压,改善肾功能,眼科针对眼部并发症做相应处理。

四、感染性心内膜炎

诊断要点

可出现眼睑和皮下小出血点、虹膜睫状体炎。脓毒性视网膜炎时视盘周围可见出血和渗出,形成 Roth 斑、视盘充血和水肿。确认诊断需要进行细菌培养、血液培养和心脏超声检查等实验室和影像学检查。

处理要点

全身抗生素治疗,必要时进行玻璃体切除手术治疗。

五、血液病

(一)白血病

诊断要点

1. 眼底视网膜静脉扩张、充盈迂曲,有火焰状或点状视网膜出血、Roth 斑(与白细胞成纤维蛋白和血小板聚集有关)、视网膜渗出改变、视盘水肿。

2. 眼眶和颅骨浸润可表现为绿色瘤(多见于急性粒细胞白血病)。

处理要点

治疗原发病为主。

(二)真性红细胞增多症

诊断要点

1. 当红细胞数量超过 600 万,血红蛋白超过 110%,可出现视力模糊、飞蚊症、复视、眼睑和结膜血管充血、视网膜静脉增粗、严重者可见毛细血管扩张、微血管瘤、新生血管、视网膜出血和视盘水肿等。

2. 须检查血液红细胞计数和血红蛋白含量。

处理要点

改善血液黏稠度,应用抗血小板药物和抗凝药物预防血栓形成;严重者须行视网膜激光治疗或手术。

六、结核病

结核病是一种由结核分枝杆菌引起的全身多脏器炎性改变,也会感染眼部各组织引起相应并发症。

诊断要点

1. **眼眶结核**　眼睑和球结膜水肿、睑外翻、眼眶肿物、冷脓肿等。

2. **眼睑结核**　睑缘红肿、硬结、溃疡等。

3. **泪器结核**　泪道阻塞、结节、肿胀等。须进行眼科检查和泪道造影等。

4. **结膜结核**　患眼结膜充血、疼痛、分泌物增多、流泪等。

5. **结核性葡萄膜炎**　见本篇第九章相应章节。

6. **角膜结核**　角膜混浊、浸润、上皮损伤,可见新生血管、滤泡结节等。须进行角膜刮片培养,检测结核分枝杆菌。

7. **巩膜结核**　巩膜结节、充血、水肿、溃疡、巩膜瘢痕。巩膜刮片培养检测结核分枝杆菌。

8. **视网膜结核**　视网膜周围或黄斑部的小结节或斑点,以及视网膜出血和渗出,还可能出现视盘水肿和视神经炎等。

处理要点

1. **药物治疗**　抗结核药物、激素和免疫抑制剂等。治疗期间应定期复查病情和药物血浆浓度。

2. **手术治疗**　必要时处理因感染引起的器质性病变。

七、维生素缺乏

诊断要点

1. **维生素 A 缺乏**　可能导致角膜软化症。

2. **维生素 B_2 缺乏**　可能伴有酒渣鼻,可引起酒渣鼻性角膜炎,表现为眼红痛、视力下降等,眼部检查可见角膜缘周围新生血管、角膜表面和深层基质受损。

3. **维生素 C 缺乏**　可表现为眼睑、眼内、眼眶等部位出血或白内障。

4. **维生素 D 缺乏**　3 岁以下的婴幼儿更容易出现眼部症状,包括眼眶狭窄、眼球突出、眼睑痉挛、视力模糊。

处理要点

补充缺乏的维生素,并对眼部病变进行及时的治疗干预。

第三节 外科疾病

一、远达性视网膜病变

诊断要点

1. 远达性视网膜病变(purtscher retinopathy)的患者有严重的胸腹部挤压伤病史。

2. 一般发生在挤压伤后 1 ~ 2 天。

3. 眼部表现为视力减退,眼底可见视网膜静脉充盈、迂曲,视网膜浅层火焰状或线状出血,视盘和黄斑间常有类圆形棉絮斑。

处理要点

治疗原发病、营养支持治疗。1 ~ 2 个月可好转。

二、Terson 综合征

诊断要点

1. 又称蛛网膜下腔出血合并玻璃体积血综合征,动脉瘤性蛛网膜下腔出血是其最常见病因。

2. 表现为视力下降,可能伴随头痛、意识改变或其他颅内出血的症状。

3. 检查可见不同程度的眼内出血,根据出血量多少,表现为不同程度的视力障碍。

处理要点

玻璃体积血量少的患者,可保守治疗待其自行吸收;积血量多者,待全身情况稳定后,可行玻璃体切除手术。

三、Valsalva 视网膜病变

诊断要点

1. 以视网膜出血为特征,出血可发生在任何层次,但以视网膜前多见。

2. 常继发于多种原因(Valsalva 动作,如咳嗽、呕吐、举重、大便用力等)造成的眼内静脉压突然升高。

处理要点

出血量少者一般待其自行吸收;出血量较多者可适时行激光或

玻璃体视网膜手术。

第四节 儿科疾病

一、麻疹

妊娠期妇女在妊娠前 3 个月感染麻疹,可导致新生儿患上白内障和色素性视网膜病变。

诊断要点

表现为发热、咳嗽、流涕、眼结膜充血、眼部痛、皮疹、视力下降、视觉异常、眼痛、光敏感。皮疹首先在面部出现,然后蔓延至全身,伴有眼结膜充血和眼部不适。视盘水肿、视网膜静脉扩张、黄斑区星芒状改变、眼球运动障碍、视神经炎等。

处理要点

麻疹病毒治疗(主要是对症治疗)、眼部并发症治疗。

二、流行性腮腺炎

(一)妊娠期妇女感染腮腺炎

可能导致婴儿先天性眼部异常,如小眼球、小角膜、角膜混浊、先天性白内障、眼球震颤等。

(二)儿童感染腮腺炎

诊断要点

表现为眼红、眼痛、视力下降,眼科检查可见结膜炎、角膜炎、巩膜炎、虹膜炎或葡萄膜炎、青光眼、眼外肌麻痹、泪腺炎、视神经炎等。

处理要点

眼部对症治疗。

三、风疹

诊断要点

妊娠期妇女在妊娠早期感染风疹病毒,婴儿可能会患上先天性白内障。

患儿晶体变白、视力下降,可能伴有其他先天异常,如先天性心脏病、小头畸形、智力障碍等。

处理要点

1. **白内障手术** 在婴儿适宜年龄时,可以考虑进行晶状体摘除手术并植入人工晶体。

2. **视力康复** 通过早期康复治疗来改善视力。

第五节　神经与精神科疾病

一、脱髓鞘、锥体外系和脊髓退行性疾病

(一)多发性硬化

诊断要点

1. 眼部最常见表现为单眼或双眼急性球后视神经炎,表现为视力突发减退,中心或旁中心暗点、色觉障碍,大部分患者可自愈,但易复发。

2. 尚可见复视、眼肌麻痹、核上性眼球运动病变、眼震等。

处理要点

1. **检查** 及时进行头颅 CT/MRI、VEP 检查、脑脊液检查等。

2. **治疗** 以原发病治疗为主。

(二)视神经脊髓炎(Devic 病)

诊断要点

1. 双侧急性视神经炎或球后视神经炎,同时或先后发生脊髓炎,大脑和脑干亦可累及。

2. 视神经炎时视盘充血水肿;球后视神经炎晚期视盘颞侧苍白,有中心或哑铃状暗点、视野向心缩小、色觉障碍。

3. 脊髓症状表现为急性或亚急性脊髓横贯性损害,以胸段最易受累。

处理要点

1. **药物治疗** 类固醇激素、免疫抑制剂、生物制剂、神经营养药物等;

2. **物理治疗** 康复训练,提高功能恢复。

二、颅内高压的眼部影响

(一)颅内出血

诊断要点

剧烈头痛、感觉异常、恶心、呕吐、视力改变、光敏感、眼球运动障碍。

处理要点

1. 眼科检查须关注瞳孔对光反射情况、眼底情况、视野情况等。

2. 介入治疗或手术治疗颅内出血。

(二)脑出血

诊断要点

出血位置不同,眼部表现的症状也不同,主要包括视力下降、视野缺损、复视、眼球运动障碍等。

处理要点

1. 主要针对原发病治疗。

2. 眼科检查须关注瞳孔对光反射情况、眼底情况、视野情况等。

(三)静脉窦血栓

诊断要点

视力改变、眼部疼痛、眼球运动异常、眼压升高等。

眼科检查可见眼球外观异常(如眼球突出、结膜充血、眼睑水肿等)以及眼底改变(可能出现视盘水肿、视网膜静脉扩张、出血、渗出等)。

处理要点

抗凝治疗、病因治疗、对症治疗等。

三、颅内炎症

(一)脑炎

诊断要点

上睑下垂、眼球震颤、眼外肌麻痹、眼睑闭合不全、结膜炎、角膜炎、瞳孔异常、视盘充血水肿、视网膜静脉扩张、动脉明显变细、后极视网膜水肿、视盘炎、视神经萎缩和皮质盲。

处理要点

抗炎治疗、对症治疗、病因治疗。

(二)脑膜炎

诊断要点

眼肌麻痹、结膜炎、角膜溃疡和深层浸润可能由眼球运动神经损伤引起。有时会出现视神经炎、视神经视网膜炎或视神经萎缩、转移性眼内炎或全眼球炎。昏迷患者可能出现暴露性角膜炎。呼吸功能衰竭时,瞳孔可能异常,早期时大时小,后来会扩大,对光反射会迟钝或消失。

处理要点

针对原发病进行治疗,结合眼科局部症状对症治疗。

四、精神疾病

(一)癔症

诊断要点

视力障碍、异常眼运动、视野缺损、眼睑运动异常,检查未发现明显的物理异常或病理改变。

处理要点

心理治疗、药物治疗、支持性治疗等。

(二)伪盲

诊断要点

自称完全失明或严重视力受损,但在特定情境下,可能表现出一些矛盾的行为或回应。在眼部检查中未发现明显的物理异常或病理改变。需要与真正的视觉障碍和心理疾病相区别。

处理要点

主要为心理干预。

第六节 妇产科疾病

妊娠高血压综合征是指在妊娠期间出现高血压、水肿和蛋白尿等症状。该症状可能导致眼部问题。

诊断要点

血压测量表现为持续性高血压,须进行尿蛋白检查。可有眼睑水肿、视力变化、头痛、水肿等表现。可有视网膜小动脉痉挛、黄斑星芒状渗出、视网膜问题。

处理要点

控制血压、促进血液循环、密切监测、进行妊娠管理、提前终止妊娠、预防并发症。

第七节 口腔科疾病

下颌瞬目综合征(Marcus-Gunn 综合征)

诊断要点

该病是一种先天性疾病。表现为单侧上睑下垂、下颌的不正常运动:张口或下颌活动时,上睑提起,眼睛裂开;闭口时,上睑恢复下垂位置;咀嚼时,眼睑随着下颌的运动不停地瞬目。

处理要点

手术目的是纠正下颌肌肉的异常运动,改善上睑下垂和眼睑瞬目。

第八节 耳鼻咽喉科疾病

一、炎症性疾病

当中耳炎波及内耳时,会在眼部引起眼球震颤。严重的化脓性中耳炎可能会导致化脓性乳突炎,并引起颞骨岩部的岩尖炎,表现为眼球后痛和外直肌麻痹,这种情况称为 Gradenigo 综合征。

诊断要点

眼球疼痛、斜视、复视、眼红和充血、流泪、视物模糊或重影。

处理要点

包括抗生素和抗炎药物的使用,有严重的眼部并发症者可能需要进行手术。

二、肿瘤

(一)鼻窦肿物

可以直接侵入眶内或波及眼外肌,导致眼球突出和运动受限。

诊断要点

眼球突出、眼球运动受限、眼睑肿胀,可能伴有视盘水肿和视神经萎缩。

处理要点

通常需要外科手术干预,以切除或减小肿物,术后可能需要放疗或化疗。

(二)鼻咽癌

鼻咽癌的眼部表现在患者中占 25% ~ 42%。

诊断要点

可有眼球突出、眼外肌麻痹所导致的眼球运动受限或斜视、面部肌肉麻痹和视觉障碍、角膜感觉丧失、角膜炎症或溃疡。

处理要点

通常需要综合治疗,包括手术、放疗和化疗。

第九节 皮肤与性传播疾病

一、性传播疾病

(一)淋病

淋病是一种性传播疾病,由淋球菌感染引起。淋病的眼部并发症包括超急性结膜炎、眶蜂窝织炎和新生儿淋菌性眼炎。

诊断要点

1. **超急性结膜炎** 眼红、眼痛、异物感、流泪、视物模糊和分泌物增多。分泌物通常为奶样分泌物,可能伴有结膜充血、水肿和眼睑粘连。

2. **眶蜂窝织炎** 眼部肿胀、疼痛、压痛和眼球运动受限。可能伴有发热、头痛和全身不适。

3. **新生儿淋菌性眼炎** 新生儿出生后数天内出现眼部分泌物增多、结膜充血、眼睑水肿、结膜下出血等。

处理要点

使用抗生素治疗,控制炎症,性伴侣建议进行淋病的检测和治疗。

(二)梅毒

梅毒是一种慢性传染病,由梅毒螺旋体引起。

诊断要点

表现为眼部疼痛、眼红、视力模糊等,检查可见角膜基质炎、虹膜睫状体炎或葡萄膜炎、孤立或多灶性脉络膜视网膜炎。

处理要点

1. **抗生素治疗** 青霉素。

2. **眼部治疗** 人工泪液、抗炎眼药水和瞳孔扩张剂等。

(三)获得性免疫缺陷综合征

诊断要点

1. HIV 血液病原学检测阳性。

2. 眼部可出现视网膜后极部棉絮状白斑、巨细胞病毒性视网膜炎、视网膜出血、卡波西肉瘤、结膜炎、角膜炎、巩膜炎、虹膜睫状体炎、脉络膜肉芽肿,晚期可并发视网膜脱离、青光眼等。

处理要点

1. **病因治疗** 全身抗病毒治疗。

2. **眼部治疗** 使用抗病毒滴眼液、抗炎滴眼液、抗生素滴眼液等,巨细胞病毒性视网膜炎者必要时行玻璃体腔抗病毒药物注射,严重者须行视网膜激光光凝治疗或玻璃体切割手术等。

二、重症多形红斑

诊断要点

1. 多因药物触发,好发于女性;部分患者发病前可有病毒感染史。

2. 眼部常见眼睑肿胀、内眦糜烂、结膜充血,重度结膜炎伴脓液排出,角膜溃疡等,可完全消退,也可继发眼睑瘢痕、睑球粘连、干眼等。

3. 全身黏膜受累明显,通常累及两处或以上不同的部位(眼、口和生殖器)。

4. 面部及躯干可出现非典型靶样皮疹;尼科利斯基征阳性;皮肤明显触痛;表皮剥脱范围 < 10% 体表面积。

5. 常伴发热等全身症状及多器官受累。

处理要点

1. **病因治疗** 停用可能引起该病的药物;如怀疑病毒感染,控制病毒感染。

2. **眼部治疗** 清洁眼部分泌物、局部予抗炎药物(如环孢素滴眼液、0.1% 氟米龙滴眼液)、使用抗生素滴眼液、使用润滑及促进眼表黏膜修复的药物(如人工泪液、生长因子等),预防睑球粘连。

3. 全身抗炎、抗感染、对症支持治疗。

第十节 遗传性代谢性疾病

一、肝豆状核变性

诊断过程

1. 视力下降或异常。

2. 裂隙灯检查可见特征性的角膜色素环(K-F 环)。

3. **血液检查** 进行铜代谢相关指标的检查,如血清铜、血清铜蓝蛋白等。

4. **遗传学检查** 进行基因检测,确认是否存在 Wilson 病相关基因突变。

处理要点

铜螯合剂、乙酰唑胺、肝移植、营养支持。

二、白化病

诊断要点

畏光、视力低下、眼球震颤、虹膜苍白可透光、眼底缺少色素、黄斑发育不全等。

处理要点

视力矫正,使用防紫外线眼镜,避免眼部受伤。

第十一节　全身免疫异常性疾病

系统性红斑狼疮

诊断要点

1. 眼球各部分均可受累,眼前段常表现为巩膜炎、干性角结膜炎。

2. 眼底可见静脉迂曲扩张、小动脉闭塞、后极部棉絮状斑、视网膜出血、微动脉瘤、视盘和视网膜水肿。

处理要点

1. 原发病治疗。

2. **眼部治疗**　局部予抗炎药物、抗生素滴眼液、润滑及促进眼表黏膜修复药物等。

3. 如患者须长期使用激素和免疫抑制剂控制全身病情,须定期行眼科检查,避免药源性眼病。

第十二节　药源性眼病

一、糖皮质激素

糖皮质激素导致的眼病分类见表 10-17-1。

表 10-17-1　糖皮质激素导致的眼病分类

疾病	激素性青光眼	激素性白内障
诊断要点	视力下降、眼痛或眼部不适感、视野缺损,检查可见暂时或持续的眼压升高、角膜水肿、杯盘比增大	糖皮质激素用药史;晶体混浊部位及程度;视力下降程度
处理要点	减少或停止糖皮质激素的使用、控制眼压	白内障手术治疗

二、镇静药

长期大剂量服用氯丙嗪可导致眼部损害。

诊断要点

眼睑呈蓝灰色或紫色,结膜呈铜棕色,角膜下半部混浊,白内障前囊下有灰白色小点沉着或浅棕色混浊,视网膜出现色素紊乱和黄斑色素变化。

处理要点

建议将氯丙嗪的用药剂量控制在每日 400mg 以下,以减少眼部并发症的发生。

三、盐酸苯海索

诊断要点

眼部胀痛、视力模糊、瞳孔扩大,可能出现眼压升高,可能出现青光眼相关的体征。

处理要点

停药或剂量调整、眼压控制。

四、心血管系统药物

血管系统药物导致的眼病分类见表 10-17-2。

表 10-17-2　心血管系统药物导致的眼病分类

药物	洋地黄	胺碘酮
诊断要点	视物模糊、颜色改变、畏光或闪光感、眼前暗点等;可能出现球后视神经炎相关的体征	有角膜上皮基底细胞层旋涡状沉着的可见改变
处理要点	停药或剂量调整	停药或剂量调整

五、抗结核药

抗结核药导致的眼病分类见表 10-17-3。

表 10-17-3　抗结核药导致的眼病分类

药物	乙胺丁醇	利福平	托吡酯
诊断要点	视力下降、视野缺损、眼球运动异常等。检查可见视神经炎、视交叉受损表现	黄色眼泪、眼红、分泌物增多、睑缘糜烂、疼痛等。眼部检查可见渗出性结膜炎、睑缘结膜炎	(1)急性高度近视:迅速进行性近视加深,视力模糊,屈光力增强 (2)急性闭角型青光眼:眼痛、头痛、视力模糊、恶心和呕吐、眼红。检查可见前房深度减小、晶状体虹膜隔前移、角膜水肿
处理要点	停药或调整剂量	停药或换药	停用托吡酯,症状通常会在 24 ~ 48 小时得到控制

六、避孕药

诊断要点

视力模糊、视野缺损、眼前黑影等。眼底检查可能显示视网膜动脉或静脉阻塞相关的异常改变、视神经损害等。

处理要点

停用口服避孕药。

七、非类固醇抗雌激素药物

他莫昔芬是一种非类固醇抗雌激素药物，用于乳腺癌术后的辅助治疗，然而长期服用该药物引起的眼部异常需要引起注意。

诊断要点

可出现视物模糊症状。检查可能发现角膜上皮下白色至棕色结晶样沉积物，甚至浅层角膜溃疡等角膜病变、白内障、视神经炎、视网膜病变等。

处理要点

停止他莫昔芬的使用。

八、抗疟药

抗疟药导致的眼病分类见表 10-17-4。

表 10-17-4 抗疟药导致的眼病分类

药物	氯喹	羟氯喹	奎宁
诊断要点	视力下降，眼底检查可能见视网膜病变	中心视力减退、中央视野缺损、盲点、色觉异常	视力模糊、视野缺损、夜间视力下降、眼干涩、眼睑红肿等
处理要点	停药、调整剂量或更换药物		停止使用奎宁、眼部对症治疗等

（董 夏）

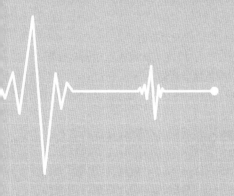

第十一篇

皮肤性病学

第一章

变态反应性皮肤病

第一节 特应性皮炎

特应性皮炎是最常见的慢性炎症性皮肤病，与遗传因素、表皮屏障功能障碍、免疫失调及微生物组改变相关。

诊断要点

1. 超过 6 个月的慢性皮肤瘙痒。

2. 个人或家人有哮喘或变应性鼻炎、变应性结膜炎、荨麻疹。

3. **不同年龄阶段有不同的皮疹表现** ①婴儿期损害部位主要在额部、面颊部及头皮，四肢和躯干也可发生。皮损起初为急性红斑，在红斑基础上逐渐出现针头大的丘疹、丘疱疹和水疱，边界不清。瘙痒显著。严重者可有渗出、糜烂，头皮可有黄色脂溢性结痂。②儿童期皮损常累及四肢伸侧或屈侧，常限于腘窝和肘窝，也可累及眼睑、颜面部。慢性病程可表现为皮肤苔藓样变。③青年和成人期皮损常为苔藓样变或呈急性或亚急性湿疹样损害，好发于肘窝、腘窝、四肢及躯干。手部湿疹、面部湿疹和唇炎在成人也常见，部分患者的颈中部可见颈前褶皱。

4. 有全身皮肤干燥史，冬天可出现小腿鱼鳞病。

5. 血清 IgE 升高，外周血嗜酸性粒细胞升高。

处理要点

1. 基础治疗包括保湿、避免过敏原与刺激物。

2. 轻度患者外用激素或他克莫司 / 吡美莫司或克立硼罗软膏，伴荨麻疹或变应性鼻炎患者口服抗组胺药物。

3. 中度患者除外用上述药物外，可全身外用湿包治疗、NB-UVB 或 UVA1 治疗。

4. 重度患者加用免疫抑制剂、短期糖皮质激素、度普利尤单抗、JAK 激酶抑制剂。环孢素起始剂量 3 ~ 5mg/(kg·d)，分 2 次口服，控制病情后渐减量至最小剂量 0.5 ~ 1mg/(kg·d) 维持，疗程建议不超过 2 年；甲氨蝶呤每周 10 ~ 15mg，可顿服，也可分 2 次服用；硫唑嘌呤每日 50 ~ 100mg，可先从小剂量开始，用药前须进行巯基嘌呤甲基转移酶 (TPMT) 基因分型检测。免疫抑制剂用药期间应密切监测药物不良反应。度普利尤单抗 (dupilumab) 成人患者首次皮下注射 600mg 负荷剂量，后每 2 周 1 次皮下注射 300mg。新型小分子药物

JAK 激酶抑制剂如阿布昔替尼（abrocitinib），100mg 每日 1 次，疗效不佳可增加至 200mg 每日 1 次（短期应用，≤ 12 周）；乌帕替尼（upadacitinib）15mg 每日 1 次，疗效不佳可增加至 30mg 每日 1 次。

（张睿文　王　芳）

第二节　接触性皮炎

接触性皮炎是皮肤、黏膜接触某些外源性物质后，在接触部位发生的急性炎症反应。接触性皮炎可分为刺激性接触性皮炎（irritant contact dermatitis，ICD）和变应性接触性皮炎（allergic contact dermatitis，ACD），ICD 可由刺激物（如化学或物理物质）的直接细胞毒性作用引起，ACD 由 T 淋巴细胞介导的迟发型超敏反应引起。

诊断要点

1. 多数急性发病，部分为慢性病程。

2. 有明确的接触史，去除接触物后皮损消退。

3. 接触部位出现境界清楚的红斑，肿胀明显，严重者可出现水疱或大疱，痒或灼痛。

4. 慢性接触性皮炎可表现为斑块及苔藓样变。

5. ACD 患者斑贴试验可呈阳性。

处理要点

1. 避免接触致敏原或刺激物。

2. 外用糖皮质激素，面部或间擦部位外用弱效激素或钙调磷酸酶抑制剂（他克莫司软膏或吡美莫司乳膏）。红斑面积大，伴渗出、大疱者，硼酸溶液湿敷。慢性肥厚性苔藓样变，外用强效激素。

3. 口服抗组胺药物，严重者可系统应用糖皮质激素，泼尼松 20 ～ 40mg/d，疗程 3 ～ 5 日。

（张睿文　王　芳）

第三节　其他类型湿疹皮炎

湿疹（eczema）和皮炎（dermatitis），是一组由多种原因引起的慢性易复发的瘙痒性炎症性皮肤病，包括接触性皮炎、特应性皮炎、淤积性皮炎、自身敏感性皮炎、脂溢性皮炎、乏脂性湿疹、钱币状湿疹、出汗不良性湿疹。临床急性期表现为红斑、丘疹、水疱；亚急性期表现为结痂和脱屑；慢性期表现为干燥、苔藓样变、角化过度，可伴皲裂。组织学表现为表皮海绵状水肿、棘层增厚、角化过度、真皮浅层淋巴组织细胞浸润。

一、自身敏感性皮炎

自身敏感性皮炎(autosensitization dermatitis)是指在某种皮肤病变基础上,由于处理不当(外用药物刺激、过度搔抓等)、继发感染、理化因素刺激等原因,原有皮损恶化,患者对自身组织产生的某种物质敏感性增高,加上创面不清洁、痂屑堆积,以致组织分解产物、细菌产物及外用药物等被机体作为抗原吸收,引发免疫反应而产生广泛的皮肤炎症反应。

诊断要点

1. 有典型的原发活动性湿疹样损害史,如小腿湿疹、淤积性皮炎等。

2. 好发于中年及老年人。

3. 原发病灶恶化,出现红斑、丘疹、水疱、糜烂及渗出,经数天可泛发全身,皮损往往呈对称性分布。

4. 瘙痒比较剧烈。

5. 原发病变好转后,全身泛发性皮损也可随之缓解,但少数患者要迁延数周方可痊愈。

处理要点

1. 治疗原发病变是自身敏感性皮炎首要治疗原则。

2. 口服抗组胺药物有利于缓解瘙痒。

3. 继发细菌感染时,选用有效且不易致敏的抗生素。

4. 皮疹广泛时,服用小剂量糖皮质激素有利于迅速控制症状。

5. 应根据皮疹的性质选用相应剂型的外用药物,可采取乳剂外用、糊剂包敷或 3% 硼酸洗液湿敷。

6. 自身敏感性皮炎有一种特殊类型,称为感染性湿疹样皮炎。感染病灶的分泌物及其中细菌毒素的刺激与其发病有关。治疗时应及时对感染病灶进行细菌培养,并根据药敏结果选用有效抗生素。其余治疗可参考自身敏感性皮炎。

二、淤积性皮炎

淤积性皮炎(stasis dermatitis)(又称静脉曲张性湿疹)是静脉曲张综合征(静脉功能不全)常见的临床表现之一。由于静脉曲张导致下肢静脉循环障碍,故淤积性皮炎多数发生在小腿下 1/3 处。皮疹可表现为局限性棕红色、弥漫密集丘疹、丘疱疹、糜烂、渗出、色素沉着、皮肤变厚等。因为小腿下 1/3 处皮下组织较少,久之在接近踝部处可发生营养障碍性溃疡。皮损亦可沿皮下静脉曲张方向分布,可出现色素沉着及含铁血黄色沉着。

诊断要点

1. 多累及下肢静脉高压患者,尤其是已发生下肢静脉曲张者。

2. 好发于小腿下 1/3 处及踝部附近,有时可累及足背及跖内缘。

3. 可呈现急性、亚急性或慢性湿疹表现,病情顽固。

处理要点

1. 最重要的是积极治疗原发病,祛除引起静脉高压的基础疾病。

2. 患者应卧床休息并抬高患肢,可用弹力绷带等促进静脉回流。

3. 外用药物治疗原则可参考皮炎和湿疹的治疗原则。

4. 有溃疡形成时可用生理盐水清洗后外用夫西地酸乳膏或莫匹罗星软膏,局部物理治疗如照射氦氖激光有利于促进愈合。

5. **负压吸引术** 出现了深在溃疡,在排除感染情况下采用,疗效佳。

6. 溃疡面出现脓性分泌物时(尤其是出现蜂窝织炎时)或感染严重时应系统性应用抗生素。系统性使用抗生素前应及时留取标本,完善细菌培养及药敏试验,初时可经验性使用敏感抗生素,药敏试验回报后要及时调整抗生素。

7. 治疗无效或反复发作者可行静脉曲张手术。

三、脂溢性皮炎

脂溢性皮炎(seborrheic dermatitis)是一种常见、慢性或复发性湿疹,主要影响头皮、面部和躯干皮脂腺丰富的区域。脂溢性皮炎有婴儿型和成人型,有时与银屑病有关,称为脂溢性银屑病。头皮糠疹表现为头皮毛发生长区域内弥漫的糠秕状鳞屑性斑片,没有红斑,为非炎症性脂溢性皮炎,无症状或轻度瘙痒。

诊断要点

1. 婴儿脂溢性皮炎表现为头皮上弥漫性黄红色油腻鳞屑,可扩散到腋窝和腹股沟。

2. 成人脂溢性皮炎的脂溢部位如头皮、鼻唇沟、眉间、眉毛、胡须、耳、耳后皮肤、胸骨和其他皮肤褶皱处呈局限性或弥漫性黄红色鳞屑性斑片。冬重夏轻。面中部呈油干混合性皮肤。

3. 组织病理表现为表皮角化不全、毛囊口堵塞和海绵状水肿。真皮血管周围稀疏淋巴组织细胞浸润。

4. 马拉色菌是皮肤菌群的正常组成部分,镜检存在并不能起到诊断作用。

处理要点

1. **多吃水果,减少压力** 成人脸部、耳朵、胸部和背部每天使用非肥皂清洁剂彻底清洁受影响的皮肤一到两次。婴儿定期用婴儿洗发水或水性乳霜清洗头皮,白凡士林可能有用。

2. **角质剥脱剂** 如水杨酸、乳酸、尿素、丙二醇。

3. **局部抗真菌剂** 用于减少马拉色菌,如酮康唑或环吡酮洗发水和／或乳膏。对唑类抗真菌药物耐药患者使用吡硫翁锌或硫化硒。

4. 外用弱效皮质类固醇 1 ~ 3 周,减轻急性期炎症。

5. 须经常外用皮质类固醇者外涂吡美莫司乳膏、他克莫司软膏

6. 成人耐药病例可口服伊曲康唑、四环素或接受光疗。低剂量口服异维 A 酸也被证明对重度患者有效。

7. 头皮外用含有酮康唑、环吡酮、硫化硒、吡啶硫酮锌、煤焦油和水杨酸的药用洗发水,每周使用两次,持续至少一个月。

四、乏脂性湿疹

乏脂性湿疹(asteatotic eczema)是皮肤干燥引起的湿疹,外观有裂纹。最常见的部位是小腿,也可累及上肢和躯干。

诊断要点

1. 铺路石样外观,小腿开始,可扩散到周围。

2. 严重者可继发全身红、局部肿胀和表面水疱,可导致自身敏感性皮炎。

3. 甲状腺功能减退表现如头发干燥、稀疏、体重增加、嗜睡和行动迟缓,可行甲状腺功能检查。

4. 新近发病并伴有获得性鱼鳞病、体重减轻、发热或全身不适,排除潜在的肿瘤等系统性疾病。

治疗要点

1. 减少洗澡频率,使用洁面乳代替肥皂,避免皮肤直接受热。

2. 每天涂抹润肤剂和保湿霜,如凡士林。

3. 使用弱效的外用糖皮质激素霜或软膏,如氢化可的松霜或软膏。

(毛任翔　唐旭华)

第四节　荨麻疹

荨麻疹是皮肤、黏膜小血管扩张及渗透性增加出现的一种局限

性水肿反应,临床表现为时起时落的风团。慢性荨麻疹指风团每天或间歇发作,持续时间 > 6 周。在我国,荨麻疹的患病率为 0.75%,女性较多。

诊断要点

1. 时起时落的瘙痒性风团,此起彼伏,消退后不留痕迹。

2. 根据荨麻疹的病因分为自发性和诱导性,其中诱导性又分为物理性和非物理性,有各自特有的临床表现(表 11-1-1)、诊断方法、试验及治疗方法(表 11-1-2)。

3. 可合并眼睑、口唇、外阴、阴囊等组织疏松部位的水肿(血管性水肿),可伴腹痛、关节痛,甚至出现呼吸困难、休克而危及生命。

表 11-1-1 荨麻疹的分类及定义

类型	定义
自发性	
急性自发性荨麻疹	自发性风团和 / 或血管性水肿发作 ≤ 6 周
慢性自发性荨麻疹	自发性风团和 / 或血管性水肿发作 > 6 周
诱导性	
物理性	
人工荨麻疹(皮肤划痕症)	机械性切力后 1 ~ 5min 局部形成条状风团
冷接触性荨麻疹	遇到冷的物体(包括风、液体、空气等),在接触部位形成风团
热接触性荨麻疹	皮肤局部受热后形成风团
延迟压力性荨麻疹	垂直受压后 30min ~ 24h 局部形成红斑样深在性水肿,可持续数天
日光性荨麻疹	暴露于紫外线或可见光后诱发风团
振动性血管性水肿	皮肤被振动刺激后数分钟出现局部红斑和水肿
非物理性	
胆碱能性荨麻疹	皮肤受产热刺激如运动、摄入辛辣食物或情绪激动时产生直径 2 ~ 3mm 的风团,周边有红晕
水源性荨麻疹	接触水后诱发风团
接触性荨麻疹	皮肤接触一定物质后诱发瘙痒、红斑或风团

表 11-1-2　部分诱导性荨麻疹的诊断方法及特殊治疗

类型	诊断方法或试验	特殊治疗
人工荨麻疹（皮肤划痕症）	**划痕试验**：使用平滑的钝物或专用测试器具轻划过前臂或上背部皮肤，10min后划痕处出现风团及瘙痒为诊断试验阳性，引起上述症状的最小刺激强度即为诱发阈值	减少搔抓；联合酮替芬，每日 1 ~ 2 次，每次 1mg
冷接触性荨麻疹	**冷激发试验或冷热临界阈值试验**：将塑料膜包裹的立方冰块静置于前臂皮肤 5min，或将前臂皮肤置于专用温度梯度（4 ~ 44℃）测试器上 5min，温度刺激结束 10min 后出现风团为诊断试验阳性，引起风团的最高温度即为诱发阈值	冷水脱敏；联合赛庚啶，每日 3 次，每次 2mg；联合多塞平，每日 2 次，每次 25mg
热接触性荨麻疹	**热激发试验或冷热临界阈值试验**：将热源静置于前臂皮肤 5min，或将前臂皮肤置于专用温度梯度（4 ~ 44℃）测试器上 5min，温度刺激结束 10min 后出现风团为诊断试验阳性，引起风团的最低温度即为诱发阈值	热水脱敏；吲哚美辛每日 4 次，每次 25mg
延迟压力性荨麻疹	**延迟压力试验**：肩部背负重物(7kg，肩带宽 3cm) 或于四肢、背部放置重力柱体(5kg，直径 6.5cm) 垂直受压 15min，约 6h 后出现水肿性红斑即为诊断试验阳性。在直径 6.5cm 的受力面积上引起背部或前臂皮肤出现水肿性红斑的最小重物质量即为诱发阈值	避免过度用力或受压；联合孟鲁司特，每日 10mg 口服；糖皮质激素，如泼尼松每日 30 ~ 40mg；氨苯砜，每日 50mg 口服；柳氮磺吡啶，每日 2 ~ 3g 口服
日光性荨麻疹	**光激发试验**：臀部皮肤经 UVA 6J/cm^2、UVB 60J/cm^2 及可见光照射，10min 后出现风团为诊断试验阳性。通常以在 UVA 2.4 ~ 6J/cm^2，UVB 24 ~ 60J/cm^2 范围内引起风团的最小紫外线能量值为诱发阈值	羟氯喹，每日 2 次，每次 0.2g；UVA 或 UVB 脱敏治疗
振动性血管性水肿	**振动激发试验**：前臂皮肤置于涡旋振荡器上以 1 000r/min 频率振动 5min，10min 后出现风团或血管性水肿为诊断试验阳性	以避免振动刺激为主

续表

类型	诊断方法或试验	特殊治疗
胆碱能性荨麻疹	**运动激发试验**:使用健身单车、跑步机等健身器具锻炼30min,运动期间或运动结束后10min内出现风团为诊断试验阳性;若出现运动激发试验阳性建议时隔24h以上再行温度激发试验; **温度激发试验**:42℃热水浴,同时监测体温,待体温较基线上升1℃后计时15min,其间或热水浴结束后10min内出现风团即为诊断试验阳性	逐渐增加水温和运动量;联合酮替芬,每日1~2次,每次1mg

注:UVB为中波紫外线;UVA为长波紫外线。

治疗要点

1. **急性荨麻疹** 首先应寻找并祛除病因,用药首选第二代非镇静抗组胺药,必要时加量或联合用药。如伴腹痛腹泻、呼吸困难,可系统性使用糖皮质激素:泼尼松每日0.5~1mg/kg,或等效剂量的地塞米松静脉或肌内注射,症状缓解后减量或停用;伴休克或喉头水肿时,可立即皮下注射0.1%肾上腺素0.5~1ml,必要时15分钟后可重复注射1次,联合苯海拉明20mg肌内注射。支气管痉挛者可缓慢静脉滴注氨茶碱200mg(溶于5%~10%葡萄糖),吸氧,准备急救措施,氢化可的松100~200mg+维生素C 1 000mg+500ml 5%~10%葡萄糖静脉滴注。喉头水肿导致呼吸困难者,立即肌内注射0.1%肾上腺素0.5~1ml并立即吸氧,必要时气管切开或插管,但临床很少用,心电监护,维持有效血压。同时,请急诊科、耳鼻咽喉科等相关科室急会诊。

2. **慢性荨麻疹** 一线治疗为第二代抗组胺药,常用的包括西替利嗪、左西替利嗪、氯雷他定、地氯雷他定、奥洛他定、非索非那定、阿伐斯汀、依巴斯汀、依美斯汀、依匹斯汀、咪唑斯汀、贝他斯汀等。第一代抗组胺药由于有中枢镇静、抗胆碱等不良反应而不作为一线选择。第二代抗组胺药应足量足疗程使用,而非按需用药,疗程至少需3~6个月或更长时间,以有效控制风团和瘙痒发作为标准。稳定控制症状的最小剂量维持治疗1~2周后,逐渐减少剂量或延长用药间期,直至停药。增加抗组胺药常规剂量的2~4倍或更换/联合抗组胺药治疗2~4周仍无应答或不耐受的慢性荨麻疹患者,推荐使用奥马珠单抗治疗,300mg皮下注射,每4周1次,3个月时进行初步评估,及时调整治疗策略,至少6个月无效才判定为奥马珠单抗不应答。

3. 诱导性荨麻疹 避免诱因,首选第二代非镇静抗组胺药,效果不佳酌情增加为常规剂量的2～4倍。常规抗组胺药治疗无效时,可选择一些特殊治疗方法(表11-1-2)。另外,奥马珠单抗目前也已成功用于治疗冷接触性荨麻疹、延迟压力性荨麻疹、热接触性荨麻疹、日光性荨麻疹及人工荨麻疹等。

(马春光)

第五节　药疹

药疹是药物通过各种途径进入人体后引起的皮肤和/或黏膜炎症性损害,重者可累及其他系统如内脏损伤和骨髓抑制等。其发生涉及Ⅰ～Ⅳ型变态反应,绝大部分是Ⅳ型变态反应,即T淋巴细胞介导的迟发型免疫反应。

抗原呈递MHC基因座的某些遗传多态性会增加发生重症药疹的风险,包括Stevens-Johnson综合征/中毒性表皮坏死松解症(toxic epidermal necrolysis,TEN)和药物超敏综合征(drug-induced hypersensitivity syndrome,DIHS),也称为伴嗜酸粒细胞增多和系统症状的药疹(drug rash with eosinophilia and systemic symptoms,DRESS)。药物遗传学测试可以帮助预测个体发生药疹的风险,因此特定等位基因筛查阳性的易感个体应该避免某些药物暴露。例如,*HLA-B*5801*、*HLA-B*1502*等位基因分别是别嘌呤醇、卡马西平导致汉族人重症药疹的主要易感基因。

为减少重型药疹的发生,应用卡马西平、奥卡西平、别嘌呤醇和阿巴卡韦之前须对患者进行特定等位基因的筛查。

诊断要点

1. 有明确的用药史,各种类型药疹的常见致敏药物见表11-1-3。

2. 有一定的潜伏期。

3. 除固定型药疹外,皮损多泛发对称,颜色鲜红,发展迅速,伴有瘙痒,全身中毒症状轻。

4. 重症药疹患者,须注意肝、肾、胰、眼等重要器官损伤情况。

5. 停药后症状好转。

6. 排除其他发疹性传染病(麻疹、风疹、幼儿急疹、登革热、猩红热等)和内科疾病。

表 11-1-3　系统用药引起的皮肤反应

药疹类型	皮损形态	病情特点	常见致敏药物
固定型药疹	单个或多个界限分明的类圆形水肿性暗紫红色斑疹,重者可出现水疱、糜烂、渗液,停药1周左右红斑可消退,遗留灰黑色色素沉着	再次用药时,在同一部位复发	抗生素、止痛剂(对乙酰氨基酚、布洛芬和萘普生)、巴比妥类药物、重金属、抗寄生虫药、抗组胺药、酚酞
发疹型药疹	麻疹样或猩红热样红斑	开始用药后7~10天散在或密集的针头样红斑,从躯干泛发至全身,3~5天开始消退。猩红热样型药疹面部四肢可出现肿胀,皱褶处及四肢屈侧明显	抗生素(尤其是氨苄西林和复方磺胺甲噁唑)、磺胺类药物及相关化合物(包括噻嗪类利尿剂、呋塞米和磺酰脲类降糖剂)和巴比妥类药物
荨麻疹型药疹	红斑、风团,可伴有血清病样症状,如发热、关节疼痛、血管性水肿	持续时间较长,自觉剧烈瘙痒;慢性荨麻疹很少是由药物引起的	急性荨麻疹:青霉素、非甾体抗炎药、磺胺类药物、阿片类药物和水杨酸盐。血管水肿在接受血管紧张素转化酶抑制剂和血管紧张素Ⅱ受体拮抗剂的患者中很常见
光感性药疹	曝光部位晒斑、湿疹样皮损	好发于面部、颈部和手背等暴露部位皮肤,通常对UVA、UVB或可见光敏感性增加	磺胺类和磺胺类化合物(噻嗪类利尿剂、呋塞米、磺脲类)、四环素类、吩噻嗪类、舒林酸、胺碘酮、伏立康唑和非甾体抗炎药

续表

药疹类型	皮损形态	病情特点	常见致敏药物
多形红斑型药疹／重症多形红斑型药疹	境界清楚的圆形或椭圆形水肿性红斑，中央紫红色，常有似靶形或虹膜样水疱，可出现糜烂、疼痛	多对称分布于躯干、四肢伸侧；常累及腔口黏膜，当黏膜损害严重，出现剧烈疼痛、高热、肝功能、胰腺损害与继发感染时，称为重症多形红斑型药疹	磺胺类，抗惊厥药，别嘌呤醇，非甾体抗炎药，拉莫三嗪
大疱性表皮松解型药疹	皮疹泛发，弥漫性红斑上出现大小不一松弛性水疱或大疱，尼科利斯基征阳性	黏膜广泛受累，全身中毒症状重，可伴水电解质紊乱，肝、肾、心及神经系统损害，重者继发感染或全身衰竭而死	磺胺类、抗生素类、解热镇痛类、巴比妥类药物
剥脱性皮炎型药疹	全身皮肤弥漫潮红、肿胀、脱屑	潜伏期长，可有黏膜受累，可伴脏器损害，药物性肝炎常见	磺胺类药、巴比妥类、抗癫痫药、解热镇痛药、抗生素类、别嘌呤醇等
药物超敏综合征（DIHS）	红皮病、多形红斑、麻疹样损害等	第一次用药后 2～6 周发疹，典型的伴有肝酶异常、急性肾损伤、嗜酸性粒细胞增多	别嘌呤醇，磺胺类，芳香抗惊厥药，非甾体抗炎药，氨苯砜，拉莫三嗪
急性泛发性发疹性脓疱病（AGEP）	水肿性红斑基础上出现大量非毛囊性无菌性脓疱	通常会出现发热和外周血白细胞增多	抗生素（如氨基青霉素类和大环内酯类）、抗真菌药、钙通道阻滞剂地尔硫䓬及抗疟药

处理要点

1. 轻型药疹主要采用对症治疗，立即停用可疑致敏药物，同时系统应用抗组胺药，病情严重者可短期应用系统性糖皮质激素，如泼尼松 0.5 ～ 1mg/(kg·d)。

2. 重症药疹应停用可疑致敏药物，及早足量系统应用大剂量糖皮质激素，如泼尼松 1 ～ 2mg/(kg·d)，预防和治疗感染及并发症，加强对症支持与护理。既往常联合静脉注射免疫球蛋白 0.4mg/(kg·d)，连续应用 3 ～ 7 天，认为有利于缩短病程，减少单用大剂量糖皮质激素的不良反应,但目前有学者质疑 IVIG 获益的观点。有研究报道,TNF-α 拮抗剂可阻止表皮细胞凋亡,对于病情严重且快速进展的患者有助快速控制病情,从而有利于减少糖皮质激素用量。但 TNF-α 拮抗剂容易加重或并发感染,使用前应评估患者并发感染状况。国外有研究提出,环孢素 3 ~ 5mg/(kg·d)治疗重症药疹可降低总病死率。

3. **眼部受累处理** 一旦眼睛受累,存在失明风险。首先确定角膜是否受损伤,尽量确保眼角膜能正常恢复,不留瘢痕。滴眼水、搽眼药膏,戴角膜接触镜。及时眼科会诊。

(周　晖)

第二章

病毒性皮肤病

第一节　单纯疱疹

单纯疱疹是由单纯疱疹病毒感染所致的病毒性皮肤病。单纯疱疹病毒为 DNA 病毒,根据抗原性质不同分为两型:1 型(HSV-1)和 2型(HSV-2)。两型间存在交叉免疫,HSV 感染后 4～5 天,体内产生特异性抗体,此抗体可减轻临床症状及不发生病毒血症,但不能防止复发,疱疹复发与机体抵抗力降低特别是细胞免疫功能降低具有很大的关系。HSV 可存在于感染者的疱液、口鼻分泌物及粪便中,主要通过皮肤黏膜微小破损进入人体。HSV-1 主要通过飞沫传播,原发感染 85%～90% 为隐性感染,约 10% 是儿童(5 岁以内),他们会表现出临床表现;HSV-2 感染通常发生于青春期以后,多通过性交传染。故 HSV-1 主要引起头面部(如口腔黏膜、角膜)和器官(如脑)感染,HSV-2 主要引起生殖器部位和新生儿感染。HSV 侵入皮肤黏膜后,可先在局部增殖,以后可沿神经末梢上行至支配病损区域神经的神经节内长期潜伏,当机体抵抗力减退时(如发热、受凉、日晒、消化不良、过度疲劳、月经、妊娠、情绪激动),病毒可被激活并导致疾病。

诊断要点

1. 簇集性水疱,偶仅有糜烂面。

2. 好发于皮肤黏膜交界处。

3. 容易复发。

4. 初发者皮损通常较严重、泛发,中毒症状也较重;复发者皮损轻,症状轻。免疫抑制宿主会发生播散性单纯疱疹病毒感染。

处理要点

缩短病程、防止继发细菌感染、减少复发和传播机会、防止全身播散是单纯疱疹治疗的主要原则。

1. 初发型单纯疱疹可选用伐昔洛韦每次 500mg,每日 2 次口服;或泛昔洛韦每次 250mg,每日 3 次口服;也可选用阿昔洛韦,用法为每次 200mg,每日 5 次口服;或每次 400mg,每日 3 次口服。疗程一般为 7～10 天。

2. 可选用具有抗病毒、收敛、干燥和防止继发感染作用的外用药物进行治疗。莫匹罗星软膏、夫西地酸乳膏可用于继发感染。疱疹性龈口炎可用口腔含漱溶液保持口腔清洁。

3. 复发型单纯疱疹可采用间歇疗法，如能在前驱症状或皮损出现24小时内进行治疗，一般效果较好。选用药物同初发型，疗程一般为5天。

4. 频繁复发型单纯疱疹(1年复发6次以上)，采用每日抑制疗法有利于减少复发次数。一般须连续口服6～12个月。

5. 阿昔洛韦静脉滴注可用于原发感染症状严重者或皮损泛发者或播散性单纯疱疹病毒感染，阿昔洛韦5～10mg/(kg·d)，分3次静脉滴注，疗程一般5～7天。使用本药时要注意以下几点：肾功能不全患者需要根据肾功能调整剂量，静脉滴注给药必须缓慢进行，同时要适当补充水分。

6. 膦甲酸静脉滴注可用于阿昔洛韦耐药的患者，疗程一般2～3周或直至皮损治愈，用药时应注意防范肾功能损害的发生。

(毛任翔)

第二节　带状疱疹

带状疱疹是由水痘-带状疱疹病毒所引起的病毒性皮肤病。水痘-带状疱疹病毒具有亲皮肤及神经的特性，对它无免疫力的人群初次感染病毒后，病毒经呼吸道黏膜进入血液形成病毒血症，可表现为水痘或呈隐性感染，以后病毒潜伏于脊髓后根神经节或脑神经节的神经元内，当机体受到某种诱因(如感冒、发热、疲劳、失眠、恶性肿瘤、药物等)刺激时，潜伏病毒可被激活，使受累的神经节发炎、坏死、产生神经痛；同时活动的病毒沿感觉神经轴索到达皮肤内进行复制，可产生节段性水疱。部分患者愈后可获终生免疫。

诊断要点

1. 皮疹多位于身体单侧，沿神经节段呈带状分布，一般不超过中线。

2. 成簇水疱，水疱簇间存正常皮肤。疱壁紧张；疱液清。也可见混浊、化脓、血疱及大疱，以至表皮坏死。

3. 重症患者表现为血疱、大疱、坏死，或皮损累及皮肤广泛，或经血液播散甚至累及内脏器官。

4. 绝大多数有明显的神经痛，疼痛剧烈，影响睡眠。可以出现烧灼痛、针刺痛、刀割痛、闪电痛等多种多样感觉的疼痛。由于治疗不规范或耽误治疗等，部分患者皮损愈合后仍留有后遗神经痛。

5. 重症患者有全身中毒症状，注意排除存在病毒血症可能性。

6. 个别诊断有困难时，疱底刮取物涂片找到多核巨细胞和核内包涵体有助于诊断,PCR 检测水痘 - 带状疱疹病毒 DNA 和进行病毒培养,也有利于明确诊断。

处理要点

1. 患者(特别是 50 岁以上者)应使用核苷类抗病毒药物治疗,阿昔洛韦、伐昔洛韦、泛昔洛韦均可选用。若既往病史无明显肾功能损伤及血液系统疾病,抗病毒治疗应早期、足量进行。在发疹后48 ~ 72 小时开始抗病毒治疗,可有效减轻神经痛及缩短病程。用药过程中注意监测肾功能、血液三系情况。

2. 疼痛会影响患者休息,不利于疾病的恢复,故止痛治疗甚为重要。急性期疼痛可选择非甾体抗炎药(如双氯芬酸钠)、三环类抗抑郁药(如阿米替林)。带状疱疹后遗神经痛可选择加巴喷丁或普瑞巴林。

3. 应用糖皮质激素疗效存在争议。一般主张在重要器官(如眼、运动神经)受累的情况下使用,目的是减轻炎症反应,保护器官功能。可使用泼尼松 $0.5mg/(kg \cdot d)$。

4. 维生素 B_1、甲钴胺等药物具有营养神经的作用。

5. 可酌情选用具有干燥、消炎、抗感染作用的外用药物。可酌情用3%硼酸溶液或 1 ∶ 5 000 呋喃西林溶液湿敷。夫西地酸乳膏或2%莫匹罗星软膏可用于防治继发感染。局部抗病毒药疗效不佳。

6. 局部照射氦氖激光、紫外线、频谱治疗仪、红外线可促进水疱干涸结痂,有利于减轻疼痛。针灸治疗也具有一定的止痛作用。

(毛任翔)

第三节 疣

疣是由 HPV 感染皮肤黏膜引起的良性赘生物,临床常见分型包括寻常疣、跖疣、扁平疣和尖锐湿疣等。本病传染源为患者和健康病毒携带者,主要经直接或间接接触传播。疣在人群中普遍易感,免疫功能低下及外伤者易感性更强。

诊断要点

1. **病史** 皮肤破损史、接触临床诊断患者及病毒携带者。

2. **典型临床表现**

(1)寻常疣可发生于身体的任何部位,常见于手指、手背或其他易受伤部位。典型皮损为豆粒大小或更大的皮色、灰褐色或棕色质地坚硬丘疹或斑块,过度角化,表面粗糙,可呈乳头瘤状增生。疣体发生在特殊部位亦称为甲周疣、甲下疣、丝状疣等。

(2)跖疣发生于足底。表现为厚的内生性丘疹,黄豆粒大小或更大。因受压可形成淡黄或者褐黄色胼胝样斑块,表面粗糙,界限清楚,边缘绕以稍高的角质环,去除角质后可见毛细血管破裂出血形成的小黑点。

(3)扁平疣发生于颜面、手背及前臂,常呈线状排列。表现为数目多且密集、米粒至黄豆粒大小的扁平、皮色、略微隆起的圆形或者椭圆形平顶丘疹。

(4)尖锐湿疣见本篇第九章第三节。

3. **疑难病例可行组织病理学检查**　表现为角化不全、角化过度、棘层肥厚、乳头瘤样增生,可见挖空细胞,胞质内见粗大嗜碱性颗粒。

处理要点

1. **物理治疗**　包括液氮冷冻、刮除、电灼、激光和温热治疗等。皮损较多者可选择温热治疗(仅选定一处靶皮损进行治疗,如治疗反应良好者可致全部疣体脱落),治疗温度44℃,单次治疗时间为30分钟。

2. **外用药物治疗**　适用于不宜采用物理治疗的患者,国内外常用药物包括5%咪喹莫特软膏、斑蝥制剂、5% 5-氟尿嘧啶软膏、0.05% ~ 0.1%维A酸软膏等。

3. **皮损内注射**　难治性、顽固性寻常疣和跖疣,可皮损内注射平阳霉素联合1%普鲁卡因稀释液、博来霉素等。

(高雅丽)

第三章 细菌性皮肤病

第一节 脓疱疮

脓疱疮是一种常见的传染性浅表皮肤感染,以非大疱和大疱形式存在。最常见的病原体是金黄色葡萄球菌和 A 组乙型溶血性链球菌。

诊断要点

1. **易感因素** 温暖气候、差的卫生条件、特应性素质、皮肤创伤和常发生皮肤直接接触的运动如瑜伽、舞蹈。

2. **非大疱性脓疱疮** 儿童多发。面部、四肢单个 2 ~ 4mm 直径大小红斑,迅速演变为短暂水疱或脓疱,浅表糜烂,具有典型"蜂蜜色"痂皮,感染迅速直接蔓延至周围皮肤。

3. **大疱性脓疱疮** 面部、躯干及四肢突发小水疱,迅速扩大为 1 ~ 2cm 直径的表浅大疱,四周绕以红晕;疱液开始澄清,后浑浊化脓,直径可达 5cm,疱壁较薄,易于破裂,破后可露出鲜红色湿润的糜烂面。大疱性脓疱疮可伴乏力、发热和腹泻。

4. 部分患者外周血白细胞升高。

5. 疱液或痂下渗出物细菌培养金黄色葡萄球菌,或 A 组乙型溶血性链球菌阳性。

治疗要点

1. 少量浅表皮损且无全身症状时,外涂 2% 莫匹罗星软膏或夫西地酸乳膏,3% 硼酸洗液或生理盐水外洗或湿敷清洁和除痂。

2. 皮损数量多或合并全身症状,可予系统口服抗生素,如头孢呋辛、头孢克洛等,或注射青霉素;后可根据细菌培养药敏结果调整。

(陈木开)

第二节 毛囊炎、疖和痈

毛囊炎是一种常见的由感染、刺激、其他原因引起的毛囊炎症,表现为毛发覆盖位置的脓疱或红色丘疹。

疖和痈都是毛囊及其周围组织急性细菌性化脓性炎症,大多为金黄色葡萄球菌感染,偶可因表皮葡萄球菌或其他病菌致病。

疖只累及单个毛囊和周围组织;痈是多个相邻毛囊及其周围组织同时发生的急性化脓性炎症,或由多个相邻疖融合而成,炎症常从毛囊底部开始,并向阻力较小的皮下组织蔓延。

诊断要点

1. **浅表性毛囊炎** 红斑基底上 1～3mm 的小脓疱。

2. **深部毛囊炎** 较大红斑丘疹,中央常出现脓疱。

3. **疖** 毛囊和周围组织的急性炎症性脓肿,表现为坚硬红肿结节,局部红肿热痛。皮损成熟时变软,有波动感,直至破溃、流脓,此时疼痛减轻。间有全身发热、畏寒等中毒症状。

4. **痈** 弥漫性浸润性紫红斑,局部多个脓头,有较多脓栓和血性分泌物排出,可见窦道;局部红肿热痛。常有全身发热、畏寒等中毒症状。

治疗要点

1. **浅表性毛囊炎可外用抗菌药物** 2% 莫匹罗星软膏、2% 夫西地酸乳膏。

2. **疖早期皮损局部治疗** 外用 2% 莫匹罗星软膏、2% 夫西地酸乳膏。疖已局限化和有波动感后,可切开排脓引流。必要时系统应用头孢克洛、头孢呋辛、克林霉素等。

3. **痈系统应用抗生素** 头孢曲松(每日给药)、头孢呋辛、或氨苄西林/舒巴坦、利奈唑胺。后可根据细菌培养药敏结果调整。

(陈木开)

第三节　丹毒

丹毒是蜂窝织炎的一种浅表变型,是一种累及真皮浅层淋巴管的感染,主要由 A 组乙型溶血性链球菌引起。

诊断要点

1. 好发于小腿、颜面部位。

2. **前驱症状** 突然发热、寒战、不适和恶心。

3. 界限清楚的痛性水肿性红斑,进行性扩大。皮损皮温高、紧张,有触痛,附近浅表淋巴结肿痛,有时见红色线状淋巴管炎。

4. 白细胞升高,核左移。

5. 重症多见于免疫低下或乳腺癌手术和/或放疗后、宫颈癌手术和/或放疗后患者,局部淋巴回流障碍,继发持续淋巴水肿。表现为皮损范围广泛,在红肿基础上出现大疱、血疱、出血性坏死。全身毒性症状严重,甚至出现中毒性休克。白细胞显著升高。

治疗要点

1. 首选青霉素,480 万～640 万 U/d 静脉滴注,疗程 10～14 天。

对青霉素过敏者可选用大环内酯类抗生素或头孢曲松。强调早期、足量、足疗程抗感染治疗。

2. 抬高患肢,局部可外用3%硼酸洗液或抗菌软膏。

(陈木开)

第一节　概述

皮肤真菌感染广义上分为两大类:局限于角质层、毛发、甲的真菌感染,以及累及真皮和皮下组织的真菌感染。本章主要讨论前一类浅部真菌感染,包括体癣、股癣、手癣、足癣、甲癣、花斑癣、马拉色菌毛囊炎以及皮肤念珠菌感染。

真菌性皮肤病诊断的根本依据是实验室检查,主要包括直接镜检、真菌培养,以及组织病理检查。直接镜检阳性一般可确定有真菌感染,但阴性不能除外诊断。真菌培养可从临床标本中分离病原菌,确定是否有真菌感染并鉴定感染真菌的种属。在病理组织中发现真菌可确诊为真菌感染。

真菌性皮肤病的治疗主要包括局部及系统抗真菌治疗。局限性的浅表皮肤真菌病通常应用外用抗真菌药,而毛发、指甲的真菌感染以及免疫功能低下、皮损广泛、外用药物疗效欠佳的患者则需要系统性抗真菌治疗。常用的外用抗真菌药主要包括咪唑类、丙烯胺类抗真菌药,其他外用抗真菌药物还包括阿莫罗芬、环吡酮胺以及利拉萘酯等(表11-4-1)。常用的系统性抗真菌药物主要有伊曲康唑和特比萘芬,对皮肤癣菌具有较好的抗菌活性(表11-4-2)。此外,氟康唑对酵母菌具有出色的抗菌活性,是大多数皮肤黏膜念珠菌病的首选治疗方法。需要注意的是,上述三种系统性抗真菌药物长期用药期间应注意监测肝功能。由于湿润的皮肤有利于真菌的生长,因此除了使用抗真菌药物以外,应尽可能保持患处清爽、干燥,在大量出汗、洗澡以及浸泡后应仔细擦干皮肤,以避免皮肤真菌感染或复发。

表 11-4-1　常用外用抗真菌药的规格和用法

通用名	常用规格	用法
咪唑类		
克霉唑	1% 乳膏	外用,b.i.d.
益康唑	1% 乳膏	外用,b.i.d.
酮康唑	2% 乳膏 2% 洗剂	外用,b.i.d. 外用,q.d. 或 b.i.w.

续表

通用名	常用规格	用法
咪康唑	2% 乳膏	外用,b.i.d.
	2% 粉剂	外用,q.d. 或 b.i.d.
舍他康唑	2% 乳膏	外用,b.i.d.
卢立康唑	1% 乳膏	外用,q.d.
丙烯胺类		
萘替芬	1% 乳膏	外用,b.i.d.
特比萘芬	1% 乳膏	外用,q.d.
其他		
阿莫罗芬	0.25% 乳膏	外用,q.n.
	5% 溶液	外用,b.i.w.
环吡酮胺	1% 乳膏	外用,q.d. 或 b.i.d.
	8% 溶液	外用,q.o.d.
利拉萘酯	2% 乳膏	外用,q.d.

表 11-4-2　常用系统抗真菌药的规格和用法

通用名	适应证	用法
伊曲康唑	皮肤真菌病	0.2g,q.d.,p.o.,7 日
		0.1g,q.d.,p.o.,15 日
	手、足癣	0.2g,b.i.d.,p.o.,7 日
		0.1g,q.d.,p.o.,30 日
	花斑癣	0.2g,q.d.,p.o.,7 日
	马拉色菌毛囊炎	0.2g,q.d.,p.o.,7 日
	甲真菌病	0.2g,b.i.d.,p.o.,使用 1 周,停药 3 周为 1 个疗程(指甲 2 个疗程起,趾甲 3 个疗程起)
	皮肤念珠菌病	0.2g,q.d.,p.o.,3 个月
		0.2g,b.i.d.,p.o.,14 日
特比萘芬	体、股癣	250mg,q.d.,p.o.,2 ~ 4 周
	足癣	250mg,q.d.,p.o.,2 ~ 6 周
	皮肤念珠菌病	250mg,q.d.,p.o.,2 ~ 4 周
	甲真菌病	250mg,q.d.,p.o.,6 周(指甲)/12 周(趾甲)

通用名	适应证	用法
氟康唑	皮肤念珠菌病	50 ~ 200mg,q.d.,p.o.,14 日 150mg,q.w.,p.o.,2 ~ 4 周

（粟慧琳）

第二节　体癣与股癣

由致病性真菌寄生在人体的光滑皮肤上(除手、足、毛发、甲板以及阴股部以外的皮肤)所引起的浅表性皮肤真菌感染,统称为体癣(tinea corporis)。股癣(tinea cruris)指腹股沟、会阴、肛周和臀部的浅表性皮肤真菌感染,实际为发生在特殊部位的体癣。

诊断要点

1. **临床表现**　典型的体、股癣可表现为环形分布的红斑、鳞屑,向周围扩张,中央有消退倾向,边缘可隆起,可有丘疹、水疱。

2. 真菌镜检和 / 或培养阳性。

处理要点

1. **预防**　体、股癣的预防在于避免接触患者用过的浴盆、毛巾等;避免过度使用糖皮质激素及免疫抑制剂等药物,以免机体抵抗力减弱而易致继发感染;糖尿病等好发真菌感染的患者应积极控制原发病;久卧、大小便失禁的患者应勤翻身并尽可能保持会阴部位清爽干燥。

2. **治疗**　原则上以外用药物为主,包括咪唑类及丙烯胺类外用抗真菌药物。皮损较为泛发、免疫抑制宿主的患者,除外用药物以外,可以口服伊曲康唑、特比萘芬治疗。抗真菌治疗应足量足疗程,避免停药后病情反复。

（粟慧琳）

第三节　手癣与足癣

手癣是发生于指间、手掌、掌侧部位的皮肤癣菌感染,手癣可来自搔抓足癣、股癣和头癣等的直接接触传染或甲真菌及手背部体癣的蔓延。足癣是发生于足趾间、足跖、足跟、足侧缘的皮肤癣菌感染。足癣的患病率远高于手癣。由于南方地区气候炎热潮湿,足癣在我国南方尤为常见。此外,在经常穿着胶鞋的工种、运动员等人群中发病率极高。

诊断要点

1. 临床表现

(1)手癣:水疱鳞屑型起病多为单侧,表现为水疱成群聚集或疏散分布,自觉瘙痒。角化增厚型多由水疱鳞屑型发展而成,病史较久,一般累及双手,亦可为单侧,掌面弥漫性发红增厚,皮肤粗糙,干而有脱屑。

(2)足癣:丘疹水疱型表现为反复出现针帽至粟粒大小丘疱疹、水疱,疱液吸收干涸后有环形脱屑,好发于足跖及足缘,有剧烈瘙痒。浸渍糜烂型常见于趾间,特别是第3、4、5趾间及趾下方屈侧,局部浸渍发白,表皮剥脱后见基底红斑糜烂伴渗液,异臭,奇痒难忍,继发细菌感染者易并发丹毒或蜂窝织炎。角化过度型表现为皮肤角化过度,粗糙无汗,有鳞屑,可有皲裂;好发于足跖、足缘、足跟;病程慢性,可剧烈瘙痒或无任何症状。

2. 真菌镜检和 / 或培养阳性。

处理要点

1. 原则 手、足癣若无合并其他部位真菌感染,一般以外用药治疗为首选,疗程一般需要 1 ～ 2 个月。有继发细菌感染者应先控制细菌感染,有过敏应先控制炎症反应,然后再行抗真菌治疗。

2. 治疗 以丘疹、鳞屑为主要表现者,可予外用抗真菌乳膏;以水疱为主要表现者,可先予 3% 硼酸溶液或 10% 冰醋酸溶液浸泡,水疱干燥后再外用抗真菌乳膏;浸渍糜烂者,先予 3% 硼酸溶液湿敷,皮损干燥后再外用抗真菌乳膏;角化过度型可外用抗真菌乳膏及含有角质剥脱剂(水杨酸、苯甲酸等)的复方软膏;合并细菌感染可先外用莫匹罗星软膏、夫西地酸乳膏,必要时口服抗生素治疗;较顽固或严重的感染,可予伊曲康唑或特比萘芬系统治疗。

(粟慧琳)

第四节　甲真菌病

甲真菌病是指包括皮肤癣菌感染和非皮肤癣菌感染在内的所有甲真菌感染。皮肤癣菌感染指(趾)甲称为甲癣。

诊断要点

1. 临床表现 根据真菌侵犯甲的部位的不同,甲真菌病分为以下 4 种类型。

(1)远端侧缘甲下型:通过甲远端和侧缘入侵,导致甲床角化过度。随着感染的加重,出现远端甲板变黄增厚和甲剥离。

(2)白色浅表型:真菌直接侵犯甲板表层,常由须毛癣菌引起,表现为散在的白色斑点。

(3)近端甲下型:由近端甲下皱襞直接侵入,常见于免疫受损宿主。

(4)全甲毁损型:是以上三型甲真菌病未经治疗的最后结果。

2. 真菌镜检和/或培养阳性。

处理要点

1. 病变范围较局限或肝肾功能不全的患者可选用单纯外用药物治疗,如30%冰醋酸、5%盐酸阿莫罗芬搽剂、环吡酮胺外用。

2. 病变广泛的患者如无禁忌证可以给予抗真菌药物如特比萘芬、伊曲康唑口服治疗。

3. Nd:YAG短脉冲和1 064nmQ开关激光治疗仪近年来已批准用于治疗甲癣,抗真菌治疗疗效不佳患者及有系统抗真菌药物用药禁忌者可考虑使用激光辅助治疗。

(粟慧琳)

第五节 花斑癣与马拉色菌毛囊炎

花斑癣又名汗斑或花斑糠疹(pityriasis versicolor),是一种由马拉色菌感染导致的皮肤浅表角质层的慢性真菌病。马拉色菌主要寄生于皮脂溢出部位的角质层和毛囊中,因此常好发于青壮年胸背、面颈、肩部、上臂等皮脂腺丰富部位。大多数无症状,少数在炎热夏季、多汗或晒太阳后有轻度痒感。病程是慢性,一般冬轻夏重。

马拉色菌毛囊炎是马拉色菌所致的毛囊炎性疾病,与皮脂分泌、毛囊角化过度以及菌群异常有关。应用广谱抗生素、糖皮质激素,免疫力低下,慢性感染,局部护理不当,以及封包不透气也易造成正常菌群失调及促进皮脂分泌,使球形马拉色菌过度增生而致病。

诊断要点

1. **临床表现**

(1)花斑癣:皮损多呈对称或多部位分布,大小形状不一,表现为边界清楚的淡红、淡褐甚至灰黑色的斑疹或斑片,表面覆少许糠状鳞屑,皮损消退后可遗留色素减退斑。

(2)马拉色菌毛囊炎:皮损主要弥漫或散在分布于脂溢部位,多呈对称性,皮疹为圆顶状、半球形的毛囊性红色小丘疹,间有毛囊性小脓疱,密集但不融合,可挤出粉状物,周边有红晕。

2. 真菌镜检和/或培养阳性。

处理要点

1. 花斑癣若患者皮损面积小,以外用抗真菌药为宜;皮损面积大、顽固病例者可口服伊曲康唑治疗。口服特比萘芬对花斑癣无效。

2. 马拉色菌毛囊炎感染部位较深,症状顽固且易复发,应同时口服加外用抗真菌药联合治疗,可缩短疗程和减少复发。

(粟慧琳)

第六节 皮肤念珠菌病

皮肤念珠菌病为念珠菌属引起的原发或继发性皮肤感染,常见于糖尿病、肥胖或慢性酗酒、外周血运不佳者或由于各种因素致局部潮湿、浸渍者。

诊断要点

1. **临床表现** 表现为显著的红斑,有时为侵蚀性的斑块,伴丘疹和脓疱卫星灶,有时也可干燥、脱屑。最常受累的部位是间擦部位(如乳房下、血管翳下、腹股沟褶皱、臀沟)和阴囊,也包括婴儿的尿布区。念珠菌也可影响甲周区域,甲和第 3、4 手指间的区域,这种情况在双手经常接触水的人群中尤为常见。

2. 真菌镜检和 / 或培养阳性。

处理要点

在皮肤念珠菌病的管理中,确认以及去除易感因素是十分重要的。治疗上外用制霉菌素和唑类抗真菌药物通常是有效的。当受累范围更广泛需要口服治疗时,可选用氟康唑和伊曲康唑。

(粟慧琳)

第一节　银屑病

银屑病是在多基因遗传背景下由外伤、感染、药物、心理因素等诱发的一种慢性免疫性疾病。其发病机制与多个亚群的 T 细胞与树突状细胞、中性粒细胞、角质形成细胞之间的异常相互作用有关。

诊断要点

1. 最常见皮损为边界清楚的鳞屑性丘疹或斑块,可见蜡滴现象、薄膜现象、点状出血。好发于头皮、腰骶、四肢伸侧。

2. 指甲可表现为甲板小凹陷、甲下角化过度、远端甲分离。

3. 根据临床特征,可将银屑病分为寻常性(包括点滴状和斑块状)、脓疱性(泛发性和局限性)、红皮病性及关节病性。关节病性银屑病表现以手足小关节的少发性、不对称性关节炎多见,也可见四肢大关节或脊柱及骶髂关节肿痛,其中约半数关节病性患者 HLA-B27 阳性,与脊柱或骶髂关节受累显著相关。

4. **寻常性银屑病的典型病理特征**　融合性角化不全,Munro 微脓疡,颗粒层消失;表皮突整齐下延,棘层增厚,Kogoj 海绵水肿;真皮乳头上顶,其上方对应的棘层变薄,毛细血管增生扩张。

处理要点

1. **外用药**　类固醇激素、维生素 D_3 类衍生物(卡泊三醇或他卡西醇)、维 A 酸类(他扎罗汀)及钙调磷酸酶抑制剂(他克莫司或吡美莫司)。

2. **窄谱中波紫外线**　初始剂量以 50% ～ 70% 最小红斑量照射。一般初始剂量为 $0.3J/cm^2$,隔日一次,根据照射后反应,每次递增 $0.05J/cm^2$ 或 $0.1J/cm^2$。UVB 照射疗效不满意或对 UVB 高度敏感的患者可选择 PUVA 治疗。

3. **系统用药**　维 A 酸类 [阿维 A,0.5 ～ 1.0mg/(kg.d)]、甲氨蝶呤(5 ～ 25mg/ 周)及环孢素(3 ～ 5mg/d)等。使用上述药物,需要注意进行妊娠实验、肝肾功能、血脂、感染指标的筛查,定期进行血压及胸部 X 线等检查。

4. **生物制剂**　广泛用于中重度银屑病及银屑病关节炎患者。针对 TNF-α 的抑制剂(依那西普、英夫利西单抗、阿达木单抗)、IL-17A 抑制剂(司库奇尤单抗和依奇珠单抗)、IL-23 抑制剂(古塞奇尤单抗)

以及 IL-12/23 抑制剂(乌司奴单抗)。生物制剂进入银屑治疗领域是一个革命性进步,大幅提升了银屑病的治疗效率。使用生物制剂时的注意事项:使用前需要筛查是否存在感染、恶性肿瘤等疾病;使用 TNF-α 抑制剂,需要注意有无心功能不全;而使用 IL-17A 抑制剂时需要注意有无 IBD。不同生物制剂需要 6 个月至 1 年定期复查相关临床实验室指标(主要为肝炎和结核等检测)。目前,国内应用最为广泛的是 IL-17A 抑制剂,暂无严重不良事件报道。

(许 锐 陈小红)

第二节 玫瑰糠疹

玫瑰糠疹是一种急性、炎症性、自限性丘疹鳞屑性疾病,中青年好发,多见于春秋季节发病。本病病因尚不明确,但因其存在季节性高发以及社区聚集性发病的现象,普遍认为其是感染诱发的疾病,主要与人疱疹病毒 6 型(human herpesvirus, HHV-6)和 HHV-7 感染相关。

诊断要点

1. 临床特征主要以前驱斑或母斑为首发皮损,初始皮疹多为孤立的椭圆形、鳞屑性、玫瑰色红斑,以后起形态类似,但面积较小的"子斑"。主要分布在躯干或四肢近端,皮疹长轴沿皮纹分布,呈"圣诞树"样;部分皮疹边缘附着领圈状鳞屑。

2. 伴有轻度瘙痒,起皮疹前可能存在前驱症状,包括咽痛、胃肠道不适、发热或者关节痛;病程有自限性,常为 6 ~ 8 周。

3. **玫瑰糠疹的病理特征** 灶性角化不全,局灶棘层肥厚及海绵水肿,常有少量淋巴细胞移入表皮。真皮浅层血管周围炎症。

处理要点

玫瑰糠疹为自限性疾病,治疗目的主要是缓解症状,可外用润肤霜或糖皮质激素。全身瘙痒明显的患者可口服抗组胺药物。全身照射窄谱紫外线,也可促进皮损消退。而针对有明显感染前驱症状的患者,大环内酯类或阿昔洛韦抗感染药物,可改善皮疹、缩短病程。本病为自限性炎症性皮肤病,病程常为 6 ~ 8 周,少数会迁延至数月或数年。

(许 锐 陈小红)

第三节 多形红斑

多形红斑是一种少见的急性炎症性皮肤病,皮肤及黏膜常同时受累。其病因复杂,可由多种致病因素引起,包括感染、药物等,而近

90% 的患者由感染诱发起病，其中最常见的是单纯疱疹病毒感染，其次是肺炎支原体感染(尤其是在儿童中多见)。

诊断要点

1. 在起皮疹前常伴随有感染相关的前驱症状，包括畏寒、寒战、咽痛、咳嗽、发热、头痛、关节肌肉酸痛等。

2. 多形红斑常以皮肤黏膜共同受累为主要临床表现，但部分患者仅累及皮肤或黏膜。皮损形态也呈多形性改变，最初皮疹多呈红斑、丘疹及斑丘疹改变，其后逐渐转变为经典的三带样靶形改变，中央呈现暗黑区带改变，可有水疱；周边为苍白色水肿圈；最边缘是红色晕环。皮疹分布主要位于面颈部、手足掌及四肢远端。

3. 黏膜主要常累及眼、口及外阴处，常表现为弥漫性、疼痛性的红斑或大疱，继发性改变包括糜烂、溃疡及厚层血痂附着。轻型的多形红斑一般不发生黏膜损害，严重的黏膜损害是重型多形红斑的特征。

4. 临床辅助检查中须注意 HSV-IgG 及 IgM、肺炎支原体 -IgM 的筛查。若呈阳性，对临床治疗有参考意义。

处理要点

1. 需要积极寻找诱因，如 HSV 感染者，可口服抗病毒药物阿昔洛韦 / 伐昔洛韦 / 泛昔洛韦；而肺炎支原体感染者可选择大环内酯类抗生素药物治疗。

2. 外用药物的原则是在抗感染的基础上，进行局部抗炎、收敛、止痒止痛，在无糜烂处可以外用糖皮质激素药膏或炉甘石洗剂，有渗出时可用 3% 硼酸溶液湿敷，糜烂面处可以外用莫匹罗星软膏。

3. 重症患者，由于黏膜受累情况严重，存在功能损害等情况，须注意加强全身营养支持，维持水电解质平衡，应及时系统给予中大剂量的糖皮质激素 [如泼尼松 0.5 ~ 1.0mg/(kg·d)]，用 3 ~ 5 天，待病情控制后再逐渐减量。

4. 眼部受累的处理参见本篇第一章第五节药疹。

（许　锐　陈小红）

第一节　天疱疮

天疱疮是一组由表皮细胞间松解引起的慢性自身免疫性表皮内大疱性皮肤病,皮肤黏膜均可受累。好发于 40～60 岁,饮食、压力、病毒感染、药物、放疗、过敏原及环境因素也可能与天疱疮发病有关。

诊断要点

1. 典型皮疹为在外观正常的皮肤上出现圆形或不规则形的薄壁松弛的水疱、大疱,疱壁易破,形成红色痛性糜烂面,常伴有黏膜损害,尼氏征阳性。

2. 组织病理特征为表皮内有棘层松解及表皮内水疱。

3. 血清中有抗表皮棘细胞间桥粒芯糖蛋白-1 和桥粒芯糖蛋白-3 的天疱疮抗体。

4. 表皮细胞间有 IgG 和 C3 沉积。

5. 根据临床皮损及病理特征,临床分为寻常型、增殖型、落叶型、红斑型和特殊类型。

处理要点

1. 糖皮质激素是目前最有效的药物,应及时治疗、足量控制、正确减量,继用最小维持量。一般用量为泼尼松 1～2mg/(kg·d),根据新起水疱数、糜烂愈合速度、尼科利斯基征转阴和天疱疮抗体滴度来判断疗效,调整用量。

2. 糖皮质激素可与免疫抑制剂联用,以降低激素的控制量和维持量,如硫唑嘌呤 2.5mg/(kg·d)、环磷酰胺 1～3mg/(kg·d) 或吗替麦考酚酯。

3. 抗 CD20 单克隆抗体,如利妥昔单抗,与糖皮质激素联合使用,已成为中重度天疱疮的一线治疗。这种方法疗效好,可降低糖皮质激素用量,缩短疗程,但会有引起严重感染的风险,甚至特殊病原体感染,如耶氏肺孢子菌。

4. **其他**　如 IVIG、血浆置换、氨苯砜、金制剂、局部外用糖皮质激素等。

（叶艳婷）

第二节 大疱性类天疱疮

大疱性类天疱疮(bullous pemphigoid,BP)是最常见的自身免疫性表皮下疱病,最常见于 60 ~ 80 岁的老年患者,少见于儿童,男女之间发病无明显差异,种族之间无差异。BP 病因未明,大部分 BP 患者血清中存在抗基底膜带成分的自身抗体,免疫电镜发现该抗体结合在基底膜带的透明层;个别 BP 患者可由药物引起。

诊断要点

1. 好发于老年患者。

2. 特征性皮损为红斑或正常皮肤上的厚壁紧张性大疱,不容易破溃,尼氏征阴性,糜烂面易愈合。

3. 黏膜损害少而轻微,伴全身瘙痒明显。

4. 病理变化为表皮下水疱,基底膜带有 IgG 和 / 或 C3 线状沉积。

5. 血清中有抗基底膜带的自身抗体。

处理要点

1. 治疗目的是控制瘙痒及新发皮损,防止过大的紧张性水疱和糜烂面造成的继发病变。

2. 糖皮质激素是首选药物。系统性使用糖皮质激素主要用于泛发性患者,泼尼松 0.5 ~ 1mg/(kg·d),病情稳定 2 周可逐渐缓慢减量;局限型或轻度患者可局部外用强效或超强效糖皮质激素,如丙酸氯倍他索、卤米松。

3. 轻症患者,可予局部外用糖皮质激素联合大剂量烟酰胺加四环素、米诺环素或多西环素治疗。

4. 当糖皮质激素不能控制病情或患者有糖皮质激素使用禁忌证时,可选用免疫抑制剂,如硫唑嘌呤、吗替麦考酚酯、甲氨蝶呤、氯霉素和环磷酰胺联合治疗。

5. 当所有其他治疗都失败时,可选用 IVIG、抗 CD20 单抗(利妥昔单抗)或度普利尤、奥马珠单抗治疗。

(叶艳婷)

第七章

结缔组织病

第一节　皮肤型红斑狼疮

皮肤型红斑狼疮是一组发生在皮肤的异质性自身免疫结缔组织病,与系统性红斑狼疮(systemic lupus erythematosus,SLE)存在不同程度的相关性,可以分为急性皮肤型红斑狼疮(acute cutaneous lupus erythematosus,ACLE)、亚急性皮肤型红斑狼疮(subacute cutaneous lupus erythematosus,SCLE)、肿胀型红斑狼疮(lupus erythematosus tumidus,LET)、慢性皮肤型红斑狼疮(chronic cutaneous lupus erythematosus,CCLE),包括盘状红斑狼疮(discoid lupus erythematosus,DLE)、深在型红斑狼疮(lupus erythematosus profundus,LEP)、冻疮样红斑狼疮(chilblain lupus erythematosus,CLE)。

诊断要点

1. 曝光部位为主的粉红 - 紫红色斑疹或斑块,日晒后加重。

2. 与 SLE 相关性强弱依次是 ACLE、SCLE、CCLE。

3. 瘙痒、刺痒、灼热感,DLE 可致毁容。

4. **皮肤病理特征**　界面皮炎;混合性淋巴细胞浸润;黏蛋白沉积;直接免疫荧光阳性。

5. CLE 亚型及其临床和组织免疫学特征对比见表 11-7-1。

表 11-7-1　CLE 亚型及其临床和组织免疫学特征

CLE 亚型	临床特征	组织学特征	光敏性
ACLE	颊部皮疹; 日晒部位的斑丘疹; 多形红斑样皮损; 黏膜溃疡; 弥漫性毛发变细	基底层液化变性; 真皮上部水肿; 界面和血管周围淋巴细胞浸润; ANA+,抗 dsDNA+,抗 Sm+	++
SCLE	日晒部位环状或丘疹鳞屑(银屑病样); 非硬结和愈后不留瘢痕; 系统症状:关节炎和肌痛	基底层水肿变性; 角化过度; 稀疏浅表炎症浸润; ANA+,抗 Ro/SSA+	++

CLE 亚型	临床特征	组织学特征	光敏性
DLE	环状红色斑块； 瘢痕性脱发； 常萎缩伴中央色素脱失； 创伤和日晒加重	角化过度； 毛囊扩张伴角质栓； 真皮炎症浸润； 基底层空泡变性； 自身抗体阳性率低	+
LEP	脂肪积聚部位的疼痛性皮下结节； 常复发； 萎缩性瘢痕	真皮深层致密炎症浸润，可类似皮下淋巴瘤	?
CHLE	寒冷暴露部位的疼痛性、紫色斑块和结节； 肢端皮损中央糜烂和溃疡	表皮萎缩； 界面空泡化； 血管周围单一核细胞浸润	-
LET	红色、水肿性多环形斑块，伴锐利隆起的边界； 无毛囊角栓； 通常无瘢痕	血管周围致密炎症，界面无受累； DIF 阴性	+++

注：DIF 为直接免疫荧光。

治疗要点

1. 防晒，使用含氧化锌或二氧化钛、SPF ≥ 60 的防晒霜，避免日光暴晒，用衣物遮盖。戒烟。补充维生素 D。

2. 局部外涂或皮损内注射糖皮质激素，钙调磷酸酶抑制剂如他克莫司、吡美莫司外涂。

3. 高度活动或广泛性皮损患者口服羟氯喹和糖皮质激素。糖皮质激素起始剂量为 0.5 ~ 1mg/kg，皮损改善后逐渐减量。

4. 顽固性皮损或活动性明显的患者可予甲氨蝶呤、维 A 酸、氨苯砜，其中氨苯砜用于顽固性 CLE 和大疱性红斑狼疮，维 A 酸用于肥厚性 DLE。

5. 硫唑嘌呤、环磷酰胺、吗替麦考酚酯、环孢素作为三线治疗。如发展为 SLE，可考虑使用生物制剂如阻止可溶性 B 细胞刺激因子与 B 细胞结合的贝利尤单抗（belimumab）和 I 型干扰素受体拮抗剂阿尼鲁单抗（anifrolumab）。

（唐旭华）

第二节　皮肌炎

皮肌炎是发生于儿童和成人的表现为特征性皮损和对称性四肢近端肌无力的获得性自身免疫病,还可累及食管、肺、心脏。仅有皮损者称为无肌病性皮肌炎,可与系统性硬皮病、SLE、混合性结缔组织病、干燥综合征等重叠。

诊断要点

1. 最具诊断价值的皮损是面部伴有色素沉着或色素减退(少见)的水肿性紫红斑(皮肤异色症样紫红斑);最具特征性的是以双上眼睑为中心的水肿性紫红色斑;其次是 Gottron 丘疹、甲周紫红斑和颈胸三角区、头皮、上背等部位皮肤异色症皮损。

2. 进行性四肢近端肌力下降,也可出现肌肉疼痛、压痛。

3. 肌酸激酶升高,肌炎特异性抗体(表 11-7-2)、肌肉活检、肌电图、肌肉磁共振检查异常。实践证明,磁共振对肌炎诊断的灵敏度高。

4. 成人皮肌炎伴恶性肿瘤风险高,广东地区要排除鼻咽癌。

5. 排除感染、代谢、药物诱导的肌病。

治疗要点

1. 急性期卧床休息,防晒。

2. 1 ~ 1.5mg/(kg·d)泼尼松口服或等量甲强龙静脉滴注,根据肌力和血清肌酶水平调整用量,须长期维持,停药可复发。

3. 伴恶性肿瘤的患者预后差,肿瘤治疗后部分可缓解。

4. 甲氨蝶呤(10 ~ 15mg,每周口服或皮下注射)、硫唑嘌呤[1.5mg/(kg·d),每天 1 次口服]、吗替麦考酚酯(1 ~ 1.5g,每日 2 次口服)有助减少激素累积剂量。

5. 利妥昔单抗对激素治疗抵抗患者有效。有引发严重感染的潜在风险(见本篇第六章第一节天疱疮)。

6. 单用 IVIG 效果差,价格贵。

7. 羟氯喹(200mg,每天 2 次口服)可改善皮损。

8. 局部外用糖皮质激素、他克莫司软膏、吡美莫司乳膏等。

9. 地尔硫草和秋水仙碱可改善皮肤钙化。

(唐旭华)

表 11-7-2 肌炎抗体谱

自身抗体	靶分子	发生率 /%	相关疾病	临床意义
肌炎特异性自身抗体				
氨基酰 tRNA 合成酶				
Jo-1	组氨酰 tRNA 合成酶	15 ~ 30	PM,DM	抗合成酶综合征
PL-7	苏氨酰 tRNA 合成酶	< 5	PM,DM	抗合成酶综合征
PL-12	丙氨酰 tRNA 合成酶	< 5	PM,DM,CADM,ILD	抗合成酶综合征,ILD,CADM
EJ	甘氨酰 tRNA 合成酶	< 5	PM,DM	抗合成酶综合征
OJ	异亮氨酰 tRNA 合成酶	< 5	PM,DM	抗合成酶综合征,ILD
KS	天冬酰胺酰 tRNA 合成酶	< 1	PM,DM,ILD	ILD
ZO	苯丙氨酰基 tRNA 合成酶	罕见	—	肌炎
YRS(HA)	酪氨酰 tRNA 合成酶	罕见	—	肌炎
SRP	信号识别颗粒	5	PM	坏死性肌炎
Mi2	螺旋酶蛋白	10	DM	DM 伴典型皮疹和轻度肌炎
MDA5(CADM140)	MDA5(黑素瘤分化相关基因 5)	15 ~ 20	CADM/ADM	CDAM,快速进展 ILD,皮疹严重
TIF1γ/α	TIF1γ/α	10 ~ 15	DM	恶性肿瘤相关的 DM

续表

自身抗体	靶分子	发生率/%	相关疾病	临床意义
TIF1β	TIF1β	—	—	—
MJ/NXP-2	NXP2 (MORC3)	1 ~ 5	DM	成人和青少年 DM 伴严重皮肤病
SAE	小泛素样修饰基因 1 (SUMO-1) 活化酶	1	DM	DM
肌炎相关性自身抗体				
U1RNP	U1 小核 RNP	10	MCTD, 重叠综合征	—
Ro/SSA	52kDa 和 60kDa 蛋白	13 ~ 37 (Ro52), 4 (Ro60)	抗合成酶综合征相关	—
Ku	70/80kDaDNA-PK 调节亚单位	20 ~ 30	PM-SSc 重叠 - 日本	—
PM-Scl	核仁蛋白复合体 11-16 蛋白	8-10	PM-SSc 重叠 - 高加索	—

注:PM 为多发性肌炎;DM 为皮肌炎;CADM 为临床无肌病性皮肌炎;ADM 为无肌病性皮肌炎;ILD 为间质性肺病;SSc 为系统性硬皮病;抗合成酶综合征(肌炎,ILD,多关节炎,雷诺现象,技工手)。

第三节 硬皮病

硬皮病是一组异质性自身免疫性纤维化疾病,表现为结缔组织进行性损伤伴显著的皮肤和皮下组织纤维化,包括局限性硬皮病和系统性硬皮病。

诊断要点

1. 皮肤肿胀、硬化、萎缩。

2. 局限性硬皮病,又称硬斑病,局限性皮肤增厚变硬,可累及皮下脂肪、筋膜、肌肉、骨骼。

3. 系统性硬皮病,指趾皮肤增厚、甲皱襞毛细血管扩张、内脏器官纤维化和 / 或血管损伤(包括肺、心、胃肠和肾),血清中检测到抗 Scl-70 抗体和着丝粒特异性自身抗体。

治疗要点

1. 硬斑病局部外用糖皮质激素,泛发硬斑病可联合系统糖皮质激素、甲氨蝶呤、光疗。面或四肢线状硬斑病需联合系统糖皮质激素和甲氨蝶呤。顽固、复发、甲氨蝶呤禁忌证患者可用吗替麦考酚酯,其他如环孢素、羟氯喹、硫唑嘌呤、维 A 酸、IVIG、利妥昔单抗、英夫利昔单抗也可选用。现有证据不支持钙泊三醇、青霉胺、IFN-γ 治疗硬斑病。

2. 系统性硬皮病旨在缓解症状和改善预后,疾病早期应控制炎症和扩张血管。戒烟、保暖、关节拉伸锻炼避免关节挛缩和小口畸形。避免使用血管收缩药物,如减充血剂包括拟交感胺类的盐酸肾上腺素和麻黄碱、咪唑类如羟甲唑啉和奈甲唑啉,苯丙胺,麦角胺,β 受体拮抗剂。

3. 抗纤维化治疗包括手足热蜡浸浴和局部外涂 0.1% 他克莫司软膏、强效糖皮质激素、钙泊三醇软膏如达力士。UVA1 或 PUVA 光疗。系统治疗包括吗替麦考酚酯、甲氨蝶呤、环磷酰胺,低剂量糖皮质激素。酪氨酸激酶抑制剂尼达尼布、吡非尼酮用于间质性肺病。托法替尼未能明显改善皮肤硬化。利妥昔单抗、环磷酰胺、造血干细胞移植可用于治疗抵抗的皮肤泛发型系统性硬皮病患者。

4. 血管扩张剂包括内皮素拮抗剂(波生坦)、磷酸二酯酶 -5 抑制剂(他达拉非)、鸟苷酸环化酶激动剂(利奥西呱)、前列环素激动剂(依前列醇,赛乐西帕)。针对雷诺现象可以使用氟西汀、氯沙坦、地尔硫草、硝苯地平、西地那非、他达拉非、硝酸甘油贴片、前列地尔注射液(5 ~ 10μg+10ml 生理盐水缓慢静脉注射或滴注,每日 1 次)或贝前列素纳(40μg 饭后口服,每天 3 次)。

5. 肺动脉高压给予血管扩张剂。炎症性关节肌肉病变可用糖皮质激素,但应避免大剂量,以免诱发肾危象,肾危象可用 ACEI。胃肠道受累如胃食管反流、消化不良、吞咽困难者可用质子泵抑制剂和促胃肠动力药物如多潘立酮、甲氧氯普胺。

(唐旭华)

第一节 斑秃

斑秃影响毛囊和指甲的炎症性非瘢痕性脱发疾病,严重时可影响全身体毛。部分患者可并发自身免疫性或炎症性疾病,如慢性淋巴细胞性甲状腺炎、红斑狼疮、特应性皮炎及白癜风等。

诊断要点

1. 头皮突然出现圆形或类圆形脱发斑,脱发处头皮外观正常,常无自觉症状,可分为斑片型、网状型、带状型(也称蛇行型)、中央型或反蛇行型、弥漫型及全/普秃。

2. **特征性表现** 出现感叹号发。进展期拉发试验阳性,出现感叹号发及断发。

3. **可有甲损害** 伴发自身免疫性或炎症性疾病的风险高。

4. 可反复发作,轻症可自愈。

处理要点

1. 糖皮质激素是主要治疗药物,可按病情选择不同的剂型及给药方式,如局部外用联合封包疗法、皮损内注射、肌内注射及口服等,副作用有局部皮肤萎缩、疼痛、色素脱失及毛囊炎等。

2. 重症患者,激素治疗无效时,可选 JAK 抑制剂,如巴瑞替尼等;二苯基环丙烯或方酸二丁基酯(DPCP)等局部免疫疗法;环孢素、甲氨蝶呤等免疫抑制剂。

3. 外涂米诺地尔,但进展期不宜单独使用。

4. 其他包括复方甘草酸苷、富血小板血浆、重组 IL-2、羟氯喹、PUVA 和 308nm 准分子激光等。

5. 难治重症患者可选择戴假发遮饰或文饰美容。

(叶艳婷)

第二节 白癜风

白癜风是一种常见的由于黑素细胞被破坏所导致的后天性色素脱失性皮肤黏膜病,患病率为 0.1% ~ 2%,无明显性别差异,青壮年为白癜风高发人群。白癜风发病机制涉及多种假说,如自身免疫学说、氧化应激学说与遗传学说等,目前倾向认为白癜风是一种受多种遗传基因与环境因素共同影响的复杂疾病,IFN-γ-CXCL9/CXCL10-

CXCR3 免疫轴在黑素细胞损伤过程中发挥重要作用,JAK 信号通路的过度激活是白癜风进展和维持的重要原因。

部分白癜风与各种自身免疫性疾病相关,最常见伴发甲状腺疾病。

诊断要点

1. 特征性皮损为后天性色素脱失斑,呈瓷白色或乳白色,全身任何部位皮肤黏膜均可发生,暴露部位、摩擦部位、腔口部位更常见。进展期患者易出现同形反应、皮损边缘模糊、炎性白癜风(包括瘙痒、红斑等)、三色白癜风、纸屑样白斑或色素减退斑等临床表现;稳定期患者白斑边界清晰,可有色素沉着带,中央可有毛孔周围岛状色素区。

2. 无自觉症状。

3. 排除炎症后色素减退斑、白色糠疹、无色素痣和贫血痣等皮肤病。

处理要点

根据型别、分期、白斑面积大小、部位等综合拟定治疗方案。进展期尽快控制皮损发展,稳定期促进白斑复色。

进展期可外用糖皮质激素、钙调神经磷酸酶抑制剂等,使用光疗(NB-UVB、308 准分子激光、308 准分子光等)。近 1 ~ 2 个月出现新皮损或原皮损扩大者可系统使用小剂量口服泼尼松 $0.3mg/(kg \cdot d)$,连服 1 ~ 3 个月,无效则中止,见效后每 2 ~ 4 周递减 5mg,至隔日 5mg,维持 3 个月;或复方倍他米松注射液 1ml 肌内注射,每 20 ~ 30 天 1 次,可用 1 ~ 4 次。有系统应用激素禁忌证的患者,可考虑酌情使用其他免疫抑制剂。

稳定期白癜风可外用呋喃香豆素类光敏剂,如 8- 甲氧补骨脂素(8-methoxypsoralen,8-MOP),以及氮芥、糖皮质激素、钙调神经磷酸酶抑制剂、维生素 D_3 衍生物等;使用光疗(见进展期治疗)。对药物及光疗效果不佳者可考虑外科移植;白斑面积大于 95% 体表面积,且对各种复色治疗抵抗者可行脱色治疗。

选择性 JAK 1/2 抑制剂芦可替尼乳膏(Ruxolitinib)已获批用于治疗青少年和成人的非节段性白癜风。口服或外用 JAK 抑制剂(托法替尼、鲁索替尼等)有望成为白癜风治疗的新手段。

(周 晖)

第一节 淋病

淋病是由淋病奈瑟球菌(淋球菌)引起的泌尿生殖系统的化脓性感染,还包括无症状感染,以及眼、咽、直肠、盆腔的感染和播散性感染。淋病是一种主要的性病,在全世界流行。传染源是淋球菌感染者,主要通过性接触、间接接触等途径传播。

诊断要点

1. **接触史** 非婚性行为、配偶感染,直接或间接接触淋病患者分泌物,或新生儿母亲有淋病、儿童受性虐待。

2. **临床表现** 男性尿痛、尿频、尿急,有尿道分泌物、流脓,女性排尿不适、有脓性白带。其他临床表现包括发热、里急后重、眼结膜红肿痛伴脓性分泌物,男性附睾触痛、女性下腹痛、性交痛等。

3. **实验室检查** 男性泌尿系感染早期取尿道分泌物涂片可见中性粒细胞内革兰氏阴性双球菌。病程较长的男性及所有女性均须做淋球菌培养或核酸检测。其他部位淋病、播散性淋病亦应取材培养阳性或者核酸检测阳性后才能确诊。

处理要点

(一)一般原则

及时、足量、规则用药,根据不同的病情采用相应的治疗方案,治疗后应进行随访,性伴侣应同时进行检查和治疗。告知患者在其本人和性伴侣完成治疗前禁欲。注意合并衣原体和其他性病病原体感染。一般应同时用抗沙眼衣原体的四环素类药物或检测沙眼衣原体感染,根据结果决定是否治疗,也应做梅毒血清学检查,如快速血浆反应素试验(rapid plasma reagin test,RPR test)、梅毒螺旋体明胶颗粒凝聚试验(treponema pallidum particle agglutination assay,TPPA)以及HIV 抗体筛查。

(二)治疗方案

1. **无并发症淋病**

(1)成人淋菌性尿道炎、子宫颈炎、直肠炎推荐方案:头孢曲松 1g 肌内或静脉注射 1 次,或头孢噻肟 1g 肌内注射 1 次。如衣原体感染不能排除,口服多西环素或米诺环素,疗程 10 ～ 14 天。

(2)儿童淋病:体重 ≥ 45kg 者按成人方案治疗。体重 < 45kg 按

如下方案治疗：头孢曲松 25 ～ 50mg/kg（最大不超过成人剂量）肌内注射 1 次,如衣原体感染不能排除,加上红霉素或者阿奇霉素等抗沙眼衣原体感染药物。

2. 常见的淋病并发症

(1)淋菌性附睾炎、前列腺炎、精囊炎:头孢曲松 1g 肌内注射或静脉给药每日 1 次,共 10 天。如果衣原体感染不能排除,加多西环素 100mg 口服,每日 2 次,共 10 ～ 14 天。

(2)淋菌性盆腔炎:由于盆腔炎为包括淋球菌在内的多种病原体引起的综合征,治疗上应兼顾这些病原体。头孢曲松 1g 肌内注射或静脉给药,每日 1 次,共 10 天;加多西环素 100mg 口服,每日 2 次,共 14 天;加甲硝唑 400mg 口服,每日 2 次,共 14 天。

(马春光)

第二节　生殖道沙眼衣原体感染

沙眼衣原体是一类严格真核细胞内寄生、有独特发育周期的原核细胞型微生物。生殖道沙眼衣原体感染是很常见的性传播疾病,临床症状轻微或无症状,部分迁延难愈,可累及眼、生殖道、直肠等多个脏器,可经性接触传播和垂直传播。

诊断要点

1. 流行病学　不安全性行为、多性伴或性伴感染,新生儿母亲有泌尿生殖道沙眼衣原体感染。

2. 50% ～ 70% 可无任何症状。

3. 尿道/宫颈/直肠拭子沙眼衣原体抗原/DNA/RNA/培养阳性。

处理要点

(一)一般原则

早诊断,早治疗。及时、足量、规范用药。所有患者应做 HIV 和梅毒咨询与检测。性伴侣应该同时接受治疗。治疗后随访。

(二)治疗方案

1. 成人沙眼衣原体感染　阿奇霉素第 1 日 1g,以后 2 日每日 0.5g,共 3 天;或多西环素 0.1g,每日 2 次,共 10 ～ 14 天。替代方案:米诺环素 0.1g,每日 2 次,共 10 ～ 14 天;或四环素 0.5g,每日 4 次,共 2 ～ 3 周;或红霉素碱 0.5g,每日 4 次,共 10 ～ 14 天;或罗红霉素 0.15g,每日 2 次,共 10 ～ 14 天;或克拉霉素 0.25g,每日 2 次,共 10 ～ 14 天;或氧氟沙星 0.3g,每日 2 次,共 10 天;或左氧氟沙星 0.5g,每日 1 次,共 10 天;或司帕沙星 0.2g,每日 1 次,共 10 天;或莫西沙星 0.4g,每日 1 次,共 7 天。

2. 婴儿和儿童沙眼衣原体感染

(1) 婴儿沙眼衣原体眼炎和肺炎:红霉素干糖浆粉剂 30 ~ 50mg/(kg·d),分 4 次口服,共 14 天。如有效,再延长 1 ~ 2 周。

(2) 儿童衣原体感染:体重 < 45kg 者,红霉素碱或红霉素干糖浆粉剂 50mg/(kg·d),分 4 次口服,共 14 天。体重 ≥ 45kg 者,同成人的阿奇霉素治疗方案。红霉素治疗婴儿或儿童沙眼衣原体感染的疗效约 80%,可能需要第 2 个疗程。

(三)随访

患者以规定方案治疗后,有下列情况时考虑做微生物学随访:①症状持续存在;②怀疑再感染;③怀疑未依从治疗。判愈试验时间安排:抗原检测为疗程结束后 2 周,核酸检测为疗程结束后 4 周。女性患者,建议在治疗后 3 ~ 4 个月再次进行沙眼衣原体抗原或核酸检测,以发现可能的再感染,减少盆腔炎或其他并发症发生。

(四)性伴侣处理

出现症状或确诊前 2 个月内的所有性伴侣均应接受检查和治疗。患者及其性伴侣在完成疗程前(阿奇霉素方案治疗后 7 天内,或其他抗生素 7 ~ 14 天治疗方案完成前)应禁欲。

(马春光)

第三节　尖锐湿疣

尖锐湿疣又称肛门生殖器疣,是由 HPV 感染所致,90% 的临床患者由 HPV-6 和 HPV-11 引起。尖锐湿疣是最常见的性传播疾病之一,传染源为临床患者、潜伏感染或亚临床感染者,主要通过性行为传染。

诊断要点

1. 好发于性活跃的青年、中年。

2. 有冶游史,或性伴侣有尖锐湿疣病史。

3. 外生殖器及肛门周围皮肤黏膜湿润区为好发部位。

4. 典型特征性皮损 皮损通常呈外生性乳头状、尖锐状疣体。初起为单个或多个散在的淡红色小丘疹,后渐增多增大,形态可呈乳头状、菜花状、鸡冠状及蕈伞状。

5. 根据典型临床表现可以诊断;部分疑难病例可行 HPV 检测,或进一步行组织病理学检查。

处理要点

1. **物理治疗**　是尖锐湿疣的主要治疗方法,如激光、液氮冷冻、电灼;近年来进展包括光动力治疗、微波和温热治疗等。巨大疣体可考虑手术切除。

2. **外用药物治疗**　国内外常有药物包括5%咪喹莫特乳膏、0.5%鬼臼毒素酊、5%氟尿嘧啶乳膏等,用药期间须注意局部不良反应。妊娠患者不宜应用上述药物。

3. **系统免疫治疗和抗病毒治疗**　目前尚无确切有效的抗HPV治疗药物,必要时可尝试维A酸类免疫抑制剂口服、干扰素注射、胸腺素注射、转移因子口服等。

(高雅丽)

第四节　梅毒

梅毒是由苍白螺旋体(treponema pallidum)通过性接触、垂直和血液传播而感染的、侵犯多系统多脏器的慢性、系统性传染病。可侵犯全身各组织器官或通过胎盘传播引起死产、流产、早产和先天梅毒。

梅毒分为后天获得性梅毒和胎传梅毒(先天梅毒)。后天获得性梅毒又分为早期和晚期梅毒。早期梅毒指感染梅毒螺旋体在2年内的梅毒,包括一期、二期和早期隐性梅毒(又称早期潜伏梅毒),一、二期梅毒的皮肤损害也可同时出现。晚期梅毒的病程在2年以上,包括晚期良性梅毒、心血管梅毒、晚期隐性梅毒(又称晚期潜伏梅毒)等。一般将不明病期的隐性梅毒归入晚期隐性梅毒范畴。神经梅毒在梅毒早晚期均可发生。胎传梅毒又分为早期(出生后2年内发病)和晚期(出生2年后发病)胎传梅毒,出生后2年内发病称为早期胎传梅毒,出生后大于2年发病的称为晚期胎传梅毒。

诊断要点

1. **流行病学**　不安全性行为、多性伴或性伴感染梅毒。

2. **获得性梅毒(后天梅毒)**　性接触后3周左右出现外生殖器无痛性溃疡,6~8周出现全身鳞屑性红色斑疹、丘疹、斑块,2年或10年以后出现精神视物模糊、麻痹性痴呆或脊髓痨。心血管梅毒、骨梅毒目前已经很少见。

3. **胎传性梅毒(先天性梅毒)**　生母为梅毒患者。

(1)早期胎传梅毒:一般在2岁以内发病,类似于获得性二期梅毒,发育不良,皮损常为红斑、丘疹、扁平湿疣、水疱、大疱;可出现梅毒性鼻炎及喉炎;可出现骨髓炎、骨软骨炎及骨膜炎;可有全身淋巴结肿大、肝脾肿大、贫血等。

(2)晚期胎传梅毒:一般在 2 岁以后发病,类似于获得性三期梅毒。出现炎症性损害(基质性角膜炎、神经性耳聋、鼻或腭树胶肿、克勒顿关节、胫骨骨膜炎等)或标记性损害(前额圆凸、马鞍鼻、佩刀胫、胸锁关节骨质肥厚、赫秦生齿、口腔周围皮肤放射状皲裂等)。

(3)隐性胎传梅毒:即胎传梅毒未经治疗,无临床症状,梅毒血清学试验阳性,脑脊液检查正常,年龄小于 2 岁者为早期隐性胎传梅毒,大于 2 岁者为晚期隐性胎传梅毒。

4. 非梅毒螺旋体抗原试验(RPR 或 TRUST)和 / 或梅毒螺旋体抗原试验(TPPA 或 TPHA)阳性。

处理要点

1. **早期梅毒** 包括一期梅毒、二期梅毒和早期潜伏梅毒。

(1)首选青霉素:①苄星青霉素 G 240 万 U,分两侧臀部肌内注射,每周 1 次,共 2 ~ 3 次。②普鲁卡因青霉素 G 80 万 U,每日 1 次,肌内注射,疗程 10 ~ 15 天,总量 800 万 ~ 1 200 万 U。

(2)青霉素过敏者可用以下替代方案:①四环素 500mg,每日 4 次,口服,疗程 15 天;②多西环素 100mg,每日 2 次,口服,疗程 15 天;③红霉素 500mg,每日 4 次,口服,疗程 15 天;④头孢曲松 1g,静脉注射,每日 1 次,疗程 10 天。

2. **晚期梅毒** 包括三期皮肤、黏膜或骨骼梅毒,晚期潜伏梅毒,不能确定病期的潜伏梅毒及二期复发梅毒。

(1)青霉素:①苄星青霉素 G 240 万 U,分两侧臀部肌内注射,每周 1 次,共 3 次,总量 720 万 U。②普鲁卡因青霉素 G 80 万 U,每日 1 次,肌内注射,疗程 20 天。

(2)青霉素过敏者可用以下替代方案:①四环素 500mg,每日 4 次,口服,疗程 30 天。②多西环素 100mg,每日 2 次,口服,疗程 30 天。③红霉素 500mg,每日 4 次,口服,疗程 30 天。

3. **心血管梅毒** 应住院治疗,如有心力衰竭,应在控制心力衰竭后开始抗梅毒治疗。

(1)青霉素:为避免吉 - 海反应,青霉素注射前一日可口服泼尼松 10mg,每日 2 次,用 3 天。应从小剂量水剂青霉素 G 开始,逐渐增加剂量。首日 10 万 U,每日 1 次,肌内注射;第 2 日 10 万 U,每日 2 次,肌内注射;第 3 日 20 万 U,每日 2 次,肌内注射;自第 4 日起,用普鲁卡因青霉素 G 80 万 U,肌内注射,每日 1 次,疗程 15 天,总剂量

1 200 万U,共2个疗程。疗程间休药2周,必要时可给予多个疗程治疗。

(2)青霉素过敏者:同晚期梅毒替代方案。

4. 神经梅毒　应住院治疗,为避免吉-海反应,可在青霉素治疗前一日口服泼尼松10mg,每日2次,连续3天。应用大剂量青霉素静脉滴注时,少数患者会产生青霉素脑病,表现为肌肉阵挛、抽搐、昏迷等,须立即停药。

(1)青霉素:常用方案如下。①水剂青霉素G,每日1 800万~2 400万U,静脉滴注,即每次300万~400万U,每4小时1次,疗程10~14天;继以苄星青霉素G 240万U,每周1次,肌内注射,连续3次。②普鲁卡因青霉素G 240万U,每日1次,同时口服丙磺舒0.5g,每日4次,疗程10~14天;继以苄星青霉素G 240万U,每周1次,肌内注射,连续3次。

(2)青霉素过敏者:同晚期梅毒替代方案。

5. 妊娠梅毒

(1)青霉素:根据梅毒分期的不同,采用相应的青霉素方案治疗。妊娠初3个月内治疗1个疗程,妊娠末3个月时再治疗1个疗程。

(2)青霉素过敏者:用红霉素500mg,口服,每日4次。早期梅毒疗程15天,二期复发及晚期梅毒疗程30天。治疗期同上。但所生的婴儿应用青霉素补治。孕妇禁用四环素和多西环素。

6. 先天梅毒(胎传梅毒)　早期先天梅毒(2岁以内),如无条件检查脑脊液者,可按脑脊液异常者治疗。

(1)脑脊液异常者:水剂青霉素G 10万~15万U/(kg·d),出生后7天以内的新生儿,以每次5万U/kg,静脉注射,每12小时1次;出生7天以后的婴儿每8小时1次,总疗程10~14天。或普鲁卡因青霉素G 5万U/(kg·d),肌内注射,每日1次,疗程10~14天。

(2)脑脊液正常者:苄星青霉素G 5万U/kg,肌内注射1次,分两侧臀部。

7. 晚期先天梅毒(2岁以上)　较大儿童的青霉素用量不超过成人同期患者的治疗用量。

(1)青霉素:水剂青霉素G 20万~30万U/(kg·d),每4~6小时1次,静脉滴注或肌内注射,疗程10~14天。或普鲁卡因青霉素G 5万U/(kg·d),肌内注射,疗程10~14天。可给予第2个疗程。

(2)青霉素过敏者:可用红霉素7.5~12.5mg/(kg·d),分4次口服,疗程30天。8岁以下儿童禁用四环素。

预后

临床治愈是指病损痊愈，症状消失。以下情况不影响临床判愈：①继发或遗留功能障碍（视力减退等）。②遗留瘢痕或组织缺损（马鞍鼻、牙齿发育不良等）。③梅毒损害愈合或消退，梅毒血清学反应仍阳性。

血清治愈是指抗梅毒治疗后2年以内梅毒血清反应（非梅毒螺旋体抗原试验）由阳性转变为阴性，脑脊液检查阴性。

随访：随访2~3年，第1次治疗后隔3个月复查，以后每3个月复查一次，1年后每半年复查一次。

（马春光）

第十章

皮肤外科与皮肤光电治疗和皮肤镜检查

皮肤外科是皮肤性病学的重要组成部分,是一门以皮肤病学科为基础,采用外科手术等技术手段,在治疗过程中将美学、外科学和皮肤科学三者有机结合,对某些皮肤病进行干预,以达到治疗效果,同时使体表皮肤完整、美观为目的的皮肤科分支学科。

第一节　皮肤外科基本技能

一、手术操作的基本原则

1. 无菌操作原则。
2. 无创操作原则。
3. 无张力缝合。
4. 无血肿、无死腔原则。
5. 无痛原则。

二、手术的基本技能

1. **皮肤切口的设计**　皮肤科常采用梭形或者菱形切口,长宽比约为 1∶3。切口的长轴应尽可能与皮纹或生理性褶皱一致。

2. **麻醉技术**　皮肤外科的麻醉以局部浸润麻醉为主。表面麻醉、肿胀麻醉、神经阻滞麻醉等其他麻醉技术手段也被运用于皮肤外科的手术中。

3. **皮肤切开**　皮肤科手术多采用执笔式持刀。术前正确绷紧皮肤,保证切口切开准确迅速。在有毛发的部位皮肤应与毛发生长方向平行呈倾斜切开,与毛发根方向平行以减少毛囊的损伤,防止术后脱发。

4. **剥离**　对于手术目标周围组织的钝性分离,包括钝性剥离和锐性剥离两种。术中剥离有利于充分暴露手术视野,减少伤口张力。

5. **止血**　常用的止血方法包括:①局麻药物中加入肾上腺素;②压迫止血;③止血钳钳夹止血;④电凝止血;⑤缝扎止血。

6. **清洗与引流**　清洗伤口可去除多余的组织碎片,促进伤口愈合;对于术后可能有渗血或有死腔存在的,可予放置引流皮片或负压引流皮管等。

7. **缝合** 皮肤切口的缝合应遵循组织的解剖层次逐层缝合、不留死腔的原则。常用的缝合方法包括间断缝合、连续缝合、褥式缝合、皮内缝合。

（林乃余）

第二节 皮肤活检术

临床上皮肤病多种多样，仅凭肉眼难以诊断所有疾病，皮肤活检术是诊断的重要辅助手段。常见的皮肤活检技术包括削切法、钻取法、切除法等。

一、皮肤活检适应证

1. 所有怀疑为肿瘤的皮损。
2. 所有皮肤脓疱病。
3. 临床诊断不明确的疾病。
4. 活检也可以是某些癌前病变、恶性肿瘤、炎症等的诊断性治疗。
5. 出于治疗目的的肿物切除。

二、皮肤活检禁忌证

1. 几乎没有绝对禁忌。
2. 对于服用某些药物如阿司匹林、华法林、氯吡格雷等的患者，术中应做到仔细止血和加压包扎，一般不需要在术前停用抗凝药。

三、操作步骤

1. 术前着合适服装、戴口罩、帽子，修剪指甲，准备活检所需用品。
2. 术前知情同意，选择合适的活检部位，术前标记、拍照。
3. 患者准备　选择合适的体位，充分暴露活检部位，必要时备皮。
4. 消毒、铺巾（直径15cm，至少3遍，不留白）。
5. 切除活检。
6. 根据创面选择合适的缝合方法。
7. 用生理盐水纱清洁缝合后的创面。
8. 加压包扎。

四、注意事项

1. 活检部位的选择

(1)选择正确的皮损,才能协助诊断。

(2)针对不同的疾病,正确地划取活检范围。

(3)要考虑患者美观和愈合的问题。

2. 术前标记及拍照

(1)做好手术标记才能保证不要切错。

(2)拍照记录皮损照片,给病理医生提供信息。

3. 切除活检

(1)设计手术切口,伤口深度,修复方案。

(2)为避免形成"狗耳朵",梭形伤口的长度应是其宽度的 3 ~ 4 倍。

(林乃余)

第三节　皮肤良性肿物切除术

皮肤科常进行以治疗或者美观为目的的多种良性皮肤肿物的切除,包括但不限于色素痣、表皮囊肿、皮脂腺痣、血管瘤、脂肪瘤、化脓性肉芽肿、外毛根鞘囊肿等。本节将就色素痣的切除及表皮囊肿的切除进行举例阐述。

1. 色素痣的切除　临床上的色素痣多种多样,根据痣细胞的分布部位,可将其分为交界痣、皮内痣、复合痣三种,也有一些特殊类型的痣,包括先天性色素痣、蓝痣、分裂痣、甲母痣等。一般普通的良性的色素痣,可以根据皮肤纹路设计梭形手术切口,予以扩大 1mm 切除。临床及皮肤镜表现不典型,有卫星灶等的色素痣,可予以扩大 2 ~ 3mm 切除;颜面部的色素痣,可根据皮疹的位置,设计不同的手术切口。

2. 表皮囊肿切除　表皮囊肿又称角质囊肿,是一种真皮内含有角质的囊肿,其壁由表皮构成,生长缓慢,呈圆形、隆起性结节,皮疹有弹性,好发于青年、儿童。表皮囊肿的手术可考虑于肿物周围做手术切口扩大切除(适用于已发生粘连的表皮囊肿);也可于肿物上缘做"S"形切口,剥离肿物;也可以选择于肿物中央做小切口,压迫后挤压出内容物,最后止血钳游离剥离囊壁;少数特殊情况下,如面颊部的表皮囊肿,可通过口腔黏膜做手术切口,剥离肿物,避免面部的手术瘢痕。

(林乃余)

第四节 皮肤恶性肿物切除

皮肤科的常见肿瘤包括鲍恩病、基底细胞癌、鳞状细胞癌、乳房外佩吉特病、恶性黑色素瘤等。在患者一般情况可以耐受的条件下，我们常对患者采取扩大切除的治疗方案，常用的手术方式为 Mohs 手术切除。本节将以基底细胞癌为例，进行 Mohs 手术切除介绍。

1. Mohs 手术通常在局麻下进行。

2. 外科医师去除肉眼可见的皮肤癌，切取切除癌症后的皮肤切缘及基底切缘，送至附近的病理实验室。

3. 病理医师在显微镜下观察送检组织是否有肿瘤组织残留，若有则沿仍然存在肿瘤组织残留的侧面或深缘切除更多的组织，再次送至病理实验室分析，直至切缘为阴性。

4. 由于无法预知需要进行多少次病检，因此整个手术可能持续数小时至 1 天。

5. 切缘阴性后根据肿瘤的性质选择皮瓣成形或植皮术来闭合伤口，或旷置伤口。

6. 部分肿瘤(如黑色素瘤)因无法进行快速冷冻切片病理检查，需要进行慢 Mohs 手术，即手术切除后等待石蜡病理切片结果(需要 1 周左右)，再行决定进一步的手术方案。

(林乃余)

第五节 各种常用皮肤光电治疗技术

皮肤光电治疗是指利用光、电能量源与机体组织间产生光物理学作用或者光生物学作用等进行皮肤科临床治疗的技术和方法。随着新技术迅速发展，临床中皮肤光电治疗设备持续推陈出新。各种激光、强脉冲光、射频、光动力、红蓝光等被广泛应用于多种皮肤疾病的临床治疗。

1. **激光**(laser) 激光是自然界不存在的人工光源，具有单色性、相干性、平行性和高能量等特点。产生激光的介质主要包括固体激光器(如红宝石、翠绿宝石)、气体激光器(如 CO_2)和液体激光器(如染料)等，不同介质产生的激光波长不尽相同。不同的皮肤病应根据疾病特点选择合适波长与工作方式的激光。例如，Q 开关激光(包括倍频 Q 开关 Nd:YAG 532nm 激光、Q 开关红宝石激光、Q 开关翠绿宝石激光、Q 开关 Nd:YAG 1 064nm 激光)主要用于真表皮色素性皮肤病的治疗；585nm/595nm 脉冲染料激光主要用于鲜红斑痣等血管性皮肤病的治疗;半导体激光等主要用于脱毛治疗;CO_2 激光主要各种皮肤表面赘生物(如疣、痣、脂溢性角化病、小血管瘤等)的治疗;点阵激光主要用于痤疮凹陷性瘢痕的治疗;308nm 准分子激光用于银屑病、白癜风等疾病的治疗等。

2. **强脉冲光**(intense pulsed light, IPL) 是一种非激光的宽谱光,由强度很高的光源经过聚焦和滤过后形成,本质是可见光。由单脉冲和多脉冲构成的非相干高能量复合光,波长多为 500 ~ 1 200nm。强脉冲光波长宽,适应证广泛。可用于治疗皮肤浅表色素疾病(日晒斑、雀斑、光老化、脱毛等);可用于治疗皮肤血管疾病如毛细血管扩张等。

3. **射频**(radiofrequency, RF) 即高频交流变化电磁波,包括无线电和微波,频率范围为 100kHz ~ 30GHz。具有选择性电热作用、非侵入性、起效快、效果久等特点。根据射频电极可分为单极射频、双极射频、多极射频、聚焦射频、点阵射频和微等离子束等。主要用于抗衰老治疗(紧致皮肤、除皱)、局部塑身减脂、瘢痕治疗等。

4. **光动力**(photodynamic therapy, PDT) 是光激发的化学疗法,利用光激活靶细胞中的光敏物质(如光敏剂),形成单态氧和其他氧自由基,诱导细胞死亡从而选择性破坏靶组织。PDT 三要素包括光敏剂、光源和氧。PDT 主要用于治疗皮肤恶性肿瘤(如基底细胞癌、鲍恩病等)、癌前期皮肤病变(如日光性角化病等)和非恶性肿瘤性皮肤病(如病毒性皮肤病、痤疮、血管畸形等)。

5. **红光和蓝光**(blue light and red light) 红蓝光属于电磁辐射中的可见光,波长越长、穿透力越强、能量越小。蓝光波长范围为 410 ~ 490nm,痤疮丙酸杆菌代谢产生的粪卟啉Ⅲ对蓝光的吸收峰值在 415nm,蓝光对痤疮丙酸杆菌有抑制作用,故临床中可将蓝光用于痤疮治疗。红光波长范围为 600 ~ 760nm,对粪卟啉Ⅲ的作用弱于蓝光,但可激活原卟啉Ⅸ,可以杀伤毛囊皮脂腺深处的痤疮丙酸杆菌,同样适用于痤疮治疗,临床上通常联合使用蓝光和红光治疗痤疮。另外红光还具有抗炎和损伤修复能力,可用于治疗面部皮炎等。

(高雅丽 陈木开)

第六节 皮肤镜检查

皮肤镜(dermoscopes)是借助偏振或浸润的方法,并利用光学放大原理,无创性反映表真皮结构特点的检查设备。皮肤镜使用方便,可弥补临床肉眼观察的局限性,极大地提高临床诊断准确率,是皮肤科医生重要的诊断工具。

适应证

1. **色素细胞性疾病** 包括黑素细胞痣,黑色素瘤等。

2. **非色素细胞性疾病** 基底细胞癌、日光性角化病、脂溢性角化病、扁平苔藓、银屑病等。

3. **毛发及甲病** 雄激素性脱发,斑秃;甲母痣、甲下出血等。

(高雅丽　陈木开)